U0233414

# Essentials of Interventional Cancer Pain Management

# 癌性疼痛介入管理精要

Essentials of Interventional Cancer Pain Management

# 癌性疼痛介入管理精要

原著主编　Amitabh Gulati　　Vinay Puttanniah
　　　　　Brian M. Bruel　　William S. Rosenberg
　　　　　Joseph C. Hung

主　　译　陶　涛　唐　靖　姜　妤

副 主 译　赵振龙　　柳垂亮　　李　黛

主　　审　邓小明　　古妙宁

北京大学医学出版社

AIXINGTENGTONG JIERU GUANLI JINGYAO

图书在版编目（CIP）数据

癌性疼痛介入管理精要 /（美）阿米特巴·古拉蒂
（Amitabh Gulati）等原著；陶涛，唐靖，姜好主译. —
北京：北京大学医学出版社，2021.10
书名原文：Essentials of Interventional Cancer
Pain Management
ISBN 978-7-5659-2479-8

Ⅰ. ①癌… Ⅱ. ①阿… ②陶… ③唐… ④姜… Ⅲ.
①癌 – 疼痛 – 诊疗 – 教材 Ⅳ. ① R730.5

中国版本图书馆 CIP 数据核字（2021）第 157487 号

北京市版权局著作权合同登记号：图字：01-2021-4824

First published in English under the title
Essentials of Interventional Cancer Pain Management
edited by Amitabh Gulati, Vinay Puttanniah, Brian M. Bruel, William S. Rosenberg and Joseph C. Hung
Copyright © Springer Nature Switzerland AG, 2019
This edition has been translated and published under licence from
Springer Nature Switzerland AG.

Simplified Chinese translation Copyright © 2021 by Peking University Medical Press.
All Rights Reserved.

癌性疼痛介入管理精要

主　　译：陶　涛　唐　靖　姜　好
出版发行：北京大学医学出版社
地　　址：（100191）北京市海淀区学院路 38 号　北京大学医学部院内
电　　话：发行部 010-82802230；图书邮购 010-82802495
网　　址：http://www.pumpress.com.cn
E-mail：booksale@bjmu.edu.cn
印　　刷：北京信彩瑞禾印刷厂
经　　销：新华书店
策划编辑：王智敏
责任编辑：张李娜　　责任校对：靳新强　　责任印制：李　啸
开　　本：889 mm×1194 mm　1/16　印张：31　字数：950 千字
版　　次：2021 年 10 月第 1 版　2021 年 10 月第 1 次印刷
书　　号：ISBN 978-7-5659-2479-8
定　　价：260.00 元
版权所有，违者必究
（凡属质量问题请与本社发行部联系退换）

# 译者名单

**主 审**

邓小明　中国人民解放军海军军医大学第一附属医院

古妙宁　南方医科大学南方医院

**主 译**

陶 涛　湛江中心人民医院

唐 靖　广东医科大学附属医院

姜 妤　南方医科大学南方医院

**副主译**

赵振龙　南方医科大学南方医院增城院区

柳垂亮　佛山复星禅诚医院

李 黛　中国人民解放军海军军医大学第一附属医院

**审校专家**（按审校章节排序）

黄伯万　湛江中心人民医院

陶 涛　湛江中心人民医院

莫桂熙　广东医科大学附属医院

刘奕君　广东医科大学附属医院

曹殿青　广东医科大学附属医院

沈俊辉　广东医科大学附属医院

谭秀娟　广东医科大学附属医院

李大桁　广东医科大学附属医院

唐 靖　广东医科大学附属医院

梁广彬　广东医科大学附属医院

张良清　广东医科大学附属医院

姜 妤　南方医科大学南方医院

柳垂亮　佛山复星禅诚医院

李 黛　中国人民解放军海军军医大学第一附属医院

赵振龙　南方医科大学南方医院增城院区

**译 者**（按翻译章节排序）

陶 涛　湛江中心人民医院

刘珊珊　厦门大学附属成功医院

黄伯万　湛江中心人民医院
周　全　深圳大学总医院
劳期迎　湛江中心人民医院
杨　丹　湛江中心人民医院
卢康礼　湛江中心人民医院
江宛谕　广东医科大学附属医院
钟采余　广东医科大学附属医院
温远嫦　广东医科大学附属医院
崔小波　广东医科大学附属医院
刘　菡　广东医科大学附属医院
林举杰　广东医科大学附属医院
庞　萍　广东医科大学附属医院
王　贝　广东医科大学附属医院
许日平　广东医科大学附属医院
卢纯华　南方医科大学南方医院
刘晓旭　南方医科大学南方医院
王　森　中国人民武装警察部队特色医学中心
王涌钢　南方医科大学南方医院
田　珂　南方医科大学南方医院
刘　建　南方医科大学南方医院
谢　黎　佛山复星禅诚医院
金相杰　佛山复星禅诚医院
何妹仪　佛山复星禅诚医院
陈双云　佛山复星禅诚医院
陈嘉莹　佛山复星禅诚医院
柳垂亮　佛山复星禅诚医院
王美容　佛山复星禅诚医院
姚志文　南方医科大学南方医院
张喜洋　南方医科大学南方医院
赵秉诚　南方医科大学南方医院
邓文涛　南方医科大学南方医院
沈怡佳　中国人民解放军海军军医大学第一附属医院
王　翰　中国人民解放军海军军医大学第一附属医院
王贤冬　中国人民解放军海军军医大学第一附属医院
兰　杨　中国人民解放军海军军医大学第一附属医院

# 译者前言

随着我国癌症诊断和治疗技术的不断提高，癌症患者"带瘤生存"的比率不断提高。随着病情进展，相当大比例的癌症患者正遭受着疼痛的困扰。而目前广泛采用的癌症治疗手段，如手术治疗、化学治疗、放射治疗均可能带来治疗相关的疼痛及不适，这大大增加了癌症患者的痛苦，严重影响患者生存质量。在我国，多数癌性疼痛患者的治疗方案由肿瘤科或治疗肿瘤的各专科提供，疼痛治疗的主要方式多数仍停留在"癌症三阶梯止痛"的药物治疗。如何更好地为癌性疼痛患者提供疼痛管理方案，还需要更多学科之间的协作和努力。

在《癌性疼痛介入管理精要》一书的翻译和学习过程中，译者有感于书中分享的癌性疼痛管理的系统性和广泛性。虽书名为"介入"，但内容却不仅仅局限于介入治疗方案。作者从不同种类癌性疼痛的成因和可能的机制入手，详细介绍了癌性疼痛的各种新兴的介入治疗方法、传统的药物治疗方法以及常被我们忽略的康复治疗。旨在整合肿瘤科、麻醉科、放射治疗科、神经内科、康复科、传统医学及护理学的癌性疼痛管理方案，为癌性疼痛管理提供完善的、可行的治疗。译者希望癌性疼痛相关各科室的同行均能在本书中得到值得参考借鉴之处。

此外，癌性疼痛的介入治疗作为近年来发展极快的新兴领域，特别在放射和超声设备的协助下，能够获得优于传统单纯药物治疗的止痛效果。为此，书中列举了针对特定类型癌症患者的疼痛治疗范例及具体的介入方法，对临床实践颇有借鉴意义。

衷心感谢原著作者 Amitabh Gulati 教授和 Vinay Puttanniah 教授及编写团队对原著倾注的心血。感谢本书译者及审校者的辛勤付出，共同翻译完成这本跨越多学科的癌性疼痛治疗的宝典。感谢中国人民解放军海军军医大学第一附属医院邓小明教授和南方医科大学南方医院古妙宁教授在翻译、审阅过程中给予的悉心指导和宝贵意见！同时感谢北京大学医学出版社王智敏编辑等对全书编辑工作的付出。由于译者的学科所限，对书中个别内容的理解和表达可能有不尽之处，敬请各位同道、读者指正。

衷心希望通过本书的阅读和学习，能够帮助相关学科的医生为罹患癌性疼痛的患者制订更为完善、可行、有效的管理方案，希望癌症患者享受无痛、高质量的生活。

陶涛 唐靖 姜妤

# 原著前言

本书的手稿写作始于四年前，现在终于到了收尾阶段，这对我来说是一次非凡的经历。当初决定编写本书的初衷不仅是分享我在癌性疼痛介入医学领域的想法，同时也为了让自己了解不同学科如何处理和治疗癌性疼痛患者。本书并非意在贬低药物疗法目前已取得的令人瞩目的效果、教学及研究，而是想为这些疗法提供一种补充性的选择。

我们经常可以很容易评估一个问题，并通过在"谷歌"上搜索得到解决方案。但往往需要从少数不完整的资源中拼凑，从而得出答案。而这些碎片化的答案并不能告诉我们完整的故事。因此，我坚信广泛地收集信息汇编一本教科书会为从业人员提供极大的帮助。在肿瘤治疗的众多专科中，放射肿瘤科、神经外科、康复科、支持性护理、肿瘤科医生、放射科医生、神经科医生、整合医学和麻醉医生等往往只解决了癌性疼痛的一部分问题。依我所见，我们一直缺少这一领域广泛的知识资源合集。我从事这本书写作的目的是想为成功治疗癌性疼痛做些有意义的事。

本书的第一部分阐释了在特定癌性疼痛综合征的介入治疗选择中文献缺乏一致性的问题。开头讨论了原发性癌症及医生在治疗癌症患者时可能会遇到的治疗相关的癌性疼痛综合征。接下来，按最初的想法，我们介绍用于治疗特定癌症（如乳腺癌）的实施范例。但由于在本书编写期间不断有新的治疗方案出现，列举所有的治疗方案十分困难。但我希望这本书能够成为未来为患者开发新的治疗范例的起点。

本书剩余的篇幅深入探讨了癌性疼痛介入治疗中更为普遍应用的药物治疗。在探讨了内科医生普遍采用的介入方案后，我们研究了外科医生治疗更严重的疼痛综合征的方案。其后内容延伸至最重要的介入治疗方案——鞘内给药。

介入肿瘤学作为新兴领域，在治疗局灶性癌症病变方面取得了许多治疗进展。我们着重介绍放射治疗在神经松解术和消融技术中的应用，特别是在治疗骨转移中的应用。此外，随着放射治疗新模式的引入，我认为与放射肿瘤学同事继续深入合作，共同研究涉及放射治疗的范例非常重要。

随着认识的不断深入，我们逐渐开始了解癌性疼痛如何影响患者的生活质量和功能，在此基础上，我们引入了康复治疗来解决这部分问题。运动和物理治疗的效果不应被忽视，它们在改善患者的衰弱状态和患者预后中起到重要作用。我亲眼目睹支具和手法治疗技术在改善患者的活动能力和疼痛中所起的作用。我想在本书中我们强调了这一部分的重要性。最后一个部分对整合疗法及心理疗法的介绍同样呼应了这一观点。总之，全面地评估和解决患者的需要应贯穿肿瘤治疗的全过程。

我希望这份参考资料能够成为读者的特别指南。本书涉猎的广度体现了处理癌性疼痛患者的多种专业方法所需的大量知识的整合。这是我们在这一领域迈出的第一步，希望在这一基础上，能够扩展您治疗患者的思路。

最后，我希望本书能够像帮助我一样帮助和指导更多医生，以建立更好的治疗框架来管理我们病情复杂的患者。

美国，纽约州，纽约市
**Amitabh Gulati**

# 致　谢

**Amitabh Gulati**

一路走来，我有幸得到了很多人的支持，其中我的妻子 Rati 和我在完成本书过程中出生的两个孩子 Ariya 和 Taran 给了我最重要的支持。

此外，我想花一点篇幅感谢我在做癌性疼痛科医师时的导师。作为一名住院医师，我学到了支持癌症患者治疗过程所需要的关怀和同情。在 Michael Byas-Smith 博士的指导下，我开始意识到，对于经受癌症相关疼痛的患者来说，他们为生存和战胜癌症不断斗争，但疼痛始终贯穿在斗争的过程中。虽然"治疗肿瘤同时也能治疗疼痛"这一理论是有效的，但减少治疗过程中的痛苦也应作为一个更高的目标和必要的目的。当我做专科医师时，Kenneth Cubert 博士作为导师和朋友为我树立了典范。在帮助患者克服疾病困扰的过程中，我们扮演了虽小但却十分重要的角色。我个人非常感谢两位导师和其他令人尊敬的同事们，感谢他们以渊博的知识启发了我。

在过去的几年里，我非常珍惜在癌性疼痛资源联盟中进行的思想交流。那里有第一批具有丰富经验，并且愿意采用全新、全方位的理念来协作治疗患者的专家。本书的许多作者都是与我具有同样热情的热心成员。希望本书能够给我们为患者寻求最佳治疗方式的共同理想提供理论依据。

尽管我希望为这一领域做出一定的贡献，但我认为这本书仅仅是我们改善患者治疗这一目标的开始。肿瘤治疗方法不断更新，患者的生活正在改变。或许有足够幸运的一天，癌症能够快速治愈，并且不会遭受痛苦。但在那之前，我希望从事相关领域的所有人都能够尽最大的努力，通过更多的合作来治疗我们的患者。

**Vinay Puttanniah**

感谢我的导师和教授科学及医学的老师，他们鼓励我探索复杂问题并寻求深刻答案。

感谢我的父亲，他以身作则地教授了我努力工作和奉献的意义。

感谢我的母亲，她向我展示了慈悲医学的意义。

感谢我的孩子们，Arun、Devan 和 Vera，他们的好奇心和毅力每天都激励我成为最好的父亲和老师。

最重要的是，感谢我的妻子 Lukshmi 的信任。你持续不断的鼓励、指导和无条件的爱启发和激励我完成所有的成果。

# 原著者名单

**Christopher R. Abrecht, MD** Department of Anesthesiology, Perioperative and Pain Medicine, Brigham and Women's Hospital, Harvard Medical School, Boston, MA, USA

**Anurag K. Agrawal, MD** Department of Hematology/Oncology, UCSF Benioff Children's Hospital Oakland, Oakland, CA, USA

**Wilson A. Almonte, MD** Victoria Pain and Rehabilitation Center, Victoria, TX, USA

**Arash Asher, MD** Samuel Oschin Comprehensive Cancer Institute at Cedars-Sinai Medical Center, Los Angeles, CA, USA

**Viswanath Reddy Belum, MD** Department of Medicine, Memorial Sloan Kettering Cancer Center, New York, NY, USA

**Jon Benfield, DO** South Texas Spinal Clinic, San Antonio, TX, USA

**Brittany Bickelhaupt, MD** University of Texas Health Science Center at San Antonio (UTHSCSA), Department of Physical Medicine and Rehabilitation, San Antonio, TX, USA

**Tithi Biswas, MD** University Hospitals Seidman Cancer Center, Case Comprehensive Cancer Center, Department of Radiation Oncology, Cleveland, OH, USA

**Helen M. Blake, MD** Pain and Rehabilitation Specialists of Saint Louis, LLC, St. Louis, MO, USA

**Brian Boies, MD** University of Texas Health Science Center at San Antonio (UTHSCSA), UT Medicine Pain Consultants, Department of Anesthesiology, San Antonio, TX, USA

University of Texas Health Science Center at San Antonio (UTHSCSA), Department of Anesthesiology, San Antonio, TX, USA

**Christina Bokat, MD, MPhil** University of Utah, Department of Anesthesiology, Salt Lake City, UT, USA

**Nicholas M. Boulis, MD** Neurosurgery, Emory University Hospital, Atlanta, GA, USA

**Jasmit Brar, MD** New York Presbyterian-Weill Cornell Medicine, Department of Anesthesiology, New York, NY, USA

**William S. Breitbart, MD** Department of Psychiatry and Behavioral Sciences, Memorial Sloan Kettering Cancer Center, New York, NY, USA

**Shane E. Brogan, MD, MPhil** University of Utah, Department of Anesthesiology, Salt Lake City, UT, USA

**Amy Cao**  Baylor St. Luke's Medical Center, Physical medicine and rehabilitation, Houston, TX, USA

**Grant H. Chen, MD**  Memorial Sloan Kettering Cancer Center, Department of Anesthesiology and Critical Care Medicine, New York, NY, USA

**Jason Chen, DO**  McGovern Medical School at UT Health, Department of Physical Medicine and Rehabilitation, The University of Texas Health Science Center at Houston, Houston, TX, USA

**Megan Clark, MD**  University of Kansas, Department of Physical Medicine and Rehabilitation, Kansas City, KS, USA

**Yan Cui Magram, MD**  New York Presbyterian Hospital-Weill Cornell Medicine, Department of Anesthesiology, New York, NY, USA

**Oscar A. de Leon-Casasola, MD**  The Jacobs School of Medicine and Biomedical Sciences, Department of Anesthesiology, Buffalo, NY, USA
Division of Pain Medicine, Roswell Park Cancer Institute, Buffalo, NY, USA

**Gary E. Deng, MD, PhD**  Memorial Sloan Kettering Cancer Center, Department of Integrative Medicine Service, New York, NY, USA

**Nadya M. Dhanani, MD**  Memorial Hermann Hospital/Mischer Neuroscience Institute, Department of Pain Management/Neurosurgery, Houston, TX, USA

**Kavita V. Dharmarajan, MD, MSc**  Icahn School of Medicine at Mount Sinai, New York, NY, USA

**Gendai J. Echezona, MD**  Eagle Consulting Services, White Plains, NY, USA

**Maxim S. Eckmann, MD**  University of Texas Health Science Center at San Antonio (UTHSCSA), UT Medicine Pain Consultants, Department of Anesthesiology, San Antonio, TX, USA
University of Texas Health Science Center at San Antonio (UTHSCSA), Department of Anesthesiology, San Antonio, TX, USA

**Robert R. Edwards, PhD**  Department of Anesthesiology, Perioperative, and Pain Medicine, Brigham & Women's Hospital and Harvard Medical School, BWH Pain Management Center, Chestnut Hill, MA, USA

**Rodney J. Ellis, MD**  University Hospitals Seidman Cancer Center, Case Comprehensive Cancer Center, Department of Radiation Oncology, Cleveland, OH, USA

**Mitchell P. Engle, MD, PhD**  Institute of Precision Pain Medicine, Corpus Christi, TX, USA

**Jacob Fehl, MD**  Kansas City VA Medical Center, Kansas City, MO, USA

**Joel Frontera, MD**  McGovern Medical School at The University of Texas Health Science Center at Houston (UTHealth), Houston, TX, USA

**Jack B. Fu, MD**  Department of Palliative Care & Rehabilitation Medicine, University of Texas MD Anderson Cancer Center, Houston, TX, USA

**R. Garrett Key, MD**  University of Texas at Austin Dell Medical School, Austin, TX, USA

**Peter C. Gerszten, MD, MPH, FACS**  University Hospitals Seidman Cancer Center, Case Comprehensive Cancer Center, Department of Radiation Oncology, Cleveland, OH, USA

**Amol J. Ghia, MD** University of Texas MD Anderson Cancer Center, Department of Radiation Oncology, Houston, TX, USA

**Arvider Gill, DO** The Jacobs School of Medicine and Biomedical Sciences, Department of Anesthesiology, Buffalo, NY, USA

**Ramon Go, MD** Pain Management, Memorial Sloan Kettering Cancer Center, New York, NY, USA

**Karina Gritsenko, MD** Montefiore Medical Center – Albert Einstein College of Medicine, Bronx, NY, USA

**Amitabh Gulati, MD, FIPP** Department of Anesthesiology and Critical Care, Memorial Sloan Kettering Cancer Center, New York, NY, USA

**Simon Guo, MD** Northport Veterans Affairs Medical Center, Department of Anesthesia, Northport, NY, USA

**Joseph C. Hung, MD** Memorial Sloan Kettering Cancer Center, Anesthesiology and Critical Care Medicine, New York, NY, USA

**Roy Hwang** West Virginia University, Department of Neurosurgery, Morgantown, WV, USA

**Sarah Hwang, MD** Shirley Ryan AbilityLab, Chicago, IL, USA

**Prathap Jayaram, MD** Baylor College of Medicine, Department of Physical Medicine and Rehabilitation, Houston, TX, USA

**Candice Johnstone, MD, MPH** Department of Radiation Oncology, Medical College of Wisconsin, Milwaukee, WI, USA

**Yury Khelemsky, MD** Icahn School of Medicine at Mount Sinai, Department of Anesthesiology, New York, NY, USA

**Namrata Khimani, MD** Department of Anesthesiology, Perioperative and Pain Medicine, The Pain Management Center at Brigham and Women's Hospital, Chestnut Hill, MA, USA

**Dhanalakshmi Koyyalagunta, MD** Department of Pain Medicine, UTMD Anderson Cancer Center, Houston, TX, USA

**Mario E. Lacouture, MD** Department of Medicine, Memorial Sloan Kettering Cancer Center, New York, NY, USA

**Jack W. Lam, MD** Rex Hospital, Wake Med Cary Hospital, Duke Raleigh Hospital, Department of Anesthesia, Raleigh, NC, USA

**Asimina Lazaridou, PhD** Department of Anesthesiology, Brigham & Women's Hospital and Harvard Medical School, BWH Pain Management Center, Chestnut Hill, MA, USA

**Aron Legler, MD** Memorial Sloan Kettering, Department of Anesthesiology, New York, NY, USA

**Eric Leung, MD** Department of Physical Medicine and Rehabilitation, Northwell Health, Manhasset, NY, USA

**Jeffrey Loh, MD, MS** Queen's Medical Center, Department of Anesthesiology & Pain Management, Honolulu, HI, USA

**Stephen L. Long, MD** Department of Anesthesiology, UCSF Benioff Children's Hospital Oakland, Oakland, CA, USA

**Simon S. Lo, MD, FACR** University of Washington School of Medicine, Department of Radiation Oncology, Seattle, WA, USA

**Michael Lubrano, MD, MPH** Department of Anesthesia & Perioperative Care, University of California San Francisco (UCSF) Medical Center, San Francisco, CA, USA

**Meilani Mapa, MD** Memorial Rehabilitation Institute, Memorial Healthcare Systems, Division of Physical Medicine and Rehabilitation, Hollywood, FL, USA

**Ilan Margulis** Department of Anesthesiology, New York-Presbyterian Hospital/Weill Cornell Medicine, New York, NY, USA

**Neel D. Mehta, MD** Joan and Sanford I. Weill Cornell Medical College of Cornell University, New York Presbyterian Hospital, Division of Pain Management, Department of Anesthesiology, New York, NY, USA

**Jonathan Miller, MD, FAANS, FACS** University Hospitals Case Medical Center, Case Western Reserve University, Cleveland, OH, USA

**Ryan K. Murphy, DO** Valley Medical Group, Waldwick, NJ, USA

**Ameet Nagpal, MD, MS, MEd** University of Texas Health Science Center at San Antonio (UTHSCSA), UT Medicine Pain Consultants, Department of Anesthesiology, San Antonio, TX, USA

University of Texas Health Science Center at San Antonio (UTHSCSA), Department of Anesthesiology, San Antonio, TX, USA

**Sanjeet Narang, MD** Department of Anesthesiology, Perioperative and Pain Medicine, The Pain Management Center at Brigham and Women's Hospital, Harvard Medical School, Chestnut Hill, MA, USA

**Diane M. Novy, PhD** Department of Pain Medicine, The University of Texas MD Anderson Cancer Center, Houston, TX, USA

**Daniel Pak, MD** Massachusetts General Hospital, Boston, MA, USA

**Parag G. Patil, MD, PhD** University of Michigan Medical Center, Ann Arbor, MI, USA

**Devin Peck, MD** Physician, Austin Interventional Pain, Austin, TX, USA

**Mohammad M. Piracha, MD** Joan and Sanford I. Weill Cornell Medical College of Cornell University, New York Presbyterian Hospital, Division of Pain Management, Department of Anesthesiology, New York, NY, USA

**Joan Pope, MSN** Memorial Sloan Kettering, New York, NY, USA

**Anussara Prayongrat, MD** King Chulalongkorn Memorial Hospital and Chulalongkorn University, Department of Radiation Oncology, Bangkok, Thailand

**Jeffrey Prinsell Jr., MD** Pain Management, Memorial Sloan Kettering Cancer Center, New York, NY, USA

**Vinay Puttanniah, MD** Memorial Sloan Kettering Cancer Center, Anesthesiology and Critical Care Medicine, New York, NY, USA

**Ahmed M. Raslan, MD** Oregon Health & Science University, Department of Neurosurgery, Portland, OR, USA

Portland VA Medical Center, Neurological Surgery, Portland, OR, USA

**Shervin Razavian, MD** Anesthesia Associates of Kansas City, Overland Park, KS, USA

**Shayna E. Rich, MD, PhD, MA** Haven Hospice, Gainesville, FL, USA

**Erich Richter, MD, FAANS** New Orleans Neurosurgical Associates, Marrero, LA, USA

**Roy Rivera Jr., PT, PhD, DPT, CHES** Crom Rehabilitation, LLC, Department of Outpatient Sports Medicine, Houston, TX, USA

**William S. Rosenberg, MD, FAANS** Center for the Relief of Pain, Kansas City, MO, USA

**Joshua M. Rosenow, MD** Northwestern Memorial Hospital, Department of Neurosurgery, Neurology and Physical Medicine and Rehabilitation, Chicago, IL, USA

**Lisa Marie Ruppert, MD** Memorial Sloan Kettering Cancer Center, New York, NY, USA

**Veena Sankar, MD** Austin Anesthesiology Group, Austin, TX, USA

**Dawood Sayed, MD** University of Kansas Medical Center, Department of Anesthesiology and Pain Medicine, Kansas City, KS, USA

**Rajiv Shah, MD** Washington University School of Medicine, Saint Louis, MO, USA

**Shalini Shah, MD** University of California, Irvine, Department of Anesthesiology and Perioperative Care, Irvine, CA, USA

**Sana Shaikh, MD** Memorial Sloan Kettering Cancer Center, New York, NY, USA

**Kanu Sharan, MD** MD Anderson Cancer Center at Cooper, Department of Hematology/Oncology, Camden, NJ, USA

**Mourad M. Shehabar, MD** Icahn School of Medicine at Mount Sinai, Department of Anesthesiology, New York, NY, USA

**Maureen J. Simmonds, PhD, PT** University of Texas, Physical Therapy Department, San Antonio, TX, USA

**Jill E. Sindt, MD** University of Utah, Department of Anesthesiology, Salt Lake City, UT, USA

**Jonas M. Sokolof, DO** Department of Rehabilitative Medicine, Weill College of Medicine Cornell University, New York, NY, USA

Department of Neurology – Rehabilitation Services, Memorial Sloan-Kettering Cancer Center, New York, NY, USA

**Katerina Svigos, BA** New York University School of Medicine, New York, NY, USA

**Jennifer A. Sweet, MD** University Hospitals Case Medical Center, Cleveland, OH, USA

**Stephen Lawrence Thorp, MD** Pain Medicine, Northwell Health Phelps Hospital, Sleepy Hollow, NY, USA

**Mercy A. Udoji, MD** Emory University/Atlanta Veterans' Administration, Department of Anesthesiology, Decatur, GA, USA

**Ali Valimahomed, MD** Department of Physical Medicine and Rehabilitation, New York-Presbyterian Hospital, Weill Cornell Medical College/Columbia University Vagelos College of Physicians and Surgeons, New York, NY, USA

**Laura M. van Veldhoven, PhD, MPH** Department of Physical Medicine and Rehabilitation, Baylor College of Medicine, Houston, TX, USA

**Thomas J. Van de Ven, MD, PhD** Duke University Medical Center and Durham VAMC, Department of Anesthesiology, Durham, NC, USA

**Monica Verduzco-Gutierrez, MD** Department of Physical Medicine and Rehabilitation, University of Texas Health Science Center, Houston, TX, USA

**Ashwin Viswanathan** Baylor College of Medicine, Department of Neurosurgery, Houston, TX, USA

**Michelle Yakaboski, CPO** Certified Prosthetist Orthotist at Boston Orthotics and Prosthetics, Stony Brook, NY, USA

**Hooman Yarmohammadi, MD** Certified Prosthetist Orthotist at Boston Orthotics and Prosthetics, Stony Brook, NY, USA

**Nantthasorn Zinboonyahgoon, MD** Department of Anesthesiology, Faculty of Medicine Siriraj Hospital, Mahidol University, Bangkok, Thailand

Department of Anesthesiology, Perioperative and Pain Medicine, Brigham and Women's Hospital, Harvard Medical School, Boston, MA, USA

**Elena V. Zininberg, MD** Weill Cornell School of Medicine, Department of Anesthesiology, New York, NY, USA

Department of Anesthesiology/Pain Management, Memorial Sloan Kettering, New York, NY, USA

**Jennifer Zocca, MD** Department of Anesthesiology, New York-Presbyterian Hospital, Weill Cornell Medical College, New York, NY, USA

# 目　录

# 第一部分
# 癌性疼痛治疗展望

# 1 癌性疼痛介入管理展望

Arvider Gill，Oscar A. de Leon-Casasola
陶涛 译 黄伯万 校

截至 2012 年 1 月，美国约有 1370 万名癌症患者存活，目前尚不清楚在这些癌症患者中有多少人为无瘤生存，有多少患者为带瘤生存且可能正在接受治疗[1]。不管怎样，癌症负担沉重，到 2014 年预计有约 1 665 540 名新诊断的癌症患者，其中尚不包括原位癌患者[1]。如果有 30% ～ 50% 进展期癌症患者承受着显著的疼痛，那么我们就可以认为癌症患者中有很高比例正在被疼痛困扰。此外，2003—2009 年，所有癌症的 5 年相对生存率为 68%，高于 1975—1977 年的 49%[1]。这些数据提示多数癌症患者的疼痛是由于他们所接受的治疗方案所导致的，包括化疗导致的外周神经病变、放疗后的内脏及神经病理性疼痛，以及术后疼痛综合征。这些生存的癌症患者常患有社区医师无法管理的复杂性疼痛综合征，因此增加了癌症中心治疗癌症患者的需求。

尽管癌性疼痛的神经生物学认识已经取得一定进展，但基于这些进展转化的多模式药物镇痛治疗和新的癌性疼痛介入管理技术尚无法显著降低癌性疼痛发生率。近来荷兰有团队调查了 1429 名癌症患者，在调查前 1 周有 55% 的患者经受过中重度疼痛，有 42% 的患者即使在接受药物治疗时仍经受着疼痛[2]。美国一项研究对 3123 名乳腺癌、前列腺癌、结直肠癌和肺癌门诊患者在初次就诊和就诊后 4 ～ 5 周分别进行了疼痛评估。67% 的患者在初次就诊时即伴有疼痛且正在接受阿片类药物治疗，然而，仍有 33% 的患者表示疼痛并未得到满意的控制，无论是否接受了阿片类药物治疗[3]。而在随访中，尽管这部分患者继续接受阿片类药物治疗，疼痛控制不满意的患者数量并未减少[3]。该研究还表明，尽管美国的阿片类药物已得到广泛使用且用量不断增加，但近 20 多年来由实体肿瘤引起的癌性疼痛发生率仍没有降低[3]。相反，一项临床随机试验

比较鞘内治疗（intrathecal therapy）和综合医疗管理（comprehensive medical management，CMM）治疗难治性癌性疼痛，发现一旦癌性疼痛患者被纳入研究并由疼痛专科医师进行治疗后，CMM 组中 39% 的患者疼痛明显减轻，而接受鞘内治疗的患者则有 51% 疼痛明显减轻[4]。两种治疗方案的差异并无显著统计学意义，这也提示药物治疗在疼痛专科医师治疗中的重要性。

这些研究表明疼痛专科医师进行癌性疼痛管理可能对于提高疼痛控制的质量具有重要作用。疼痛管理质量的改善基于多模式疼痛治疗，包括使用局麻药[5]、合适的阿片类药物[6]、调控钙离子电压门控通道的抗癫痫药[7]、三环类抗抑郁药[7]，并把这些药物滴定至产生治疗效应的剂量[8]。肿瘤学的文献证据表明癌症患者存活率与症状控制程度相关，而疼痛管理能明显改善患者的社会心理功能和生活质量，因此应当重视对癌症患者的疼痛管理[9]。社会心理问题与疼痛相互影响，因此最好能为此类患者提供一个多学科合作的团队，可以为他们提供心理支持，包括情感支持、应对技能训练和行为认知治疗[10]。

如前所述，疼痛的评估对于癌症患者极其重要。疼痛的强度必须能够量化，疼痛的性质必须由患者进行描述（尽可能基于患者的沟通能力）。因此，简化的疼痛量表是适宜的评估工具[11]，简短的 McGill 疼痛问卷可用于癌症多维度疼痛的评估[12]。如果有新的疼痛出现或表现为持续性规律疼痛，则需要对疼痛进行综合评估。此外，如果存在神经病理性疼痛的成分，则必须明确疼痛的性质。目前已有数个神经病理性疼痛量表可用于评估疼痛性质，包括 Douleur Neuropathique（DN4）[13] 和 Leeds 神经病理性疼痛症状及体征评估（Leeds assessment of

3

neuropathic symptoms and signs，LANSS）[14]，这些量表应用简单且可在短时间内完成。患者对疼痛缓解的感受、医疗服务提供者对功能的充分评估以及与疼痛治疗相关的任何特殊问题，都是对治疗成功进行完整评估的必要条件。因为癌性疼痛患者可能需要阿片类药物治疗，评估患者滥用和非法转移的风险也很重要。针对此目的已经设计了一些工具，并且很容易实施[15-16]。

药物治疗在癌性疼痛治疗中非常有效[6,17]，然而当患者无法耐受滴定至治疗剂量的药物，或药物已达极量但仍无法充分镇痛时，仍然需要采用其他有创的治疗方式。在此类患者中，有数种技术可以供选择，包括对存在内脏痛成分的患者进行交感神经阻滞[18-19]，对于存在躯体痛和神经病理性疼痛的患者进行鞘内治疗[20-22]，采用外周神经阻滞和脊髓电刺激[23]等用于非癌症患者的其他介入性操作，因为非癌症相关疼痛同样可能发生在癌症患者中。

综上所述，专科医师需要掌握并熟练应用药物多模式治疗和介入操作治疗等替代治疗方案，这可以成功治疗大部分癌症相关疼痛。

# 参考文献

1. American Cancer Society. Cancer facts & figures 2014. Atlanta: American Cancer Society; 2014.
2. van den Bueuken-van Everdingen MHJ, de Rijke JM, Kessels AG, Schouten HC, van Kleef M, Parjin J. High prevalence of pain in patients with cancer in a large population-based study in the The Netherlands. Pain. 2007;132:312–20.
3. Fisch MJ, Lee J-W, Weiss M, Wagner LI, Chang VT, Cella V, Manola JB, Minasian LM, McCaskill-Stevens W, Mendoza TR, Cleeland CS. Prospective, observational study of pain and analgesic prescribing in medical oncology outpatient with breast, colorectal, lung, or prostate cancer. J Clin Oncol. 2012;30:1980–91.
4. Smith TJ, Staats PS, Deer T, Stearns LJ, Rauck RL, Boortz-Marx RL, Buchser E, Catala E, Bryce DA, Coyne PJ, Pool GE. Randomized clinical trial of an implantable drug delivery sytem compared with comprehensive medical management for refractory cancer pain: impact on pain, drug-related toxicity, and survival. J Clin Oncol. 2002;20:4040–9.
5. de Leon-Casasola OA. Multimodal approaches to the management of neuropathic pain: the role of topical analgesia. J Pain and Symp Manag. 2007;33:356–64.
6. de Leon-Casasola OA. Current developments in opioid therapy for the management of cancer pain. Clin J Pain. 2008;24(Suppl 10):S3–7.
7. O'Connor AB, Dworkin RH. Treatment of neuropathic pain: an overview of recent guidelines. Am J Med. 2009;122:S22–32.
8. de Leon-Casasola OA. Multimodal, multiclass, multidisciplinary therapy: the key to better analgesia in the 21st century? Clin J Pain. 2010;26(Suppl 10):S1–2.
9. Temel JS, Greer JA, Muzikansky A. Early palliative care for patients with metastatic non-small-cell lung cancer. N Engl J Med. 2010;363:733–42.
10. Morley S, Eccleston C, Williams A. Systematic review and meta-analysis of randomized controlled trials of cognitive behavior therapy and behavior therapy for chronic pain in adults, excluding headache. Pain. 1999;80:1–13.
11. Cleeland CS, Ryan KM. Pain assessment: global use of the brief pain inventory. Ann Acad Med Singapore. 1994;23:129–38.
12. Gauthier LR, Young A, Dworkin RH, Rodin G, Zimmermann C, Warr D, Librach SL, Moore M, Sheperd FA, Riddell RP, Macpherson A, Melzack R, Gagliese L. Validation of the short-form Mc Gill pain questionnaire-1 in younger and older people with cancer pain. J Pain. 2014;15:756–70.
13. Bouhassira D, Attal N, Alchaar H, Boureau F, Brochet B, Bruxelle J, Cunin G, Fermanian J, Ginies P, Grun-Overdyking A, Jafari-Schluep H, Lanteri-Minet M, Laurent B, Mick G, Serrie A, Valade D, Vicaut E. Comparison of pain syndromes associated with nervous or somatic lesions and development of a new neuropathic pain diagnostic questionnaire (DN4). Pain. 2005;114:29–36.
14. Bennett M. The LANSS pain scale: the Leeds assessment of neuropathic symptoms and signs. Pain. 2001;92:147–57.
15. Moore TM, Jones T, Browder JH, Daffron S, Passik SD. A comparison of common screening methods for predicting aberrant drug-related behavior among patients receiving opioids for chronic pain management. Pain Med. 2009;10:1426–33.
16. Webster LR, Webster RM. Predicting aberrant behaviors in opioid-treated patients: preliminary validation of the opioid risk tool. Pain Med. 2005;6:432–42.
17. de Leon-Casasola OA. Implementing therapy with opioids in cancer pain. Oncol Nurs Forum. 2008;35(6):S1–6.
18. Wong GY, Schroeder DR, Carns PE, Wilson JI, Martin DP, Kinney MO, Mantilla CB, Warner DO. Effect of neurolytic celiac plexus block on pain relief, quality of life, and survival in patients with unresectable pancreatic cancer. A randomized controlled trial. JAMA. 2004;291:1092–9.
19. de Leon-Casasola OA, Kent E, Lema MJ. Neurolytic superior hypogastric plexus block for chronic pelvic pain associated with cancer. Pain. 1993;54:145–51.
20. Lozano J, de Leon-Casasola OA. Indications for intrathecal therapy in cancer patients. Tech Reg Anesth Pain Manag. 2011;15:147–9.
21. de Leon-Casasola OA. Implementing and managing intrathecal pumps. Tech Reg Anesth Pain Manag. 2011;15:155–7.
22. Sparlin J, de Leon-Casasola OA. Intrathecal pump implantation techniques. Tech Reg Anesth Pain Manag. 2011;15:158–61.
23. de Leon-Casasola OA. Spinal cord and peripheral nerve stimulation techniques for neuropathic pain. J Pain Symp Manag. 2009;38:S28–38.

# 2 癌性疼痛治疗实践：典型病例

Sana Shaikh

陶涛 译 黄伯万 校

## 概述

癌症患者存活下来只是开始，许多患者接受治疗后的生存质量可能会受到疼痛的影响。目前对于慢性疼痛人群已有相应的治疗策略，但是在癌性疼痛患者中应用药物和介入治疗仍存在挑战。下列病例展示了癌性疼痛综合征治疗的框架，供慢性疼痛治疗医师参考应用。

疼痛管理的临床实践往往会基于患者人群和转诊的情况而采用不同的临床方案。在以社区为基础的医疗实践中，从业者可能会面对一群具有相似解剖和病理生理的稳定人群。癌性疼痛医学一个显著的挑战在于每名患者因其肿瘤病理和转移性部位不同而导致疼痛来源不断变化。原发性和继发性疾病会导致疼痛综合征发生改变，因此坚持实施影像学再评估很重要。选择介入治疗往往需要平衡肿瘤治疗方案和预期生存时间。

### 案例 1：社区医疗环境下的癌症诊断

依据 2008—2012 年的病例数据，癌症发病率为每年 454.8/100 000[1]，在这些诊断为癌症的病例中，癌性疼痛的流行性病学特征因数据来源不同而存在差异。一项纳入 52 篇文章的系统性综述显示，64%的转移性或晚期癌症患者、59%的正在接受抗癌治疗患者和 33%的抗癌治疗后患者存在疼痛[2]。另一研究则估计，新诊断癌症患者中癌性疼痛的发生率为 25%，正在积极接受治疗的患者中为 33%，晚期患者中为 75% 以上[3-4]。正是由于疼痛这一症状在癌症患者中发生率高，对于以疼痛为首发症状的患者，在鉴别诊断时考虑潜在肿瘤的存在至关重要。

**病例 1**：75 岁女性，诊断为非小细胞肺癌，并出现右侧肩部疼痛。右侧肩部疼痛表现为持续性锐痛，放射至三角肌内侧、肘部和前胸壁的胸大肌。患者否认手臂麻木或刺痛感。在疼痛症状首次出现时，患者于社区医疗机构就诊，接受了右肩部物理治疗和关节内注射皮质激素。

患者自述物理治疗后其肩部疼痛加重，而注射治疗使疼痛症状轻微改善。曾尝试多种阿片类药物联合治疗方案，因出现恶心症状而在药物剂量方面受限，无法达到满意的镇痛效果。现镇痛方案已联用了皮质激素、神经疼痛调控药物和肌肉松弛剂，但在患者来医院就诊前其疼痛进行性加重，疼痛程度进展为重度且右肩部活动受限。

右肩部 CT 检查提示右肩胛骨关节盂溶骨性病损伴冈上肌完全性撕裂（图 2.1），PET 扫描提示右侧

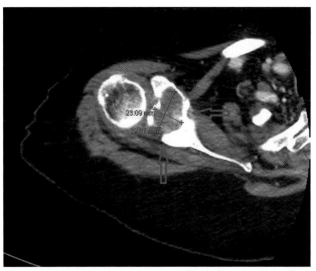

**图 2.1** 右上肢 CT 扫描证实右侧关节盂上部（箭头）存在一溶骨性转移灶并已存在新发的突破骨皮质部位，侵袭骨外软组织成分，可能有新发的非移位病理性骨折

喙突内有一较大溶骨性病损且延伸至关节盂内。患者随后开始接受皮质激素治疗和右肩胛骨关节盂放射治疗，放射治疗2周后，疼痛症状轻微缓解。随后患者分别咨询了介入疼痛治疗和骨科手术以寻求可能改善肩部疼痛的治疗方案。

根据该患者的解剖和病理部位，肩关节内注射治疗已无法进一步改善疗效，经骨科手术咨询和讨论，建议手术切除喙突并行肩关节骨折肩袖韧带修复术。经过疼痛管理科、麻醉科及外科会诊讨论后，决定在神经阻滞麻醉下进行手术治疗，神经阻滞还可有助于术后控制疼痛和康复。患者在超声引导下行右侧C5、C6神经阻滞联合下胸部神经阻滞（PECS Ⅱ），围手术期患者自述在区域镇痛下疼痛缓解极好，明显减少了口服阿片类药物的总量。

接受肿瘤切除外科手术的患者通常要依据其肿瘤位置，针对性考虑解剖特点。手术切口和方案通常具有不确定性，与非癌性疼痛治疗手术不同的是，此类手术往往跨越多个皮区。术后急性疼痛专家、麻醉医师和手术团队之间的精心计划对于确保围手术期疼痛缓解具有重要的作用。

**案例2：癌性疼痛治疗的症状管理**

一项关于姑息治疗癌症患者症状的系统性综述显示，癌症患者中最常见的症状主要包括疲乏、消化系统症状、尿失禁、无力、疼痛、便秘和至少在50%的患者中存在的焦虑[5]。比较采用姑息治疗的老年癌症患者和非癌症患者，发现癌症患者中的疼痛、消化系统症状、精神症状以及疲乏症状明显多于非癌症患者。研究发现，在年轻患者和癌症患者中消化系统症状、疼痛以及精神症状的发生率高于年长患者和非癌症患者[6]。另一项系统性综述的结果表明，家庭、医院和院内专科医师的姑息治疗可以显著改善患者疼痛和症状控制及焦虑的预后，且能减少住院次数[7]。综上，姑息治疗和缓解疼痛症状对于改善患者的生活质量极其重要，应作为癌症治疗的一部分。

**病例2：** 57岁男性，结肠癌肝、肺转移，并伴难治性呃逆。该患者呃逆始发于一次CT检查后，每隔数分钟发作一次，发作间隔不超过20 min。该患者门诊就诊后，肿瘤专科医师给予巴氯芬每日2次的治疗方案，症状未缓解。患者曾接受经验性单次氟康唑治疗食管念珠菌病。为进一步明确患者新发呃逆的病因，患者重新进行了胸部、腹部和盆腔CT等影像学检查（图2.2），结果表明患者双肺转移灶增大、

增多，伴有持续性脾大，门静脉高压。考虑患者持续性呃逆的病因可能为肺部转移病灶对膈肌的激惹。

患者行双侧蝶腭神经节试验性阻滞后，呃逆仅缓解了20 min。试验性每天给予初始剂量加巴喷丁300 mg并逐渐滴定至每天3次，同时每天3次口服利多卡因凝胶以替代冲洗，患者呃逆在口服利多卡因凝胶和滴定加巴喷丁至口服3次/天的治疗方案后完全缓解。患者出院后继续加巴喷丁维持治疗并根据症状按需口服利多卡因凝胶。

疼痛的局部治疗包括直接表面给予局麻药治疗，常可以有效解决引起疼痛的新发因素。

**案例3：癌性疼痛患者不断变化中的疼痛状态**

癌症患者的症状常常随着时间推移而不断变化，因此对于医生而言，需要根据潜在的疾病进展情况缩短重新评估的间隔。局部或远端部位的新发症状可以因治疗或癌症进展而出现，在确定治疗方案前，诊断这些相关的可能病因尤为重要。介入性疼痛治疗和其他医疗服务之间的相互配合可为患者在癌症治疗期间治疗不同的疼痛和非疼痛症状提供更多的选择。从根本上来说，考虑更多的治疗方案选择对于优化症状管理和生活质量极其重要。

**病例3：** 41岁男性，多发性外周神经鞘瘤侵袭胸膜和肝，右侧胸壁疼痛。放射介入建议对第7肋前侧病灶行冷冻消融术。患者同时被转诊至疼痛服务中心咨询可以缓解疼痛的介入性治疗方案。

在首次评估中，患者诉其右上腹部锐痛、刺痛和烧灼痛，应用阿片类药物治疗，患者认为疼痛仍明显影响日常活动。体格检查提示右侧前外侧第7肋、第8肋触痛，与第7肋神经鞘瘤相关（图2.3）。遂在超

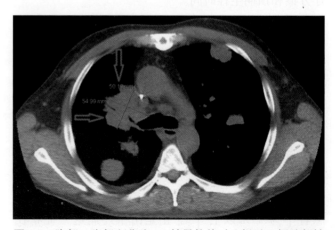

**图2.2** 胸部、腹部和盆腔CT结果较前对比提示双侧肺部转移灶轻度增大，以右上肺和右下肺明显。上图所示为右侧肺门增大的转移灶引起右肺上叶支气管狭窄（箭头）

声引导下行右侧第 7 肋、第 8 肋肋间神经阻滞。

阻滞后患者疼痛明显改善，效果持续 11 周，11 周后疼痛再次出现，临床表现和严重程度与之前相同。考虑患者上次行肋间神经阻滞效果明确，再次行肋间神经阻滞。然而，本次阻滞后疼痛仅有轻微改善。由于阻滞后效果不佳，遂予患者复查胸腰椎 MRI，评估神经鞘瘤在脊髓内进展情况。MRI 结果提示右侧 T7 ～ T8 水平毗邻神经根出口处出现椎旁肿块。行胸段硬膜外阻滞后患者疼痛明显缓解，患者疼痛缓解持续了 6 周，其间原发神经鞘瘤明显进展。考虑到神经鞘瘤的进展速度，计划行鞘内泵植入以治疗神经轴索来源的疼痛。

尽管依据病史和体格检查，多种神经阻滞方法在临床上均可有效缓解疼痛，但是为了优化介入治疗计划的有效性和安全性，通常有必要将相关病史和体格检查的结果与最新影像学检查结果综合考虑。更重要的是，要考虑到初次有效的治疗方案可能会因为疾病进展带来的解剖结构改变而导致治疗无效，根据患者的基础疾病的进展特性反复评估患者病情同样非常重要。

**案例 4 和案例 5：癌症患者鞘内药物治疗的适应证**

介入疼痛医师的目标是尽早干预患者疼痛，以缓解患者症状并改善患者的生活质量及功能。鞘内给予阿片类药物和其他辅助药物是治疗难治性癌性疼痛的有效方法之一，不仅可以减少全身给药的副作用，还可为疼痛加重时药物剂量增加提供更大的给药空间。一项植入给药系统的随机临床研究结果表明，鞘内给药治疗癌性疼痛可获得更优的临床疼痛缓解，更少的全身副作用，且有增加存活率的趋势[8]。

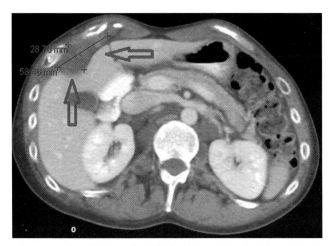

**图 2.3**　胸部、腹部 CT 结果较前对比表明患者首次出现胸壁疼痛的原因是右侧胸壁肿物（箭头）

以下两个病例描述了通过鞘内泵直接给药的临床情景，也阐述了疾病的进展决定了是否植入鞘内泵的原因。鞘内给药是一项特别有用的方法，不仅可以非常快速地调整药物剂量，满足增加的阿片类药物需求，而且可以减少药物的副作用。

**病例 4：**35 岁女性，既往有克罗恩病史，近期诊断为直肠腺癌，诊断后 6 个月于介入疼痛团队就诊。该患者首先表现为逐渐加重的会阴部不适和疼痛。腹部和盆腔 MRI 结果表明该患者直肠周围淋巴结增大，肝见 3 个不规则低密度肿块，疑似转移灶。肝活检确诊为转移灶和直肠癌。进一步影像学检查表明，该患者存在直肠周围淋巴结转移和肝、胸膜、左肾上腺和骨骼的远处转移。

患者直肠周围疼痛逐渐进展，包括鞍区麻痹，右臀部疼痛向右腹股沟周围放射，右足踇趾间歇性感觉异常。进一步的检查与患者自 T12 至骶骨的广泛病变相一致，L5 骨折、L4 ～ L5 和 L5 ～ S1 的转移灶导致左侧椎间孔狭窄，骶前骨外病变伴右侧 S2 ～ S3 骶神经根受压（图 2.4 a 和 b）。患者否认大小便失禁，自述无下肢无力感。为配合正在进行的化学治疗，介入科和疼痛服务中心受邀会诊，对患者疼痛进行对症治疗，随后开始给予骶椎放射治疗，同时口服非甾体药物。

患者和疼痛专科医师初始目标为最大程度缓解患者会阴部感觉异常和神经根性疼痛。回顾 MRI 结果表明骶管裂孔无转移灶，因此计划给予骶管硬膜外甾体激素注射治疗。患者可能因存在肝转移而导致国际标准化比值（INR）升高，给予维生素 K 治疗。凝血功能改善后，给予患者骶管硬膜外甾体激素注射，患者神经根性疼痛中度缓解，但中线处仍存在骶骨疼痛。考虑到患者放射治疗后疾病进展迅速，遂讨论是否可通过鞘内泵直接给药。不幸的是，患者疾病仍在持续浸润性进展，导致其预后不良，影响了患者植入鞘内泵的风险获益评估。植入鞘内泵的获益低于植入的风险及医疗花费。遂与患者进一步讨论疼痛管理目标，最终决定采用临终关怀计划，应用氢吗啡酮进行患者自控镇痛。

患者通常会因为疼痛而遵从医嘱通过鞘内泵给予药物，然而，重要的是要让患者明确姑息治疗的意愿和信念以及植入鞘内泵的风险和获益。植入鞘内泵的确可以改善患者各项功能，通常疼痛只是获益之前的短期障碍。

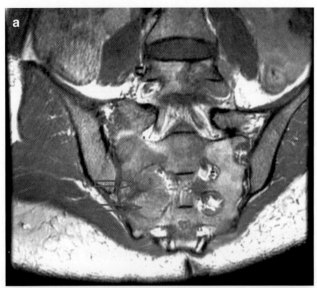

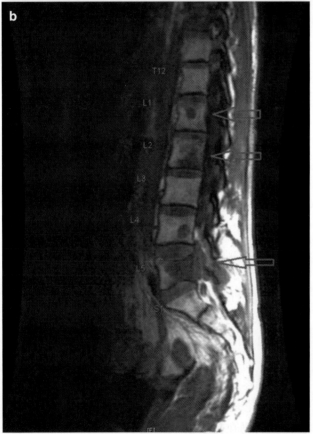

图 2.4 （a）左侧，骶骨 MRI 结果表明双侧骶骨转移灶且伴有双侧骶前骨外病变增多，右侧骶骨翼处转移灶侵入 S2 且有一较大病灶突入 S3 椎间孔（箭头）。（b）右侧，腰椎 MRI 结果与骨转移一致，且骨转移几乎遍及颈椎、胸椎和腰椎所有层面（箭头所指为 L1、L2 和 L5 椎体转移，其中 L5 浸润至硬膜外）

**病例 5：** 36 岁男性，骶骨梭形细胞肉瘤骨盆转移，左下肢截技术后就诊于住院疼痛服务中心（图 2.5）。院内会诊要求处理急性加重的左侧腹股沟区和骨盆疼痛。尽管已在围手术期给患者置入硬膜外导

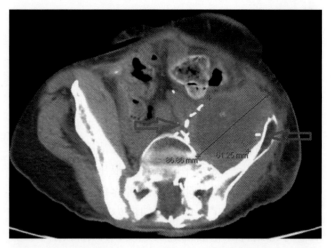

图 2.5 胸、腹及盆腔 CT 显示坏死的左侧盆腔肿块位于左侧髂腰肌并侵犯至腹膜（箭头）

管用于控制急性疼痛，但也同时与患者讨论了鞘内给药的计划。通常在植入鞘内泵前，会硬膜外给予试验性药物治疗以明确神经轴索给药的有效性。硬膜外给予氢吗啡酮和布比卡因混合液后，患者自述疼痛控制明显改善，且与全身给予阿片类药物相比，副作用减少。遂给患者植入鞘内泵，术后无副作用及并发症。随后将患者转回门诊随诊，并在随后的数月内调整药物剂量。尽管后续肿瘤进展，仍采用不同组合和剂量的鞘内给药方案滴定至疼痛缓解。

一项回顾性病例研究对 46 例采用硬膜外试验性给药的癌性疼痛患者进行分析，讨论在患者植入鞘内泵前，可否不进行硬膜外试验性给药，而依据患者全身给药时的阿片类药物需求量来计算合理的鞘内泵给药剂量[8]。有几种方法可以用于患者进行神经轴索定向给药的试验，但是对于住院患者而言，硬膜外试验性给药是一个合理的方案。

## 结论

本章重点介绍了几个不同的案例，这些案例对介入疼痛医师在治疗癌性疼痛患者时提出了挑战。随着患者潜在的病理、治疗和护理目标的改变，不断挑战和调整治疗方案至关重要。最重要的是应该时刻警惕初诊时的病理状态可能已经改变，因此需要重新诊断以调整疼痛管理方案。终极目标是给患者提供最优的疼痛缓解方案，并且给予患者提高生活质量和身体功能的机会。每位患者都有个体化的

目标，应将这些目标应用于指导治疗。每个病例都为疼痛专科医师提供了反思的机会，并提醒疼痛从业者学习、进步和开发治疗方案，给每位患者提供最好的治疗方案。

# 参考文献

1. NIH: National Cancer Institute. Cancer statistics. https://www.cancer.gov/about-cancer/understanding/statistics

2. Van den Beuken-van Everdingen MH, de Rijke JM, Kessels AG, et al. Prevalence of pain in patients with cancer: a systematic review of the past 40 years. Ann Oncol. 2007;18(9):1437–49.

3. American Pain Society (APS). Principles of analgesic use in the treatment of acute pain and cancer pain. 6th ed. Glenview: American Pain Society; 2008.

4. National Comprehensive Cancer Network. Clinical practice guidelines in oncology for adult cancer pain. V. 1.2010. Fort Washington: National Comprehensive Cancer Network. 2010. Available at: www.nccn.org. Accessed 1 Nov 2010.

5. Van Lancker A, Velghe A, Van Hecke A, Verbrugghe M, Van Den Noortgate N, Grypdonck M, Verhaeghe S, Bekkering G, Beeckman D. Prevalence of symptoms in older cancer patients receiving palliative care: a systematic review and meta-analysis. J Pain Symptom Manag. 2014;47(1):90–104. https://doi.org/10.1016/j.jpainsymman.2013.02.016.

6. Borgsteede SD, et al. Symptoms in patients receiving palliative care: a study on patient-physician encounters in general practice. Palliat Med. 2007;21:417–23.

7. Higginson IJ, Evans CJ. What is the evidence that palliative care teams improve outcomes for cancer patients and their families? Cancer J. 2010;16(5):423–35. https://doi.org/10.1097/PPO.0b013e3181f684e5.

8. Malhotra VT, Root J, Kesselbrenner J, Njoku I, Cubert K, Gulati A, Puttanniah V, Bilsky M, Kaplitt M. Intrathecal pain pump infusions for intractable cancer pain: an algorithm for dosing without a neuraxial trial. Anesth Analg. 2013;116(6):1364–70.

# 第二部分
# 癌性疼痛综合征

# 3 癌性疼痛的病理生理学

Stephen Lawrence Thorp

刘珊珊　译　黄伯万　校

## 概述

国际疼痛研究协会将疼痛定义为"与实际或潜在的组织损伤有关或描述为类似损伤形式的一种不愉快的感觉和情感体验"[1]。疼痛在癌症患者中普遍存在，通过系统评价发现，疼痛在癌症晚期转移后或癌症终末期发生率为66.4%，在抗癌治疗期间发生率为为55%，在治愈后患者中为39.3%，而在所有患者中，中度至重度疼痛的发生率为38.0%[2]。充分控制疼痛可以改善情绪、患者的功能状态以及休息，从而提高患者的生活质量。疼痛甚至可能与生存相关[3]。与癌症相关的疼痛是独特的，可能与肿瘤的解剖位置、肿瘤的病理生理学或肿瘤的治疗有关。类似地，疼痛本身的起源可以是躯体性的、内脏性的、神经性的或混合性的。考虑到癌性疼痛的复杂性及其多因性，评估癌症的病理生理学及其在最终形成疼痛综合征中的作用至关重要。

## 肿瘤的解剖位置

### 骨肿瘤疼痛的病理生理学

肿瘤的位置通常是导致患者严重疼痛的直接原因。例如，骨肿瘤是癌症患者最常见的疼痛来源之一。骨肿瘤有多种类型：原发良性和恶性骨肿瘤，其他肿瘤的骨转移也很常见[4]。肿瘤转移到骨骼最常见的途径是血源性转移，也可能是周围浸润或淋巴转移。脊柱是最常见的转移部位，另外，骨盆、肋骨、股骨和颅骨也是常见的部位。患者通常表现为定位明确的疼痛且随着承重和活动而加剧，在体格检查触诊时常可有疼痛。

骨痛的病因很复杂，目前尚未完全掌握[5]。骨膜和骨髓腔均由外周神经支配，当其受到伤害性刺激时能够引起疼痛。动物研究已经表明，骨骼由感觉神经元和交感神经元支配，其中骨膜的神经支配最密集，其次是骨髓[6]。支配骨骼的感觉神经纤维与支配皮肤的特征更为明显的传入神经不同。骨骼主要由 A-δ 纤维支配，而 C 纤维或 A-β 纤维则几乎没有[7]。尖锐的伤害性骨痛可能是由 A-δ 纤维传导的，而钝痛则是由敏化后的 C 纤维传导的。骨痛可能还具有神经病理性成分，因为肿瘤细胞的侵犯会损伤感觉纤维[8]。

当骨骼被癌细胞侵袭时，炎症介质，如前列腺素 $E_2$ 的释放使周围伤害性感受器敏化。该机制奠定了非甾体抗炎药用于骨痛治疗的基础。转移性和原发性肿瘤可因破骨细胞活性增加而造成骨溶解，或由于成骨细胞活性增加而出现硬化，两者均可引起骨骼的机械不稳定[9]。如果肿瘤位于椎体内，则骨的不稳定性最终可能表现为椎骨压缩性骨折。椎体内局部骨折可用椎体后凸成形术等椎体加固技术治疗。但是，更加严重的骨折可导致神经功能障碍和严重疼痛，因此需要手术稳定。

## 神经病理性疼痛的病因

肿瘤在神经结构附近的生长可能导致神经系统损伤和神经病理性疼痛。肿瘤性神经丛病变往往是一种严重且难以治疗的癌性疼痛。当肿瘤进展至累及某一主要神经丛（颈丛、臂丛或腰骶丛）时，就会出现肿瘤性神经丛病变。除神经病理性止痛药物外，治疗肿瘤引起的神经丛病变可能还需要外科手术或放射治疗。

颈丛包含来自 C1、C2、C3 和 C4 脊神经的分支，并为颈肌以及椎前肌提供神经支配。肿瘤影响该神经丛可导致颈丛病变，通常表现为颈部、肩部或喉部疼痛。肩部无力与斜方肌和胸锁乳突肌无力有关，两者均由脊髓副神经支配。由于膈神经受累和膈肌麻痹，患者也可能出现呼吸急促，特别是在存在潜在肺部病变的情况下。颈丛病变最常见于头颈部肿瘤和淋巴瘤，也可见于肺癌和乳腺癌[10]。颈丛神经可以被浅表地阻滞导致皮肤痛觉消失，或者在 C2、C3 和 C4 脊神经离开各自的颈椎间孔处，又或是在深颈丛处被阻滞。

压迫臂丛神经的肿瘤远比影响颈丛神经的肿瘤更为普遍。在大多数人中，臂丛神经由 C5～T1 的腹侧支组成，偶尔包含 C4 和 T2 脊神经的分支。神经根在离开椎间孔后在前斜角肌和中斜角肌之间向前外侧穿行，在过程中结合形成上、中、下干。在大约第 1 肋水平处，这些干再次分为前、后股，然后又形成外侧束、内侧束和前侧束，如此命名的原因是按照其与腋动脉的相对位置关系。这三束最终分支形成支配上肢的外周神经。

臂丛神经病变最常见于肺癌和乳腺癌。肺上沟瘤（或称 Pancoast 瘤），肿瘤位于肺尖，可能侵犯臂丛神经。神经丛病变的临床表现与神经丛受到影响的部位有关。臂丛神经最常受影响的部分是下位神经根发出的神经，患者常出现尺神经分布区域的神经根性疼痛和神经根性病变。当头颈部肿瘤累及臂丛神经时，通常会累及上颈椎神经根和上躯干，造成更常见于正中或桡神经分布区域内的疼痛。

腰骶神经丛是下肢的支配神经。腰丛主要来自 L1～L4 脊神经的腹侧支，部分可能包括 T12 和 L5 的分支。腰丛位于腰方肌和腰大肌之间的腰大肌间隙中，由背侧和腹侧部分组成。腰丛的主要分支包括股神经、闭孔神经和股外侧皮神经，以及髂腹下神经、髂腹股沟神经和生殖股神经。骶丛起源于 S1～S3，向后发出坐骨神经，然后形成腓总神经和胫神经，以及支配会阴区感觉的阴部神经。

侵袭腰骶神经丛的最常见肿瘤是结直肠癌、肉瘤和生殖道-输尿管肿瘤，骶丛侵袭比腰丛更常见。当累及腰丛时，最常见的症状是腿痛，其次是麻木和无力[11]。由于神经丛位于腰大肌间隙内，影响腰大肌的肿瘤可引起明显的疼痛，称为恶性腰大肌综

合征[12]。当累及骶丛时，临床表现为腿后部疼痛和足部无力，类似于 S1 神经根病。随着疾病的进展，患者还可能会阴部疼痛和大小便失禁。MRI 和正电子发射断层扫描（positron emission tomography，PET）可以识别神经丛中或邻接神经丛的活动性肿瘤区域，来确诊肿瘤性神经丛病变。肌电图可用于进一步阐明受影响最严重的神经并指导治疗。

## 其他解剖相关癌性疼痛的病理生理学

虽然与骨骼和神经系统结构中的肿瘤相关的疼痛是解剖相关疼痛的最常见原因，但其他解剖位置也可能产生疼痛。众所周知，脑部肿瘤会引起头痛，转移到脑脊膜时更是如此[13]。囊性器官的扩张是肿瘤相关疼痛的另一个众所周知的原因，例如肝肿瘤扩张牵拉 Glisson 鞘时导致的腹痛[14]。在所有这些示例中，癌性疼痛的主要治疗方法是癌症治疗以及任何可去除或缩小肿瘤的疗法。

## 介导疼痛的化学因子

肿瘤微环境（tumor microenvironment，TME）由肿瘤细胞和基质细胞组成，在肿瘤进展和癌症介导的疼痛中具有重要作用[15]。肿瘤细胞和基质细胞相互通讯，在它们的微环境以及它们侵袭的组织中分泌多种有害化学因子、炎性介质和免疫调节物质。这些刺激在周围伤害性感受器上转导，并通过动作电位传递到脊髓，然后通过上行纤维束传递到脊髓上位处理中枢。尽管这可能在所有癌症中都起作用，但只阐明了少数一些具体实例中的细节。

### 多发性骨髓瘤患者疼痛的病理生理学

多发性骨髓瘤是浆细胞的恶性肿瘤，其导致称为骨髓瘤骨病的独特疼痛综合征。骨痛是目前报告中最常见的症状，发生在超过 2/3 的患者中。多发性骨髓瘤患者在其病程中，约有 80%～90% 会发展出骨损害[16]。这种骨痛的病因可能是骨骼重塑失调。正常的骨骼重塑是破骨细胞刺激旧骨吸收并通过胶原蛋白合成和成骨细胞矿化形成新骨的连续过

程。当多发性骨髓瘤转移到骨骼时，它会通过激活破骨细胞来诱导骨骼吸收。骨髓瘤细胞释放并刺激骨髓微环境中的细胞以释放破骨细胞活化因子，例如 RANKL、MIP-1α、TNF-α、白介素 3（interleukin 3，IL-3）和 IL-6[17]。除了刺激破骨细胞的形成和活性外，这些因素中有许多还参与成骨细胞活性的抑制以及对骨髓瘤细胞本身的支持作用。

## 乳腺癌患者癌性疼痛的病理生理学

如前所述，乳腺癌除了通过转移到骨骼等部位以及压迫神经结构外，还通过释放化学介质而引起疼痛。肿瘤和基质细胞释放并诱导宿主释放多种疼痛介质。有研究已显示循环中细胞因子的类型和含量不仅与乳腺癌的亚型不同，而且与患者遭受的疼痛程度也可能不同。Luminal A 型和 B 型乳腺癌比健康对照组具有更高的 TGF-β1 和 TNF-α 水平，而 HER2 基因扩增的肿瘤中的 TGF-β1 水平要高于 Luminal[18]。相反，与其他亚型和健康志愿者相比，三阴性肿瘤的循环血 TGF-β1 水平较低。尽管目前正在研究肿瘤的不同细胞因子特征，但仍不清楚它们与疼痛的直接关系。

除了炎症性细胞因子诱导炎症和周围伤害性感受器致敏外，细胞因子也可能与非炎症性疼痛有关。TGF-β 是一种细胞因子，与骨转移有关，它与调节破骨细胞和介导骨吸收有关。TGF-β 在骨骼损伤期间由软骨细胞释放，并可能介导软骨细胞中神经生长因子（nerve growth factor，NGF）的产生[19]。此外，已经证明 TGF-β 可被促炎性细胞因子抑制，因此，它可能是转移性骨痛中疼痛的非炎性介质。破骨细胞形成的刺激还可能导致生长因子和其他介质的释放，从而可能导致侵袭性肿瘤细胞的生长。

## 癌症相关疼痛的新型疗法

文中对癌性疼痛治疗的诸多方面进行了讨论。癌性疼痛最重要的治疗是癌症本身的治疗。外科手术、放射治疗、化学治疗、介入治疗和药物治疗等形式的治疗处于治疗的最前沿。这些治疗也可能是引起患者疼痛的原因，例如慢性术后疼痛、放射线

引起的神经炎或化学治疗引起的外周神经病变。近年来，人们对针对癌症病理生理学的治疗越来越感兴趣。这些相同的分子靶标也是治疗疼痛的潜在靶标，因为这些针对肿瘤释放的细胞因子和炎性介质并抑制肿瘤生长的疗法也减轻了肿瘤相关疼痛。

骨相关疼痛和引起疼痛的分子原因现在已成为疼痛疗法的目标。其中一个分子是 Src，一种蛋白酪氨酸激酶非受体，与 N-甲基-D-天冬氨酸（N-methyl-D-aspartate，NMDA）受体复合物相关。在神经元中发现，Src 与疼痛和维持炎症性痛觉过敏有关[20]。此外，Src 在破骨细胞活性中起着至关重要的作用。通过靶向针对参与骨吸收的该分子，有可能减少骨的分解，从而减轻骨痛本身。双膦酸盐是另一种众所周知的通过降低破骨细胞活性来抑制破骨细胞介导的骨吸收的治疗方法[21]。尽管双膦酸盐可有效减少破骨细胞活性，但它不会影响成骨细胞活性，并且具有许多潜在的副作用，包括肾损害和下颌骨坏死。此外，双膦酸盐可抑制转移与成骨细胞相互作用的能力并抑制其趋化因子 CCL2 的分泌[22]。

骨髓瘤骨病的治疗是多方面的，涉及药物治疗、放射治疗、化学治疗、椎体加固术和外科手术。先前讨论的潜在的病理生理学也已成为治疗的靶点。如前所述，双膦酸盐是治疗多发性骨髓瘤的主要手段。除双膦酸盐外，目前还正在研究许多已知与骨髓瘤骨痛发病机制有关的介体作为潜在的治疗靶点，并且这种介体具有巨大的潜力（表 3.1）。硼替佐米就是这样一种蛋白酶体抑制剂，可以改善多发性骨髓瘤患者的生存[23]。

**表 3.1** 治疗骨髓瘤骨病的潜在靶点

| 破骨细胞介体 | 成骨细胞介体 |
| --- | --- |
| OPG | WIF-1 |
| RANK | SFRP |
| MIP-1α | Dkk |
| VEGF | Runx2 |
| SDF-1α | TGF-β |

OPG，骨保护素；RANK，核因子 kappa-B 的受体激活剂；MIP-1α，巨噬细胞炎性蛋白-1α；VEGF，血管内皮生长因子；SDF-1α，基质来源因子-1α；WIF-1，wnt 抑制因子-1；SFRP，分泌型卷曲相关蛋白；Dkk，Dickkorf 分泌蛋白家族；Runx2，runt 相关转录因子 2；TGF-β，转化生长因子-β

与乳腺癌有关的疼痛可能与先前讨论的许多因素有关，包括神经结构受压和骨转移。与骨髓瘤骨痛的治疗一样，正在研究许多潜在的新颖疗法，这些疗法不仅可以用于治疗癌症，还可以用于治疗其引起的疼痛。研究表明，改变谷氨酸能信号传导可以破坏骨骼重塑的正常周期并引起明显的疼痛[24]。利用癌细胞释放谷氨酸的抑制剂是一种新颖的治疗方法。柳氮磺吡啶是一种谷氨酸释放的抑制剂，可减少乳腺癌实验小鼠骨痛的伤害性行为[25]。与乳腺癌疼痛的病理生理学相关的进一步治疗方法的持续研究将继续改变癌症本身及其引起的疼痛的治疗方法。

# 结论

癌性疼痛治疗很困难，因此对于那些遭受癌症折磨的人来说，这是一个可怕的疾病。传统疗法仍然是肿瘤治疗的标准，包括药物管理、放射治疗、化学治疗、椎体增强术和外科手术以及其他疗法。阐明个别癌症的病理生理学的新研究为可能为癌症的新型疗法打开了大门，这是前所未有的。随着新疗法的发展，与癌症相关的疼痛的治疗方法也将发展，为我们的患者带来了新的治疗模式。

# 参考文献

1. Merskey H, Bogduk N. Classification of chronic pain: descriptions of chronic pain syndromes and definitions of pain terms. Seattle: IASP; 1994. Print.
2. Van Den Beuken-Van Everdingen MHJ, Hochstenbach LMJ, Joosten BEAJ, Tjan-Heijnen VCG, Janssen DJA. Update on prevalence of pain in patients with Cancer: systematic review and meta-analysis. J Pain Symptom Manag. 2016;51(6):1070–90. n. pag. Web.
3. Koizumi M, Yoshimoto M, Kasumi F, Iwase T, Ogata E. Postoperative breast Cancer patients diagnosed with skeletal metastasis without bone pain had fewer skeletal-related events and deaths than those with bone pain. BMC Cancer. 2010;10(1):423. Web.
4. Fletcher CDM. WHO classification of tumours of soft tissue and bone. Lyon: IARC; 2013. Print.
5. Nencini S, Ivanusic JJ. The physiology of bone pain. How much do we really know? Front Physiol Front Physiol. 2016;7:157. n. pag. Web.
6. Mach DB, Rogers SD, Sabino MC, Luger NM, Schwei MJ, Pomonis JD, Keyser CP, Clohisy DR, Adams DJ, O'Leary P, Mantyh PW. Origins of skeletal pain: sensory and sympathetic innervation of the mouse femur. Neuroscience. 2002;113(1):155–66. Web.
7. Jimenez-Andrade JM, Mantyh WG, Bloom AP, Haili X, Ferng AS, Dussor G, Vanderah TW, Mantyh PW. A phenotypically restricted set of primary afferent nerve fibers innervate the bone versus skin: therapeutic opportunity for treating skeletal pain. Bone. 2010;46(2):306–13. Web.
8. Ohtori S, Orita S, Yamashita M, Ishikawa T, Ito T, Shigemura T, Nishiyama H, Konno S, Ohta H, Takaso M, Inoue G, Eguchi Y, Ochiai N, Kishida S, Kuniyoshi K, Aoki Y, Arai G, Miyagi M, Kamoda H, Suzkuki M, Nakamura J, Furuya T, Kubota G, Sakuma Y, Oikawa Y, Suzuki M, Sasho T, Nakagawa K, Toyone T, Takahashi K. Existence of a neuropathic pain component in patients with osteoarthritis of the knee. Yonsei Med J Yonsei Med J. 2012;53(4):801. Web.
9. Arrington SA, Schoonmaker JE, Damron TA, Mann KA, Allen MJ. Temporal changes in bone mass and mechanical properties in a murine model of tumor osteolysis. Bone. 2006;38(3):359–67. Web.
10. Jaeckle K. Neurologic manifestations of neoplastic and radiation-induced Plexopathies. Semin Neurol. 2010;30(03):254–62. Web.
11. Jaeckle KA, Young DF, Foley KM. The natural history of lumbosacral plexopathy in cancer. Neurology. 1985;35(1):8. Web.
12. Stevens MJ, Atkinson C, Broadbent AM. The malignant psoas syndrome revisited: case report, mechanisms, and current therapeutic options. J Palliat Med. 2010;13(2):211–6. Web.
13. Fizazi K, Asselain B, Vincent-Salomon A, Jouve M, Dieras V, Palangie T, Beuzeboc P, Dorval T, Pouillart P. Meningeal Carcinomatosis in patients with breast carcinoma: clinical features, prognostic factors, and results of a high-dose intrathecal methotrexate regimen. Cancer. 1996;77(7):1315–23. Web.
14. Mehrabi A, Kashfi A, Fonouni H, Schemmer P, Schmied BM, Hallscheidt P, Schirmacher P, Weitz J, Friess H, Buchler MW, Schmidt J. Primary malignant hepatic epithelioid Hemangioendothelioma. Cancer. 2006;107(9):2108–21. Web.
15. Quail DF, Joyce JA. Microenvironmental regulation of tumor progression and metastasis. Nat Med. 2013;19(11):1423–37. Web.
16. Hameed JB, Dowling P, Clynes M, O'Gorman P. Bone disease in multiple myeloma: pathophysiology and management. CGM Cancer Growth Metastasis. 2014;7:33. Web.
17. Edwards CM, Zhuang J, Mundy GR. The pathogenesis of the bone disease of multiple myeloma. Bone. 2008;42(6):1007–13. Web.
18. Panis C, Pavanelli WR. Cytokines as mediators of pain-related process in breast cancer. Mediat Inflamm. 2015;2015:1–6. Web.
19. Davidson ENB, Van Caam APM, Vitters EL, Bennink MB, Thijssen E, Van Den Berg WB, Koenders MI, Van Lent PLEM, Van De Loo FAJ, Van Der Kraan PM. TGF-β is a potent inducer of nerve growth factor in articular cartilage via the ALK5-Smad2/3 pathway. Potential role in OA related pain? Osteoarthr Cartil. 2015;23(3):478–86. Web.
20. De Felice M, Lambert D, Holen I, Escott KJ, Andrew D. Effects of Src-kinase inhibition in cancer-induced bone pain. Mol Pain. 2016;12(0): n. pag. Web.
21. Rodan GA, Fleisch HA. Bisphosphonates: mechanisms of action. J Clin Invest. 1996;97(12):2692–6. Web.
22. Kaiser T, Teufel I, Geiger K, Vater Y, Aicher WK, Klein G, Fehm T. Bisphosphonates modulate vital functions of human osteoblasts and affect their interactions with breast Cancer cells. Breast Cancer Res Treat. 2013;140(1):35–48. Web.
23. Kumar SK, Rajkumar SV, Dispenzieri A, Lacy MQ, Hayman SR, Buadi FK, Zeldenrust SR, Dingli D, Russell SJ, Lust JA, Greipp PR, Kyle RA, Gertz MA. Improved survival in multiple myeloma and the impact of novel therapies. Blood. 2007;111(5):2516–20. Web.
24. Fazzari J, Lin H, Murphy C, Ungard R, Singh G. Inhibitors of glutamate release from breast Cancer cells; new targets for Cancer-induced bone-pain. Sci Rep Sci Rep. 2015;5:8380. Web.
25. Ungard RG, Seidlitz EP, Singh G. Inhibition of breast Cancer-cell glutamate release with sulfasalazine limits Cancer-induced bone pain. Pain. 2014;155(1):28–36. Web.

# 4 化学治疗

Karina Gritsenko，Michael Lubrano

黄伯万 译 陶涛 校

## 概述

在本章，我们将介绍最常见的化学治疗（化疗）药物以及它们的主要用途和相关副作用。对于某些化疗药物，它们的用途不仅仅局限于肿瘤化疗，许多炎症性疾病也受益于这些药物的免疫调节作用。在本章我们仅讨论化疗药物在抗肿瘤中的用途和副作用。

## 化疗药物分类

化疗药物可分为几个大类，然后再进一步细分为几个子类。临床应用时根据化疗药物作用的细胞周期以及机制进行分类。肿瘤细胞一般生长迅速，干扰肿瘤细胞分裂的治疗措施很容易影响肿瘤细胞，触发一系列级联反应，导致肿瘤细胞破坏。生长发育细胞的周期开始于 G1 期。在细胞分裂前，细胞首先会表达相关的 RNA 和蛋白质，然后进入下一阶段。进入下一阶段（S 期）后，细胞内发生 DNA 复制。随后进入 G2 期，伴有许多检查点，以确保细胞准备好分裂。最后阶段是 M 期，它发生在细胞分裂前，有丝分裂纺锤体（M 期标志物）沿着细胞中心发育，将染色体对齐并分离到相对的细胞极[1]。化疗药物可能影响细胞周期的所有阶段，但大部分药物主要作用于 S 期（抗代谢物）或 M 期（紫杉烷和长春花生物碱）[2-5]。表 4.1 按类别汇总了抗肿瘤药。

## 烷化剂

烷化剂是一大类化疗药物且子类众多。此类药物能主动交联 DNA 链以减少细胞周期所有阶段中的 DNA 合成。它的子类有烷基磺酸盐、烷基生物还原剂、氮芥、亚硝脲和三氮烯等。烷基磺酸盐（白消安）主要与 N-7 位鸟嘌呤核苷相互作用，破坏 RNA 转录和 DNA 复制。它对血液细胞特别有效，对髓系细胞的效果优于对淋巴系细胞的效果。烷基生物还原剂（丝裂霉素）主要作用于细胞周期的 G1 晚期和 S 早期。它可被转化为烷基化代谢物，并通过交联核苷酸（主要是鸟嘌呤和胞嘧啶），破坏细胞活性。DNA 和 RNA 的合成也受到损害。缩减肿瘤生存环境，如使肿瘤细胞缺氧，可增加该类药物的效力。氮芥类（环磷酰胺、氮芥、美法仑和苯丁酸氮芥）包括多种可有效交联 DNA 链以破坏 DNA 合成的药物。这些药物可作用于细胞周期的所有阶段。亚硝脲类（卡莫司汀、洛莫司汀、司莫司汀和链佐星）也可以交联 DNA 和 RNA 链，同时具有修饰和破坏蛋白质的功能。由于具有脂溶性，亚硝脲类能够穿过血脑屏障以治疗中枢神经系统肿瘤。

白消安是一种用于慢性粒细胞白血病的烷化剂，缓解率高达 90%。有癫痫发作倾向的患者使用该药有癫痫发作的报道。在需要高剂量使用的情况下，可在治疗前给予预防性抗惊厥药。在治疗后平均 4 年，发生肺纤维化和支气管肺发育不良的患者多达 4%。高浓度快速输注则可能导致肝窦阻塞综合征，根据理想体重，剂量超过 16 mg/kg 时会增加这种风险。对于肺部症状，在考虑诊断为白消安中毒之前，必须要排除机会性感染以及白血病浸润，这可能需要肺活检。如果明确为白消安中毒，应立即停用。

丝裂霉素是一种烷化剂，对许多胃肠道腺癌有效。它既可以与氟尿嘧啶一起用于肛门鳞状细胞癌，作为膀胱灌洗液时，也可以用于局部治疗膀胱癌。膀胱纤维化是常见的副作用。患者可能还会出现肺

**表 4.1 药物汇总**

| 分类 | 药物 | 用途 | 副作用 |
|---|---|---|---|
| 烷基磺酸盐 | 白消安 | 慢性髓细胞性白血病 | 肾上腺功能不全、骨髓抑制、癫痫发作、肺纤维化、肝窦阻塞综合征、心脏压塞 |
| 烷基生物还原剂 | 丝裂霉素 | 胃/胰腺癌、肛门癌、膀胱癌、宫颈癌、食管癌、非小细胞肺癌 | 膀胱纤维化、溶血性尿毒症综合征、肺毒性 |
| 氮芥 | 环磷酰胺 | 乳腺癌、急性淋巴细胞白血病/急性髓细胞性白血病/慢性淋巴细胞白血病/慢性髓细胞性白血病、尤因肉瘤、霍奇金/非霍奇金淋巴瘤、多发性骨髓瘤、蕈样肉芽肿病、嗜铬细胞瘤、小细胞肺癌、肾母细胞瘤 | 急性呼吸窘迫综合征、膀胱癌、心脏毒性、出血性膀胱炎、不育、肺炎 |
| 亚硝脲 | 卡莫司汀 | 星形细胞瘤、室管膜瘤、胶质母细胞瘤、髓母细胞瘤、多发性骨髓瘤、霍奇金/非霍奇金淋巴瘤、霉菌病 | 骨髓抑制、眼毒性、肺毒性、肾功能损害 |
| 亚硝脲 | 链佐星 | 肾上腺癌、胰岛细胞癌 | 骨髓抑制、葡萄糖不耐受、意识模糊/嗜睡、抑郁 |
| 三氮烯 | 达卡巴嗪 | 黑色素瘤、霍奇金淋巴瘤、髓样癌嗜铬细胞瘤、髓样癌 | 过敏反应、药物外渗 |
| 三氮烯 | 替莫唑胺 | 胶质瘤、难治性星形细胞瘤 | 杰氏肺孢子菌肺炎 |
| 叶酸 | 甲氨蝶呤 | 急性淋巴细胞白血病、乳腺癌、中枢神经系统肿瘤、头颈癌、肺癌、脑膜白血病、滋养细胞肿瘤 | 急性肾损伤、骨髓抑制、皮肤病反应、腹泻/口腔炎、不育、肝毒性、神经毒性、肺炎、肿瘤溶解综合征 |
| 叶酸 | 培美曲塞 | 膀胱癌、宫颈癌、卵巢癌、胸膜间皮瘤、非鳞状非小细胞肺癌、胸腺癌 | 骨髓抑制、皮肤反应、胃肠道毒性、肝毒性、间质性肺炎 |
| 铂类 | 顺铂 | 膀胱癌、乳腺癌、宫颈癌、子宫内膜癌、食管癌和胃癌、肝胆癌、霍奇金淋巴瘤、睾丸癌、卵巢癌、神经母细胞瘤、神经内分泌肿瘤 | 过敏反应、药物外渗、高尿酸血症、胃肠道毒性、神经毒性、耳毒性、肾毒性、可逆性后部白质脑病综合征 |
| 铂类 | 卡铂 | 晚期卵巢癌、梅克尔细胞癌、小细胞肺癌、胸腺恶性肿瘤、其他和顺铂类似的适应疾病 | 类似于顺铂，但胃肠道毒性和肾毒性较少 |
| 铂类 | 奥沙利铂 | 结直肠癌、食管癌、胃癌、胰腺癌、肝胆癌、卵巢癌/睾丸癌 | 过敏反应、胃肠道毒性、神经病、肝毒性、肺纤维化、可逆性后部白质脑病综合征 |
| 嘌呤类 | 巯嘌呤 | 急性淋巴细胞白血病、急性早幼粒细胞白血病、非霍奇金淋巴瘤 | 骨髓抑制、肝毒性、免疫抑制、继发性恶性肿瘤 |
| 嘌呤类 | 硫鸟嘌呤 | 成人急性髓细胞性白血病 | 骨髓抑制、肝毒性、恶性肿瘤、肿瘤溶解综合征 |
| 嘌呤类 | 羟基脲 | 慢性粒细胞白血病、卵巢癌、黑色素瘤、脑膜瘤、头颈部鳞状细胞癌 | 骨髓抑制、巨幼红细胞生成、血管溃疡、坏疽、继发性恶性肿瘤、肿瘤溶解综合征 |
| 嘧啶类 | 氟尿嘧啶 | 乳腺癌、膀胱癌、结肠癌、胃癌、头颈部癌、肝胆癌、神经内分泌癌、胰腺癌 | 掌跖红斑性感觉迟钝（手足）综合征、腹泻、神经毒性、中性粒细胞减少症 |
| 嘧啶类 | 卡培他滨 | 转移性结肠癌、和氟尿嘧啶类似的适应疾病 | 骨髓抑制、心脏毒性、胃肠道毒性、手足综合征、肝毒性 |
| 嘧啶类 | 阿糖胞苷 | 急性淋巴细胞白血病、急性髓细胞性白血病、急变期慢性粒细胞白血病、慢性淋巴细胞白血病、脑膜白血病、难治性霍奇金淋巴瘤 | 急性胰腺炎、骨髓抑制、超敏反应、呼吸停止、肿瘤溶解综合征 |
| 嘧啶类 | 吉西他滨 | 膀胱癌、宫颈癌、霍奇金/非霍奇金淋巴瘤、转移性乳腺癌、非小细胞肺癌、卵巢癌、胰腺腺癌、肾细胞癌、小细胞肺癌、肉瘤、睾丸癌、胸腺恶性肿瘤 | 骨髓抑制、毛细血管渗漏综合征、溶血性尿毒症综合征、肺毒性 |

（续表）

| 分类 | 药物 | 用途 | 副作用 |
|---|---|---|---|
| 蒽环类抗生素 | 多柔比星 | 急性淋巴细胞白血病、急性髓细胞白血病、乳腺癌、软组织和骨肉瘤、甲状腺癌、小细胞肺癌、胃癌、神经母细胞瘤、肾母细胞瘤 | 骨髓抑制、心脏毒性、继发性恶性肿瘤、皮肤外渗、肿瘤溶解综合征 |
| 抗生素 | 博来霉素 | 宫颈癌、阴茎癌、头颈部鳞状细胞癌、霍奇金/非霍奇金淋巴瘤、卵巢生殖细胞肿瘤、睾丸癌 | 肝毒性、肾毒性、肺毒性、特异质反应 |
| 长春花生物碱 | 长春新碱 | 急性淋巴细胞白血病、慢性淋巴细胞白血病、尤因肉瘤、妊娠滋养细胞肿瘤、霍奇金/非霍奇金淋巴瘤、多发性骨髓瘤、小细胞肺癌、肾母细胞瘤、神经母细胞瘤、视网膜母细胞瘤、横纹肌肉瘤 | 胃肠道毒性、神经毒性、呼吸系统并发症、尿酸性肾病 |
| 长春花生物碱 | 长春碱 | 膀胱癌、乳腺癌、绒毛膜癌硬纤维瘤、霍奇金/非霍奇金淋巴瘤、卡波西肉瘤、黑色素瘤、卵巢癌、睾丸癌 | 致残性神经毒性、周围感觉神经病 |
| 紫杉烷 | 紫杉醇 | 腺癌、膀胱癌、乳腺癌、头颈部癌、卡波西肉瘤、非小细胞肺癌、卵巢癌、小细胞肺癌 | 骨髓抑制、心血管毒性、超敏反应、外周神经病 |

毒性和溶血性尿毒症综合征。

环磷酰胺是一种氮芥，临床上最常用于大量肿瘤和炎症环境，包括血液系统、肾上腺和肺部肿瘤。肝细胞将环磷酰胺代谢为醛基磷酰胺，后者被全身细胞（包括靶肿瘤细胞）进一步转化为有毒化合物。这些有毒化合物具有烷化剂的作用。高剂量环磷酰胺可能会损坏内皮毛细血管引起心脏毒性。这可能导致心包炎或心包积液，并可能最终发展为心脏压塞[6]。血管紧张素转换酶抑制剂、正性肌力药、β受体阻滞剂和利尿剂可以帮助控制心脏毒性。环磷酰胺导致的肺炎很罕见，在使用的头几个月发生肺炎可以通过早期停药逆转。胸膜增厚与迟发性肺炎有关，后者可能发展为慢性进行性疾病[7]。间质性膀胱炎和膀胱癌是另外一个令人担忧的问题，因为丙烯醛（环磷酰胺的一种有毒代谢产物）可能会在膀胱中积聚，从而使膀胱移行细胞更易致癌。为了避免这些毒性副作用，临床医生应考虑脉冲剂量，同时给予 2- 巯基乙磺酸盐，这是一种在尿液中与丙烯醛结合的化合物。还应建议患者喝水以保持足够的水分。值得注意的是，对携带 CYP2B6 G516 T 变种的患者，环磷酰胺代谢更快，可能需要使用小剂量来减少毒性反应。

卡莫司汀与其他亚硝脲相似，因为它可以交联 DNA 和 RNA 链。它还可以使修饰蛋白质的氨基酸氨基甲酰化。这种药物是脂溶性，因此能够穿过血脑屏障，以治疗中枢神经系统肿瘤（包括星形细胞瘤、室管膜瘤、胶质母细胞瘤和髓母细胞瘤）。长期治疗的患者累积剂量大于 1400 mg/m$^2$ 时存在迟发性肺纤维化的风险。

链佐星是一种亚硝脲，可与 DNA 交联，修饰蛋白质并穿过血脑屏障，作用与卡莫司汀相似。它通常用于治疗转移性胰岛细胞癌和转移性肾上腺癌。使用链佐星的患者发生骨髓抑制情况比使用卡莫司汀少，但它与抑郁和精神错乱等精神副作用有关。

达卡巴嗪是一种三氮烯，可被细胞色素 P450 系统通过转化为甲基三氮烯 -1- 咪唑 -4- 羧酰胺（methyl-triazene-1-limidazole-4-carboxamide，MTIC）而激活。MTIC 通过甲基化 DNA 中鸟嘌呤的 O-6 和 N-6 位发挥作用，从而导致 DNA 双链断裂，最终触发细胞凋亡。它可用于治疗黑色素瘤和肾上腺恶性肿瘤。药物外渗是它的严重并发症，可导致极度疼痛和组织损伤。

替莫唑胺：该前体药在重新分配后，在身体组织中通过自发、快速的非酶促过程，转化为 MTIC。它的功能类似于达卡巴嗪，是一种三氮烯。该药物通常用于难治性星形细胞瘤和适应证外的中枢神经系统肿瘤。放疗与该药物合用会增加杰氏肺孢子菌肺炎的风险，因此在某些患者中需要预防性使用抗生素。

## 叶酸

叶酸可破坏叶酸循环（如甲氨蝶呤、培美曲塞）。这些药物不可逆地抑制二氢叶酸还原酶（dihy

drofolate reductase，DHFR）——一种向叶酸提供甲基的酶，从而影响细胞内生成嘌呤和胸苷酸的关键步骤。DNA、RNA 和各种蛋白质需要此关键步骤才能发挥作用。叶酸也可用于炎性疾病，但其作用机制尚不清楚。

甲氨蝶呤是一种叶酸，特别适用于治疗多种器官系统的实体肿瘤。它通常是滋养细胞肿瘤的首选药物，是可用于葡萄胎或异位妊娠的唯一药物。甲氨蝶呤的肝毒性与大于 1.5 g 的累积剂量有关。建议长期使用的患者进行肝活检。其他肝毒性危险因素包括乙醇摄入、糖尿病、高脂血症、肝病家族史和肥胖。甲氨蝶呤经肾消除，其中超过 50% 不被代谢直接经肾排出。神经毒性包括癫痫发作，主要发生在接受急性淋巴细胞白血病治疗并且伴有脑病（高剂量治疗或同时进行放疗）的儿童中。鞘内给药增加蛛网膜炎、慢性白质脑病和脊髓病的风险。服用亚叶酸钙（5- 甲酰基四氢叶酸）可能会降低甲氨蝶呤的毒性且不损害非肿瘤细胞。另一种治疗过度暴露的方式包括给予谷卡匹酶，该酶可将细胞外的甲氨蝶呤迅速水解为无活性产物，将其消除。肿瘤溶解综合征是另一种严重副作用，可能导致急性肾损伤和（或）衰竭，尤其是在高肿瘤负荷的情况下。

培美曲塞的功能类似于甲氨蝶呤，但也抑制胸苷酸合酶和其他两种减少叶酸的酶。培美曲塞可治疗胸膜间皮瘤和胸腺癌。骨髓抑制和间质性肺炎是需要关注的不良反应，但培美曲塞的肝毒性更要重视，因为有几例病例报告称肝毒性为致死原因。叶酸和维生素 $B_{12}$ 对于减少骨髓和胃肠道毒性至关重要。

## 核苷酸和铂类似物

**核苷酸类似物**分为两个亚组。嘌呤类似物（巯嘌呤、硫鸟嘌呤和羟基脲）可模拟腺苷和鸟嘌呤，欺骗细胞内机制，以使其不适当地进入 DNA 中。这样 DNA 复制就会受损，肿瘤细胞将无法经历 S 期和复制，从而触发一系列细胞凋亡的机制。嘧啶类似物（氟尿嘧啶、卡培他滨、阿糖胞苷和吉西他滨）模拟胞嘧啶、胸腺嘧啶和尿嘧啶，或完全阻断细胞内嘧啶的合成。这类药通常以前体药的形式给药，需要被肝细胞或肿瘤细胞内的细胞器激活。

铂类似物（卡铂、顺铂和奥沙利铂）通过多种方式与肿瘤相互作用，可有效治疗恶性肿瘤。它们主动结合靶细胞的 DNA，并形成链内和链间 DNA 共价交联。这些交联链会抑制 DNA 合成并使双螺旋变性。

巯嘌呤是由次黄嘌呤-鸟嘌呤磷酸核糖基转移酶（hypoxanthine-guanine phosphoribosyl transferase，HGPRT）转化为单磷酸和三磷酸形式的嘌呤类似物。单磷酸形式抑制嘌呤合成。三磷酸形式通过细胞器错误地掺入 DNA 和 RNA 中以抑制复制。黄嘌呤氧化酶（xanthine oxidase，XO）是可代谢其活性形式和嘌呤本身的酶。联合使用 XO 抑制剂（别嘌醇），可以使巯嘌呤的剂量减少 50% ～ 70%。巯嘌呤主要用于血液系统肿瘤，因此存在许多因改变血液细胞系导致的副作用。包括骨髓抑制、免疫抑制和随后的继发性恶性肿瘤。任何剂量的巯嘌呤都会有肝毒性，剂量超过 2.5 mg/（kg·d）时发生的风险增加。停药约 1 ～ 2 个月后可缓解肝症状。继发性恶性肿瘤是一个主要问题，特别是肝脾 T 细胞淋巴瘤（hepatosplenic T-cell lymphomas，HSTCL），这是一种罕见且常常致命的肿瘤。

硫鸟嘌呤是与巯基嘌呤密切相关的嘌呤类似物，具有相似的功能和代谢。它主要用于成人急性髓细胞性白血病。副作用与巯嘌呤类似，要注意肿瘤溶解综合征。一些患者具有遗传多态性，缺乏硫嘌呤甲基转移酶（thiopurine methyltransferase，TPMT）。水杨酸衍生物能够抑制 TPMT，正在使用水杨酸衍生物的患者，同时使用硫鸟嘌呤时可能导致明显骨髓抑制。这将需要大量减少硫鸟嘌呤剂量以避免严重的毒性。

羟基脲是另一种嘌呤类似物，通过抑制核糖核苷-二磷酸还原酶干扰 DNA 合成。阻止核糖核苷酸转变为脱氧核糖核苷酸，从而将靶细胞冻结在 G1 期。它对白血病、黑色素瘤和鳞状细胞癌有效。除肿瘤溶解综合征外，不良反应还包括骨髓抑制、巨幼红细胞生成、血管溃疡和坏疽。红细胞的异常表现为典型的自限性巨幼红细胞生成。长期使用羟基脲也与皮肤癌的发生有关。

氟尿嘧啶是嘧啶类似物，需要激活才能抑制胸苷酸合酶。胸苷酸合酶是产生胸苷三磷酸（合成 DNA 的基本要素）的必需酶。氟尿嘧啶产生的第二个代谢产物可能会不适当地掺入 RNA 中从而有效地干扰翻译。氟尿嘧啶是治疗多个器官系统实体瘤的有效药物。掌跖红斑性感觉迟钝（手足）综合征可能是氟尿嘧啶沉淀的副作用，涉及手和足刺痛。它有可能发展为与红斑相关的疼痛。停用氟尿嘧啶后 1 周内该副作用可消失。二氢嘧啶脱氢酶（dihydropyrimidine dehydrogenase，DPD）负责代谢氟尿嘧啶，在缺乏 DPD 的患者中，有 5% 可能发生毒性反应（中性粒细胞减少、腹泻和神经毒性）。在用药 4 天之内，如果出现氟尿嘧啶过量，可用三乙酸尿苷治疗，多个小队列研究显示，接受该药物治疗的所有患者均可完全康复 [8-9]。

卡培他滨是另一种嘧啶类似物（前体药），必须被肝以及其他组织水解才能变为氟尿嘧啶。它的用途与氟尿嘧啶相似，但可以口服。副作用也相似，由于骨髓抑制作用明显，血小板少于 100 000/μl 或中性粒细胞少于 1500/ml 的患者不适合使用卡培他滨。此外，心律失常、心绞痛、心肌梗死、心搏骤停、心肌病和猝死均在使用卡培他滨的患者身上出现过。

阿糖胞苷是一种嘧啶类似物，在转化为三磷酸阿糖胞苷之前，利用细胞转运蛋白进入肿瘤细胞。以这种磷酸化形式，可能会被置入 DNA 中。与其他类似物不同，阿糖胞苷通过直接抑制 DNA 聚合酶（α 和 β）发挥作用，从而损害 DNA 复制和修复。阿糖胞苷主要用于治疗血液系统恶性肿瘤。副作用除了急性胰腺炎和肿瘤溶解综合征外，也可发生伴有急性心搏呼吸骤停的超敏反应，但比较罕见。使用该药物治疗后 12 h 需要注意急性呼吸骤停综合征的发生。表现为乏力、斑丘疹、发热、肌痛、骨痛和胸痛等症状，需要立即给予皮质类固醇治疗。患者接受的剂量超过 $1.5 \ g/m^2$ 时，还可能会出现结膜炎。

吉西他滨也是嘧啶类似物，其功能与阿糖胞苷相似。它被代谢成吉西他滨二磷酸，并抑制核糖核苷酸还原酶和 DNA 合成。它的三磷酸酯形式可将自身直接掺入 DNA，有效抑制 DNA 聚合酶。该药物用于治疗转移性乳腺癌以及许多器官系统的实体肿瘤和造血肿瘤。毛细血管渗漏综合征（capillary leak syndrome，CLS）和溶血性尿毒症综合征（hemolytic uremic syndrome，HUS）是严重的不良事件。如果出现 CLS，应停用吉西他滨。HUS 可导致高发病率和死亡率。因此，使用该药物的患者都必须有明确的肾基线，并持续监测肾功能。成人呼吸窘迫综合征、肺炎和纤维化也是该药的并发症，尽管患者使用吉西他滨后 2 周内可能不会出现症状。

顺铂是一种铂类似物，以两种异构体形式存在，其顺式形式的细胞毒性作用是其反式异构体的 14 倍。两种异构体的功能相似，但细胞识别和修复顺式异构体形式的能力较弱。顺铂可有效治疗许多肿瘤，尤其是实体瘤。顺铂不良反应较多且严重，最明显的是耳毒性和肾毒性。神经毒性是所有铂剂的另一个值得关注的不良反应。由于肿瘤溶解，顺铂也可能导致高尿酸血症。当给药太频繁或超过推荐剂量时，可能会发生严重且不可逆的神经病变。已经报道过的神经系统后遗症包括可逆性后部白质脑病综合征（posterior reversible leukoencephalopathy syndrome，PRES）、癫痫发作以及味觉或运动功能丧失。有硫嘌呤 S- 甲基转移酶（thiopurine S-methyltransferase，TPMT）多态性的儿童更容易发生耳毒性，这种耳毒性也是剂量依赖性的，并因使用氨基糖苷类药物而永久存在。

卡铂是另一种铂类似物，其作用机制与顺铂相似。除顺铂治疗的肿瘤外，卡铂还可以治疗梅克尔细胞癌和胸腺恶性肿瘤。它的副作用也与顺铂相似，但肾和胃肠道毒性较小。

奥沙利铂是另外一种铂类似物，与其他同类药物作用相似。奥沙利铂是治疗结直肠癌以及其他一些胃肠道癌症的主要药物。和顺铂一样，接受奥沙利铂治疗的患者也容易受到 PRES 和胃肠道毒性的影响，过敏反应也是特别明显的副作用。过敏反应非常危险，可在给药后 5 ～ 70 min 内出现。症状包括超敏反应、荨麻疹、红斑、潮红、低血压、支气管痉挛和晕厥。

通常，这些反应在患者接受几个周期（中位数为 7 ～ 9 个周期）后发生。预先使用抗组胺药可延长 2 ～ 4 个周期，而不会出现严重并发症 [10]。奥沙利铂的主要副作用为神经病变，可分为急性或持续性。急性神经病变通常在治疗数小时内出现，2 周内消失。多表现为外周神经受损症状，并随着剂量的增加而复发。持续性神经病变指症状持续时间超过 2 周，可影响书写和吞咽等功能。停药后可能会改善症状。使用钙剂（用药前 / 用药后输注）最初被认为可降低神经病变的发生率，但最近的一项随机、双盲和安慰剂对照研究表明预防性使用钙剂并无益处 [11]。

# 蒽环类抗生素

**蒽环类抗生素**在肿瘤细胞内通过多种机制，抑制肿瘤细胞增殖和促进肿瘤细胞死亡。它们能够插入 DNA 和 RNA 中，阻碍 DNA 和 RNA 生成，另外还能抑制拓扑异构酶 II。蒽环类抗生素在结合 DNA 和细胞膜之前还螯合铁，随后释放出破坏 DNA 和 RNA 的自由基 [放线菌素 D、多柔比星和柔红霉素（伊达比星）]。

多柔比星是一种有多种用途的蒽环类药物，主要用于治疗血液、骨骼和内分泌组织中的肿瘤。由于自由基形成造成的损害，心脏毒性是该药物的主要关注点，并且与剂量直接相关。累积剂量超过 $450 \sim 500 \text{ mg/m}^2$ 会增加不可逆的心肌毒性风险。急性心脏毒性可发生在 10% 的患者中，停药后 2 个月内症状缓解。约 2% 的患者心脏毒性比较严重，在症状发作后 3 周内有 60% 的死亡率。急性髓细胞性白血病这一不良反应已有报道。外渗也是一个问题，可能会损害局部组织引起疼痛和坏死。

博来霉素是一种具有抗肿瘤特性的抗生素，可与 DNA 结合并引起单链和双链断裂，也可抑制 RNA 和蛋白质的合成。患者可能会经历类似于"过敏反应"的"特异质反应"，发生在第一次或第二次用药之后。约有 1% 接受博来霉素治疗的淋巴瘤患者可能出现发热、寒战、低血压、喘息和意识模糊的症状。超过 400 个累积单位会增加发生肺炎和进展为肺纤维化的风险。吸烟、年龄大于 40 岁和肾小球滤过率低于 80 ml/min 的肾功能不全都会增加博来霉素毒性的风险[12]。肺病理学可从嗜酸性粒细胞超敏反应到间质性肺炎，最终发展为肺纤维化。肺毛细血管内皮损伤也可能发生，并伴有 I 型肺泡细胞坏死。这种并发症的处理包括输注足量的晶体液和高流量吸氧，但高浓度氧可导致肺损伤，这已在动物模型中被证实[13]。鉴于文献中的数据，建议吸入氧浓度保持在 30% 以下。

# 抗有丝分裂药物

**抗有丝分裂药物**主要在细胞周期的 M 期起作用，破坏有丝分裂纺锤体的形成。有丝分裂纺锤体为细胞分裂前排列和分离染色体的必需结构。这类药物可分为两种子类。长春花生物碱（长春碱、长春新碱）天然存在，可通过直接结合微管蛋白，有效阻止微管形成，从而使细胞周期冻结在中期阶段。紫杉烷类（紫杉醇、多西他赛）通过激活微管蛋白二聚体，稳定已经存在的微管，从而促进微管的延长。这种增强作用不包含鸟苷三磷酸，因此细胞分裂不能进行。有丝分裂纺锤体的不适当延长可导致染色体断裂。

长春新碱是一种长春花生物碱，可用于治疗多种实体肿瘤和造血系统肿瘤，包括尤因肉瘤、妊娠滋养细胞肿瘤和视网膜母细胞瘤。胃肠道影响包括麻痹性肠梗阻和便秘，可能导致肠坏死和穿孔。考虑到潜在的胃病，应预防性应用促进胃肠动力药物和缓泻药。神经毒性也可发生，包括抑郁、失眠或精神错乱。周围感觉神经病变也会发生。这些不良反应通常是剂量限制性的，有些可能是可逆的。长春碱具有相似的作用机制，可功能性治疗卡波西肉瘤、黑色素瘤和硬纤维瘤。患者可能会经历类似于长春新碱的致残神经毒性，但通常是可逆的。

紫杉醇是一种紫杉烷，可有效治疗许多鳞状细胞癌、肺癌和激素类癌。由于骨髓毒性，如果绝对中性粒细胞计数 $< 1500/\text{mm}^3$，则不建议使用该药。心血管作用通常与药物输注有关。已有报道，输注过程中可发生低血压、高血压和心动过缓。为防止超敏反应，有时建议预防性使用免疫调节剂。一旦发生高血压、呼吸困难和血管性水肿，应立即停止用药，不用考虑该药物后续带来的挑战。患有糖尿病或已有神经病变的患者会出现手套-长袜式分布的外周神经病变。如果发生严重的神经病变，建议将剂量减少 20%。肌肉病变通常在治疗后 2 ～ 3 天出现，可能在治疗后的第 6 天消失。

# 单克隆抗体

**单克隆抗体**利用宿主免疫系统，通过将抗体与细胞表面上的多种致癌因子结合来触发免疫反应。例如，西妥昔单抗靶向结合表皮生长因子受体（epidermal growth factor receptor，EGFR），后者在许多实体瘤细胞中过表达。一些更常用的单克隆抗体包括贝伐珠单抗（结合 VEGF）、曲妥珠单抗（结合 HER-2）、利妥昔单抗（结合 CD20 抗原），以及酪氨酸激酶抑制剂，例如伊马替尼（结合 Bcr-Abl 酪氨酸激酶）及其更新版本的吉非替尼。这些药物对于治疗乳腺肿瘤到血细胞肿瘤都至关重要，并且均具有包括低镁血症和超敏性输注反应在内的副作用。

# 化疗性疼痛

如本章所述，化疗药物具有多种患者可能在忍受的不良反应，包括疼痛。这些药物对有丝分裂指数高的身体区域毒性特别大，如骨髓和胃肠道。例如，最常见和最痛苦的胃肠道不良反应之一——口腔黏膜炎，在接受细胞毒性药物的患者中发生率高达 40%，表现为不适、黏膜刺激和溃疡。接受化疗剂量"高"的患者中，有近 3/4 的患者因口腔黏膜炎而感到极度疼痛，这可能会干扰患者说话或吞咽[14]。很多化疗药物可导致疼痛，这些疼痛分为输注相关疼痛和药物毒性相关疼痛，列在表 4.2 中。

许多化疗药物具有神经毒性，可单发或多发，常见于使用紫杉烷类、长春花生物碱和铂类似物的患者。通常，化疗药物引起的神经病变症状可在化疗结束后数周缓解，但也可能发展为慢性神经病变。药物引起的神经性疼痛与神经破坏或直接损伤有关。一些铂类药物，例如奥沙利铂，会通过螯合钙来破坏神经，导致过度兴奋[15]。所有这些不良反应都有剂量依赖性。既往存在的神经病变是化疗诱发神经病变的危险因素，即使不是"高"剂量使用化疗药物。糖尿病是否是神经病变的诱发因素仍存

**表 4.2**　化疗性疼痛

| 输注相关 | 静脉痉挛 |
| --- | --- |
| | 药物外渗 |
| | 静脉炎 |
| | 静脉输液疼痛 |
| | 静脉内给予类固醇引起的会阴部灼伤 |
| | 直接输注引起的膀胱内或腹膜内疼痛 |
| 药物毒性相关 | 口腔黏膜炎 |
| | 关节痛 / 肌痛 |
| | 手足综合征 |
| | 氟尿嘧啶诱发的心绞痛 |
| | 鞘内给药（头痛） |
| | 外周神经病变 |
| | 急性肢体缺血（雷诺现象） |
| | 维 A 酸或造血刺激物引起的弥漫性骨痛 |

在争议[16]。

神经病变可以发生在神经系统的任何部分，感觉神经最为常见。紫杉烷类药物的感觉神经症状表现为沿最长感觉神经（主要是手和足）的灼烧感[17]。紫杉醇治疗后几天会发生急性疼痛综合征。症状包括肌痛、关节痛、麻木和刺痛[18]。

铂类药物通过破坏背根神经节，影响大的有髓感觉纤维，导致类似长袜–手套模式的麻木、感觉异常和疼痛。温度感觉和运动力量通常不受影响，本体感受和反射则被损害[19-20]。奥沙利铂可能引发两种不同的神经系统综合征。一种是急性神经毒性，其特征是 80% 以上患有手、足和口腔外周神经病变的患者出现明显感觉异常。感冒引起的咽喉感觉异常也是存在的[21]。第二种综合征包括对称性但无运动神经病变的迟发性轴索神经病变。

长春花生物碱可导致下肢远端感觉丧失，通常不影响上肢。神经系统症状类似于紫杉烷类和铂类药物，主要是感觉异常伴有肌肉痉挛。与紫杉烷类药物会在几天之内出现症状不同，长春花生物碱可能需要几个月才出现神经病变症状，患者此时可能不再接受治疗[22]。

运动神经病变在所有化疗药物中均较不常见，但需要重视。紫杉烷类药物导致的运动神经病变发生率为 10% ～ 20%，通常表现为近端无力。症状可能随时发生，其病程变化也很大。神经传导分析显示[17]，紫杉烷类药物导致神经根 / 前角细胞远端轴突病变或近端去神经支配。极少情况下，长春花生物碱可能会导致远端对称性虚弱，并可能发展为足部和腕部下垂。随后对这些患者进行神经生理学研究，表明主要是轴突性神经病变[23]。

自主神经病变很少见。如果发生，通常在长春花生物碱治疗的患者中表现为便秘。除便秘外，约有一半接受长春新碱的患者可能会出现腹部绞痛。体位性低血压和其他自主神经症状也可能会发生[24]。

治疗神经病变导致的化疗性疼痛比较困难，主要涉及降低风险和对症治疗，这包括剂量限制以及在出现严重症状时停止用药。镇痛药、抗惊厥药和抗抑郁药是主要治疗药物。预防神经毒性的药物已有研究，但迄今为止文献报道中没有一种是有效的。左旋肉碱是一种口服用药，可增加神经毒性，因此，强烈建议避免使用[25]。

## 重要提示

随着肿瘤学领域中治疗选择的改变，新的治疗方法不断涌现，并有其自身的副作用。免疫疗法或检查点抑制剂具有增加免疫反应的作用[26]。该领域的研究彻底改变了各种肿瘤疾病的治疗选择，现在更新的治疗靶点和联合治疗可能成为未来的治疗选择[27]。类似于风湿病，疼痛综合征是多种多样的，可能与免疫反应增强有关[28]。免疫疗法和其他新治疗方法导致的疼痛将成为癌性疼痛治疗的焦点。

## 总结

现代医学有很多有效的抗肿瘤药物，但是医生们使用这些药物是有代价的。每种药物都有副作用，因此远达不到理想状态。化疗药物导致疼痛的机制包括破坏高有丝分裂指数的细胞，随后导致局部刺激和电解质紊乱，或直接破坏神经元。紫杉烷类、长春花生物碱和铂类药物更容易引起患者神经病变，尤其是在高剂量下。良好的临床护理包括做好处理任何重大副作用的充分准备，尤其是在可能发生严重疼痛时。

## 参考文献

1. Cooper G. The cell: a molecular approach. 2nd ed. Washington, DC: ASM Press; 2000.
2. Brunton LL, et al. Goodman & Gilman's pharmacologic basis of therapeutics. 12th ed. New York: McGraw Hill Companies; 2011.
3. Katsung BG, Masters SB, Trevor AJ. Basic and clinical pharmacology. 11th ed. New York: McGraw Hill Medical; 2009.
4. NCCN Clinical Practice Guidelines in Oncology. NCCN.org
5. Stoelting RK, Hillier SC. Pharmacology and physiology in anesthetic practice. 4th ed. Philadelphia: Lippincott Williams & Wilkins; 2006. p. 551–68.
6. Floyd J, Mirza I, Sachs B, Perry MC. Hepatotoxicity of chemotherapy. Semin Oncol. 2006;33(1):50–67. https://doi.org/10.1053/j.seminoncol.2005.11.002.
7. Malik SW, Myers JL, DeRemee RA, Specks U. Lung toxicity associated with cyclophosphamide use. Two distinct patterns. Am J Respir Crit Care Med. 1996;154(6 Pt 1):1851–6. https://doi.org/10.1164/ajrccm.154.6.8970380.
8. Bamat M, Tremmel R, O'Neil J. Uridine triacetate: an investigational orally administered, life-saving antidote for 5FU oversode. Annual Meeting of the American Society of Clinical Oncologists, Chicago. 2010.
9. McEvilly M, Popelas C, Tremmel B. Use of uridine triacetate for the management of fluorouracil overdose. Am J Health Syst Pharm. 2011;68(19):1806–9. https://doi.org/10.2146/ajhp100434.
10. Polyzos A, Tsavaris N, Gogas H, Souglakos J, Vambakas L, Vardakas N, et al. Clinical features of hypersensitivity reactions to oxaliplatin: a 10-year experience. Oncology. 2009;76(1):36–41. https://doi.org/10.1159/000178163.
11. Loprinzi CL, Qin R, Dakhil SR, et al. Phase III randomized, placebo (PL)-controlled, double-blind study of intravenous calcium/magnesium (CaMg) to prevent Oxaliplatin-induced sensory neurotoxicity (sNT), N08CB: an alliance for clinical trials in oncology study. J Clin Oncol. 2013;31:3501.
12. Sleijfer S. Bleomycin-induced pneumonitis. Chest. 2001;120(2):617–24.
13. Hay JG, Haslam PL, Dewar A, et al. Development of acute lung injury after the combination of intravenous bleomycin and exposure to hyperoxia in rats. Thorax. 1987;42:374–82.
14. Sonis ST, Elting LS, Keefe D, Peterson DE, Schubert M, Hauer-Jensen M, Bekele BN, Raber-Durlacher J, Donnelly JP. Rubenstein EB; mucositis study section of the multinational Association for Supportive Care in Cancer; International Society for Oral Oncology. Perspectives on cancer therapy-induced mucosal injury: pathogenesis, measurement, epidemiology, and consequences for patients. Cancer. 2004;100(9 Suppl):1995–2025.
15. Park SB, Lin CS, Krishnan AV, Goldstein D, Friedlander ML, Kiernan MC. Oxaliplatin-induced neurotoxicity: changes in axonal excitability precede development of neuropathy. Brain. 2009;132(Pt 10):2712–23. https://doi.org/10.1093/brain/awp219. Epub 2009 Sep 10
16. Windebank AJ, Grisold W. Chemotherapy-induced neuropathy. J Peripher Nerv Syst. 2008;13(1):27–46. https://doi.org/10.1111/j.1529-8027.2008.00156.x. Review
17. Freilich RJ, Balmaceda C, Seidman AD, Rubin M, DeAngelis LM. Motor neuropathy due to docetaxel and paclitaxel. Neurology. 1996;47(1):115–8.
18. Reeves BN, Dakhil SR, Sloan JA, Wolf SL, Burger KN, Kamal A, Le-Lindqwister NA, Soori GS, Jaslowski AJ, Kelaghan J, Novotny PJ, Lachance DH, Loprinzi CL. Further data supporting that paclitaxel-associated acute pain syndrome is associated with development of peripheral neuropathy: north central Cancer treatment group trial N08C1. Cancer. 2012;118(20):5171–8. https://doi.org/10.1002/cncr.27489. Epub 2012 Mar 13. PubMed PMID: 22415454; PubMed Central PMCID: PMC3376686
19. Krarup-Hansen A, Helweg-Larsen S, Schmalbruch H, Rørth M, Krarup C. Neuronal involvement in cisplatin neuropathy: prospective clinical and neurophysiological studies. Brain. 2007;130(Pt 4):1076–88. Epub 2007 Feb 14
20. von Schlippe M, Fowler CJ, Harland SJ. Cisplatin neurotoxicity in the treatment of metastatic germ cell tumour: time course and prognosis. Br J Cancer. 2001;85(6):823–6. PubMed PMID: 11556831; PubMed Central PMCID: PMC2375074
21. Argyriou AA, Cavaletti G, Briani C, Velasco R, Bruna J, Campagnolo M, Alberti P, Bergamo F, Cortinovis D, Cazzaniga M, Santos C, Papadimitriou K, Kalofonos HP. Clinical pattern and associations of oxaliplatin acute neurotoxicity: a prospective study in 170 patients with colorectal cancer. Cancer. 2013;119(2):438–44. https://doi.org/10.1002/cncr.27732. Epub 2012 Jul 11
22. Verstappen CC, Koeppen S, Heimans JJ, Huijgens PC, Scheulen ME, Strumberg D, Kiburg B, Postma TJ. Dose-related vincristine-induced peripheral neuropathy with unexpected off-therapy worsening. Neurology. 2005;64(6):1076–7. PubMed PMID: 15781834
23. McLeod JG, Penny R. Vincristine neuropathy: an electrophysiological and histological study. J Neurol Neurosurg Psychiatry. 1969;32(4):297–304. PubMed PMID: 4309019; PubMed Central PMCID: PMC496516
24. Legha SS. Vincristine neurotoxicity. Pathophysiology and management. Med Toxicol. 1986;1(6):421–7.
25. Hershman DL, Unger JM, Crew KD, Minasian LM, Awad D, Moinpour CM, Hansen L, Lew DL, Greenlee H, Fehrenbacher

L, Wade JL 3rd, Wong SF, Hortobagyi GN, Meyskens FL, Albain KS. Randomized double-blind placebo-controlled trial of acetyl-L-carnitine for the prevention of taxane-induced neuropathy in women undergoing adjuvant breast cancer therapy. J Clin Oncol. 2013;31(20):2627–33. https://doi.org/10.1200/JCO.2012.44.8738. Epub 2013 Jun 3. PubMed PMID: 23733756; PubMed Central PMCID: PMC3699727

26. Alsaab HO, Sau S, Alzhrani R, Tatiparti K, Bhise K, Kashaw SK, Iyer AK. PD-1 and PD-L1 checkpoint signaling inhibition for can-cer immunotherapy: mechanism, combinations, and clinical out-come. Front Pharmacol. 2017;8:561.

27. Fang F, Xiao W, Tian Z. NK cell-based immunotherapy for cancer. Semin Immunol. 2017;31:37–54.

28. De Velasco G, Je Y, Bossé D, Awad MM, Ott PA, Moreira RB, Schutz F, Bellmunt J, Sonpavde GP, Hodi FS, Choueiri TK. Comprehensive meta-analysis of key immune-related adverse events from CTLA-4 and PD-1/PD-L1 inhibitors in cancer patients. Cancer Immunol Res. 2017;5(4):312–8.

# 5 手术后疼痛综合征

Thomas J. Van de Ven, Amitabh Gulati

黄伯万 译 陶涛 校

## 概述

目前，美国有 1200 万癌症患者，而 2/3 新诊断的癌症患者将存活至少 5 年（http://www.cdc.gov/cancer/survivorship/basic_info/）。随着原发癌治疗方法的发展，这些数字只会随着时间的推移而增加。许多存活的癌症患者中都已接受手术治疗。据英国国家卫生局（the UK National Health Service，NHS）对癌症患者的调查，近 10% 的前列腺癌、膀胱癌、肺癌和胰腺癌患者接受了手术切除，而超过 50% 的子宫癌、乳腺癌、肾癌和卵巢癌患者进行了手术切除。越来越多的人意识到，许多外科手术与慢性（有时是致残的）神经病理性疼痛有关。慢性术后疼痛已成为一个重要的健康问题（http://www.ncin.org.uk/publications/data_briefngs/major_resection）。

在过去 20 年间，人们越来越关注慢性术后疼痛（chronic postsurgical pain，CPSP）的疾病负担，而预防这一日益严重的问题被称为麻醉学的"圣杯"[14]。许多与癌症有关的外科手术方法，包括乳房切除术、截肢术和开胸手术，都损伤了较大的外周神经。对于开胸手术，即使采用胸腔镜技术，也可能损伤肋间神经。这些手术都与术后 3～6 个月慢性疼痛发生率有关（表 5.1）。目前重度慢性疼痛发生率为 5%～10%，但是随着手术数量的增加，重度慢性疼痛的癌症存活者只会越来越多。

## 乳房切除术后慢性疼痛

在美国，乳腺癌占新诊断癌症的 14.1%，其中 41% 的乳腺癌患者接受部分或全部乳房切除术。如

**表 5.1** 美国特定手术的年度手术量和慢性术后疼痛发病率

| 手术类型 | 慢性疼痛发病率（重度，> 5/10 疼痛） | 手术量（美国）[a] |
|---|---|---|
| 乳房切除术[7] | 20%～30%（5%～10%） | 87 000 |
| 截肢术[99-100] | 50%～80%（5%～10%） | 138 000 |
| 开胸手术[101] | 30%～40%（10%） | 30 000～65 000[b] |

[a] CDC 健康数据交互 2009 年。
[b] 美国卫生保健研究和质量机构

同大多数其他外科手术一样，乳房切除术后慢性疼痛的发病率在文献中差异较大，这与文献中的评估方法不同有关。乳房切除术后慢性疼痛的发生率为 15%～58%[5]。但是，如果仅考虑疼痛评分大于 3 或 4、持续至少 2 个月才算慢性疼痛的研究，术后慢性疼痛发生率则降低至 30%～40%。据估计，目前有 250 万乳腺癌存活者，乳房切除术后发生慢性疼痛的患者可能有几十万。

Gartner 等最近以问卷方式，评估一组丹麦女性乳房切除术后慢性疼痛的发病率和危险因素，发现 3200 多名受访者中有 47% 在术后 2～3 年出现手术区域疼痛，其中 13% 的人报告重度疼痛（疼痛评分 8～10）[6]。这与先前文献报道的发生率非常吻合[7-9]，其中包括 Alves Nogueira Fabro 等 2012 年发表的一项前瞻性队列研究（该研究中术后疼痛发生率为 52%）[10]。这项研究还确定了多种易感因素。如腋窝淋巴结清扫术增加乳房切除术后慢性疼痛的风险。这与 de Menezes Couceiro 等的研究结果一致（象限切除术的女性患慢性疼痛的风险增加）[11]，在该机构象限切除术包括淋巴结切除。

## 开胸术后慢性疼痛

开胸术后疼痛综合征（post-thoracotomy pain syndrome，PTPS）的发生率甚至可能比乳房切除术后的高。多项研究报道，开胸手术后 3 个月的疼痛发生率为 30% ~ 80%[12-16]。在一项前瞻性横断面研究中，对在入组前 2 ~ 12 个月接受过肺癌开胸手术的患者进行研究，结果显示 40% 的患者手术部位有明显疼痛（疼痛评分大于 3），而 17% 的患者有重度疼痛（疼痛评分大于 7）。在这些患者中，疼痛明显降低生活质量，而且增加焦虑症和抑郁症风险。

## 截肢术后慢性疼痛

截肢术虽然比开胸手术或乳房切除术少见，但每年仍有 4000 ~ 5000 名患者因软组织肉瘤和骨肉瘤而进行截肢。在所有与癌症相关的手术中，截肢后慢性疼痛的发生率最高。这是因为该手术涉及大外周神经的横断。尽管乳房切除术后患者也偶会出现幻肢痛，但幻肢痛在截肢患者中更常见（高达 80%）。开胸术后慢性疼痛和乳房切除术后疼痛通常是神经性的（伴痛觉超敏和烧灼样感觉异常），截肢后疼痛的机制则更为复杂，包括神经瘤形成、假肢残端刺激、伤口愈合不良、异位骨化和复杂区域疼痛综合征。

## CPSP 的危险因素

CPSP 患者尽管经历相似的手术过程，但疼痛表现差异较大。例如，在接受开胸手术的患者中，一半患者在手术后 1 年，切口附近几乎没有疼痛，而 20% 的患者会出现剧烈的、影响生活的疼痛。由于疼痛表现的多样性，人们越来越关注哪些临床和遗传因素影响 CPSP 的发生。大量证据表明，共患心理社会因素与 CPSP 密切相关[17-18]。存在灾难性事件时，CPSP 更容易发生[19-20]。围手术期严重疼痛或可有效预测 CPSP[21-23]。围手术期严重疼痛是发生 CPSP 的主要原因，因此应及早采取措施处理围手术期疼痛，包括短期使用区域麻醉技术。

## 临床研究中的预防措施

外科神经损伤导致的慢性神经病理性疼痛很难用当前手段治疗和（或）逆转。因此，自 20 世纪 90 年代初以来，预防一直是各种小型研究的主要目标。这些研究主要基于以下假设进行：在神经损伤时，通过类似于 NMDA 受体依赖性的长时程增强作用，伤害性感受器信号传导异常导致慢性敏化。主要使用以下三种方法：①通过区域麻醉技术或利多卡因输注阻断伤害性感受器信号传导；②拮抗 NMDA 受体防止突触增强和中枢敏化；③加巴喷丁类药物减少突触神经递质的释放（表 5.2）。

## 区域神经阻滞和椎管内麻醉技术

随着疼痛持续时间增加，慢性神经病理性疼痛将变得更难以治疗，许多措施在被证实有效之前，就已应用于防治术后疼痛综合征。这些措施大多数是针对围手术期的伤害性感受器信号传导或炎症。区域神经阻滞和椎管内麻醉通过局部麻醉药阻断手术部位的神经元信号传递。如果慢性疼痛仅由异常伤害性感受器信号传导引起，那么阻断该信号传导可以阻断周围和中枢敏化，阻止慢性疼痛发生。在开胸手术和截肢术患者中进行的小规模研究结果支持上述推测[12, 14, 24-26]。例如，一项小规模前瞻性非盲研究表明，治疗组中每名患者在截肢前 72 h 使用硬膜外镇痛，并一直持续到手术结束，可防止术后幻肢痛发生[25]。此外，1991 年 Fisher 等的一项小型前瞻性观察性研究表明，术中持续 72 h 使用布比卡因行区域麻醉，可完全预防术后幻肢痛[26]。然而，一些较大规模的关于硬膜外镇痛或区域性镇痛的随机前瞻性试验并没有取得较好的结果[27-31]。Nikolajsen 等对患者在整个围手术期或术后进行硬膜外镇痛，幻肢疼或残肢痛并没有明显改善[27]。而 Karanikolas 等的结果则发现，硬膜外镇痛对预防慢性幻肢痛的效果不比静脉内自控阿片类药物更好[28]。Borghi 等报告，截肢后长达 80 天的区域持续镇痛可减少幻肢痛[32]。然而，这项研究只是观察性研究。一项对区域麻醉预防乳房切除术和开胸手术后慢性疼痛的系统评价显示，围手术期硬膜外镇痛对慢性开胸术后疼痛有明显改善，而围手术期椎旁阻滞则对慢性乳腺切除

表 5.2　预防性镇痛用于截肢术和开胸术后慢性疼痛的部分临床研究

| 研究 | 患者数量 | 单盲 RCT | 干预进行了显著性检验 | 慢性疼痛明显减少（每位研究作者） | 参考文献 |
|---|---|---|---|---|---|
| **截肢术** | | | | | |
| Fisher 等 | 11 | 不是 | 连续坐骨神经鞘阻滞 | 是 | 26 |
| Bach 等 | 25 | 不是 | 围手术期硬膜外镇痛 vs. 多模式镇痛 | 是 | 25 |
| Borghi 等 | 71 | 不是 | 长时间连续的区域镇痛 | 是 | 32 |
| Nikolajsen 等 | 60 | 是 | 超前 vs. 术后硬膜外镇痛 | 没有 | 27 |
| Karanikolas 等 | 65（随机分为 5 组） | 是 | 围手术期硬膜外镇痛 vs. 围手术期静脉 PCA | 没有 | 28 |
| Pinzur 等 | 21 | 是 | 连续性外周神经布比卡因输注 | 没有 | 29 |
| Hayes 等 | 45 | 是 | 72 h 氯胺酮输注 | 没有 | 34 |
| Nikolajsen 等 | 46 | 是 | 30 天加巴喷丁镇痛 | 没有 | 35 |
| Schley 等 | 19 | 是 | 4 周美金刚镇痛 | 在 6 个月是 在 12 个月没有 | 36 |
| **开胸手术** | | | | | |
| Tiippana 等 | 114 | 不是 | 胸部硬膜外镇痛 | 是 | 12 |
| Ju 等 | 107 | 是 | 胸部硬膜外镇痛 vs. 肋间冷冻镇痛 | 没有 | 30 |
| Lu 等 | 105（分为 3 组） | 是 | 胸部硬膜外镇痛 | 是 | 24 |
| Suzuki 等 | 50 | 是 | 氯胺酮输注 | 在 6 个月没有 | 38 |
| Kinney 等 | 120 | 是 | 加巴喷丁 | 没有 | 16 |

PCA，患者自控镇痛

术后疼痛有明显改善[14, 33]。遗憾的是，只有三项研究符合开胸手术的纳入标准，两项研究符合乳腺切除术的纳入标准，因此，患者人数有限，降低了结果的可靠性。

## 神经传递的药理学调节

多项研究试图在围手术期使用现有药物来阻止急性疼痛发展为 CPSP[16, 34-38]。在一项关于药物预防 CPSP 的系统综述中[39]，作者纳入了使用双盲随机分组、进行围手术期药物治疗并且在术后 3 个月或更长时间测得疼痛评分的研究。该综述纳入的 40 项研究中，仅对氯胺酮和加巴喷丁类药物进行了充分研究，结果发现，在 14 项随机对照研究中使用氯胺酮作为预防性镇痛药具有"适度"但有意义的作用，加巴喷丁类药物则没有预防作用（加巴喷丁有 10 项随机对照研究，普瑞巴林 5 项随机对照研究）。也纳入了评估糖皮质激素、非甾体抗炎药、NMDA 受体拮抗剂、局麻药、阿片类药物和文拉法辛的预防作用的研究，但还没有其他类型的治疗方法得到足够的研究来完成 meta 分析。另一篇关于加巴喷丁类药物的系统评价[40]则发现，加巴喷丁类药物可有效预防 CPSP，该系统评价排除了一项阴性研究[35]，而许多大型制药公司资助的研究作为弱证据被引用[41]。

## 当前预防策略的局限性

出于实际考虑且由于多数患者的住院时间很短（患者住院时研究人员和研究协调员可以随时访视患者），减少了治疗的复杂性和治疗时间。另外，以前研究人员对急性疼痛转化为慢性疼痛的机制理解有限，异常伤害性感受器活动引起的中枢敏化被认为是 CPSP 最可能的原因[42]。在神经损伤时和术后最剧烈的疼痛阶段，降低伤害性感受器信号强度，预防 CPSP，似乎是合理的[43-44]。基于上述认识，研究人员为预防 CPSP，首先寻求现有的止痛药物和麻醉技术，这并不违反常规。然而，在过去 20 年，全身或局部单独应用一种降低动作电位频率的药物，并没有取得明显的预防效果。最近证据表明，在损伤后数月乃至数年，在外周和中枢系统，神经损伤导致的炎症反应（即神经炎症）仍然存在[45]，受损伤后伤害性感受器和中枢神经系统神经元的内在功能发生了显著改变（外周和中枢神经系统的可塑性）[46-47]，这是单药、短期应用预防性药物失败的原因。

# CPSP 的潜在机制

神经炎症包括周围和中枢神经组织的炎症，已被越来越多证据证实，是外科神经损伤后神经元异常信号传导的重要驱动因素[48-49]。神经元异常信号传导则可导致慢性疼痛。外周神经损伤后，长时间的神经炎症和神经元可塑性经常同时出现，很难将它们区分为单独的过程。下一节将讨论这两个过程，希望读者记住这两个过程是同时发生的。

## CPSP 与神经元可塑性

### 外周敏化

手术创伤总免不了神经损伤。在开胸手术中可损伤已命名的大神经（如肋间神经），在腹腔切口中则可损伤未命名的小感觉神经。当神经受损时，由于轴突中存在的钠离子通道过度活跃，即使没有远端激活，外周神经也开始自发放电[46]。受伤后，钠离子通道以高密度迅速分布到轴突中部，进一步促进自发放电[47]。这种固有的起搏器活动同时发生在 A 和 C 纤维中，但是大的 Aβ 纤维会在受伤的一天内发挥这种能力[50]，尽管它们本身可能不携带伤害性信号，但可以使突触后神经元去极化和更敏感[46]（图 5.1）。

### 中枢敏化

外周敏化不可避免地通过释放神经递质和生长因子导致中枢神经活动增强（即中枢敏化）。中枢敏化可导致神经损伤后数月出现痛觉过敏和痛觉超敏。中枢敏化在很大程度上依赖于 NMDA 受体[51]。NMDA 受体亚基的表达和磷酸化随周围输入的增加而迅速变化[52-53]。除了 NMDA 受体变化外，AMPA 受体表达的改变以及 GABA 和甘氨酸抑制性控制的丧失也促进中枢敏化和持久性神经病理性疼痛的发展[54-56]。

# CPSP 与神经炎症

手术后组织损伤导致多种炎症介质的局部释放，包括前列腺素、缓激肽、细胞因子、氢离子、细菌肽和 miRNAs[49]。在外周神经末梢，周围伤害性感受器存在这些化合物的受体。这些受体的结合会导致神经末梢去极化和动作电位增加。在正反馈回路中，伤害性感受器活性的增加本身也会导致炎性介质释放，从而吸引免疫细胞（中性粒细胞、巨噬细胞和 T 细胞）到受损神经，继而释放出更多炎性介质并激活更多的伤害性感受器[48, 57-58]（图 5.2）。

## 背根神经节

外周神经损伤后，同侧背根神经节（dorsal root ganglion，DRG）可发生类似但持续时间更长的免疫反应。神经损伤后 3 天，循环中的单核细胞浸润到 DRG 中并变成巨噬细胞。这些巨噬细胞吞噬垂死的 DRG 神经元，并在 DRG 中活跃数月[45, 59-61]。在损伤后 7 天，T 淋巴细胞和中性粒细胞也可侵入 DRG，这可能是由损伤触发的趋化因子信号事件（CCL2）引起的[62]。这种持久的神经元信号传导增强和神经炎症反应会导致 CPSP。

## 脊髓中枢炎症反应

神经损伤后，脊髓中小胶质细胞和星形胶质细胞的活化对慢性疼痛的产生和维持至关重要[49, 63]。外周神经损伤 3 天后，小胶质细胞的基因表达和形态均发生巨大变化[64]。这些活化的小胶质细胞位于初级和次级伤害性感受器的突触周围，产生多种炎症介质和生长因子，导致敏化和去抑制[65-67]。

星形胶质细胞的激活发生在小胶质细胞激活的峰值之后，但持续时间更长（损伤后 150 天）[63, 68]。初级传入神经末梢释放的信号分子很可能激活小胶质细胞，因为长时间阻断外周神经输入可阻止小胶质细胞的激活[69]。另外，仅仅神经元信号似乎也能够激活脊髓小胶质细胞[70]。

## 新兴的预防治疗

最近的认识是，神经损伤后导致周围和中枢敏化的因素持续很长时间，并涉及复杂的炎症反应，

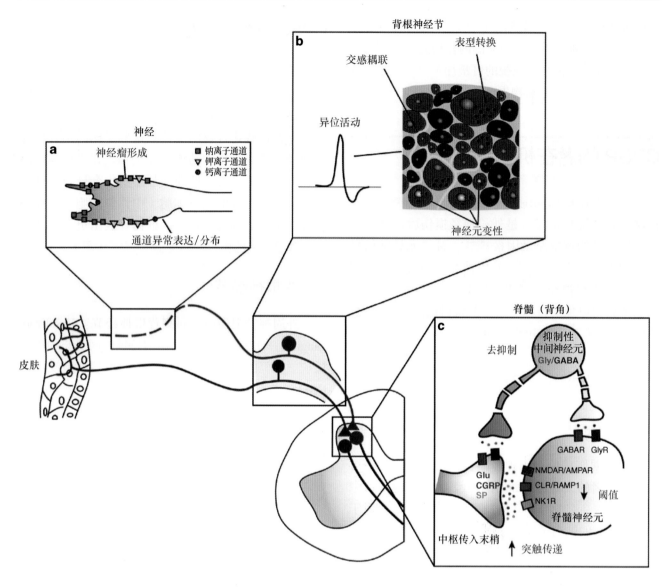

**图 5.1** （a）在神经损伤部位，无序的再生长导致神经瘤形成。神经瘤的主要特征是在神经瘤末端球体处电离子通道异常表达和分布。特别是钠离子通道以及钙离子和钾离子通道的异常蓄积（下调），这会导致自发和诱发的异位活动。（b）在背根神经节（dorsal root ganglia，DRG），损伤后发生一些关键变化，这些变化导致神经病理性疼痛。像远端神经瘤一样，受损感觉神经元的胞体即使在没有刺激的情况下，也具有产生异位活动的能力。另一个显著变化是表型转换，一部分平时传输低阈值、非伤害性刺激的大 A 神经纤维开始表达伤害性神经肽，例如降钙素基因相关肽（calcitonin gene-related peptide，CGRP）和 P 物质（substance P，SP），这些伤害性肽在正常情况下仅由伤害性感受器产生。低阈值"触觉纤维"的神经递质变化可导致轻度触摸痛（机械性痛觉超敏），这是神经损伤后的特征。在正常情况下，交感神经纤维与 DRG 的胞体无交集。但在神经损伤（特别是横切）后，交感神经纤维侵入 DRG，陷入胞体，称为交感耦联。交感神经阻滞的临床疗效可能是由于干扰了这种联结过程。最后，由于远端损伤和减少了诸如神经生长因子（nerve growth factor，NGF）之类的营养因子的进入，某些神经元细胞体发生变性。而神经元变性本身可诱导神经元兴奋增加或产生氧化剂和促炎性介质，从而导致疼痛。（c）在脊髓背角，神经损伤的两个主要后果是兴奋性突触传递增强和去抑制作用，两者均导致中枢疼痛信号传输增强。在伤害性感受器的中央末端，释放至突触后脊髓神经元上的神经递质增加（如谷氨酸、SP 和 CGRP）。随着神经递质释放的增加，背角脊髓神经元也上调神经递质受体，特别是 AMPA 和 NMDA 受体，这会导致伤害性神经元的过度活动和过度兴奋。疼痛信号传递的增强也归因于 γ - 氨基丁酸能（GABA 能）和甘氨酸能中间神经元的抑制作用减弱（去抑制），GABA 能和甘氨酸能中间神经元是脊髓中突触传递和神经元活动的关键调节器。这些变化共同导致从周围到达中枢的疼痛信号放大（Figure prepared by Alexander Chamessian）

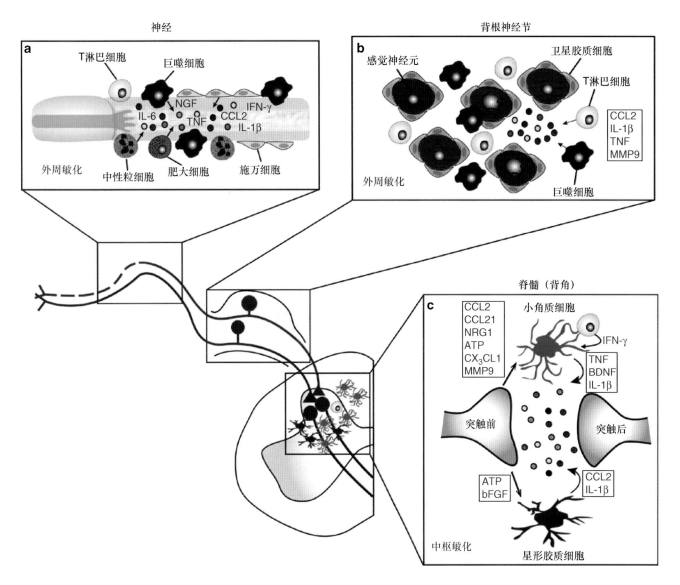

**图 5.2**（**a**）神经损伤后，在受伤部位发生严重的炎症反应。受伤后，常驻巨噬细胞、肥大细胞和施万细胞立即释放炎性介质，如 TNF、IL-1 和 CCL2，导致嗜中性粒细胞在最初的 24 h 内募集。在随后几天中，随着沃勒变性的进展，巨噬细胞浸润神经以清除碎屑，并进一步促进趋化因子和细胞因子的释放。在损伤后期，T 淋巴细胞也侵入受伤的神经并释放促炎性介质，如 IFN-γ。总体来说，常驻和浸润性免疫细胞产生和释放促炎性介质，通过与受损（红色）和完整（蓝色）神经元的直接和间接相互作用，导致外周敏化。（**b**）在背根神经节（dorsal root ganglia，DRG）中，也会发生炎症反应。巨噬细胞和 T 淋巴细胞渗入 DRG，并在感觉神经元的胞体周围释放促炎性介质。卫星胶质细胞还释放 TNF 和 IL-1 等介质，它们也与 DRG 神经元胞体和免疫细胞相互作用。如在受伤神经中一样，DRG 中炎症反应会致敏受伤或完整的神经元，从而导致痛觉过敏。（**c**）外周神经损伤在脊髓中也产生剧烈的炎症反应，主要由小胶质细胞和星形胶质细胞介导（但我们不应该排除少突胶质细胞[134]）。神经损伤可诱导小胶质细胞形态、基因表达和增殖的特征性变化，小胶质细胞通常呈现促炎或"反应性"状态。受伤和完整的传入神经元释放炎症介质（如 ATP、CCL2、CX3CL1 和 MMP-9），促进小胶质细胞的特征性改变。反应性小胶质细胞继而释放炎性介质（即 TNF、IL-1 和生长因子 BDNF），然后作用于中枢传入神经末梢（突触前）和二级脊神经元（突触后），以增强和放大传入信号或中枢敏化。此外，小胶质细胞释放的炎性介质还可将 T 淋巴细胞募集到脊髓，在那里它们与小胶质细胞相互作用并释放炎性介质（如 IFN-γ），帮助维持小胶质细胞反应状态和神经病理性疼痛。星形胶质细胞本身不是免疫细胞，但具有免疫能力，在神经损伤后呈反应状态，并发生形态和转录变化以及增殖。像小胶质细胞一样，它们释放促炎性趋化因子（CXCL1 和 CCL2）。而这些炎性因子作为神经调节剂，直接与脊神经元和初级传入末梢相互作用。总体来说，小胶质细胞、星形胶质细胞和 T 淋巴细胞协同工作，以放大来自外周的传入信号，从而驱动神经病理性疼痛（Figures prepared by Alexander Chamessian）

这可能是目前大部分预防 CPSP 措施失败的原因。有效的预防措施可能不仅要解决神经损伤引起的神经元可塑性和炎症反应，还要考虑这些事件的时间特点。

## 神经传递调节

调节神经传递仍然是预防性治疗措施的重要目标，尽管外周神经和椎管内长期放置导管的风险和困难使调节神经传递的作用不及预期。但是，临床前证据显示，在神经损伤后持续几个月的神经炎症反应过程中，许多神经传递调节药物可降低伤害性感受器活性。这些调节药物包括辣椒碱类似物树胶脂毒素（resiniferatoxin，RTX）[71]、新型 TRPV1 拮抗剂[72] 和钠离子通道亚型 $Na_V 1.7$ 的特异性单克隆抗体[73]。

## 神经炎症调控

神经炎症对神经损伤后引发和维持神经病理性疼痛极其重要。作为潜在预防性措施，在各个层面上对炎症调节药物的研究越来越多[48-49, 74-79]。在外周神经损伤模型，胶质细胞的药物修饰剂（米诺环素和丙戊茶碱）[80-84]、细胞因子和趋化因子抑制剂[85-88]、抗炎细胞因子（IL-10、TGF-b）[89] 和蛋白酶抑制剂（MMP-9、组织蛋白酶 S 和胱天蛋白酶 6）[49, 63, 90-92] 均显示出减轻神经病理性疼痛的作用。

## 促炎症消退脂质介质

这类物质中最吸引人的是一类来自鱼油成分二十二碳六烯酸（docosahexaenoic acid，DHA）和二十碳五烯酸（eicosapentaenoic acid，EPA）的小脂质，称为促炎症消退脂质介质（pro-resolution lipid mediator，PRLM），包括消退素、神经保护素和 maresin。越来越多的证据表明炎症不会被动结束。炎症是一个活跃的过程，需要调节药物促进炎症的消退[93-95]。PRLM 似乎是这一过程的核心，并且在多项研究中也显示出强大的镇痛作用。极低剂量（纳克级）的消退素、maresin 和神经保护素已显示可减轻炎症性疼痛。此外，消退素和神经保护素可阻断脊髓的突触可塑性，例如强烈坐骨神经刺激后的长期增强作用[96-97]。以消退素和保护素为代表的 PRLM 来源于鱼油中富含的 Ω-3 脂肪酸 DHA 和 EPA。

保护素 D1 或神经保护素 D1（protectin D1/neuroprotection，PD1/NPD1）是为数不多的新型化合物，这些化合物不仅具有治疗潜力，而且可预防术后慢性神经病理性疼痛。在小鼠慢性结扎损伤的神经病理性疼痛模型中，围手术期外周神经应用 NPD1 可预防神经病理性疼痛中的机械性痛觉超敏。此外，神经损伤后 2 周给予的 NPD1 能够以与加巴喷丁类似的方式瞬时逆转机械性痛觉超敏，并且剂量要低得多[98]。NPD1 还可以抑制截肢后神经瘤的形成（坐骨神经横切），并保护神经损伤后的轴突损伤和抑制脊髓神经炎症（神经胶质激活和细胞因子／趋化因子表达）[98]。因此，NPD1 和其他 PRLM 可能具有罕见的预防神经损伤后 CPSP 的能力，因为这些药物具有独特的功能，包括促进炎症消退（不同于皮质类固醇同时阻断炎症和抗炎过程）以及使神经元功能和敏感性恢复正常化（与完全阻止信号传导的局部麻醉药不同）。

# 结论

肿瘤手术后的慢性神经病理性疼痛可明显影响肿瘤存活者的生活质量。在过去的 20 年，人们对该问题的认识已大大增加。对于防治外科神经损伤后慢性疼痛的最初措施，效果令人失望。近期对神经损伤后发生复杂神经元信号传导和神经炎症的研究提供了新的希望，即足够长时间的多模式靶向治疗可能有助于防止急性疼痛转变为慢性疼痛。

# 参考文献

1. Sommer C, Kress M. Recent findings on how proinflammatory cytokines cause pain: peripheral mechanisms in inflammatory and neuropathic hyperalgesia. Neurosci Lett. 2004;361:184–7.
2. Cohen SP, Raja SN. Prevention of chronic postsurgical pain: the ongoing search for the holy grail of anesthesiology. Anesthesiology. 2013;118:241–3.
3. Calvo M, Dawes JM, Bennett DL. The role of the immune system in the generation of neuropathic pain. Lancet Neurol. 2012;11:629–42.
4. Gold MS, Gebhart GF. Nociceptor sensitization in pain pathogenesis. Nat Med. 2010;16:1248–57.
5. Schreiber KL, Kehlet H, Belfer I, Edwards RR. Predicting, preventing and managing persistent pain after breast cancer surgery: the importance of psychosocial factors. Pain Manag. 2014;4:445–59.

6. Gärtner R, Jensen MB, Nielsen J, Ewertz M. JAMA network | JAMA | prevalence of and factors associated with persistent pain following breast cancer surgery. JAMA. 2009;302(18):1985–92.

7. Jung BF, Ahrendt GM, Oaklander AL, Dworkin RH. Neuropathic pain following breast cancer surgery: proposed classification and research update. Pain. 2003;104:1–13.

8. Wallace MS, Wallace AM, Lee J, Dobke MK. Pain after breast surgery: a survey of 282 women. Pain. 1996;66:195–205.

9. Smith W, Bourne D, Squair J, Phillips DO, Chambers WA. A retrospective cohort study of post mastectomy pain syndrome. Pain. 1999;83:91–5.

10. Fabro EAN, Bergmann A, do Amaral E, Silva B, Ribeiro ACP, de Souza Abrahão K, da Costa Leite Ferreira MG, de Almeida Dias R, Thuler LCS. Post-mastectomy pain syndrome: incidence and risks. Breast. 2012;21:321–5.

11. de Menezes Couceiro TC, Valença MM, Raposo MCF, de Orange FA, Amorim MMR. Prevalence of post-mastectomy pain syndrome and associated risk factors: a cross-sectional cohort study. Pain Manag Nurs. 2013; https://doi.org/10.1016/j.pmn.2013.07.011.

12. Tiippana E, Nilsson E, Kalso E. Post-thoracotomy pain after thoracic epidural analgesia: a prospective follow-up study. Acta Anaesthesiol Scand. 2003;47:433–8.

13. Song JG, Shin JW, Lee EH, Choi DK, Bang JY, Chin JH, Choi IC. Incidence of post-thoracotomy pain: a comparison between total intravenous anaesthesia and inhalation anaesthesia. Eur J Cardiothorac Surg. 2012;41:1078–82.

14. Sentürk M, Ozcan PE, Talu GK, Kiyan E, Camci E, Ozyalçin S, Dilege S, Pembeci K. The effects of three different analgesia techniques on long-term postthoracotomy pain. Anesth Analg. 2002;94:11–5. –tableofcontents.

15. Yarnitsky D, Crispel Y, Eisenberg E, Granovsky Y, Ben-Nun A, Sprecher E, Best L-A, Granot M. Prediction of chronic post-operative pain: pre-operative DNIC testing identifies patients at risk. Pain. 2008;138:22–8.

16. Kinney MAO, Mantilla CB, Carns PE, Passe MA, Brown MJ, Hooten WM, Curry TB, Long TR, Wass CT, Wilson PR, Weingarten TN, Huntoon MA, Rho RH, Mauck WD, Pulido JN, Allen MS, Cassivi SD, Deschamps C, Nichols FC, Shen KR, Wigle DA, Hoehn SL, Alexander SL, Hanson AC, Schroeder DR. Preoperative gabapentin for acute post-thoracotomy analgesia: a randomized, double-blinded, active placebo-controlled study. Pain Pract. 2012;12:175–83.

17. Hanley MA, Jensen MP, Ehde DM, Hoffman AJ, Patterson DR, Robinson LR. Psychosocial predictors of long-term adjustment to lower-limb amputation and phantom limb pain. Disabil Rehabil. 2004;26:882–93.

18. Hinrichs-Rocker A, Schulz K, Järvinen I, Lefering R, Simanski C, Neugebauer EAM. Psychosocial predictors and correlates for chronic post-surgical pain (CPSP) – a systematic review. Eur J Pain. 2009;13:719–30.

19. Belfer I, Schreiber KL, Shaffer JR, Shnol H, Blaney K, Morando A, Englert D, Greco C, Brufsky A, Ahrendt G, Kehlet H, Edwards RR, Bovbjerg DH. Persistent postmastectomy pain in breast cancer survivors: analysis of clinical, demographic, and psychosocial factors. J Pain. 2013;14:1185–95.

20. Jensen MP, Ehde DM, Hoffman AJ, Patterson DR, Czerniecki JM, Robinson LR. Cognitions, coping and social environment predict adjustment to phantom limb pain. Pain. 2002;95:133–42.

21. Katz J, Jackson M, Kavanagh BP, Sandler AN. Acute pain after thoracic surgery predicts long-term post-thoracotomy pain. Clin J Pain. 1996;12:50–5.

22. Nikolajsen L, Ilkjær S, Krøner K, Christensen JH, Jensen TS. The influence of preamputation pain on postamputation stump and phantom pain. Pain. 1997;72:393–405.

23. Van de Ven TJ, John Hsia H-L. Causes and prevention of chronic postsurgical pain. Curr Opin Crit Care. 2012;18:366–71.

24. Lu Y-L, Wang X-D, Lai R-C. Correlation of acute pain treatment to occurrence of chronic pain in tumor patients after thoracotomy. Ai Zheng. 2008;27:206–9.

25. Bach S, Noreng MF, Tjéllden NU. Phantom limb pain in amputees during the first 12 months following limb amputation, after preoperative lumbar epidural blockade. Pain. 1988;33:297–301.

26. Fisher A, Meller Y. Continuous postoperative regional analgesia by nerve sheath block for amputation surgery – a pilot study. Anesth Analg. 1991;72:300–3.

27. Nikolajsen L, Ilkjær S, Christensen JH, Krøner K, Jensen TS. Randomised trial of epidural bupivacaine and morphine in prevention of stump and phantom pain in lower-limb amputation. Lancet. 1997;350:1353–7.

28. Karanikolas M, Aretha D, Tsolakis I, Monantera G, Kiekkas P, Papadoulas S, Swarm RA, Filos KS. Optimized perioperative analgesia reduces chronic phantom limb pain intensity, prevalence, and frequency: a prospective, randomized, clinical trial. Anesthesiology. 2011;114:1144–54.

29. Pinzur MS, Garla PG, Pluth T, Vrbos L. Continuous postoperative infusion of a regional anesthetic after an amputation of the lower extremity. A randomized clinical trial. J Bone Joint Surg Am. 1996;78:1501–5.

30. Ju H, Feng Y, Yang B-X, Wang J. Comparison of epidural analgesia and intercostal nerve cryoanalgesia for post-thoracotomy pain control. Eur J Pain. 2008;12:378–84.

31. Kavanagh BP, Katz J, Sandler AN, Nierenberg H, Roger S, Boylan JF, Laws AK. Multimodal analgesia before thoracic surgery does not reduce postoperative pain. Br J Anaesth. 1994;73(2):184–9.

32. Borghi B, D'Addabbo M, White PF, Gallerani P, Toccaceli L, Raffaeli W, Tognù A, Fabbri N, Mercuri M. The use of prolonged peripheral neural blockade after lower extremity amputation: the effect on symptoms associated with phantom limb syndrome. Anesth Analg. 2010;111:1308–15.

33. Andreae MH, Andreae DA. Regional anaesthesia to prevent chronic pain after surgery: a Cochrane systematic review and meta-analysis. Br J Anaesth. 2013;111:711–20.

34. Hayes C, Armstrong-Brown A, Burstal R. Perioperative intravenous ketamine infusion for the prevention of persistent post-amputation pain: a randomized, controlled trial. Anaesth Intensive Care. 2004;32:330–8.

35. Nikolajsen L, Finnerup NB, Kramp S, Vimtrup A-S, Keller J, Jensen TS. A randomized study of the effects of gabapentin on postamputation pain. Anesthesiology. 2006;105:1008–15.

36. Schley M, Topfner S, Wiech K, Schaller HE, Konrad CJ, Schmelz M, Birbaumer N. Continuous brachial plexus blockade in combination with the NMDA receptor antagonist memantine prevents phantom pain in acute traumatic upper limb amputees. Eur J Pain. 2007;11:299–308.

37. Duálé C, Sibaud F, Guastella V, Vallet L, Gimbert Y-A, Taheri H, Filaire M, Schoeffler P, Dubray C. Perioperative ketamine does not prevent chronic pain after thoracotomy. Eur J Pain. 2009;13:497–505.

38. Suzuki M, Haraguti S, Sugimoto K, Kikutani T, Shimada Y, Sakamoto A. Low-dose intravenous ketamine potentiates epidural analgesia after thoracotomy. Anesthesiology. 2006;105:111–9.

39. Chaparro LE, Smith SA, Moore RA, Wiffen PJ, Gilron I. Pharmacotherapy for the prevention of chronic pain after surgery in adults. Cochrane Database Syst Rev. 2013;7:CD008307.

40. Clarke H, Wijeysundera DN, Bonin RP, Orser B, Englesakis M, Katz J. Pregabalin effective for the prevention of chronic postsurgical pain: really? Reply. Anesth Analg. 2013;116:508–9.

41. Chelly JE. Pregabalin effective for the prevention of chronic post-surgical pain: really? Anesth Analg. 2013;116:507–8.

42. Woolf CJ. Central sensitization: implications for the diagnosis and treatment of pain. Pain. 2011;152:S2–S15.

43. Wall PD. The prevention of postoperative pain. Pain. 1988;33:289–90.

44. Woolf CJ. Evidence for a central component of post-injury pain hypersensitivity. Nature. 1983;306:686–8.

45. Scholz J, Woolf CJ. The neuropathic pain triad: neurons, immune

cells and glia. Nat Neurosci. 2007;10:1361–8.

46. Devor M. Ectopic discharge in Abeta afferents as a source of neuropathic pain. Exp Brain Res. 2009;196:115–28.

47. Devor M. Sodium channels and mechanisms of neuropathic pain. J Pain. 2006;7:S3–S12.

48. Ji RR, Xu ZZ, Gao YJ. Emerging targets in neuroinflammation-driven chronic pain. Nat Rev Drug Discov. 2014;13(7):533.

49. Ellis A, Bennett DLH. Neuroinflammation and the generation of neuropathic pain. Br J Anaesth. 2013;111:26–37.

50. Sun Q, Tu H, Xing G-G, Han J-S, Wan Y. Ectopic discharges from injured nerve fibers are highly correlated with tactile allodynia only in early, but not late, stage in rats with spinal nerve ligation. Exp Neurol. 2005;191:128–36.

51. Liu XJ, Gingrich JR, Vargas-Caballero M, Dong YN, Sengar A, Beggs S, Wang S-H, Ding HK, Frankland PW, Salter MW. Treatment of inflammatory and neuropathic pain by uncoupling Src from the NMDA receptor complex. Nat Med. 2008;14:1325–32.

52. Wilson JA, Garry EM, Anderson HA, Rosie R, Colvin LA, Mitchell R, Fleetwood-Walker SM. NMDA receptor antagonist treatment at the time of nerve injury prevents injury-induced changes in spinal NR1 and NR2B subunit expression and increases the sensitivity of residual pain behaviours to subsequently administered NMDA receptor antagonists. Pain. 2005;117:421–32.

53. Ultenius C, Linderoth B, Meyerson BA, Wallin J. Spinal NMDA receptor phosphorylation correlates with the presence of neuropathic signs following peripheral nerve injury in the rat. Neurosci Lett. 2006;399:85–90.

54. Kuner R. Central mechanisms of pathological pain. Nat Med. 2010;16:1258–66.

55. Lu Y, Dong H, Gao Y, Gong Y, Ren Y, Gu N, Zhou S, Xia N, Sun Y-Y, Ji R-R, Xiong L. A feed-forward spinal cord glycinergic neural circuit gates mechanical allodynia. J Clin Invest. 2013;123:4050–62.

56. Coull JAM, Boudreau D, Bachand K, Prescott SA, Nault F, Sík A, De Koninck P, De Koninck Y. Trans-synaptic shift in anion gradient in spinal lamina I neurons as a mechanism of neuropathic pain. Nature. 2003;424:938–42.

57. Gold MS, Gebhart GF. Nociceptor sensitization in pain pathogenesis. Nat Med. 2010;16:1248–57.

58. Hucho T, Levine JD. Signaling pathways in sensitization: toward a nociceptor cell biology. Neuron. 2007;55:365–76.

59. Hu P, McLachlan EM. Macrophage and lymphocyte invasion of dorsal root ganglia after peripheral nerve lesions in the rat. Neuroscience. 2002;112:23–38.

60. Kim CF, Moalem-Taylor G. Detailed characterization of neuro-immune responses following neuropathic injury in mice. Brain Res. 2011;1405:95–108.

61. Hu P, McLachlan EM. Distinct functional types of macrophage in dorsal root ganglia and spinal nerves proximal to sciatic and spinal nerve transections in the rat. Exp Neurol. 2003;184:590–605.

62. Zhuang Z-Y, Kawasaki Y, Tan P-H, Wen Y-R, Huang J, Ji R-R. Role of the CX3CR1/p38 MAPK pathway in spinal microglia for the development of neuropathic pain following nerve injury-induced cleavage of fractalkine. Brain Behav Immun. 2007;21:642–51.

63. Ji R-R, Berta T, Nedergaard M. Glia and pain: is chronic pain a gliopathy? Pain. 2013:1–19. https://doi.org/10.1016/j.pain.2013.06.022.

64. Calvo M, Bennett DLH. The mechanisms of microgliosis and pain following peripheral nerve injury. Exp Neurol. 2012;234:271–82.

65. Grace PM, Hutchinson MR, Maier SF, Watkins LR. Pathological pain and the neuroimmune interface. Nat Rev Immunol. 2014;14:217–31.

66. Kawasaki Y, Zhang L, Cheng J-K, Ji R-R. Cytokine mechanisms of central sensitization: distinct and overlapping role of interleukin-1beta, interleukin-6, and tumor necrosis factor-alpha in regulating synaptic and neuronal activity in the superficial spinal cord. J Neurosci. 2008;28:5189–94.

67. Coull JAM, Beggs S, Boudreau D, Boivin D, Tsuda M, Inoue K, Gravel C, Salter MW, De Koninck Y. BDNF from microglia causes the shift in neuronal anion gradient underlying neuropathic pain. Nature. 2005;438:1017–21.

68. Gwak YS, Kang J, Unabia GC, Hulsebosch CE. Spatial and temporal activation of spinal glial cells: role of gliopathy in central neuropathic pain following spinal cord injury in rats. Exp Neurol. 2012;234:362–72.

69. Wen Y-R, Suter MR, Kawasaki Y, Huang J, Pertin M, Kohno T, Berde CB, Decosterd I, Ji R-R. Nerve conduction blockade in the sciatic nerve prevents but does not reverse the activation of p38 mitogen-activated protein kinase in spinal microglia in the rat spared nerve injury model. Anesthesiology. 2007;107:312–21.

70. Hathway GJ, Vega-Avelaira D, Moss A, Ingram R, Fitzgerald M. Brief, low frequency stimulation of rat peripheral C-fibres evokes prolonged microglial-induced central sensitization in adults but not in neonates. Pain. 2009;144:110–8.

71. Karai L, Brown DC, Mannes AJ, Connelly ST, Brown J, Gandal M, Wellisch OM, Neubert JK, Olah Z, Iadarola MJ. Deletion of vanilloid receptor 1-expressing primary afferent neurons for pain control. J Clin Invest. 2004;113:1344–52.

72. Peters CM, Ririe D, Houle TT, Aschenbrenner CA, Eisenach JC. Nociceptor-selective peripheral nerve block induces delayed mechanical hypersensitivity and neurotoxicity in rats. Anesthesiology. 2014;120:976–86.

73. Lee J-H, Park C-K, Chen G, Han Q, Xie R-G, Liu T, Ji R-R, Lee S-Y. A monoclonal antibody that targets a NaV1.7 channel voltage sensor for pain and itch relief. Cell. 2014;157:1393–404.

74. Obata K. Role of mitogen-activated protein kinase activation in injured and intact primary afferent neurons for mechanical and heat hypersensitivity after spinal nerve ligation. J Neurosci. 2004;24:10211–22.

75. Matsuoka Y, Yang J. Selective inhibition of extracellular signal-regulated kinases 1/2 blocks nerve growth factor to brain-derived neurotrophic factor signaling and suppresses the development of and reverses already established pain behavior in rats. Neuroscience. 2012;206:224–36.

76. Jin SX, Zhuang ZY, Woolf CJ, Ji RR. p38 mitogen-activated protein kinase is activated after a spinal nerve ligation in spinal cord microglia and dorsal root ganglion neurons and contributes to the generation of neuropathic pain. J Neurosci. 2003;23(10):4017–22.

77. Schäfers M, Brinkhoff J, Neukirchen S, Marziniak M, Sommer C. Combined epineurial therapy with neutralizing antibodies to tumor necrosis factor-alpha and interleukin-1 receptor has an additive effect in reducing neuropathic pain in mice. Neurosci Lett. 2001;310:113–6.

78. Sommer C, Petrausch S, Lindenlaub T, Toyka KV. Neutralizing antibodies to interleukin 1-receptor reduce pain associated behavior in mice with experimental neuropathy. Neurosci Lett. 1999;270:25–8.

79. Kiguchi N, Maeda T, Kobayashi Y, Fukazawa Y, Kishioka S. Macrophage inflammatory protein-1 alpha mediates the development of neuropathic pain following peripheral nerve injury through interleukin-1 beta up-regulation. Pain. 2010;149:305–15.

80. Padi SSV, Kulkarni SK. Minocycline prevents the development of neuropathic pain, but not acute pain: possible anti-inflammatory and antioxidant mechanisms. Eur J Pharmacol. 2008;601:79–87.

81. Lin C, Tsaur M, Chen C, Wang T, Lin C, Lai Y, Hsu T, Pan Y, Yang C, Cheng J. Chronic intrathecal infusion of minocycline prevents the development of spinal-nerve ligation–induced pain in rats. Reg Anesth Pain Med. 2007;32:209–16.

82. Raghavendra V. Inhibition of microglial activation attenuates the development but not existing hypersensitivity in a rat model of neuropathy. J Pharmacol Exp Ther. 2003;306:624–30.

83. Zhang J, Wu D, Xie C, Wang H, Wang W, Zhang H, Liu R, Xu L-X, Mei X-P. Tramadol and propentofylline coadministration exerted synergistic effects on rat spinal nerve ligation-induced neuropathic pain. Edited by Siegel A. PloS One. 2013;8:e72943.

84. Raghavendra V, Tanga F, Rutkowski MD, DeLeo JA. Anti-hyperalgesic and morphine-sparing actions of propentofylline following peripheral nerve injury in rats: mechanistic implications of spinal glia and proinflammatory cytokines. Pain. 2003;104:655–64.

85. Lu C-H, Chao P-C, Borel CO, Yang C-P, Yeh C-C, Wong C-S, Wu C-T. Preincisional intravenous pentoxifylline attenuating perioperative cytokine response, reducing morphine consumption, and improving recovery of bowel function in patients undergoing colorectal cancer surgery. Anesth Analg. 2004;99:1465–71. tableofcontents.

86. Wordliczek J, Szczepanik AM, Banach M, Turchan J, Zembala M, Siedlar M, Przewlocki R, Serednicki W, Przewlocka B. The effect of pentoxifylline on post-injury hyperalgesia in rats and postoperative pain in patients. Life Sci. 2000;66:1155–64.

87. Genevay S, Finckh A, Zufferey P, Viatte S, Balagué F, Gabay C. Adalimumab in acute sciatica reduces the long-term need for surgery: a 3-year follow-up of a randomised double-blind placebo-controlled trial. Ann Rheum Dis. 2012;71:560–2.

88. Thacker MA, Clark AK, Bishop T, Grist J, Yip PK, Moon LDF, Thompson SWN, Marchand F, McMahon SB. CCL2 is a key mediator of microglia activation in neuropathic pain states. Eur J Pain. 2009;13:263–72.

89. Wagner R, Janjigian M, Myers RR. Anti-inflammatory interleukin-10 therapy in CCI neuropathy decreases thermal hyperalgesia, macrophage recruitment, and endoneurial TNF-a expression. Pain. 1998;74:35–42.

90. Kawasaki Y, Xu Z-Z, Wang X, Park JY, Zhuang Z-Y, Tan P-H, Gao Y-J, Roy K, Corfas G, Lo EH, Ji R-R. Distinct roles of matrix metalloproteases in the early- and late-phase development of neuropathic pain. Nat Med. 2008;14:331–6.

91. Clark AK, Yip PK, Grist J, Gentry C, Staniland AA, Marchand F, Dehvari M, Wotherspoon G, Winter J, Ullah J, Bevan S, Malcangio M. Inhibition of spinal microglial cathepsin S for the reversal of

92. neuropathic pain. Proc Natl Acad Sci U S A. 2007;104:10655–60.

92. Berta T, Park C-K, Xu Z-Z, Xie R-G, Liu T, Lü N, Liu Y-C, Ji R-R. Extracellular caspase-6 drives murine inflammatory pain via microglial TNF-α secretion. J Clin Invest. 2014;124:1173–86.

93. Ortega-Gómez A, Perretti M, Soehnlein O. Resolution of inflammation: an integrated view. EMBO Mol Med. 2013;5:661–74.

94. Serhan CN, Brain SD, Buckley CD, Gilroy DW, Haslett C, O'Neill LAJ, Perretti M, Rossi AG, Wallace JL. Resolution of inflammation: state of the art, definitions and terms. FASEB J. 2007;21:325–32.

95. Serhan CN, Chiang N, Van Dyke TE. Resolving inflammation: dual anti-inflammatory and pro-resolution lipid mediators. Nat Rev Immunol. 2008;8:349–61.

96. Park C-K, Lü N, Xu Z-Z, Liu T, Serhan CN, Ji R-R. Resolving TRPV1- and TNF-α-mediated spinal cord synaptic plasticity and inflammatory pain with neuroprotectin D1. J Neurosci. 2011;31:15072–85.

97. Park C-K, Xu Z-Z, Liu T, Lü N, Serhan CN, Ji R-R. Resolvin D2 is a potent endogenous inhibitor for transient receptor potential subtype V1/A1, inflammatory pain, and spinal cord synaptic plasticity in mice: distinct roles of resolvin D1, D2, and E1. J Neurosci. 2011;31:18433–8.

98. Xu Z-Z, Liu X-J, Berta T, Park C-K, Lü N, Serhan CN, Ji R-R. Neuroprotectin/protectin D1 protects against neuropathic pain in mice after nerve trauma. Ann Neurol. 2013;74:490–5.

99. Kooijman CM, Dijkstra PU, Geertzen JH, Elzinga A, van der Schans CP. Phantom pain and phantom sensations in upper limb amputees: an epidemiological study. Pain. 2000;87:33–41.

100. Kern U, Busch V, Rockland M, Kohl M, Birklein F. Prevalence and risk factors of phantom limb pain and phantom limb sensations in Germany. A nationwide field survey. Schmerz. 2009;23:479–88.

101. Steegers MAH, Snik DM, Verhagen AF, van der Drift MA, Wilder-Smith OHG. Only half of the chronic pain after thoracic surgery shows a neuropathic component. J Pain. 2008;9:955–61.

# 6 放射性疼痛综合征

Jasmit Brar，Grant H. Chen，Amitabh Gulati
周全 译 陶涛 校

## 概述

随着癌症治疗方法的改进和生存率的提高，与治疗有关的疼痛综合征正变得越来越普遍。手术、化学治疗和放射治疗均可在治疗后数年内导致慢性疼痛，大约 1/3 的癌症患者在根治治疗后出现慢性疼痛[1]。特别是放射治疗，可产生多种疼痛综合征，包括慢性腹痛、神经病变、放射性骨坏死、胸痛和肌筋膜疼痛（表 6.1）。本章将概述放射治疗引起的疼痛综合征。

## 放射治疗的基本原理

电离辐射是癌症治疗的重要组成部分，据估计有 50% ～ 75% 的癌症患者在治疗过程中暴露于某种形式的辐射[2-3]。辐射根据能量在细胞中的沉积速率可以分为低能量转移辐射（X 射线或 γ 射线）和高能量转移辐射（中子和重离子）[4]。辐射剂量是根据单位质量（千克）吸收的焦耳能量来衡量的，称

**表 6.1** 放射性疼痛综合征

| |
| --- |
| 神经丛病变 |
| 外周神经卡压 |
| 脊髓病变 |
| 肠炎 |
| 直肠炎 |
| 膀胱炎 |
| 放射性骨坏死 |
| 骨盆骨折 |
| 胸痛 |

为戈瑞（Gy）。放射治疗主要以线性加速器提供的低能量转移辐射的形式应用于癌症治疗，其治疗的原理依赖于其在迅速分裂的癌细胞中破坏 DNA 的能力。正常的健康细胞可通过保留的 DNA 修复机制承受低于致死剂量的辐射，但是癌细胞的 DNA 修复能力受损，因此放射治疗可导致凋亡通路的激活或细胞衰老。

电离辐射对 DNA 的直接作用导致 DNA 的化学键断裂，从而产生单链和双链断裂。电离辐射还间接促进了活性氧（reactive oxygen species，ROS）的产生，加剧了细胞应激水平[5]。目前的证据表明，ROS 在细胞内的积累进一步损害了 DNA 的完整性，并成为辐射细胞损伤的重要来源[4]。辐射细胞的局部细胞信号传导也会增加相邻未辐照细胞的应激水平，这种现象称为辐射引起的旁观者效应[6]。考虑到对健康的邻近组织造成意外伤害的风险，我们以已知的分剂量进行放射治疗，目的是改善正常组织从放射线照射中恢复的能力，同时减轻放射治疗的副作用[7]。图 6.1 展示了由不同辐射剂量引起的疼痛综合征。

## 放射性头颈部疼痛

头颈部恶性肿瘤的治疗通常将放射治疗与手术和化学治疗结合起来使用。大约 60% 的头颈部癌症患者接受了标准放射治疗，还有 50% 的患者可能另外接受了化学治疗[8]。传统的放射治疗一般在 6 ～ 7 周内每天分次给予 1.8 ～ 2 Gy 的分割剂量，总剂量为 66 ～ 70 Gy[9]。头颈部区域的放射线照射会产生急性和远期的不良反应，可能导致患者明显疼痛和病态。急性不良反应通常包括黏膜炎、口干燥症和

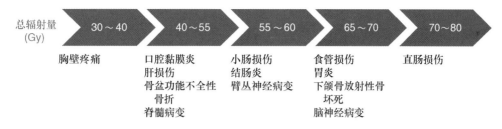

**图 6.1** 不同辐射剂量引起的疼痛综合征

皮炎。据报道，头颈癌患者中约有 30% ～ 60% 患有黏膜炎[10]。放射性损伤的病理生理学是口腔黏膜基底细胞裂亡，通常在治疗后 2 周后出现[11]。暴露于 20 ～ 30 Gy（分割剂量为 1.8 ～ 2 Gy）之后黏膜红斑形成，继续接受 10 ～ 20 Gy 的辐射剂量可出现斑片状假膜形成的迹象[11]。黏膜内的细胞更新通常比真皮快，皮肤红斑和脱屑比黏膜损伤滞后 1 ～ 2 周。在软腭、咽和口底的非角质化组织中发生口腔溃疡引起的黏膜炎性疼痛一般会在放射治疗完成后 2 ～ 4 周改善[12]。黏膜炎的严重程度取决于放射剂量、照射区域大小、剂量分割计划以及是否联合化学治疗。

## 头颈部放射性骨坏死

头颈部放射治疗引起放射性骨坏死是一种严重而痛苦的并发症，它主要影响下颌骨，在黏膜中出现红斑和溃疡性变化常提示其下方有坏死骨[11, 13]。临床表现包括持续存在的剧烈疼痛和受损部位流液，且没有证据表明放射治疗后 3 个月内可以治愈。影像学检查可发现溶解性病变和骨膜增厚。主要危险因素包括辐射剂量大于 60 Gy、使用近距离放射治疗和拔牙[13]。总体来说，放射方法和剂量分割方案的不同可使发病率在 2% 至 22% 之间出现较大的波动。

## 放射性腹腔骨盆疼痛

尽管放射治疗可以有效地定位迅速增殖的癌细胞，但细胞更新率高的其他组织同样特别容易受到攻击。肠道上皮细胞是最容易受到放射性破坏的细胞之一，通常照射后不久便表现出凋亡或分裂期细胞死亡[14]。放射性胃肠道黏膜损害的急性影响可表现为恶心、呕吐和腹泻。放射性胃肠道黏膜炎的

进展往往是接受放射治疗患者放射剂量限制的主要因素[15]。

虽然急性放射性胃肠道疼痛通常是可逆的，并且在放射治疗结束后 3 周内即可缓解，但症状持续超过 90 天仍被认为是"慢性的"。慢性腹痛通常伴有跨壁纤维化和血管硬化的组织改变[16]。胃肠道黏膜的慢性结构变化会导致运动障碍、狭窄形成、梗阻和腹痛。影响放射治疗副作用的因素包括总辐射剂量、分次剂量、剂量分割方案和被照射的组织体积[17-18]。

前列腺、子宫、宫颈和直肠恶性肿瘤的放射治疗可能会使多个组织和器官出现放射毒性。放射性膀胱炎、肠炎、直肠炎和骨盆功能不全性骨折均可导致放射后骨盆疼痛[19]。据报道有 20% ～ 80% 的放射治疗患者患有急性膀胱毒性，会出现膀胱刺激或阻塞性症状[20]。慢性膀胱炎会随着膀胱纤维化和血管紊乱而发展，并且通常被认为是不可逆的。

骨盆放射治疗可以通过多种机制引起骨骼损伤，包括血管畸形、结缔组织增多以及处理身体或细胞应激的能力受损[21]。患者通常无临床症状，常规影像学检查可诊断出放射线引起的骨骼改变[22]。但是，那些表现出疼痛的患者可能显示出骨盆功能不全性骨折的迹象。放射性骨炎引起的骨骼肌肉疼痛的特征是成骨细胞功能受损导致骨基质重吸收，其他机制还包括骨髓纤维化、骨小梁微骨折和局灶性坏死区域[23]。放射性骨炎的放射学证据可表现为斑片状、伴骨小梁粗化的斑驳样骨，但是癌症复发、放射性肿瘤和潜在感染也可能发生类似的放射学改变[22]。

骨盆放射治疗的后期影响包括股骨头坏死、股骨颈坏死、髋臼坏死、骨盆功能不全以及随后的应力性骨折[19]。放射治疗引起的骨骼变化通常首先发生在骶髂关节的髂骨侧，然后才发展到整个关节。在接受盆腔恶性肿瘤放射治疗的女性中，盆腔骨折

的发生率比未接受放射治疗的女性有所增加，其发生率为 8%～31%，主要跟放射治疗部位大小和放射剂量大于 45 Gy 有关[19, 24-25]。骨盆功能不全性骨折通常表现为严重的下背部或骨盆疼痛，常常导致功能受限和残疾。

# 放射性神经损伤

放射治疗引起的神经系统毒性包括神经病变、脊髓病变和神经卡压。放射性神经损伤的评估极具挑战性，因为它们可以表现出不同的症状和发作时间，而且由先前的手术、化学治疗和激素治疗引起的变化使其更加复杂化[26]。已有多种基于特定神经根或神经干的神经损伤被定义为慢性疼痛综合征。

放射性外周神经病变是放射毒性的晚期表现，这种神经损伤的机制被认为是最初的微血管损伤和其后的纤维化[27]。放射性神经损伤最初无明显症状，处于以慢性炎症为特征的纤维化前期。随着细胞外基质沉积增加，它逐渐发展为有组织的纤维化阶段，最后发展为以可回缩性纤维化和血管功能不良为特征的晚期（图 6.2）。

转化生长因子-β1 等生长因子可能在放射性纤维化的启动和纤维增殖的进程中发挥重要作用[28]。射线照射外周神经还会导致急性的短暂电生理、生化和通透性改变，这些改变在复合轴突损伤、脱髓鞘和纤维化时会加重。放射性神经损伤的危险因素包括总剂量大（神经丛大于 50 Gy，脑神经大于 60 Gy）[29-31]，分割剂量大（大于或等于 2.5 Gy）[30, 32]，高神经纤维密

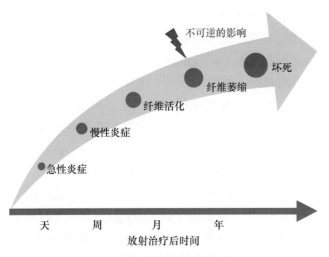

图 6.2　放射性纤维化的病理生理学

度区域内的放射治疗[33]，不均衡的高剂量分布[34]，以及先前受过照射的区域的挽救性放射治疗[35]。当与化学疗法相结合时，发展成神经病的风险进一步增加。其他危险因素包括低龄或高龄、肥胖以及合并有糖尿病、高血压、血脂异常和血管病变[27]。

## 放射性臂丛神经病变

放射性臂丛神经病变最常见于乳腺癌治疗后，在肺癌和淋巴瘤治疗后则较少见。在过去的几十年中，随着放射治疗和剂量分割方案的完善，放射性臂丛神经病变的发生率有所下降。最近的报告称，神经丛接受少于 55 Gy 的总剂量的患者中，只有不到 1%～2% 的患者出现神经丛病变[36-37]。放射性臂丛神经病变在治疗后的 6 个月至 30 年内均可发病，在 2～4 年时达到顶峰[36, 38-39]。

放射性臂丛神经病变的临床表现包括感觉异常或感觉迟钝，随着感觉减退的发展而消失。神经病理性疼痛可能与臂丛神经病变有关，约 18% 的病例在出现症状时合并疼痛[40]。痛性神经病变通常为中度疼痛，而主要症状包括进行性运动无力伴肌束颤动和肌萎缩[27, 38, 41-42]。症状逐渐出现并持续数月或数年，通常首先发生在正中神经，然后扩散至前臂和上臂的近端。臂丛神经病变的诊断包括 MRI、正电子发射断层扫描（PET）以及肌电图的评估，以帮助区分放射性神经病变和肿瘤复发[27]。在临床实践中，肌电图上的肌纤维颤搐放电（自发性肌束震颤）也可能提示放射线诱发的损伤[41, 43]。

## 放射性腰骶丛神经病变

与放射性臂丛神经病变相比，腰骶部神经放射损伤较少见[27]。大多数放射性腰骶丛神经病变常见于妇科恶性肿瘤治疗后，放射治疗后的发病时间为 1～30 年，中位数约为 5 年[44-45]。与其他神经病变一样，症状是逐渐出现的。然而，与臂丛神经病变相反的是，神经系统表现主要为运动功能的改变，很少或晚期才出现感觉缺陷或感觉异常[46]。

双侧远端腿无力是最常见的临床症状，疼痛的存在可能是一个重要的诊断特征，因为伴有运动功能障碍的急性发作性疼痛可能提示肿瘤浸润引起的

神经丛病变，而延迟性疼痛则更可能是由放射治疗引起的神经丛病变[45]。此外，由于外周神经源性损伤或骨盆纤维化，用放射线治疗的盆腔恶性肿瘤还可能并发肠或排尿功能障碍[44]。MRI 和 PET 的使用有利于从新发神经系统症状鉴别出恶性肿瘤复发[33]。肌电图可能表现为多个神经根的异常，伴感觉电位保留，而肌强直的存在可能再次提示了放射性神经损伤[41, 44]。表 6.2 总结了可用于区分放射性神经丛病变与肿瘤浸润或复发的要点。

## 放射性脑神经病变

颅内、颅骨和鼻窦肿瘤患者可能会接受放射和手术联合治疗，从而使脑神经受到放射性损伤。最常见的脑神经病变与视神经有关，视神经受累通常表现为放射治疗后 3 个月至 8 年内突然发作的无痛性单眼视力丧失[47]。这是一种进行性疾病，其中视力丧失会持续数周。如果放射性损伤主要发生在视神经前部，则临床表现为急性视力丧失[48]。相反，如果损伤发生在视神经的后部，则视力的丧失更为缓慢，发生在放射治疗后 1 ～ 14 年。

放射性视神经病变的病理生理学被认为与 ROS 的产生及其对细胞的损害有关，主要是由缺血性脱髓鞘引起的脑白质病变[47]。放射性视神经病变的发生常见于治疗总剂量大于 50 Gy 的患者，而那些发生在较低剂量范围的病例可能是由于同时进行化学治疗所致。第二种最常见的放射性脑神经病变是头颈部恶性肿瘤治疗后的舌下神经麻痹，通常在放射治疗后 1 ～ 10 年出现[49]，症状主要包括舌头肥大、肌束震颤和舌头偏斜。其他的脑神经病变包括腮腺肿瘤放射治疗引起的面神经麻痹和海绵窦肿瘤放射治疗引起的三叉神经病变[44]。

**表 6.2** 放射性神经丛病变与肿瘤侵袭性神经丛病变的鉴别因素[18, 45]

| | 放射性神经丛病变 | 肿瘤侵袭性神经丛病变 |
|---|---|---|
| 起病 | 放射治疗后 1 ～ 10 年 | 发病后短时间内 |
| 疼痛 | 延迟 | 发病时即有 |
| 水肿 | 有 | 无 |
| MRI | 无特异性表现 | 神经增强征象 |
| 肌电图 | 常出现肌纤维颤搐 | 肌纤维颤搐很少 |

## 放射性脊髓病

电离辐射照射于脊髓可导致神经损伤和白质破坏，临床症状随脊柱放射治疗的位置和损伤程度而不同。放射性脊髓病是治疗脊柱、脊髓、头颈和肺部原发性或转移性恶性肿瘤的潜在副作用[50]。立体定向放射治疗（stereotactic body radiotherapy，SBRT）的实施提高了以极高的精确度进行大剂量放射治疗的能力，同时限制了对周围结构的照射。总剂量低于 45 ～ 50 Gy 且每天分割剂量为 1.8 ～ 2 Gy 的脊髓放射治疗方案中，永久性神经损伤的发生率很低，约为 0.03% ～ 0.2%[51-52]。放射性脊髓病发生的重要危险因素包括总辐射剂量、分割剂量和照射体积。

放射性脊髓病变患者可能同时表现出急性和慢性症状。急性症状包括感觉缺失和运动无力，通常可以缓解[52-53]。脊柱放射治疗的患者也可能出现 Lhermitte 综合征的临床表现，其特征是在治疗后 2 ～ 4 个月发生颈部屈曲时背部和四肢感觉异常[53-54]。Lhermitte 综合征也是自限性的，症状出现后数月即可完全恢复神经功能。延迟性放射性脊髓病通常在 5 ～ 6 个月潜伏期后出现，主要表现为感觉和运动功能障碍、步态紊乱、大小便失禁以及偶尔的疼痛[55-56]。与早期放射性脊髓病相比，晚期表现通常不可逆，可能会发展为慢性神经功能缺损。放射性脊髓病的病理生理学特征为白质坏死、脱髓鞘和血管功能障碍[55, 57]。MRI 的诊断成像在评估放射性脊髓病中具有重要作用。

## 放射性胸壁疼痛

SBRT 可用于治疗不能手术的早期非小细胞肺癌、转移性肺癌及肝病变[58-61]。SBRT 可能导致以皮肤改变、肋骨骨折和胸壁神经病理性疼痛为标志的急性和晚期胸壁毒性[58-59, 62]。胸壁疼痛的发生率从 10% 到 40% 不等。皮肤改变通常在治疗后 3 ～ 6 周发生，包括红斑、溃疡和纤维化[58, 63]。在大多数患者中，放射性胸壁疼痛是一种短暂的轻度反应，可使用非甾体抗炎药治疗，但是疼痛也可能会持续存在，通常需要长期使用阿片类药物治疗[59]。慢性胸壁疼痛发生的中位时间在治疗后 6 个月[58]。有研究评估放射后胸壁疼痛风险，发现当 40 ml 组织体积接受 30 Gy 或 15 ml 组织接受 40 Gy 时，发生毒性作用的风险为 30%[60]。大于 30 cm³ 阈值的胸壁组织体积接受大于或等于 30 Gy 已被认为是发生放射性胸壁疼痛的危险因素[62, 64]。

# 结论

与化学治疗和手术引起的疼痛综合征相反，与放射治疗相关的疼痛可能会在不同的时间点以隐匿的方式表现出来。临床诊疗过程中，需要全面了解癌症患者的放射治疗剂量和照射区域，以了解将来可能发生的潜在的疼痛综合征。放射治疗可能会导致各种骨骼和神经病理性疼痛的症状，可以选择药物治疗和介入性疼痛治疗。

# 参考文献

1. Van den Beuken-van Everdingen MH, De Rijke JM, Kessels AG, Schouten HC, Van Kleef M, Patijn J. Prevalence of pain in patients with cancer: a systematic review of the past 40 years. Ann Oncol. 2007;18(9):1437–49.
2. Delaney G, Jacob S, Featherstone C, Barton M. The role of radiotherapy in cancer treatment. Cancer. 2005;104(6):1129–37.
3. Siegel R, Naishadham D, Jemal A. Cancer statistics, 2012. CA Cancer J Clin. 2012;62(1):10–29.
4. Hubenak JR, Zhang Q, Branch CD, Kronowitz SJ. Mechanisms of injury to normal tissue after radiotherapy: a review. Plast Reconstr Surg. 2014;133(1):49e.
5. Zhao W, Diz DI, Robbins ME. Oxidative damage pathways in relation to normal tissue injury. Br J Radiology. 2007;80(1):23–31.
6. Rzeszowska-Wolny J, Przybyszewski WM, Widel M. Ionizing radiation-induced bystander effects, potential targets for modulation of radiotherapy. Eur J Pharmacol. 2009;625(1):156–64.
7. Begg AC. Can the severity of normal tissue damage after radiation therapy be predicted? PLoS Med. 2006;3(10):e440.
8. Wong PC, Dodd MJ, Miaskowski C, Paul SM, Bank KA, Shiba GH, Facione N. Mucositis pain induced by radiation therapy: prevalence, severity, and use of self-care behaviors. J Pain Symptom Manag. 2006;32(1):27–37.
9. Dirix P, Nuyts S, Van den Bogaert W. Radiation-induced xerostomia in patients with head and neck cancer. Cancer. 2006;107(11):2525–34.
10. Pico JL, Avila-Garavito A, Naccache P. Mucositis: its occurrence, consequences, and treatment in the oncology setting. Oncologist. 1998;3(6):446–51.
11. Cooper JS, Fu K, Marks J, Silverman S. Late effects of radiation therapy in the head and neck region. Int J Radiat Oncol Biol Phys. 1995;31(5):1141–64.
12. Scully C, Epstein J, Sonis S. Oral mucositis: a challenging complication of radiotherapy, chemotherapy, and radiochemotherapy: part 1, pathogenesis and prophylaxis of mucositis. Head Neck. 2003;25(12):1057–70.
13. Teng MS, Futran ND. Osteoradionecrosis of the mandible. Curr Opin Otolaryngol Head Neck Surg. 2005;13(4):217–21.
14. Yeoh A, Gibson R, Yeoh E, Bowen J, Stringer A, Giam K, Logan R, Keefe D. Radiation therapy-induced mucositis: relationships between fractionated radiation, NF-κB, COX-1, and COX-2. Cancer Treat Rev. 2006;32(8):645–51.
15. Classen J, Belka C, Paulsen F, Budach W, Hoffmann W, Bamberg M. Radiation-induced gastrointestinal toxicity. Pathophysiology, approaches to treatment and prophylaxis. Strahlenther Onkol. 1998;174:82–4.
16. Shadad AK, Sullivan FJ, Martin JD, Egan LJ. Gastrointestinal radiation injury: symptoms, risk factors and mechanisms. World J Gastroenterol. 2013;19(2):185–98.
17. Bye A, Tropé C, Loge JH, Hjermstad M, Kaasa S. Health-related quality of life and occurrence of intestinal side effects after pelvic radiotherapy: evaluation of long-term effects of diagnosis and treatment. Acta Oncol. 2000;39(2):173–80.
18. Brown MR, Ramirez JD, Farquhar-Smith P. Pain in cancer survivors. Br J Pain. 2014;8(4):139–53.
19. Levy MH, Chwistek M, Mehta RS. Management of chronic pain in cancer survivors. Cancer J. 2008;14(6):401–9.
20. Kolla SB, Dash A. Radiation cystitis: acute and chronic. In: Radiation therapy for pelvic malignancy and its consequences. New York: Springer; 2015. p. 111–8.
21. Parker RG, Berry HC. Late effects of therapeutic irradiation on the skeleton and bone marrow. Cancer. 1976;37(S2):1162–71.
22. Bluemke DA, Fishman EK, Scott WW Jr. Skeletal complications of radiation therapy. Radiographics. 1994;14(1):111–21.
23. Massin PH, Duparc JA. Total hip replacement in irradiated hips. A retrospective study of 71 cases. J Bone Joint Surg. 1995; 77(6):847–52.
24. Baxter NN, Habermann EB, Tepper JE, Durham SB, Virnig BA. Risk of pelvic fractures in older women following pelvic irradiation. JAMA. 2005;294(20):2587–93.
25. Reimer NB, Nystrom LM, Dean CW. Miscellaneous pelvic effects: pelvic/sacral insufficiency fractures. In: Radiation therapy for pelvic malignancy and its consequences. New York: Springer; 2015. p. 167–80.
26. Paice JA. Chronic treatment-related pain in cancer survivors. Pain. 2011;152(3):S84–9.
27. Delanian S, Lefaix JL. The radiation-induced fibroatrophic process: therapeutic perspective via the antioxidant pathway. Radiother Oncol. 2004;73(2):119–31.
28. Martin M, Lefaix JL, Delanian S. TGF-β1 and radiation fibrosis: a master switch and a specific therapeutic target? Int J Radiat Oncol Biol Phys. 2000 May 1;47(2):277–90.
29. Parsons JT, Bova FJ, Fitzgerald CR, Mendenhall WM, Million RR. Radiation optic neuropathy after megavoltage external-beam irradiation: analysis of time-dose factors. Int J Radiat Oncol Biol Phys. 1994;30(4):755–63.
30. Stoll BA, Andrews JT. Radiation-induced peripheral neuropathy. Br Med J. 1966;1(5491):834.
31. Maier JG, Perry RH, Saylor W, Sulak MH. Radiation myelitis of the dorsolumbar spinal cord. Radiology. 1969;93(1):153–60.
32. Johansson S, Svensson H, Denekamp J. Dose response and latency for radiation-induced fibrosis, edema, and neuropathy in breast cancer patients. Int J Radiat Oncol Biol Phys. 2002;52(5):1207–19.
33. Thomas JE, Cascino TL, Earle JD. Differential diagnosis between radiation and tumor plexopathy of the pelvis. Neurology. 1985;35(1):1.
34. Delanian S, Pradat PF. Posteriori conformal radiotherapy using three-dimensional dosimetric reconstitution in a survivor of adult-onset Hodgkin's disease for definitive diagnosis of lower motor neuron disease. J Clin Oncol. 2010;28(30):e599–601.
35. Ashenhurst EM, Quartey GR, Starreveld A. Lumbo-sacral radiculopathy induced by radiation. Can J Neurol Sci. 1977;4(04):259–63.
36. Powell S, Cooke J, Parsons C. Radiation-induced brachial plexus injury: follow-up of two different fractionation schedules. Radiother Oncol. 1990;18(3):213–20.

37. Rawlings G, Arriagada R, Fontaine F, Bouhnik H, Mouriesse H, Sarrazin D. Radiation-induced brachial plexopathy. Bull Cancer. 1983;70(2):77–83.

38. Kori SH, Foley KM, Posner JB. Brachial plexus lesions in patients with cancer= 100 cases. Neurology. 1981;31(1):45.

39. Bajrovic A, Rades D, Fehlauer F, Tribius S, Hoeller U, Rudat V, Jung H, Alberti W. Is there a life-long risk of brachial plexopathy after radiotherapy of supraclavicular lymph nodes in breast cancer patients? Radiother Oncol. 2004;71(3):297–301.

40. Kori SH. Diagnosis and management of brachial plexus lesions in cancer patients. Oncology (Williston Park, NY). 1995 Aug;9(8):756–760.

41. Delanian S, Lefaix JL, Pradat PF. Radiation-induced neuropathy in cancer survivors. Radiother Oncol. 2012;105(3):273–82.

42. Killer HE, Hess K. Natural history of radiation-induced brachial plexopathy compared with surgically treated patients. J Neurol. 1990;237(4):247–50.

43. Roth G, Magistris MR, Le Fort D, Desjacques P. Post-radiation brachial plexopathy. Persistent conduction block. Myokymic discharges and cramps. Rev Neurol. 1987;144(3):173–80.

44. Pradat PF, Delanian S. Late radiation injury to peripheral nerves. Handb Clin Neurol. 2012;115:743–58.

45. Merrell RT. Radiation-induced lumbosacral plexopathy. In: Radiation therapy for pelvic malignancy and its consequences. New York: Springer; 2015. p. 181–7.

46. Feistner H, Weissenborn K, Münte TF, Heinze HJ, Malin JP. Post-irradiation lesions of the caudal roots. Acta Neurol Scand. 1989;80(4):277–81.

47. Danesh-Meyer HV. Radiation-induced optic neuropathy. J Clin Neurosci. 2008;15(2):95–100.

48. Flickinger JC. Cranial nerves. In: Human radiation injury. Philadelphia: Lippincott Williams Wilkins; 2011. p. 210–6.

49. Berger PS, Bataini JP. Radiation-induced cranial nerve palsy. Cancer. 1977;40(1):152–5.

50. Wong CS, Fehlings MG, Sahgal A. Pathobiology of radiation myelopathy and strategies to mitigate injury. Spinal Cord. 2015;53(8):574–80.

51. Schultheiss TE. The radiation dose–response of the human spinal cord. Int J Radiat Oncol Biol Phys. 2008;71(5):1455–9.

52. Kirkpatrick JP, van der Kogel AJ, Schultheiss TE. Radiation dose–volume effects in the spinal cord. Int J Radiat Oncol Biol Phys. 2010;76(3):S42–9.

53. Gibbs IC, Patil C, Gerszten PC, Adler JR Jr, Burton SA. Delayed radiation-induced myelopathy after spinal radiosurgery. Neurosurgery. 2009;64(2):A67–72.

54. Wong CS, Van der Kogel AJ. Mechanisms of radiation injury to the central nervous system: implications for neuroprotection. Mol Interv. 2004;4(5):273.

55. New P. Radiation injury to the nervous system. Curr Opin Neurol. 2001;14(6):725–34.

56. Daly ME, Gibbs IC. Spinal radiosurgery: delayed radiation-induced myelopathy. In: Tumors of the central nervous system, vol. 6. Dordrecht: Springer Netherlands; 2012. p. 135–40.

57. Okada S, Okeda R. Pathology of radiation myelopathy. Neuropathology. 2001;21(4):247–65.

58. Stephans KL, Djemil T, Tendulkar RD, Robinson CG, Reddy CA, Videtic GM. Prediction of chest wall toxicity from lung stereotactic body radiotherapy (SBRT). Int J Radiat Oncol Biol Phys. 2012;82(2):974–80.

59. Din SU, Williams EL, Jackson A, Rosenzweig KE, Wu AJ, Foster A, Yorke ED, Rimner A. Impact of fractionation and dose in a multivariate model for radiation-induced chest wall pain. Int J Radiat Oncol Biol Phys. 2015;93(2):418–24.

60. Andolino DL, Forquer JA, Henderson MA, Barriger RB, Shapiro RH, Brabham JG, Johnstone PA, Cardenes HR, Fakiris AJ. Chest wall toxicity after stereotactic body radiotherapy for malignant lesions of the lung and liver. Int J Radiat Oncol Biol Phys. 2011;80(3):692–7.

61. Mutter RW, Liu F, Abreu A, Yorke E, Jackson A, Rosenzweig KE. Dose–volume parameters predict for the development of chest wall pain after stereotactic body radiation for lung cancer. Int J Radiat Oncol Biol Phys. 2012;82(5):1783–90.

62. Creach KM, El Naqa I, Bradley JD, Olsen JR, Parikh PJ, Drzymala RE, Bloch C, Robinson CG. Dosimetric predictors of chest wall pain after lung stereotactic body radiotherapy. Radiother Oncol. 2012;104(1):23–7.

63. Welsh J, Thomas J, Shah D, Allen PK, Wei X, Mitchell K, Gao S, Balter P, Komaki R, Chang JY. Obesity increases the risk of chest wall pain from thoracic stereotactic body radiation therapy. Int J Radiat Oncol Biol Phys. 2011;81(1):91–6.

64. Dunlap NE, Cai J, Biedermann GB, Yang W, Benedict SH, Sheng K, Schefter TE, Kavanagh BD, Larner JM. Chest wall volume receiving> 30 Gy predicts risk of severe pain and/or rib fracture after lung stereotactic body radiotherapy. Int J Radiat Oncol Biol Phys. 2010;76(3):796–801.

# 第三部分
# 癌性疼痛综合征典型范例

# 7　疼痛管理的基本概念

Dhanalakshmi Koyyalagunta，Maureen J. Simmonds，
Diane M. Novy
周全　译　陶涛　校

## 概述

由于早期诊断和治疗的重大进步，在美国估计有 1370 万癌症患者[1]。这些患者中约有 25% 的患者患有可能持续数年的疼痛、抑郁和衰弱，影响其正常工作和生活质量[2-6]。华盛顿大学医学院的 John Bonica 博士和 Wilburt Fordyce 博士介绍了融合多学科的经典的慢性疼痛康复计划，旨在治疗给慢性疼痛患者带来负担的复杂症状[7-8]。治疗慢性疼痛的费用在过去的几十年中不断增加，以教育、改善体力活动和功能恢复为重点的慢性疼痛康复计划（chronic pain rehabilitation programs，CPRP）已经建立[9]。事实上，现有大量强有力的证据支持体能锻炼可以给急、慢性疾病患者带来一些总体性和具体性的健康获益，改善生理、躯体、心理等方面的情况，从而产生良好的社会效应。当前证据也显示 CPRP 在非癌性疼痛中同样具有良好的功效[10-11]。

我们详细阐述了针对癌症患者进行此类康复计划的必要性，选取了 CPRP 中的一部分内容[12]，并针对这些人群的需求进行了调整。随着癌症患者的增加，CPRP 治疗慢性癌性疼痛的需求也急剧增加。CPRP 采用以患者为中心和以目标为导向的多种治疗方法，为疼痛管理、物理治疗、作业治疗和心理治疗提供医疗救助。对于慢性非癌性疼痛患者，当疼痛无法缓解时，治疗策略应该进行调整，以处理和减轻疼痛对患者的影响为目标。这些策略包括改善身体功能、减少无益的保健服务以及增加疼痛的自我管理能力。

行为、心理和社会因素已显示出与慢性病患者的疼痛程度、残障、工作状态、情绪困扰和卫生保健的使用显著相关，而 CPRP 综合了解决这些因素的方法。过去 30 年来，针对慢性疼痛的操作性行为治疗（operant-behavioral therapy，OBT）和认知行为疗法（cognitive-behavioral therapy，CBT），以及保守的药物治疗和物理康复治疗一直是主要的心理治疗方法。许多慢性疼痛患者都可以使用包括药物治疗、介入治疗和物理治疗在内的 CPRP。多学科治疗的研究表明，这些治疗可用于减轻疼痛、恢复失去的功能（包括工作能力）和减少对医疗卫生保障的依赖。

## 计划结构

CPRP 通常是多学科的，各个学科的人员在不同机构一起工作，通过不同程度的沟通，为患者提供协调的医疗保障。跨学科合作的模式可能更理想，多个学科的人员在一个机构中一起工作，可以加强沟通，提供更优质的服务[9, 13]。尽管有证据表明 CPRP 产生了良好的效果，但是这些计划的经济负担阻碍了其更广泛的使用，在慢性疼痛患者中也是如此。癌性疼痛康复计划必须反映出可用于慢性疼痛的内容，同时针对慢性癌性疼痛患者中公认的典型症状群做出合理修改。目标是使用多种方式进行精神和身体的功能恢复。多学科团队应包括医生、心理学专家、物理 / 作业治疗师和护理人员（表 7.1）。

## 评估过程

尽管不同的 CPRP 方案之间在结构上有差异

**表 7.1** 卫生服务提供者及其在癌症患者的跨学科慢性疼痛管理中的作用

| 卫生服务提供者 | 角色 |
| --- | --- |
| 医生 | 疼痛综合征、焦虑、抑郁、疲劳等症状的评估<br>应用药物和介入方法治疗疼痛综合征<br>治疗共病和心理问题<br>作为协调性服务的联络人 |
| 心理学专家 | 完整的心理评估<br>认知行为技术和生物反馈治疗<br>为患者和家属提供心理支持<br>与其他学科协调治疗 |
| 物理治疗师 | 评估功能缺陷和原因<br>评估工作中的躯体活动受限<br>指导活动节奏<br>与其他学科协调治疗 |

Adapted from Gatchel et al.[12]

（例如计划的持续时间、侧重于阿片类药物的脱毒、物理治疗的设施资源）[9]，但组成要素是大致相同的。第一步，要确定患者的医疗状况和目标与康复计划的目标是否相符。评估患者是否由于身心障碍导致健康相关生命质量（health-related quality of life，HRQOL）的低评分非常重要，这样可以根据患者的需求相应地调整康复需求。临床访谈的首要目的是了解患者对病史和治疗的看法，尤其是关于现在的症状以及其导致的功能障碍、可预见的改善功能的难点、既往物理治疗的经验以及他们的治疗期望和目标。

改善功能/活动的障碍可能是基于损伤和疼痛，特别是活动相关疼痛，但是也可能是由于肌肉无力、关节僵硬、水肿、衰弱、恶心和其他原因。活动的障碍也可能与心理问题有关，例如对运动的了解不足、与体育活动相关的焦虑或增加活动的社会支持不足。物理治疗最常提及的目标是减轻疼痛和症状负担，并改善运动和功能。从这个意义上讲，物理治疗师与多学科团队和患者一起工作可确保共同理解，对治疗目标及短期和长期管理目标达成共识。医生、心理学专家和物理治疗师会评估每位患者的医疗和康复的潜力。他们评估每个人的慢性疼痛、衰弱、与化学治疗或其他原因有关的认知功能障碍、性功能改变、功能受限和其他合并症的症状。

# 癌症患者的癌性疼痛综合征

手术会产生慢性疼痛综合征，以及"躯体缺陷"带来的痛苦、行动不便和吞咽困难。癌症患者中疼痛发生率为33%[14]，开胸手术后疼痛的发生率超过60%，乳房切除术后疼痛的发生率为50%～65%，截肢术后疼痛的发生率为50%～80%，颈淋巴结清扫术后疼痛的发生率超过50%。术前疼痛、焦虑、手术类型和术后疼痛控制不佳是发生术后慢性疼痛的预测因素[15]。照射的区域以及化学治疗的神经毒性可能会增加发病率[16]。

某些化学治疗药物（例如紫杉醇类、铂类、沙利度胺、硼替佐米和长春新碱）可能与疼痛性神经病变有关[5, 17-19]。化学治疗引起的外周神经病变（chemotherapy-induced peripheral neuropathy，CIPN）可能在使用初始剂量时出现，并在最后一次化学治疗后数周至数月逐步加重，这被称为"滞后效应"。高龄、基因多态性和神经病变史是发生CIPN的危险因素[20]。长春花生物碱通常引起具有自主神经特征的感觉运动性神经病变，发生率高达30%。铂类化合物可引起感觉或感觉运动神经病变，也可能发生耳毒性。紫杉醇类导致典型的远端感觉神经病变，很少发生运动受累。硼替佐米可导致剂量依赖性神经病变，并伴随运动和步态功能障碍以及自主神经改变的滞后效应[16, 19]。

肌痛和关节痛常见于接受激素治疗的乳腺癌、前列腺癌和妇科癌症患者，以及接受全身或口服类固醇激素治疗的患者。芳香酶抑制剂可导致雌激素缺乏及其相关的骨质减少和骨质疏松症。芳香酶抑制剂可导致关节僵硬，手是最常受累部位，也可能累及膝关节、踝关节和髋关节。关节僵硬通常早晨最严重，运动后会有所改善。在一项研究中，超过1/3的接受芳香酶抑制剂治疗的患者出现了这些症状[21]。激素治疗史、肥胖、化学治疗和阿那曲唑类治疗是关节痛发展的危险因素。

放射治疗可导致神经丛病变、慢性骨盆疼痛、放射性骨坏死、骨折和继发性恶性肿瘤。放射性结肠炎和膀胱炎可导致严重的腹痛和（或）其他胃肠道或尿道症状，包括尿失禁。放射治疗后的神经损伤（神经丛病变）可导致严重的神经病理性疼痛，并可转变为中枢性疼痛综合征。通常，这些综合征的发生会延迟很多，有时很难确定因果关系。

慢性移植物抗宿主病（chronic graft *vs.* host disease，GVHD）可影响多个器官，包括皮肤、胃肠道、口腔黏膜和眼睛。在存活超过 6 个月的患者中有将近 30% ～ 80% 的患者可发生 GVHD，5 年死亡率为 40%[22]。患者表现为皮肤、黏膜和眼睛疼痛，有的人则表现为皮肤萎缩、溃疡和关节挛缩等类似硬皮病的症状。

# 医生评估

慢性癌性疼痛是由癌症本身或化学治疗、放射治疗和（或）手术引起的与治疗相关的毒性所致。它不同于慢性疼痛，因为可识别的组织损伤通常会导致慢性癌性疼痛综合征（表 7.2）。疼痛可

**表 7.2**　慢性癌性疼痛综合征[22, 40-41]

| 癌症治疗 | 疼痛综合征 |
| --- | --- |
| 化学治疗 | 化学治疗引起的外周神经病变<br>关节痛 / 肌痛<br>肌肉痉挛<br>骨质疏松 |
| 手术 | 乳房切除术后疼痛综合征<br>开胸术后疼痛综合征<br>颈淋巴结清除术后<br>残肢痛和幻肢痛<br>慢性盆腔 / 腹部疼痛<br>冻结肩<br>淋巴水肿 |
| 皮质类固醇 | 缺血性坏死<br>椎体压缩性骨折<br>肌痛、关节痛 |
| 激素疗法 | 肌痛、关节痛<br>肌肉痉挛 |
| 放射治疗 | 臂丛神经病变<br>腰骶神经丛病变<br>放射性肠炎、膀胱炎<br>脊髓病<br>放射性骨坏死 |
| 双膦酸盐 | 放射性骨坏死 |
| 干细胞移植后（移植物抗宿主病） | 腹部 / 盆腔痛<br>肌痛<br>关节痛<br>外周神经病变<br>黏膜炎 |

以是躯体或内脏的，伤害性的或神经性的，有时甚至是混合性的。评估包括使用简要疼痛量表（Brief Pain Inventory，BPI）[23] 详细评估疼痛程度和埃德蒙顿症状评估量表（Edmonton Symptom Assessment Scale，ESAS）评估伴随症状[24]。对疼痛综合征［躯体、内脏和（或）神经病理性疼痛］的彻底评估将确定最佳的治疗药物或介入疗法。

经历开胸术后疼痛综合征的患者通常主诉切口疼痛和（或）肌肉痉挛，也可表现为同侧肩膀疼痛和肩周炎症状。乳房切除术后疼痛的患者通常在切口部位有伤害性或神经病理性疼痛，有乳房切除后幻痛、手臂神经痛和（或）与淋巴水肿或肩周炎等相关的不适。超过一半的患者在治疗头颈部癌症后会感到疼痛，有与肌肉萎缩和痉挛明显相关的伤害性疼痛及神经病理性疼痛。截肢后的幻肢痛使人衰弱并且难以治疗，这些患者还患有与神经瘤或假体压力有关的残端痛。

CIPN 通常表现为对称性的远端感觉神经病，呈袜套-手套样分布。症状可能为轻度的感觉迟钝到严重的痛觉超敏以及感觉减退。患者会有严重的神经病理性疼痛，无法活动，从而导致去条件作用和肌肉骨骼疼痛。应注意评估感觉、运动和自主神经功能损伤情况。

放射性神经痛的症状可表现为轻度的感觉减退到严重的痛觉超敏以及运动功能障碍。在某些情况下，它也可以转变为可能难以治疗的中枢性疼痛综合征。应注意应用肌电图和神经传导检查与神经丛病变相关的任何感觉和运动功能障碍。疼痛程度的增加或疼痛特征的改变必须引起重视并检查排除癌症复发。GVHD 可伴有严重的黏膜炎并影响各个器官。应注意评估可能导致营养不良和影响生命质量的口腔和阴道溃疡。这些患者的免疫功能低下，容易感染和发生血小板减少性出血。需评估开放性黏膜病变是否有生物体定植。此外，还需评估与关节挛缩相关的疼痛和活动能力。

由于进行类固醇相关治疗会发生骨质疏松症或放射性骨炎，癌症患者面临着不全性骨折及相关疼痛的风险。椎体压缩性骨折在运动时会引起疼痛，并且在受累的脊柱节段会出现叩击痛。应注意评估是否有神经根性症状并进行 MRI 检查以确定骨折的新旧程度。此外，该类患者的免疫力总体下降，容易出现带状疱疹和疱疹后神经痛。

衰弱会降低身体功能并导致无法进行日常生活活动（activities of daily living，ADL）。评估这些症状是否是由身体不适、与治疗有关的副作用（感染、贫血、营养不良、腹泻、厌食、心肌病）和（或）合并疾病引起的，将有助于调整患者的康复治疗。可以通过采访患者及其家人来评估认知功能，同时还需注意评估可能与功能下降或"化疗脑"有关的药物［处方药和（或）非处方药］。

## 物理治疗评估

标准的物理治疗评估包括一系列标准化的患者报告测量，这些措施可酌情评估疼痛、衰弱、身体机能和日常生活活动能力，并且可能包括与健康相关的生活质量。物理治疗评估包括检查受影响身体部位是否存在功能缺陷，例如特定的肌肉力量或关节活动范围（表 7.3）。近年来临床评估强调了对身体功能的测量[25]，因为其更能反映患者的整体功能。与传统的基于损伤的测量方法相比，身体功能的测量值补充了患者的自我功能报告，并且可以更好地预测结局。

在临床评估中，因为体育锻炼是癌症患者物理治疗的重要组成部分，所以了解患者对体育锻炼的态度至关重要。应该包括他们的活动偏好、参加体育活动的意愿或准备以及对锻炼和活动所具有的任何担心。例如，在乳腺癌和乳房切除术之后一些人担心剧烈的手臂运动可能会增加淋巴水肿。有些人在其治疗护理期间的某个时刻被建议"放轻松"，但是从来没有人告知其实际含义。

相同的问题可能适用于对体育活动感到焦虑和（或）过分关心的家庭成员。有关健康认知力的研究表明，患者、看护人和提供者之间的知识存在着显著的差距[26]。显然，当患者或看护人持有错误的观念或无益的态度时，以友善的方式纠正和改变这些观念和态度很重要，看似轻蔑或者居高临下的安慰和建议不会有任何帮助[27]。关于体育锻炼，错误的观念和无益的态度可能是由于对作为康复计划一部分的基本体力活动和（或）安全有效的活动有误解或缺乏理解，尤其是当患者或看护人担心在非常规运动过程中或运动后出现疼痛或不适可能是癌症复发的征兆。

## 心理评估

心理学专家的主要职责是通过与患者或者患者的一个或多个家属面对面访谈，收集患者相关的社会心理学信息。虽然患者的人口统计和临床信息是从医疗记录中获得的，但心理学专家会询问患者的疼痛经历，并关注已经尝试过的治疗方法、有用的应对策略以及疼痛对患者生活的影响。研究癌症的心理学专家也会询问癌症对患者生活的影响。访谈涉及目前的抑郁和焦虑的特点以及患者的压力和担忧的来源。心理学专家还将评估自杀风险，包括当前任何有关自杀的积极或消极想法、过去尝试自杀的意图和其他风险因素的细节。

调查还需采集过去的心理或精神病治疗史、知觉扭曲和心理问题的家族史。评估当前和过去的药物使用情况。关注目前来自家庭、朋友和同事的社会支持。询问患者的教育程度、工作经历、工作技能和财务状况的信息。最后，还需询问患者其治疗

表 7.3 功能状态评估[25, 42]

| | 测试方法 | 描述 | 心理学测试 |
| --- | --- | --- | --- |
| 功能状态和物理评估 | 步行速度［计时50英尺（约15.2 m）］ | 患者步行25英尺（约7.6 m），转身，然后以最快的速度往回走。步行时间以秒计 | 良好的内部一致性和稳定性 $r > 0.98$ 构想效度、收敛效度和判别效度已建立 |
| | 2 min 或 6 min 步行距离 | 患者被要求在指定时间内尽可能走得远、走得快，并记录下行走的总距离（受试者可以使用助行器，但每次测试都应坚持使用） | 良好的信度 $r \geqslant 0.9$ 构想效度、收敛效度和判别效度已建立 |
| | 椅子起立时间（2次或5次） | 患者从普通椅子上的坐姿开始，指导其以尽可能快但尽可能安全的速度站起来，然后坐回去（2次或5次）。短暂休息后，重复这个任务，两次的平均值作为结果 | 良好的内部一致性和稳定性 $r > 0.98$ 构想效度、收敛效度和判别效度已建立 |

目标。通常患者会说他们的希望是"没有痛苦"。这是一个与患者讨论这一目标的现实性，以及关注更容易实现的其他康复目标来改善机体功能和生活质量的可能性的机会。

不同的 CPRP 可能会包含自评心理问卷[28]以补充团队评估收集的信息。Stanos 的文章概述了其中一些差异[9]。在文章中，梅奥诊所疼痛康复中心（罗切斯特，明尼苏达州）实施了一系列问卷调查，多维度评估疼痛经历，包括抑郁症和灾难化，而其他中心仅使用结构化访谈[9]。安德森癌症中心的心理学专家进行结构性疼痛访谈以收集信息，做出诊断，并评估与患者的健康状况和目标相符的治疗方案的适用性。目前，我们使用埃德蒙顿症状评估量表来评估衰弱、呼吸短促、食欲不振、抑郁、焦虑、嗜睡、思维不清晰、失眠、身体外观、身体功能、性功能、精神上的痛苦和经济困难的等级。此外，目前阿片类药物滥用的风险通过疼痛患者的筛查和阿片类药物评估（Screener and Opioid Assessment for Patients with Pain，SOAPP）进行评估[29-33]。尿液筛查、药丸计数和处方药监测程序对高危患者有用，但是就临床结果而言，没有一种工具本身是可靠的[30, 34]。我们发现在癌性疼痛患者中，那些 SOAPP 得分高的患者往往更年轻，更容易感到疼痛，对吗啡的每日剂量（morphine equivalent daily dose，MEDD）要求更高，而且更容易出现抑郁和焦虑的症状[35]。

# 治疗

CPRP 专注于优化药物、减少疼痛的介入治疗、物理康复、作业治疗、团体教育和心理治疗。慢性癌性疼痛的治疗应以传统用于慢性疼痛的原则为基础，但要加以修改。慢性疼痛修复计划的重点是阿片类药物戒断或者停止使用。对于慢性癌性疼痛患者来说，这可能是一个挑战，因为这些患者中有相当多的人由于活动性癌症相关疼痛综合征或治疗相关疼痛综合征而服用高剂量阿片类药物。一般在康复计划的早期，需要持续使用阿片类药物和佐剂，除非患者有药物相关副作用——衰弱和（或）认知障碍，可考虑停药。长效制剂的耐受性可能更好，可作为基线剂量控制疼痛，也可用于疼痛加重时的补充剂量给予。

阿片类药物的选择和剂量取决于患者的全身状况，包括肝肾功能和疼痛综合征的类型。强阿片类药物包括吗啡、美沙酮、芬太尼、羟考酮、羟吗啡酮和氢吗啡酮。他喷他多是 μ 受体激动剂，同时可以抑制去甲肾上腺素再摄取。曲马多是一种弱阿片类药物，同时具有一些类似于三环抗抑郁药（tricyclic antidepressant，TCA）的特性。对于初次使用阿片类药物的患者，应先使用弱阿片类药物，然后按照阿片类药物的耐受性进行滴定，没有封顶效应。常见的副作用如镇静、恶心和便秘应及时处理，因为这些可能影响康复。在肾功能不全的情况下，吗啡代谢物可能会蓄积，必须谨慎使用。对于服用大剂量美沙酮或可延长 QT 间期药物的患者可能需要进行心电图监测。在有阿片类药物滥用风险的患者中，应在耐受的情况下停用阿片类药物，并根据疼痛症状增加辅助治疗。

许多风险管理策略［风险评估工具、尿液药物筛查（urine drug screen，UDS）、药丸计数和频繁的随访］已应用于慢性疼痛患者的管理[36]。非甾体类药物、COX-2 抑制剂、度洛西汀和普瑞巴林对骨骼肌肉疼痛患者有益。对于患有肾功能不全、出血倾向和消化性溃疡疾病的患者，必须谨慎使用非甾体类药物。可以在明显的神经病理性成分存在的情况下添加 TCA、选择性 5- 羟色胺再摄取抑制剂（selective serotonin reuptake inhibitors，SSRI）和抗癫痫药。多种外用乳膏可与局部麻醉药、神经性药物（加巴喷丁、氯胺酮）和非甾体类药物组合使用。用药物或心理学方法治疗抑郁和焦虑是控制疼痛的关键。哌甲酯或莫达非尼可用于治疗虚弱症状。如表 7.4 所示，可通过程序性干预来优化疼痛治疗。对于无活动性癌症的患者应谨慎使用神经毁损性阻滞，因为永久性神经损伤是一个令人担忧的问题[37]。

# 心理治疗

通常以小组和个人结合的形式向参与疼痛康复的患者提供心理治疗。小组疗法专注于疼痛体验的共同要素，而个人疗法将针对每位患者量身定制康复计划。在疼痛康复的背景下，运用心理学原理来改变慢性疼痛患者的公开行为、想法或感受以帮助他们减少痛苦，获得更满意和更有成效的日常生活。

**表 7.4**　慢性癌性疼痛综合征的介入治疗

| 疼痛综合征 | 介入治疗措施 |
| --- | --- |
| 化疗诱导的外周神经病变 | 脊髓电刺激，鞘内注射治疗 |
| 乳房切除术后疼痛综合征 | 肋间神经阻滞，肋间神经射频或化学消融，脊髓电刺激，鞘内注射治疗 |
| 开胸术后疼痛综合征 | 肋间神经阻滞，肋间神经射频或化学消融，触发点注射，神经瘤注射，脊髓电刺激，鞘内注射治疗 |
| 幻肢痛综合征 | 交感神经阻滞和消融，神经瘤注射，脊髓电刺激，鞘内注射治疗 |
| 头颈部癌症治疗后疼痛 | 局部触发点注射，肉毒杆菌毒素注射，外周神经/神经瘤注射，脊髓电刺激，鞘内注射治疗 |
| 放射治疗后神经炎 | 交感神经阻滞，外周神经阻滞和神经松解术，脊髓电刺激，鞘内注射治疗 |
| 腹部/盆腔痛 | 交感神经阻滞/神经松解术，脊髓电刺激，鞘内注射治疗 |
| 椎体压缩性骨折 | 椎体成形术，椎体后凸成形术，小关节阻滞 |

操作性行为治疗（operant behavioral therapy，OBT）和认知行为疗法（cognitive behavioral therapy，CBT）的目标是用适应性强的行为和认知来代替患者适应性差的行为和认知。

行为干预包括活动节奏调节、放松技术和生物反馈。认知行为干预包括从认知或行为上转移注意力的应对技巧、放松、调节活动的节奏和适当的社会支持。需要注意增加或减轻疼痛的因素，并且应用这些因素指导疼痛应对技巧。认知重建被用来治疗负性归因和灾难化，不一定要强调积极思考。CBT 通常是短期的且以技能为导向的。长期以来团体 CBT 一直被认为是 CPRP 的支柱。

另外两种补充疗法逐渐在疼痛康复领域获得认可。自 20 世纪 90 年代以来，动机访谈（motivational interviewing，MI）在疼痛康复中一直发挥着作用。这是一种有用的心理治疗方法，它考虑到患者主动改变自己生活的意愿（例如体育锻炼、健康饮食、放松练习或正念、停止吸烟或其他物质使用）[38]。动机访谈在帮助患者减少阿片类药物以重新评估他们对这些药物的需求方面特别有用。作为这种疗法的一部分，心理学家向患者征求改变目标行为的动机和解决方案。

第二种治疗慢性疼痛的方法是接受和承诺疗法（acceptance and commitment therapy，ACT）及正念疗法[27]。虽然这种治疗的某些方面属于 CBT 家族，但也将这种治疗扩展到思想、感觉、经验和记忆，而不是仅仅根据它们的形式、频率或外观来判断它们是否有帮助。在 ACT 中，有两种途径可以促进机体健康：一种是，某些方法可以降低心理体验（例如疼痛、恐惧或悲伤）的强度或频率，这些心理体验会对行为产生影响，但不一定会降低行为的强度或频率。治疗的重点是提高心理的灵活性，帮助患者接受生活中的逆境。ACT 的另一部分是对注意力灵活性的训练。具体来说，这个训练包括使用呼吸作为一个锚来引导和驯服一个人的注意力，注意力集中在了呼吸瞬间体验上，而竞争性的思想和感觉（例如疼痛、恐惧和悲伤）则以一种不加评判的、接受的方式回应，有意地、温和地忽略它，把注意力放在呼吸上。通过这个过程，患者学会有选择地放手，把注意力集中在他们最希望关注的体验上面[27, 39]。

## 物理治疗管理

物理治疗管理的重点是与患者合作，改善运动和功能，克服角色限制，以自我管理为目标。临床评估中，治疗师的重点是倾听（而不是谈话），这有助于引出关于患者改善功能和长期自我管理的主要障碍的信息。障碍可能主要是生理上的、身体上的和（或）心理上的，如实际或预期的疼痛、肌肉无力、关节僵硬、缺乏知识，或缺乏获得适当的、令人愉悦的运动方面的途径，而在一些不受天气影响的场所（例如游泳池、室内或室外步道）进行令人愉快或首选的运动将更有可能被患者坚持。

癌症患者和其他人群的生活方式都包括像步行这样积极的生活方式。体育锻炼、良好的营养、伴侣或家庭关注等普通的生活方式都能提高患者依从性和维持积极健康的生存状态。运动已被证明在一系列的生理和心理测量中有长期的好处，但是对于不同锻炼或活动方案的效果尚无共识。一个主要的困难是，为了从肌肉力量、灵活性或心血管调节等方面获得锻炼的好处，必须坚持锻炼。就这一点而言，是否监督这项工作似乎不那么重要，重要的是这项工作是否进行以及进行到什么程度。

对于在锻炼和从事其他体育活动经验极少的个人（尤其是当他们对活动有顾虑的时候），运动过程中的物理疗法监督可以帮助患者建立自信心，并在自我管理的锻炼计划的过程中增强体力。参加团体活动，并通过交流获得社会和同伴的支持，对某些人是有帮助的。

总体来说，锻炼计划包括一系列的锻炼以增强力量、灵活性和耐力，从而改善身体机能。每周应至少进行 3 ～ 4 天的运动，并且应当有足够的挑战性，才能保证生理训练效果。物理治疗师应该帮助患者理解运动的重要性，并在增加运动强度、持续时间或频率方面制定循序渐进的、可实现的运动目标。这些目标应该与美国运动医学学院（American College of Sports Medicine，ACSM）的指南相一致。

# 参考文献

1. de Moor JS, Mariotto AB, Parry C, Alfano CM, Padgett L, Kent EE, Forsythe L, Scoppa S, Hachey M, Rowland JH. Cancer survivors in the United States: prevalence across the survivorship trajectory and implications for care. Cancer Epidemiol Biomark Prev. 2013;22:561–70.
2. Baker F, Denniston M, Haffer SC, Liberatos P. Change in health-related quality of life of newly diagnosed cancer patients, cancer survivors, and controls. Cancer. 2009;115:3024–33.
3. Levy MH, Chwistek M, Mehta RS. Management of chronic pain in cancer survivors. Cancer J. 2008;14:401–9.
4. Mishra SI, Scherer RW, Geigle PM, Berlanstein DR, Topaloglu O, Gotay CC, Snyder C. Exercise interventions on health-related quality of life for cancer survivors. Cochrane Database Syst Rev. 2012;8:Cd007566.
5. Burton AW, Fanciullo GJ, Beasley RD, Fisch MJ. Chronic pain in the cancer survivor: a new frontier. Pain Med. 2007;8:189–98.
6. Smith T, Stein KD, Mehta CC, Kaw C, Kepner JL, Buskirk T, Stafford J, Baker F. The rationale, design, and implementation of the American Cancer Society's studies of cancer survivors. Cancer. 2007;109:1–12.
7. Bonica JJ. Basic principles in managing chronic pain. Arch Surg. 1977;112:783–8.
8. Aronoff GM, Evans WO, Enders PL. A review of follow-up studies of multidisciplinary pain units. Pain. 1983;16:1–11.
9. Stanos S. Focused review of interdisciplinary pain rehabilitation programs for chronic pain management. Curr Pain Headache Rep. 2012;16:147–52.
10. Oslund S, Robinson RC, Clark TC, Garofalo JP, Behnk P, Walker B, Walker KE, Gatchel RJ, Mahaney M, Noe CE. Long-term effectiveness of a comprehensive pain management program: strengthening the case for interdisciplinary care. Proc (Baylor Univ Med Cent). 2009;22:211–4.
11. Chou R, Huffman LH. Nonpharmacologic therapies for acute and chronic low back pain: a review of the evidence for an American Pain Society/American College of Physicians clinical practice guideline. Ann Intern Med. 2007;147:492–504.
12. Gatchel RJ, McGeary DD, McGeary CA, Lippe B. Interdisciplinary chronic pain management: past, present, and future. Am Psychol.

2014;69:119–30.
13. Boon H, Verhoef M, O'Hara D, Findlay B. From parallel practice to integrative health care: a conceptual framework. BMC Health Serv Res. 2004;4:15.
14. van den Beuken-van Everdingen MH, de Rijke JM, Kessels AG, Schouten HC, van Kleef M, Patijn J. Prevalence of pain in patients with cancer: a systematic review of the past 40 years. Ann Oncol. 2007;18:1437–49.
15. Perkins FM, Kehlet H. Chronic pain as an outcome of surgery. A review of predictive factors. Anesthesiology. 2000;93:1123–33.
16. Glare PA, Davies PS, Finlay E, Gulati A, Lemanne D, Moryl N, Oeffinger KC, Paice JA, Stubblefield MD, Syrjala KL. Pain in cancer survivors. J Clin Oncol. 2014;32:1739.
17. Burton AW, Fine PG, Passik SD. Transformation of acute cancer pain to chronic cancer pain syndromes. J Support Oncol. 2012;10:89–95.
18. Windebank AJ, Grisold W. Chemotherapy-induced neuropathy. J Peripher Nerv Syst. 2008;13:27–46.
19. Grisold W, Cavaletti G, Windebank AJ. Peripheral neuropathies from chemotherapeutics and targeted agents: diagnosis, treatment, and prevention. Neuro-Oncology. 2012;14(Suppl 4):iv45–54.
20. Vincenzi B, Frezza AM, Schiavon G, Spoto C, Silvestris N, Addeo R, Catalano V, Graziano F, Santini D, Tonini G. Identification of clinical predictive factors of oxaliplatin-induced chronic peripheral neuropathy in colorectal cancer patients treated with adjuvant Folfox IV. Support Care Cancer. 2013;21:1313–9.
21. Sestak I, Cuzick J, Sapunar F, Eastell R, Forbes JF, Bianco AR, Buzdar AU. Risk factors for joint symptoms in patients enrolled in the ATAC trial: a retrospective, exploratory analysis. Lancet Oncol. 2008;9:866–72.
22. Paice JA. Chronic treatment-related pain in cancer survivors. Pain. 2011;152:S84–9.
23. Cleeland CS, Ryan KM. Pain assessment: global use of the Brief Pain Inventory. Ann Acad Med Singap. 1994;23:129–38.
24. Chang VT, Hwang SS, Feuerman M. Validation of the Edmonton Symptom Assessment Scale. Cancer. 2000;88:2164–71.
25. Simmonds MJ. Physical function in patients with cancer: psychometric characteristics and clinical usefulness of a physical performance test battery. J Pain Symptom Manag. 2002;24:404–14.
26. Institute of Medicine Committee on Advancing Pain Research CaE. The national academies collection: reports funded by National Institutes of Health. In: Relieving pain in America: a blueprint for transforming prevention, care, education, and research. Washington, DC: National Academies Press (US), National Academy of Sciences; 2011.
27. McCracken LM, Vowles KE. Acceptance and commitment therapy and mindfulness for chronic pain: model, process, and progress. Am Psychol. 2014;69:178–87.
28. Turk DC, Melzack R, editors. Handbook of pain assessment. 3rd ed. New York: The Guilford Press; 2010.
29. Chou R, Fanciullo GJ, Fine PG, Miaskowski C, Passik SD, Portenoy RK. Opioids for chronic noncancer pain: prediction and identification of aberrant drug-related behaviors: a review of the evidence for an American Pain Society and American Academy of Pain Medicine clinical practice guideline. In: J Pain. United States, 2009;10:131–146.
30. Solanki DR, Koyyalagunta D, Shah RV, Silverman SM, Manchikanti L. Monitoring opioid adherence in chronic pain patients: assessment of risk of substance misuse. Pain Physician. 2011;14:E119–31.
31. Butler SF, Budman SH, Fernandez KC, Houle B, Benoit C, Katz N, Jamison RN. Development and validation of the Current Opioid Misuse Measure. Pain. 2007;130:144–56.
32. Akbik H, Butler SF, Budman SH, Fernandez K, Katz NP, Jamison RN. Validation and clinical application of the Screener and Opioid Assessment for Patients with Pain (SOAPP). J Pain Symptom Manag. 2006;32:287–93.
33. Butler SF, Fernandez K, Benoit C, Budman SH, Jamison RN. Validation of the revised Screener and Opioid Assessment for

Patients with Pain (SOAPP-R). J Pain. 2008;9:360–72.

34. Chou R, Ballantyne JC, Fanciullo GJ, Fine PG, Miaskowski C. Research gaps on use of opioids for chronic noncancer pain: findings from a review of the evidence for an American Pain Society and American Academy of Pain Medicine clinical practice guideline. J Pain. 2009;10:147–59.

35. Koyyalagunta D, Bruera E, Aigner C, Nusrat H, Driver L, Novy D. Risk stratification of opioid misuse among patients with cancer pain using the SOAPP-SF. Pain Med. 2013;14:667–75.

36. Koyyalagunta D, Burton AW, Toro MP, Driver L, Novy DM. Opioid abuse in cancer pain: report of two cases and presentation of an algorithm of multidisciplinary care. Pain Physician. 2011;14:E361–71.

37. Koyyalagunta D, Burton AW. The role of chemical neurolysis in cancer pain. Curr Pain Headache Rep. 2010;14:261–7.

38. Motivational intervieweing: preparing people for change. New York, 2002.

39. Kabat-Zinn J, Hanh TN. Full catastrophe living (revised edition): using the wisdom of your body and mind to face stress, pain, and illness. New York: Random House Publishing Group; 2013.

40. Portenoy R, Conn M. Cancer pain syndromes. Cambridge: Press syndicate of the University of Cambridge; 2003.

41. Davies PS. Chronic pain management in the cancer survivor: tips for primary care providers. Nurse Pract. 2013;38:28–38; quiz 38-29.

42. Montoya M, Fossella F, Palmer JL, Kaur G, Pace EA, Yadav R, Simmonds M, Gillis T, Bruera E. Objective evaluation of physical function in patients with advanced lung cancer: a preliminary report. J Palliat Med. 2006;9:309–16.

# 8 头颈癌疼痛

Vinay Puttanniah，Elena V. Zininberg

劳期迎 译 陶涛 校

## 概述

在美国，头颈癌仅约占恶性肿瘤的 3% ~ 5%，但与头颈癌相关的疼痛综合征的患病率高达 86%，被认为是此类癌症最严重的症状之一[1-2]。头颈癌（head and neck cancer，HNC）是一类发生在头颈区域的肿瘤，包括鼻腔、口腔、咽部、喉部，以及相关的结构，包括嘴唇、鼻窦和唾液腺[3]，其中鳞状细胞癌是最常见的组织学类型[4]。为了改善这些综合征患者的生活质量，了解头颈癌相关疼痛的潜在原因和对治疗方案的认识是必要的。

针对头颈癌引起的疼痛可以有以下几个分类：可能是伤害性疼痛，包括各种组织和器官损伤引起的躯体和内脏疼痛综合征，或者是神经系统部分损伤引起的神经病理性疼痛。可能是癌症直接引起的疼痛，如肿瘤的肿块效应或对附近软组织和骨结构的恶性浸润，以及神经系统的侵袭和挤压。另外，疼痛可能是各种癌症治疗的结果，包括各种手术的后遗症、放射诱导的组织纤维化，以及放疗和化疗引起的黏膜炎和神经病变[5]。

对头颈癌引起的疼痛，初步治疗通常是以世界卫生组织的癌性疼痛阶梯为基础，该癌性疼痛阶梯以系统性给予逐渐增强的阿片类药物为主，非阿片类药物为辅，必要时采用介入技术进行治疗。接下来我们将重点介绍可用于治疗与头颈癌相关的疼痛综合征的各种介入技术。

## 伤害性疼痛综合征

伤害性疼痛是由于刺激大多数组织中存在的周围伤害性感受神经（A-δ 和 C 纤维）引起的[6]。通常提起头颈癌引起的疼痛时，这种伤害性疼痛可能是因肿瘤扩张、炎症、压迫、局部缺血和周围组织破坏而直接造成的，而不是诸如手术、放疗和化疗等各种癌症治疗所引起的疼痛。从吞咽困难到面部、枕骨和颈部的疼痛，肌筋膜疼痛和颈、肩胛骨和颞下颌关节的关节痛，疼痛的位置可能有很大的不同[7]。全身性镇痛药对治疗伤害性疼痛有效，可以帮助减少有害刺激的传递，但是介入技术也可以针对各种解剖结构，以进一步减轻疼痛[8]。

## 肿瘤直接参与引起的疼痛

### 骨侵袭

骨侵袭是癌症中躯体疼痛的主要原因[9]。尽管尚未完全了解其病理生理机制，但普遍认为，与恶性肿瘤有关的神经生理变化会使周围伤害感受器对机械和化学刺激更敏感。因此这些受体在受到压迫、局部缺血和局部痛觉因子释放时更容易激活[10]。肿瘤介导的骨形成与吸收之间的失衡在骨痛中也起着至关重要的作用，并容易导致病理性骨折和神经受压[11]。骨骼受累引起的疼痛通常部位确定且持续不断，可持续数天至数周。

### 神经压迫和侵袭

在头颈癌患者中，神经性肿瘤侵袭是一种广为报道的现象。原发性肿瘤沿着神经内膜或神经束膜扩散到不连续的区域，引起神经压迫或浸润[12]。尽管实际上可以累及面部、头骨、颈部或肩部的任何感觉神经[6]，但受影响的常见神经主要包括三叉神经（Ⅴ）及其分支、面神经（Ⅶ）和舌咽神经（Ⅸ）。

疼痛依受累神经的解剖分布。

### 头痛

头痛是一种常见的颅内病变症状，约 60% 的原发性脑肿瘤患者和 35% 的脑转移瘤患者可发生头痛[13]。肿瘤引起的头痛通常出现在清醒时，钝性、间歇性发作，可持续数小时。通常发作的部位是双侧额叶部，强度从轻至中度，但具体位置会根据病变的位置而有所不同[14]。

## 与治疗相关的伤害性疼痛综合征

### 化疗或放疗引起的口腔黏膜炎

口腔黏膜炎是化疗或头颈部放疗中的常见副作用。它不仅是头颈癌中报道最多的疼痛综合征，受影响的患者高达 80%，而且据患者反馈是其治疗中最折磨人的副作用[15]。溃疡会导致严重的疼痛，从而影响说话、进食和喝水。这些影响可使人无法正常工作，以致可能需要中断或改变癌症治疗方案，进而降低生存率[16]。当前的口腔黏膜炎止痛方案主要依靠口服和静脉止痛药，目的是控制疼痛，以最大限度地提高患者吞咽功能，防止萎缩和纤维化，并优化长期吞咽功能[15]。其他常用的治疗方法包括局部使用药物，通常以漱口水的形式使口腔黏膜脱敏。制剂通常包括局部麻醉药，例如单独的利多卡因或与吗啡的混合物。口腔冷冻疗法作为一种预防措施也受到广泛关注，它被用来减少接受某些类型化疗患者的黏膜炎的发生率和严重程度[16]。

### 放射导致的疼痛综合征

放疗是头颈癌中最常用的治疗方式之一。尽管放射线尽可能精确地靶向癌症，但近距离的敏感器官可能会受到影响。辐射到头部和颈部可能会损坏皮肤、黏膜、唾液腺、神经和骨骼。多种病理影响包括纤维化、坏死、组织萎缩和血管损伤[17]。

晚期口干燥症是头颈部放疗最常见的副作用之一，主要是由于腮腺损伤所致。口干燥症除了简单地引起口干不适外，还会引起进食困难和口腔卫生问题，严重影响患者生活质量[18]。

暴露于放射线的皮肤和黏膜通常会变得脆弱，容易导致复发的疼痛性溃疡。

放射导致的组织纤维化是另一个有据可查的后遗症，可引起极大的疼痛和不适。这是电离辐射的晚期表现形式，它通过直接的 DNA 损伤造成细胞损伤，并产生自由基导致局部炎症反应。这种炎症最终导致胶原蛋白沉积增加、血供不良和瘢痕形成。头颈部区域放疗特有的区域综合征可包括牙关紧闭、吞咽困难、误吸和局部疼痛[19]。

下颌骨放射性坏死是一种相对少见但具有破坏性的头颈部放疗并发症。发生率相对较低，大约为 5% ~ 7%，很大程度上取决于下颌骨的辐射量和口腔卫生[18]。

### 术后疼痛

许多头颈癌，包括口咽癌、下咽癌和声门上喉癌，会导致淋巴结转移至颈部，需要手术治疗[20]。颈淋巴结清扫术后常报告颈部和肩部疼痛以及功能障碍，淋巴结清扫术后肩部不适的发生率高达 80%[21-22]。脊柱副神经损伤继发的斜方肌暂时或永久性失神经是肩痛和功能障碍的最常见原因。多项研究表明，颈部清扫术中保留副神经可显著减少急性和慢性术后肩痛，并改善功能状态[23]。其他手术，例如下颌骨切除术和上颌骨切除术，常常会导致感觉障碍，引起痛觉超敏、痛觉过敏和术后多年的持续性疼痛[24]。

## 神经病理性疼痛综合征

据报道，多达 30% 的头颈癌患者由于癌症或其治疗而遭受神经病理性疼痛[25]。神经病理性疼痛是涉及外周或中枢神经系统的原发性病变或功能障碍的结果。对外周疼痛神经元（C 纤维）的直接损害会引起钠通道调节和信号传递异常，这是导致神经病理性疼痛的机制之一。另外，神经病理性疼痛可继发于持续性的、不可缓解的伤害性疼痛，从而改变中枢疼痛途径，导致脊髓过度兴奋[26-27]。神经病理性疼痛通常表现为异常的麻木、烧灼痛、刺痛或射击感，包括痛觉超敏和（或）痛觉过敏。在头颈癌患者中，咀嚼、吞咽和面部运动会加剧神经病理性疼痛。

神经病理性疼痛可由多种机制引起。正如肿瘤可以侵犯软组织和骨组织一样，恶性肿瘤也可以侵犯和（或）压迫神经结构，导致疼痛信号的异常传递。异常感觉的分布一般与特定的神经或神经丛受到压迫或其他损伤有关。另外，神经病变可由各种化疗和（或）继发于神经损伤的长时间辐射引起。最后，如前所述，在手术解剖过程中可能造成神经损伤，导致疼痛信号沿受损神经异常传播。

# 介入性疼痛管理

对于口服镇痛药不能缓解的患者，可能需要使用各种介入技术。通常首先针对中枢神经和外周神经进行诊断性神经阻滞，然后再进行长效治疗性注射。其他干预措施包括神经调节、神经破坏技术和椎管内注射（图 8.1）。

## 神经阻滞

### 自主神经阻滞

#### 星状神经节阻滞

星状神经节的阻滞对影响头部、颈部和上肢的交感性疼痛综合征具有重要的诊断和治疗价值。这种类型的阻滞传统上用于缓解与复杂区域疼痛综合征相关的上肢疼痛。然而，无论是在 C5 还是 C6 椎体，交感神经纤维阻滞都对头部产生更成功的交感神经阻滞，而对上肢[28]的影响较小，这在治疗头颈癌引起的疼痛时很有用。目前的经验表明，该方法的疗效持续时间较短，有时并非普遍成功。神经节的神经溶解很少被提及，但从理论上也可以考虑，因为可以延长缓解时间，但需权衡相关的副作用风险（包括霍纳综合征持续时间的延长）。

#### 蝶腭神经节阻滞

蝶腭神经节由交感神经纤维和副交感神经纤维组成，与多种颅面疼痛综合征的发生有关。阻断蝶腭神经节已被证明是治疗肿瘤继发神经压迫等原因引起的顽固性面部疼痛的有效方法[29]。

该靶点在调节肿瘤性面部疼痛方面具有特定价值，但这一操作仍缺乏证据。在进行这一操作时，考虑肿瘤侵袭、手术和放射所引起的解剖变化很重要，特别需要经黏膜或荧光镜引导以确定"正常"解剖结构。

### 躯体神经阻滞

#### 枕神经阻滞

枕神经（第 3 枕神经、枕小神经和枕大神经）阻滞可用于治疗与头颈癌有关的多种疼痛综合征。

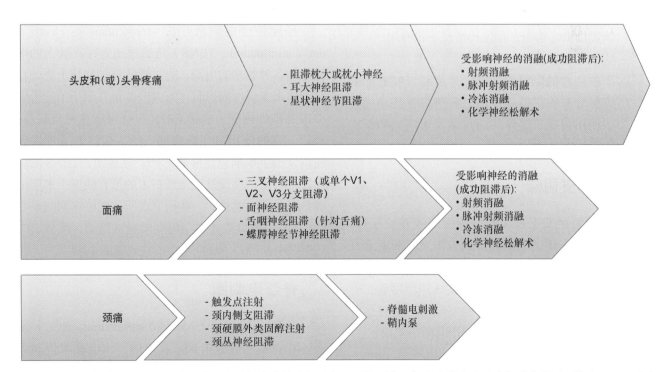

**图 8.1** 通过解剖位置对恶性肿瘤相关的头颈部疼痛综合征进行干预的顺序。保守治疗失败后建议采取的干预措施。上述治疗方法可同时使用

枕神经阻滞更常治疗的疾病包括颈源性头痛和枕神经痛。颈源性头痛是一个通用术语，用于描述从颈部引出的头痛，在头颈癌中非常常见。枕大神经阻滞已被证明在这类头痛中特别有效[30]。枕神经痛可以由肿瘤神经压迫引起，并且还可以对枕神经（通常是枕大神经）作出反应，从而减少疼痛发作的频率、强度和持续时间[31]。值得注意的是，第3枕神经、枕小神经和枕大神经可能是开颅手术、肿瘤或后头皮放疗引起的后头皮疼痛的靶标。

### 三叉神经阻滞

三叉神经痛是由于刺激三叉神经的任何一个或多个分支而导致的神经病理性面部疼痛的一种形式。据报道，上颌和下颌分支是最常影响患者的自发性、面部严重疼痛的部位。三叉神经的末梢部分可以单独阻断，用于治疗解剖定位更加更精确的疼痛症状。

- V1：眼神经

 眼眶上神经和滑车上神经是眼神经的末梢，阻断这两根神经可治疗腭部疼痛，这在治疗颅底肿瘤、脑膜瘤和三叉神经根[13]神经瘤引起的疼痛时很有用。

- V2：上颌神经

 上颌癌通过拉伸骨膜伤害感受纤维引起躯体疼痛以及对神经本身施加压力而导致上颌神经痛，从而引起疼痛。上颌神经的阻滞为上颌提供镇痛作用，在这种情况下很有用。

- V3：下颌神经

 下颌神经的阻滞为下颌、牙齿和口腔底部的疼痛分布提供镇痛作用。病例报告甚至描述了使用留置下颌导管治疗继发于癌症的顽固性下颌疼痛[32]。

## 颈内侧支阻滞

颈部疼痛继发于直接的肿瘤浸润或神经压迫，可能是许多患者不适的原因。颈内侧支阻滞通常在射线引导下进行，可对头颈区域提供镇痛作用。接受颈部手术的患者经常会出现持续性颈部疼痛。一项研究表明，早期干预治疗内侧支阻滞可能对这些术后患者有益[33]，虽然结论只提出有限的建议。

### 舌咽神经阻滞

舌咽神经为舌后 1/3、软腭和腮腺提供感觉。这种神经阻滞最常用于为后舌、扁桃体窝和咽部无法手术的肿瘤引起的疼痛提供镇痛[13]。

### 颈丛神经阻滞

颈丛的皮肤分支为头部和颈部的许多区域提供感觉，包括头皮、耳朵和腹侧颈部。这些神经的阻滞可以为喉切除或其他颈部解剖手术后的慢性颈痛患者提供镇痛。后颈痛综合征这一术语常用来描述一系列临床表现，包括颈浅神经丛分布区持续的神经病理性疼痛，可能伴有同一区域的肌筋膜疼痛。一项研究表明，所有患有该综合征的患者，通过阻断颈浅丛，至少可以暂时缓解或改善症状[34]。

### 触发点注射

头颈癌的肌筋膜疼痛可能是手术干预的结果，如先前在根治性颈清扫综合征中所述。疼痛常出现在斜方肌或胸锁乳突肌的分布范围中，对触发点注射的反应类似于影响身体其他部位的肌筋膜疼痛。同样，肉毒杆菌毒素也可考虑用于治疗因放射导致的纤维化或手术所致的颈椎张力障碍。

# 神经调节

## 经皮神经电刺激

经皮神经电刺激疗法（transcutaneous electrical nerve stimulation，TENS）是通过放置在皮肤上的电极施加各种频率的电流，通过激活脊髓和脑干中的特定受体来实现疼痛控制[36]。TENS 最常用于治疗慢性神经病理性疼痛，包括 CRPS 和糖尿病性神经病变。最近，它的使用也变得愈加广泛，包括大量慢性疼痛以及围手术期急性疼痛[37-38]。这表明，TENS 的应用在进行根治性颈淋巴结清扫术的患者的围手术期可能是有益的。此外，一些研究表明，在放疗期间或之后，TENS 的口腔外应用可刺激唾液流动，使其成为放射线引起的口干燥症治疗的有效辅助手段[39-40]。

## 脊髓电刺激

脊髓电刺激（spinal cord stimulation，SCS）是通过在脊髓上放置电极来实现的，该电极可传递可减轻疼痛的脉冲。该技术广泛用于治疗各种慢性疼痛状况。尽管没有足够的证据证明其可用于治疗癌性疼痛，但它已成为人们关注的话题。Yakovlev 等在一项研究中描述了 SCS 在 14 例患者中成功治疗难治性癌症相关胸壁痛的方法[41]。虽然不一定要治疗与癌症相关的疼痛，但对面部疼痛的神经调节的新进展可能有一天成为患有头颈癌相关疼痛的患者的选择[42]。

### 鞘内药物输注

可植入的鞘内给药系统的工作原理是将选定的药物直接送入脑脊液以控制疼痛。研究表明，使用硬膜内导管治疗顽固性癌性疼痛与传统的综合医疗管理方法相比，具有更好的止痛效果和更少的副作用[43]。Appelgren 等是最早研究持续灌注高剂量布比卡因治疗顽固性头颈癌疼痛的安全性和有效性的研究团队之一。据报道，在该研究的 13 名患者中，大多数报告了令人满意的疼痛缓解和减少了阿片类药物消耗[44]。最近，Lundborg 等报告了使用高位鞘内注射布比卡因治疗难治性头痛和颈痛的病例，该报告中共有多达 40 名患者参与。他们也得出结论，大多数患者疼痛完全缓解，只有很少的副作用。导管放置在 C1 ～ C2 水平似乎可以更好地治疗涉及头部和颈部的疼痛，而放置在 C4 ～ C5 可以治疗肩膀和肢体疼痛[46]。

### 脑室内阿片类药物

一些文献已经描述，通过植入的导管在脑室给予吗啡是一种缓解顽固性癌性疼痛的有效方法。直接在脑室内给药的治疗效果是基于第三脑室和导水管周围的高浓度阿片受体[46]。据我们所知，所有的研究都对晚期头颈癌患者部分使用了这种疗法。在一项包括 82 名患者的 Lazorthes 等的研究中，80% 的患者有良好或极好的镇痛效果[47]。

## 神经破坏术

### 射频消融

射频消融（radiofrequency ablation，RFA）是一种利用热消融实现靶向细胞死亡的技术。在对特定神经或神经节的诊断性阻断已被证明有效之后，该技术最常用作镇痛的一种长期方法。头颈部疾病的

RFA 于 1975 年首次报道，用于治疗三叉神经痛[48]。此后的几项研究证实了三叉神经根切开术对三叉神经痛的疗效。最近，RFA 已用于治疗其他几种头颈部疼痛综合征。各种各样的报道描述了针对不同神经的 RFA 治疗顽固性枕后神经痛[49-51]、慢性颈痛[52]和颈源性头痛[53-54]。

### 脉冲射频

与传统的持续射频消融术相比，脉冲射频（pulsed radiofrequency，PRF）是一种减少组织破坏的替代技术。这在处理有运动功能的神经靶点时尤其重要，因为热消融会损害这些功能。虽然 PRF 的作用机制尚不完全清楚，但研究将疼痛缓解归因于沿疼痛纤维的突触传递的改变[55]。PRF 的疗效一直存在差异，但与传统 RFA 类似的应用试验仍在继续，包括治疗三叉神经痛[56-57]、枕神经痛[58-59]、颈神经根病[60]、颈源性头痛[61]和慢性肩痛[62]。

### 化学神经松解术

化学神经松解术或去神经支配术，是指使用化学消融剂来阻断神经信号的传输。最常用的药物包括酒精、苯酚和肉毒杆菌毒素。这种技术比 RFA 和 PRF 更早，虽然它在三叉神经节、枕神经和舌咽神经的消融术中广泛应用[63]，但已经逐渐失去了人们的青睐。化学神经松解术一般只用于晚期癌症后顽固性疼痛且预期寿命较短的患者。人们认为其引起的副作用，包括皮肤坏死和非靶组织破坏、神经炎，以及长期运动瘫痪的可能性超过了对患者群体的益处[64]。

## 结论

头颈癌相关的疼痛综合征患病率极高，严重损害了患者的生活质量。虽然头颈癌疼痛的药物治疗通常是有效的，但是对于顽固性疼痛的患者，必须考虑其他的介入治疗方法。多种外周神经、神经节神经和轴性神经阻滞在治疗各种头颈痛综合征中取得了很大的成功。一旦诊断性阻滞有效，就可以采用包括射频消融、化学神经松解术和脉冲射频在内的更长期的解决方案。侵入性和非侵入性神经调节

技术也能有效地缓解各种类型的头颈痛。应根据个体症状、对各种技术的反应和总体预后来选择干预措施。

# 参考文献

1. Chaplin JM, Morton RP. Prospective, longitudinal study of pain in head and neck cancer patients. Head Neck. 1999;21(6):531–7.

2. Breivik H, Cherny N, Collett B, de Conno F, Filbet M, Foubert AJ, Cohen R, Dow L. Cancer-related pain: a pan-European survey of prevalence, treatment, and patient attitudes. Ann Oncol. 2009;20(8):1420–33.

3. Davies L, Welch HG. Epidemiology of head and neck cancer in the United States. Otolaryngol Head Neck Surg. 2006;135(3):451–7.

4. Sanderson RJ, Ironside JA. Squamous cell carcinomas of the head and neck. BMJ. 2002;325(7368):822–7.

5. Caraceni A, Portenoy RK. An international survey of cancer pain characteristics and syndromes. IASP task force on cancer pain. International association for the study of pain. Pain. 1999;82(3):263–74.

6. Vecht CJ, Hoff AM, Kansen PJ, et al. Types and causes of pain in cancer of the head and neck. Cancer. 1992;70(1):178–84.

7. Trotter PB, et al. Pharmacological and other interventions for head and neck cancer pain: a systematic review. J Oral Maxillofac Res. 2012;3(4):e1.

8. Binczak M, et al. Management of somatic pain induced by head-and-neck cancer treatment: definition and assessment guidelines of the French Oto-Rhino-Laryngology- Head and Neck Surgery Society. Eur Ann Otorhinolaryngol Head Neck Dis. 2014;131(4):243–7.

9. Villaret D, Weymuller E. Pain caused by cancer of the head and neck. In: Loeser J, Butler S, Chapman R, editors. Bonica's management of pain. Philadelphia: Lippincott Williams & Wilkins; 2001. p. 948–65.

10. Foley KM. The treatment of cancer pain. N Engl J Med. 1985;313:84–95.

11. Roodman GD. Mechanisms of bone metastasis. N Engl J Med. 2004;350:1655–64.

12. Caldemeyer KS, Mathews VP, Righi PD, Smith RR. Imaging features and clinical significance of perineural spread or extension of head and neck tumours. Radiographics. 1998;18(1):97–110.

13. Mehio AK, Shah SK. Alleviating head and neck pain. Otolaryngol Clin N Am. 2009;42(1):143–59.

14. Alentorn A, et al. Presenting signs and symptoms in brain tumors. Handb Clin Neurol. 2016;134:19–26.

15. Mirabile A, et al. Pain management in head and neck cancer patients undergoing chemo-radiotherapy: clinical practical recommendations. Crit Rev Oncol Hematol. 2016;99:100–6.

16. Riley P, Glenny AM, Worthington HV, Littlewood A, Clarkson JE, McCabe MG. Interventions for preventing oral mucositis in patients with cancer receiving treatment: oral cryotherapy. Cochrane Database Syst Rev. 2015;(12). Art. No.: CD011552.

17. Pandya JA, et al. Post-radiation changes in oral tissues – an analysis of cancer irradiation cases. South Asian J Cancer. 2014;3(3):159–62.

18. Henriques de Figueiredo B, Grégoire V. How to minimize morbidity in radiotherapy of pharyngolaryngeal tumors? Curr Opin Otolaryngol Head Neck Surg. 2016;24(2):163–9.

19. Straub JM, et al. Radiation-induced fibrosis: mechanisms and implications for therapy. J Cancer Res Clin Oncol. 2015;141(11):1985–94.

20. Chan JY, et al. Shoulder dysfunction after selective neck dissection in recurrent nasopharyngeal carcinoma. Otolaryngol Head Neck Surg. 2015;153(3):379–84.

21. Lauchlan DT, McCaul JA, McCarron T. Neck dissection and the clinical appearance of post-operative shoulder disability: the post-operative role of physiotherapy. Eur J Cancer Care. 2008;17(6):542–8. [PubMed].

22. Rogers SN, Ferlito A, Pellitteri PK, Shaha AR, Rinaldo A. Quality of life following neck dissections. Acta Otolaryngol. 2004;124(3):231–6. [PubMed].

23. Terrell JE, et al. Pain, quality of life, and spinal accessory nerve status after neck dissection. Laryngoscope. 2000;110(4):620–6.

24. Epstein JB, Wilkie DJ, Fischer DJ, Kim Y-O, Villines D. Neuropathic and nociceptive pain in head and neck cancer patients receiving radiation therapy. Head Neck Oncol. 2009;1:26.

25. Grond S, et al. Validation of World Health Organization guidelines for pain relief in head and neck cancer. A prospective study. Ann Otol Rhinol Laryngol. 1993;102(5):342–8.

26. Coderre TJ, et al. Contribution of central neuroplasticity to pathological pain: review of clinical and experimental evidence. Pain. 1993;52(3):259–85.

27. Connolly I, et al. Management of severe neuropathic cancer pain: an illustrative case and review. Am J Hosp Palliat Care. 2013;30(1):83–90.

28. Mastsumoto S. Thermographic assessment of the sympathetic blockade by stellate ganglion block (20); Comparison between C7-SGB and C6-SGB in 20 healthy volunteers. Masui. 1991;40:692–701.

29. Prasanna A, Murthy PS. Sphenopalatine ganglion block and pain of cancer. J Pain Symptom Manag. 1993;8(3):125.

30. Levin M. Nerve blocks in the treatment of headache. Neurotherapeutics. 2010;7(2):197–203.

31. Dach F, et al. Nerve block for the treatment of headaches and cranial neuralgias – a practical approach. Headache. 2015;55(Suppl 1):59–71.

32. Kohase H, Umino M, Shibaji T, et al. Application of a mandibular nerve block using an indwelling catheter for intractable cancer pain. Acta Anaesthesiol Scand. 2004;48(3):382–3.

33. Klessinger S. The benefit of therapeutic medial branch blocks after cervical operations. Pain Physician. 2010;13(6):527–34.

34. Sist T, Miner M, Lema M. Characteristics of postradical neck pain syndrome: a report of 25 cases. J Pain Symptom Manage. 1999;18(2):95–102.

35. Stubblefield MD, Levine A, Custodio CM, Fitzpatrick T. The role of botulinum toxin type A in the radiation fibrosis syndrome: a preliminary report. Arch Phys Med Rehabil. 2008;89(3):417–21.

36. DeSantana JM, Walsh DM, Vance C, Rakel BA, Sluka KA. Effectiveness of transcutaneous electrical nerve stimulation for treatment of hyperalgesia and pain. Curr Rheumatol Rep. 2008;10(6):492–9.

37. DeSantana JM, Santana-Filho VJ, Guerra DR, et al. Hypoalgesic effect of the transcutaneous electrical nerve stimulation following inguinal herniorrhaphy: a randomized, controlled trial. J Pain. 2008;9:623–9.

38. Solak O, Turna A, Pekcolaklar A, et al. Transcutaneous electric nerve stimulation for the treatment of postthoracotomy pain: a randomized prospective study. Thorac Cardiovasc Surg. 2007;55:182–5.

39. Vijayan A, et al. Prospective phase II study of the efficacy of transcutaneous electrical nerve stimulation in post-radiation patients. Clin Oncol (R Coll Radiol). 2014;26(12):743–7.

40. Lakshman AR, et al. Evaluation of effect of transcutaneous electrical nerve stimulation on salivary flow rate in radiation induced xerostomia patients: a pilot study. J Cancer Res Ther. 2015;11(1):229–33.

41. Yakovlev AE, et al. Treatment of cancer-related chest wall pain using spinal cord stimulation. Am J Hosp Palliat Care. 2010;27(8):552–6.

42. Maniam R, Kaye AD, Vadivelu N, Urman RD. Facial pain update: advances in neurostimulation for the treatment of facial pain. Curr Pain Headache Rep. 2016;20(4):24.

43. Smith TJ, et al. Randomized clinical trial of an implantable drug delivery system compared with comprehensive medical management for refractory cancer pain: impact on pain, drug-related toxicity, and survival. J Clin Oncol. 2002;20(19):4040–9.

44. Appelgren L, Janson M, Nitescu P, Curelaru I. Continuous intracis-

ternal and high cervical intrathecal bupivacaine analgesia in refractory head and neck pain. Anesthesiology. 1996;84(2):256–72.

45. Lundborg C, et al. High intrathecal bupivacaine for severe pain in the head and neck. Acta Anaesthesiol Scand. 2009;53(7):908–13.

46. Datta S, Pai UT. Interventional approaches to management of pain of oral cancer. Oral Maxillofac Surg Clin North Am. 2006;18(4):627–41.

47. Lazorthes YR, Sallerin BA, Verdié JC. Intracerebroventricular administration of morphine for control of irreducible cancer pain. Neurosurgery. 1995;37(3):422–8.

48. Onofrio BM. Radiofrequency percutaneous Gasserian ganglion lesions. Results in 140 patients with trigeminal pain. J Neurosurg. 1975;42(2):132–9.

49. Dubuisson D. Treatment of occipital neuralgia by partial posterior rhizotomy at C1–3. J Neurosurg. 1995;82(4):581–6.

50. Choi I, Jeon SR. Neuralgias of the head: occipital neuralgia. J Korean Med Sci. 2016;31(4):479–88.

51. Gande AV, et al. Long-term outcomes of intradural cervical dorsal root rhizotomy for refractory occipital neuralgia. J Neurosurg. 2015;18:1–9.

52. McDonald GJ, et al. Long-term follow-up of patients treated with cervical radiofrequency neurotomy for chronic neck pain. Neurosurgery. 1999;45(1):61–7.

53. Blume HG. Cervicogenic headaches: radiofrequency neurotomy and the cervical disc and fusion. Clin Exp Rheumatol. 2000;18(2):S53–8.

54. Lee JB, et al. Clinical efficacy of radiofrequency cervical zygapophyseal neurotomy in patients with chronic cervicogenic headache. J Korean Med Sci. 2007;22(2):326–9.

55. Cahana A, Zundert J, Macrea L, Kleef M, Sluijter M. Pulsed radio-frequency: current clinical and biological literature available. Pain Med. 2006;7(5):411–23.

56. Erdine S, Ozyalcin NS, Cimen A, Celik M, Talu GK, Disci R. Comparison of pulsed radiofrequency with conventional radiofrequency in the treatment of idiopathic trigeminal neuralgia. Eur J Pain. 2007;11(3):309–13.

57. Zundert J, Brabant S, Kelft E, Vercruyssen A, Buyten JP. Pulsed radiofrequency treatment of the Gasserian ganglion in patients with idiopathic trigeminal neuralgia. Pain. 2003;104(3):449–52.

58. Choi HJ, et al. Clinical outcomes of pulsed radiofrequency neuromodulation for the treatment of occipital neuralgia. J Korean Neurosurg Soc. 2012;51(5):281–5.

59. Vanelderen P, et al. Pulsed radiofrequency for the treatment of occipital neuralgia: a prospective study with 6 months of follow-up. Reg Anesth Pain Med. 2010;35(2):148–51.

60. Choi G-S, et al. Short-term effects of pulsed radiofrequency on chronic refractory cervical radicular pain. Ann Rehabil Med. 2011;35(6):826–32.

61. van Suijlekom JA, van Kleef M, Barendse G. Radio-frequency cervical zygapophyseal joint neurotomy for cervicogenic headache. A prospective study in 15 patients. Funct Neurol. 1998;13:297–303.

62. Liliang PC, et al. Pulsed radiofrequency lesioning of the suprascapular nerve for chronic shoulder pain: a preliminary report. Pain Med. 2009;10(1):70–5.

63. Koyyalagunta D, Burton AW. The role of chemical neurolysis in cancer pain. Curr Pain Headache Rep. 2010;14:261–7.

64. Joo YC1, Park JY, Kim KH. Comparison of alcohol ablation with repeated thermal radiofrequency ablation in medial branch neurotomy for the treatment of recurrent thoracolumbar facet joint pain. J Anesth. 2013;27(3):390–5.

# 9 乳腺癌疼痛：病理学和介入技术的回顾

Ali Valimahomed，Jennifer Zocca，Amitabh Gulati
杨丹 译 陶涛 校

## 概述

乳腺癌相关性疼痛可分为三类：与肿瘤相关的疼痛、与治疗相关的疼痛以及与癌症无关的身体虚弱或疼痛[1]。在积极治疗期间和肿瘤进展期，乳腺癌相关疼痛通常是起源于肿瘤本身。然而，在乳腺癌存活患者中，其疼痛则通常是治疗方法所带来的后遗症，例如化学疗法、放射疗法、激素疗法等[2]。据估计，有 1/3 的癌症患者在治愈后都经历了慢性疼痛[3]。在一项针对 2000 名丹麦乳腺癌存活患者的随机自述抽样调查中，发现有 42% 的患者在初次手术后 5 年出现了慢性乳腺疼痛[4]。随后，Hofsø 等[5]对 188 名挪威乳腺癌女性患者的放疗后副作用展开调查，发现 51% 的患者抱怨有疼痛症状[5]。Van den Beuken-van Everdingen 等[3]对 7 项研究进行了 meta 分析，发现乳腺癌患者的疼痛发生率为 54%（44% ～ 64%）[3]。

相较于保守疗法（如肿块切除术、前哨淋巴结清扫术、非放射性疗法），积极的乳腺癌疗法（如乳房切除术、腋窝淋巴结清扫术和放射治疗）会增加肩部症状的发生率[6]。近期有关乳腺癌的文献综述估计，乳腺癌手术后手臂和肩部疼痛的患病率约为 9% ～ 68%[7]。在年龄小于 40 岁的术后乳腺癌患者中，腋窝淋巴结清扫术和放射疗法会增加疼痛发生率[8]。奇怪的是，使用化学疗法或不同的手术类型（如乳房切除术和保乳术）均不会影响患者的疼痛程度[8]。

乳腺癌疼痛会导致许多副作用，包括抑郁、失眠和生活质量下降[2]。与癌症相关的疼痛还未得到充分诊断和治疗[2]。根据 Von Roenn 等的研究[9]，超过一半（57% ～ 76%）的内科肿瘤医师不询问患者有关疼痛的信息，只有一半的医师（51%）认为患者的疼痛得到了很好的控制[9]。Van den Beuken 等近期的系统综述[3]中指出，在癌症患者中，转移性、进展期或终末期患者有 64% 发生疼痛，接受癌症治疗的患者中有 59% 发生疼痛，缓解期患者中有 33% 发生疼痛[3]。疼痛这个问题显然很重要，因为上肢功能的降低会对患者恢复工作能力和帮助照顾家庭产生负面影响[10]。与健康的同龄人相比，癌症患者的失业率高 1.37 倍[10-11]。

根据 SEER 项目（监测、流行病学和最终结果项目，Surveillance，Epidemiology，and End Results Program）及其数据库，2014 年估计有 232 670 例新发的乳腺癌病例，占该年所有新发癌症病例的 14%[12]。2009—2011 年的数据表明，大约有 12.3% 的美国女性在一生中的某些时候会被诊断出患有癌症[12]。有 25.5% 的乳腺癌患者确诊时年龄为 55 ～ 64 岁，其年龄中位数为 61 岁[12]。根据诊断结果，61% 的患者肿瘤局限在原发部位，32% 的肿瘤累及或扩散到局部淋巴结，5% 的患者肿瘤发生转移，2% 的患者肿瘤诊断结果未知或未分期[12]。1980 年，乳腺癌的 5 年生存率为 74.9%，而到了 2006 年，乳腺癌的 5 年生存率提高到 90.6%[12]。

## 乳房神经支配

胸神经后根（感觉）和前根（运动）在椎间孔汇合成混合神经。在稍远端的椎旁间隙中，脊神经分为后支和前支：后支向后行走，支配关节突关节、中线肌肉和背部皮肤；前支在胸廓前行，位于肋沟下方，受上方肋骨的保护，并于胸膜壁层和后肋间膜之间形成肋间神经[13-14]。

乳房皮肤受肋间神经 T1 ~ T6 的前皮支和外侧皮支支配[15]：外侧皮支起于腋中线，并分成前支和后支，支配胸外侧壁的皮肤（从肩胛线到锁骨中线）[13, 16]；前皮支起于胸骨旁线，支配胸壁的前部皮肤[13, 16]。肋间神经的侧支为肋间肌提供运动支配，为胸膜顶提供感觉支配[14]。每条肋间神经支配其特征性的带状分布皮肤，并在各层之间有额外的交叉支配[17]。值得注意的是，第一肋间神经很小。它没有前皮支，其中一部分（相当于外侧皮支）则分支成臂丛神经[17]。

第二肋间神经外侧支不分为前、后两部分，而是形成肋间臂神经（偶尔有第三肋间神经的参与）。肋间臂神经与臂内侧皮神经汇合，为上臂和腋窝内侧提供感觉支配[14, 18-19]。

锁骨上神经起源于 C3 ~ C4（主要是 C4），也为胸部和肩膀的上侧面提供皮肤神经支配[14, 16]。胸内侧神经从臂丛神经的内侧索分支，起源于 C8 ~ T1 的腹侧支，支配全部的胸小肌和部分胸大肌。胸外侧神经从臂丛的外侧分支，起源于 C5 ~ C7 的腹侧支，支配胸大肌。胸长神经也来自 C5 ~ C7 的腹侧支，穿过第一肋的前外侧进入腋窝以支配前锯肌。胸长神经的损伤可能发生在乳房切除术中，并可能导致翼状肩[14]（图 9.1、9.2 和 9.3）。

乳腺癌相关疼痛可以用几种不同的方式来概念化。疼痛综合征可以按时间来区分，即急性、亚急性和慢性。然而，考虑到这些不同的疼痛综合征的时间进程，可能会有显著的差异和重叠，通过一种基于器官系统的方法，可使乳腺癌相关疼痛综合征的检查稍微容易一些。受乳腺癌影响的主要器官系统是肌肉骨骼系统、神经系统、淋巴系统和皮肤系统。

# 骨骼肌

疼痛可能源于直接侵犯肌肉和骨骼的肿瘤，包括原发肿瘤和转移性肿瘤。值得注意的是，手术治疗本身会导致明显的骨骼肌肉疼痛，我们将对此进行更详细的讨论。肩部可能会受到乳腺癌及其治疗的影响，该部位的疼痛可能表现为肩袖肌腱炎、粘连性关节囊炎和肩胛胸壁关节滑囊炎。在评估乳腺癌相关疼痛综合征时，考虑放射性纤维化和挛缩的作用也很重要。

## 肌筋膜疼痛综合征

肌筋膜激痛点（myofascial trigger point，MTP）是绷紧的骨骼肌（即局部肌肉挛缩）的病灶，发生在功能失调的运动终板处，并导致肌筋膜疼痛综合征。MTP 高度敏感，触诊时可能会产生极大的不适和疼痛[20]。这些症状可能与运动范围减少、肩带僵硬和局部疼痛有关[21]。据推测，MTP 的发病机制是，有害刺激导致运动终板自发放电，随之乙酰胆碱含量增加，导致局部缺血和随后的炎症级联反应（前

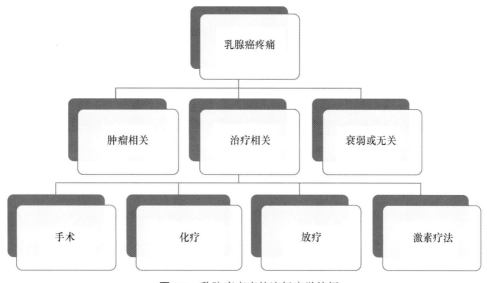

图 9.1　乳腺癌疼痛的流行病学特征

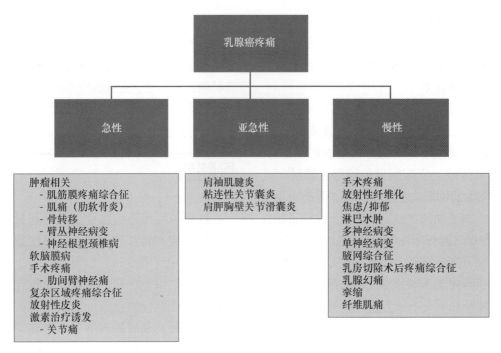

图 9.2 乳腺癌的急性、亚急性和慢性疼痛疾病

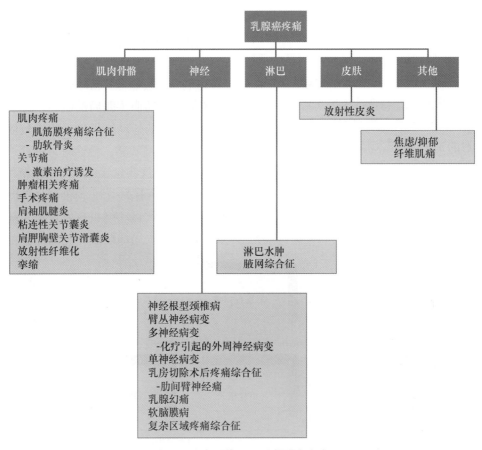

图 9.3 器官系统引起的乳腺癌疼痛

列腺素、缓激肽、辣椒碱、5-羟色胺和组胺释放），最终引起外周和中枢敏化[21-22]。持续的伤害性刺激会增加膜兴奋性、减少抑制作用，并通过与背角相连的深层传入伤害性感受器在脊髓处进一步放大信号，引起中枢敏化。因此，中枢敏化患者的敏感性会增强，导致痛觉过敏和痛觉超敏[20, 23]。

乳腺癌手术会导致肌筋膜疼痛综合征，主要通过以下过程：胸肌和筋膜的消融、术中定位造成的损伤、保护性姿势引起的挛缩、放疗和手术引起的纤维化[20-21]。在一项针对 116 位乳腺癌患者的乳腺癌术后研究中，Lacomba 等[20] 发现 44.8% 患者患有肌筋膜疼痛综合征，病灶主要分布在肩胛带区域（胸大肌、前锯肌和斜方肌）。肌筋膜疼痛综合征通常发生乳腺癌患者术后 6 个月内[20]。Shin 等[24] 的研究发现，对于乳房切除术后主诉肩痛的乳腺癌患者中，对患者肩胛下肌和（或）胸大肌的激痛点进行超声引导下注射，有助于 MTP 的诊断和治疗[24]。此外，该研究指出，在治疗延误的患者中激痛点注射的疗效会变差，建议在患者早期阶段实施治疗，效果更好[24]。

## 肋软骨炎

肋软骨炎和 Tietze 综合征在乳腺癌中的发病率虽无充分的案例记录，但在临床实践中有所听闻。肋软骨炎是指肋骨（通常是第 2 ～ 5 肋）或胸肋关节的肋软骨连接处发炎[25]。该炎症发生过程具有典型的自限性，涉及多根肋骨，且不会发生红肿[25]。其症状表现为单侧反复的刺痛、酸痛、按压痛，疼痛症状随着上肢运动和深呼吸而加剧[25]。主要的治疗方法包括非甾体抗炎药、热疗、物理疗法，以及局部注射皮质类固醇及局部麻醉药治疗顽固性肋软骨炎[25]。Tietze 综合征是一种罕见的病理改变，也表现为胸骨旁关节的压痛，与肋软骨炎的区别在于，它是肋软骨的局部（第 2 和第 3 肋）炎症并且伴有肿胀[26]。Kamel 和 Kotob[26] 的一项研究发现，超声引导下局部注射皮质类固醇及局部麻醉药可有效治疗 Tietze 综合征，且在 1 个月内持续有效[26]。

## 激素治疗诱发的关节痛

对于患有激素敏感型乳腺癌的绝经妇女来说，芳香酶抑制剂（阿那曲唑、来曲唑、依西美坦等）是维持激素治疗的有效药物[27]。不幸的是，芳香酶抑制剂具有一定的副作用，可能会导致患者关节痛、骨质疏松和骨折等情况[27]。在所有的芳香酶抑制剂中，阿那曲唑引起的关节痛发生率最高，约为 36%，平均发病时间为用药后 14 个月[27]。若患者在这之

前接受过化疗，出现关节痛的时间会更早且发生率更高[27]，如一项研究发现，化疗后再进行阿那曲唑激素治疗的患者，首次出现关节痛的平均时间为给药后 4 个月[27]。据推测，芳香酶抑制剂通过抑制雌激素而引起关节痛。轻度关节痛通常可通过减肥、运动和改善生活方式来治疗[27]。对于中度以及重度关节痛，则通过逐级递增给药的方式来治疗，使用药物包括高剂量的非甾体抗炎药、co-codamol（当忌用非甾体抗炎药时）、非甾体抗炎药＋可待因，或者通过乳腺癌内分泌替代治疗（如他莫昔芬）[27]。此外，芳香酶抑制剂还会导致骨质疏松，使患者容易发生骨折，造成疼痛[27]。

## 肿瘤相关疼痛

关于肿瘤直接侵犯肌肉骨骼系统的方式不在本章展开详细讨论。然而，有一点值得注意，原发性乳腺肿瘤本身和继发性转移瘤可直接侵入或浸润到肌肉和骨骼，从而引起疼痛、不稳定和功能丧失[28-30]。疼痛的椎骨转移的金标准治疗是外照射疗法[30-31]。其他介入性疼痛疗法，如局部神经阻滞、射频消融和椎体成形术，也可能减轻疼痛[31-32]。

## 手术疼痛

乳腺手术患者术后急性疼痛管理不足是该患者群体中慢性疼痛综合征的最大预测因素之一[33-34]。手术疼痛可能受肿瘤切除数量和外科技术的影响。例如，相比乳腺癌手术经验少的医院，选择经验丰富的医院进行手术会降低患者术后慢性疼痛的风险[35]。在乳腺癌手术后的 1 ～ 3 年的急性期中，约 25% ～ 60% 的患者会出现疼痛，20% ～ 80% 的患者会出现感觉障碍[8]。乳腺癌术后慢性疼痛的风险也可能取决于是否进行了乳房重建术。Wallace 等的调查[36] 发现，与单纯接受乳房切除术的妇女相比，同时接受乳房重建术和乳房切除术的妇女在术后 1 年以上的疼痛发生率更高。在接受隆胸手术的患者中，术后疼痛不因手术中所使用植入物类型、硅胶和生理盐水等因素而有差异[36]。

乳腺癌的外科手术治疗通常分为乳房切除术和肿块切除术，后者也称为保乳术。彻底的乳房切除术（称为乳腺癌根治术）包括切除乳腺、皮肤和脂

肪、胸大肌和胸小肌以及同侧腋窝的所有淋巴结[37]。经改良后，乳腺癌根治术已被乳腺癌改良根治术所取代。该手术与乳腺癌根治术几乎一致，区别在于不切除胸肌[37]。保乳术（或称肿块切除术）需要切除肿瘤并清除正常组织的病理边缘[37]。肿块切除术的变化包括伴有腋窝淋巴结清扫的肿块切除术和伴有前哨淋巴结活检的肿块切除术[37]。前哨淋巴结是乳房接受淋巴引流的首个淋巴结。在手术前，将染料或放射性标记物注入肿瘤以识别前哨淋巴结，然后将其取出并进行病理分析。只有经病理分析后确认前哨淋巴结病变的患者，外科医生才会对其进行腋窝淋巴结清扫[37]。

许多妇女在初步乳腺癌手术治疗后，会选择进行乳房重建。乳房重建通常会在胸下间隙中放置组织扩张器，以便为植入物的放置创造一定的空间[34]。然后进行数周的生理盐水注入，当获得足够的体积时，将组织扩张器移除，并将永久性植入物替代放入[34]。自体皮瓣也可以代替外科植入物用于重建[34]。两种较常见的皮瓣是横腹直肌肌皮瓣（从前腹壁采集）和背阔肌肌皮瓣（从背部采集）[34]。在随后的手术中，将取得的肌皮瓣缝合至分离的胸大肌下方，以确保充分覆盖植入物，以防止挤压和潜在的并发症[38]。

在乳房重建手术中，用于放置植入物的胸下腔的建立包括分离嵌于第5~7肋骨上的前锯肌和分离胸部内侧的胸大肌[34]。乳腺癌手术后急性期的伤害性不适和疼痛，与局部手术创伤、扩张器引起的伸展、相关肌肉（即胸大肌）的痉挛相关[34]。由局部组织损伤引起的伤害性疼痛通常是短暂的，并随着愈合过程而消除[37]，然而，在化学疗法和（或）放射疗法中，该愈合过程可能会延迟。

## 肩袖肌腱炎

肩袖肌腱病的诊断范围包括肩峰下撞击综合征、肌腱炎、肌腱病变、肩袖部分撕裂和全层撕裂、肱二头肌长头肌腱炎/肌腱病和三角肌下滑囊炎[39-40]。肩袖肌腱病是一种过度使用的疾病，表现为肩部肌腱周围疼痛[41]。肌腱的愈合能力受到其无血管结构的限制[39]。若肌腱不能适当再生（即肌腱紊乱和增厚），将会导致物理性质改变、生物力学改变、拉伸强度降低、能量效率降低以及疼痛症状加重[41]。肌腱部分撕裂可能比完全撕裂更痛苦[42]。

类似地，滑囊侧撕裂要比肌腱内部撕裂更痛苦[42]。

乳腺癌生存者的人数在持续增加，患者肩部和手臂病变的发生率也在随之增加[6]。肩袖肌腱病在40~69岁的发病率约为7.9%~31%。随着年龄的增长，肩袖肌腱病的发病率也在增加，且很多病例表现为无症状[6, 43]。乳腺癌治疗对肩袖产生额外的压力，可能会增加有症状的病例数[6]。乳腺癌中肩袖肌腱病的发生率估计在6%至30%之间[44]。

导致肩袖肌腱病的内在因素包括退化、年龄、钙化、血管增生、过度使用和创伤[41]。急性时，肩袖肌腱可能存在血管不足，导致愈合时间增加[45]。慢性肩袖肌腱病与新生血管形成有关，这会破坏细胞外基质，导致无力[45]。肌腱形态的这些变化导致剪切力增加和弹性降低，从而导致肩袖肌腱病[41]。

肩袖肌腱病患者主诉活动时疼痛，特别是肩外展超过90°时[46]。在病史和体格检查中，患者表现出所谓的"痛苦弧线"，即在70°~120°范围内外展时肩部疼痛。病史和体格检查的其他发现包括肩部功能受损、无力、疼痛、活动范围减少和僵硬[40-41, 47-48]。

在影像学检查中，若肩部存在多余的液体，则表明肩袖完全断裂，这与部分撕裂有所不同[42]。MRI和超声均能高精度地诊断肩袖撕裂。Reilly等对尸体研究[50]发现，无症状患者的肩袖撕裂总患病率，用MRI诊断为26%，用超声诊断则为39%[50]。乳腺癌的治疗对已经退化的肩袖肌腱进一步施加压力，导致乳腺癌人群中症状性肩袖肌腱病的发生率高于同龄预期[6]。

在乳腺癌治疗后，超过15%（最多56%）的乳腺癌患者出现淋巴水肿，这一部分内容在淋巴系统部分有更详细的介绍[51-52]。普遍认为，与淋巴水肿相关的肩袖肌腱病是多种因素综合作用的结果，包括肌腱纤维的撞击、功能超负荷和固有肌腱病等[53]。淋巴水肿会增加肢体的重量，从而增加肩袖肌肉和肌腱的负荷，并可能导致过度的压力和肌腱炎[6, 53]。研究发现，患乳腺癌的女性患侧的肩带肌肉（即胸大肌、胸小肌、前锯肌、斜方肌和菱形肌）会出现萎缩和肌肉活动减少的症状，在CT和MRI上表现为肌肉减少，在肌电图表现为肌肉活动减少[54]。虚弱的肩袖和肩带肌肉组织会导致盂肱运动异常，容易在肩峰下间隙发生肩袖撞击，并引起随后的疼痛[6]。在类似的机制中，术后疼痛可导致患肢使用不适，并造成保护性姿势，从而导致前胸壁（即胸肌）肌肉萎缩、生物力学不良反应增强和肩部病变[6, 55]。

与非乳腺癌的同龄女性相比，乳腺癌女性患者在静息状态下肩带更不对称，肩胛运动模式也发生了改变[56-57]。手术、保护性姿势、术后疼痛、术后瘢痕组织的形成以及放射性纤维化等因素会引起前胸壁肌肉的收紧，特别是胸大肌和胸小肌的收缩，导致肩胛带向前凹陷[58]。受损的肩胛带静息排列会在肱骨头和肩胛盂之间产生一种不正常的关系。它还会造成肩部肌肉骨骼组织的结构改变和肩峰下间隙的减少，导致肩带运动的改变、退行性改变以及随后的肩袖肌肉疼痛和功能障碍[59-60]。Harrington 等[61]的一项研究中，将乳腺癌生存者与健康对照者进行了比较，结果显示，乳腺癌女性患者的肩部力量明显下降，主动和被动的肩部活动范围明显缩小，肩部功能也明显下降［通过臂、肩、手残疾（DASH）问卷和宾夕法尼亚肩膀评分（PSS）进行测量］[61]。

## 粘连性关节囊炎

在乳腺癌患者中，粘连性关节囊炎通常是继发于治疗效果、肩袖肌腱病和炎症改变[55, 62]。与治疗相关的疼痛和对并发症的恐惧致使患者不愿使用和移动受影响的肩膀[55]。Jeong 等的前瞻性横断面研究分析了患有淋巴水肿的乳腺癌患者的肩痛，发现53% 的患者存在粘连性关节囊炎[63]。

粘连性关节囊炎的病理生理机制是一种炎症反应，可导致关节囊纤维化、盂肱关节挛缩、关节囊体积缩小，最终导致盂肱关节活动度下降[62]。粘连性关节囊炎的最初表现为肩部疼痛，伴有进行性运动障碍。粘连性关节囊炎的第二阶段表现为疼痛减轻，出现明显的僵硬。粘连性关节囊炎采用物理疗法、类固醇注射、麻醉下手法松解术（manipulation under anesthesia，MUA）和关节镜下关节囊松解等方法，以循序渐进的方式进行治疗[64]。

在患有粘连性关节囊炎的乳腺癌患者中，肩痛和运动范围的改善主要取决于癌症治疗的阶段[65]。乳腺手术后的急性和亚急性期，粘连性关节囊炎更为普遍。随着手术疼痛的消退，患者的运动范围趋于改善，因此慢性粘连性关节囊炎患病的可能性降低[66]。接受乳房切除术的患者发生粘连性关节囊炎

的风险较高，同时接受乳房切除术和重建术的患者则具有更高的风险[67]。放射治疗也可能与粘连性关节囊炎的发生有关，但还需要更多的研究来阐明可能发生这种情况的剂量[67]。Hopwood 等的研究[68]发现乳腺手术后接受放射治疗的患者中，约有 20% 在乳腺手术后 5 年出现了中度至重度肩部僵硬[68]。多项研究发现，在患有粘连性关节囊炎的乳腺癌患者中，单次放射剂量和放射治疗持续时间均不会影响肩部疼痛程度、僵硬程度或活动范围[64, 68]。

## 肩胛胸壁关节滑囊炎

肩胛胸壁关节滑囊位于肩胛骨和第 2 ~ 7 肋骨后侧之间，其作用是使整个肩胛胸关节的滑动顺畅[69]。从解剖学上，滑囊主要有两个：冈下囊（位于前锯肌和胸壁之间）和冈上囊（位于肩胛下肌和前锯肌之间）。另外还有四个较小的（或外膜）滑囊：其中两个位于肩胛骨内侧下角，一个位于肩胛骨下角，另一个位于梯形滑囊中，该分布情况可能是由生物力学异常引起[69]。肩胛胸壁关节滑囊炎引起乳腺癌疼痛的确切机制尚不清楚，据推测是由于肩胛骨生物力学异常，从而导致肩胛胸壁关节滑囊和毗连的支配乳腺的 T2 ~ T7 肋间神经发生炎症[70]。

肩胛胸壁关节滑囊炎的症状包括过度使用史和症状发作前的疲倦感。体格检查可能会发现捻发音，第 2 和第 7 肋间隙之间的肩胛骨上部和内侧压痛，运动障碍，盂肱运动减少，腋窝外侧边界的肩胛骨突出和超声检查下的滑囊增大等症状[69]。局部肌肉无力或萎缩也会导致肩胛胸壁关节滑囊炎，这是由于胸长神经的失用或损伤使得肩胛骨翼展而致[69-70]。Boneti 等[70]的研究发现，在超声引导下用局麻药和皮质类固醇进行激痛点注射，可有效治疗肩胛胸壁关节滑囊炎，绝大多数（86%）患者在 15 min 内完全缓解疼痛症状[70]。因此，激痛点注射可用于肩胛骨膜滑囊炎的诊断和短期治疗[69]。

## 放射性纤维化

放射治疗会导致急性组织损伤，其原理是通过损伤 DNA 和产生活性氧造成细胞损伤，从而引发炎症反应，随后，成纤维细胞聚集、细胞外基质沉积，

即形成放射性纤维化[71]。约 50% 的乳腺癌患者接受了保乳治疗，通常这些患者除了在患侧乳腺进行放射治疗外，还会对健侧乳腺进行术后放射治疗[72]。Liss 等[73]的研究发现，约 22% 的女性患者在接受乳腺放射治疗后 2.5 年左右出现了一般或较差的美容效果[73]。约 1/3 的乳腺癌患者在放射治疗后 5 年内出现肩部、手臂的疼痛[68]，但这一统计数据可能被高估了，因为该数据还包含了其他乳腺癌相关疼痛。

放射性纤维化的程度与放射治疗的总照射量、放射治疗的单次照射量（如大分割更严重）和辐射范围大小直接相关[71]。Bourgier 等的最新研究[74]揭示，在 10 个每天 2 次、40 ～ 42 Gy 的总剂量下，患者放射性纤维化的发生率在统计学上没有明显的增加，但在 18 个月内接受 42 Gy 剂量的患者乳房疼痛明显增加[74]。共济失调突变（ATM）基因已被证实是放射性纤维化的遗传危险因素[75]。

放射性纤维化发生在放疗后的 4 ～ 12 个月，并且会持续多年[71]。通常，放射性纤维化约在 2 年后会稳定[76]。临床体征和症状包括皮肤硬结和增厚、皮肤收缩、肌肉缩短和萎缩、组织顺应性下降、关节活动障碍、黏膜纤维化、继发性功能受限和疼痛。更严重的症状包括淋巴水肿、溃疡、瘘管、颈丛神经病变、臂丛神经病变、间质纤维化、呼吸困难和肺顺应性降低[71-72]。

对并发放射性纤维化的乳腺癌患者，可用己酮可可碱（一种抗炎药）和维生素 E（一种抗氧化剂）来改善患者的组织顺应性[77]。对患有放射性纤维化的女性患者，使用 LPG Systems 机械按摩技术进行物理治疗，可减轻她们的疼痛症状并诱导其皮肤乳腺组织软化[78]。注射肉毒杆菌毒素可能有效地减少由放射性纤维化引起的痉挛和疼痛，特别是对那些放射性颈肌张力异常的患者[79]。有些患者仅通过保守治疗可能是不够的，需要通过外科手术切除来进行更积极的治疗。对于那些发生放射性纤维化，通过保守治疗无法治愈其疼痛和功能受限的患者来说，手术切除可改善他们的生活质量[72]。

## 挛缩

在放置乳房植入物后，患者可能会出现隆胸术后疼痛的现象[80]。造成隆胸术后疼痛的最常见原因是瘢痕挛缩，这种疼痛是对异物的炎症反应，会导致过

度纤维化[80]。虽然需要一些纤维化以将植入物固定到胸壁上，但是过多的纤维化是病理性的，会压迫在胸肌后方的内侧和外侧胸神经而引起疼痛[34, 80]。根据 Baker 分级量表 I ～ IV 进行挛缩程度分级，其中 III ～ IV 级挛缩具有明显的临床症状。隆胸术后普通人群中挛缩的发生率约为 3% ～ 20%[80]。在少数情况下，胸背神经可能在切取作为胸下植入物的背阔肌皮瓣时意外损伤，导致背阔肌的不适和痉挛[38]，术中切除胸背神经有望解决这一问题[38]。

化学性去神经术是一种新颖的治疗方法，通过注射肉毒杆菌毒素的方式，可用于治疗胸大肌痉挛和挛缩相关的急性疼痛[81-82]。在难治性病例中，胸神经切除术已被证明可以改善挛缩症状，并获得不同程度的成功[38, 81]。肉毒杆菌毒素和神经切除术治疗乳腺癌疼痛将在后面的治疗部分中讨论。

# 神经系统

乳腺癌的神经系统损伤是由于肿瘤直接压迫、淋巴水肿、癌症治疗（放疗诱导的神经病变和化疗诱导的神经病变）、副肿瘤综合征以及手术过程中神经损伤所致[21]。尽管罕见，但术中的牵引可能会导致臂丛神经损伤[83]。虽然伤害性疼痛通常会随着受损组织的愈合而缓解，但神经病理性疼痛可能会持续存在。涉及神经的实体乳腺癌肿瘤的治疗通常依赖于放疗和（或）化疗，其中神经稳定剂（如加巴喷丁）可作为非必需辅助用药[21]。乳腺癌的原发肿瘤可直接压迫脊髓、颈神经根、臂丛和外周神经等组织。

## 神经根型颈椎病

美国明尼苏达州罗切斯特市的一项关于神经根型颈椎病的年发病率的研究发现，平均每 10 万人中就有 107.3 名男性、63.5 名女性患有神经根型颈椎病[84]。从解剖学上讲，神经根型颈椎病是由颈神经根功能障碍引起的，通常表现为乳腺癌患者的颈部疼痛、上肢疼痛、上肢感觉异常和上肢无力[55]。该病的保守治疗包括物理疗法，非甾体抗炎药和抗神经病变药物（如加巴喷丁），对于那些疼痛和无力症状严重的患者，则采用 X 线透视引导的硬膜外类固醇注射的方法。尽管类似的疗法也可能适用于肿瘤

（癌性神经根病）引起的颈椎放射性疼痛，但是化疗、放疗和手术仍是减少肿瘤大小或消除压迫的主要治疗方式[55, 65]。

## 臂丛神经病变

臂丛神经病变在普通人群中很少见，在乳腺癌的急性期很少出现，除非已经到了癌症晚期。在乳腺癌患者中，臂丛神经病变一般是由转移性肿瘤累及或乳腺癌相关治疗（化疗和放疗）引起的，并且自诊断 / 治疗开始，该病会持续数月至数年[65]。臂丛神经病变的治疗是通过化疗、放疗和（或）手术等方法来降低肿瘤占位效应。其症状可通过综合物理疗法、非甾体抗炎药和神经稳定剂等多种方法进行管理[65]。

霍纳综合征是另一种罕见现象，可能伴随神经根型颈椎病同时出现，该病由交感神经干损伤引起。交感神经干的损伤可能是一级损伤（中枢性），也可能是二级损伤（神经节前），一级损伤的病变发生在 C8 和 T2 之间的颈段脊髓，二级损伤的病变则发生在臂丛和颈部。在体格检查中，典型的三联征包括同侧上睑下垂、无汗症和瞳孔缩小[85-86]。

## 多神经病变

引起外周神经病变的最常见化疗药物有铂类药物（尤其是顺铂和奥沙利铂）、紫杉烷类药物（即紫杉醇）、长春花生物碱和硼替佐米[87]。紫杉烷类和铂类药物多用于治疗乳腺癌。这类药物通常不会导致疼痛，而是会引起患者感觉异常和感觉减退[87]。先前存在的神经病变（例如糖尿病神经病变）会增加患者神经病理性疼痛的风险[88]。可使用各种药物对患者进行预处理，以减轻化疗所带来的严重神经毒性，包括镁、钙、氨磷汀、维生素 E、谷胱甘肽、ω-3 脂肪酸、大麻素、促红细胞生成素和卡马西平 / 奥卡西平。不幸的是，这些药物的随机安慰剂对照临床试验以及双盲临床试验均未得到显著的治疗效果[89-95]。

## 放射性臂丛神经病变

放射治疗是乳腺癌保乳手术后的常规疗法。放射性神经病变是局部神经损伤（直接性轴索损伤和脱髓鞘）的结果，源于微血管损伤引起的局部缺血以及放射性纤维化[96]。对于神经丛接受总剂量小于 55 Gy 的患者，其放射性臂丛神经病变（radiation-induced brachial plexopathy，RIBP）的发病率约小于 1% ～ 2%[96]。神经丛照射剂量大于 50 cGy 或者分次照射剂量大于 2.5 cGy 的立体定向放疗手术，通常会导致放射性神经病变[96]。

RIBP 的症状发展过程为：最开始是感觉异常、感觉迟钝，然后逐渐发展为感觉减退，最终导致感觉缺失[96]。神经病理性疼痛虽然较罕见，但在神经损毁术失败后一定会出现[96]。症状倾向于从远端开始（模拟腕管综合征）并向近端扩散。大部分 RIBP 为迟发渐进型。该类型 RIBP 起病隐匿，且会持续数月至数年。RIBP 的症状通常是进行性的，从而可能导致肢体瘫痪[96]。

放射性神经病变的诊断以临床症状为基础，即辐射范围内的麻木、刺痛、灼烧感或电击感、虚弱、萎缩和纤维化。神经肌电图（EMG）和 MRI 可以进一步确诊[96]。EMG 有助于确定神经根、神经丛或外周神经损伤的程度[96]。具体而言，EMG 上肌颤搐放电现象的出现可明确提示该处存在放射性神经损伤[96]。MRI 是排除肿瘤直接压迫性神经病变的主要诊断手段，也可能有助于进一步确认纤维化。

## 单神经病变

最常见的上肢压迫性单神经病变是腕管综合征（carpal tunnel syndrome，CTS），或腕部正中神经卡压[55, 97]。有人提出，淋巴水肿可能导致单神经病变，其中包括 CTS，但是这一说法缺乏支持数据[98]。CTS 患者的阳性体格检查包括 Phalen 试验和 Tinel 试验[99]。根据治疗专家、理疗医生和手外科医生在《欧洲手指南》研究中联合制定的现行治疗指南，CTS 的治疗方法包括夹板疗法、皮质类固醇注射、皮质类固醇注射结合夹板疗法、外科手术等[100]。

## 肋间臂神经痛（乳房切除术后疼痛综合征）

肋间臂神经在乳房切除术中通常会被切除掉，

同样，在腋窝清扫术中也很难保留该神经。肋间臂神经损伤可能会导致"低敏"和（或）"超敏"[18]，这两者的区别是：低敏是神经功能下降，比如麻木、感觉减退或感觉迟钝，超敏则是疼痛、痛觉超敏、感觉迟钝、感觉过敏和感觉异常[18]。肋间臂神经痛（intercostobrachial neuralgia，ICN）在临床上可能表现为局限于同侧腋窝、上臂内侧和（或）前胸壁的疼痛[37]。

神经阻滞有助于诊断神经病理性疼痛综合征的特定诱发神经[19]，但目前尚无关于ICN肋间臂神经阻滞的针对性研究。加巴喷丁和普瑞巴林等抗惊厥药物可有效缓解神经病理性疼痛引起的痛觉过敏和痛觉超敏[7, 21]。研究表明，术前加巴喷丁可显著减少术后吗啡的用量和运动相关性疼痛[101]。

## 乳腺幻痛

乳腺幻痛是指患者对已切除的乳房仍感受到其存在和疼痛，不要与"乳房非疼痛感消失"混淆[37]。患者通常难以量化或描述乳腺幻痛的症状[102]。尽管大多数患者反映整个乳房都存在疼痛[103]，但患者很难确定其疼痛根源的具体空间位置[102]。Polinsky等[104]的一项针对乳房切除术后女性乳腺癌患者的早期研究发现，约36%的患者出现了乳腺幻痛[104]。Björkman等[102]的一项前瞻性试点研究，通过追踪8位女性患者乳房切除术后状况发现，其中50%的患者出现了乳腺幻痛。除此之外，Björkman等的研究[102]还发现，若患者在术后1个月内没有出现乳腺幻痛，那么他们在未来的数月至数年内出现乳腺幻痛的概率很低[102]。随后，Ahmed等[51]开展了一项更大的术后随访研究，研究对象为80位进行过乳腺癌改良根治术的女性患者，研究时间节点是术后6周、6个月和12个月。该研究却发现，患者乳腺幻痛的发生率从术后6周的5.4%上升至术后12个月的13.6%[103]。有研究表明，乳腺幻痛不如幻肢痛常见，后者的发生率约为59%～85%[105]。

## 软脑膜病

虽然任何恶性肿瘤都可能发生软脑膜转移（leptomeningeal metastases，LM），但在乳腺癌患者中最常见，其发生率约为1%～8%[106]。乳腺癌LM主要的治疗方法是对肿瘤或有症状的区域进行局部放疗[107]，除此之外，其他的治疗还包括脑脊液、静脉和口服化疗[107]。放疗主要是缓解疼痛症状，化疗则用于延长生存期[107-108]。

## 乳房的复杂区域疼痛综合征

乳房的复杂区域疼痛综合征（complex regional pain syndrome，CRPS）很少见，文献中仅作为个案报道。其中有一个病例是一名27岁的女性，该女性在乳房缩小术后出现许多与CRPS一致的症状，包括乳房肿胀、灼痛、痛觉异常、温度相关的变化、皮肤变化以及肩部和上臂的活动范围减少等。值得注意的是，她仅进行了改良的巨乳根治术，并未接受过乳腺癌相关治疗[109]。这名女性经星状神经节阻滞术后，症状有所改善，这将在下文展开进一步讨论[109]。另一个病例系列报道了两名因慢性乳痛而接受乳房切除术的女性，术后出现了上肢CRPS[110]。据我们所知，仅报道了1例涉及CRPS和乳腺癌的病例——一名24岁女性在腋窝淋巴结清扫后出现上肢CRPS[111]。并且该女性在进行物理治疗和星状神经节阻滞术后，CRPS得到了极大的改善[111]。

## 神经瘤性疼痛

创伤性神经瘤是神经组织的反应性增生。创伤性神经瘤可分为两组：脊神经瘤和末梢神经瘤。脊神经瘤发生在完整的神经中，通过对神经的反复摩擦或刺激而形成，而末梢神经瘤则发生在断裂的神经处，并位于该神经的近端[112]。乳腺手术，无论是乳房切除术还是乳房肿块切除术，均容易使患者伤口处形成瘢痕组织，从而导致神经瘤和慢性疼痛的产生[37]。研究发现，与进行乳房切除术、腋窝淋巴结清扫术和放疗的患者相比，接受全乳切除的患者神经瘤的发生率较低[37]。乳腺癌手术后神经瘤的发生率大约为23%～49%[37]。乳腺和乳头的感觉支配神经是肋间神经的前皮支和外侧皮支[113]。近80%的肋间神经瘤发生在乳房外侧区[37]。

通过详尽的病史可以发现，肋间神经瘤性疼痛局限于特定的位点，为尖锐性疼痛或为刺痛，有时伴有烧灼感、感觉异常和麻木。不管神经瘤是否可明确触及，即不管对于巨型神经瘤还是微型神经瘤，体格检查都能够重现最大压痛点上的疼痛[37, 113-114]。

超声可用于诊断神经瘤，表现为纺锤状肿块或膨大，而末梢神经瘤由于存在球根状末端更易识别[115]。用 1∶1 比例的 1% 利多卡因和 0.5% 布比卡因，对患者的最大压痛点进行局部的外周神经阻滞，若患者疼痛症状消失，可确诊为神经瘤，且提示患者切除术后预后较好[113-114]。保守治疗失败的患者通过手术干预可获得良好的治疗效果，比如进行神经瘤切除、神经移植，或者将神经移藏至肌肉下保护性更强的位置，以防止神经瘤复发并促进神经再生[113, 116]。

实践发现，我们在病因诊断的同时，对疼痛部位进行解剖学分类，有助于指导治疗。在图 9.4 中我们给出了一些疼痛综合征的解剖学分布情况。

## 淋巴系统

### 淋巴水肿

当淋巴系统的运输能力无法适应淋巴负荷时，就会发生淋巴水肿[117]。乳腺癌的继发性淋巴水肿是由疾病相关因素引起的，例如局部肿瘤浸润和淋巴结数目改变导致淋巴系统的破坏，以及手术、化疗和（或）放疗等治疗相关因素[51]。由于上述因素导致了淋巴淤积，蛋白质和细胞代谢产物的积聚，从而使组织胶体的渗透压升高，并造成组织间隙中的液体蓄积[51, 55]。淋巴水肿对约 15% 的乳腺癌患者有影响[52]。

淋巴水肿发生的主要危险因素是手术，特别是乳腺癌根治术（清除了整个腋窝淋巴结）、乳腺癌改良根治术（仅清除了一部分腋窝淋巴结）和淋巴结清扫术[117]。发生淋巴水肿的另一个危险因素是放射

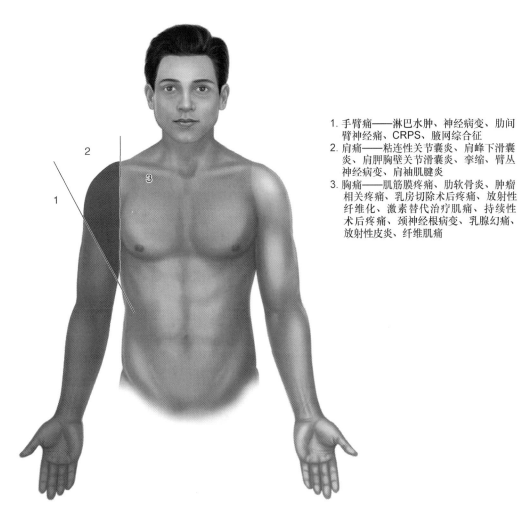

1. 手臂痛——淋巴水肿、神经病变、肋间臂神经痛、CRPS、腋网综合征
2. 肩痛——粘连性关节囊炎、肩峰下滑囊炎、肩胛胸壁关节滑囊炎、挛缩、臂丛神经病变、肩袖肌腱炎
3. 胸痛——肌筋膜疼痛、肋软骨炎、肿瘤相关疼痛、乳房切除术后疼痛、放射性纤维化、激素替代治疗肌痛、持续性术后疼痛、颈神经根病变、乳腺幻痛、放射性皮炎、纤维肌痛

**图 9.4**　解剖定位的疼痛综合征

线，它可能导致纤维化，阻碍淋巴回流和干扰淋巴组织再生[117]。推测辐射会引起内皮损伤、修复途径失调（通过 TGF-β 和内皮糖蛋白）以及巨噬细胞浸润，以上均会导致微血管损伤、组织缺血和随后的淋巴管损伤[118]。

文献综述里将周长大于 2 cm、体积超过 200 ml 或其周长 / 体积变化大于 3% ～ 10% 的淋巴结定义为淋巴水肿[52]。从物理学上讲，淋巴水肿的患者会出现功能下降，肘部屈曲和握力明显降低以及肩关节外展时活动受限，从而导致完成日常生活活动（activities of daily living，ADL）和独立日常生活活动（independent activities of daily living，iADL）的能力受损[51-52]。如本章前面所述，淋巴水肿导致肢体重量增加可能会导致随后的生物力学异常，从而导致病理改变，例如肩袖肌腱病、肩部撞击、粘连性关节囊炎等[6, 53]。

乳腺癌患者淋巴水肿的保守治疗包括具有"增强阶段"[淋巴引流按摩（manual lymphatic drainage，MLD）、加压包扎以及物理疗法以发挥最大功能并恢复淋巴循环] 和"自我管理阶段"的去肿胀淋巴疗法（decongestive lymphatic therapy，DLT）[117]。空气压缩装置（pneumatic compression devices，PCD）也可以减轻水肿和症状。然而，最近在 2014 年进行的 meta 分析显示，PCD 作为 DLT 的辅助手段并不比单独使用 DLT 更有效[119]。口服药物也用于淋巴水肿治疗，研究最多的药物是环磷酰胺、地奥司明、5,6 苯并 - α - 吡喃酮和香豆素[120]。低能量激光治疗（low-level laser therapy，LLLT）用于治疗乳腺癌患者的继发性淋巴水肿。它可以通过减少纤维化、刺激淋巴管生成和增加总淋巴流量来发挥作用[121]。淋巴管 - 静脉吻合术（lymphaticovenous anastomosis，LVA）和自体淋巴结移植术（autologous lymph node transplantation，ALNT）等手术治疗方法也可用于淋巴水肿的症状治疗[122-123]。

# 腋网综合征

腋网综合征（axillary web syndrome，AWS）定义为覆盖在腋窝皮下肉眼可见的条索状组织，在肩关节外展时出现的紧绷感和疼痛[124]。AWS 的临床症状表现为疼痛从手臂的内侧向下放射至肘部，偶尔沿着前臂远端和手的尺侧延伸[125]。相关症状包括"紧绷感"和肩关节活动受限[124]。AWS 通常发生在腋窝手术后的 3 个月内（平均 2 周）[125]。AWS 的治疗通常包括宣教、物理治疗（肌筋膜释放技术、瘢痕按摩、淋巴引流按摩）和药物治疗（非甾体抗炎药）[124]。

# 皮肤系统

## 放射性皮炎

美国国家癌症研究所将放射性皮炎（radiation-induced dermatitis，RID）定义为"由于暴露于生物有效水平的电离辐射而发生的皮肤炎症反应"[126]。辐射正常组织可能会导致严重的皮肤反应，不仅痛苦，还会增加患者感染和纤维化的风险[127]。RID 受总剂量、剂量 / 分级、光束类型和质量、体积和暴露的总表面积的影响[128]。总体来说，RID 可能导致明显的不适、疼痛和生活质量下降。RID 是接受放疗最常见的副作用之一，影响多达 90% 的患者[129-130]。通常在辐射暴露后 90 天内观察到急性变化[128]。

当提到放射引起的并发症（正常组织对放射治疗的耐受性）时，可以使用耐受剂量（tolerance doses，TD）来估算在一定时间范围内的并发症风险[131]。例如，TD 5/5 指的是治疗后 5 年内并发症发生率为 5%，TD 50/5 表示 5 年内的并发症发生率为 50%[131]。研究发现，放射性并发症与面积有关，在皮肤中，其量化单位为平方厘米[131]。在大约 5700 cGy 的 TD 3/5 时，30 cm$^2$ 区域可见皮肤坏死，而在皮肤坏死区域为 10 cm$^2$ 时，TD 3/5 的放射耐受量为 6900 cGy[131]。在 5000 cGy 的 TD 1/5 时可见临床肌炎，发生率约为 1% ～ 5%[131]。

有文献提示增加分次照射剂量对放疗的晚期效应比急性效应（即皮炎）有更大的影响[132]。Jagsi 等发现，与低分割放疗（放疗后 8 ～ 210 天）相比，常规分割全乳腺放疗的二级以上皮炎的发生率明显升高，分别为 62.6% 和 27.4%，同时自诉中 / 重度的乳房疼痛发生率分别为 41.1% 和 24.2%[132]。Shaitelman 等的一项研究通过对比常规分割的全乳照射和低分割的全乳照射，发现了类似的结果，其急性皮炎（36% vs. 69%）和乳房疼痛（55% vs. 74%）的发病率有所增加[133]。

RID 的保守治疗技术包括预防性使用水溶性面霜、天然外用制剂（芦荟和维生素 E）、皮质类固醇、外用酸（透明质酸）和肥皂[134]。应鼓励用肥皂洗澡和洗涤，不同的研究结果均表明清洗辐射部位皮肤的患者可较少出现红斑和脱屑[134]。并没有数据支持使用局部皮质类固醇来治疗继发于 RID 的瘙痒和灼烧感，实际上还由于脂肪坏死增加了皮肤变薄的潜在风险[134]。

# 治疗

乳腺癌相关疼痛的治疗方案可能被认为是保守的，即物理治疗、药物治疗以及介入治疗。预防乳腺癌相关疼痛的策略正在积极研究中，特别是外科干预。其简要讨论如下。

## 保守治疗

### 物理疗法

物理疗法作为一种治疗方式表现出严重利用不足的趋势。Cheville 等的研究[58]报告，在患有转移性乳腺癌的女性中，有 90% 会受益于某种形式的治疗，然而，只有 30% 的人接受了上述治疗[135]。超声波治疗通常用于康复治疗，但是鉴于已知的增加肿瘤负荷或转移的潜在风险，应避免在已知或疑似恶性肿瘤的区域使用这种方法[136-137]。

### 药物管理

多年来，使用各种药物治疗乳腺癌相关疼痛一直是主流。已经使用的多种药物包括抗癫痫药物（如加巴喷丁和普瑞巴林）、钠通道阻滞剂（如美西律）和抗抑郁药（如文拉法辛和阿米替林）[35, 138-139]。氯胺酮和利多卡因的注射也已被用作预防策略和治疗慢性疼痛[138-139]。阿片类药物仍广泛用于恶性肿瘤相关疼痛，包括乳腺癌[140-141]。

### 预防策略

围手术期注射利多卡因已被证实可使乳腺癌患者切除术后慢性疼痛的发生率降低 20 倍。其过程是在抵达麻醉恢复室后，先予以 1.5 mg/kg 的剂量单次注射，再以 2 mg/（kg·h）的速度泵注 2 h[142]。此外，已证明在围手术期使用加巴喷丁或美西律可减少术后 10 天内 50% 的传统镇痛药用量和降低术后 3 个月内灼痛的发生率[143]。在术前一晚给予文拉法辛，并持续 10 天，可显著降低乳腺癌患者术后 6 个月的疼痛综合征的发生，这已被证实与使用加巴喷丁的效果相同[144]。在围手术期联合使用加巴喷丁、EMLA 乳膏以及在术中进行臂丛冲洗和第三、第四、第五肋间隙局部麻醉的多模式镇痛，可显著减少乳腺癌术后 3 个月的镇痛药物的消耗和减缓慢性疼痛的发展[145]。

### 激痛点注射

激痛点注射仍然是肌筋膜疼痛的常用技术。其可注射多种不同的物质，包括局部麻醉药、肉毒杆菌毒素、无菌水、无菌盐水或干针刺[22]。最近的一项试验研究发现，在超声引导下对乳房切除术患者的肩胛下肌和胸肌进行激痛点注射可即刻降低疼痛评分，并长达 3 个月[24]。尽管没有乳腺癌患者的针对性研究，但最近的一项 meta 分析发现，与安慰剂相比，干针治疗的肌筋膜疼痛患者在短期（即刻至 3 天）和中期（9 ～ 28 天）的疼痛评分在统计学上有显著改善，但长期（2 ～ 6 个月）没有影响[146]。从六项研究中收集的数据发现，就中长期效果而言，湿针或激痛点药物注射比干针对颈肩部疼痛更有效[146]。

# 介入治疗选择

不幸的是，评估介入疗法治疗乳腺癌慢性疼痛的高质量数据是有限，最近的一项系统回顾发现，只有七项研究评估了以下三个目标：椎旁阻滞、星状神经节阻滞和肋间神经阻滞[19]。

## 肩胛上神经阻滞

据估计，肩胛上神经支配了 70% 的肩部区域，包括肩关节囊的上部和后部区域及肩锁关节[147]。肩胛上神经阻滞（suprascapular nerve blocks，SSNB）可用于肩部疾病的诊断和治疗，即刻起效并具有相对较好的安全性[147-149]。SSNB 用于治疗多种病理性疼痛，包括粘连性关节囊炎、肩袖肌腱病、肩胛骨骨折和盂肱关节炎[17, 148, 150-151]。与肩关节内注射相比，SSNB 在治疗粘连性关节囊炎的 12 周内有明显的镇痛效果[150]。在比较单纯物理疗法与物理疗法加丙胺卡因-曲安奈德 SSNB 的疗效时发现，在 SSNB 治疗组中，两者均有强大的镇痛作用（使用简明疼痛量表）和功能改善（使用肩关节功能评分量表）[147]。根据文献回顾，SSNB 是一种很好的短期辅助治疗选择，可促进物理治疗期间的无痛运动。

## 前锯肌阻滞

介入治疗乳腺癌治疗后慢性疼痛的另一个潜在靶点是前锯肌平面。前锯肌平面阻滞是一种新型的、超声引导的神经阻滞，能够麻醉半侧胸壁[152]。从解剖学上讲，胸壁前锯肌周围有浅层和深层两个不同的潜在间隙[152]。局部麻醉药和类固醇可作为治疗乳腺癌相关慢性疼痛的药物通过超声引导注入上述两个间隙中，还需对这项技术进行进一步的高质量研究。

## 椎旁阻滞

胸椎旁阻滞是一种将局麻药注射至从椎旁间隙的椎间孔发出的胸神经处的技术。就其产生的同侧躯体和交感神经阻滞而言，胸椎旁阻滞被认为是一种单侧硬膜外阻滞，椎旁阻滞可使用标志或在超声引导下进行[153-154]。

椎旁阻滞已被证明可在乳腺癌手术后提供显著的术后镇痛效果，且明显减少阿片类药物的用量[155]。此外，在 1 年的随访中发现，术前行椎旁阻滞与减轻患者的疼痛症状与严重程度有关[156]。值得一提的是，一项回顾性观察研究表明，乳腺癌复发或转移率较低可能与患者在乳腺癌手术前接受术前椎旁阻滞有关[157]。Kirvelä 等[158] 的一项研究表明，用 0.5% 布比卡因行椎旁阻滞的初期镇痛效果明显，有效率高达 99%，但只有 12% 患者的镇痛持续时间超过 1 个月。在这项研究中，20% 的患者在 5 个月后无疼痛，但由于每位患者的阻滞次数不一致、缺乏控制、设盲不充分，该研究的解释受到了限制[158]。

## 星状神经节阻滞

颈交感神经阻滞通常用于上肢复杂区域疼痛综合征的患者[159-160]。此方法已被研究用于治疗乳腺癌相关慢性疼痛。在最近一篇针对与乳腺癌治疗相关的疼痛干预措施的系统综述中，两项星状神经节阻滞研究均显示，在统计学上，患者在术后 3 个月内疼痛评分显著降低。然而，在一项研究中，与星状神经节阻滞相比，加巴喷丁在数值评分方面提供了更好的镇痛效果。这些研究的质量相对较低，并且缺乏适当的对照组或研究者不知情[161-162]。关于其他与乳腺癌治疗相关的慢性问题，最近一项关于使用星状神经节阻滞治疗淋巴水肿的研究发现，在连续 3 次星状神经节阻滞后 1 个月，患者的前臂和上臂的周长较基线明显下降[163]。

## 肋间神经阻滞

肋间神经阻滞术在被选定的带状皮肤水平上产生节段性麻醉。在解剖学上，肋间神经位于肋骨下缘的肋间动脉和静脉下方。麻醉药的头尾扩散远不如椎旁阻滞多见[164]。

一篇系统综述中讲述了 4 例关于肋间神经阻滞用于治疗与乳腺癌相关慢性疼痛的实用性[19]。53% 的患者因局部麻醉药阻滞而完全缓解了疼痛。所有研究都使用这种诊断性阻滞来辅助手术或神经毁损术的进一步治疗。不幸的是，这些研究都没有评估肋间神经阻滞作为唯一治疗选择的长期有效性。值得注意的是，手术治疗可以用来切除肋间神经瘤或缓解肋间神经卡压[113, 165]。

## 背根神经节的脉冲射频

基于乳腺癌相关慢性疼痛的治疗，一项回顾性研究试图探讨背根神经节的脉冲射频的实用性。在接受检查的 49 位患者中，22.2% 的患者患有乳房切除术后相关疼痛。这项研究还包括了接受肋间神经脉冲射频治疗的患者。与单独的药物治疗或对肋间神经进行脉冲射频治疗相比，在接受背根神经节射频治疗的患者组中，3 个月后的成功率（即疼痛缓解超过 50%）显著提高（53.8%）[166]。

## 胸肌平面阻滞

这些方法包括"胸肌平面阻滞"和"改良型胸肌平面阻滞"。胸肌平面阻滞最初由 Blanco 提出，目的是将局麻药置于胸大肌和胸小肌之间的筋膜平面中。他针对约 50 名患者的初步报告发现，当这种技术用于乳腺手术时，术后只需最低限度的镇痛[167]。Blanco 等后来还提出了一种"改良型胸肌平面阻滞"，也称为"Ⅱ型胸肌阻滞"。此过程需要两次进针，首先在胸大肌之间进行渗入，第二次在胸小肌和前锯肌之间进行渗入。这种方法试图阻滞腋下和肋间神经[168]。在对 60 名接受胸肌平面阻滞或椎旁阻滞的乳腺癌手术患者进行比较后发现，与椎旁阻滞组相比，胸肌平面阻滞组首次需求吗啡的时间明显更长，吗啡的 24 h 消耗量更少，12 h 疼痛强度更低。然而，与胸肌平面阻滞组相比，接受椎旁阻滞的患者组在 24 h 内的疼痛强度更低[169]。

## 化学去神经法

乳腺癌的肿瘤切除、乳房重建治疗和放射治疗都可能引起保守治疗难以控制的疼痛性肌肉痉挛，可能需要介入治疗。胸大肌和胸小肌肌痉挛常见，也可能与美容并发症有关，即高位植入物。研究表明，对胸肌进行术中或术后肉毒杆菌毒素注射可有效降低肌张力 / 痉挛，从而减轻疼痛，同时加快康复速度，并改善美容质量[38, 82, 170-171]。

为了注射到胸大肌中，应将穿刺针定位于腋前线处。若进针点太靠背侧，将进入到喙肱肌中；若进针点太靠侧面，将进入肱二头肌。要求患者将手臂内收，通过肌电图确认针在胸大肌中的位置[172]。将穿刺针插入至锁骨中线，深至胸大肌，并在第三肋骨的前表面，为胸小肌注射提供了理想的位置。如果穿刺针太浅，则将注射到胸大肌中。为了安全起见，可使用超声引导穿刺针正确定位[173]。这种手术的特殊风险包括呼吸抑制和气胸，因为它靠近胸膜腔[82]。

在 2000 年，Senior 和 Fourie 的一例病例报告发现，在隆胸后出现束缚状态的患者中，术中以扇形方式向肌腹和肌腱注射 100 单位肉毒杆菌毒素，可在 6 个月时改善外观[174]。2009 年，Figus 等进行了一项研究，发现有 18.3% 的患者使用背阔肌皮瓣＋胸下植入物进行乳房再造后，由于背阔肌的不自主收缩和胸肌的可见收缩而出现不适感[38]。随后在重建的乳房中注射 100 单位肉毒杆菌毒素，可显著改善外观，并减少肌张力、痉挛和疼痛，最短可持续14 天，最长可达 12 个月[38]。Adkinson 等的病例研究[81]发现，术中 100 单位注射肉毒杆菌毒素可在术后 1 个月内明显缓解疼痛症状并改善外观，该效果可持达 3 个月[81]。Lo 等在 2015 年进行了一项前瞻性、随机、双盲对照试验，通过对双侧乳房切除术后进行乳房重建手术的患者术中注射 100 单位肉毒杆菌至一侧胸肌和注射等量的生理盐水至对侧胸肌的效果对比[171]，得出结论：注射后 1 ～ 12 周内使用肉毒杆菌素对疼痛控制没有显著改善[171]。

## 神经瘤注射治疗

文献中已经讲述了手术后创伤性神经瘤形成的病例[115]。在 Li 等的一篇综述里提及，结节性肿块可通过超声检查诊断为神经瘤，并通过活检进一步确诊。神经瘤的形成往往在瘢痕和先前的切口区域。神经瘤可能具有与肿瘤和淋巴结肿大相似的超声结构（高回声结节）。应考虑进行监测和进一步评估（包括活检）。治疗方法可能包括局麻药和类固醇注射以及消融和手术切除。

## 脊髓电刺激

从长远来看，神经刺激已被认为可有效治疗非癌性疼痛，例如背部手术失败综合征[175]。一些零星的病例和观察性研究表明，癌性疼痛患者的疼痛强度显著减低，这不仅仅针对乳腺癌[176]。国际循证医学协作组在 2015 年进行了系统回顾，研究了前后的四个病例系列，发现当前证据不足以确立脊髓电刺激在癌性疼痛中的作用，尽管所包括的研究确实显示疼痛有所缓解且止痛药的使用减少[177]。目前还没有随机对照试验来研究神经刺激对一般癌性疼痛或乳腺癌特异性疼痛的作用。最新的理论将疼痛缓解归因于脊髓水平的局部作用，其中包括释放 GABA、乙酰胆碱和 5- 羟色胺，以及抑制兴奋性氨基酸（谷氨酸和天冬氨酸）[178]。

## 鞘内泵植入术

正如最近一篇综述文章所讨论的，多项研究已经证实鞘内泵给药可有效治疗癌性相关疼痛[179]。实际上，Smith 等的一项研究发现，不仅疼痛控制可以得到改善，还可以提高患者 6 个月生存率[180]。这项研究包括但不限于乳腺癌患者。Gulati 等[181]对顽固

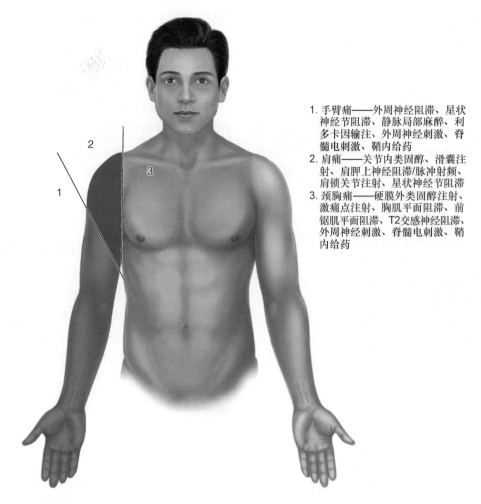

1. 手臂痛——外周神经阻滞、星状神经节阻滞、静脉局部麻醉、利多卡因输注、外周神经刺激、脊髓电刺激、鞘内给药
2. 肩痛——关节内类固醇、滑囊注射、肩胛上神经阻滞/脉冲射频、肩锁关节注射、星状神经节阻滞
3. 颈胸痛——硬膜外类固醇注射、激痛点注射、胸肌平面阻滞、前锯肌平面阻滞、T2交感神经阻滞、外周神经刺激、脊髓电刺激、鞘内给药

图 9.5 解剖学治疗模式

性胸壁疼痛的癌症患者的介入技术进行了回顾性综述，其中包括了乳腺癌患者，并发现在 7 例行鞘内泵植入术的患者中，疼痛缓解达 100%（VAS 改善＞1）[181]。此外，对鞘内治疗难治性癌性疼痛的成本效益分析发现，在接受高成本阿片类药物治疗的部分患者中，鞘内泵植入在 6 个月内变得具有成本优势[182]。

## 介入治疗模式

乳腺癌相关疼痛通常非常复杂且难以治愈。同样，由于诊断的困难，临床医生往往不愿进行干预。然而，在我们的实践中，我们常通过分析患者疼痛的病因和解剖位置来讨论其治疗方案。图 9.5 给出了一种治疗乳腺癌疼痛的解剖方法。

## 结论

乳腺癌相关性疼痛是复杂的、多因素的。在急性、亚急性和慢性阶段均影响多个器官系统。因此，需要深入了解乳腺癌相关性疼痛的不同机制及其治疗方案（保守治疗和介入治疗），以充分治疗此类型女性患者。

## 参考文献

1. Glare PA, Davies PS, Finlay E, et al. Pain in cancer survivors. J Clin Oncol. 2014;32(16):1739–47. https://doi.org/10.1200/JCO.2013.52.4629.
2. Pachman DR, Barton DL, Swetz KM, Loprinzi CL. Troublesome symptoms in cancer survivors: fatigue, insomnia, neuropathy, and pain. J Clin Oncol. 2012;30(30):3687–96. https://doi.org/10.1200/JCO.2012.41.7238.
3. van den Beuken-van Everdingen MHJ, de Rijke JM, Kessels AG, Schouten HC, van Kleef M, Patijn J. Prevalence of pain in patients

with cancer: a systematic review of the past 40 years. Ann Oncol. 2007;18(9):1437–49. https://doi.org/10.1093/annonc/mdm056.

4. Peuckmann V, Ekholm O, Rasmussen NK, et al. Chronic pain and other sequelae in long-term breast cancer survivors: nationwide survey in Denmark. Eur J Pain. 2009;13(5):478–85. https://doi.org/10.1016/j.ejpain.2008.05.015.

5. Hofsø K, Rustøen T, Cooper BA, Bjordal K, Miaskowski C. Changes over time in occurrence, severity, and distress of common symptoms during and after radiation therapy for breast Cancer. J Pain Symptom Manag. 2013;45(6):980–1006. https://doi.org/10.1016/j.jpainsymman.2012.06.003.

6. Ebaugh D, Spinelli B, Schmitz KH. Shoulder impairments and their association with symptomatic rotator cuff disease in breast cancer survivors. Med Hypotheses. 2011;77(4):481–7. https://doi.org/10.1016/j.mehy.2011.06.015.

7. Ewertz M, Jensen AB. Late effects of breast cancer treatment and potentials for rehabilitation. Acta Oncol. 2011;50(2):187–93. https://doi.org/10.3109/0284186X.2010.533190.

8. Gärtner R, Jensen M-B, Nielsen J, Ewertz M, Kroman N, Kehlet H. Prevalence of and factors associated with persistent pain following breast cancer surgery. JAMA. 2009;302(18):1985–92. https://doi.org/10.1001/jama.2009.1568.

9. Von Roenn JH, Cleeland CS, Gonin R, Hatfield AK, Pandya KJ. Physician attitudes and practice in cancer pain management. A survey from the Eastern Cooperative Oncology Group. Ann Intern Med. 1993;119(2):121–6.

10. de Boer AGEM, Taskila T, Ojajärvi A, van Dijk FJH, Verbeek JHAM. Cancer survivors and unemployment: a meta-analysis and meta-regression. JAMA. 2009;301(7):753–62. https://doi.org/10.1001/jama.2009.187.

11. Tevaarwerk AJ, Lee JW, Sesto ME, et al. Employment outcomes among survivors of common cancers: the Symptom Outcomes and Practice Patterns (SOAPP) study. J Cancer Surviv. 2013;7(2):191–202. https://doi.org/10.1007/s11764-012-0258-2.

12. Howlader N, Noone AM, Krapcho M, et al. Surveillance, Epidemiology, and End Results (SEER) cancer statistics review. http://seer.cancer.gov/csr/1975_2012/. Published April 2015. Accessed 6 Nov 2015.

13. Netter FH. Atlas of human anatomy. Philadelphia: Elsevier Health Sciences; 2010.

14. Snell RS. Clinical anatomy by regions. Philadelphia: Lippincott Williams & Wilkins; 2011.

15. Moore KL, Dalley AF, Agur AMR. Clinically oriented anatomy. Philadelphia: Lippincott Williams & Wilkins; 2013.

16. Agur AMR, Dalley AF, Grant JCB. Grant's atlas of anatomy. Philadelphia: Lippincott Williams & Wilkins; 2013.

17. Deer TR, Leong MS, Gordin V. Treatment of chronic pain by medical approaches: the AMERICAN ACADEMY of PAIN MEDICINE textbook on patient management. New York: Springer; 2014.

18. Warrier S, Hwang S, Koh CE, et al. Preservation or division of the intercostobrachial nerve in axillary dissection for breast cancer: meta-analysis of randomised controlled trials. Breast. 2014;23(4):310–6. https://doi.org/10.1016/j.breast.2014.01.014.

19. Wijayasinghe N, Andersen KG, Kehlet H. Neural blockade for persistent pain after breast cancer surgery. Reg Anesth Pain Med. 2014;39(4):272–8. https://doi.org/10.1097/AAP.0000000000000101.

20. Torres Lacomba M, Mayoral del Moral O, Coperias Zazo JL, Gerwin RD, Goñí AZ. Incidence of myofascial pain syndrome in breast cancer surgery: a prospective study. Clin J Pain. 2010;26(4):320–5. https://doi.org/10.1097/AJP.0b013e3181c4904a.

21. Caban ME, Yadav R. Rehabilitation of breast cancer–related functional deficits. Crit Rev Phys Rehabil Med. 2008;20(1):1–23.

22. Lavelle ED, Lavelle W, Smith HS. Myofascial trigger points. Med Clin North Am. 2007;91(2):229–39. https://doi.org/10.1016/j.mcna.2006.12.004.

23. Latremoliere A, Woolf CJ. Central sensitization: a generator of pain hypersensitivity by central neural plasticity. J Pain. 2009;10(9):895–926. https://doi.org/10.1016/j.jpain.2009.06.012.

24. Shin HJ, Shin JC, Kim WS, Chang WH, Lee SC. Application of ultrasound-guided trigger point injection for myofascial trigger points in the subscapularis and pectoralis muscles to post-mastectomy patients: a pilot study. Yonsei Med J. 2014;55(3):792–8. https://doi.org/10.3349/ymj.2014.55.3.792.

25. Proulx AM, Zryd TW. Costochondritis: diagnosis and treatment. Am Fam Physician. 2009;80(6):617–20.

26. Kamel M, Kotob H. Ultrasonographic assessment of local steroid injection in Tietze's syndrome. Rheumatology. 1997;36(5):547–50. https://doi.org/10.1093/rheumatology/36.5.547.

27. Coleman RE, Bolten WW, Lansdown M, et al. Aromatase inhibitor-induced arthralgia: clinical experience and treatment recommendations. Cancer Treat Rev. 2008;34(3):275–82. https://doi.org/10.1016/j.ctrv.2007.10.004.

28. Coleman RE. Clinical features of metastatic bone disease and risk of skeletal morbidity. Clin Cancer Res. 2006;12(20 Pt 2):6243s–9s. https://doi.org/10.1158/1078-0432.CCR-06-0931.

29. Smith HS, Barkin RL. Painful boney metastases. Am J Ther. 2014;21(2):106–30. https://doi.org/10.1097/MJT.0b013e3182456dff.

30. Wallace AN, Robinson CG, Meyer J, et al. The metastatic spine disease multidisciplinary working group algorithms. Oncologist. 2015;20(10):1205–15. https://doi.org/10.1634/theoncologist.2015-0085.

31. Greenwood TJ, Wallace A, Friedman MV, Hillen TJ, Robinson CG, Jennings JW. Combined ablation and radiation therapy of spinal metastases: a novel multimodality treatment approach. Pain Physician. 2015;18(6):573–81.

32. Wallace AN, Tomasian A, Vaswani D, Vyhmeister R, Chang RO, Jennings JW. Radiographic local control of spinal metastases with percutaneous radiofrequency ablation and vertebral augmentation. AJNR Am J Neuroradiol. 2016;37(4):759–65. https://doi.org/10.3174/ajnr.A4595.

33. Tasmuth T, Smitten von K, Hietanen P, Kataja M, Kalso E. Pain and other symptoms after different treatment modalities of breast cancer. Ann Oncol. 1995;6(5):453–9.

34. Vadivelu N, Schreck M, Lopez J, Kodumudi G, Narayan D. Pain after mastectomy and breast reconstruction. Am Surg. 2008;74(4):285–96.

35. Tasmuth T, Blomqvist C, Kalso E. Chronic post-treatment symptoms in patients with breast cancer operated in different surgical units. Eur J Surg Oncol. 1999;25(1):38–43. https://doi.org/10.1053/ejso.1998.0597.

36. Wallace MS, Wallace AM, Lee J, Dobke MK. Pain after breast surgery: a survey of 282 women. Pain. 1996;66(2–3):195–205.

37. Jung BF, Ahrendt GM, Oaklander AL, Dworkin RH. Neuropathic pain following breast cancer surgery: proposed classification and research update. Pain. 2003;104(1):1–13. https://doi.org/10.1016/S0304-3959(03)00241-0.

38. Figus A, Mazzocchi M, Dessy LA, Curinga G, Scuderi N. Treatment of muscular contraction deformities with botulinum toxin type A after latissimus dorsi flap and sub-pectoral implant breast reconstruction. J Plast Reconstr Aesthet Surg. 2009;62(7):869–75. https://doi.org/10.1016/j.bjps.2007.07.025.

39. Ho JO, Sawadkar P, Mudera V. A review on the use of cell therapy in the treatment of tendon disease and injuries. J Tissue Eng. 2014;5(0):2041731414549678–18. https://doi.org/10.1177/2041731414549678.

40. Desmeules F, Boudreault J, Roy J-S, Dionne C, Frémont P, MacDermid JC. The efficacy of therapeutic ultrasound for rotator cuff tendinopathy: a systematic review and meta-analysis. Phys Ther Sport. 2015;16(3):1–9. https://doi.org/10.1016/j.ptsp.2014.09.004.

41. Factor D, Dale B. Current concepts of rotator cuff tendinopathy. Int J Sports Phys Ther. 2014;9(2):274–88.

42. Fukuda H. Partial-thickness rotator cuff tears: a modern view on Codman's classic. J Shoulder Elb Surg. 2000;9(2):163–8. https://doi.org/10.1067/mse.2000.101959.

43. Teunis T, Lubberts B, Reilly BT, Ring D. A systematic review and pooled analysis of the prevalence of rotator cuff disease with increasing age. J Shoulder Elb Surg. 2014;23(12):1913–21. https://doi.org/10.1016/j.jse.2014.08.001.

44. Petrek JA, Heelan MC. Incidence of breast carcinoma-related lymphedema. Cancer. 1998;83(12 Suppl American):2776–81.

45. Levy O, Relwani J, Zaman T, Even T, Venkateswaran B, Copeland S. Measurement of blood flow in the rotator cuff using laser Doppler flowmetry. J Bone Joint Surg Br. 2008;90(7):893–8. https://doi.org/10.1302/0301-620X.90B7.19918.

46. Brukner P, Khan K. Brukner & Khan's clinical sports medicine. Sydney: McGraw-Hill Education; 2011.

47. Lee TS, Kilbreath SL, Refshauge KM, Herbert RD, Beith JM. Prognosis of the upper limb following surgery and radiation for breast cancer. Breast Cancer Res Treat. 2007;110(1):19–37. https://doi.org/10.1007/s10549-007-9710-9.

48. Buckup K. Clinical tests for the musculoskeletal system. Stuttgart: Thieme; 2011.

49. Ardic F, Kahraman Y, Kacar M, Kahraman MC, Findikoglu G, Yorgancioglu ZR. Shoulder impingement syndrome: relationships between clinical, functional, and radiologic findings. Am J Phys Med Rehabil. 2006;85(1):53–60.

50. Reilly P, Macleod I, Macfarlane R, Windley J, Emery R. Dead men and radiologists don't lie: a review of cadaveric and radiological studies of rotator cuff tear prevalence. Ann R Coll Surg Engl. 2006;88(2):116–21. https://doi.org/10.1308/003588406X94968.

51. Ahmed RL, Prizment A, Lazovich D, Schmitz KH, Folsom AR. Lymphedema and quality of life in breast cancer survivors: the Iowa Women's Health Study. J Clin Oncol. 2008;26(35):5689–96. https://doi.org/10.1200/JCO.2008.16.4731.

52. Taghian NR, Miller CL, Jammallo LS, O'Toole J, Skolny MN. Lymphedema following breast cancer treatment and impact on quality of life: a review. Crit Rev Oncol Hematol. 2014;92(3):227–34. https://doi.org/10.1016/j.critrevonc.2014.06.004.

53. Herrera JE, Stubblefield MD. Rotator cuff tendonitis in lymphedema: a retrospective case series. Arch Phys Med Rehabil. 2004;85(12):1939–42. https://doi.org/10.1016/j.apmr.2004.06.065.

54. Shamley DR, Srinaganathan R, Weatherall R, et al. Changes in shoulder muscle size and activity following treatment for breast cancer. Breast Cancer Res Treat. 2007;106(1):19–27. https://doi.org/10.1007/s10549-006-9466-7.

55. Stubblefield MD, Keole N. Upper body pain and functional disorders in patients with breast cancer. PMR. 2014;6(2):170–83. https://doi.org/10.1016/j.pmrj.2013.08.605.

56. Rostkowska E, Bak M, Samborski W. Body posture in women after mastectomy and its changes as a result of rehabilitation. Adv Med Sci. 2006;51:287–97.

57. Crosbie J, Kilbreath SL, Dylke E, et al. Effects of mastectomy on shoulder and spinal kinematics during bilateral upper-limb movement. Phys Ther. 2010;90(5):679–92. https://doi.org/10.2522/ptj.20090104.

58. Cheville AL, Tchou J. Barriers to rehabilitation following surgery for primary breast cancer. J Surg Oncol. 2007;95(5):409–18. https://doi.org/10.1002/jso.20782.

59. Borstad JD. Resting position variables at the shoulder: evidence to support a posture-impairment association. Phys Ther. 2006;86(4):549–57.

60. Levangie PK, Drouin J. Magnitude of late effects of breast cancer treatments on shoulder function: a systematic review. Breast Cancer Res Treat. 2008;116(1):1–15. https://doi.org/10.1007/s10549-008-0246-4.

61. Harrington S, Padua D, Battaglini C, et al. Comparison of shoulder flexibility, strength, and function between breast cancer survivors and healthy participants. J Cancer Surviv. 2011;5(2):167–74. https://doi.org/10.1007/s11764-010-0168-0.

62. Uppal HS. Frozen shoulder: a systematic review of therapeutic options. World J Orthop. 2015;6(2):263–7. https://doi.org/10.5312/wjo.v6.i2.263.

63. Jeong HJ, Sim Y-J, Hwang KH, Kim GC. Causes of shoulder pain in women with breast cancer-related lymphedema: a pilot study. Yonsei Med J. 2011;52(4):661–7. https://doi.org/10.3349/ymj.2011.52.4.661.

64. Leonidou A, Woods DA. A preliminary study of manipulation under anaesthesia for secondary frozen shoulder following breast cancer treatment. Ann R Coll Surg Engl. 2014;96(2):111–5. https://doi.org/10.1308/003588414X13824511649652.

65. Stubblefield MD, Custodio CM. Upper-extremity pain disorders in breast cancer. Arch Phys Med Rehabil. 2006;87(3 Suppl 1):S96–9; quiz S100-1. https://doi.org/10.1016/j.apmr.2005.12.017.

66. Leidenius M, Leivonen M, Vironen J, Smitten von K. The consequences of long-time arm morbidity in node-negative breast cancer patients with sentinel node biopsy or axillary clearance. J Surg Oncol. 2005;92(1):23–31. https://doi.org/10.1002/jso.20373.

67. Yang S, Park DH, Ahn SH, et al. Prevalence and risk factors of adhesive capsulitis of the shoulder after breast cancer treatment. Support Care Cancer. 2017;25(4):1317–22. https://doi.org/10.1007/s00520-016-3532-4.

68. Hopwood P, Haviland JS, Sumo G, et al. Comparison of patient-reported breast, arm, and shoulder symptoms and body image after radiotherapy for early breast cancer: 5-year follow-up in the randomised Standardisation of Breast Radiotherapy (START) trials. Lancet Oncol. 2010;11(3):231–40. https://doi.org/10.1016/S1470-2045(09)70382-1.

69. Conduah AH, Baker CL, Baker CL. Clinical management of scapulothoracic bursitis and the snapping scapula. Sports Health. 2010;2(2):147–55. https://doi.org/10.1177/1941738109338359.

70. Boneti C, Arentz C, Klimberg VS. Scapulothoracic bursitis as a significant cause of breast and chest wall pain: underrecognized and undertreated. Ann Surg Oncol. 2010;17(S3):321–4. https://doi.org/10.1245/s10434-010-1232-8.

71. Straub JM, New J, Hamilton CD, Lominska C, Shnayder Y, Thomas SM. Radiation-induced fibrosis: mechanisms and implications for therapy. J Cancer Res Clin Oncol. 2015;141(11):1–10. https://doi.org/10.1007/s00432-015-1974-6.

72. van Geel AN, Lans TE, Haen R, Tjong Joe Wai R, Menke-Pluijmers MBE. Partial mastectomy and m. latissimus dorsi reconstruction for radiation-induced fibrosis after breast-conserving cancer therapy. World J Surg. 2011;35(3):568–72. https://doi.org/10.1007/s00268-010-0911-8.

73. Liss AL, Ben-David MA, Jagsi R, et al. Decline of cosmetic outcomes following accelerated partial breast irradiation using intensity modulated radiation therapy: results of a single-institution prospective clinical trial. Int J Radiat Oncol Biol Phys. 2014;89(1):96–102. https://doi.org/10.1016/j.ijrobp.2014.01.005.

74. Bourgier C, Acevedo-Henao C, Dunant A, et al. Higher toxicity with 42 Gy in 10 fractions as a total dose for 3D-conformal accelerated partial breast irradiation: results from a dose escalation phase II trial. Radiat Oncol. 2012;7(1):141. https://doi.org/10.1186/1748-717X-7-141.

75. Edvardsen H, Tefre T, Jansen L, et al. Linkage disequilibrium pattern of the ATM gene in breast cancer patients and controls; association of SNPs and haplotypes to radio-sensitivity and post-lumpectomy local recurrence. Radiat Oncol. 2007;2(1):25–9. https://doi.org/10.1186/1748-717X-2-25.

76. Chen PY, Vicini FA, Benitez P, et al. Long-term cosmetic results and toxicity after accelerated partial-breast irradiation. Cancer. 2006;106(5):991–9. https://doi.org/10.1002/cncr.21681.

77. Jacobson G, Bhatia S, Smith BJ, Button AM, Bodeker K, Buatti J. Randomized trial of pentoxifylline and vitamin E vs standard

follow-up after breast irradiation to prevent breast fibrosis, evaluated by tissue compliance meter. Int J Radiat Oncol Biol Phys. 2013;85(3):604–8. https://doi.org/10.1016/j.ijrobp.2012.06.042.

78. Bourgeois JF, Gourgou S, Kramar A. A randomized, prospective study using the LPG® technique in treating radiation-induced skin fibrosis: clinical and profilometric analysis. Skin Res Technol. 2008. doi:https://doi.org/10.1111/j.1600-0846.2007.00263.x.

79. Stubblefield MD, Levine A, Custodio CM, Fitzpatrick T. The role of botulinum toxin type A in the radiation fibrosis syndrome: a preliminary report. Arch Phys Med Rehabil. 2008;89(3):417–21. https://doi.org/10.1016/j.apmr.2007.11.022.

80. Headon H, Kasem A, Mokbel K. Capsular contracture after breast augmentation: an update for clinical practice. Arch Plast Surg. 2015;42(5):532–12. https://doi.org/10.5999/aps.2015.42.5.532.

81. Adkinson JM, Miller NF, Murphy RX Jr. Neurectomy for breast reconstruction- related spasms of the pectoralis major muscle. Br J Plast Surg. 2014;67(2):257–9. https://doi.org/10.1016/j.bjps.2013.06.025.

82. O'Donnell CJ. Pectoral muscle spasms after mastectomy successfully treated with botulinum toxin injections. PMR. 2011;3(8):781–2. https://doi.org/10.1016/j.pmrj.2011.02.023.

83. Winfree CJ, Kline DG. Intraoperative positioning nerve injuries. Surg Neurol. 2005;63(1):5–18; discussion 18. https://doi.org/10.1016/j.surneu.2004.03.024.

84. Radhakrishnan K, Litchy WJ, O'Fallon WM, Kurland LT. Epidemiology of cervical radiculopathy. A population-based study from Rochester, Minnesota, 1976 through 1990. Brain. 1994;117(Pt 2):325–35.

85. Ma H, Kim I. Horner syndrome associated with a herniated cervical disc: a case report. Korean J Spine. 2012;9(2):108–10. https://doi.org/10.14245/kjs.2012.9.2.108.

86. Miller NR, Walsh FB, Hoyt WF. Walsh and Hoyt's clinical neuro-ophthalmology. Philadelphia: Lippincott Williams & Wilkins; 2005.

87. Carozzi VA, Canta A, Chiorazzi A. Chemotherapy-induced peripheral neuropathy: what do we know about mechanisms? Neurosci Lett. 2015;596:90–107. https://doi.org/10.1016/j.neulet.2014.10.014.

88. Chaudhry V, Chaudhry M, Crawford TO, Simmons-O'Brien E, Griffin JW. Toxic neuropathy in patients with pre-existing neuropathy. Neurology. 2003;60(2):337–40.

89. Albers JW, Chaudhry V, Cavaletti G, Donehower RC. Interventions for preventing neuropathy caused by cisplatin and related compounds. Albers JW, ed. Cochrane Database Syst Rev. 2014;3:CD005228. https://doi.org/10.1002/14651858.CD005228.pub4.

90. Piccolo J, Kolesar JM. Prevention and treatment of chemotherapy-induced peripheral neuropathy. Am J Health Syst Pharm. 2014;71(1):19–25. https://doi.org/10.2146/ajhp130126.

91. Verstappen CCP, Postma TJ, Geldof AA, Heimans JJ. Amifostine protects against chemotherapy-induced neurotoxicity: an in vitro investigation. Anticancer Res. 2004;24(4):2337–41.

92. Pachman DR, Barton DL, Watson JC, Loprinzi CL. Chemotherapy-induced peripheral neuropathy: prevention and treatment. Clin Pharmacol Ther. 2011;90(3):377–87. https://doi.org/10.1038/clpt.2011.115.

93. Gamelin L, Boisdron-Celle M, Delva R, et al. Prevention of oxaliplatin-related neurotoxicity by calcium and magnesium infusions: a retrospective study of 161 patients receiving oxaliplatin combined with 5-fluorouracil and leucovorin for advanced colorectal cancer. Clin Cancer Res. 2004;10(12 Pt 1):4055–61. https://doi.org/10.1158/1078-0432.CCR-03-0666.

94. Kottschade LA, Sloan JA, Mazurczak MA, et al. The use of vitamin E for the prevention of chemotherapy-induced peripheral neuropathy: results of a randomized phase III clinical trial. Support

Care Cancer. 2011;19(11):1769–77. https://doi.org/10.1007/s00520-010-1018-3.

95. Amptoulach S, Tsavaris N. Neurotoxicity caused by the treatment with platinum analogues. Chemother Res Pract. 2011;2011(3):843019–5. https://doi.org/10.1155/2011/843019.

96. Delanian S, Lefaix J-L, Pradat P-F. Radiation-induced neuropathy in cancer survivors. Radiother Oncol. 2012;105(3):273–82. https://doi.org/10.1016/j.radonc.2012.10.012.

97. Burton CL, Chesterton LS, Chen Y, van der Windt DA. Clinical course and prognostic factors in conservatively managed carpal tunnel syndrome: a systematic review. Arch Phys Med Rehabil. 2015;97:836. https://doi.org/10.1016/j.apmr.2015.09.013.

98. Ganel A, Engel J, Sela M, Brooks M. Nerve entrapments associated with postmastectomy lymphedema. Cancer. 1979;44(6):2254–9.

99. Hansen JT. Netter's clinical anatomy. Philadelphia: Saunders; 2014.

100. Huisstede BM, Fridén J, Coert JH, Hoogvliet P, European HANDGUIDE Group. Carpal tunnel syndrome: hand surgeons, hand therapists, and physical medicine and rehabilitation physicians agree on a multidisciplinary treatment guideline – results from the European HANDGUIDE Study. Arch Phys Med Rehabil. 2014;95(12):2253–2263. https://doi.org/10.1016/j.apmr.2014.06.022.

101. Dirks J, Fredensborg BB, Christensen D, Fomsgaard JS, Flyger H, Dahl JB. A randomized study of the effects of single-dose gabapentin versus placebo on postoperative pain and morphine consumption after mastectomy. Anesthesiology. 2002;97(3):560–4.

102. Björkman B, Arnér S, Hydén L-C. Phantom breast and other syndromes after mastectomy: eight breast cancer patients describe their experiences over time: a 2-year follow-up study. J Pain. 2008;9(11):1018–25. https://doi.org/10.1016/j.jpain.2008.06.003.

103. Ahmed A, Bhatnagar S, Rana SPS, Ahmad SM, Joshi S, Mishra S. Prevalence of phantom breast pain and sensation among postmastectomy patients suffering from breast cancer: a prospective study. Pain Pract. 2013;14(2):E17–28. https://doi.org/10.1111/papr.12089.

104. Polinsky ML. Functional status of long-term breast cancer survivors: demonstrating chronicity. Health Soc Work. 1994;19(3):165–73.

105. Pohjolainen T. A clinical evaluation of stumps in lower limb amputees. Prosthetics Orthot Int. 1991;15(3):178–84.

106. Kak M, Nanda R, Ramsdale EE, Lukas RV. Treatment of leptomeningeal carcinomatosis: current challenges and future opportunities. J Clin Neurosci. 2015;22(4):632–7. https://doi.org/10.1016/j.jocn.2014.10.022.

107. Niwińska A, Rudnicka H, Murawska M. Breast cancer leptomeningeal metastasis: the & nbsp; results of combined treatment and the comparison of methotrexate and liposomal cytarabine as intra-cerebrospinal fluid chemotherapy. Clin Breast Cancer. 2015;15(1):66–72. https://doi.org/10.1016/j.clbc.2014.07.004.

108. Leal T, Chang JE, Mehta M, Robins HI. Leptomeningeal metastasis: challenges in diagnosis and treatment. Curr Cancer Ther Rev. 2011;7(4):319–27. https://doi.org/10.2174/157339411797642597.

109. Papay FA, Verghese A, Stanton-Hicks M, Zins J. Complex regional pain syndrome of the breast in a patient after breast reduction. Ann Plast Surg. 1997;39(4):347–52.

110. Graham LE, McGuigan C, Kerr S, Taggart AJ. Complex regional pain syndrome post mastectomy. Rheumatol Int. 2001;21(4):165–6. https://doi.org/10.1007/s00296-001-0152-0.

111. Khan F, Shaikh FM, Keane R, Conroy BP. Complex regional pain syndrome type I as a complication of axillary clearance. J Pain Symptom Manag. 2006;31(6):481–3. https://doi.org/10.1016/j.jpainsymman.2006.02.003.

112. Ashkar L, Omeroglu A, Halwani F, Alsharif S, Loutfi A, Mesurolle B. Post-traumatic neuroma following breast surgery. Breast J. 2013;19(6):671–2. https://doi.org/10.1111/tbj.12186.

113. Nguyen JT, Buchanan IA, Patel PP, Aljinovic N, Lee BT. Intercostal neuroma as a source of pain after aesthetic and reconstructive breast implant surgery. Br J Plast Surg. 2012;65(9):1199–203. https://doi.org/10.1016/j.bjps.2012.04.003.

114. Wong L. Intercostal neuromas: a treatable cause of postoperative breast surgery pain. Ann Plast Surg. 2001;46(5):481–4.

115. Li Q, Gao E-L, Yang Y-L, Hu H-Y, Hu X-Q. Traumatic neuroma in a patient with breast cancer after mastectomy: a case report and review of the literature. World J Surg Oncol. 2012;10(1):35. https://doi.org/10.1186/1477-7819-10-35.

116. Smith HS, Wu S-X. Persistent pain after breast cancer treatment. Ann Palliat Med. 2012;1(3):182–94. https://doi.org/10.3978/j.issn.2224-5820.2012.10.13.

117. Zuther JE, Norton S. Lymphedema management. New York: Thieme; 2012.

118. Russell NS, Floot B, van Werkhoven E, et al. Blood and lymphatic microvessel damage in irradiated human skin: the role of TGF-β, endoglin and macrophages. Radiother Oncol. 2015;116:455. https://doi.org/10.1016/j.radonc.2015.08.024.

119. Shao Y, Qi K, Zhou Q-H, Zhong D-S. Intermittent pneumatic compression pump for breast cancer-related lymphedema: a systematic review and meta-analysis of randomized controlled trials. Oncol Res Treat. 2014;37(4):170–4. https://doi.org/10.1159/000360786.

120. Moseley AL, Carati CJ, Piller NB. A systematic review of common conservative therapies for arm lymphoedema secondary to breast cancer treatment. Ann Oncol. 2007;18(4):639–46. https://doi.org/10.1093/annonc/mdl182.

121. E Lima MTBRM, E Lima JGM, de Andrade MFC, Bergmann A. Low-level laser therapy in secondary lymphedema after breast cancer: systematic review. Lasers Med Sci. 2014;29(3):1289–95. https://doi.org/10.1007/s10103-012-1240-y.

122. Mehrara BJ, Zampell JC, Suami H, Chang DW. Surgical management of lymphedema: past, present, and future. Lymphat Res Biol. 2011;9(3):159–67. https://doi.org/10.1089/lrb.2011.0011.

123. Travis EC, Shugg S, McEwan WM. Lymph node grafting in the treatment of upper limb lymphoedema: a clinical trial. ANZ J Surg. 2015;85(9):631–5. https://doi.org/10.1111/ans.13171.

124. Yeung WM, McPhail SM, Kuys SS. A systematic review of axillary web syndrome (AWS). J Cancer Surviv. 2015;9(4):576–98. https://doi.org/10.1007/s11764-015-0435-1.

125. Torres Lacomba M, Mayoral del Moral O, Coperias Zazo JL, Yuste Sánchez MJ, Ferrandez J-C, Zapico Goñi A. Axillary web syndrome after axillary dissection in breast cancer: a prospective study. Breast Cancer Res Treat. 2009;117(3):625–30. https://doi.org/10.1007/s10549-009-0371-8.

126. National Cancer Institute. Common terminology criteria for adverse events (CTCAE). NIH publication No. 09-5410. Bethesda: National Cancer Institute; 2010. Available at: https://www.eortc.be/services/doc/ctc/CTCAE_4.03_2010-06-14_QuickReference_5x7.pdf.

127. Chen M-F, Chen W-C, Lai C-H, Hung C-H, Liu K-C, Cheng Y-H. Predictive factors of radiation-induced skin toxicity in breast cancer patients. BMC Cancer. 2010;10(1):508–10. https://doi.org/10.1186/1471-2407-10-508.

128. Hymes SR, Strom EA, Fife C. Radiation dermatitis: clinical presentation, pathophysiology, and treatment 2006. J Am Acad Dermatol. 2006;54(1):28–46. https://doi.org/10.1016/j.jaad.2005.08.054.

129. Harper JL, Franklin LE, Jenrette JM, Aguero EG. Skin toxicity during breast irradiation: pathophysiology and management. South Med J. 2004;97(10):989–93. https://doi.org/10.1097/01.SMJ.0000140866.97278.87.

130. Chan RJ, Webster J, Chung B, Marquart L, Ahmed M, Garantziotis S. Prevention and treatment of acute radiation-induced skin reactions: a systematic review and meta-analysis of randomized controlled trials. BMC Cancer. 2014;14(1):53. https://doi.org/10.1186/1471-2407-14-53.

131. Emami B, Lyman J, Brown A, et al. Tolerance of normal tissue to therapeutic irradiation. Int J Radiat Oncol Biol Phys. 1991;21(1):109–22.

132. Jagsi R, Griffith KA, Boike TP, et al. Differences in the acute toxic effects of breast radiotherapy by fractionation schedule. JAMA Oncol. 2015;1(7):918–3. https://doi.org/10.1001/jamaoncol.2015.2590.

133. Shaitelman SF, Schlembach PJ, Arzu I, et al. Acute and short-term toxic effects of conventionally fractionated vs hypofractionated whole-breast irradiation. JAMA Oncol. 2015;1(7):931–11. https://doi.org/10.1001/jamaoncol.2015.2666.

134. Kumar S, Juresic E, Barton M, Shafiq J. Management of skin toxicity during radiation therapy: a review of the evidence. J Med Imaging Radiat Oncol. 2010;54(3):264–79. https://doi.org/10.1111/j.1754-9485.2010.02170.x.

135. Cheville AL, Troxel AB, Basford JR, Kornblith AB. Prevalence and treatment patterns of physical impairments in patients with metastatic breast cancer. J Clin Oncol. 2008;26(16):2621–9. https://doi.org/10.1200/JCO.2007.12.3075.

136. Carmeliet P, Jain RK. Angiogenesis in cancer and other diseases. Nature. 2000;407:249–57.

137. Maxwell L. Therapeutic ultrasound and tumour metastasis. Physiotherapy. 1995;81:272–5. https://doi.org/10.1016/S0031-9406(05)66822-8.

138. Humble SR, Dalton AJ, Li L. A systematic review of therapeutic interventions to reduce acute and chronic post-surgical pain after amputation, thoracotomy or mastectomy. Eur J Pain. 2015;19(4):451–65. https://doi.org/10.1002/ejp.567.

139. Mahran E, Hassan ME. Comparison of pregabalin versus ketamine in postoperative pain management in breast cancer surgery. Saudi J Anaesth. 2015;9(3):253–7. https://doi.org/10.4103/1658-354X.154697.

140. Kotlinska-Lemieszek A, Paulsen O, Kaasa S, Klepstad P. Polypharmacy in patients with advanced cancer and pain: a European cross-sectional study of 2282 patients. J Pain Symptom Manag. 2014;48(6):1145–59. https://doi.org/10.1016/j.jpainsymman.2014.03.008.

141. Portenoy RK, Ahmed E. Principles of opioid use in cancer pain. J Clin Oncol. 2014;32(16):1662–70. https://doi.org/10.1200/JCO.2013.52.5188.

142. Terkawi AS, Sharma S, Durieux ME, Thammishetti S, Brenin D, Tiouririne M. Perioperative lidocaine infusion reduces the incidence of post-mastectomy chronic pain: a double-blind, placebo-controlled randomized trial. Pain Physician. 2015;18(2):E139–46.

143. Fassoulaki A, Patris K, Sarantopoulos C, Hogan Q. The analgesic effect of gabapentin and mexiletine after breast surgery for cancer. Anesth Analg. 2002;95(4):985–91, table of contents.

144. Amr YM, Yousef AAA-M. Evaluation of efficacy of the perioperative administration of venlafaxine or gabapentin on acute and chronic postmastectomy pain. Clin J Pain. 2010;26(5):381–5. https://doi.org/10.1097/AJP.0b013e3181cb406e.

145. Fassoulaki A, Triga A, Melemeni A, Sarantopoulos C. Multimodal analgesia with gabapentin and local anesthetics prevents acute and chronic pain after breast surgery for cancer. Anesth Analg. 2005;101(5):1427–32. https://doi.org/10.1213/01.ANE.0000180200.11626.8E.

146. Liu L, Huang Q-M, Liu Q-G, et al. Effectiveness of dry needling for myofascial trigger points associated with neck and shoulder pain: a systematic review and meta-analysis. Arch Phys Med Rehabil. 2015;96(5):944–55. https://doi.org/10.1016/j.apmr.2014.12.015.

147. Klç Z, Filiz MB, Çakr T, Toraman NF. Addition of suprascapular nerve block to a physical therapy program produces an extra benefit to adhesive capsulitis: a randomized controlled trial. Am J Phys Med Rehabil. 2015;94(10 Suppl 1):912–20. https://doi.org/10.1097/PHM.0000000000000336.

148. Ozkan K, Ozcekic AN, Sarar S, Cift H, Ozkan FU, Unay K. Suprascapular nerve block for the treatment of fro-

zen shoulder. Saudi J Anaesth. 2012;6(1):52–5. https://doi.org/10.4103/1658-354X.93061.

149. Favejee MM, Huisstede BMA, Koes BW. Frozen shoulder: the effectiveness of conservative and surgical interventions – systematic review. Br J Sports Med. 2010;45(1):49–56. https://doi.org/10.1136/bjsm.2010.071431.

150. Jones DS, Chattopadhyay C. Suprascapular nerve block for the treatment of frozen shoulder in primary care: a randomized trial. Br J Gen Pract. 1999;49(438):39–41.

151. Dahan TH, Fortin L, Pelletier M, Petit M, Vadeboncoeur R, Suissa S. Double blind randomized clinical trial examining the efficacy of bupivacaine suprascapular nerve blocks in frozen shoulder. J Rheumatol. 2000;27(6):1464–9.

152. Blanco R, Parras T, McDonnell JG, Prats-Galino A. Serratus plane block: a novel ultrasound-guided thoracic wall nerve block. Anaesthesia. 2013;68(11):1107–13. https://doi.org/10.1111/anae.12344.

153. (null) NYSORA. Thoracic paravertebral block. http://www.nysora.com/techniques/neuraxial-and-perineuraxial-techniques/landmark-based/3077-thoracic-paravertebral-block.html. Published May 9, 2013. Accessed 8 Oct 2015.

154. Krediet AC, Moayeri N, van Geffen G-J, et al. Different approaches to ultrasound-guided thoracic paravertebral block: an illustrated review. Anesthesiology. 2015;123(2):459–74. https://doi.org/10.1097/ALN.0000000000000747.

155. Kairaluoma PM, Bachmann MS, Korpinen AK, Rosenberg PH, Pere PJ. Single-injection paravertebral block before general anesthesia enhances analgesia after breast cancer surgery with and without associated lymph node biopsy. Anesth Analg. 2004;99(6):1837–43, table of contents. https://doi.org/10.1213/01.ANE.0000136775.15566.87.

156. Kairaluoma PM, Bachmann MS, Rosenberg PH, Pere PJ. Preincisional paravertebral block reduces the prevalence of chronic pain after breast surgery. Anesth Analg. 2006;103(3):703–8. https://doi.org/10.1213/01.ane.0000230603.92574.4e.

157. Exadaktylos AK, Buggy DJ, Moriarty DC, Mascha E, Sessler DI. Can anesthetic technique for primary breast cancer surgery affect recurrence or metastasis? Anesthesiology. 2006;105(4):660–4.

158. Kirvelä O, Antila H. Thoracic paravertebral block in chronic postoperative pain. Reg Anesth. 1992;17(6):348–50.

159. Yucel I, Demiraran Y, Ozturan K, Degirmenci E. Complex regional pain syndrome type I: efficacy of stellate ganglion blockade. J Orthop Traumatol. 2009;10(4):179–83. https://doi.org/10.1007/s10195-009-0071-5.

160. Fishman S, Ballantyne J, Rathmell JP. Bonica's management of pain. In: Diagnostic and therapeutic nerve blocks. Philadelphia: Lippincott Williams & Wilkins; 2010. p. 1661.

161. Hoseinzade H, Mahmoodpoor A, Agamohammadi D, Sanaie S. Comparing the effect of stellate ganglion block and gabapentin on the post mastectomy pain syndrome. Rawal Med J. 2008;33(1):22–5. http://www.scopemed.org/?mno=7389

162. Nabil Abbas D, Abd El Ghafar EM, Ibrahim WA, Omran AF. Fluoroscopic stellate ganglion block for postmastectomy pain: a comparison of the classic anterior approach and the oblique approach. Clin J Pain. 2011;27(3):207–13. https://doi.org/10.1097/AJP.0b013e3181fb1ef1.

163. Park JH, Min Y-S, Chun SM, Seo KS. Effects of stellate ganglion block on breast cancer-related lymphedema: comparison of various injectates. Pain Physician. 2015;18(1):93–9.

164. New York School of Regional Anesthesia. Intercostal block. http://www.nysora.com/techniques/neuraxial-and-perineuraxial-techniques/landmark-based/3072-intercostal-block.html. Published March 9, 2013. Accessed 12 Oct 2015.

165. Ducic I, Larson EE. Outcomes of surgical treatment for chronic postoperative breast and abdominal pain attributed to the intercostal nerve. J Am Coll Surg. 2006;203(3):304–10. https://doi.org/10.1016/j.jamcollsurg.2006.05.018.

166. Cohen SP, Sireci A, Wu CL, Larkin TM, Williams KA, Hurley RW. Pulsed radiofrequency of the dorsal root ganglia is superior to pharmacotherapy or pulsed radiofrequency of the intercostal nerves in the treatment of chronic postsurgical thoracic pain. Pain Physician. 2006;9(3):227–35.

167. Blanco R. The "pecs block": a novel technique for providing analgesia after breast surgery. Anaesthesia. 2011;66(9):847–8. https://doi.org/10.1111/j.1365-2044.2011.06838.x.

168. Blanco R, Fajardo M, Parras Maldonado T. Ultrasound description of Pecs II (modified Pecs I): a novel approach to breast surgery. Rev Esp Anestesiol Reanim. 2012;59(9):470–5. https://doi.org/10.1016/j.redar.2012.07.003.

169. Wahba SS, Kamal SM. Thoracic paravertebral block versus pectoral nerve block for analgesia after breast surgery. Egypt J Anaesth. 2014;30(2):129–35. https://doi.org/10.1016/j.egja.2013.10.006.

170. Hoefflin SM. Botox alternatives. Plast Reconstr Surg. 1998;101(3):865.

171. Lo KK, Aycock JK. A blinded randomized controlled trial to evaluate the use of botulinum toxin for pain control in breast reconstruction with tissue expanders. Ann Plast Surg. 2015;74(3):281–3. https://doi.org/10.1097/SAP.0b013e31829be8d8.

172. Perotto A, Delagi EF. Anatomical guide for the electromyographer. Springfield: Charles C Thomas Publisher; 2005.

173. Doretti A, Gerevini S, Riccardi B, Gregorini F, Silani V, Maderna L. Flash posters. Eur J Neurol. 2015;22(S1):484–828. https://doi.org/10.1111/ene.12808.

174. Senior MA, Fourie LR. Botox and the management of pectoral spasm after subpectoral implant insertion. Plast Reconstr Surg. 2000;106(1):224–5.

175. Frey ME, Manchikanti L, Benyamin RM, Schultz DM, Smith HS, Cohen SP. Spinal cord stimulation for patients with failed back surgery syndrome: a systematic review. Pain Physician. 2009;12(2):379–97.

176. Yakovlev AE, Ellias Y. Spinal cord stimulation as a treatment option for intractable neuropathic cancer pain. Clin Med Res. 2008;6(3–4):103–6. https://doi.org/10.3121/cmr.2008.813.

177. Peng L, Min S, Zejun Z, Wei K, Bennett MI. Spinal cord stimulation for cancer-related pain in adults. Min S, ed. Cochrane Database Syst Rev. 2015;6(6):CD009389. https://doi.org/10.1002/14651858.CD009389.pub3.

178. Knotkova H, Rasche D. Textbook of neuromodulation. New York: Springer; 2014.

179. Christo PJ, Mazloomdoost D. Interventional pain treatments for cancer pain. Ann N Y Acad Sci. 2008;1138(1):299–328. https://doi.org/10.1196/annals.1414.034.

180. Smith TJ, Staats PS, Deer T, et al. Randomized clinical trial of an implantable drug delivery system compared with comprehensive medical management for refractory cancer pain: impact on pain, drug-related toxicity, and survival. J Clin Oncol. 2002;20(19):4040–9.

181. Gulati A, Shah R, Puttanniah V, Hung JC, Malhotra V. A retrospective review and treatment paradigm of interventional therapies for patients suffering from intractable thoracic chest wall pain in the oncologic population. Pain Med. 2015;16(4):802–10. https://doi.org/10.1111/pme.12558.

182. Brogan SE, Winter NB, Abiodun A, Safarpour R. A cost utilization analysis of intrathecal therapy for refractory cancer pain: identifying factors associated with cost benefit. Pain Med. 2013;14(4):478–86. https://doi.org/10.1111/pme.12060.

# 10 胸部癌性疼痛

Joseph C. Hung，Rajiv Shah，Amitabh Gulati

卢康礼　译　陶涛　校

## 概述

肺癌是世界上最常见的癌症，也是全世界癌症相关死亡的主要原因[1]。按地区划分，死亡率最高是亚洲地区，最低的是非洲西部地区[2-3]。肺癌死亡率与吸烟率密切相关，与二手烟、室内外空气污染和职业危险化学品接触相关[1]。幸运的是，随着时间的推移，肺癌死亡率随着烟草控制政策的实施而下降。在高收入国家中，越来越多高收入社会经济群体戒烟，而不太可能开始使用烟草产品[1]。

胸腔内的恶性疼痛可能是原发性或转移性肿瘤造成的，涉及肺、心脏、食管和神经等组织，如臂丛和肋间神经、骨组织或淋巴结[4]。疼痛最常见的原因与恶性肿瘤的损害或潜在的损害有关，通常影响多个部位[5]。例如包括骨转移性疾病、肿瘤引起神经和软组织结构的邻近肿块效应，器官实质和淋巴结引起的内脏或缺血性疼痛[5]。虽然肺癌患者通常有高度可变的癌性疼痛表现，但胸部和腰椎是最常见出现疼痛的部位[5]。

胸腔也是恶性肿瘤转移的常见部位，包括肺癌、结肠癌和乳腺癌的病变[5]。所有癌症类型的患者中，多达30%存在转移性肺病变[6]。不幸的是，许多胸部肿瘤发现时往往已经错过治愈时机，治疗的目标是减轻症状[7]。

## 胸腔内脏疼痛综合征

### 肺癌

据统计，多达80%的肺癌患者会发生疼痛，最常见的是单侧疼痛[8-9]。在病程早期常发生同侧肩部牵涉性疼痛，常与T2～T5脊神经支配的皮肤感觉超敏有关[9]。肺上叶肿瘤更常引起肩关节疼痛，而下叶肿瘤则引起下胸部疼痛[10]。在疾病的后期，胸膜和神经的逐渐受累往往导致难以控制的弥漫性疼痛，影响胸部和肩部[9]。

### 心脏肿瘤

心脏肿瘤罕见，而且大部分是良性的[11]。症状可能变化很大，通常以隐匿的方式发生[11]。然而，患者可能会出现严重的症状，包括头晕、呼吸困难、心悸，甚至因为血流阻塞或心脏传导系统中断而导致晕厥[11]。

胸部疼痛的部位可能不是疾病区域，往往定位不清晰，难以区别[5]。使用针对性的介入性疼痛治疗手段可能很难治疗，但对全身药物治疗或神经定向疼痛治疗选择更有效果。

## 胸部伤害性疼痛综合征

### 原发性胸壁疼痛

胸壁疼痛可能是由肋骨、肋间隙、邻近软组织或壁层胸膜的肿瘤侵犯引起的，以肺癌和间皮瘤最为常见[12]。原发性胸壁肿瘤很罕见，仅占所有胸部恶性肿瘤的5%[13]。原发性胸壁骨肿瘤约占所有原发性骨肿瘤病例的8%[13]。这些原发肿瘤多发于五六十岁的患者，性别均匀分布[13]。

患者静息状态时往往无症状，通常会因深呼吸或咳嗽而出现急性爆发性疼痛。而下肋骨骨折的患者，由于腹直肌附着在下肋骨内侧，在扭动、坐起或大笑时腹壁收缩，可能会出现严重的疼痛[14]。

## Pancoast 综合征

肺上沟瘤累及顶端胸壁，对邻近结构产生肿块效应，包括臂丛下部、上肋骨、椎体、锁骨下静脉或星状神经节。超过 95% 的 Pancoast 综合征患者有肺鳞状细胞癌或腺癌，小细胞癌、淋巴瘤、肺结核，以及其他原发性胸壁肿瘤也可能是其病因[15]。

上沟缺乏特定的解剖边界，部分学者建议用第一肋到膈之间的肋椎沟头侧部分，或跨越肺顶部的锁骨下动脉部分作为其解剖位置[15-16]。一般认为，低于第二肋水平或仅有脏层胸膜的胸壁受累不符合肺上沟瘤的标准[15]。

患者常表现为重度进行性同侧肩部疼痛、霍纳综合征及上肢水肿[16]。疼痛范围涉及颈部、腋窝或手臂内侧。肿瘤进一步生长可能侵犯周围结构，包括下颈椎或上胸椎、上肋骨、椎间孔、脊髓、上腔静脉或喉返神经或膈神经[10]。

肿瘤的控制采用多学科肿瘤学治疗，通常由诱导放、化疗和手术组成的治疗方法仍然是解决疼痛和生存的最好方案[15-16]。不良预后因素包括纵隔淋巴结转移、侵犯脊柱或锁骨下血管，以及有限切除[15]。近年来，脊柱稳定材料和多模式手术技术的进展，包括复杂的脊柱重建，增加了肺上沟瘤完全切除的可能性[15-16]。

## 上腔静脉闭塞

上腔静脉闭塞可能是由于中纵隔或前纵隔肿块压迫、血管内装置（如支架），甚至由没有外部压迫的血栓形成引起[12, 17]。患者可表现为头痛、颈部和手臂肿胀增加、呼吸困难、吞咽困难，甚至脑水肿继发的精神状态改变[12, 17]。症状的严重程度与血管狭窄程度和发病的速度有关[17]。治疗通常包括类固醇药物、血管支架或放疗[12]。

## 骨骼转移性疾病

乳腺癌和肺癌是最容易扩散到骨骼的恶性肿瘤[18]。在肺癌患者中，30% ~ 40% 的患者会在整个病程中发展成骨转移性疾病，80% 的患者会以疼痛为首发症状[19]。随着这一患者群体的功能损害和独立性的丧失，往往带来更高的发病率、生活质量的下降和社会成本的消耗增加。转移到骨骼后，肺癌患者的中位生存时间是 7 个月[19]。

恶性骨痛的机制由神经病理性、炎症性和缺血性疼痛的成分组成，但破骨细胞骨吸收仍是主要的发生机制[19-20]。与突发性疼痛相比，持续性疼痛通常对镇痛治疗更为敏感，因为突发性疼痛发作往往发生迅速，并且持续时间很短[20]。

双膦酸盐作为骨吸收抑制剂，一直被认为是治疗疼痛性骨转移疾病和减少继发性并发症的标准药物[21]。即使没有疼痛症状，所有发现恶性骨转移的患者也都应该使用双膦酸盐或地舒单抗治疗，以防止骨骼并发症[22]。与双膦酸盐治疗相比，地舒单抗是一种针对 NF-κB 配体受体激活剂（RANKL）的抗体，在骨转移性疾病患者中，新近认为在骨骼相关事件发生时间和疼痛发作时间上更具优势[21-22]。

一项大型系统性研究也发现，转移性脊柱骨折患者，在保守治疗和阿片药物等常规治疗手段无效后，椎体加固技术可以显著减少癌症患者的疼痛[23]。该作者还指出，无论癌症类型和罕见的主要并发症发生率如何，都有疗效。但在肿瘤控制治疗方面，椎体加固技术的适当时机尚未确定[23]。

放疗和手术应为转移性脊髓压迫或即将骨折亚群的患者重要的辅助治疗手段[22]。

## C7 ~ T1 综合征

转移到椎体的患者常诉受累部位的中线部位疼痛[14]。乳腺癌或支气管癌的血行播散常累及 C7 和 T1 椎体[14]。转移瘤引起的疼痛在这些位置上可能表现为肩胛骨之间的疼痛[12]。患者可能会抱怨持续疼痛，伴有 C7 或 T1 分布的单侧神经根疼痛（手臂内侧），肱三头肌无力，以及环指和小指的感觉变化[14]。单纯肩胛内区的放射影像学评估可能会忽略潜在的病理性变化。任何已知或怀疑有恶性肿瘤和进行性疼痛的患者均应对脊柱进行病理性评估。

# 颅底转移性疾病

颅底的恶性疾病常导致继发于脑神经压迫的临床症状[24]。虽然乳腺癌、支气管癌或前列腺癌也是其原因，但最常见的原因是源自鼻咽部的转移[14]。

患者常诉头痛伴一根或多根脑神经分布区域的感觉异常[14]。舌咽神经或副神经侵犯颈静脉孔可导致颈静脉孔压迫综合征。患者可有同侧颈部、肩部或乳突区疼痛，并伴有声音嘶哑、吞咽困难、胸锁乳突肌或斜方肌无力[24]。迷走神经受压可引起心动过缓或晕厥。舌下腺管区疾病可引起构音障碍，并伴有同侧舌的麻痹和萎缩[14]。症状可以发生在双侧，伴或不伴霍纳综合征，取决于颈静脉孔旁的交感神经受累程度[14]。

# 副肿瘤综合征

副肿瘤综合征是罕见的自身免疫性疾病，与某些类型的癌症有关，包括小细胞肺癌、乳腺癌、卵巢癌和胸腺瘤[25]。目前认为是肿瘤相关抗原和生理神经组织中发现的标记抗体导致该疾病。在肿瘤诊断之前往往就会出现神经症状，多呈亚急性，进展迅速[25]。它们具有很高的异质性，会影响神经系统的多个不同部位。

混合性感觉运动外周神经病变是副肿瘤综合征引起疼痛最常见的病理原因[26]。疼痛、感觉异常、伤害感受和本体感觉丧失伴有反射减弱或反射消失是常见的症状和体征[26]。背根神经节炎和坏死性脊髓病是一种既罕见又痛苦的副肿瘤综合征[26]。患背根神经节炎的患者最初表现为感觉障碍、感觉丧失、共济失调、本体感觉丧失和灵活性下降[26]。病理通常表现为包括 T 细胞介导的背根神经节细胞周围炎症和神经细胞的变性[26]。坏死性脊髓病通常开始于颈部或上胸部，造成脊髓白质和灰质对称性弥漫性坏死[26]。常见的症状是小便和大便失禁、神经根疼痛，进行性感觉丧失和截瘫通常会导致患者快速死亡[26]。

引起疼痛的各种非神经病理性机制也有描述。肥厚性肺骨关节病表现为类风湿样多发性关节炎，累及膝关节、腕关节和踝关节。可以通过受累关节的炎症表现和关节的 X 线影像表现来诊断[12]。副肿瘤性天疱疮引起广泛播散的皮肤黏膜损伤，累及面部、结膜和生殖器，见于非霍奇金淋巴瘤、白血病或胸腺瘤[12]。副肿瘤性男性乳腺发育通常与睾丸、肺、胃或肾恶性肿瘤有关，可导致乳房增大并引起不适[12]。类似非恶性疾病的副肿瘤性雷诺现象可导致周围小动脉血管痉挛，导致皮肤苍白、发绀和充血[12]，最常见于肺癌、卵巢癌、睾丸癌[12]。

治疗通常包括抗神经病变和药物镇痛治疗，但如果没有成功的抗肿瘤治疗，疼痛症状很难得到改善[26]。如果不能通过手术、放疗或化疗来消除肿瘤抗原，部分患者使用免疫调节疗法也有好处，如使用皮质类固醇、静脉注射免疫球蛋白或血浆置换[25]。一般来说，副肿瘤综合征引起的外周神经系统紊乱患者的治疗效果优于中枢神经系统病变患者[25]。

# 恶性神经病理性疼痛综合征

## 肋间神经病变

肋间神经损伤最常见的原因包括疱疹后神经痛、胸部手术和糖尿病，也包括肺部恶性肿瘤、结节病、肋骨压迫、胸膜间皮瘤[27]。患者可能表现为沿肋腹部神经病理性疼痛，皮肤超敏，肋间神经分布区域的感觉障碍和相同区域中出现触觉异常[27]。

## 臂丛神经病变

肺尖肿瘤、淋巴结病变、放射性纤维化和炎症性神经丛病、直接恶性侵犯（通常来自淋巴瘤）以及手术期间的医源性损伤都会导致臂丛神经损伤[12, 14]。侵犯臂丛下部的肺尖肿瘤可引起下颈和上胸段神经根分布区域的神经病理性疼痛。患者可能会出现腋窝、手臂内侧，或者与手固有肌无力和萎缩相关的尺神经支配区域内的神经病理性疼痛[16]。

经典的肌间沟入路或颈椎旁后路神经阻滞技术，进行臂丛神经置管持续输注局麻药，不论是否有阿片类药物，均可缓解臂丛神经病变引起的相关神经病理性疼痛[28]。超声引导下经皮 C4 ～ C7 神经根苯酚毁损术被证实成功用于治疗肺上沟瘤引起的顽固性神经病理性疼痛[29]。

## 肩胛上神经卡压症

肩胛上神经是一种混合性的外周神经，运动分支支配冈上肌和冈下肌，感觉分支支配肩锁关节和盂肱关节。癌症患者肩胛肌肉的恶病质可能导致翼状肩和肩胛上神经的卡压[14]。上肢淋巴水肿、辅助呼吸肌的过度使用、皮质类固醇药物引起的肌肉萎缩也可导致肩胛上神经卡压[30]。在各种类固醇药物中，地塞米松更容易引起肩部和臀部肌肉萎缩[30]。

疼痛通常是单侧的，上肢外展和内旋都会加重疼痛[14]。症状取决于神经卡压的位置[30]。压迫肩胛骨上切迹会导致肩部疼痛，放射至肩部的后外侧、肩胛骨、手臂或颈部[30]。肩胛骨切迹的远端对肩胛上神经压迫越严重，疼痛越轻，但冈下肌萎缩越严重[30]。患者可出现肩袖肌无力和肩胛上窝压痛[14]。

肩胛上神经阻滞后疼痛减轻可确诊。明确的治疗方法包括冷冻消融、射频治疗及外周神经阻滞。虽然肩胛上神经有显著的运动功能，但它是少数几个成功地接受冷冻和热射频消融治疗后没有明显术后运动功能障碍的神经之一[30-31]。尽管更希望非手术治疗，但作为最后的手段，手术减压也可以用于那些有明显疼痛或虚弱的患者[30]。

## 面部疼痛

面部疼痛在肺癌患者中很常见，可能是由几种不同的机制之一引起的[32]。肿瘤转移到颅骨、脑膜或面部神经结构，包括三叉神经节，可能会引起与神经功能损害相关的面部疼痛。此外，胸部的各种结构，包括咽、喉、食管和气管，可能通过 Arnold 神经（迷走神经的感觉分支）引起面部牵涉性疼痛[14, 32]。

## 脊髓受压

椎弓根是转移性疾病侵犯的常见部位，疾病进展可能导致神经根受累或硬膜外扩散[14]。乳腺癌、肺癌和前列腺癌是最常见的相关癌症[12]。超过 2/3 的病例中压迫往往发生在胸椎，而颈椎压迫仅占大约 10%[14]。

患者最初常常出现疼痛，可能是躯体或神经源性疼痛。任何恶性肿瘤患者出现颈部或背部疼痛时，都应密切监测神经系统的恶性转移。少于 50% 的患者会有神经功能障碍的症状，但会在数周到数月内出现神经损伤[12]，许多患者平躺时感觉更疼痛[14]。随着腹部压力增加（例如咳嗽或打喷嚏）、脊柱屈曲试验或直腿抬高试验，恶性神经根性和牵拉性疼痛通常更为严重[14]。如上所述，这些患者应立即进行放疗和手术减压治疗[22]。

# 与治疗相关的疼痛综合征

## 与放疗相关的疼痛

放疗的持续时间长短被认为是放疗毒性作用最主要的因素[33]。延长放疗的疗程可能会减轻治疗相关的副作用，但代价为减弱对肿瘤的控制[33]。直接对脊柱或臂丛神经周围进行放疗可引起癌性疼痛综合征[12]。

急性和短暂的臂丛病可发生在放疗期间或在直接放疗部位。患者可能出现神经症状，包括感觉异常、疼痛和同侧上肢的无力[12]。症状具有自限性，往往几周后可恢复[12]。急性至亚急性疼痛发作也与对脊柱转移性疾病的放疗有关[12]。患者常诉在病变的脊柱部位会有休克样疼痛（Lhermitte 征）[12]。与放疗相关的一过性臂丛神经病变一样，这些疼痛在放疗停止后几个星期到几个月后也会消失[12]。

放射性神经丛病变与肿瘤相关神经丛病变的鉴别诊断具有重要的临床意义。肿瘤相关的损伤常在病程早期发生，并伴有严重的疼痛和霍纳综合征[14]。放射性神经丛病变通常发生在放疗后 4 ～ 5 个月，主要影响上颈段神经根（C5 ～ C6 分布），且往往不会引起明显的疼痛[5, 12]。放射治疗后数年发生的放射性臂丛神经病变的晚期表现也有报道，其发病率为 14% ～ 73%[5]。在这种群体中，患者通常诉感觉障碍、无力和淋巴水肿等症状，而非疼痛[5]。放射损伤的臂丛神经在 T1 和 T2 加权磁共振图像中通常具有弥漫性增厚的表现[12]。电生理检查过程中肌纤维颤搐的存在也可以确诊[12]。

放射治疗相关的疼痛不仅来自神经组织，还来自骨骼[34]。放射性骨坏死是一种公认的疼痛综合征，被认为是继发于辐射诱发的骨缺氧和骨骼重构缺陷的疼痛综合征[34]。下颌骨时常受累，因为其下半部分血液供应仅来自下牙槽动脉的单一血供[34]。另外，下颌骨可能被包含在针对胸部肿瘤患者的锁骨上区域，颈椎或胸部的放疗区域中。

## 与化疗药物相关的疼痛

大部分用于治疗肺癌的化疗药物可能会损害外周神经[35]。其中最常见的包括长春花生物碱类、紫杉醇和烷化剂（如顺铂）[12, 26, 35]。效应通常呈剂量依赖性，从治疗后消退的急性一过性感觉异常到慢性顽固性神经病理性疼痛均可见[12]。

接受氟尿嘧啶治疗的患者可能还会因冠状动脉痉挛而继发缺血性胸痛[10]，患有冠心病的患者更容易受到影响。

## 术后疼痛

胸部手术术后常出现持续疼痛，开胸手术后有 5% ~ 65% 的患者出现疼痛，乳房切除术后的 25% ~ 60% 的患者出现疼痛[36-38]。疼痛的发生与肋骨、肌肉和神经的多种病理生理机制有关，这些机制与手术创伤的程度、是否需要留置胸腔引流管或术后疼痛管理不当有关[38-39]。尽管微创手术技术可以在开胸术后立即改善肺功能，但在预防开胸术后慢性疼痛方面的优势尚不清楚[38, 40]。急性疼痛管理技术的选择，包括术前留置胸段硬膜外置管并使用硬膜外麻醉，可能对开胸术后疼痛综合征的发生有重要影响[41]。

## 介入性疼痛控制选择

胸部肿瘤疼痛患者有许多治疗方案。大多数患者的疼痛是通过药物控制的。对于药物治疗仍有顽固性疼痛或出现严重药物副作用的患者，介入技术可提供更好的疼痛缓解。有研究表明，肿瘤在胸腔内的位置是选择疼痛控制介入技术的关键。一般说，肿物越靠近周边，患者可选择的介入治疗方法就越多[42]。介入技术可以通过针对周围肋间神经、

胸神经根、椎旁间隙、硬膜外间隙或鞘内间隙来阻止疼痛的传递。

## 治疗流程及相关解剖（图 10.1）

若前胸或侧胸壁仅有范围很小的表皮疼痛，最初的做法是用局麻药和皮质类固醇进行诊断性肋间神经阻滞。除了提供镇痛以外，肋间神经阻滞还可帮助区分躯体性疼痛（例如，胸神经根和肋间神经引起的胸壁疼痛）和内脏性疼痛（例如，迷走神经支配的脏层胸膜）。虽然部分患者可以通过类固醇药物阻滞肋间神经获得长时间的止痛效果，但是从诊断性肋间阻滞中获得的信息可以帮助进一步指导，确定哪些水平的胸神经需要进行神经毁损[42]。患者还可以使用诊断性肋间神经阻滞作为一种手段，以评估随后发生神经毁损后的预期运动和感觉障碍的程度[43]。

## 靶向诊断性神经阻滞

肋间神经是 T1 ~ T11 脊神经的前支。T12 的前支横穿前腹壁，成为肋下神经。每根肋间神经通常提供四个主要分支：与交感神经链相连的灰交通支节后纤维、后皮支、外侧皮支和前皮支[43]。每根肋间神经的外侧皮肤分支在腋前线附近分为前支和后支。正是这些外侧皮肤分支支配了大部分胸壁皮肤的感觉[43]。每根肋间神经终止为一个前皮支，支配靠近中线前胸壁。有时这些末端神经将跨越中线，并支配对侧胸壁感觉[43]。肋间肌支支配肋间肌，而胸膜感觉和腹膜感觉分支（仅从 T7 到 T11）支配壁层胸膜和壁层腹膜。肋间神经主要负责提供来自皮肤、壁层胸膜、肋间隙和胸壁肌肉组织（包括肋间肌、肋提肌和后锯肌）的感觉[44]。

阻滞每根肋间神经时行多个点注射，或者穿刺过程中过度移动，肋间神经后支和外侧支阻断失败或不完全的概率较高。在治疗晚期癌症患者时，留置经皮管或引流管时，应考虑到可能会干扰注射部位或长时间俯卧位造成极大不适。肋间神经阻滞的能力有限，每个注射部位只能覆盖该肋间神经支配的皮肤。大面积疼痛时，需要多个肋间神经阻滞，可能会导致与手术相关的严重不适，同时增加气胸

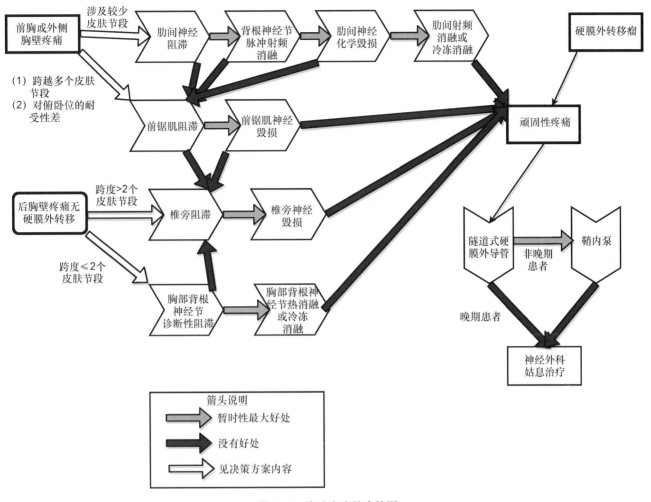

**图 10.1** 胸壁疼痛的决策图

的风险。对于那些无法忍受俯卧位或胸痛跨越多处皮肤节段的患者，更合适采用前锯肌平面阻滞或椎旁阻滞镇痛技术，但其局限是不如肋间神经阻滞精确[45]。

前锯肌平面阻滞是一种较新的超声引导下疼痛管理技术，被认为能提供前外侧半胸的麻醉，对比椎旁阻滞或胸神经根阻滞有较少的风险和副作用[46-47]。已被证实，在前锯肌上方或下方的间隙注射麻醉药，可对穿过该区域的 T2～T9 肋间神经分支提供持久且可预测的镇痛作用[46]。胸长神经和肋间臂神经穿透前锯肌及其筋膜，也被这种技术持续阻滞[47]。理论上，从麻醉药扩散、感觉分布和镇痛持续时间方面考虑，前锯肌浅平面给药优于深平面[46-47]。然而，术后瘢痕或放疗后纤维化改变可能会干扰药物在浅平面的扩散[47]。

传统上，椎旁阻滞作为围手术期胸段膜硬膜外镇痛的一种安全有效的替代选择[48-50]。这是一种减

轻癌症相关胸痛的合适技术，特别是对于那些对全身镇痛药产生耐受性或有严重副作用的患者[42]。椎旁间隙是一个三角形区域，由内侧的椎体和椎间盘，前外侧的壁层胸膜和肋间内膜，后侧的胸椎横突、肋骨和肋横突上韧带组成[49, 51]。它含有脂肪组织、肋间神经、交感神经干、肋间动脉和静脉[51]。在不需要成像引导的情况下，可以使用阻力消失技术穿透肋横突上韧带进行阻滞，通常使用神经刺激器或超声引导协助穿刺[50]。位于或略低于痛点水平的单节段椎旁阻滞通常能阻滞多达 4 个神经节段的皮肤[49]。通常需要同侧多个节段椎旁阻滞，以覆盖超过 3～4 个同侧皮肤节段的区域。

## 神经调节技术

对于不能充分利用肋间神经、椎旁或前锯肌平面阻滞进行治疗的顽固性癌性疼痛，可以考虑采

用神经调节或毁损性技术。根据患者的预后、风险耐受性和偏好在内的因素，脉冲射频消融（pulsed radiofrequency ablation，PRF）或胸神经根冷冻消融的初步试验足够缓解疼痛，相对于更极端的神经毁损技术，出现严重神经并发症的可能性更小[52-56]。有学者认为，至少对于开胸术后疼痛，对胸背根神经节的脉冲射频治疗优于直接对肋间神经的脉冲射频治疗和抗惊厥、抗抑郁药物的治疗[57]。值得注意的是，背根神经节脉冲射频治疗与癌症相关的胸痛尚待研究[58]。

根据我们在大型学术癌症治疗中心工作的经验，沿肋间神经精确地放置冷冻探针很难，并且它很可能对周围组织产生损害[42]。放疗后的组织改变、肿瘤引起的软组织变形、先前的手术操作、脊椎病和颈部倾斜，可能混淆正常的解剖结构或介入成像指导[29]。在开胸术后疼痛的情况下，肋间冷冻疗法在缓解疼痛和术后肺功能恢复方面的疗效也受到质疑[59]。此外，在治疗后6周，多达20%～30%的患者可能会发生持续2～4周的肋间神经痛[59]。

对于非恶性胸痛，肋间神经的热射频消融术在文献中也有报道，但这种技术与冷冻消融术存在相似的相关技术问题[60]。一般来说，由于治疗后可能出现痛性感觉丧失或神经瘤，禁止对大的有髓神经进行热破坏性神经手术[30]。然而，这些术后并发症可能不适用胸背根神经节热射频消融术[61]。这项技术已用于治疗骨的病理性疼痛、椎间关节脱位、肋间神经病变或癌症的顽固性胸痛[61]。在一项对43例常规治疗无效的胸痛患者的研究中，超过半数的治疗组患者在紧邻胸背根神经节的射频治疗下，疼痛长期（＞36周）得到缓解[61]。尽管部分报告患者治疗后的皮肤有轻微的感觉减退和灼热，但没有出现重大并发症[61]。无需干预的情况下，所有副作用在12周内消失，无需干预[61]。值得一提的是，作者还发现热射频消融术治疗对手术切口跨越2个皮肤节段以上的胸痛疗效明显更差[61]。

对于那些希望更积极的治疗或难以忍受多次注射或手术的患者，常用的神经消融技术包括酒精或苯酚的化学神经毁损术。在临床实践中，应用于肋间神经或椎旁间隙的神经毁损阻滞最常见。然而，由于使用这些技术将化学神经溶解剂误注到脊椎神经周围，出现了包括截瘫在内的许多神经系统损伤的病例报告[62-63]。神经溶解剂注射后的分布是不可

预测的。例如，已有报道胸椎旁椎体注射剂沿着椎体的前侧可追踪到对侧的病例[45]。因此，这种手术应该只针对那些有顽固性癌症相关疼痛和预后不良的患者[62]。与椎旁神经溶解性阻滞相比，浅层前锯肌平面神经化学溶解可能更安全。然而，毁损同一解剖区域的胸背神经和胸长神经，术后可能会导致翼状肩胛骨[47]。

虽然后续的神经溶解技术理论上可以提供更持久的疼痛缓解，但与针对同一神经的诊断性阻滞相比，其疗效通常较弱[42]。影响神经溶解阻滞的镇痛反应有多种因素，除了给药速率外，还包括所用药物的浓度和体积[14]。影响神经溶解阻滞效果不佳的其他假设原因包括：与局麻药和类固醇相比，神经溶解药物的分布有所改变；患者在治疗过程中的不适感和体动增加；操作者在执行神经溶解阻滞时水平有差异[42]。

# 神经轴索技术

对于之前做过治疗的顽固性疼痛患者，与全身性阿片类药物治疗相比，神经轴索技术至少可提供宽泛的疼痛控制，且出现药物的不良副作用更少[64-67]。

脊髓电刺激（spinal cord stimulation，SCS）可用于治疗神经病理性疼痛和伤害性疼痛。脊髓电刺激通常用于患有非恶性疾病的患者，例如椎板切除术后疼痛综合征和复杂的区域性疼痛综合征，但在较小的非随机临床试验中，也被报道为治疗难治性癌性疼痛的有效方法[68-69]。由于仍缺乏大型或高水平的随机对照试验支持脊髓电刺激治疗癌症相关疼痛的证据，考虑采用硬膜外或鞘内给药装置可能是更合适的初始椎管内疼痛治疗选择[70]。

Cochrane的一项针对非对照研究的回顾报告显示，使用硬膜外和蛛网膜下腔阿片类药物注射的癌症患者中，分别有72%和62%的患者获得了良好的疼痛缓解[71]。其他研究发现，对于难治性癌性疼痛，鞘内给药与全身的药物治疗疗效一样，且毒性明显降低[65]。

在计划鞘内给药治疗恶性胸痛时，有几个重要的考虑因素。当考虑鞘内药物时，仅使用椎管内阿片类药物给药可能不完全控制癌症相关疼痛，加入局麻药可以增强镇痛作用，同时可以减少阿片类药物的用量[72-73]。虽然局部添加局麻药可能会导致一

些副作用，包括自主神经功能和神经功能障碍、体位性低血压和神经毒性，仍然推荐尝试联合运用鞘内药物作为首选。

达到药理学稳态后，有 20 多种因素可能影响局麻药在脑脊液中的扩散[74]。这些因素包括患者特点、注射技术、注射位置、脑脊液特性和麻醉药特性[74]。当鞘内缓慢输注局麻药时，即使是亲水性化合物在脊髓毛细血管吸收最少的情况下，其浓度沿胸脊髓长度方向损失也超过 50%[75]。

脑脊液中的局麻药是通过吸收到神经根和脊髓发挥作用的，在药物浓度最高的地方吸收最多[76]。当比较这两个过程时，局麻药进入脊髓是一个缓慢的过程，先发生在脊髓后部和浅部[76]。局麻药在脊髓深层可通过 Virchow-Robin 间隙扩散发挥作用，但认为这只是一种次要的作用机制[76]。根据我们在大型学术癌症中心使用鞘内泵的经验，与脊髓摄取相比，发生在胸神经根的麻醉是主要机制。如果脊髓摄取是缓解疼痛的主要机制，那么从理论上讲，患者应该在尾侧各处加强镇痛，达到脊髓阻滞的水平，但是我们在广泛转移的恶性肿瘤患者中没有观察到。

当注入局麻药和阿片类药物时，需要特别注意的是要将鞘内导管的尖端位置与支配引起最大痛苦的解剖区域的脊神经根对齐。考虑到这一点，重要的是要记住，脊神经从头侧到尾侧的角度越来越倾斜[77]。胸区的脊髓神经根开始下降，大约比其最终出口的脊柱水平高一个椎体水平[77-78]。对于那些预期寿命非常有限或疼痛跨越相当大的区域的患者，对比鞘内泵，放置隧道硬膜外导管可提供更好的疼痛缓解。

## 神经外科技术

作为最后的手段，可以考虑包括脊髓切断术在内的神经外科姑息性治疗。脊髓丘脑束精确切开，可导致切口水平以下的多个脊髓节段对侧痛觉和温觉缺失。可以经皮或通过开放手术进行。一些病例研究报告称，在接受该治疗的患者中，95% 的患者在治疗后 6 个月疼痛得到了明显缓解，其中 75% 的患者疼痛得到有效控制[79-80]。术后神经系统问题是该手术的明显问题，但只有几个病例系列报道，在脊髓切开后仅出现罕见的运动无力或大小便失禁[79, 81-82]。应

该注意的是，由于负责自主呼吸的网状脊髓纤维穿过该区域，双侧颈脊髓切开术会导致睡眠相关的呼吸暂停的风险[79]。

## 总结

与胸部恶性肿瘤相关的疼痛综合征是多种多样的。全身性镇痛药物治疗，包括阿片类药物，可使这一人群中的疼痛得到显著缓解。然而，一些胃肠道运动障碍或梗阻的患者可能不适合传统的给药途径，或无法获得有意义的疼痛缓解或遭受难以忍受的药物相关的副作用。在这部分患者中，当更传统的疼痛治疗方法失败时，采用针对性的介入性疼痛治疗技术，如肋间神经、胸神经根或椎管内介入性疼痛治疗技术可以提供更好的症状缓解。

## 参考文献

1. Islami F, Torre LA, Jemal A. Global trends of lung cancer mortality and smoking prevalence. Transl Lung Cancer Res. 2015;4(4):327–38.
2. Fact Sheets by Cancer [Internet]. Available from: http://globocan.iarc.fr/Pages/fact_sheets_cancer.aspx.
3. Lung cancer mortality statistics|Cancer Research UK [Internet]. Available from: http://www.cancerresearchuk.org/health-professional/cancer-statistics/statistics-by-cancer-type/lung-cancer/mortality#heading-Five.
4. Al-Tariq QZ. Percutaneous strategies for the management of pulmonary parenchymal, chest wall, and pleural metastases. AJR Am J Roentgenol. 2014;203(4):709–16.
5. Mercadante S, Vitrano V. Pain in patients with lung cancer: pathophysiology and treatment. Lung Cancer. 2010;68(1):10–5.
6. Gough N, Miah AB, Linch M. Nonsurgical oncological management of cancer pain. Curr Opin Support Palliat Care. 2014;8(2):102–11.
7. Teunissen SCCM, Wesker W, Kruitwagen C, de Haes HCJM, Voest EE, de Graeff A. Symptom prevalence in patients with incurable cancer: a systematic review. J Pain Symptom Manag. 2007;34(1):94–104.
8. Marangoni C, Lacerenza M, Formaglio F, Smirne S, Marchettini P. Sensory disorder of the chest as presenting symptom of lung cancer. J Neurol Neurosurg Psychiatry. 1993;56(9):1033–4.
9. Marino C, Zoppi M, Morelli F, Buoncristiano U, Pagni E. Pain in early cancer of the lungs. Pain. 1986;27(1):57–62.
10. Fishman S, Ballantyne J, Rathmell JP, Bonica JJ, editors. Bonica's management of pain. 4th ed. Baltimore: Lippincott, Williams & Wilkins; 2010.
11. Yin L, He D, Shen H, et al. Surgical treatment of cardiac tumors: a 5-year experience from a single cardiac center. J Thorac Dis. 2016;8(5):911–9.
12. Bruera E, Portenoy RK, editors. Cancer pain: assessment and management. 2nd ed. Cambridge/New York: Cambridge University Press; 2010.
13. Hsu P-K, Hsu H-S, Lee H-C, et al. Management of primary chest

wall tumors: 14 years' clinical experience. J Chin Med Assoc. 2006;69(8):377–82.

14. Rice ASC, editor. Clinical pain management. 2nd ed. London: Hodder Arnold; 2008.

15. Rusch VW. Management of Pancoast tumours. Lancet Oncol. 2006;7(12):997–1005.

16. Marulli G, Battistella L, Mammana M, Calabrese F, Rea F. Superior sulcus tumors (Pancoast tumors). Ann Translat Med. 2016;4(12):239.

17. Wilson LD, Detterbeck FC, Yahalom J. Clinical practice. Superior vena cava syndrome with malignant causes. N Engl J Med. 2007;356(18):1862–9.

18. Bone Metastasis: Which Cancers Cause It? [Internet]. Available from: http://www.webmd.com/cancer/common-cancers-that-metastasize-to-the-bones#1.

19. D'Antonio C, Passaro A, Gori B, et al. Bone and brain metastasis in lung cancer: recent advances in therapeutic strategies. Ther Adv Med Oncol. 2014;6(3):101–14.

20. Falk S, Dickenson AH. Pain and nociception: mechanisms of cancer-induced bone pain. J Clin Oncol. 2014;32(16):1647–54.

21. Sun L, Yu S. Efficacy and safety of denosumab versus zoledronic acid in patients with bone metastases: a systematic review and meta-analysis. Am J Clin Oncol. 2013;36(4):399–403.

22. Patrick DL, Cleeland CS, von Moos R, et al. Pain outcomes in patients with bone metastases from advanced cancer: assessment and management with bone-targeting agents. Support Care Cancer. 2015;23(4):1157–68.

23. Health Quality Ontario. Vertebral augmentation involving vertebroplasty or kyphoplasty for cancer-related vertebral compression fractures: a systematic review. Ont Health Technol Assess Ser. 2016;16(11):1–202.

24. Greenberg HS, Deck MD, Vikram B, Chu FC, Posner JB. Metastasis to the base of the skull: clinical findings in 43 patients. Neurology. 1981;31(5):530–7.

25. Storstein A, Vedeler CA. Paraneoplastic neurological syndromes and onconeural antibodies: clinical and immunological aspects. Adv Clin Chem. 2007;44:143–85.

26. Brady AM. Management of painful paraneoplastic syndromes. Hematol Oncol Clin North Am. 1996;10(4):801–9.

27. Trejo-Gabriel-Galan JM, Macarron-Vicente JL, Lázaro L, Rodriguez-Pascual L, Calvo I. Intercostal neuropathy and pain due to pleuritis. Pain Med. 2013;14(5):769–70.

28. Peláez R, Pascual G, Aguilar JL, Atanassoff PG. Paravertebral cervical nerve block in a patient suffering from a Pancoast tumor. Pain Med. 2010;11(12):1799–802.

29. Gofeld M, Bhatia A. Alleviation of Pancoast's tumor pain by ultrasound-guided percutaneous ablation of cervical nerve roots. Pain Pract. 2008;8(4):314–9.

30. Trescot, MD, ABIPP, FIPP, Andrea M, editor. Peripheral nerve entrapments [Internet]. Cham: Springer International Publishing; 2016 [cited 2016 Nov 20]. Available from: http://link.springer.com/10.1007/978-3-319-27482-9.

31. Simopoulos TT, Nagda J, Aner MM. Percutaneous radiofrequency lesioning of the suprascapular nerve for the management of chronic shoulder pain: a case series. J Pain Res. 2012;5:91–7.

32. Bindoff LA, Heseltine D. Unilateral facial pain in patients with lung cancer: a referred pain via the vagus? Lancet. 1988;1(8589):812–5.

33. Barnett GC, West CML, Dunning AM, et al. Normal tissue reactions to radiotherapy: towards tailoring treatment dose by genotype. Nat Rev Cancer. 2009;9(2):134–42.

34. Maesschalck TD, Dulguerov N, Caparrotti F, et al. Comparison of the incidence of osteoradionecrosis with conventional radiotherapy and intensity-modulated radiotherapy. Head Neck. 2016;38(11):1695–702.

35. Drugs Approved for Lung Cancer – National Cancer Institute [Internet]. Available from: https://www.cancer.gov/about-cancer/treatment/drugs/lung.

36. Meijuan Y, Zhiyou P, Yuwen T, Ying F, Xinzhong C. A retrospective study of postmastectomy pain syndrome: incidence, characteristics, risk factors, and influence on quality of life. Sci World J. 2013;2013:1–6.

37. Karmakar MK, Ho AMH. Postthoracotomy pain syndrome. Thorac Surg Clin. 2004;14(3):345–52.

38. Hopkins KG, Hoffman LA, Dabbs ADV, et al. Postthoracotomy pain syndrome following surgery for lung cancer: symptoms and impact on quality of life. J Adv Pract Oncol. 2015;6(2):121–32.

39. McGreevy K, Bottros MM, Raja SN. Preventing chronic pain following acute pain: risk factors, preventive strategies, and their efficacy. Eur J Pain Suppl. 2011;5(2):365–72.

40. Nagahiro I, Andou A, Aoe M, Sano Y, Date H, Shimizu N. Pulmonary function, postoperative pain, and serum cytokine level after lobectomy: a comparison of VATS and conventional procedure. Ann Thorac Surg. 2001;72(2):362–5.

41. Sentürk M, Ozcan PE, Talu GK, et al. The effects of three different analgesia techniques on long-term postthoracotomy pain. Anesth Analg. 2002;94(1):11–5, table of contents.

42. Gulati A, Shah R, Puttanniah V, Hung JC, Malhotra V. A retrospective review and treatment paradigm of interventional therapies for patients suffering from intractable thoracic chest wall pain in the oncologic population. Pain Med. 2015;16(4):802–10.

43. Waldman SD. Atlas of interventional pain management. 3rd ed. Philadelphia: Saunders/Elsevier; 2009.

44. Snell RS. Clinical anatomy by regions. Baltimore: Lippincott Williams & Wilkins; 2012.

45. Karmakar MK, Kwok WH, Kew J. Thoracic paravertebral block: radiological evidence of contralateral spread anterior to the vertebral bodies. Br J Anaesth. 2000;84(2):263–5.

46. Blanco R, Parras T, McDonnell JG, Prats-Galino A. Serratus plane block: a novel ultrasound-guided thoracic wall nerve block. Anaesthesia. 2013;68(11):1107–13.

47. Zocca JA, Chen GH, Puttanniah VG, Hung JC, Gulati A. Ultrasound-guided serratus plane block for treatment of postmastectomy pain syndromes in breast cancer patients: a case series. Pain Pract. 2017;17(1):141–6.

48. Grider JS, Mullet TW, Saha SP, Harned ME, Sloan PA. A randomized, double-blind trial comparing continuous thoracic epidural bupivacaine with and without opioid in contrast to a continuous paravertebral infusion of bupivacaine for post-thoracotomy pain. J Cardiothorac Vasc Anesth. 2012;26(1):83–9.

49. Tighe S, Greene MD, Rajadurai N. Paravertebral block. Contin Educ Anaesth Crit Care Pain. 2010;10(5):133–7.

50. Daly DJ, Myles PS. Update on the role of paravertebral blocks for thoracic surgery: are they worth it? Curr Opin Anaesthesiol. 2009;22(1):38–43.

51. Krediet AC, Moayeri N, van Geffen G-J, et al. Different approaches to ultrasound-guided thoracic paravertebral block: an illustrated review. Anesthesiology. 2015;123(2):459–74.

52. Connelly NR, Malik A, Madabushi L, Gibson C. Use of ultrasound-guided cryotherapy for the management of chronic pain states. J Clin Anesth. 2013;25(8):634–6.

53. Byas-Smith MG, Gulati A. Ultrasound-guided intercostal nerve cryoablation. Anesth Analg. 2006;103(4):1033–5.

54. Bogduk N. Pulsed radiofrequency. Pain Med. 2006;7(5):396–407.

55. Lord SM, Bogduk N. Radiofrequency procedures in chronic pain. Best Pract Res Clin Anaesthesiol. 2002;16(4):597–617.

56. Racz GB, Ruiz-Lopez R. Radiofrequency procedures. Pain Pract. 2006;6(1):46–50.

57. Cohen SP, Sireci A, Wu CL, Larkin TM, Williams KA, Hurley RW. Pulsed radiofrequency of the dorsal root ganglia is superior to pharmacotherapy or pulsed radiofrequency of the intercostal nerves in the treatment of chronic postsurgical thoracic pain. Pain Physician. 2006;9(3):227–35.

58. Facchini G, Spinnato P, Guglielmi G, Albisinni U, Bazzocchi A. A comprehensive review of pulsed radiofrequency in the treatment of pain associated with different spinal conditions. Br J Radiol. 2017;90:20150406.

59. Detterbeck FC. Efficacy of methods of intercostal nerve blockade for pain relief after thoracotomy. Ann Thorac Surg. 2005;80(4):1550–9.

60. Engel AJ. Utility of intercostal nerve conventional thermal radio-frequency ablations in the injured worker after blunt trauma. Pain Physician. 2012;15(5):E711–8.

61. van Kleef M, Barendse GA, Dingemans WA, et al. Effects of producing a radiofrequency lesion adjacent to the dorsal root ganglion in patients with thoracic segmental pain. Clin J Pain. 1995;11(4):325–32.

62. Malik T. Ultrasound-guided paravertebral neurolytic block: a report of two cases. Pain Pract. 2014;14(4):346–9.

63. Gollapalli L, Muppuri R. Paraplegia after intercostal neurolysis with phenol. J Pain Res. 2014;7:665–8.

64. McCartney CJL, Chambers WA. Central neuraxial techniques for cancer pain. Curr Anaesth Crit Care. 2000;11(3):166–72.

65. Smith TJ, Staats PS, Deer T, et al. Randomized clinical trial of an implantable drug delivery system compared with comprehensive medical management for refractory cancer pain: impact on pain, drug-related toxicity, and survival. J Clin Oncol. 2002;20(19):4040–9.

66. Brogan S, Junkins S. Interventional therapies for the management of cancer pain. J Support Oncol. 2010;8(2):52–9.

67. Mercadante S, Intravaia G, Villari P, et al. Intrathecal treatment in cancer patients unresponsive to multiple trials of systemic opioids. Clin J Pain. 2007;23(9):793–8.

68. Flagg A, McGreevy K, Williams K. Spinal cord stimulation in the treatment of cancer-related pain: "back to the origins". Curr Pain Headache Rep. 2012;16(4):343–9.

69. Yakovlev AE, Resch BE. Spinal cord stimulation for cancer-related low back pain. Am J Hosp Palliat Care. 2012;29(2):93–7.

70. Peng L, Min S, Zejun Z, Wei K, Bennett MI. Spinal cord stimulation for cancer-related pain in adults. Cochrane Database Syst Rev. 2015;6:CD009389.

71. Ballantyne JC, Carwood CM. Comparative efficacy of epidural, subarachnoid, and intracerebroventricular opioids in patients with pain due to cancer. Cochrane Database Syst Rev. 2005;1:CD005178.

72. Mercadante S. Neuraxial techniques for cancer pain: an opinion about unresolved therapeutic dilemmas. Reg Anesth Pain Med. 1999;24(1):74–83.

73. Farquhar-Smith P, Chapman S. Neuraxial (epidural and intrathecal) opioids for intractable pain. Br J Pain. 2012;6(1):25–35.

74. Greene NM. Distribution of local anesthetic solutions within the subarachnoid space. Anesth Analg. 1985;64(7):715–30.

75. Kroin JS, Ali A, York M, Penn RD. The distribution of medication along the spinal canal after chronic intrathecal administration. Neurosurgery. 1993;33(2):226–30; discussion 230.

76. NYSORA – The New York School of Regional Anesthesia – Spinal Anesthesia [Internet]. Available from: http://www.nysora.com/techniques/neuraxial-and-perineuraxial-techniques/landmark-based/3423-spinal-anesthesia.html.

77. Drake RL, Vogl W, Mitchell AWM, Gray H. Gray's anatomy for students. 3rd ed. Philadelphia: Churchill Livingstone/Elsevier; 2015.

78. Gosling JA. Human anatomy: color atlas and textbook. London: Mosby; 2008.

79. Atkin N, Jackson KA, Danks RA. Bilateral open thoracic cordotomy for refractory cancer pain: a neglected technique? J Pain Symptom Manag. 2010;39(5):924–9.

80. Kanpolat Y. The surgical treatment of chronic pain: destructive therapies in the spinal cord. Neurosurg Clin N Am. 2004;15(3):307–17.

81. Crul BJP, Blok LM, van Egmond J, van Dongen RTM. The present role of percutaneous cervical cordotomy for the treatment of cancer pain. J Headache Pain. 2005;6(1):24–9.

82. Raslan AM. Percutaneous computed tomography-guided radio-frequency ablation of upper spinal cord pain pathways for cancer-related pain. Neurosurgery. 2008;62(3 Suppl 1):226–33; discussion 233–4.

# 11 胃肠道癌性疼痛

Daniel Pak，Joseph C. Hung

江宛谕 译 莫桂熙 校

## 概述

据报道，最常见的胃肠道恶性肿瘤相关的疼痛综合征患病率分别为：结直肠癌 40% ～ 79%[1-5]，胰腺癌 72% ～ 100%[1, 3, 6]，胃癌 74% ～ 90%。

本章我们将重点介绍一些可以用于治疗常见胃肠道恶性肿瘤引起的疼痛综合征的技术（表 11.1）。

**表 11.1** 胃肠道癌性疼痛综合征

| 胃肠道内脏痛综合征 |
| --- |
| 胰腺癌 |
| 肝癌 |
| 胃癌 |
| 结直肠癌 |
| 腹膜后痛 |
| 肠梗阻 |
| 腹膜种植转移 |
| 输尿管梗阻 |
| **胃肠道疼痛综合征** |
| 癌性会阴痛 |
| 前腹壁痛 |
| 骨痛 |
| **癌性神经病理性疼痛综合征** |
| 癌性神经根病变 |
| 癌性神经丛病变 |
| 癌性单发神经病变 |
| **治疗相关疼痛综合征** |
| 化疗相关的神经病变 |
| 术后疼痛 |
| 放疗相关疼痛 |

## 胃肠道内脏疼痛综合征

如上所述，对于腹部脏器，伤害性刺激引起的疼痛往往是弥漫性的、难以定位的和迟钝的。这些特性归因于腹部脏器的传入神经纤维密度低，同时在中枢神经系统传递过程中，这些传入信号呈发散式投射。继发于原发性和转移性肿瘤的内脏疼痛，最常见的原因是器官肿大或神经侵袭[7]。

### 胰腺癌

大约 90% 的胰头肿瘤患者会出现疼痛，特别是当肿瘤生长在壶腹部附近时[8]。胰头由穿过右胸的内脏神经传入纤维支配。这些神经起源于 T6 ～ T12 椎体的交感神经节。因此，与胰头相关的疼痛往往位于右上腹附近。胰腺体部受双侧胸交感神经节和右脾神经支配，胰腺体部肿瘤也会产生上腹部疼痛。此外，胰腺尾部肿瘤倾向于产生左上腹疼痛，因为其由左脾神经和 T6 ～ L1 交感神经节支配。

### 肝癌

大约 30% 的晚期肝癌患者会出现疼痛[8]。肝区潜在的疼痛源很多，其中包括肝包膜、肝血管和胆道。肝实质本身是由腹腔神经丛的最大分支之一的肝神经丛支配。

肝神经丛包含交感神经纤维和来自迷走神经的副交感神经纤维。这些神经中的大部分是沿着肝动脉和胆管的分支走行。肝包膜也受低位肋间神经的支配。因此，肝恶性肿瘤引起的疼痛通常表现为右肋下钝痛。肝大可导致肝包膜扩张引起疼痛，在晚期疾病中，这种扩张也可继发于出血（如肝癌破裂出血引起的肝包膜扩张）。其他潜在疼痛源包括原发性或继发性肝肿瘤和门静脉阻塞引起的血管扩张。膈肌或胆道上的任何压力都可能经膈神经传导引起右侧锁骨上区域的牵涉性疼痛。

肝引起的疼痛常为胸膜炎性状的疼痛，并随体位改变而加重。查体时，可发现这类患者有肝大及右上腹触痛，上腹部听诊时可闻及摩擦音。

## 胃癌

据报道，胃癌患者疼痛发生率高达 74%～90%[1,5]。胃接受来自内脏大神经（T5～T9 节段）交感神经节前纤维支配和迷走神经干的副交感神经纤维支配。这些纤维在腹腔神经节内形成突触。所以胃痛患者可出现消化不良和上腹部烧灼样疼痛。

## 结直肠癌

迷走神经的副交感神经、走行于腹腔和肠系膜上神经丛的内脏大神经（T5～T9）和内脏小神经（T10～T11）的交感神经，共同支配小肠和脾曲以上的结肠。脾曲远端的肠道由肠系膜下神经丛发出的腰内脏神经（L1～L2）的交感神经支配。

结直肠癌的症状取决于病变的部位。疼痛往往是源于肿瘤侵犯到肠腔或附近的结构。除了体重减轻、梗阻、黑便或便血外，患者还可能出现位于肿瘤浸润区域周围的隐痛。腹痛的其他原因还包括梗阻引起的腹胀、腹膜转移和（或）肠穿孔，而直肠或胃肠道的远端受累可表现为里急后重和直肠局部的疼痛，大便时可加重。

## 腹膜后疼痛综合征

肿瘤侵犯后腹壁、腹膜及邻近的神经结构，可产生腹膜后疼痛综合征。它通常表现为上腹部或中背部的隐痛，平卧时加重，坐位和站立位时减轻。最常见的病因是胰腺癌和腹膜后淋巴结病[9]。尤其是胰腺肿瘤，其可侵犯腹膜、压迫邻近肝血管和转移至肝脏引起疼痛。

## 肠梗阻

结直肠癌和腹膜种植转移可引起肠梗阻。通常表现为腹胀和腹痛。小肠梗阻往往表现为中腹部的绞痛不适，而大肠梗阻多表现为下腹部持续性疼痛。与之相关的症状恶心、呕吐和便秘也很常见，长期梗阻还可出现肠缺血和穿孔。

## 腹膜种植转移

最常引起腹膜种植转移的胃肠道恶性肿瘤是结直肠癌、胃癌和阑尾癌以及腹腔肉瘤病[10]。疼痛本质上是炎症反应，可进一步导致粘连和腹水。癌性肠梗阻也经常发生。其所致的疼痛综合征的特点是持续性和弥漫性腹痛，触诊时腹痛较轻。

阿片类药物对这种疼痛基本无效[11]。可供选择的止痛方法包括使用全身和区域化疗来控制疾病，部分患者可进行手术切除治疗。

## 输尿管梗阻

梗阻性尿路疾病是一种结构性排尿障碍，可导致肾功能不全。癌症引起的尿路梗阻容易复发。结直肠癌是常见的病因[12]，肿瘤压迫输尿管引起同侧腹部绞痛，并放射到同侧腹股沟区，和排尿与否（如无尿、多尿）有关。常用治疗方法是手术处理，包括切开减压、经皮肾穿刺引流或尿路支架植入。

# 胃肠道疼痛综合征

## 癌性会阴痛

泌尿生殖系统恶性肿瘤、结直肠肿瘤侵犯盆腔外周神经或盆腔肌肉均可引起盆腔持续钝痛，站立位或坐位可加重。疼痛部位可在会阴区域的前部或后部，也可呈弥漫性。它也可能与膀胱痉挛或里急后重有关。在直肠指检时可出现局部压痛或可触及肿块。

## 前腹壁痛

肿瘤细胞在切口周围种植已成为腹腔镜手术不可预知的并发症[13]。常发生腹壁转移的原发性胃肠道恶性肿瘤是肝癌和结直肠癌。由于腹壁转移提示肿瘤广泛转移或肿瘤晚期，腹壁疼痛与其他癌性疼痛综合征都可有多种多样的症状，很难区分，但腹壁转移瘤一般可触摸到腹部肿块，并伴局部疼痛。

## 骨痛

骨转移是恶性肿瘤引起慢性疼痛最常见的原因[7, 14]。可能是巨大肿瘤压迫或转移瘤侵犯神经所致。病理性骨折也可能引起疼痛，肢体活动时疼痛更明显。多项研究显示胰腺癌、胃癌和结直肠癌骨转移的发病率低于20%[15-18]，所以转移性骨病在胃肠道恶性肿瘤中相对少见。

骨痛是一种持续性的、随运动而加重的典型重度疼痛。患者也可能表现为机械性痛觉过敏。椎体受累则会引起轴性背痛和相应部位的压痛。硬膜外腔受累可能导致神经功能受损或神经病理性疼痛。与颈部或腰部相比，胸椎受累比例占2/3[19]。在外周部位中，股骨近端是最常受累的部位。骨骼起支撑身体的作用，因此，骨转移疾病是致残的主要原因。

研究发现，治疗骨痛的阿片类药物有效剂量高于其他类似程度的疼痛综合征，因此单用阿片类药物难以控制骨痛[20-21]。为了更好地控制疼痛，介入治疗技术的应用非常必要。

# 癌症相关神经病理性疼痛综合征

肿瘤侵犯神经可导致疼痛、感觉改变伴或不伴受累神经根、神经丛或外周神经分布区域的感觉减弱。

## 癌性神经根病变

胃肠道恶性肿瘤直接导致神经根性疼痛并不常见，但肿瘤转移至椎体可造成组织向后移位压迫神经，也可以导致神经根性疼痛。胸部神经根受累可引起同侧腹痛，表现为胸部或腹部的带状痛，可伴受累神经根分布区域的灼热感或触电样感觉，也可存在受累区域神经功能受损。MRI可确诊并可评估具体哪一神经根出现神经功能障碍。

## 癌性神经丛病变

神经丛受肿块压迫会导致严重的症状和神经病理学改变。结直肠肿瘤可导致腰丛和（或）骶丛神经病变，出现下肢疼痛、麻木、感觉改变伴或不伴感觉减退。腰丛病变通常是由腰大肌受压引起的，通常出现L1～L4分布区域的神经根受压症状，导致大腿前外侧、膝盖和小腿近端疼痛。乙状结肠癌和直肠癌可影响下部腰骶神经丛（L4～S1），并可能表现为臀部、腿后部和足部疼痛。骶丛受损（通常源自直肠肿瘤）的患者更多表现为臀部、腿后部和会阴部的疼痛。马尾神经受累可引起肛门周围疼痛，并伴感觉改变和肛门括约肌功能障碍，久坐会加重，行走则会缓解。

任何癌性神经丛病变都可出现自主神经功能障碍[7]。患者主诉的典型症状包括无汗和血管扩张。这些症状易与复杂区域疼痛综合征（complex regional pain syndrome，CRPS）相混淆，CRPS本身也是癌性神经病变的潜在并发症。诊断性交感神经阻滞可能有助于识别于交感神经源性疼痛[7]。

胃肠道恶性肿瘤累及其他神经丛病变，如颈丛或臂丛，也是可能的，但很少。

## 癌性单发神经病变

压迫或侵犯外周神经可导致疼痛、感觉障碍伴或不伴其他神经功能障碍。因为胃肠道恶性肿瘤的位置远离大部分外周神经，所以继发于胃肠道恶性肿瘤的单发神经病变相对少见。但若累及肋间神经、股外侧皮神经、胃下神经或髂腹股沟神经，则可发生相应综合征。

# 治疗相关疼痛综合征

## 化疗相关神经病变

治疗胃肠道恶性肿瘤的常见化疗药物可导致神

经病变，如紫杉醇、多西他赛、奥沙利铂、顺铂和卡铂[7, 22]。神经损伤继发于轴突萎缩和脱髓鞘病变，从而导致神经兴奋性改变。神经损伤的程度取决于药物的类型、剂量、给药时间以及既往存在的神经受损。

在大多数情况下，化疗引起的神经病变是急性、短暂性的，出现在首次给药后 24 h 内[7]。症状通常是可逆的，在停药或减少剂量后就会消失。在某些情况下，症状在停止治疗后出现或进展，人们称之为"滑行"现象。在少数情况下，它作为一种慢性疼痛综合征持续存在。受影响患者通常表现为疼痛和感觉障碍，影响到远端肢体时出现"袖套样"感觉。其他功能缺陷，如虚弱、反射丧失和共济失调也可能存在。自主神经系统受累可引起直立性低血压、便秘、麻痹性肠梗阻、膀胱功能障碍和阳痿。

## 术后疼痛

术后疼痛在肿瘤患者中并不少见。切除癌组织所需的大手术往往会导致多种急性和慢性疼痛症状。鉴于胃肠道恶性肿瘤的解剖位置，慢性腹壁痛可能源于前部皮神经卡压，其病理生理学基础是手术后瘢痕组织压迫腹直肌外侧缘下肋间神经[23-24]。患者通常表现为腹直肌鞘局部剧烈疼痛。当患者出现 Carnett 征时，预示可能会出现慢性腹壁痛，其特征为 Valsalva 动作或腹肌紧张时疼痛加重。腹部手术后引起的其他疼痛综合征可能是由于直接创伤或手术定位引起的外周神经损伤、粘连形成或肠梗阻。

## 放疗相关疼痛

长期暴露在辐射环境下会导致组织纤维化、神经干萎缩、神经轴突直接损伤和神经微梗死。神经元损伤的程度主要取决于累积辐射剂量和辐射投放技术[25]。然而，随着肿瘤放射学领域的发展，如适形放疗，已经改进了肿瘤靶向放疗技术，从而减少了对周围组织的辐射暴露。腰骶丛病变最有可能与腹部放疗有关，患者常表现为虚弱、感觉改变、单腿或双腿灼热、疼痛和痉挛性疼痛，症状可能在放射治疗后数月至数十年后出现[26]。

放射性肠炎的发病率也很高，原因是组织缺血

及其相关的病理变化，包括黏膜脆性、血管新生和纤维化。在放射治疗过程中或之后不久的时间里，患者通常会出现腹痛、腹胀、食欲不振、恶心、腹泻或排便紧迫感等症状。急性放射性肠病是自限性疾病，一般在 3 个月内消失，需要采取支持治疗措施，如补液、止泻和细胞保护剂（氨磷汀、柳氮磺吡啶）。慢性肠病可能在接受放疗后持续数月至数年[27]，常见的症状有餐后疼痛、急性或间歇性小肠梗阻、恶心、纳差、体重减轻、腹泻和营养不良。

# 介入性疼痛控制方案

## 交感神经阻滞治疗内脏痛

鉴于自主神经系统支配大部分胃肠道，交感神经阻滞等介入技术能够确切地缓解内脏疼痛综合征。

### 腹腔神经丛阻滞

从食管上部到脾曲的腹部内脏（包括胰腺、肝、胆道、胆囊、脾、肾上腺、肾、肠系膜、胃、小肠和大肠）的传入神经和交感、副交感神经都是由腹腔神经丛支配，腹腔神经丛位于 L1 椎体附近主动脉前外侧的腹膜后腔。附近有腹腔干和肠系膜上动脉（superior mesenteric artery，SMA）。腹腔神经丛除了含有传递伤害性信号的内脏传入纤维外，还有来自内脏神经的节前交感传出纤维和来自迷走神经的副交感纤维。

影像学引导的腹腔神经丛阻滞可用于源于上腹部内脏的顽固性疼痛。它可用于治疗原发性或继发性肿瘤引起的疼痛，也可用于治疗肿瘤转移的淋巴结病变。在一项研究腹腔神经丛阻滞对胰腺癌患者影响的回顾性 meta 分析中，腹腔神经丛阻滞后 3 个月，70% ～ 90% 的患者疼痛部分或完全缓解，而且镇痛药物的总体用量减少[28-29]。与腹腔神经丛阻滞相关的潜在并发症中最常见的有背部疼痛、一过性腹泻、低血压、神经损伤、血管内注射、肠道损伤和出血。

### 内脏神经阻滞

内脏大神经（T5 ～ T9）、内脏小神经（T10 ～ T11）

和内脏最小神经（T12）经腹腔神经丛发出的传入神经和交感神经支配腹部内脏。在膈脚后间隙进行内脏神经阻滞，可作为经膈脚后入路腹腔神经丛阻滞的替代方法。这项技术的优点包括，当疾病位于腹腔轴线上或周围（涉及胰腺体部或尾部）时，有利于药物扩散并产生良好的镇痛效果[30]。

腹腔内脏神经阻滞术影像方式的选择超出了本章的范围。超声、C臂和CT引导技术都有报道过。CT因能够清晰地显示针的位置、避免损伤周围的解剖结构以及能评估神经阻滞药物的扩散而更受欢迎。

### 上腹下神经丛阻滞

上腹下神经丛位于L5～S1椎体前方，下行至骨盆时分成左干和右干。它包含来自盆腔内脏和左半结肠弯曲远端的交感神经纤维和传入神经纤维。该方法可有效缓解降结肠、乙状结肠或直肠引起的腹部疼痛。常见的并发症包括髂血管内注射、椎间盘炎和大小便失禁。

### 奇神经节阻滞

奇神经节是由交感神经节最尾端的两个部分融合形成，位于尾骨前方。奇神经节（或Walther神经节）为骨盆的许多结构提供交感神经支配，包括会阴、外阴、阴道远端、肛门、直肠远端和尿道远端。其阻滞可以为包括肛门直肠和会阴疼痛的盆腔疼痛综合征患者提供实质性的缓解。奇神经节阻滞通常是通过透视或超声引导的。诊断性阻滞后，可采用射频神经毁损或化学神经毁损进行长期镇痛。这种阻滞最常见的并发症包括血管内注射和短暂性肠或膀胱功能障碍。

## 躯干神经阻滞

### 胸肋间神经 / 椎旁神经阻滞

腹壁由肋间神经节段性支配，按皮节排列。与内脏大神经和内脏小神经一样，来自肝及其包膜、部分膈肌和壁层胸膜的痛觉纤维通过胸椎旁神经节与交感纤维伴行。对于腹壁的镇痛，可以通过每根肋骨下的肋间神经阻滞或通过向椎旁间隙注射麻醉药来实现。按皮节分布，这两种技术都可实现同侧躯体阻滞。与肋间神经阻滞相比，椎旁阻滞还有一个优势，交感神经链穿过椎旁间隙，椎旁阻滞可以阻断交感神经链，并且可以有效地阻滞来自肝包膜的疼痛。

椎旁间隙呈楔形，前外侧壁为壁层胸膜，后壁为肋横突上韧带，内侧壁为脊柱。在这个间隙注入麻醉药可以使脊神经根在形成肋间神经之前被阻滞，交感神经链也通过这个间隙，所以也能被阻滞。通常使用超声或解剖标志引导针进入椎旁间隙。多个皮节的镇痛可能需要多次注射。为了缓解肝包膜疼痛，除阻滞T10～T12肋间神经外，还应在右侧下胸部实施椎旁阻滞，以阻滞下胸交感神经链。

从技术角度看，肋间神经阻滞更容易实施，通常是在肋骨下缘附近进针，使针尖容易接近神经血管束。这个操作可通过解剖标志或一些图像（通常是X线或超声）引导来实现。

与单个的肋间神经阻滞相比，椎旁阻滞的麻醉药扩散和阻滞范围可能更难以预测。这种操作技术上难度更大，气胸的风险更高。虽然肋间神经阻滞更容易操作，但通常更耗时，因为每次只能阻滞一个胸皮节段。椎旁阻滞的其他潜在并发症包括刺破血管或者损伤附近的脊柱结构。由于靠近肋间血管，这两种阻滞均存在局麻药中毒的风险。

### 腹横肌平面及肋下平面阻滞术

腹横肌平面（transversus abdominis plane，TAP）阻滞和肋下平面阻滞是通过在腹内斜肌和腹横肌之间注射局麻药，阻滞由T6～L1神经支配的腹壁传入神经。皮神经卡压易于诊断，其治疗手段首选外科神经切除术或局部神经阻滞，而非服用镇痛药。TAP阻滞也用于控制腹部和盆腔大手术后的急性疼痛。

转移性疾病引起的上腹部或胸壁癌性疼痛也可以使用肋间神经阻滞治疗。也可考虑化学性神经毁损术或射频消融术以长期缓解疼痛。肋间神经阻滞和TAP阻滞能阻断传导腹壁或胸壁痛觉的靶神经。

## 椎管内镇痛系统

### 脊髓电刺激

对于顽固性内脏疼痛不能接受药物治疗和交感神

经阻滞的患者，脊髓电刺激（spinal cord stimulation，SCS）可能是一种可行的选择。其疼痛缓解机制是疼痛传入信号在传至脊髓背根或内脏内侧束时受到调节。SCS 已用于治疗许多疼痛综合征，其中包括背痛、神经根性疼痛、复杂区域疼痛综合征和血管性疾病引起的缺血性疼痛[31]。最近的病例报道显示，使用 SCS 治疗与慢性胰腺炎相关的顽固性内脏疼痛是有效的[32-34]。其最常见的并发症是电极移位、硬件故障、感染和皮下血肿。

# 鞘内、硬膜外给药系统

在鞘内间隙输送局麻药或阿片类药物的鞘内泵是治疗慢性难治性神经痛或伤害性疼痛综合征的辅助手段。它可以减轻疼痛和全身性用药引起的阿片类药物相关副作用，而且不会影响运动或自主神经功能。

植入式鞘内泵系统可将麻醉药物直接输送到鞘内的脑脊液中。泵埋植于皮下，通常位于下腹部，并与一个隧道状的鞘内导管相连。鞘内导管的尖端应该放置在与患者疼痛位置相对应的脊髓水平附近，内脏疼痛的位置大约在 T5 ～ T8。

隧道式硬膜外置管是另一种输送麻醉药物至神经轴的技术。像鞘内泵一样，硬膜外置管可以有效地治疗难治性神经痛或癌性疼痛。硬膜外导管尖端放置在与疼痛位置相对应的脊髓平面，通常是 T6 ～ T9。为了减少感染的发生，导管可以完全埋在隧道里，末端留一个可以经皮注射的注射口。与鞘内泵相比，硬膜外导管感染风险更高，因为药物输送系统的一部分留在体外，并连接到外部储存器。因此，隧道式硬膜外导管通常用于预期寿命有限的患者。

# 输注治疗

反复伤害性刺激导致的痛觉过敏被认为是继发于中枢神经系统中 N- 甲基 -D- 天冬氨酸（N-methyl-D-aspartate，NMDA）受体的激活[35]。使用 NMDA 受体拮抗剂可减轻患者对阿片类药物的耐受性，提高疼痛耐受阈值，改善镇痛效果[20, 36-37]。美沙酮和氯胺酮是治疗疼痛综合征常用的 NMDA 拮抗剂。

## 氯胺酮

静脉输注氯胺酮可以显著降低传统阿片类药物不能充分控制的患者疼痛评分[38-39]。由于大剂量氯胺酮会导致烦躁不安、分泌物增加、心动过速和催眠 / 镇静等，疼痛治疗时通常使用亚麻醉剂量。大多数方案的初始推注剂量为 0.2 ～ 0.5 mg/kg，0.5 ～ 1 h 重复一次相同剂量[40]。疼痛的缓解时间可长达数周[39]。如果有效，可能需要重复输注以维持镇痛效果。

## 利多卡因

利多卡因输液也用于治疗中枢或外周神经病理性疼痛，尽管尚未发现它们对肿瘤浸润所致的神经丛病变有效[40]。其镇痛机制被认为是通过阻断神经细胞膜上传输神经病理性和炎症性疼痛信号的钠通道而起作用。在顽固性神经源性疼痛患者，在 30 min 到 2 h 内使用利多卡因 1 ～ 5 mg/kg 治疗，患者的疼痛评分有所降低[40]。其副作用少见，但可能会出现癫痫、神志不清、麻木、恶心和心律失常。与使用氯胺酮类似，镇痛作用可持续数周，需要连续给药才能持续镇痛。

# 特定疼痛综合征的特殊考虑

## 神经病理性疼痛

原发性恶性肿瘤相关和治疗相关的神经病理性疼痛很难治疗，大多需要多模式镇痛治疗。典型治疗方案包括各种阿片类药物、非阿片类药物（如对乙酰氨基酚和非甾体抗炎药）和神经病理性治疗药物（如抗惊厥药物和抗抑郁药物）。神经病理性疼痛综合征通常弥散式影响多个部位（例如化疗引起的神经病变），因此最常用的是全身或神经轴镇痛技术。由于副作用很少，首先试验性输注氯胺酮或利多卡因是合理的。根据受累部位，单独使用腰交感神经节阻滞或星状神经节阻滞，或者同时使用两种神经阻滞，可以加强全身镇痛的效果。对于顽固性疼痛，甚至可能需要选择更强的治疗方案，如脊髓刺激或植入鞘内泵装置。

腰交感神经阻滞可用于治疗外周神经或腰骶丛

病变所致的下肢神经病理性疼痛，也可用于治疗多种下肢疾病所致疼痛，包括复杂区域疼痛综合征、幻肢痛、血管功能紊乱和疱疹后神经痛[41]。

腰交感神经链由 3～5 个神经节组成，是胸交感神经链的延伸。它位于腰椎椎体前外侧，腰大肌前方，下腔静脉后方。腰交感神经链的阻滞最常在 L2 或 L3 椎体的前外侧进行，能有效地阻断支配同侧下肢的交感神经信号传输。这项操作常需要透视引导下进行。潜在的并发症包括意外的血管内注射或腰大肌内的腰骶丛阻滞。

## 结论

继发于胃肠道恶性肿瘤及其治疗相关的疼痛综合征可选择多种不同的疼痛治疗方案（图 11.1、图 11.2 和图 11.3）。首先使用世界卫生组织的阶梯疼痛治疗方案是合理的，对于没有接受过专门疼痛管理培训的从业者也应如此。不幸的是，大部分药物单独使用效果不理想，或者患者会出现不可耐受的药物相关副作用，此时应该在介入疼痛管理医生的帮助下选择更积极、更先进的疼痛治疗方案。

从广义的组织角度来看，内脏源性疼痛治疗可以行腹腔神经节、上腹下神经丛或奇神经节阻滞，具体取决于胃肠道内病变的位置。此外，右侧椎旁阻滞可考虑用于治疗肝包膜或其附近结构（包括膈肌或胸膜下部）病变引起的疼痛。腹壁疼痛可以通过肋间、椎旁或腹横肌平面阻滞来治疗。

神经病理性疼痛很难治疗，通常需要使用多种疼痛治疗方案。当阿片类药物和神经性药物治疗失败时，输注利多卡因或氯胺酮是全身治疗的替代方法。通过阻滞受累的外周神经可缓解单一外周神经

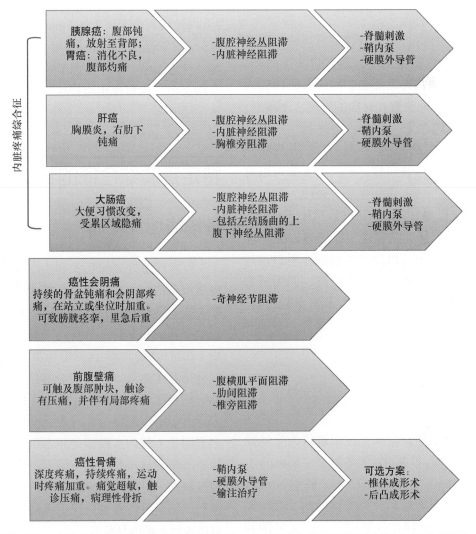

**图 11.1** 恶性肿瘤相关内脏和伤害性疼痛综合征的干预程序。保守治疗失败后的干预建议。可配合多种方法同时治疗

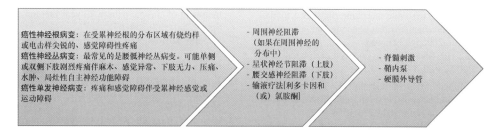

**图 11.2**　恶性肿瘤相关神经病理性疼痛综合征的干预程序。保守治疗失败后的干预建议。可以同时配合多种治疗方法

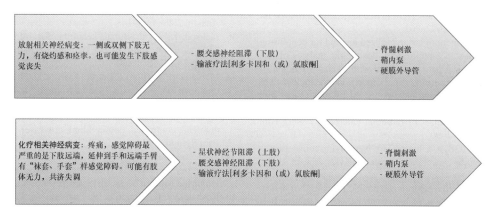

**图 11.3**　治疗相关疼痛综合征的干预程序。保守治疗失败后的干预建议。可以同时配合多种治疗方法

分布区域的疼痛。然而，延长超过诊断性阻滞的疼痛缓解时间而不给患者造成额外的伤害可能更具有挑战性。

最积极的治疗方案包括在脊柱附近放置镇痛装置以缓解疼痛，位置应选在可能的疼痛治疗路径的更下游地方。可选择的治疗方法包括脊髓电刺激（传统上认为其对单个肢体神经病理性疼痛是最有效的）和鞘内药物输注系统。

# 参考文献

1. Chiu TY, Hu WY, Chen CY. Prevalence and severity of symptoms in terminal cancer patients: a study in Taiwan. Support Care Cancer Off J Multinatl Assoc Support Care Cancer. 2000;8:311–3.
2. Daut RL, Cleeland CS. The prevalence and severity of pain in cancer. Cancer. 1982;50:1913–8.
3. Donnelly S, Walsh D, Rybicki L. The symptoms of advanced cancer: identification of clinical and research priorities by assessment of prevalence and severity. J Palliat Care. 1995;11:27–32.
4. Portenoy RK, et al. Pain in ovarian cancer patients. Prevalence, characteristics, and associated symptoms. Cancer. 1994;74:907–15.
5. Vainio A, Auvinen A. Prevalence of symptoms among patients with advanced cancer: an international collaborative study. J Pain Symptom Manag. 1996;12:3–10.
6. Greenwald HP, Bonica JJ, Bergner M. The prevalence of pain in four cancers. Cancer. 1987;60:2563–9.
7. Bruera E, Portenoy R (eds.). Cancer pain assessment and manage- ment. Cambridge UK: Cambridge University Press; 2009. ISBN: 978-0521879279
8. Sykes N, Bennet M, Yuan C. Clinical pain management. 2nd Edition. Cancer Pain. Boca Raton, FL: CRC Press; 2008. ISBN: 978-0340940075.
9. Grahm AL, Andrén-Sandberg A. Prospective evaluation of pain in exocrine pancreatic cancer. Digestion. 1997;58:542–9.
10. Deraco M, Laterza B, Kusamura S, Baratti D. Updated treatment of peritoneal carcinomas: a reviewMinerva Chir. 2007;62:459–76.
11. Suzuki M, et al. Sensation of abdominal pain induced by perito- neal carcinomatosis is accompanied by changes in the expression of substance P and μ-opioid receptors in the spinal cord of mice. Anesthesiology. 2012;117:847–56.
12. Russo P. Urologic emergencies in the cancer patient. Semin Oncol. 2000;27:284–98.
13. Nduka CC, Monson JRT, Menzies-Gow N, Darzi A. Abdominal wall metastases following laparoscopy. Br J Surg. 1994;81:648–52.
14. Foley KM. Pain syndromes in patients with cancer. Med Clin North Am. 1987;71:169–84.
15. Borad MJ, et al. Skeletal metastases in pancreatic cancer: a ret- rospective study and review of the literature. Yale J Biol Med. 2009;82:1–6.
16. Ahn JB, Ha TK, Kwon SJ. Bone metastasis in gastric cancer patients. J Gastric Cancer. 2011;11:38–45.
17. Roth ES, et al. Does colon cancer ever metastasize to bone first? A temporal analysis of colorectal cancer progression. BMC Cancer. 2009;9:274.
18. Santini D, et al. Natural history of bone metastasis in colorectal cancer: final results of a large Italian bone metastases study. Ann Oncol Off J Eur Soc Med Oncol ESMO. 2012;23:2072–7.
19. Brihaye J, Ectors P, Lemort M, Van Houtte P. The management of spinal epidural metastases. Adv Tech Stand Neurosurg. 1988;16:121–76.
20. Mercadante S, Villari P, Ferrera P, Arcuri E, David F. Opioid switch- ing and burst ketamine to improve the opioid response in patients with movement-related pain due to bone metastases. Clin J Pain. 2009;25:648–9.

21. Luger NM, et al. Efficacy of systemic morphine suggests a fundamental difference in the mechanisms that generate bone cancer vs inflammatory pain. Pain. 2002;99:397–406.

22. Quasthoff S, Hartung HP. Chemotherapy-induced peripheral neuropathy. J Neurol. 2002;249:9–17.

23. Boelens OB, Scheltinga MR, Houterman S, Roumen RM. Management of anterior cutaneous nerve entrapment syndrome in a cohort of 139 patients. Ann Surg. 2011;254:1054–8.

24. Akhnikh S, de Korte N, de Winter P. Anterior cutaneous nerve entrapment syndrome (ACNES): the forgotten diagnosis. Eur J Pediatr. 2014;173:445–9.

25. Kinsella TJ, et al. Threshold dose for peripheral neuropathy following intraoperative radiotherapy (IORT) in a large animal model. Int J Radiat Oncol. 1991;20:697–701.

26. Yi SK, et al. Development of a standardized method for contouring the lumbosacral plexus: a preliminary dosimetric analysis of this organ at risk among 15 patients treated with intensity-modulated radiotherapy for lower gastrointestinal cancers and the incidence of radiation-induced lumbosacral plexopathy. Int J Radiat Oncol Biol Phys. 2012;84:376–82.

27. Wj M. Surgical management of radiation enteropathy. Surg Clin North Am. 1991;71:977–90.

28. Eisenberg E, Carr DB, Chalmers TC. Neurolytic celiac plexus block for treatment of cancer pain: a meta-analysis. Anesth Analg. 1995;80:290–5.

29. Polati E, et al. Prospective randomized double-blind trial of neurolytic coeliac plexus block in patients with pancreatic cancer. Br J Surg. 1998;85:199–201.

30. Rykowski JJ, Hilgier M. Efficacy of neurolytic celiac plexus block in varying locations of pancreatic cancer: influence on pain relief. Anesthesiology. 2000;92:347–54.

31. Cameron T. Safety and efficacy of spinal cord stimulation for the treatment of chronic pain: a 20-year literature review. J Neurosurg Spine. 2004;100:254–67.

32. Kapural L, Rakic M. Spinal cord stimulation for chronic visceral pain secondary to chronic non-alcoholic pancreatitis. J Clin Gastroenterol. 2008;42:750–1.

33. Kim JK, Hong SH, Kim M-H, Lee J-K. Spinal cord stimulation for intractable visceral pain due to chronic pancreatitis. J Korean Neurosurg Soc. 2009;46:165.

34. Khan YN, Raza SS, Khan EA. Application of spinal cord stimulation for the treatment of abdominal visceral pain syndromes: case reports. Neuromodulation Technol Neural Interface. 2005;8:14–27.

35. Saito O, et al. Ketamine and N-acetylaspartylglutamate peptidase inhibitor exert analgesia in bone cancer pain. Can J Anaesth J Can Anesth. 2006;53:891–8.

36. Jackson K, et al. Burst' ketamine for refractory cancer pain: an open-label audit of 39 patients. J Pain Symptom Manag. 2001;22:834–42.

37. Mercadante S, Villari P, Ferrera P. Burst ketamine to reverse opioid tolerance in cancer pain. J Pain Symptom Manag. 2003;25:302–5.

38. Mercadante S, Arcuri E, Tirelli W, Casuccio A. Analgesic effect of intravenous ketamine in cancer patients on morphine therapy: a randomized, controlled, double-blind, crossover, double-dose study. J Pain Symptom Manage. 2000;20:246–52.

39. Patil S, Anitescu M. Efficacy of outpatient ketamine infusions in refractory chronic pain syndromes: a 5-year retrospective analysis. Pain Med Malden Mass. 2012;13:263–9.

40. Kosharskyy B, Almonte W, Shaparin N, Pappagallo M, Smith H. Intravenous infusions in chronic pain management. Pain Physician. 2013;16:231–49.

41. Day M. Sympathetic blocks: the evidence. Pain Pract Off J World Inst Pain. 2008;8:98–109.

# 12 泌尿生殖系统癌性疼痛综合征

Ilan Margulis，Amitabh Gulati

钟采余 译 刘奕君 校

## 概述

了解患者疼痛的潜在病理生理特征尤为重要，这有助于疼痛的诊断以及随后的靶向治疗。疼痛可描述为伤害性疼痛（分为躯体痛和内脏痛）或神经病理性疼痛。躯体痛源于皮肤、软组织和骨骼的损伤，由躯体传入神经 A-δ 纤维和 C 纤维介导，通常为锐痛且定位准确。内脏痛来源于内脏器官的伤害性刺激，由伤害性传入纤维介导，通常为弥漫性钝痛。神经病理性疼痛是由神经系统的某些组成部分损伤引起的，表现为灼痛、刺痛或电击样疼痛。患者疼痛症状的差异可指导医生选择最佳的方法治疗患者的疼痛，并为他们提供不同治疗方法的医疗设备。

## 泌尿生殖系统内脏疼痛综合征

内脏痛是由内脏器官受到伤害性刺激或损伤而引起的，通常表现为弥漫性钝痛且定位不明确。内脏痛由内脏伤害性传入纤维（与交感神经纤维伴行）介导，这一点在选择治疗方法时很重要。

当出现原发肿瘤、转移瘤和（或）神经浸润后，可能会出现这些综合征。

## 前列腺癌

前列腺癌是老年人日益关注的健康问题。据估计，2012 年确诊的男性癌症患者中，有 27% 是前列腺癌[1]。回顾近几年的癌症性死亡，约有 10% 的患者死于前列腺癌[1]。这两个数据的差异表明，前列腺癌患者仍然可以存活多年。尽管采取了积极的治疗，我们仍看到很多患者癌症会进一步发展，并伴发相关症状。

在前列腺癌的每个阶段，包括发病早期和晚期，都可能发生疼痛。据估计，30%～50% 的前列腺癌患者会出现慢性疼痛，癌症晚期疼痛发生率会增加至 90%[1-2]。疼痛可能是由于其他器官、软组织、神经或骨骼受肿瘤浸润所致。约 77% 前列腺癌患者的疼痛直接源于自身病理改变，19% 患者的疼痛则继发于癌症的治疗[1-2]。前列腺癌疼痛也可能出现直肠疼痛、会阴痛和里急后重。无论是何种原因引起，大多数前列腺癌患者在病程中都会感到疼痛[3-7]。

## 肾细胞癌

肾细胞癌的症状是非特异性的，通常在癌症晚期才会被诊断出来。患者最终可能出现血尿、腹痛或腰痛、体重减轻。它通常会转移到淋巴系统、肺、肝、肾上腺和骨骼。最初治疗通常是部分或全肾切除术。

肾广泛受交感神经、副交感神经和传入感觉纤维的支配。起源于 T10～L1 的交感神经纤维，通过主动脉肾神经节、腹腔神经节和内脏小神经的突触联系形成肾丛。当治疗该疾病相关疼痛时，以上神经纤维都可作为治疗靶点[3]。

## 睾丸癌

睾丸癌是年轻男性中最常见的实体器官癌，尽管在男性中发病率仅占 1%[1]。患者的典型症状为睾丸肿块，通常是无痛性的。该癌症很少发生疼痛，仅30% 的患者出现疼痛[2]。大多数患者表现为疾病 1期，治疗效果良好。在这些疾病 1 期的患者中，15%会恶化，需要更进一步治疗[2]。在晚期和疾病进展过程中，睾丸癌患者常出现疼痛，其中部分由治疗引起。

该人群中另一个需要关注的是睾丸切除术后的疼痛。在接受睾丸切除术的患者中，会出现幻觉睾丸综合征（phantom testis syndrome）。一项研究估计幻觉睾丸综合征的发病率为 25%[2]。

## 膀胱癌

男性女性均可发生膀胱癌，但男性更常见。据统计，近几年确诊的癌症患者中，有 7% 为膀胱癌[1-2]。患者常有血尿症状，疼痛并不常见，常继发于癌症的治疗，包括术后疼痛和放疗后疼痛。它通常是非侵袭性的，易复发。

由于疾病的复发性以及老年人口的增加，膀胱癌通常出现进展性疾病。进展性疾病包括肌层侵犯和远处转移，必须通过外科手术、全身疗法，还可能要用放射疗法来治疗。此外，癌症本身或其治疗过程可引起膀胱痉挛，可采用的治疗方法包括交感神经阻滞[8]。

## 卵巢癌

卵巢癌主要表现为较长时间的各种症候群。患者通常采用手术联合化疗治疗。鉴于疾病的长期性，患者通常因癌症或其治疗而出现疼痛。患者通常抱怨由于压力和痉挛导致的腹痛或盆腔痛。疼痛常出现于复发前，约 40% 的患者可出现，可明显影响患者的功能[1-2]。在一项研究中，62% 的患者在被诊断之前出现过疼痛[1-2]。许多患者在接受全身化疗后疼痛消失，这可能是肿瘤缩小所致[9]。

许多常用的治疗药物也会引起特异性疼痛综合征。这与某些药物导致外周神经病变直接相关。这将在其他章节中进一步讨论。

## 子宫癌

子宫癌常发生于绝经后的妇女。症状通常出现在病程的早期，使子宫癌在早期就被诊断。最常见症状是阴道出血，提醒患者进行检测有利于早期诊断。子宫癌的两种主要类型是子宫肉瘤和子宫内膜癌。多数子宫癌是子宫内膜癌。子宫肉瘤可累及子宫肌层或周围结缔组织。患者常出现下腹部和盆腔痛，该疼痛一般源于内脏器官。术后疼痛可能导致盆底功能障碍，这与内脏痛有所不同[10]。

## 宫颈癌

宫颈癌通常出现在病程的晚期。病程早期无症状或无特异性症状。随着病情的发展，患者可能会出现许多不同的症状，包括阴道出血、肿块、体重下降和严重的盆腔痛。

在宫颈癌患者中，疼痛原因多种多样，可能是因为肿瘤增大以及其他部位和神经结构的浸润，也可能是继发于放疗或外科切除术。通常来说，这是多因素共同作用的结果，必须采取相应的治疗措施。起初表现为盆腔痛或由腰肌受压引起的疼痛（腰丛神经痛）或骶神经根受压引起的疼痛（坐骨神经痛），偶尔还有阴部神经痛，最后是骨盆下部的内脏疼痛，如下所述。

# 泌尿生殖系统躯体疼痛综合征

## 骨痛

骨转移是癌症患者中一种不幸但常见的现象，它是各种实体器官癌症患者慢性疼痛的常见原因。肿瘤可能浸润骨骼和神经结构，导致剧烈疼痛。骨转移可使骨骼变得薄弱，患者容易发生病理性骨折。转移性骨病的病理生理学可能涉及骨溶解或骨硬化，这取决于原发癌症。据报道，约 65% ～ 75% 的晚期前列腺癌患者会发生骨转移，其发生率比其他癌症都高[1-2]。

骨痛往往很严重，单用一种药物很难控制[11]。仅仅给予阿片类药物效果并不理想，通常需要采用多模式治疗[11]。阿片类药物、辅助药物、放射治疗和介入治疗均可用于治疗骨痛[11-12]。双膦酸盐类已被证实对治疗转移性骨痛有帮助。溶骨活性是骨痛的一个重要因素，它能被双膦酸盐类所抑制[11-12]。许多研究表明，在开始使用双膦酸盐类后，转移性骨痛患者的疼痛评分有所降低[13]。另外，放射治疗已被证实可以有效缓解转移性骨病。单剂量和分次剂量疗法均可有效治疗转移性骨痛[11-12]。

内侧支阻滞和外侧支阻滞可用于治疗某些涉及关节突关节的骨痛。内侧支神经支配关节突关节，可作为小关节病和转移性骨病的治疗靶点[14]。如果诊断性阻滞成功，可以通过消融术或神经毁损术以长期缓解疼痛[14]。C 和 A-δ 神经纤维无髓鞘、直径小，这些阻滞对其选择性更高，在缓解疼痛的同时可以保留运动和感觉功能。此外，影响骶骨外侧或髂骨后部的疾病可通过骶髂关节注射来治疗[15]。

前列腺癌通常可转移到腰椎和骶髂间隙。已有应用硬膜外类固醇注射和椎管内装置（如鞘内给药系统）进行治疗的报道，已成为治疗骶髂关节附近肿瘤疼痛的范例[15]。

# 神经病理性疼痛综合征

## 癌性神经根病变/神经丛病变

癌性神经根病变和神经丛病变是病理上涉及不同神经结构的疾病。累及椎间孔或椎管的肿瘤可引起近端神经根的病理改变，通常会导致神经根病变。神经根病变常表现为不明确的感觉和运动障碍，由于自主神经纤维节点距离较远，通常没有自主神经症状[16]。当病理改变涉及神经丛本身或远端神经根时，则会导致神经丛病变。神经丛病变通常表现为不明确的神经症状。与神经根病变不同的是，神经丛病变通常表现出自主神经症状，如肤色改变或出汗减少[16]。

涉及腰骶神经根、腰骶神经丛或由该神经丛发出的外周神经的病变，称为腰骶神经丛病变。

腰骶干由腰丛和骶丛组成，由 L4 和 L5 神经纤维构成的腰丛与由 S1 ～ S4 神经组成的骶丛相连接[16]。当原发肿瘤、转移瘤侵犯或压迫神经结构时，会导致癌性神经根病变和神经丛病变。治疗方法包括多模式治疗、放射治疗和（或）介入阻滞（如交感神经阻滞）。另外可以考虑使用椎管内装置来治疗无法控制疼痛的患者。

# 介入疼痛治疗

## 交感神经阻滞

传导内脏痛的传入神经纤维伴随自主神经系统，因此在治疗内脏痛时，经常以自主神经节为靶点[17]。交感神经节的局部阻滞使医生能够诊断和治疗交感神经系统介导的疼痛。交感神经阻滞若是成功，神经毁损术可以达到更持久镇痛[17]。

### 腰部内脏神经阻滞

腰部内脏神经阻滞适用于某些下腹部和盆腔的内脏痛，有时腰部内脏神经阻滞较上腹下神经丛阻滞更容易实施。腰部内脏神经节和神经位于腰椎体前外侧面，是阻滞的靶点。阻滞通常在 L2 ～ L5 水平，其中 L3 和 L4 可能是最好的靶点。已有文献报道重复交感神经阻滞可用于治疗妇科肿瘤引起的淋巴水肿[18]。本质上，由交感神经介导的疼痛信号可被局麻药或神经毁损剂阻断[17, 19]。

### 上腹下神经丛阻滞

上腹下神经丛阻滞（superior hypogastric plexus block，SHPB）常用于治疗泌尿生殖系统和胃肠道癌性疼痛（特别是后肠胚胎性起源的器官）。上腹下神经丛位于腹膜后间隙，通常位于主动脉和下腔静脉分叉处附近，位于 L5 椎体水平并延伸至第一骶椎[20-21]。上腹下神经丛由来自主动脉丛分支的内脏传入和传出交感神经以及内脏神经组成[20-21]。然而，有证据表明副交感神经分支可能来自骶丛[22]。上腹下神经丛分支向下进入骨盆，支配子宫、膀胱、前列腺、睾丸、尿道、直肠和降结肠。腰交感神经和胸交感神经通过上腹下神经丛将来自盆腔的内脏冲动传递到脊髓后角。当治疗与这些器官相关的疼痛时，上腹下神经丛通常作为靶目标，该过程可以在 CT 或透视下进行，最近有报道在超声引导下也可进行[23]。该阻滞相关的并发症包括神经内注射、血管内注射、感染、腹膜后出血和神经血管损伤。

### 奇神经节/Walther 神经节

奇神经节位于椎旁交感神经链的末端，是交感神经链在尾骨前汇聚形成的单个神经节[24]。奇神经节主要为许多腹膜后盆腔组织提供交感神经支配，因此奇神经节可作为盆腔疼痛综合征患者的治疗靶点[24]。奇神经节阻滞可以缓解来自膀胱、直肠、阴道远端、尿道远端、肛门和子宫颈的疼痛[24]。有病例报道显示该阻滞法成功用于治疗前列腺癌患者放疗后的直肠炎。此外，许多研究已经证实，奇神经节阻滞可以有效降低癌性和非癌性疼痛患者的疼痛评分。该阻滞的并发症包括直肠穿孔、感染、肠道/膀胱/性功能障碍[24]。

### 阴部神经

阴部神经与外生殖器以及肛门、会阴周围皮肤的感觉有关。局部肿瘤会引起阴部神经损伤，最常见的是前列腺癌，放疗也会导致其损伤。骨盆放疗与阴部神经卡压有关[25]。在实践中，阴部神经阻滞可在CT、透视、超声或盲法下进行，该阻滞可用于诊断或治疗。在晚期癌症和顽固性疾病中，可使用细胞消融术进行神经毁损[26]。

# 神经毁损术

## 鞘内神经毁损术

虽然鞘内神经毁损术很少用于疼痛门诊，但顽固性癌性疼痛可以通过其来进行治疗。使用的化学物质包括苯酚和酒精，二者各有优缺点[27]。泌尿生殖系统的适应证包括骶骨肿瘤（下盆腔和会阴部疼痛）。鞍区麻醉以脊髓圆锥为靶点[27]。虽然腰神经后根也可能成为靶点（也可能是骶神经根穿过尾部间隙），但可能无法完全缓解疼痛，还可能导致无法预料的副作用[27]。因此，这些治疗方法只考虑在晚期癌症患者中使用。

## 脊髓后正中点状切开术

这种神经毁损术切断了脊髓背柱的中间部，并且已被证实在治疗顽固性疼痛方面较其他治疗方法更有效[28]。据推测，脊髓后的正中线内存在内脏痛觉通路。背柱包含这一通路，并且在传递内脏痛信号方面可能比脊髓丘脑束更为完整[28-29]。有研究探讨了以这些结构为靶点缓解顽固性疼痛的疗效。有一项研究显示，6例顽固性内脏癌性疼痛患者中，在其后柱进行脊髓后正中点状切开术后不仅可降低疼痛评分，还能减少阿片类药物的使用[29]。中线的损伤可广泛缓解疼痛，并能保留感知和本体感觉。

# 椎管内镇痛技术

严重顽固性疼痛通常要用大剂量阿片类药物和其他镇痛药来治疗，与充分镇痛所需剂量相关的有害副作用和药物毒性通常导致治疗失败。寻找既能治疗疼痛又可避免全身效应的方法一直是疼痛医学的一个重点领域。

## 脊髓电刺激

如果药物治疗和交感神经阻滞未能充分控制内脏疼痛，则可考虑脊髓电刺激。一般认为，脊髓电刺激可以调控穿过脊髓背柱的传入信号[30]。脊髓电刺激方法是将电极放置在脊髓背侧表面的硬膜外腔。据推测，脊髓电刺激产生的脉冲激活了大的有髓神经纤维，从而抑制由A-δ和C纤维介导的疼痛刺激信号传递。许多研究表明，与药物治疗相比，接受脊髓电刺激患者在疼痛评分、功能和患者满意度方面都有所改善。一项20年的文献回顾评估了脊髓电刺激患者的并发症发生率，发现总的并发症发生率为34%，其中最常见的并发症是导线移位和导线断裂[31]。据我们所知，虽然这尚未在肿瘤群体中提及，但在慢性腹痛人群中已有证据报道[32]。

## 鞘内和硬膜外给药系统

慢性顽固性疼痛可以通过给药系统成功治疗。鞘内泵将所需药物输送至鞘内间隙，能最大程度地发挥药效，同时减少全身副作用，并保留运动和自主神经功能。鞘内泵向鞘内间隙输送阿片类药物、局麻药或两者的联合用药。

将鞘内泵植入皮下，通过皮下隧道连接鞘内导

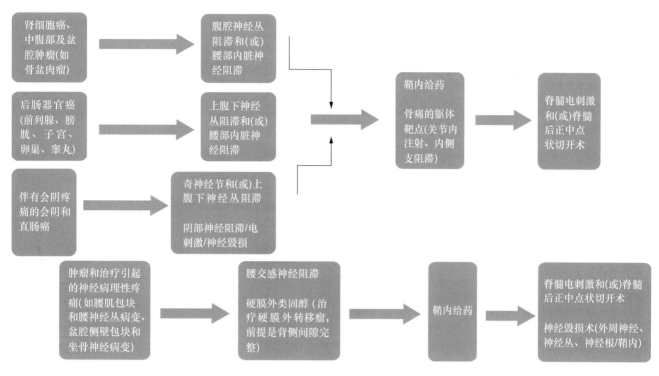

**图 12.1** 泌尿生殖系统癌性疼痛综合征患者介入性疼痛治疗的范例方法

管。尽管这种治疗方案对许多患者有非常好的效果，但他们会面临一种独特并发症的风险，即鞘内导管尖端可形成肉芽肿，可能会引起脊髓受压和神经功能障碍，这通常与高浓度药物的输注有关[33]。决定是否使用鞘内或硬膜外给药系统很复杂，需要考虑很多因素。硬膜外给药系统增加了感染的可能性，通常用于预期寿命有限的患者[33]。对这类患者，如果保守的药物治疗和神经毁损术不能成功控制疼痛，我们建议使用鞘内给药[34]。

我们总结出了一种治疗泌尿生殖系统顽固性癌性疼痛患者的范例方法（图 12.1）。

# 参考文献

1. Office for National Statistics Cancer statistics registrations: registrations of cancer diagnosed in 2002 England. Series MB1 no. 33. London: Office for National Statistics, 2005.
2. Siegel R, et al. Cancer statistics, 2014. CA Cancer J Clin. 2014;64(1):9–29.
3. Ali M, et al. Anatomy of the pelvic plexus and innervation of the prostate gland. Clin Anat. 2004;17(2):123–9.
4. Eman A, Serbülent G, Gürcü ME. Pain management in prostate cancer. Open J Urol. 2012;2(3):164.
5. Bader P, et al. Prostate cancer pain management: EAU guidelines on pain management. World J Urol. 2012;30(5):677–86.
6. Autio KA, et al. Prevalence of pain and analgesic use in men with metastatic prostate cancer using a patient-reported outcome mea-

sure. J Oncol Pract. 2013;9(5):223–9.
7. Khosla A, Adeyefa O, Nasir S. Successful treatment of radiation-induced proctitis pain by blockade of the ganglion impar in an elderly patient with prostate cancer: a case report. Pain Med. 2013;14:662–6. https://doi.org/10.1111/pme.12065.
8. Gulati A, Khelemsky Y, Loh J, Puttanniah V, Malhotra V, Cubert K. The use of lumbar sympathetic blockade at L4 for management of malignancy-related bladder spasms. Pain Physician. 2011; 14(3):305–10.
9. Portenoy RK, et al. Pain in ovarian cancer patients. Prevalence, characteristics, and associated symptoms. Cancer. 1994;74(3):907–15.
10. Noronha AF, Mello de Figueiredo E, Rossi de Figueiredo Franco TM, Cândido EB, Silva-Filho AL. Treatments for invasive carcinoma of the cervix: what are their impacts on the pelvic floor functions? Int Braz J Urol. 2013;39(1):46–54.
11. Coleman RE. Metastatic bone disease: clinical features, pathophysiology and treatment strategies. Cancer Treat Rev. 2001;27(3):165–76.
12. Serafini AN. Therapy of metastatic bone pain. J Nucl Med. 2001;42(6):895–906.
13. Buga S, Sarria JE. The management of pain in metastatic bone disease. Cancer Control. 2012;19(2):154–66.
14. Birthi P, Sloan P. Interventional treatment of refractory cancer pain. Cancer J. 2013;19(5):390–6.
15. Hutson N, Hung JC, Puttanniah V, Lis E, Laufer I, Gulati A. Interventional pain management for sacroiliac tumors in the oncologic population: a case series and paradigm approach. Pain Med. 2017;18(5):959–68.
16. Brejt N, et al. Pelvic radiculopathies, lumbosacral plexopathies, and neuropathies in oncologic disease: a multidisciplinary approach to a diagnostic challenge. Cancer Imaging. 2013;13(4):591.
17. Amr YM, Makharita MY. Neurolytic sympathectomy in the management of cancer pain – time effect: a prospective, randomized multicenter study. J Pain Symptom Manag. 2014;48(5):944–56.
18. Woo JH, Park HS, Kim SC, Kim YH. The effect of lumbar sympathetic ganglion block on gynecologic cancer-related lymphedema. Pain Physician. 2013;16(4):345–52.

19. de Oliveira R, dos Reis MP, Prado WA. The effects of early or late neurolytic sympathetic plexus block on the management of abdominal or pelvic cancer pain. Pain. 2004;110(1):400–8.

20. Ahmed DG, Mohamad MF, Mohamed SA-E. Superior hypogastric plexus combined with ganglion impar neurolytic blocks for pelvic and/or perineal cancer pain relief. Pain Physician. 2015;18(1):E49–56.

21. Stogicza A, et al. Inferior hypogastric plexus block affects sacral nerves and the superior hypogastric plexus. ISRN Anesthesiology. 2012;2012:1–5.

22. Saito T, Den S, Tanuma K, Tanuma Y, Carney E, Carlsson C. Anatomical bases for paravertebral anesthetic block: fluid communication between the thoracic and lumbar paravertebral regions. Surg Radiol Anat. 1999;21(6):359–63.

23. Mishra S, Bhatnagar S, Rana SP, Khurana D, Thulkar S. Efficacy of the anterior ultrasound-guided superior hypogastric plexus neurolysis in pelvic cancer pain in advanced gynecological cancer patients. Pain Med. 2013;14(6):837–42.

24. Eker HE, Cok OY, Kocum A, Acil M, Turkoz A. Transsacrococcygeal approach to ganglion impar for pelvic cancer pain: a report of 3 cases. Reg Anesth Pain Med. 2008;33(4):381–2.

25. Elahi, et al. Pudendal entrapment neuropathy: a rare complication of pelvic radiation therapy. Pain Physician. 2013;16:E793–7.

26. Prologo JD, et al. Percutaneous CT-guided cryoablation for the treatment of refractory pudendal neurologia. Skelet Radiol. 2015;44:709–14.

27. Candido K, Stevens RA. Intrathecal neurolytic blocks for the relief of cancer pain. Best Pract Res Clin Anaesthesiol. 2003;17(3):407–28.

28. Becker R, Sure U, Bertalanffy H. Punctate midline myelotomy a new approach in the management of visceral pain. Acta Neurochir 1999;141(8): 881–883.

28. Becker R1, Gatscher S, Sure U, Bertalanffy H. The punctate midline myelotomy concept for visceral cancer pain control-case report and review of the literature. Acta Neurochir Suppl. 2002;79:77–8.

29. Nauta HJW, et al. Punctate midline myelotomy for the relief of visceral cancer pain. J Neurosurg Spine. 2000;92(2):125–30.

30. Flagg II, Artemus, McGreevy K, Williams K. Spinal cord stimulation in the treatment of cancer-related pain:"back to the origins". Curr Pain Headache Rep. 2012;16(4):343–9.

31. Cameron T. Safety and efficacy of spinal cord stimulation for the treatment of chronic pain: a 20-year literature review. J Neurosurg Spine. 2004;100(3):254–67.

32. Baranidharan G, Simpson KH, Dhandapani K. Spinal cord stimulation for visceral pain – a novel approach. Neuromodulation. 2014;17(8):753–8.

33. Deer TR, et al. Comprehensive consensus based guidelines on intrathecal drug delivery systems in the treatment of pain caused by cancer pain. Pain Physician. 2011;14(3):E283–312.

34. Bruel BM, Burton AW. Intrathecal therapy for cancer-related pain. Pain Med. 2016;17(12):2404–21.

# 13 儿童癌性疼痛管理

Stephen L. Long，Anurag K. Agrawal
温远嫦 译 曹殿青 校

## 概述

化疗、放疗与治疗操作常可引起儿科肿瘤患者癌性疼痛。使用恰当的疼痛强度评估工具和世界卫生组织疼痛阶梯方案，大多数儿科肿瘤患者的疼痛可以得到适当的控制，而不需要介入性疼痛管理。Collins 等[1] 研究发现，6% 的儿科肿瘤患者需要非常规治疗措施，包括大量阿片类药物的注射以及硬膜外或蛛网膜下腔注射或姑息性镇静。需要介入治疗的常为实体瘤转移至脊髓神经根、神经丛或粗大外周神经伴可疑脊髓压迫的患儿[1]。Geeta 等[2] 研究表明，虽然白血病患儿发生骨痛和神经病理性疼痛时需要强阿片类药物和疼痛专科治疗，但通常不需要介入治疗。

Lebel[3] 在一篇儿童癌性疼痛和姑息治疗的综述中指出，由于对儿童疼痛的长期错误认识、不同认知和发育阶段带来的疼痛评估方面的挑战、儿科药代动力学数据及儿科疼痛姑息专家的缺乏、儿科肿瘤医生镇痛培训的不足，肿瘤患儿晚期症状，尤其是疼痛和治疗相关疼痛仍然没有得到充分的控制。文献中提到的其他误解包括新生儿痛觉减退和潜在的阿片成瘾，父母对这些问题的误解必须由医疗团队充分解决[3-5]。在这里，我们讨论关于儿童癌性疼痛评估和管理中的发育问题、治疗相关疼痛产生的原因、在治疗期和疾病晚期对高剂量阿片类药物控制欠佳的难治性疼痛的治疗策略。

## 儿童疼痛管理中的发育问题

与成人患者不同，为儿科肿瘤患者提供有效的疼痛管理，必须考虑多种发育问题。新生儿中，丘脑和皮质伤害性刺激的传导通路已经完全髓鞘化，胎儿体内就已存在许多神经调节递质和神经传导递质[3]。传入兴奋性通路发育早于下行抑制性通路[3-4]。众所周知，疼痛治疗不足对幼童，包括那些新诊断的癌症患儿，不仅具有短期的生理效应，还可能会影响以后的疼痛行为[3-4]。在评估儿童疼痛时必须考虑发育因素，比如 3 岁以下儿童和那些发育迟缓的患儿可以由行为观察量表测量疼痛强度，而年龄较大的儿童（如 8 岁以上）则可以使用成人量表[4]。不同发育阶段，儿童多种生理功能差异影响镇痛药物的药代动力学和药效动力学，包括新生儿肝、肾（可能）清除率低下，蛋白结合减少而增加药物作用，新生儿水含量高使水溶性药物的作用时间延长，婴儿通气功能低下可能增加镇静药物作用。与成人相比，幼儿肝的重量比例更大，从而增加药物清除率[4]。

## 儿童癌性疼痛评估

医学文献中有多种疼痛评估工具，但没有一种专门针对儿科肿瘤患者[3, 5-11]。Duhn 和 Medves[6] 回顾了 35 种婴儿疼痛评估工具，而 Stinson 等[9] 分析了 34 种儿童疼痛评估工具，没有一个被认为是理想的。Linder[7] 专门检测了测量儿童和青少年癌症患者身体症状的仪器，没有一种是用来明确测量癌症相关性疼痛。2007 年美国国家综合癌症网络儿科癌性疼痛指南中，Anghelescu 等[12] 利用 Wong-Baker 面部表情疼痛量表（Wong-Baker FACES® Pain Rating Scale，WBFPRS）自我报告和 FLACC（脸部表情、腿部动作、活动、哭泣、可安慰性）量表评估语前儿童的疼痛，虽然也有研究表明其他评估量表可能等于或优于这两种方法[13]。Tomlinson 等[14] 在一篇关于面部量表的综述中发现，面部疼痛量表、面部疼痛量表（修订版）、Oucher 疼痛量表和 WBFPRS 都获得了很好的应用，尽管儿童更喜欢 WBFPRS。此外，Wood 等[15] 显示，电子版和纸质版的面部疼痛量表之间存在很强的相关性，而且许多儿童更喜欢电子版。关于 3～5 岁的儿童使用这些量表的数据很少[14]。癌症婴儿的疼痛评估尤其困难，需要进一步研究最佳方法[16]。Huguet 等[17] 最近发表了关于儿童和青少年疼痛相关恐惧评分量表开发的发现，这是一个值得对儿科肿瘤患者进行更多研究和关注的重要领域。

众所周知，自我报告是所有有语言能力的患者疼痛程度的最佳指示性参数（一般适用于 3 岁及以上儿童）[13]，但行为和心理评估对于年幼的、非语言行为儿童来说至关必要。此外，看到治疗后疼痛强度等级的改善通常比儿童报告的原始数字更为重要[14]。虽然还没有证据，但患儿和家属积极地参与疼痛评估可能会提高护理质量[16, 18]。

## 授权代理人控制镇痛

认知正常的 5～6 岁以上儿童一般认为可以使用患者自控镇痛（patient-controlled analgesia，PCA），而与未授权代理人使用（或代理 PCA）相比，低于 5～6 岁或发育迟缓的儿童应使用授权代理人控制镇痛（authorized agent controlled analgesia，AACA）[4, 19]。AACA 可由护士控制或看护人控制，前提是看护人能够随叫随到、胜任且受过相关培训，并且是医嘱中指定的授权代理人[19]。对于那些有能力并且能够独立使用系统的患者，AACA 不应该与 PCA 联合使用，在特定的时间内应该只有一名授权代理人[19]。Monitto 等[20] 对 240 例平均年龄 2.3 岁使用 AACA 的儿童进行了为期 1 年的前瞻性评估，发现有 4 例纳洛酮治疗呼吸暂停或低氧血症的情况，而 Angheslescu 等[21] 在同年龄患者中使用需要剂量阿片类药物镇痛的，没有发生上述不良反应。Anghelescu 等同样发现，在 576 天的儿科肿瘤队列中，与标准 PCA 组相比，使用 AACA 的患儿有 1 例需求纳洛酮，总体并发症发生率较低。Anghelescu 等[22] 的一项后续研究表明，在儿科肿瘤患者中，父母或护士使用 AACA 与 PCA 一样安全。降低并发症发生率的重要推测因素包括机构标准和指南的存在、护理人员教育材料和频繁的护理床边评估[22]。

## 癌性疼痛的管理流程

1990 年，美国儿科学会（American Academy of Pediatrics）首次指出，有必要制定相应政策，用于管理包括腰椎穿刺、骨髓抽吸活检、静脉注射和肌肉注射在内的儿科肿瘤治疗措施引起的疼痛和焦虑，并推荐使用药物和行为疗法[23]。该方案的重要组成部分今天仍然有效，包括父母教育和准备的必要性，为儿童发育适当的准备，以及在需要时提供最佳镇痛和镇静的能力[24]。儿童生活专家和认知行为干预（如注意力分散）在帮助儿童做好准备、有效应对和调整方面尤其具有价值[24-26]。以正常化和支持性沟通方式进行适当的父母沟通对于减轻患儿痛苦也至关重要，而且有助于进行认知行为干预，在治疗操作前和操作中最为有益[27]。许多儿科病例中，与家属讨论同意后，可以在骨髓手术和腰椎穿刺时使用镇静药物[23-24]。Hedén 等[28] 发现，经皮下置入静脉输液港之前，在表麻的基础上口服 0.25 mg/kg 吗啡对减少儿童恐惧、痛苦或疼痛没有任何益处。机构指南对确保患儿舒适，尤其在癌症治疗期间需多次进行的操作中确保舒适至关重要[23-24]。

## 治疗相关疼痛

与成人肿瘤患者不同，治疗相关疼痛是儿科肿瘤患者疼痛的最常见原因，而且可能严重到需要跨学科的护理，而成人疼痛往往继发于肿瘤进展本身[29]。儿童的神经病理性疼痛往往继发于化疗的副作用，由于儿童无法描述神经症状的性质，很可能被低估[29]。同样，也很少被描述和报道患儿肢体修复手术和截肢后的疼痛和神经症状[30]。在儿科文献中，非常缺乏对这些症状处理的证据。

## 神经病理性癌性疼痛

与成人的伤害性疼痛和神经病理性疼痛相比，

儿科肿瘤患者的神经病理性癌性疼痛难以量化。神经病理性疼痛可继发于肿瘤侵犯脊髓或神经根、保留肢体手术、截肢、化疗、放疗或造血干细胞移植[29, 31]。Anghelescu 等[31] 研究发现，17% 的疼痛转诊患者发生神经病理性疼痛，在实体瘤中和保肢手术术后更为常见。与伤害性疼痛患者相比，神经病理性疼痛似乎更难治疗，每个患者需要更多的就诊次数和更长的随访时间，也需要更复杂的药物管理[31]。在该研究中，患者接受阿片类药物、抗惊厥药物（如加巴喷丁）、三环类抗抑郁药物（如阿米替林）以及心理干预和物理治疗的联合治疗，但区域麻醉不作为一种疼痛管理[31]。关于这些辅助治疗在儿科肿瘤患者中的应用，缺乏系统性证据[29, 31]。Dougherty 和 DeBaun[32] 注意到，在有神经病理性疼痛的肿瘤患儿组，生命结束时阿片类药物和苯二氮䓬类药物的使用，在统计学上比无神经病理性疼痛的肿瘤患儿组要高得多，意味着疼痛管理不佳可以通过额外的治疗得到改善。尽管还需要对儿科肿瘤患者进行进一步的研究，但他们建议使用阿片类药物替代美沙酮进行治疗。针对肿瘤侵犯脊髓或神经根引起的疼痛而采取的介入性治疗策略将在下文进行讨论。

## 保肢手术后疼痛

在医学文献中，关于儿童癌症患者在保肢手术术后疼痛的发生率和处理方面的证据非常有限。Anghelescu 等[33] 报告，长骨保肢术后长期疼痛的发生率较高，并且需要越来越复杂的多模式治疗，包括标准的药理学药物以及神经病理性疼痛的佐剂、创口置管浸润局麻药、术后持续硬膜外腔注射以及持续外周神经阻滞置管[33]。适当的跨学科药物、行为和康复管理（包括早期动员）可能改善术后结果，并降低该患者群体的慢性疼痛发生率，尽管还需要进一步的证据[33]。

## 截肢后幻肢痛

总体而言，与神经病理性疼痛一样，儿科肿瘤患者截肢后幻肢痛的量化程度很低，也很可能被低估[30]。与新生痛觉迟钝的不实传言相似，以前认为年幼的儿童没有幻肢痛[30]。既往报道描述，截肢

后，原肢体神经症状仍持续数月到数年，并且在截肢前有疼痛的患者更可能会发生[30, 34-35]。Burgoyne 等[35] 的理论认为，包括加巴喷丁、硬膜外镇痛和连续外周神经阻滞在内的围截肢期疼痛策略可能减少长期幻肢痛的发生率。虽然缺乏足够的儿科证据支持这一结论，但在这种情况下，区域麻醉的益处应该被考虑。

# 阿片类药物外的儿童癌性疼痛管理策略

执业医师必须熟识阿片类药物外的治疗选择，包括麻醉药、介入治疗、辅助和替代疗法，以及临终措施（包括姑息性放疗和镇静），这些都是在儿科肿瘤患者中有治疗证据的。尽管与成人肿瘤学相比，这些领域的研究少得多，但对于阿片类药物难治性疼痛的儿童患者，应通过跨学科团队的合作，给予他们机会通过阿片类药物外的治疗方法来缓解疼痛。晚期癌性疼痛尤其需要考虑这样的治疗方案。目前，神经消融和神经刺激治疗顽固性儿童癌性疼痛仍缺乏临床证据。

## 麻醉剂

高剂量的阿片类药物对顽固性癌性疼痛可能最终无效并导致不良副作用，尤其是镇静、便秘和呼吸抑制，以及可能的痛觉过敏、痛觉超敏、肌强直和癫痫发作[36]。包括氯胺酮、丙泊酚和利多卡因在内的静脉麻醉药已被报道对儿科肿瘤患者有效。White 等[37] 报道，在 92 例口腔黏膜炎术后留置吗啡镇痛泵且吗啡需要量迅速增加的患者中，选取 24 例患者的吗啡镇痛泵额外加入氯氨酮后发现，氯氨酮可有效降低疼痛评分和吗啡用量，副作用最小，未见拟精神病作用[37]。氯胺酮在生理盐水中以 1∶1 的比例与吗啡混合，除初始 4 h 最大剂量增加外，与单独使用吗啡的 PCA 剂量相似[37]。需要补充氯胺酮的患者往往年龄较大，且更可能是女性[37]。Finkel 等[36] 使用高剂量的阿片类药物对 11 名癌性疼痛失控的儿童进行了类似的亚麻醉剂量的氯胺酮治疗。11 名儿童中有 8 名改善了疼痛，减少了阿片类药物的使用，剂量为

0.1 ～ 1.0 mg/（kg·h），同时每 12 h 使用 0.025 mg/kg 的氯西泮，增强了与家人互动的能力，以防止任何拟精神病作用[36]。作者注意到氯胺酮作为一种 N-甲基 -D- 天冬氨酸（NMDA）受体拮抗剂，可能对阿片耐受性和痛觉过敏发挥有益的作用[36]。其他儿科病例报告也同样显示了低剂量静脉注射氯胺酮治疗晚期癌症和神经病理性疼痛的益处[38-42]。

低剂量的丙泊酚和利多卡因静脉输注也对阿片类药物和苯二氮䓬类药物控制不佳的晚期儿童癌性疼痛有益[42-45]。Hooke 等[43]报道了 9 名因神经压迫、器官转移、器官包膜扩张和颅内压升高而接受姑息治疗并使用丙泊酚的儿童患者，其中 8 名持续使用至死亡，9 名患者中 7 名阿片类剂量相对稳定。患者在接受低剂量丙泊酚［初始中位剂量为 0.6 mg/（kg·h）］期间，能够有清醒的时间和有意义的互动，直至终末期昏迷［最终中位剂量为 3.2 mg/（kg·h）］。不良反应并不少见，包括 5 例躁动，2 例幻觉，1 例抽搐，均可通过苯二氮䓬类药物控制，无需停药[43]。1 名患者有严重的手足抽搐，导致需要暂时停止丙泊酚输注，后来重新启动低剂量，没有不良反应。丙泊酚在这类患者中也可能具有有益的止吐特性[43-44]。两个病例报告描述了静脉注射利多卡因在 9 ～ 63 μg/（kg·min）的剂量范围内对阿片类药物耐受的终末期癌性疼痛的益处，尽管在 Kajiume 等[42]的研究中，患者也接受了静脉注射氯胺酮[45]。利多卡因被认为是通过阻断电压门控的钠通道而起作用的，这种抑制作用所产生的潜在副作用，尤其是心律失常，必须加以考虑，尽管在这两例报道的患者中未见，但在更高给药剂量时更有可能发生[42, 45]。

# 区域麻醉介入治疗

大剂量阿片类药物和潜在辅助麻醉药治疗失败，出现难以忍受的副作用，或有严重局部疼痛的患者，应考虑进行区域麻醉介入治疗。Collins 等[46]对儿科肿瘤患者进行了大约 8 年的调查，发现约 3% 死于恶性肿瘤的儿童需要硬膜外或蛛网膜下腔输注，主要是实体瘤。Anghelscu 等[47]报道，约 5% 的儿科肿瘤疼痛咨询最终需要区域麻醉。Rork 等[48]对区域麻醉的儿科证据进行了回顾性分析，发现其局限于病例报告和病例系列，因此只能提出临时建议。然而，对于那些难治性疼痛对其他方法没有反应的

患者，必须在与姑息治疗和疼痛管理服务机构协商后考虑区域镇痛（图 13.1）。

由于许多中心缺乏介入治疗和局部疼痛专科服务，介入治疗很可能未得到充分使用[3, 49]。儿科指南概述了外周神经和神经丛阻滞或输注、神经溶解阻滞、中枢神经椎管内输注和植入鞘内端口的区域麻醉技术，这些都来自于成人文献，因此本书中概述的许多技术可以且应该应用于儿童患者[48]。对并发症的恐惧或对预期死亡地点的影响不应妨碍对这种方法的调查。Anghelscu 等[47]研究显示，在一小群儿科肿瘤患者中，这种干预的并发症风险很小且不影响预期死亡地点。

由于区域麻醉介入治疗通常会使阿片类药物消耗减少，因此，对于出现阿片类药物相关副作用或出现阿片类药物快速耐受的患者来说，这些技术尤为重要[50]。一般而言，儿童区域麻醉分为两类：椎管内神经阻滞和外周神经阻滞。椎管内神经阻滞以脊髓和脊髓神经根为阻滞目标。这些技术需直接通过导管将药物注入硬膜内或硬膜外间隙。由于神经传导在脊髓神经根水平上被阻断，由此产生的镇痛作用通常包括身体的一大片区域（比如，有些是双侧躯体）。外周神经阻滞则可为单个外周神经（如股神经）或神经群（如腹横肌平面阻滞）提供镇痛作用。对于部位明确的疼痛，外周神经阻滞是理想的，如下所述，比椎管内神经阻滞更为安全。然而，对于涉及多个神经的大面积疼痛，椎管内阻滞效果更好。

一般情况下，在成人身上实施的许多区域麻醉介入治疗方法可以成功实施在儿童身上。然而，年龄相关的解剖学、药代动力学和药效学的差异，会影响所使用的区域技术或成像方式或所使用的药物。例如，与年龄较大的儿童和成人相比，新生儿的尾部脊髓圆锥终止的部位更远，这可能会影响这个年龄组腰椎硬膜外导管的放置[51]。超声越来越多地用于识别解剖差异和促进区域阻滞，特别是外周神经阻滞。然而，由于对累积辐射暴露的担忧，常用于成人椎管内手术的 X 线透视检查可能不太适合在儿童中应用[52-53]。此外，众所周知的儿童和成人之间的药代动力学差异，如年龄对血液中局麻药游离部分的影响，可能会极大地改变这些药物在新生儿患者局部阻滞中的剂量[54]。此外，临床前数据表明，发育中的新生儿神经系统，包括脊髓，可能易受轴性药物相关毒性的影响[55]。总体来说，在儿童中应

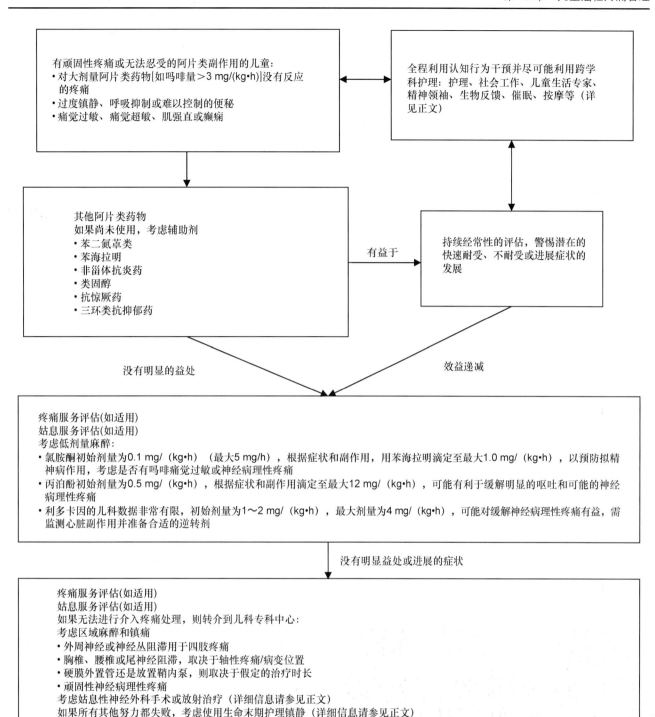

**图 13.1**　儿科肿瘤疼痛的介入治疗流程*

用局部麻醉介入治疗时必须考虑解剖学和药理学方面因素，尤其是新生儿。

与任何操作一样，操作前权衡区域麻醉介入治疗的利弊是首要和最重要的，随之而来的问题是，区域麻醉介入治疗对儿童有多安全？我们目前对椎管内和外周神经阻滞风险的理解来自于近 5 万名儿童患者的两个独立数据组[56-57]。总体来说，椎管内和外周神经阻滞发生严重并发症的风险较低，每 1000 例阻滞中有 1～2 例发生严重并发症（如心脏毒性、硬膜穿刺、神经损伤、内脏穿刺、感染）[56-57]。大多数并发症源于椎管内神经阻滞，所有并发症相关的病情在 1 年内得到解决。虽然在这两个数据组中没有发现严重的、永久性神经并发症，但在其他研究中报道了椎管内操作的灾难性并发症[58]。

在介入治疗前，必须考虑血小板减少症继发出血的风险和中性粒细胞减少症继发感染的风险，Anghelscu 等[47]建议在放置硬膜外导管前，血小板计数 $\geq 100 \times 10^9/L$。区域麻醉的潜在禁忌证和减少终末期患者痛苦的必要性必须通过跨学科的讨论来评估[48]。Strafford 等[59]在一篇关于长期放置硬膜外导管治疗成人慢性疼痛的综述中指出，感染的发生率为 2.4%。在儿科文献中没有类似的数据，但是医生应该认识到感染风险。与成人患者一样，复合一种阿片类药物、一种局麻药（例如布比卡因）和一种 $\alpha_2$ 肾上腺素受体激动剂（如可乐定）可用于小儿局部麻醉[48-49]。局麻药的快速耐受和全身毒性反应均可发生[48, 60]。在成人研究中，阿片类药物与局麻药联合使用已被证明可减少阿片类药物的总消耗量，而可乐定对神经病理性疼痛有效，目前缺乏儿童资料[49]。运动阻滞、肠和膀胱功能丧失、呼吸抑制（取决于脊椎麻醉的平面）以及继发于交感神经阻滞的血流动力学损害，是患儿和成年患者都必须考虑的潜在严重副作用[48, 60]。

大多数儿童区域麻醉介入治疗发生在围手术期。然而，使用区域麻醉介入治疗急性或慢性非手术疼痛的需求不断增长[61]。椎管内或外周神经阻滞用于非手术性疼痛（如病理性疼痛、创伤性疼痛、神经病变）的效果已在成人中得到了很好的证明，但目前针对儿童的文献虽然很有希望，但大多局限于较小的研究和病例报告[62-65]。然而，区域麻醉介入治疗的应用具有潜在的深远意义，包括儿科姑息治疗[47-48]。

决定使用外周神经阻滞还是椎管内神经阻滞应该取决于肿瘤的位置和随后的疼痛[47]。Anghelscu 等[47]由于终末期儿科肿瘤患者的预期寿命缩短，不建议使用硬膜外导管进行硬膜内插管，另一方面，Rork 等[48]注意到鞘内通道更方便进行药物补充。腹腔神经丛毁损术虽然不常用，但在 2 例小儿腹腔肿瘤病例中被发现是有益的[66-67]。

综上所述，在儿童围手术期应用区域麻醉介入治疗可以很好地缓解疼痛。很少观察到这些操作的严重并发症，尤其是外周神经阻滞。在进行区域麻醉介入治疗时，年龄相关的考虑对新生儿患者尤为重要。椎管内和外周神经阻滞在手术室外的应用越来越多地在文献中报道，对非手术病理性和创伤性疼痛、神经病理性疼痛和姑息治疗均有好处。

## 辅助疗法

认知行为干预和辅助疗法不应被忽视，它们是改善儿科肿瘤患者在疾病治疗期间和生命末期疼痛和生活质量的潜在重要途径。对儿科患者来说，证据基础有限的领域包括按摩、催眠、针灸、音乐治疗、虚拟现实、瑜伽，以及生物反馈和放松技术。许多报告与手术相关的疼痛有关，但可能适用于治疗相关疼痛、潜在疾病引起的疼痛以及生命末期的疼痛。

最近一项关于幼儿手术相关疼痛非药理学处理的 Cochrane Collaboration 综述显示，在幼儿中并没有绝对有益的治疗方法，虽然新生儿从吸吮相关的干预（如摇晃和怀抱）中获益[68]。一项针对儿童和青少年进行针刺相关治疗的类似综述显示，分散注意力、催眠和联合认知行为干预可能有益[69]。特别是对于儿科肿瘤患者，Landier 等[70]在一项系统综述中得出结论，催眠、分心和想象可能有助于治疗相关疼痛。Wild 等[71]和 Richardson 等[72]在专门回顾催眠术对癌症儿童操作相关疼痛和痛苦的影响时，也注意到了类似的结果，尽管他们也指出，在催眠术成为常规推荐疗法之前，还需要进一步的证据。一项对肿瘤患者进行音乐治疗的 Cochrane Collaboration 综述指出，音乐治疗可能对疼痛有有益的影响，尽管许多研究存在较高的偏倚风险[73]。Nguyen 等[74]专门分析了音乐治疗对缓解儿科肿瘤患者腰椎穿刺疼痛和焦虑的益处，发现音乐可以减少腰椎穿刺时疼痛和恐惧。

Shockey 等[75]进行了一项利用松弛和生物反馈来最小化儿科肿瘤患者手术前痛苦的可行性研究，发现这种治疗可能对有风险的患者有益，尽管还需要进一步的研究。在针刺相关操作之前，通过虚拟现实分散注意力也可能对癌症患儿有益[76]。对针灸、瑜伽和按摩疗法的系统综述均显示，这些疗法对减轻儿科肿瘤患者的疼痛和焦虑有潜在益处[77-81]。Adams 等[82]分析了针灸的不良事件风险，发现尽管在儿科肿瘤患者中必须考虑感染和出血的疾病特异性风险，但总体风险率可以接受的。除了针灸之外，辅助疗法对癌症的儿童几乎没有风险，而且可能会减轻一些疼痛，因此，在疾病治疗期间和生命结束时，应常规向患儿及其家属提供使用这种治疗模式的资源。

# 姑息性放射治疗

尽管姑息性放射治疗（palliative radiation therapy，PRT）是成人肿瘤护理的常规部分，但这种治疗方式在晚期儿童癌性疼痛中可能未得到充分应用，对于软组织肿块疼痛及骨、脑、肝转移疼痛患者应予以考虑使用[83]。在对加拿大儿科肿瘤学家的调查中，Tucker 等[83] 报告了使用 PRT 的许多障碍，包括缺乏教育和培训，与患者、家庭和跨学科团队沟通不周，缺乏医疗保健协调，以及缺乏治疗指南。儿科癌症患者姑息性放疗的医学文献证据有限，复发和转移性 Wilms 肿瘤、神经母细胞瘤、尤因肉瘤和骨肉瘤获益的报道较少[84-87]。这些研究通常表明，大多数接受 PRT 的患者疼痛有所改善，其中一些患者对 PRT 的反应一直持续到死亡[84-87]。

# 姑息性镇静治疗

执业医师应该清楚，在生命的最后几天，疼痛控制常常是次优的[88]选择。在一篇姑息性镇静治疗（palliative sedation therapy，PST）综述中，Kiman 等[89] 指出，这种策略应该作为经跨学科团队尽力治疗后，终末期患者的严重症状仍然持续存在的最后治疗手段，以患者、家庭、卫生保健提供者在伦理上可接受的方式将患者意识降低到必要的水平来减轻顽固性痛苦的负担。由于缺乏以证据为基础的研究，一个由 29 名姑息治疗专家组成的国际小组对成人提出了以下建议，这些建议可外推到儿科肿瘤患者：①使用 PST 的决定应该通过与医疗团队、家庭和患者（如果发育适当）的跨学科讨论做出；②镇静药物应滴定至顽固性症状停止；③持续深部 PST 时，疾病应是不可逆转的，患者预计数小时至数天内死亡；④咪达唑仑应作为一线镇静治疗；⑤苯巴比妥和丙泊酚是合理的二线治疗方法[90]。尽管 Anghelescu 等[91] 报道了 3 例生命末期的儿科肿瘤患者使用丙泊酚进行 PST，但儿科数据仍然缺乏。

# 儿科肿瘤学疼痛服务的整合

最近一项对儿童肿瘤组（Children's Oncology Group，COG）参与机构的调查表明，尽管 90% 可提供疼痛服务，但接受该服务的患者中位数为每家机构 2 名新诊癌症患者和 1 名复发癌症患者[92]。目前还不清楚为什么会出现疼痛服务利用不足的情况，但这可能是多因素的，其中之一是卫生服务提供者缺乏教育和不能接触到相关领域，是潜在的容易改进的领域[3, 49]。Meyer[93] 描述了一种通过发展急性疼痛、慢性疼痛、姑息治疗和程序管理部门，将麻醉学服务整合到儿科肿瘤学的成功模式。主要人员包括疼痛管理医师、护理师、临床护理专家，以及心理学导师。最后，治疗儿科肿瘤患者复杂难治性疼痛需要我们意识到跨学科专业知识的必要性以及拥有积极跨学科交流和参与的愿望。

# 总结

儿科肿瘤患者的疼痛可以同时使用非阿片类药物和阿片类药物方法来处理。在对儿童癌性疼痛做适当评估时必须考虑患儿发育和认知状况。一小部分患者，特别是实体瘤转移到脊神经根、神经丛或大的外周神经的患者，可能出现难治性疼痛，需要区域麻醉介入治疗。在儿科患者中，关于此类介入治疗的文献很少，因此治疗指南必须以成人证据为基础。关于姑息性放疗和止痛的儿科文献更少。儿童患者必须考虑辅助疗法，尤其是操作性疼痛和生命末期疼痛。需要将疼痛和姑息治疗服务与儿科肿瘤学相结合，为癌症治疗过程中和终末期伴有复杂、顽固性疼痛的患者提供适当水平的跨学科疼痛管理。

# 参考文献

1. Collins JJ, Grier HE, Kinney HC, et al. Control of severe pain in children with terminal malignancy. J Pediatr. 1995;126:653–7.
2. Geeta MG, Geetha P, Ajithkumar VT, et al. Management of pain in leukemic children using the WHO analgesic ladder. India J Pediatr. 2010;77:665–8.
3. Lebel A. Cancer pain and palliative care in children. Tech Reg Anesth Pain Manage. 2005;9:145–51.
4. Berde CB, Sethna NF. Analgesics for the treatment of pain in children. N Engl J Med. 2002;347:1094–103.

5. Anand KJ, International Evidence-Based Group for Neonatal Pain. Consensus statement for the prevention and management of pain in the newborn. Arch Pediatr Adolesc Med. 2001;155:173–80.

6. Duhn LJ, Medves JM. A systematic integrative review of infant pain assessment tools. Adv Neonatal Care. 2004;4:126–40.

7. Linder LA. Measuring physical symptoms in children and adolescents with cancer. Cancer Nurs. 2005;28:16–26.

8. Hummel P, van Dijk M. Pain assessment: current status and challenges. Semin Fetal Neonatal Med. 2006;11:237–45.

9. Stinson JN, Kavanagh T, Yamada J, et al. Systematic review of the psychometric properties, interpretability and feasibility of self-report pain intensity measures for use in clinical trials in children and adolescents. Pain. 2006;125:143–57.

10. von Baeyer CL, Spagrud LJ. Systematic review of observational (behavioral) measures of pain for children and adolescents aged 3 to 18 years. Pain. 2007;127:140–50.

11. Cohen LL, Lemanek K, Blount RL, et al. Evidence-based assessment of pediatric pain. J Pediatr Psychol. 2008;33:939–55.

12. Anghelescu DL, Berde C, Cohen KJ, et al. NCCN clinical practice guidelines in oncology: pediatric cancer pain v1. 2007. Accessed from www.nccn.org.

13. Huguet A, Stinson JN, McGrath PJ. Measurement of self-reported pain intensity in children and adolescents. J Psychosom Res. 2010;68:329–36.

14. Tomlinson D, von Baeyer CL, Stinson JN, et al. A systematic review of faces scales for the self-report of pain intensity in children. Pediatrics. 2010;126:e1168–98.

15. Wood C, von Baeyer CL, Falinower S, et al. Electronic and paper versions of a faces pain intensity scale: concordance and preference in hospitalized children. BMC Pediatr. 2011;11:87.

16. Stevens B. Pain assessment and management in infants with cancer. Pediatr Blood Cancer. 2007;49:1097–101.

17. Huguet A, McGrath PJ, Pardos J. Development and preliminary testing of a scale to assess pain-related fear in children and adolescents. J Pain. 2011;12:840–8.

18. Franck LS, Allen A, Oulton K. Making pain assessment more accessible to children and parents: can greater involvement improve the quality of care? Clin J Pain. 2007;23:331–8.

19. Wuhrman E, Cooney MF, Dunwoody CJ. Authorized and unauthorized ("PCA by proxy") dosing of analgesic infusion pumps: position statement with clinical practice recommendations. Pain Manage Nurs. 2007;8:4–11.

20. Monitto CL, Greenberg RS, Kost-Byerly S, et al. The safety and efficacy of parent−/nurse-controlled analgesia in patients less than six years of age. Anesth Analg. 2000;91:573–9.

21. Anghelescu DL, Burgoyne LL, Oakes LL, et al. The safety of patient-controlled analgesia by proxy in pediatric oncology patients. Anesth Analg. 2005;101:1623–7.

22. Anghelescu DL, Faughnan LG, Oakes LL, et al. Parent-controlled PCA for pain management in pediatric oncology: is it safe? J Pediatr Hematol Oncol. 2012;34:416–20.

23. Zeltzer LK, Altman A, Cohen D, et al. Report of the subcommittee on the management of pain associated with procedures in children with cancer. Pediatrics. 1990;86:826–31.

24. Hockenberry MJ, McCarthy K, Taylor O, et al. Managing painful procedures in children with cancer. J Pediatr Hematol Oncol. 2011;33:119–27.

25. Hedén L, von Essen L, Ljungman G. Randomized interventions for needle procedures in children with cancer. Eur J Cancer. 2009;18:358–63.

26. Sadeghi T, Mohammadi N, Shamshiri M, et al. Effect of distraction on children's pain during intravenous catheter insertion. J Spec Pediatr Nurs. 2013;18:109–14.

27. Cline RJ, Harper FW, Penner LA, et al. Parent communication and child pain and distress during painful pediatric cancer treatments. Soc Sci Med. 2006;63:883–98.

28. Hedén LE, von Essen L, Ljungman G. Effect of morphine in needle procedures in children with cancer. Eur J Pain. 2011;15:1056–60.

29. Jacob E. Neuropathic pain in children with cancer. J Pediatr Nurs. 2004;21:350–7.

30. Weinstein SM. Phantom limb pain and related disorders. Neurol Clin. 1998;16:919–35.

31. Anghelescu DL, Faughman LG, Popenhagen MP, et al. Neuropathic pain referrals to a multidisciplinary pediatric cancer pain service. Pain Manage Nurs. 2014;15:126–31.

32. Dougherty M, DeBaun MR. Rapid increase of morphine and benzodiazepine usage in the last three days of life in children with cancer is related to neuropathic pain. J Pediatr. 2003;142:373–6.

33. Anghelescu DL, Oakes LL, Hankins GM. Treatment of pain in children after limb-sparing surgery: an institution's 26-year experience. Pain Manage Nurs. 2011;12:82–94.

34. Krane EJ, Heller LB. The prevalence of phantom sensation and pain in pediatric amputees. J Pain Symptom Manag. 1995;10:21–9.

35. Burgoyne LL, Billups CA, Jirón JL Jr, et al. Phantom limb pain in young cancer-related amputees: recent experience at St Jude children's research hospital. Clin J Pain. 2012;28:222–5.

36. Finkel JC, Pestieau SR, Quezado ZM. Ketamine as an adjuvant for treatment of cancer pain in children and adolescents. J Pain. 2007;8:515–21.

37. White MC, Hommers C, Parry S, et al. Pain management in 100 episodes of severe mucositis in children. Paediatr Anaesth. 2011;21:411–6.

38. Klepstad P, Borchgrevink P, Hval B, et al. Long-term treatment with ketamine in a 12-year-old girl with severe neuropathic pain caused by a cervical spinal tumor. J Pediatr Hematol Oncol. 2001;23:616–9.

39. Tsui BC, Davies D, Desai S, et al. Intravenous ketamine infusion as an adjuvant to morphine in a 2-year-old with severe cancer pain from metastatic neuroblastoma. J Pediatr Hematol Oncol. 2004;26:678–80.

40. Conway M, White N, St. Jean C, et al. Use of continuous intravenous ketamine for end-stage cancer pain in children. J Pediatr Oncol Nurs. 2009;26:100–6.

41. Fine PG. Low-dose ketamine in the management of opioid nonresponsive terminal cancer pain. J Pain Symptom Manag. 1999;17:296–300.

42. Kajiume T, Sera Y, Nakanuno R, et al. Continuous intravenous infusion of ketamine and lidocaine as adjuvant analgesics in a 5-year-old patient with neuropathic cancer pain. J Palliat Med. 2012;15:719–22.

43. Hooke MC, Grund E, Quammen H, et al. Propofol use in pediatric patients with severe cancer pain at the end of life. J Pediatr Oncol Nurs. 2007;24:29–34.

44. Glover ML, Kodish E, Reed MD. Continuous propofol infusion for the relief of treatment-resistant discomfort in a terminally ill pediatric patient with cancer. J Pediatr Hematol Oncol. 1996;18:377–80.

45. Massey GV, Pedigo S, Dunn NL, et al. Continuous lidocaine infusion for the relief of refractory malignant pain in a terminally ill pediatric cancer patient. J Pediatr Hematol Oncol. 2002;24:566–8.

46. Collins JJ, Grier HE, Sethna NF, et al. Regional anesthesia for pain associated with terminal pediatric malignancy. Pain. 1996;65:63–9.

47. Anghelescu DL, Faughnan LG, Baker JN, et al. Use of epidural and peripheral nerve blocks at the end of life in children and young adults with cancer: the collaboration between a pain service and a palliative care service. Paediatr Anaesth. 2010;20:1070–7.

48. Rork JF, Berde CB, Goldstein RD. Regional anesthesia approaches to pain management in pediatric palliative care: a review of current knowledge. J Pain Symptom Manag. 2013;46:859–73.

49. Saroyan JM, Schechter WS, Tresgallo ME, et al. Role of intraspinal analgesia in terminal pediatric malignancy. J Clin Oncol. 2005;23:1318–21.

50. Morton NS, Errera A. APA national audit of pediatric opioid infusions. Paediatr Anaesth. 2010;20:119–25.

51. Van Schoor AN, Bosman MC, Bosenberg AT. Descriptive study of the differences in the level of conus medullaris in four different age groups. Clin Anat. 2015;28:638–44.

52. Reinoso-Barbero F, Saavedra B, Segura-Grau E, et al. Anatomical comparison of sciatic nerves between adults and newborns: clinical implications for ultrasound guided block. J Anat. 2014;224:108–12.

53. Hernanz-Schulman M, Ahlswede E, Bercha IH, et al. Pause and pulse: image gently in fluoroscopy. Image gently. The alliance for radiation in pediatric imaging. Web http://www.imagegently. org/Procedures/Fluoroscopy#1931727-what-is-fluoroscopy. 13 Jan 2016.

54. Lerman J, Strong HA, LeDez KM, et al. Effects of age on the serum concentration of alpha 1-acid glycoprotein and the binding of lidocaine in pediatric patients. Clin Pharmacol Ther. 1989;46:219–25.

55. Walker SM, Yaksh TL. Neuraxial analgesia in neonates and infants: a review of clinical and preclinical strategies for the development of safety and efficacy data. Anesth Analg. 2012;115:638–62.

56. Polaner DM, Taenzer AH, Walker BJ, et al. Pediatric Regional Anesthesia Network (PRAN): a multi-institutional study of the use and incidence of complications of pediatric regional anesthesia. Anesth Analg. 2012;115:1353–64.

57. Ecoffey C, Lacroix F, Giaufré E, et al. Epidemiology and morbidity of regional anesthesia in children: a follow-up one-year prospective survey of the French-language Society of Paediatric Anaesthesiologists (ADARPEF). Paediatr Anaesth. 2010;20:1061–9.

58. Meyer MJ, Krane EJ, Goldschneider KR, et al. Case report: neurological complications associated with epidural analgesia in children: a report of 4 cases of ambiguous etiologies. Anesth Analg. 2012;115:1365–70.

59. Strafford MA, Wilder RT, Berde CB. The risk of infection from epidural analgesia in children: a review of 1620 cases. Anesth Analg. 1995;80:234–8.

60. Tobias JD. Applications of intrathecal catheters in children. Paediatr Anaesth. 2000;10:367–75.

61. Dadure C, Marec P, Veyckemans F, et al. [Chronic pain and regional anesthesia in children] [French]. Arch Pediatr. 2013;20:1149–57.

62. Martin DP, Bhalla T, Rehman S, et al. Successive multisite peripheral nerve catheters for treatment of complex regional pain syndrome type I. Pediatrics. 2013;131:e323–6.

63. Cucchiaro G, Craig K, Marks K, et al. Diffuse complex regional pain syndrome in an adolescent: a novel treatment approach. Clin J Pain. 2013;29:e42–5.

64. Frenkel O, Mansour K, Fischer JW. Ultrasound-guided femoral nerve block for pain control in an infant with a femur fracture due to nonaccidental trauma. Pediatr Emerg Care. 2012;28:183–4.

65. Dubrovsky AS, Friedman D, Kocilowicz H. Pediatric post-traumatic headaches and peripheral nerve blocks of the scalp: a case series and patient satisfaction survey. Headache. 2014;54:878–87.

66. Berde CB, Sethna NF, Fisher DE, et al. Celiac plexus blockade for a 3-year-old body with hepatoblastoma and refractory pain. Pediatrics. 1990;86:779–81.

67. Staats PS, Kost-Byerly S. Celiac plexus blockade in a 7-year-old child with neuroblastoma. J Pain Symptom Manage. 1995;10:321–4.

68. Pillai Riddell RR, Racine NM, Turcotte K, et al. Non-pharmacological management of infant and young child procedural pain. Cochrane Syst Rev. 2011;10:CD006275.

69. Uman LS, Chambers CT, McGrath PJ, et al. Psychological interventions for needle-related procedural pain and distress in children and adolescents. Cochrane Syst Rev. 2006;4:CD005179.

70. Landier W, Tse AM. Use of complementary and alternative medical interventions for the management of procedure-related pain, anxiety, and distress in pediatric oncology: an integrative review. J Pediatr Nurs. 2010;25:566–79.

71. Wild MR, Espie CA. The efficacy of hypnosis in the reduction of procedural pain and distress in pediatric oncology: a systematic review. J Dev Behav Pediatr. 2004;25:207–13.

72. Richardson J, Smith JE, McCall G, et al. Hypnosis for procedure-related pain and distress in pediatric cancer patients: a systematic review of effectiveness and methodology related to hypnosis interventions. J Pain Symptom Manag. 2006;31:70–84.

73. Bradt J, Dileo C, Grocke D, et al. Music interventions for improving psychological and physical outcomes in cancer patients. Cochrane Syst Rev. 2011;8:CD006911.

74. Nguyen TN, Nilsson S, Hellström AL, et al. Music therapy to reduce pain and anxiety in children with cancer undergoing lumbar puncture: a randomized clinical trial. J Pediatr Oncol Nurs. 2010;27:146–55.

75. Shockey DP, Menzies V, Glick DF, et al. Preprocedural distress in children with cancer: an intervention using biofeedback and relaxation. J Pediatr Oncol Nurs. 2013;30:129–38.

76. Nilsson S, Finnström B, Kokinsky E, et al. The use of virtual reality for needle-related procedural pain and distress in children and adolescents in a paediatric oncology unit. Eur J Oncol Nurs. 2009;13:102–9.

77. Kundu A, Berman B. Acupuncture for pediatric pain and symptom management. Pediatr Clin N Am. 2007;54:885–99.

78. Jindal V, Ge A, Mansky PJ. Safety and efficacy of acupuncture in children: a review of the evidence. J Pediatr Hematol Oncol. 2008;30:431–42.

79. Moody K, Daswani D, Abrahams B, et al. Yoga for pain and anxiety in pediatric hematology-oncology patients: case series and review of the literature. J Soc Integr Oncol. 2010;8:95–105.

80. Beider S, Mahrer NE, Gold JI. Pediatric massage therapy: an overview for clinicians. Pediatr Clin N Am. 2007;54:1025–41.

81. Hughes D, Ladas E, Rooney D, et al. Massage therapy as a supportive care intervention for children with cancer. Oncol Nurs Forum. 2008;35:431–42.

82. Adams D, Cheng F, Jou H, et al. The safety of pediatric acupuncture: a systematic review. Pediatrics. 2011;128:e1575–87.

83. Tucker TL, Samant RS, Fitzgibbon EJ. Knowledge and utilization of palliative radiotherapy by pediatric oncologists. Curr Oncol. 2008;17:48–55.

84. Paulino AC. Relapsed Wilms tumor: is there a role for radiation therapy? Am J Clin Oncol. 2001;24:408–13.

85. Paulino AC. Palliative radiotherapy in children with neuroblastoma. Pediatr Hematol Oncol. 2003;20:111–7.

86. Deutsch M, Tersak JM. Radiotherapy for symptomatic metastases to bone in children. Am J Clin Oncol. 2004;27:128–31.

87. Koontz BF, Clough RW, Halperin EC. Palliative radiation therapy for metastatic Ewing sarcoma. Cancer. 2006;106:1790–3.

88. Friedrichsdorf SJ, Kang TI. The management of pain in children with life-limiting illnesses. Pediatr Clin N Am. 2007;54:645–72.

89. Kiman R, Wuiloud AC, Requena ML. End of life care sedation for children. Curr Opin Support Palliat Care. 2011;5:285–90.

90. de Graeff A, Dean M. Palliative sedation therapy in the last weeks of life: a literature review and recommendations for standards. J Palliat Med. 2007;10:67–85.

91. Anghelescu DL, Hamilton H, Faughnan LG, et al. Pediatric palliative sedation therapy with propofol: recommendations based on experience in children with terminal cancer. J Palliat Med. 2012;15:1082–90.

92. Johnston DL, Nogel K, Friedman DL, et al. Availability and use of palliative care and end-of-life services for pediatric oncology patients. J Clin Oncol. 2008;26:4646–50.

93. Meyer MJ. Integration of pain services into pediatric oncology. Int Anesthesiol Clin. 2006;44:95–107.

# 14 血液系统恶性肿瘤相关疼痛

Kanu Sharan

崔小波 译 沈俊辉 校

## 概述

　　许多疼痛综合征可能与血液系统恶性肿瘤（hematologic malignancies，HTM）相关[1-2]。溶骨性病变引起的骨痛导致衰弱，是骨髓瘤一种非常普遍的症状。弥漫性骨痛可由急性白血病和侵袭性淋巴瘤累及骨髓所致，这些患者将其描述为一种钝痛或搏动性剧痛。脊髓受压引起的疼痛可见于骨髓瘤和侵袭性淋巴瘤。神经病理性疼痛可与疾病相关，如浆细胞异常、淀粉样蛋白或意义不明的单克隆性丙种球蛋白病，这可能与化疗和造血干细胞移植后免疫抑制的患者感染带状疱疹有关。

　　引起神经病理性疼痛的其他重要原因包括累及椎体并伴有脊髓硬膜外压迫的骨髓瘤和淋巴瘤，以及颈部、腋窝、腹主动脉旁或腹膜后淋巴结浸润或压迫邻近神经丛。此外，神经病理性疼痛可能是医源性的，由化疗药物（如长春花生物碱、铂类药物等）引起。头痛可能与疾病有关，也可能是医源性的。侵袭性淋巴瘤和白血病累及中枢神经系统可导致头痛和视觉障碍。腰椎穿刺、鞘内化疗和化疗药物可引起头痛。其他与疾病相关的疼痛可能由累及内脏（淋巴瘤/白血病）、皮肤（蕈样肉芽肿病）、黏膜的肿瘤，占位性肿块，肿大淋巴结和肝脾大等增大器官引起。血液系统相关肿瘤（blood-related cancers，BRC）患者也极易遭受可引起疼痛的感染，如肺炎、尿路感染、蜂窝织炎、口腔和胃肠道黏膜炎、念珠菌性食管炎、带状疱疹和疱疹后神经痛。

## BRC 疼痛综合治疗方法

　　与疾病相关的管理遵循两个原则：肿瘤导向治疗、放疗、骨科设备或手术治疗潜在疾病，以及不论病因只为减轻疼痛的镇痛策略。诱导化疗是考虑了病因的治疗手段，因为它既能减轻癌性骨痛，又能减轻因疾病负担引起的疼痛。皮质类固醇可能是一种病因治疗，特别是对于那些患有淋巴瘤的患者。皮质类固醇不仅能有效缓解骨痛，而且能显著改善因神经浸润或神经结构受压而引起的疼痛，如脊髓受压患者。

　　止痛药物可以与化疗、放疗和辅助剂一起使用。由于 HTM 可能与严重的中性粒细胞减少、血小板减少和凝血障碍相关，应谨慎选择合适的镇痛药。非甾体抗炎药（non-steroidal anti-inflammatory drugs，NSAID）对肾血流量有影响，应避免在这些患者中使用，对于那些因血小板减少或凝血障碍而有出血风险的患者应慎用。可以用对乙酰氨基酚或曲马多代替。然而，这些药物可能掩盖发热，从而掩盖了潜在的脓毒症状态，在管理中性粒细胞减少症患者时需特别关注。在这种情况下，需对特异性 COX-2 抑制剂类 NSAID 的安全性进行专门研究。这些药物可能被认为是 BRC 患者的合适替代品，因为它们对止血系统没有影响。

　　阿片类药物是 HTM 患者镇痛治疗的主要药物[1-2]。速释和缓释制剂中首选的阿片类药物是吗啡。对于疼痛迅速加重或无法控制的患者，静脉注射是达到有效镇痛的最快方法。芬太尼可能是一个合理的选择，可经皮肤、口腔、黏膜下和鼻腔给药。透皮给药是镇痛稳定患者的最佳选择，当需要紧急止痛或快速滴定时不建议使用。

抗抑郁药、抗癫痫药和膜稳定剂（加巴喷丁、普瑞巴林）等可作为阿片类药物治疗的有效辅助药物，因为它们不仅增强了阿片类药物的疗效，而且在神经病理性疼痛中发挥独立的镇痛作用。此外，心理支持、认知行为干预、应对策略、物理治疗、康复和生物力学干预也应纳入这些患者的疼痛综合管理中。

# BRC 特异性疼痛综合征

## 骨痛

BRC 患者所经历最重要的疾病相关疼痛是骨痛。导致骨痛的两种最常见的病理生理机制是由溶骨性骨病变和癌细胞浸润骨髓引起的疼痛[2]。引起骨痛的常见医源性原因是使用生长因子，如培非司亭。

## 骨病变

血液系统肿瘤患者很少发生骨病变，然而，骨病变在多发性骨髓瘤以及与人类 T 细胞白血病 / 淋巴瘤病毒 -1 相关的成人 T 细胞白血病 / 淋巴瘤患者中很常见。骨病变可能发生在某些淋巴增生性疾病中，如 Waldenstrom 巨球蛋白血症，或骨髓增生性疾病[3]。骨髓瘤和淋巴瘤患者骨破坏的主要机制是破骨细胞骨吸收的增加。

多发性骨髓瘤是一种较常见的血液系统肿瘤。骨受累是多发性骨髓瘤的标志，其特点是存在溶解性骨病变。这些病变与骨痛、病理性骨折、脊髓受压或高钙血症有关。其中 60% 的患者出现骨痛，60% 的患者在发病过程中出现病理性骨折，从而影响生活质量。这些溶解性病变是由于破骨细胞形成和活性增加，从而导致骨过度吸收以及抑制成骨细胞新骨形成。许多趋化因子和细胞因子已被确定为破骨细胞活化因子（osteoclast-activating factors，OAF）。这些由骨髓瘤细胞和骨髓基质细胞产生的 OAF 可以刺激破骨细胞的形成、分化和活性。OAF 也会抑制成骨细胞的活性。

与骨髓瘤相关的溶解性骨病变引起的疼痛的治疗包括对症治疗和疾病特异性治疗。治疗将同时开

始使用短效和长效阿片类药物，可能是吗啡或羟考酮或芬太尼贴剂的组合。

大约有 20% 的骨髓瘤患者需要放疗。可以同时开始局部放疗，这样可以显著减轻疼痛。单分割放疗已被证明是传统多分割放疗的一种有效且经济的替代方案。如果疼痛控制是唯一的目标，单次剂量或短程分割将是理想的选择，特别是对于机能状态下降和预期寿命短的患者。然而，在大多数预期寿命长的多发性骨髓瘤患者中，再钙化是最重要的目标，建议采用多分割的放疗方案。

双膦酸盐类也是治疗这种痛苦的骨髓瘤溶解性病变的主要药物。它们抑制破骨细胞的募集和成熟，阻止单核细胞发育为破骨细胞，诱导破骨细胞凋亡，并阻碍其附着于骨[4]。一些临床试验表明，唑来膦酸或帕米膦酸二钠在抗骨髓瘤和增强骨骼方面都是有益的。这些药物通常每月给药一次，最长可达 2 年。一项大型 III 期随机双盲试验证实，唑来膦酸和帕米膦酸二钠在降低骨髓瘤患者骨骼相关事件风险方面具有相似的效果。然而，唑来膦酸给药更容易，输注时间只需超过 15 min，而帕米膦酸则需要超过 3 h。地舒单抗是一种作为 RANK 配体抑制剂的单克隆抗体，现已获 FDA 批准用于预防多发性骨髓瘤患者的骨骼相关事件。在多发性骨髓瘤患者中，地舒单抗在延迟首次发生骨骼相关事件的时间方面不逊于唑来膦酸。由于只需每月皮下注射一次，给药很容易。

下颌骨坏死以及伴随的大量牙科治疗是双膦酸盐类和地舒单抗潜在的罕见副作用，导致难以治疗的疼痛状况。因此预防是关键，在开始使用这些药物之前，患者需要进行牙科评估和清理。另外，如果在没有使用这些药物的情况下需要牙科治疗，谨慎的做法是暂时停用药物，并在痊愈后重新开始使用。

负重骨骼出现较大溶解性病变的患者，可能需要骨科操作和手术来控制疼痛和预防骨折。椎体充填扩张术是治疗椎体压缩性骨折引起的疼痛的一种越来越普遍的方法。骨质疏松症和实体转移性肿瘤患者的随机对照试验表明，椎体成形术和椎体后凸成形术可减轻疼痛，减少镇痛药物的使用，增加椎体高度，并改善功能。尽管这些手术越来越多地用于缓解骨髓瘤中的椎体病变，但手术数据仅限于小型经验病例系列[5]。

Khan 等[5]对 23 个已发表的病例系列进行了系统的文献综述，旨在分析有关骨髓瘤的椎体充填扩张术的数据。尽管这篇综述有许多内在的局限性，但分析表明，脊髓瘤患者的脊柱充填扩张术是有效的，术后疼痛减轻，镇痛药物使用减少。这一益处是立竿见影和持续的，并且相关并发症发生率很低。

## 培非司亭导致的骨痛

化疗引起的中性粒细胞减少症的临床后果通常很严重，并且可能危及生命。发热性中性粒细胞减少症患者通常需要住院治疗，这降低了他们的生活质量并增加了费用。中性粒细胞减少症也可能损害患者按时、足量进行化疗的能力。为了帮助预防中性粒细胞减少症的发生，化疗相关感染的高危患者可以预防性给予集落刺激因子，如非格司亭。

骨痛是非格司亭治疗的常见副作用。培非司亭是非格司亭的聚乙二醇化长效类似物，每个化疗周期给药一次[6]。

培非司亭是一种白细胞生长因子，通过刺激骨髓产生新的粒细胞而起作用。这种对骨髓的刺激常常导致一定程度的骨痛，通常在注射生长因子后持续几天。疼痛通常发生在骨盆和股骨，因为这些区域的骨髓储备最多。

Pawloski 等[7]报道，培非司亭相关骨痛的发生率为 19%，氯雷他定是最常用的治疗其骨痛的药物。在一项研究中发现，接受骨髓抑制性化疗和一级预防药物培非司亭的患者发生骨痛的潜在危险因素是较年轻和有骨痛病史[8]。

传统上，NSAID 用于缓解轻度疼痛，阿片类药物用于缓解中度至重度疼痛。但这些药物往往不能控制疼痛，这就需要减少培非司亭的剂量。一项Ⅲ期随机安慰剂对照临床试验表明，萘普生每日 2 次，每次 500 mg，能有效降低培非司亭所诱发骨痛的发生率和严重程度[9]。根据报道，氯雷他定在门诊肿瘤治疗中的应用越来越多。

最近的一项Ⅱ期研究表明，在接受化疗的高危患者中，预防性使用氯雷他定不会降低严重骨痛的发生率或改善生活质量[10]。

## 头痛

头痛是 HTM 患者常见的非特异性症状。虽然原发性头痛是一个潜在的原因，但必须考虑在这一患者群体中独特的疾病相关和治疗相关病因。疾病相关原因包括中枢神经系统受累、脑脊液阻塞、颅内出血、贫血、静脉血栓形成和高黏滞综合征。头痛也可能是术后的（腰椎穿刺后）或治疗相关的（鞘内化疗或注射免疫球蛋白引起的无菌性脑膜炎，全反式维 A 酸诱导的颅内高压）。

## 全反式维 A 酸诱导的头痛

急性早幼粒细胞白血病（acute promyelocytic leukemia，APL）是一种独特的临床病理疾病，占急性髓系白血病（acute myeloid leukemia，AML）的 10% ～ 15%。全反式维 A 酸（all-trans-retinoic acid，ATRA）是维生素 A 的衍生物，是治疗急性早幼粒细胞白血病的重要组成部分。ATRA 与假性脑瘤相关，主要见于儿科患者。然而，一些成年病例亦有报道，其中超重的育龄年轻女性略占多数。假性脑瘤的症状和体征通常在 ATRA 治疗开始后 2 周出现[11]。

所有在接受 ATRA 治疗期间出现假性脑瘤的患者都反映有头痛，其中 50% 有复视。不常见的症状是恶心、呕吐和视物模糊。治疗方法有止痛药、停用 ATRA、止吐药、乙酰唑胺和治疗性腰椎穿刺。

一篇文献综述对 23 例 ATRA 诱导的颅内高压病例的治疗方法和症状缓解时间进行了分析[12]。采用的主要治疗方法是停用 ATRA。单独使用腰椎穿刺和乙酰唑胺，或同时停用 ATRA 可以降低脑脊液压力。在 1 例乙酰唑胺治疗无效的病例中，最终在停用 ATRA 的基础上加上治疗性腰椎穿刺缓解了症状[13]。治疗性腰椎穿刺已经被证明可以在不同的时间点缓解症状，从立即缓解到重复操作后 3 周[14-15]。

## 操作相关头痛

某些 HTM 可累及中枢神经系统，如侵袭性非霍奇金淋巴瘤（non-Hodgkin lymphoma，NHL）（Burkitt 淋巴瘤、弥漫性大 B 细胞淋巴瘤）和急性淋巴细胞白血病。无论是预防性还是治疗性鞘内化疗，都是治疗这些 HTM 不可或缺的一部分，并能显著改善患者的预后。头痛是鞘内化疗患者的常见不良反应，一项研究显示其发生率为 39%[16]。在不太严重的病例中，头痛是由腰椎穿刺本身引起的，并且对轻度止痛药和长时间仰卧等支持性护理措施有反应。其他更严重的病例是由化疗本身引起。脂质体阿糖胞苷与视盘水肿、颅内压升高和脑炎有关[16]。据报道，曾有患者死于脂质体阿糖胞苷引起的脑炎[16]。对接受高 CVAD 化疗的急性淋巴母细胞淋巴瘤和 Burkitt 淋巴瘤患者的四项研究表明，< 1% 的病例出现视盘水肿、假性脑瘤和脑炎的严重毒性并发症，这些病例来自阿糖胞苷与甲氨蝶呤交替标准鞘内化疗[17-20]。其他研究表明，脂质体阿糖胞苷治疗的患者中有 7%～15% 出现无菌性脑膜炎症状[21]。用于治疗鞘内治疗相关头痛的方法包括保守措施，如卧床休息、液体治疗、咖啡因和口服止痛药。一些患者可能需要额外的措施，如类固醇和静脉注射阿片类药物[16-21]。如果上述干预措施仍不能改善头痛，很少一部分患者可能需要静脉注射咖啡因和硬膜外血补片。

## 外周神经病变导致的疼痛

外周神经病变（peripheral neuropathy，PN）定义为运动、感觉或血管舒缩神经纤维受到影响的外周神经疾病或退化状态。这种情况在临床上表现为肌肉无力、萎缩、疼痛和麻木。BRC 的外周神经病变和相关疼痛可由疾病相关状况、化疗 / 治疗和感染（如疱疹后神经痛）引起。多发性骨髓瘤、Waldenstrom 巨球蛋白血症、POEMS 综合征和轻链淀粉样变性等 HTM 会产生副蛋白，副蛋白是 B 淋巴细胞或浆细胞异常克隆增殖产生的过量免疫球蛋白，常伴有导致疼痛的外周神经病变。此外，骨髓瘤、非霍奇金淋巴瘤和白血病可通过压迫或侵犯硬膜外 / 硬膜内间隙而引起神经病变。文献所报道的化疗诱导的外周神经病变（chemotherapy-induced peripheral neuropathy，CIPN）总是与铂化合物、长春花生物碱、蛋白酶抑制剂和免疫调节药物有关，

其临床表现各不相同，且往往具有特异性。在鉴别、早期识别和治疗这些疼痛性神经病变方面，血液科医生和神经科医生需要加强合作[22]。

## 副蛋白血症神经病变

在近 50% 新诊断的浆细胞恶液质患者中可能观察到基础副蛋白血症外周神经病变（paraproteinemic PN，PPN）[23]。这可能是由于单克隆蛋白的存在或神经根受压所致。PPN 可能是由抗体与外周神经上特定抗原靶点的相互作用或免疫球蛋白、淀粉样蛋白的沉积引起的。IgM 单克隆蛋白可与髓磷脂相关糖蛋白结合，从而对神经造成损伤。IgA 或 IgG 单克隆丙种球蛋白病与多发性神经病变的关联和发病机理尚不清楚。小纤维神经病变常见于淀粉样变性，可能是由促炎细胞因子和血管活性肽引起的。IgM 副蛋白相关神经病变多见于单克隆免疫球蛋白病和 Waldenstrom 巨球蛋白血症，而 IgA/IgG 更常与骨髓瘤相关。

PPN 在神经学上的典型表现为依赖轴索丢失长度的感觉运动性多发性神经病变，它影响部分或全部感觉形式，导致痛觉超敏、痛觉过敏、痉挛或轻度远端无力（偶尔与更严重的运动症状相关）。电诊断研究显示为脱髓鞘和轴索混合的特点，通常与慢性炎症性脱髓鞘多发性神经病变的表现难以区分。

根治性化疗或免疫调节剂治疗需要尽快开始。然而，这些措施可能与神经病变的风险有内在相关。

血浆置换和 IVIG 可与根治性治疗一起开始，以迅速减少副蛋白含量。此反应通常是短期的[24]。

皮质类固醇与其他疗法联合使用时，约有一半的抗 MAG IgM 较高的患者会产生反应，但作为单一疗法很少有效。然而，禁止长期使用皮质类固醇，因为它会抑制垂体-肾上腺轴，并增加患者感染的易感性。

继 IVIG 和皮质类固醇后，硫唑嘌呤和利妥昔单抗可被视为替代的免疫抑制剂。这些药物不太常用，因为针对 HTM 的根治性治疗更为重要。

对神经病变本身的对症治疗通常包括膜稳定剂、三环类抗抑郁药和（或）5-羟色胺-去甲肾上腺素再摄取抑制剂，根据症状的严重程度和持续时间来决定是否使用阿片类药物。

# 化疗诱导的外周神经病变

CIPN 是由神经纤维损伤引起的，尤其是轴突和背根神经节的损伤。尽管这通常与远端对称性感觉神经病变有关，但运动和（或）自主神经纤维也可能受到影响。

铂化合物（如顺铂）可用于淋巴瘤的治疗。大约有 30% 的患者发生铂诱导的神经病变，且与总累积剂量有关[22]。背根神经节是其主要靶点。

长春花生物碱（长春新碱/长春碱）可用于治疗淋巴瘤、白血病和罕见的背根神经节浆细胞恶液质。据报道，30%～40% 的患者出现了神经毒性，且与总累积剂量有关。这些药物因其抗肿瘤作用而抑制微管形成，并以此方式影响神经元功能。使用长春花生物碱的患者中有相当一部分还会出现自主神经症状，如直立性低血压、胃肠动力障碍、尿潴留或勃起功能障碍。

蛋白酶抑制剂，如硼替佐米和卡非佐米，是骨髓瘤的标准治疗药物。与发生率 15% 的使用卡非佐米的患者相比，硼替佐米更易导致疼痛性感觉神经病变，发生率约为 30%。这些药物通过抑制核因子 kB 来阻断神经生长因子的转录，从而诱导外周神经病变，但也诱导线粒体介导的细胞凋亡。硼替佐米诱导的外周神经病变是可逆的。

免疫调节剂，如沙利度胺，更易引起混合的感觉–运动型神经病变，据报道患病率为 10%～55%。沙利度胺诱导外周神经病变的发病机制尚不清楚，但可能与其抗血管生成和免疫调节作用有关，导致远端轴突和背根神经节神经元部分不可逆的损伤。目前来那度胺比沙利度胺更常用于骨髓瘤和骨髓增生异常疾病，据报道这会减少外周神经病变的发生。

早期发现治疗相关的外周神经病变对于及时和适当的干预至关重要。患有外周神经病变的患者应密切监测是否有恶化迹象。实施以患者为中心的手段，对神经病进行筛查和分级，评估症状，并进行有针对性的临床神经系统检查，包括感觉、远端肌肉力量、踝反射、仰卧与直立血压的比较。神经传导检查和针刺肌电图检查可以帮助量化神经病变的严重程度，并区分治疗相关（主要是轴突神经病变）与疾病相关（通常是脱髓鞘）的外周神经病变和非神经问题。

在血液学临床实践中，评估 CIPN 最广泛使用的分级系统之一是 NCI CTC 标准 4.0 版（表 14.1）。

减少或调整这些药物的剂量是治疗 CIPN 的第一步，因为这可以防止更严重的和潜在的不可逆神经损伤。在出现严重症状的情况下，可能不得不考虑停止用药。临床研究表明，减少硼替佐米的剂量或由每周给药 2 次改为每周给药 1 次可改善和阻止外周神经病变的进展。另外，与静脉内给药相比，硼替佐米的皮下给药导致外周神经病变的发生率低很多。

CIPN 疼痛的一线治疗包括加巴喷丁和普瑞巴林，通过滴定达到可耐受的剂量，获得最大的疗效。替代药物可以是三环类抗抑郁药、5- 羟色胺再摄取抑制剂和抗癫痫药。阿片类镇痛药和曲马多通常被认为是治疗神经病理性疼痛的二线药物，但可以与加巴喷丁和普瑞巴林同时开始使用。局部使用利多卡因或薄荷醇乳膏可暂时缓解症状。经皮神经电刺激是安全的，可能有助于缓解症状。维生素 B 复合物和（或）α 硫辛酸等补充剂用于骨髓瘤和其他 HTM 的证据仍然是不确定的，它们的使用是基于对其他神经毒性药物在不同疾病（如糖尿病神经病变）中的试验的推断。这些补充剂的补充作用已被提出，因此有时用于 HTM。

# 带状疱疹和疱疹后神经痛

带状疱疹是由潜伏的水痘带状疱疹病毒（varicella-zoster virus，VZV）重新激活所致。HTM 合并带状

表 14.1 CTCAE v5.0——2017 年 11 月 27 日：外周神经病变

| 神经系统疾病 | | | | | |
|---|---|---|---|---|---|
| CTCAE 术语 | 1 级 | 2 级 | 3 级 | 4 级 | 5 级 |
| 外周感觉神经病变 | 无症状 | 中度症状，工具性日常生活能力受限 | 严重症状，自我照顾日常生活能力受限 | 危及生命的后果，需要紧急干预 | — |

定义：一种以外周感觉神经受损或功能障碍为特征的疾病

疱疹的患者往往有更多带状疱疹相关的并发症，因为他们的免疫抑制比实体恶性肿瘤患者更严重，并且有复发的趋势[25]。水痘带状疱疹感染的发生率从接受甲磺酸伊马替尼治疗的慢性髓细胞性白血病患者的 2% 到接受氟达拉滨或阿仑珠单抗治疗的慢性淋巴细胞白血病患者的 10%～15%，到霍奇金淋巴瘤或自体干细胞移植患者的 25%，以及同种异体干细胞移植患者中的 45%～60%。疱疹后神经痛是带状疱疹病毒引起带状疱疹的并发症。疱疹后神经痛影响神经纤维和皮肤，在带状疱疹的皮疹和水疱消失后引起长时间的灼痛。严重的疼痛可以在带状疱疹发生的同一个地方持续 1～3 个月以上，这对患者来说是非常折磨的[26]。

VZV 治疗应包括早期抗病毒治疗（伐昔洛韦、阿昔洛韦或泛昔洛韦）。没有证据表明静脉给予免疫球蛋白或皮质类固醇有助于治疗免疫缺陷患者的 VZV 疾病。阿片类药物、曲马多和加巴喷丁可用作缓解症状的辅助药物。利多卡因或辣椒碱可缓解局部症状。

在血液系统恶性肿瘤患者中 VZV 再激活的预防仍然存在争议。阿昔洛韦和伐昔洛韦是非常有效的。尽管其在预防 VZV 疾病方面很有效，但许多临床护理指南并不推荐常规的抗病毒预防措施。不推荐常规预防措施似乎是基于对停止 VZV 预防后仍可能发生 VZV 疾病的观察。然而，在干细胞移植后的第一年以及接受强化治疗或阿仑珠单抗的患者常规给予伐昔洛韦（500 mg 每日两次）进行抗病毒预防[26]。

美国食品和药物管理局已经批准水痘带状疱疹疫苗（Zostavax）用于 50 岁以上的成年人。带状疱疹疫苗不能保证完全预防带状疱疹，但可能会缩短病程和降低疾病的严重程度，并减少疱疹后神经痛的风险。

带状疱疹疫苗仅作为一种预防策略。它不用于治疗目前患有这种疾病的人。该疫苗含有活病毒，因此不能用于免疫抑制的 HTM 患者。

# 口腔黏膜炎

无论是在积极治疗中还是在疾病晚期，口腔黏膜炎都是 HTM 患者所经历的最痛苦的并发症之一[1]。由于疼痛、食物摄入不足和局部感染风险增加，这可能对他们的生活质量造成相当大的影响。由治疗引起的黏膜炎的病理过程以黏膜损伤为特征，范围从轻度炎症到深层溃疡，并影响一个或多个消化道。化疗患者口腔黏膜炎相关疼痛综合征的发生率为 40%～70%，头颈部肿瘤放疗患者为 100%，同种异体造血干细胞移植患者为 60%～80%，明显疼痛持续时间从移植后开始第 4～11 天[27]。

疼痛症状的范围从初期的烧灼感到由不同类型疼痛混合引起的严重表型。主要部分是伤害性疼痛，由 C 纤维介导并可通过阿片类药物缓解。第二部分是快速传导 A-δ 纤维介导的由活动和接触黏膜表面引起的疼痛。后一种成分对止痛药不敏感，唯一有效的疼痛治疗方法是在溃疡消退和口腔功能完全恢复之前，对涉及的解剖部分进行功能性隔离。胃黏膜肠上皮化生的症状是内脏性疼痛（从轻度疼痛到突出的腹壁疼痛）和腹泻性运动亢进，治疗开始后第 3 天出现，第 7 天消退，与口腔黏膜炎的临床症状完全一致。

NCI CTC 4.0 版本也有一个黏膜炎分级系统，这在血液学实践中很常见（表 14.2）。

目前，没有标准的方法可以预防或治疗严重的口腔黏膜炎。良好的口腔卫生、饮食调整、局部用药、应用局麻药、冷冻疗法、抗生素和作为全身镇痛药的阿片类药物，目前仍是黏膜炎护理的基石。镇痛治疗可以恢复进食。镇痛治疗的主要方法是阿片类药物的非肠道给药。曲马多可用于轻度至中度疼痛。

帕利夫明是一种人重组角质细胞生长因子，是最有应用前景的药物。帕利夫明可显著且持续地减少强化化疗、放疗和自体造血干细胞移植后口腔黏膜炎的持续时间和发病率。特别是，它显著降低了 WHO 4 级口腔黏膜炎的发病率（口腔黏膜炎组为

表 14.2　CTCAE v5.0——2017 年 11 月 27 日：口腔黏膜炎

| 胃肠道功能紊乱 | | | | | |
| --- | --- | --- | --- | --- | --- |
| CTCAE 术语 | 1 级 | 2 级 | 3 级 | 4 级 | 5 级 |
| 口腔黏膜炎 | 无症状或轻微症状，无需干预 | 中度疼痛或不影响经口进食的溃疡，需调整饮食 | 剧烈疼痛，影响经口进食 | 危及生命的后果，需要紧急干预 | 死亡 |

定义：一种以口腔黏膜溃疡或发炎为特征的疾病

20%，而安慰剂组为62%，P < 0.001），由于无法经口进食，这是口腔黏膜炎中最使人衰弱的一种[28]。该制剂和两种人成纤维细胞生长因子有望成为今后预防黏膜炎的靶向治疗药物。

## 操作相关疼痛

骨髓活检和腰椎穿刺是诊断HTM的重要手段。此外，输液港或经外周静脉穿刺中心静脉置管术建立静脉通路对于化疗和其他支持性治疗的实施是不可或缺的。这些情况下的疼痛通常是急性和短暂的[1]。仔细选择针头、适当的操作、正确的技术和局部麻醉可以减少疼痛并发症。

用苯二氮䓬类药物轻度镇静可进一步提高患者的舒适度。有时，在与麻醉医生密切合作的情况下，可能会建议对小儿和选定的成年患者进行短暂的无意识镇静，以进行疼痛性诊断操作[1]。

## 脊髓受压引起的背痛

侵袭性淋巴瘤，如Burkitt淋巴瘤、弥漫性大B细胞淋巴瘤和浆细胞瘤可累及脊柱，导致脊髓受压。临床表现为疼痛和神经功能障碍。脊髓受压综合征患者需要手术治疗。早期诊断与更好的预后相关。推荐的治疗包括急性手术减压和根据每个肿瘤的组织学亚型进行全身和鞘内化疗。也可以对特定病例行放疗。神经功能缺损到何种程度时进行手术或放疗，尚无共识。作为一种初始治疗，通常在确认神经症状来源于脊髓受压后立即开始使用皮质类固醇。皮质类固醇既可稳定神经膜，治疗脊髓血管源性水肿，也可作为化疗方案的一部分。此外，皮质类固醇可以保护神经功能，改善特定治疗后的整体预后。最常用的治疗方案之一是地塞米松。高剂量的地塞米松也可以立即缓解疼痛。

## 骨髓移植

疼痛是接受造血干细胞移植（hematopoietic stem cell transplant，HSCT）治疗的HTM患者的常见症状，在移植受体中可以看到大量的疼痛场景。HSCT可以是自体的，从患者身上获取干细胞并移植到患者本人，也可以是同种异体干细胞移植（SCT），就是从另一个人身上获取干细胞并移植到患者身上。

HSCT受者疼痛的主要原因是黏膜组织损伤，由条件治疗方案、感染、急性和慢性移植物抗宿主病（graft-versus-host disease，GVHD）诱发[29]。除了受者外，供者也可遭受到由生长因子带来的严重的躯体疼痛，比如用于干细胞动员和采集的非格司亭和培非司亭。在使用生长因子的患者中，通常有60%出现骨痛，25%出现头痛。

造血干细胞多采自外周血，较少采自骨髓。在通过骨髓采集时，疼痛发生率为30%。

另一种常见的情况是口腔黏膜炎引起的浅表躯体疼痛。口腔黏膜炎的严重程度与条件治疗方案密切相关。据报道，在接受自体SCT的淋巴瘤患者中的发病率为75%，几乎所有接受同种异体SCT的患者都会发病，其中3级或4级占60%。在使用条件治疗方案治疗骨髓瘤时，口腔黏膜炎的发生率为30%～35%。此外，胃肠道黏膜炎常与内脏痛相关。

同种异体SCT患者因肝静脉闭塞性疾病而发生急性内脏痛。这是由于细胞毒性药物对肝窦内皮细胞损伤所致。由于Glisson囊的膨胀，患者出现右上象限疼痛。

引起同种异体SCT患者内脏痛的其他情况包括GVHD诱发的黏膜损伤和神经病变诱发的肠蠕动障碍。用于预防GVHD的药物，如钙调磷酸酶抑制剂，可能导致神经毒性和神经病理性疼痛。最后，内脏痛的另一个原因是膀胱刺激和（或）出血性膀胱炎，通常发生在那些接受全身放疗和以环磷酰胺为基础治疗方案的患者身上。

同种异体SCT受者的另一种独特疼痛综合征是骨髓坏死。这是发生在同种异体SCT患者身上的罕见但非常痛苦的并发症，由粒细胞集落刺激因子或急性GVHD导致。

通常，应对所有HSCT患者常规评估疼痛和其他生命体征。阿片类药物是HSCT患者控制疼痛的主要药物。部分混合阿片受体激动剂和轻度阿片类药物，如氢可酮、可待因和曲马多，对缓解中度疼痛有益。然而，纯μ阿片类受体激动剂或强阿片类药物，如吗啡或芬太尼，是治疗严重疼痛的首选药物。可在镇痛方案中加入辅助性疼痛治疗。由于并存的肾功能不全、胃病或止血缺陷，作为高风险患者，非甾体抗炎药不应用于HSCT患者。

# 结论

疼痛的控制对于活动性 BRC 患者和长期存活者的全面治疗至关重要。对这些患者进行合适的疼痛管理需要多学科的参与。WHO 对于癌性疼痛的阶梯止痛在大多数情况下是有效的。然而，在某些情况下，针对性措施、辅助药物和非药物干预在缓解疼痛方面也发挥着重要作用。合理的治疗策略应建立在病因干预和止痛措施的基础上。

# 参考文献

1. Niscola P, et al. Pain syndromes in hematologic malignancies: an overview. Hematol J. 2004;5:293–303.
2. Niscola P, et al. Pain in blood cancers. Indian J Palliat Care. 2011;17(3):175–83.
3. Roodman, GD. Mechanisms of bone lesions in myeloma and lymphoma. Cancer. 1997;80(8):1557–63.
4. Pathogenesis and Management of Myeloma Bone Disease. Christoulas, et al. Expert Rev Hematol. 2009;2(4):385–98.
5. Khan OA, et al. Vertebral augmentation in patients with multiple myeloma: a pooled analysis of published case series. Am J Neuroradiol. 2014;35:207–10.
6. Kubista E, Glaspy J, Holmes FA, Green MD, Hackett J, Neumann T, Pegfilgrastim Study Group. Bone pain associated with once-per-cycle pegfilgrastim is similar to daily filgrastim in patients with breast cancer. Clin Breast Cancer. 2003;3(6):391–8.
7. Pawloski PA, Larsen M, Thoresen A, Giordana MD. Pegfilgrastim use and bone pain: a cohort study of community-based cancer patients. J Oncol Pharm Pract. 2015 May 7. pii: 1078155215585188. [Epub ahead of print].
8. Xu H, Gong Q, Vogl FD, Reiner M, Page JH. Risk factors for bone pain among patients with cancer receiving myelosuppressive chemotherapy and pegfilgrastim. Support Care Cancer. 2016;24(2):723–30. https://doi.org/10.1007/s00520-015-2834-2. Epub 2015 Jul 11.
9. Kirshner JJ, Heckler CE, Janelsins MC, Dakhil SR, Hopkins JO, Coles C, Morrow GR. Prevention of pegfilgrastim-induced bone pain: a phase iii double-blind placebo-controlled randomized clinical trial of the university of rochester cancer center clinical commun oncol program research base. J Clin Oncol. 2012;30(16):1974–9. https://doi.org/10.1200/JCO.2011.37.8364. Epub 2012 Apr 16.
10. Moukharskaya J, Abrams DM, Ashikaga T, Khan F, Schwartz J, Wilson K, Verschraegen C, Openshaw T, Valentine J, Eneman J, Unger P, Ades S. Randomized phase II study of loratadine for the prevention of bone pain caused by pegfilgrastim. Support Care Cancer. 2016 Feb 19. [Epub ahead of print].
11. Visani G, Bontempo G, Manfroi S, Pazzaglia A, D'Alessandro R, Tura S. All-trans-retinoic acid and pseudotumor cerebri in a young adult with acute promyelocytic leukemia: a possible disease asso-
ciation. Haematologica. 1996;81(2):152–4. Review.
12. Visani G, Bontempo G, Manfroi S, Pazzaglia A, D'Alessandro R, Tura S. All-trans-retinoic acid and pseudotumor cerebri in a young adult with acute promyelocytic leukemia: a possible disease association. Haematologica. 1996;81(2):152–4.
13. Guirgis MF, Lueder GT. Intracranial hypertension secondary to all-trans retinoic acid treatment for leukemia: diagnosis and management. J AAPOS. 2003;7(6):432–4.
14. Decaudin D, Adams D, Naccache P, Castagna L, Munck JN. Maintained all-trans retinoic acid therapy in a patient with pseudotumour cerebri despite aggravated symptoms. Leuk Lymphoma. 1997;27(3–4):373–4.
15. Jabbour E, O'Brien S, Kantarjian H, Garcia-Manero G, Ferrajoli A, Ravandi F, Cabanillas M, Thomas DA. Neurologic complications associated with intrathecal liposomal cytarabine given prophylactically in combination with high-dose methotrexate and cytarabine to patients with acute lymphocytic leukemia. Blood. 2007;109(8):3214–8. Epub 2007 Jan 5.
16. Kantarjian HM, O'Brien S, Smith TL, et al. Results of treatment with hyper-CVAD, a dose-intensive regimen, in adult acute lymphocytic leukemia. J Clin Oncol. 2000;18:547–61.
17. Kantarjian H, Thomas D, O'Brien S, et al. Long-term follow-up results of hyperfractionated cyclophosphamide, vincristine, doxorubicin, and dexamethasone (hyper-CVAD), a dose-intensive regimen, in adult acute lymphocytic leukemia. Cancer. 2004;101:2788–801.
18. Thomas DA, O'Brien S, Cortes J, et al. Outcome with the hyper-CVAD regimens in lymphoblastic lymphoma. Blood. 2004;104:1624–30.
19. Thomas DA, Faderl S, O'Brien S, et al. Chemoimmunotherapy with hyper-CVAD plus rituximab for the treatment of adult Burkitt and Burkitt-type lymphoma or acute lymphoblastic leukemia. Cancer. 2006;106:1569–80.
20. Scott BJ, van Vugt VA, Rush T, Brown T, Chen CC, Carter BS, Schwab R, Fanta P, Helsten T, Bazhenova L, Parker B, Pingle S, Saria MG, Brown BD, Piccioni DE, Kesari S. Concurrent intrathecal methotrexate and liposomal cytarabine for leptomeningeal metastasis from solid tumors: a retrospective cohort study. J Neuro Oncol. 2014 Jun 19. [Epub ahead of print].
21. Chamberlain MC. Neurotoxicity of intra-CSF liposomal cytarabine (DepoCyt) administered for the treatment of leptomeningeal metastases: a retrospective case series. J Neuro-Oncol. 2012;109(1):143–8. https://doi.org/10.1007/s11060-012-0880-x. Epub 2012 Apr 27.
22. JLM J, et al. Chemotherapy induced peripheral neuropathies in hematological malignancies. J Neuro-Oncol. 2015;121(2):229–37.
23. Sonneveld P, et al. Dealing with neuropathy in plasma-cell dyscrasias. ASH Education Book. 2010;2010(1):423–30.
24. Rison RA, et al. Paraproteinemic neuropathy: a practical review. BMC Neurol. 2016;16:13.
25. Tran TN, et al. Complications of herpes zoster in cancer patients. Scand J Infect Dis. 2014;46(7):528–32.
26. Wade J. Viral infections in patients with hematological malignancies. ASH Education Book. 2006;2006(1):368–74.
27. Niscola P, et al. Mucositis in patients with hematologic malignancies: an overview. Haematologica. 2007;92(2):222–31.
28. Spielberger R, et al. Palifermin for oral mucositis after intensive therapy for hematologic cancers. N Engl J Med. 2004;351(25):2590–8.
29. Niscola P, et al. Pain syndromes in the setting of haematopoietic stem cell transplantation for haematological malignancies. Bone Marrow Transplant. 2008;41:757–64.

# 15 皮肤癌性疼痛综合征

Katerina Svigos，Viswanath Reddy Belum，Mario E. Lacouture
刘菡 译 谭秀娟 校

## 概述

疼痛伴灼烧、瘙痒和皮肤刺激是皮肤科诊疗中最常见症状之一。肿瘤患者的疼痛可能是由医源性干预（例如药物和手术）或潜在的恶性肿瘤（例如免疫力低下）引起的。许多皮肤病症状是可以预防并（或）很容易处理的。在这一章中，我们将概述皮肤的解剖学和生理学，然后讨论常见的皮肤疼痛状况及其处理。

## 皮肤的解剖学和生理学

表皮是皮肤的最外层，大约每28天自我更新一次。其厚度为0.05～1.5 mm，由四层角质形成细胞（皮肤细胞）组成：基底层、棘层、颗粒层和角质层。基底层是表皮的最内层，通过半桥粒附着在基底膜上，由有丝分裂活跃的细胞组成。有丝分裂后的新生细胞向表浅（四）层移动，最终分化成无核的角质细胞。棘层和颗粒层是表皮的中间层。这两层是由角质形成细胞组成，由插入的桥粒或由中间丝连接在一起的黏附蛋白将角质形成细胞紧密结合在一起。皮肤的最外层角质层，即由角质形成细胞、蛋白质和脂质交织在一起的紧密层，共同起到屏障和保持体内水分的作用。

表皮细胞除了角质形成细胞外，主要还包括黑素细胞和朗格汉斯细胞。黑素细胞是释放黑色素的树突状细胞，主要决定皮肤颜色。朗格汉斯细胞是抗原提呈细胞（antigen presenting cell，APC），在增强对各种微生物抗原（包括肿瘤细胞）的免疫应答中起着关键作用。表皮的功能是通过保持水分为

皮肤提供保护屏障，协助体温调节，保护皮肤免受紫外线的伤害。它还有助于调节脱皮和免疫学监测，防止毒素渗透，并激活抗微生物反应。

真皮是皮肤的中间层，与表皮一样，厚度从0.3 mm到3.0 mm不等。分为两层：上乳头状真皮和下网状真皮。上乳头状真皮由胶原纤维与表皮-真皮交界处的蛋白质连接而成。下网状真皮由蛋白多糖、糖蛋白和紧密交织的胶原纤维组成，赋予皮肤弹性和拉伸强度。它也是抗体、成纤维细胞、巨噬细胞、肥大细胞和循环细胞对病原体免疫应答的场所。

巨噬细胞具有吞噬异物和在细胞外主要组织相容性复合体（major histocompatibility complex，MHC）上呈递抗原等多种功能。肥大细胞是皮肤细胞，它能释放多种促炎介质，包括组胺（来自分泌颗粒），以应对微生物病原体。组胺有助于血管扩张和渗透，使免疫细胞进入感染部位。在真皮内，血管分支为小动脉，然后进一步分支为动静脉毛细血管床，为组织提供最有效的氧气和营养的输送。这种分支还可以有效运输免疫细胞至真皮感染区域[1]。

皮肤含有多种受体，可以对不同的刺激（例如机械、化学、热）做出反应。伤害性感受器是一种小的兴奋性神经元，它沿着神经纤维将信号从真皮传递到脊髓（背根神经节）和脑，并与痛觉联系最密切。三叉神经就是这样一个例子，它有对疼痛、瘙痒和温度敏感的神经末梢。

其他类型的感觉器包括环层小体、Merkel细胞、Ruffini细胞和梅氏小体，它们都是由低阈值A纤维（或感觉神经元）支配。C纤维负责热感觉，而A纤维主要负责热和机械感觉[2]。环层小体是高度集中在手掌和指尖的大的被包裹的末端，用来探测大的、深的振动和压力。Merkel细胞是表皮（毛囊周围）的感觉性机械感受器，调节温和的触压觉。Ruffini

细胞是一种缓慢适应受体，位于皮肤深部皮下组织，对持续的压力很敏感。梅氏小体是一种快速适应受体，它遍布全身，但主要集中在厚厚的无毛皮肤，如指垫和嘴唇。这些感受器对压力和振动很敏感。一般说来，这些感受器通过电动作电位的激发将信号传递给大脑。这种信号速度很快，从传入神经，通过突触传递给脊髓中的另一个神经元，最终终止于大脑，使个体获得感官体验[3]。

# 疼痛综合征和管理

## 注射部位反应

癌症患者通常需要中心和外周静脉通道。外周静脉通路可以输注药物、水化液、血液制品和营养液。在大多数情况下，静脉通道的开放是一个安全的过程，几乎不会造成严重的风险。癌症患者经常会开放中心静脉通道进行化疗，因为外周静脉通道的口径较小，化疗药物需要周期性给药，中心静脉通道可以减少患者的不适感。

在外周和中心静脉部位注射的一个常见并发症是静脉炎，通常表现为注射部位周围出现红斑、疼痛、压痛和硬结（图 15.1）。置入外周静脉导管的患者中血栓性静脉炎的发生率高达 15%[4]。它更常见于免疫功能低下的患者，如癌症患者，有时会导致血液

感染（如败血症）[5]。

静脉炎的预防包括保持充足的血液循环和降低血栓的风险。措施包括避免在下肢放置静脉导管，最大限度地减少导管的移动性，放置最小口径的导管，并尽早拔除导管[6-7]。静脉炎的一线治疗包括停止静脉输液和拔除导管。肢体抬高、热敷或冷敷和口服非甾体抗炎药可进一步减轻疼痛。对于累及肢体的浅表血栓性静脉炎患者，建议使用抗凝药物以减少血液凝结。对于持续疼痛的患者，应怀疑感染引起的化脓性静脉炎或静脉炎，并开始使用抗生素治疗。

另一个常见的注射部位并发症是渗出，或药物意外渗漏到血管外间隙。外周静脉注射中渗出的概率为 0.1% ～ 6%，中心静脉渗出的概率较低[8]。渗出反应会导致严重的组织损伤，并导致永久的伤害。据报道，蒽环类药物会引起更严重的反应，如组织坏死、皮肤溃疡和皮肤变薄。局部炎症反应，如灼热、紧绷、疼痛和静脉炎，伴随红斑和压痛，是其他化疗药物常见的问题。

导致外周静脉渗出的危险因素包括细小/脆弱的静脉、肥胖（看不清和触摸到静脉）、多次静脉穿刺，以及播散性皮肤病，如湿疹或牛皮癣。此外，患者在静脉留置期间运动和感觉障碍，削弱了患者在静脉输液部位检测感觉变化的能力，也可能导致外周静脉渗出[9-11]。中心静脉导管渗出的特殊危险因素包括导管置入困难、导管尖端放置（静脉外）

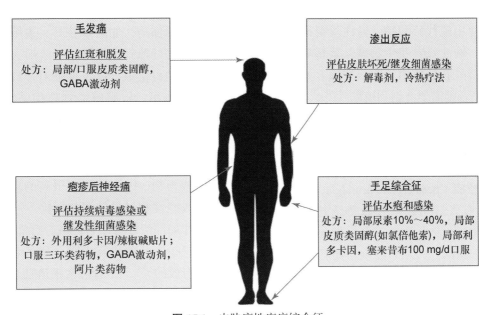

图 15.1 皮肤癌性疼痛综合征

位置错误以及导管从静脉逐渐脱出到组织中。中心静脉通道外渗风险增加的原因有导管留置时间长达6个月或6个月以上，导管尖端存在纤维蛋白鞘或血栓（导致化疗药物沿着导管回流并从静脉渗出）和导管置入过深[12-13]。

静脉渗出的症状通常会立即出现，也有可能会延迟几天甚至几周。初期临床表现为局部灼热或刺痛、轻度红斑、瘙痒和肿胀。3天左右，患者出现注射部分红斑增多、疼痛、肌肉变色、硬结、干燥脱皮和（或）起疱[14]。更严重的情况，患者可能会出现坏死、焦痂形成和溃疡，表现为注射部位边缘隆起、变红、边缘疼痛，伴有黄色的坏死物质。

避免静脉渗出的方法是仅选用大的、完整的和通畅的静脉留置导管进行静脉内给药。首先应通过冲管去检查静脉留置导管的通畅性。为了减少渗出的风险，检查和使用静脉顺序为：前臂、手背、手腕和肘前窝。在注入任何药物之前都应该检查静脉并每天检查。避免在出现硬化、血栓、瘢痕或以前受过辐射的部位进行静脉注射，应首先通过冲管确保静脉留置导管通畅。指导患者如果有任何疼痛、渗漏或感觉变化应立即通知临床医生[15-16]。

渗出引起的疼痛可以通过停止输液和抬高患肢来治疗。不应拔除导管，以便抽吸液体。局部冰敷也有助于减轻疼痛，除非正在使用长春花生物碱（如长春新碱、长春碱、长春瑞滨）或表鬼臼毒素（如依托泊苷）。一些药物对于预防坏死和溃疡也是有效的，具体取决于病因：右丙亚胺防止蒽环类药物外渗特别有效[17]；其他药物包括输注氮芥、达卡巴嗪或顺铂后使用硫代硫酸钠，输注丝裂霉素后使用二甲基亚砜，输注长春花生物碱、紫杉醇、表鬼臼毒素和异环磷酰胺后使用透明质酸酶。如果溃疡仍然不愈合，患者则需要清创和植皮[15-16, 18-19]。

# 疱疹后神经痛

疱疹后神经痛（postherpetic neuralgia，PHN）的定义是从带状疱疹最初起疹开始持续超过4个月的疼痛[20]。PHN的发生是由于水痘带状疱疹病毒（varicella-zoster virus，VZV）被重新激活。这种病毒通常在第一次感染治愈后，仍然残留在脑神经或脊神经的背根神经节中休眠数年。当身体或心理压力增加时，免疫系统特发性或继发性地遭到破坏，

VZV发生再激活的风险会随之增加。当细胞免疫减弱时，VZV沿着外周神经传播，产生一种以出血性炎症和纤维化为特征的急性神经炎。

每年约有60万～100万人新感染VZV[21]，带状疱疹的发病率约为每年3/1000患者[22]。然而，值得注意的是，癌症患者带状疱疹的发病率是普通人的2～4倍。例如，在霍奇金淋巴瘤患者中，估计每千人中约有48人患上带状疱疹[23]。化疗的类型和（或）皮质类固醇的剂量在改变免疫功能方面起着重要作用，因此增加了这类患者的风险。

至少90%的成年人感染过VZV，他们都有发生PHN的风险[24]。PHN在HIV或癌症患者中也很常见，而癌症患者中以淋巴瘤和白血病的风险最大。大约47%血液系统癌症和41%实体瘤的带状疱疹患者发展为PHN[23]。与普通人的发病率（25%）相比，这些数字要高得多[25]。一般说来，VZV与活动性肿瘤并发感染密切相关[26]。

临床上，患者经常抱怨"灼烧痛"，其中90%的患者有痛觉超敏（由正常的非疼痛刺激引起的疼痛，如轻触引起的疼痛）。它可能继发于皮肤和皮下组织感觉神经的病毒颗粒运动有关的炎症，也有可能继发于神经结构的损伤[27-29]。这种疼痛可能严重到足以影响食欲、睡眠或性功能[30-31]。患者还会经常表现出受影响区域的感觉缺失，如热觉、触觉、刺觉和振动觉缺失[32]（图15.1）。

在发病的前5天内开始治疗带状疱疹可降低PHN的风险。VZV疫苗使患带状疱疹和PHN的风险分别降低了51%和67%[33]。PHN的一线治疗是三环类抗抑郁药，如阿米替林、去甲替林和地昔帕明，它们通过抑制中枢神经系统对去甲肾上腺素和5-羟色胺的再摄取，以及加强对外周伤害性信号的抑制发挥作用。抗胆碱能副作用（如镇静和口干）使它们的益处受到限制。其他治疗方式包括用于神经病理性疼痛的神经调节剂，如加巴喷丁、普瑞巴林和丙戊酸。阿片类药物虽然有效，但被认为是二线或三线药物，因为它们有很高的身体依赖性、耐受性、成瘾性和过量使用的风险。用利多卡因或辣椒碱贴片局部治疗可以暂时减轻疼痛，全身吸收小，不良反应少。几项研究表明，利多卡因在缓解疼痛方面是有效的[34]，尽管经常报道贴片部位有皮肤刺激性[35]。使用辣椒碱贴片时皮肤的灼热、刺痛和红斑较常见，然而，经常使用可能会导致无髓表皮神

经细胞脱敏[36]。

经历 PHN 侵袭神经的患者（三叉神经除外）可以鞘内注射糖皮质激素，尽管没有足够的数据支持其疗效，甚至还可能发生严重的不良事件（如无菌性脑膜炎、横贯性脊髓炎、马尾神经综合征、腰神经根炎、头痛、尿潴留及蛛网膜炎症）。NMDA 受体拮抗剂（如氯胺酮和右美沙芬）可以减轻人们的神经病理性疼痛，但是这些拮抗剂可能会引起镇静、烦躁和分离性发作。冷冻治疗作为另一种治疗方式，切除受影响的神经，但就像许多治疗方法一样，治疗结果参差不齐。所有保守治疗无效的患者可以考虑手术治疗。手术包括丘脑的电刺激、前外侧切断术和脊神经后根损毁术。然而，手术治疗存在永久性神经功能缺损的风险，且没有持续获益的报道。

## 掌跖红肿疼痛

掌跖红肿疼痛（palmar-plantar erythrodysesthesia，PPE）是一种由药物引起的疼痛综合征，它包括两种状态不同但症状重叠的情况——手足综合征（hand-foot syndrome，HFS）和手足皮肤反应（hand-foot skin reaction，HFSR）。PPE 在接受全身细胞毒性药物治疗和靶向抗癌治疗的癌症患者中常见[37]。全身细胞毒性药物治疗包括阿糖胞苷、卡培他滨、多柔比星（包括聚乙二醇化脂质体）或氟尿嘧啶等药物[38-40]，所有这些药物都可以引起 HFS。在靶向抗癌治疗中，多靶点酪氨酸激酶抑制剂（例如，所有级别的 HFSR——瑞戈非尼，60.5%；卡博替尼，35.3%；索拉非尼，33.8%；阿昔替尼，29.2%；舒尼替尼，18.9%）最常发生 HFSR[38-41]。值得注意的是，这些药物当中的一部分药物似乎会引起遗传易感性患者的 PPE。一个例子是卡培他滨诱导的 HFS，它与二氢嘧啶脱氢酶和胸苷酸合成酶的遗传多态性有关，这两种酶参与了药物的新陈代谢[42]。一般而言，患者发生 PPE 的风险取决于药物的剂量、配方和给药方案，并且持续的细胞毒性血清水平会导致 HFS 发生频率更高。

PPE 发生在手足的远端，患者最初的主诉是手掌和（或）足底有刺痛感，随后在指骨远端脂肪垫上出现水肿、压痛以及对称性红斑（图 15.1）。HFS 和 HFSR 症状主要出现在手掌和足底的表面。但是，HFS 会出现弥漫性疼痛、水肿红斑和脱屑，而HFSR 则呈剂量依赖性，好发于受压 / 摩擦的部位（如足后跟），并经常导致受影响区域形成硬结和起水疱。PPE 伴随的疼痛可能会影响走路和抓物体等日常活动，随着时间的推移可能会导致指纹丢失。

目前尚缺乏研究 PPE 治疗的大规模试验，但有小部分病例研究指出局部应用二甲亚砜、尼古丁贴片、口服维生素 E 和氨磷汀可以改善症状。然而，最有效的干预措施是药物剂量调整和对症治疗。对症治疗包括局部使用高效皮质类固醇和角质溶解剂[38]。一般的预防措施包括尿素乳膏，在治疗期间避免接触热水以及会导致水疱的活动（例如，过度行走和摆弄重物）。最重要的是在开始使用 PPE 易感药物进行抗癌治疗之前，记录易感区域的基本状态。首次药物治疗后，应密切监测患者情况，两次药物治疗后，应每 1 ～ 2 周进行一次检查。如果出现症状，医生应先排除其他情况，如真菌感染、细胞毒性化疗后持续性感觉神经病变，甚至多形性红斑[41]。

## 毛发痛

毛发痛是一种以头皮出现疼痛或异常感觉为特征的疾病[43]（图 15.1）。它可能伴有脱发或即将脱发的警告信号。常见的脱发类型包括静止期脱发、雄激素性脱发 / 女性型雄激素性脱发、斑秃和毛囊炎[44]。目前毛发痛的流行病学尚不确切，但有研究指出14.3% ～ 73.6% 脱发的患者出现毛发痛。女性患者[45]和静止期脱发患者毛发痛更常见[46-48]。

临床上患者主诉整个头皮或头皮片状区域灼热或疼痛[43]。疼痛的严重程度可能会有所不同，在某些情况下，可能会严重到导致失眠和行为问题。这主要与头皮疼痛区域的脱发增加有关[44]。一些研究者认为，毛发痛与焦虑和抑郁相关，就像舌痛或外阴痛一样[49]。毛发痛的发病机制尚不清楚，但认为毛囊的炎症可能是主要的潜在原因。P 物质（促炎物质）和肥大细胞之间通过神经激肽 -1（neurokinin-1，NK-1）受体的相互作用，启动和维持毛囊周围的神经源性炎症[50]，这解释了为什么其与其他头皮炎症同时发生时，可能会导致脱发。

目前毛发痛没有确切的治疗方法，大多数干预措施都是经验性的。皮质类固醇用于治疗某些类型的脱发，可能会缓解毛发痛的症状。其他已尝试的药物有 L- 半胱氨酸制剂、抗抑郁和抗焦虑药物，以及大麻素[49, 51-52]。

# 结论

　　癌症患者通常会经历皮肤疼痛的情况。癌症患者的疼痛除了来自于癌症本身，其皮肤疾病，如注射部位反应、疱疹后神经痛、PPE 和毛发痛也是疼痛的重要原因（图 15.1）。虽然皮肤病学和肿瘤学已经对癌症患者的疼痛进行了广泛的研究和记载，但其潜在的病理生理学仍然难以捉摸。因此，尽早发现症状，进行非标准化的对症治疗，维持连贯的剂量，使患者对健康相关的生活质量满意显得格外重要。

# 参考文献

1. Lacouture ME. 3/structure and function of the intergumentary system and the dermatology lexicon. Dermatologic principles and practice in oncology: conditions of the skin, hair, and nails in cancer patients. Hoboken: Wiley Blackwell; 2014. 95+. Print.
2. Dubin AE, Patapoutian A. Nociceptors: the sensors of the pain pathway. J Clin Invest. 2010;120(11):3760–72.
3. Purves D. Mechanoreceptors specialized to receive tactile information. Neuroscience. 2nd ed. U.S. National Library of Medicine, 1 Jan 1970. Web. 12 Apr 2017.
4. Monreal M, Oller B, Rodriguez N, Vega J, Torres T, Valero P, Mach G, Ruiz AE, Roca J. Infusion phlebitis in post-operative patients: when and why. Haemostasis. 1999;29(5):247–54.
5. Otten TR, Stein PD, Patel KC, Mustafa S, Silbergleit A. Thromboembolic disease involving the superior vena cava and brachiocephalic veins. Chest J. 2003;123(3):809–12.
6. Haddad FG, Waked CH, Zein EF. Peripheral venous catheter-related inflammation. A randomized prospective trial. J Med Liban. 2006;54(3):139–45.
7. Singh R, Bhandary S, Pun KD. Peripheral intravenous catheter related phlebitis and its contributing factors among adult population at KU Teaching Hospital. Kathmandu Univ Med J (KUMJ). 2008;6(24):443–7.
8. Scjrijvers DL. Extravasation: a dreaded complication of chemotherapy. Ann Oncol. 2003;14(3):26–30.
9. Goolsby TV, Lombardo FA. Extravasation of chemotherapeutic agents: prevention and treatment. Semin Oncol. 2006;33(1):139–43.
10. Schulmeister L. Extravasation management: clinical update. Semin Oncol Nurs. 2011;27(1):82–90.
11. Doellman D, Hadaway L, Bowe-Geddes LA, Franklin M, LeDonne J, Papke-O'Donnell L, Pettit J, Schulmeister L, Stranz M. Infiltration and extravasation: update on prevention and management. J Infus Nurs. 2009;32(4):203–11.
12. Sauerland C, Engelking C, Wickham R, Corbi D. Vesicant extravasation part I: mechanisms, pathogenesis, and nursing care to reduce risk. Oncol Nurs Forum. 2006;33(6):1134–41.
13. Schulmeister L, Camp-Sorrell D. Chemotherapy extravasation from implanted ports. Oncol Nurs Forum. 2000;27(3):531–8.
14. Loth TS, Eversmann WW Jr. Treatment methods for extravasations of chemotherapeutic agents: a comparative study. J Hand Surg Am. 1986;11(3):388–96.
15. Polovich M, Whitford JM, Olsen M. Chemotherapy and biotherapy guidelines and recommendations for practice. 3rd ed. ONS News. 2009;Section V:105. Available online: http://www.ons.org/about/FAQ/Clinical/#extravasation
16. Perez Fidalgo JA, Garcia Fabregat L, Cervantes A, Margulies A, Vidall C, Roila F, ESMO Working Group. Management of chemotherapy extravasation: ESMO-EONS clinical practice guidelines. Ann Oncol. 2012;23(7 Suppl):vii167–73.
17. Jensen JN, Lock-Anderson J, Langer SW, Mejer J. Dexrazoxane – a promising antidote in the treatment of accidental extravasation of antracyclines. Scand J Plast Resconstr Surg Hand Surg. 2003;37:174–5.
18. Cox K, Stuart-Harris R, Abdini G, Grygiel J, Raghavan D. The management of cytotoxic-drug extravasation: guide-lines drawn up by a working party for the Clinical Oncological Society of Australia. Med J Aust. 1988;148(4):185–9.
19. Albanell J, Baselga J. Systemic therapy emergencies. Semin Oncol. 2000;27(3):347–61.
20. Dworkin RH, Portenoy RK. Pain and its persistence in herpes zoster. Pain. 1996;67(2–3):241–51.
21. Quan D, Cohrs R, Mahalingam R, Gilden DH. Prevention of shingles: safety and efficacy of live zoster vaccine. Ther Clin Risk Manag. 2007;3(4):633–9.
22. Sampathkumar P, Drage LA, Martin DP. Herpes zoster (shingles) and postherpetic neuralgia. Mayo Clin Proc. 2009;84(3):274–80.
23. Yenikomishian MA, Guignard AP, Haguinet F, LaCasce AS, Skarin AT, Trahey A, Karner P, Duh MS. The epidemiology of herpes zoster and its complications in Medicare cancer patients. BMC Infect Dis. 2015;15(106):1–10.
24. Gnann JW, Whitley RJ. Herpes Zoster. N Engl J Med. 2002;347:340–6.
25. Johnson RW. Herpes zoster and postherpetic neuralgia. Multispecialty. 2010;9(3s):21–6.
26. Rusthoven JJ, Ahlgren P, Elhakim T, Pinfold P, Reid J, Stewart L, Feld R. Varicella-zoster infection in adult cancer patients. A population study. Arch Intern Med. 1988;148(7):1561–6.
27. Watson CP, Morshead C, Van der Kooy D, Deck J, Evans RJ. Post-herpetic neuralgia: post-mortem analysis of a case. Pain. 1988;34(2):129.
28. LaMotte RH, Shain CN, Simone DA, Tsai EF. Neurogenic hyperalgesia: psychophysical studies of underlying mechanisms. J Neurophysiol. 1991;66(1):190.
29. Simone DA, Baumann TK, LaMotte RH. Dose-dependent pain and mechanical hyperalgesia in humans after intradermal injection of capsaicin. Pain. 1989;38(1):99.
30. Drolet M, Brisson M, Schmader KE, Levin MJ, Johnson R, Oxman MN, Patrick D, Blanchette C, Mansi JA. The impact of herpes zoster and postherpetic neuralgia on health-related quality of life: a prospective study. CMAJ. 2010;182(16):1731–6.
31. Johnson RW, Bouhassira D, Kassianos G, Leplège A, Schmader KE, Weinke T. The impact of herpes zoster and post-herpetic neuralgia on quality-of-life. BMC Med. 2010;8:37.
32. Bowsher D. Pathophysiology of postherpetic neuralgia: towards a rational treatment. Neurology. 1995;45(12 Suppl 8):S56–7.
33. Tseng HF, Smith N, Harpaz R, Bialek SR, Sy LS, Jacobsen SJ. Herpes zoster vaccine in older adults and the risk of subsequent herpes zoster disease. JAMA. 2011;305(2):160–6.
34. Comer AM, Lamb HM. Lidocaine patch 5%. Drugs. 2000 Feb;59(2):245–9.
35. Meier T, Wasner G, Faust M, Kuntzer T, Ochsner F, Hueppe M, Bogousslavsky J, Baron R. Efficacy of lidocaine patch 5% in the treatment of focal peripheral neuropathic pain syndromesL a randomized, double-blind, placebo-controlled study. Pain. 2003;106(1–2):151–8.
36. Nolano M, Simone DA, Wendelschafer-Crabb G, Johnson T, Hazen E, Kennedy WR. Total capsaicin in humans: parallel loss of epidermal nerve fibers and pain sensation. Pain. 1999;81(1–2):135–45.

37. Gomez P, Lacouture ME. Clinical presentation and management of hand-foot skin reaction associated with Sorafenib in combination with cytotoxic chemotherapy: experience in breast cancer. Oncologist. 2011;16(11):1508–19.

38. Miller KK, Gorcey L, McLellan BN. Chemotherapy-induced hand-foot syndrome and nail changes: a review of clinical presentation, etiology, pathogenesis, and management. J Am Acad Dermatol. 2014;71(4):787.

39. Hoff PM, Valero V, Ibrahim N, Willey J, Hortobagyi GN. Hand-foot syndrome following prolonged infusion of high doses of vinorelbine. Cancer. 1998;82(5):965.

40. Eich D, Scharffetter-Kochanek K, Eich HT, Tantcheva-Poor I, Krieg T. Acral erythrodysesthesia syndrome caused by intravenous infusion of docetaxel in breast cancer. Am J Clin Oncol. 2002;25(6):599.

41. McLellan B, Ciardiello F, Lacouture M, Segaert S, Van Cutsem E. Regorafenib-associated hand-foot skin reaction: practical advise on diagnosis, prevention, and management. Ann Oncol. 2015;26(8):2017.

42. Rosmarin D, Palles C, Church D, Domingo E, Jones A, Johnstone E, Wang H, Love S, Julier P, Scudder C, Nicholson G, Gonzalez-Neira A, Martin M, Sargent D, Green E, McLeod H, Zanger UM, Schwab M, Braun M, Seymour M, Thompson L, Lacas B, Boige V, Ribelles N, Afzal S, Enghusen H, Jensen SA, Etienne-Grimaldi MC, Milano G, Wadelius M, Glimelius B, Garmo H, Gusella M, Lecomte T, Laurent-Puig P, Martinez-Balibrea E, Sharma R, Garcia-Foncillas J, Kleibl Z, Morel A, Pignon JP, Midgley R, Kerr D, Oncol TIJC. Genetic markers of toxicity from capecitabine and other fluorouracil-based regimens: investigation in the QUASAR2 study, systematic review, and meta-analysis. J Clin Oncol. 2014;32(10):1031–9. Epub 2014 Mar 3.

43. Sulzberger MB, Witten VH, Kopf AW. Diffuse alopecia in women: its unexplained apparent increase in incidence. AMA Arch Derm. 1960;81(4):556–660.

44. Baldari M, Montinari M, Guarrera M, Rebora A. Trichodynia is a distinguishing symptom of telogen effluvium. J Eur Acad Dermatol Venereol. 2009;23:733–4.

45. Willimann B, Trüeb RM. Hair pain (trichodynia): frequency and relationship to hair loss and patient gender. Dermatology. 2002;205:374–7.

46. Grimalt R, Ferrando J, Grimalt F. Trichodynia. Dermatology (Basel, Switzerland). 1998;196(3):374.

47. Kivanç-Altunay İ, Savaş C, Gökdemir G, Köşlü A, Ayaydin EB. The presence of trichodynia in patients with telogen effluvium and androgenetic alopecia. Int J Dermatol. 2003;42:691–3.

48. Durusoy C, Ozenli Y, Adiguzel A, Budakoglu IY, Tugal O, Arikan S, Uslu A, Gulec AT. The role of psychological factors and serum zinc, folate and vitamin $B_{12}$ levels in the aetiology of trichodynia: a case–control study. Clin Exp Dermatol. 2009;34:789–92.

49. Hoss D, Segal S. Scalp dysesthesia. Arch Dermatol. 1998;134(3):327–30.

50. O'Connor TM, et al. The role of substance P in inflammatory disease. J Cell Physiol. 2004;201(2):167–80.

51. Trüeb RM. Trichodynia. Hautarzt. 1997;48(12):877–80.

52. Wu M, Ma D. Total syntheses of (±)-Spiroquinazoline,(−)-Alantryphenone,(+)-Lapatin a, and (−)-Quinadoline B. Angewandte Chemie. 2013;125(37):9941–4.

# 第四部分
# 经皮疼痛治疗技术及其解剖

# 16　消融技术

Simon Guo, Jack W. Lam

林举杰　译　李大桁　校

## 诊断与治疗性阻滞

在进行任何类型的操作治疗时，第一重要的是缩小诊断范围。因此，要想获得更确切的镇痛治疗，至关重要的是先进行诊断性注射。诊断性注射将使临床医生获得关于干预治疗可能靶点的有效信息。局麻药和经常使用的微粒类固醇的诊断性注射，可能会提供诊断信息和治疗方法。然后，操作者可以根据靶点定位、疼痛缓解程度和疼痛缓解持续时间的有关信息，来进一步确定神经消融的潜在益处。

通常，明智的做法是，在进行消融手术之前，至少进行一次或多次诊断性注射，以确认某一特定的神经是疼痛的根源。患者应了解通过神经消融术后可能缓解的疼痛程度，并熟悉相关风险。神经消融手术通常需要较长的时间来完成，并且通常伴随着更多与病变类型相关的术中和术后疼痛。由于手术持续时间较长和手术引起的不适感，患者可能需要一定程度的镇静以便舒适地完成手术。此外，神经消融技术的重大风险可能与邻近组织相关。所有这些风险都是针对特定的消融靶点和所选的消融机制。由于癌症的神经消融手术完全是选择性的，术前对患者和家属进行相关风险的充分告知非常重要。

## 射频消融

### 连续热射频消融

在人体上施加直流电作用于第 1 例神经组织病变是在 19 世纪[1]。热射频消融涉及施加到外周组织的高频电流。患者的针尖与负极板之间会形成闭合电路，产生电压。这会产生一个电场，使周围组织中的离子来回快速移动产生热量。然后，这种热量被电极吸收，该电极记录的温度读数通常为 60 ～ 80℃。病灶的疗效取决于电场大小、温度和发热持续时间[2]。在手术过程中，如果射频靶点接近解剖结构上重要的神经纤维，则通常需要在消融之前，进行感觉和运动的诱发刺激。

热射频技术有许多优点。其一是病灶趋向于平滑且界限分明。病灶的大小可以通过电极尖端的温度监测进行重现和量化。通过温度监测可以避免沸腾、烧焦和黏着等不良反应。其二是射频电极定位的目标位置和稳定性可以更好地实现，这是因为易于应用刺激和阻抗监测，以及适宜立体定向或固定装置。最后，电极坚固耐用，并容易做成不同构型，以适应特定的解剖用途[1]。

## 冷却射频消融

冷却射频消融是一种较新的技术，其功能与传统的热处理非常相似。然而，由于其力学机制，造成的损伤更大。在热射频消融术中，病灶的最高温度是在组织和探针的交界面。探针周围的组织迅速升温。如果组织过热（90 ～ 95℃），组织就会汽化和（或）碳化。当这种情况发生时，它就像绝缘体，阻止其远端的组织被加热（即降低电流密度）和消融。因此，消融造成的损伤在组织和探针界面附近是有限的。冷却可以使病变最热区域散热，从而减少周围组织的碳化。紧邻探头的组织温度保持在 60℃，而周围的靶组织被加热到 75℃。这将造成大约 8 ～ 10 mm 的损伤，并且在探针尖端仍可造成组织损伤。

## 脉冲射频治疗

脉冲射频治疗是一种神经调节方式，通过这种方式，射频电流通常以短时间（20 ms）的高电压脉冲传输，周期为 480 ms（2 Hz，但也可以是 5 Hz 和 50 ms 脉冲），以便散热。这使它具有独特的疼痛控制功能，而不会造成组织完全破坏，甚至不会造成持续热射频消融导致的疼痛后遗症。但其作用机制尚不完全清楚，可能与温度无关，通过快速变化的电场来调节神经结构和神经行为[3]。与传统的热射频消融相比，脉冲射频治疗在典型的 2 ~ 8 min 的消融周期中，探针尖端周围的温度保持在 40℃左右。根据 Sluijter 等的观点，脉冲射频消融术与传统的热射频消融术相比具有优势，因为脉冲射频消融术往往是无痛的，不会造成实际性的神经组织破坏，并且它可以应用于不建议发热的各种神经病理性疼痛状况，例如非常狭窄的椎间孔[4]。

## 化学神经溶解术

通过使用乙醇、苯酚或甘油也可以达到化学破坏而实现神经松解的效果。镇痛是通过化学诱导神经损伤来阻断疼痛途径。如前所述，通常只有在诊断性阻滞试验成功后才进行。

## 乙醇神经溶解术

通常提供的是 1 ml 或者 5 ml 等分试样的低比重高浓度乙醇，必须稀释后使用。通常建议在注射乙醇之前先注射局麻药，因为给药时会引起沿神经分布的烧灼感[5]。神经组织破坏被认为是通过脱水、黏蛋白沉淀和去除重要的生化成分（包括胆固醇、脑苷和磷脂）而发生的[6]。最终的结果是髓鞘和神经纤维的破坏并导致 Wallerian 变性。其需要至少约 50% 的浓度才能获得满意的结果。与甘油和苯酚相比，乙醇通常需要更多的量，因为它会从注射部位迅速扩散。它的缺点之一是会扩散到邻近组织。还有其他副作用应谨记，如动脉血管痉挛、去传入神经疼痛、术后神经炎和血液乙醇浓度的暂时升高。

如果是血管内注射，乙醇会导致血栓形成。它的镇痛作用最早出现在治疗后 12 h，并会持续几周到几个月，直至神经再生。

## 苯酚神经溶解术

1925 年，Doppler 首次在德国发现了苯酚的用途。到 1950 年，它被确定为一种常用的缓解慢性疼痛的神经溶解剂。苯酚（或石炭酸）是一个苯环，其中一个羟基取代了氢离子[7]。与乙醇相比，苯酚会导致类似的神经组织破坏，同脑脊液相比，它的比重较高。它还能表现出一种局麻药样的作用，减轻操作相关性疼痛。由于苯酚不在市场上出售，通常由当地的复方药店定制生产。它通常与黏性甘油混合，这可以限制其在注射部位内的扩散。这部分解释了苯酚与乙醇相比，持续时间较短、镇痛强度较弱的原因。临床实践中使用的浓度范围广泛，从 2% 到 10% 不等。许多操作者选择这个范围的中间值（5%），并认为这是造成传入和传出神经纤维损伤的最佳浓度[8]。在 Wood（1978 年）的一篇综述文章中，研究了广泛的神经松解剂量（2% ~ 10%），但没有明确推荐使用的具体剂量[7]。神经破坏被认为是由与轴突变性和 Wallerian 变性相关的蛋白凝固和坏死引起的。如果是血管内注射，由于中枢神经系统中乙酰胆碱的增加和心血管循环衰竭，可能会出现惊厥。较低的血管内摄取量即可表现为局部麻醉毒性，并伴有耳鸣和潮红的副作用[7]。

## 甘油

Hakanson 在三叉神经节注射甘油治疗三叉神经痛后意外发现甘油的疗效[9]。丙烷 -1,2,3- 三醇或甘油在结构上与乙醇相似，因为两者都含有活性羟基。甘油在水中的高黏度和低混溶性使其与乙醇相比具有一些优势，例如扩散速度比乙醇慢，可以更好地控制化学剂的扩散。然而，与苯酚和乙醇相比，甘油是最弱的神经松解剂。当甘油应用于外周神经时，被认为会导致髓鞘解体、轴突溶解和 Wallerian 变性[10]。神经破坏也是通过 Wallerian 变性实现的[11]。

# 低温神经溶解术

Denny-Brown 等最早报道使用极低温可造成外周神经损伤，并发现较大的神经更易受影响[12]。从此，低温神经溶解术被优化，可通过在 −20℃ 以下形成冰晶引起神经组织缺血性坏死，损伤的质量取决于冷冻和解冻的速度[13]。冷冻消融通常是通过使用含有较小内管的空心管来完成的。较小的内管释放出加压气体（通常是氩气、氮气或氧化亚氮），随后导致气体膨胀和探头尖端的热量排出。周围血管损伤和水肿的原因是多形核细胞通过血管壁，最终导致 Wallerian 变性[14]。一旦冰晶开始形成，患者可能会经历持续约 30 s 的灼烧感。典型的治疗周期包括 1 ～ 3 min 的冷冻期和 30 s 的解冻期时间，在单个靶点上连续操作 2 或 3 次。

# 高强度聚焦超声

高强度聚焦超声（high-intensity focused ultrasound，HIFU）是一种新型消融技术，它利用高强度超声能量聚焦于特定靶区。由此产生的热量会导致组织破坏，这与治疗持续时间和温度升高的速度成正比。HIFU 的一个主要缺点是会导致空化。在这个过程中，目标区域内会形成微小的气泡，阻碍声波的传播。这些气泡一旦破裂，可能会在不经意间成为意外的热能输送的管道。另一方面，如果组织被正确定位，声空化可能会导致预期的神经破坏效果。Gulati 等一直在利用猪模型对这种有前景的治疗方法进行研究[15]。

# 参考文献

1. Cosman ER, Nashold BS, Ovelmann-Levitt J. Theorectical aspects of radiofrequency lesions in the dorsal root entry zone. Neurosurgery. 1984;15:945–50.
2. Cosman E, Cosman B. Methods of making nervous system lesion. In: Wilkens R, Rengachary SS, editors. Neurosurgery. New York: McGraw-Hill; 1984. p. 2490–9.
3. Cosman EJ, Cosman ES. Electric and thermal field effects in tissue around radiofrequency electrodes. Pain Med. 2005;6:405–24.
4. Sluijeter ME, Cosman ER, Rittman WB III, et al. The effects of pulsed radiofrequency firelds applied to the dorsal root ganglion-a preliminary report. Pain Clin. 1998;11:109–17.
5. Raj PP, Patt RB, Neurolysis P. In: Raj PP, editor. Pain medicine: a comprehensive review. St. Louis: Mosby; 1996. p. 288–96.
6. Rumbsy MG, Finean JB. The action of organic solvents on the myelin sheath of peripheral nerve tissue: II. Short-chain aliphatic alcohols. J Neurochem. 1966;13:1509.
7. Wood KM. The use of phenol as a neurolytic agent: a review. Pain. 1978;5:205–29.
8. de Leon-Casasola OA, Ditonto E. Drugs commonly used for nerve blocking: neurolytic agents. In: Raj PP, editor. practical management of pain. 3rd ed. St. Louis: Mosby; 2000. p. 575–8.
9. Håkanson S. Trigeminal neuralgia treated by the injection of glycerol into the trigeminal cistern. Neurosurgery. 1981;9:638–46.
10. Rengachary SS, Watanabe IS, Singer P, et al. Effect of glycerol on peripheral nerve: an experimental study. Neurosurgery. 1983;13:681–8.
11. de Leon-Casasola OA, Ditonto E. Drugs commonly used for nerve blocking: neurolytic agents. In: Raj PP, editor. Practical management of pain. 3rd ed. St. Louis: Mosby; 2000. p. 575–8.
12. Denny-Brown D, Adams RD, Brenner C, et al. The pathology of injury to nerve induced by cold. J Neuropathol Exp Neurol. 1945;4:305–23.
13. Mazur P. Rand RW, editor. Physical and chemical factors underlying cell injury in cryosurgical freezing, Cryosurgery. Springfield: Charles C. Thomas. p. 1968.
14. Meyers RR, Katz J. Neural pathology of neurolytic and semidestructive agents. In: Cousins MJ, Bridenbaugh PO, editors. Neural blockade in clinical anesthesia and management of pain. Lippincott Williams & Wilkens, Philadelphia PA USA. 1988.
15. Gulati A, et al. Novel use of noninvasive high intensity foccusted ultrasonography for intercostal nerve neurolysis in a swine mondel. Reg Anesth Pain Med. 2014;39:26–30.

# 17 交感神经系统阻滞在癌性疼痛治疗中的应用

Nadya M. Dhanani，Wilson A. Almonte，Mitchell P. Engle

庞萍 译 唐靖 校

## 概述

解剖学家 Galen 在公元 2 世纪首次描述了交感神经系统（sympathetic nervous system，SNS）。牛津学者 Thomas Willis 在其著名的《大脑解剖学》（公元 1664 年）一书中，对椎旁链进行了更完整的解剖学描述。法国科学家 Francois Pourfour du Petit（公元 1664—1741 年）进行动物实验，切断了狗的上颈链后，狗出现了一些症状，这些症状后来被称为 Horner 三联征[1]。这项实验也许是第一个有针对性且容易被现代医生理解的交感神经系统阻滞。1948 年，Dargent 发表了第一个大型病例研究报告，通过经皮注射可卡因进行交感神经阻滞和外科交感神经切除术，评估交感神经阻滞在治疗癌症疼痛中的作用[2]。

自主神经系统由交感神经系统、副交感神经系统和肠神经系统组成。解剖上，交感神经系统由节前和节后神经元组成。节前交感神经元胞体位于 T1～L2 脊髓中间外侧柱。然后这些神经元形成腹侧神经根上的有髓神经元，离开椎管后进入胸椎旁神经节。这些神经节在椎体前外侧表面成对存在。在胚胎学上，每个椎体水平都形成成对的神经节，但在发育过程中，连续的神经节可以融合，特别是在颈椎区域。节前神经元可以在它们进入的同一椎旁神经节水平形成突触连接，也可以在形成突触连接前上升或下降。节后神经元的胞体位于椎旁神经节，然后发出纤维到达靶器官（图 17.1）。或者，一些神经元在形成突触前，穿过椎旁神经节形成内脏神经。与椎旁神经节不同，椎前神经节的神经突触不成对。节后神经元的胞体位于椎前神经节，然后走行至其靶器官（图 17.1）。

胸交感神经、腹交感神经和盆交感神经通常与内脏传入神经成对存在，它们都和供应内脏的血管相伴行。内脏传入神经与躯体传入神经一样，其胞体位于脊髓背角的背根神经节（dorsal root ganglia，DRG），和脊髓背角的 Ⅰ、Ⅱ、Ⅴ、Ⅹ 层形成突触连接。此外，在中间外侧柱和腹侧运动神经元上也有突触连接，以协调复杂的内脏反射。脊髓内上行性传导通路主要包含在前外侧通路和脊髓背柱中[3]。

交感神经在疼痛中的作用最近才引起人们的关注。在某些情况下，特别是复杂区域疼痛综合征，交感神经在疼痛的发生和发展过程中扮演着重要的角色。交感神经介导的疼痛诊断依据通常为疼痛伴有交感神经失调的相关症状，例如血管舒缩功能障碍、水肿、震颤和受损部位营养状况的改变[4-5]。

很多机制阐述了交感神经介导的疼痛的发展和持续存在的原理。神经损伤后，外周伤害性感受器开始对直接应用去甲肾上腺素或者是引起外周传出-传入耦联的交感神经刺激信号变得敏感[6]。外周神经损伤会触发交感神经传入纤维在背根神经节形成神经网络，并像网篮一样包绕在粗大的传入神经根周围，这就是背根神经节传出-传入耦联的形成机制[7]。近些年涌现出很多关于神经生长因子在癌性疼痛中的作用的动物模型研究。这些研究表明，骨肿瘤旁炎症细胞释放的神经生长因子可以敏化初级传入神经元，并参与感觉传入纤维和交感传出纤维的网络和神经瘤构成[8]，这为交感神经系统参与骨肿瘤介导

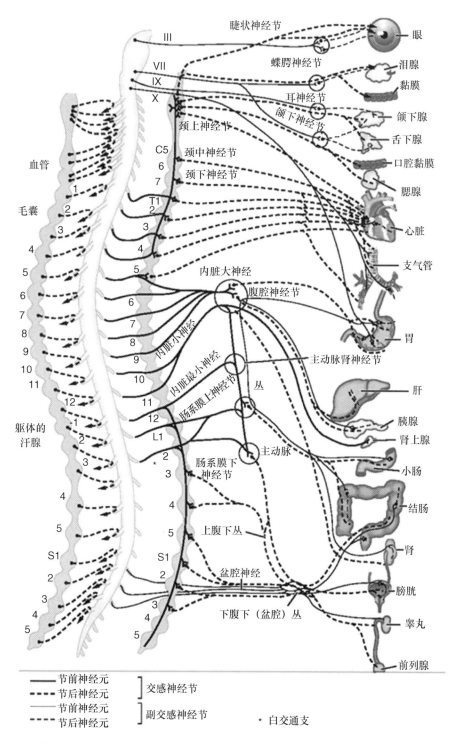

**图 17.1**　周围交感神经系统示意图。交感神经纤维从 T1 到 L2 椎体离开脊髓，进入椎旁链（脊髓右侧的灰色柱）。这些神经纤维既可以在同一水平上形成突触，也可以沿着椎旁链上升，在更高的脊柱节段形成突触。另外，一些纤维穿过椎旁神经节，形成内脏神经，然后在椎前神经节中形成突触。交感神经传出纤维支配的靶器官显示在图的右侧（Adapted from Griffin et al.[75] with permission from Wolters Kluwer）

的疼痛提供了神经解剖学依据。

交感神经系统可以在神经节或者是交感神经通路中的任何一个部位进行阻滞。本章将会主要介绍

临床中广泛使用的 7 种交感神经阻滞治疗癌性疼痛的方法。

# 蝶腭神经节阻滞

## 解剖

蝶腭神经节（sphenopalatine ganglion，SPG），也称为翼腭神经节，是诊断和治疗性神经阻滞最常用的头部交感神经通路。蝶腭神经节是颅外最大的一组神经细胞，其主要成分为副交感神经节，同时包括一部分感觉纤维和交感神经纤维。走行在蝶腭神经节内的交感节后神经纤维起源于颈上神经节。这些神经最初走行于颈动脉丛，随后穿过岩深神经和翼管神经，最后在翼腭窝处形成蝶腭神经节。这些节后纤维是支配泪腺、鼻腭黏膜的交感神经纤维。更重要的是，来自上颌神经的感觉传入纤维也走行于蝶腭神经节内[9-10]。

## 适应证

蝶腭神经节阻滞的适应证主要包括蝶腭神经痛、三叉神经痛、头痛（包括偏头痛和丛集性头痛）和非典型面部疼痛。另外，相关研究还阐述了蝶腭神经节阻滞对舌头和口底癌性疼痛的治疗作用[9, 11]。

## 证据

蝶腭神经节阻滞有效性的依据主要来源于大量关于头痛、蝶腭神经痛和非典型面部疼痛的病例报道。例如，Sanders 等研究了 56 位阵发性头痛患者和 10 位慢性丛集性头痛患者。他们都接受了蝶腭神经节的射频消融，其中 60% 的阵发性头痛患者和 30% 的慢性丛集性头痛患者在接下来的 29 个月的随访中疼痛得到了完全缓解[12]。Narouze 等对 15 名慢性丛集性头痛患者进行了颧下蝶腭神经节射频消融术，这些患者的疼痛发作强度和发作频率都明显降低[13]。Puig 等对 8 位蝶腭神经痛的患者进行蝶腭神经节的重复化学神经毁损术。这些患者的疼痛程度得到 90% 缓解，而且疼痛缓解持续 9 个半月[14]。Bayer 等随访了 30 位有慢性面部疼痛和头痛的患者，这些患者接受蝶腭神经节射频消融术后随访了 4 ~ 52 个月，21% 的患者疼痛得到了完全缓解，65% 的患者疼痛得到轻到中度缓解[15]。

蝶腭神经节阻滞治疗癌性疼痛的依据仅特定局限于少量病例系列的报道。Prasanna 等对 10 位患有舌癌或口底肿瘤的患者进行反复的经鼻蝶腭神经节阻滞，这些患者疼痛得到了显著缓解[16]。另外，其他一些病例报道也表明，一位患有颊黏膜癌的患者，癌症扩散至上颌骨和下颌骨，在接受了诊断性经鼻蝶腭神经节阻滞和神经毁损术后，疼痛得到了显著缓解[17]。

## 鼻内技术

患者平卧位，用局麻药（通常为 4% 利多卡因凝胶）浸泡加长棉签，把浸透的棉签插入鼻孔，缓慢进入鼻咽部后壁。第二个棉签从同一个鼻孔进入后，尖端固定在第一个棉签的上外侧。棉签停留 30 ~ 60 min，蝶腭神经节位于鼻黏膜附近，可以通过局麻药在黏膜中的扩散，达到神经阻滞的效果。如果需要另外追加局麻药，用另一个浸透局麻药的棉签替代原来的棉签即可，或者局麻药可以顺着刚开始的棉签的杆浸润到黏膜[9, 11]。

## 颧下透视技术

这种技术可以用于诊断性阻滞，而且在进行蝶腭神经节毁损术前应该先进行诊断性阻滞。因为患者需要在镇静的状态下完成阻滞，应该为患者开放静脉通道。患者取平卧位，头稍微偏向操作者对侧。利用侧位透视技术，对齐同侧和外侧的下颌骨。在同侧的颧弓下方或上颌窦后方可以观察到翼腭窝是花瓶状结构，C 臂向头侧倾斜可以使显影更清楚。然后，用 25 号 1.5 英寸（约 3.8 cm）的针头对翼腭窝上方下颌支前方的皮肤和皮下组织进行局部浸润麻醉。用 22 号 3.5 英寸（约 8.9 cm）的腰椎穿刺针在颧骨下方的冠状切迹进行穿刺，缓慢进入到翼腭窝的中间。这是内侧、头侧、稍微偏前的一种路径。在胸部前后位视图中，当腰椎穿刺针朝中鼻甲推进时，交替使用前后视图和侧视图确定位置。这里需要特别注意的是鼻窦骨非常薄，穿刺针很容易穿透。因此也有人认为应该使用钝针进行穿刺。在胸部前后位视图中，我们最终确认针尖位于鼻黏膜附近。回抽无血后，注入 0.5 ml 造影剂，观察针尖在翼腭窝内的位置是否合适，并确保造影剂在鼻内扩散良好，然后在翼腭窝内注入 2 ml 0.25% 布比卡因后拔除穿刺针[9-10, 18]（图 17.2）。

当诊断性阻滞的结果为阳性时，可以使用射频消融术或化学神经毁损术进行神经节的神经毁损。运用前面介绍的透视技术，用带有 5 mm 活动针尖的 10 cm 穿刺针进行射频消融术。用 50 ~ 100 Hz、0.1 ~ 1 V 的感觉刺激引出鼻根部的麻木感。如果上牙槽有麻木感，穿刺针尖应该向下、向内侧调整[9]。确认针尖位于恰当的位置后，注入 1 ~ 2 ml 局麻药。应用射频消融技术，80℃，持续 90 s。或者在 42℃时，连续 120 s 进行脉冲射频消融。当使用化学神经毁损时，注射造影剂评估有无误入血管以及明确神经毁损溶液的扩散程度非常重要[9-11]。

## 副作用和并发症

蝶腭神经节阻滞和神经毁损是一项新兴的技术，因此实施该技术的医生应该具备熟练的神经阻滞技术以及掌握一些可能出现的并发症。因为没有副交感神经的对抗作用，阻滞神经节后通常会导致同侧流泪。如果无菌技术不合格或者是鼻黏膜通过鼻腔外侧壁与外界相通，则会有感染的风险。上颌动脉和血管丛在神经节附近，因此出血和血肿是该操作潜在的并发症。有病例报道一些患者射频消融术后

出现腭、上颌、口咽部的麻木感。如果针尖穿过眶下裂，会损伤眼球。射频消融过程中会出现需要药物治疗的窦性心动过缓[9-10, 18]。

# 星状神经节阻滞

## 解剖

星状神经节由颈下神经节和第 1 胸交感神经节融合而成。星状神经节解剖上位于颈前部，第 1 肋和 C7 横突交界处。交感神经链经过星状神经节发出交感神经支配同侧头、颈和肢体。星状神经节阻滞通常在 C6 椎体水平进行，也有一些医生在 C7 或者 T1 水平进行阻滞。C6 位于实际星状神经节的顶部，从这个位置进行穿刺可以避免意外穿刺到肺尖和损伤穿过颈椎横突孔的裸露的椎动脉。在 C6 椎体水平，颈交感干在椎动脉和颈内静脉后方，C6 椎体横突和颈长肌前方，甲状腺和食管外侧，前斜角肌和颈椎动脉的中间。

## 适应证

星状神经节阻滞（stellate ganglion block，SGB）

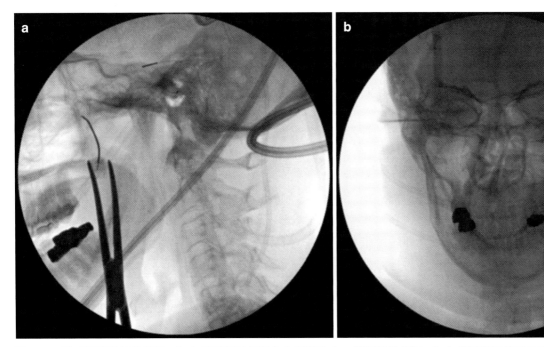

**图 17.2** 颞下蝶腭神经节阻滞。（a）侧视图显示针尖在蝶腭孔内，其形状像花瓶。（b）前后视图显示针尖直接位于上颌窦外侧壁的侧面

3 种最常见的适应证是血管功能不全、多汗症和面部以及上肢的交感神经介导的疼痛（sympathetically mediated pain，SMP）综合征。如前面所介绍，星状神经节阻滞可以用于诊断和治疗各种影响到头、颈、上肢的交感神经介导的疼痛，包括复杂区域疼痛综合征和疱疹后神经痛。对于癌性疼痛，星状神经节阻滞可能对实性肿瘤引起的局部疼痛、肺上沟瘤引起的上肢痛、乳腺癌术后疼痛综合征、臂丛神经病变和放射后神经炎等有治疗效果。还有学者认为星状神经节阻滞可以治疗创伤后应激障碍引起的潮热和乳腺癌患者频繁出现的夜间觉醒。

## 证据

大多数研究的重点是星状神经节阻滞治疗复杂区域疼痛综合征和急性疱疹后神经痛的疗效。研究者认为患者在症状发作的最短时间内接受星状神经节阻滞的治疗，对于复杂区域疼痛综合征具有更好的治疗效果[19-20]。2013 年，Kastler 等发表了一个病例报道，Ⅰ型复杂区域疼痛综合征患者接受 CT 引导下的射频神经毁损或神经阻滞术。接受了神经毁损术的患者在治疗后，其疼痛的缓解程度大于 50%，疼痛缓解维持 2 年，而仅仅接受了神经阻滞术的患者的疼痛缓解程度小于 50%（疼痛的缓解程度分别是 68% 和 21%）[21]。尸体解剖的研究对 5 ml、10 ml、20 ml 的注射剂量进行比较，发现扩散的最佳剂量为 5 ml[22]。尽管我们还没有进行过星状神经节的化学性神经毁损术，但其在文献中已经有报道。Arter 等用 3% 苯酚对 150 名患者进行星状神经节阻滞，并未发现严重的并发症[23]。

许多研究证实了星状神经节阻滞治疗三叉神经痛和颈部急性疱疹后神经痛的有效性[24]。2012 年，Makharita 等进行了一项随机对照试验，评估了早期星状神经节阻滞对急性带状疱疹引起的面部疱疹后神经痛的治疗效果，他们得出的结论是，在出皮疹的 2 周内进行星状神经节阻滞，可以立即缓解带状疱疹的急性神经痛，而且可以降低疱疹后神经痛的发生概率[25]。

星状神经节阻滞已用于治疗许多癌症相关的疼痛综合征。2002 年，Noguchi 等的研究表明，星状神经节阻滞可以缓解小脑脑桥角肿瘤引起的三叉神经痛[26]。Lipov 等报道了一项前瞻性试验性研究，

13 名乳腺癌患者接受星状神经节阻滞，治疗潮热和夜间觉醒。他们发现其中一两名接受了星状神经节阻滞治疗的患者，潮热和夜间觉醒的发生率降低，症状改善维持 1 年。作者还发现，星状神经节的投射传出到下丘脑，下丘脑是体温调节的关键中枢[27-28]。

2004 年，Abdi 等报道了斜位透视技术[29]。接着，他们又进行了一项前瞻性研究，对比了经典的前路和斜位引导的神经阻滞技术对 50 名乳房切除术后疼痛综合征患者的治疗效果。接受了两种神经阻滞方法的患者，在最后一次神经阻滞治疗后，其疼痛评分、吗啡每天的剂量和痛觉超敏的面积都有所降低，患者舒适度提高，这种效果维持 3 个月。但是，作者发现经典的前路神经阻滞技术的并发症发生概率更高[30]。

## 前路气管旁透视技术

考虑到操作可能会引起心血管以及神经系统的并发症，在操作前应开放通畅的静脉通道，监测心率、血压、血氧。患者仰卧于透视床，颈部稍后仰，并稍转向操作者对侧。使用胸部后前位透视影像显示 C6 椎体的钩突，稍微向尾部倾斜可以使显影更清楚。用 25 号 1.5 英寸（约 3.8 cm）的针经皮在钩突处进行麻醉，把同侧的颈内动脉向外拨开，避免意外穿刺到血管，用 25 号腰椎穿刺针经皮穿刺至 C6 横突，在钩突的下方即可触及，操作过程中始终保持颈内动脉拨向外侧，进针过程应该使用同轴技术。针尖触及 C6 横突后，针尖应该稍后退几毫米，避免药物注射入颈长肌，回抽后，注入 1～2 ml 造影剂，在透视技术实时监测下确认没有血管内注射以及造影剂沿肌肉扩散范围良好。然后，缓慢注入 0.5 ml 0.25% 布比卡因，至少观察 1 min，确认没有血管内注射，再缓慢追加 4.5 ml 0.25% 布比卡因，然后拔除穿刺针。根据我们的操作经验，可以在局麻药中加入 25 μg 可乐定。

当星状神经节的诊断性阻滞的结果为阳性时，可以进行神经节的神经毁损术，可以使用射频消融术或化学性神经毁损术。在我们的临床实践中，我们一般不进行星状神经节的毁损术，因为附近有重要的血管和神经结构。也有一些报道记录了应用前面介绍的技术进行星状神经节射频消融。引出麻木感觉的刺激电流应该设置为 50～100 Hz、0.1～1.5 V。2 Hz、

0.1 ～ 1.5 V 的电流刺激可以引出膈神经和喉返神经的运动反射。回抽后可以注入局麻药和微粒状类固醇（或医生判断颈部血管的吸收程度可选择非微粒状类固醇），射频消融的温度应设置为 60 ℃，持续 60 s。

## 斜位透视技术

可以采取斜位透视技术避免损伤颈部的重要血管结构。操作过程中应该使用四导联的心肺监护。患者取平卧位，利用胸部后前位透视技术，可以看到 C6 椎体，C 臂缓慢倾斜，直至看到神经孔，在 C6 钩突和横突连接处的皮肤，用 25 号 1.5 英寸（约 3.8 cm）的针进行局麻。用 25 号腰椎穿刺针经皮穿刺至 C6 钩突和横突的连接处。确定针尖在适当的位置后，神经阻滞的过程与标准的胸部后前位阻滞过程相同（图 17.3）。

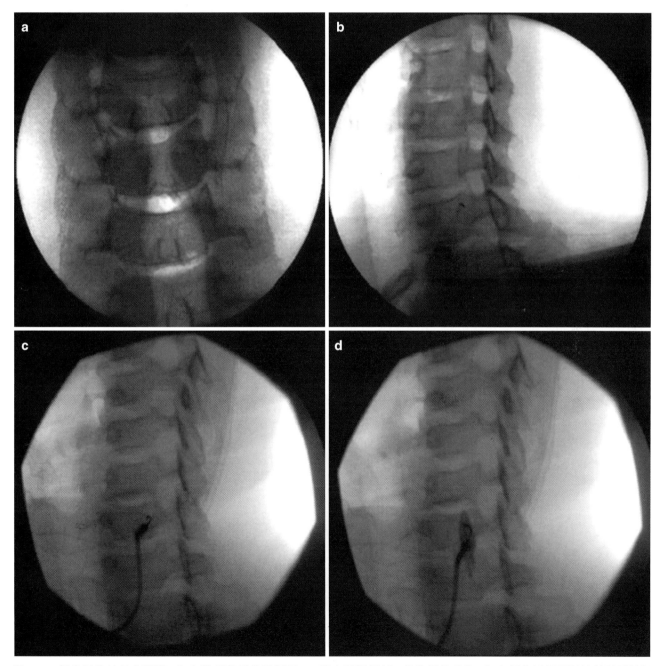

**图 17.3** 斜位星状神经节阻滞。（**a**）胸部前后位透视图，C 臂向尾端倾斜，使终板呈直角。（**b**）斜位透视可以清楚显示神经孔。（**c**）针置于钩突的底部。（**d**）造影剂扩散良好（Adapted from Abdi et al.[29] with permission from the American Society of International Pain Physicians）

## 超声引导技术

在过去的十几年里，超声在神经阻滞中取得了相当重要的地位。超声引导下星状神经节阻滞唯一的优势是操作者可以看清楚颈部重要的血管、神经，直视下进针，避免损伤颈部血管神经。进行神经阻滞前，应开放静脉通道，给予心肺监护。患者取平卧位，颈部稍后仰，头偏向操作者对侧，触及患者的环状软骨，可以确定 C6 椎体的位置。消毒后，高频线阵探头横置于环状软骨之上。在颈部扫查，从中间向外侧，依次可以看到气管、食管、甲状腺、颈内动脉、颈内静脉、C6 横突、颈长肌、前斜角肌、臂丛神经、中斜角肌。交感链通常在颈动脉深部，颈长肌前方。采用平面内技术进行神经阻滞，可以从探头的内侧或外侧进针。我们的团队更偏向于从探头外侧进针。使用探头外侧进针法，用 25 号 1.5 英寸（约 3.8 cm）的针对探头外侧的皮肤进行局麻，使用平面内技术，穿刺针穿破皮肤后到达臂丛神经上方，穿刺针继续前进，可到达交感链，进针过程中应避免损伤臂丛神经、颈内动脉、颈内静脉。针尖最后的位置应该位于颈内动脉的下方，颈长肌的上方。回抽后，注入 0.5 ml 0.25% 布比卡因，观察 1 min，没有神经系统的症状，注射 4.5 ml 0.25% 布比卡因后拔除穿刺针。和透视技术不同的是，超声引导阻滞的过程中不需要用造影剂，因为阻滞过程中可以清楚看到血管，避免穿刺到血管（图 17.4）。

## 副作用和并发症

星状神经节阻滞是一项新兴的技术，无论用哪种仪器进行阻滞，操作者必须经过神经阻滞技能的培训且熟练掌握可能发生的并发症。星状神经节阻滞后，会出现同侧的 Horner 综合征，上睑下垂，瞳孔缩小，偶尔会出现眼球内陷和结膜充血，这可以表明阻滞成功。如果患者有严重的肺部疾病，应该避免进行星状神经节阻滞，因为膈神经阻滞是比较常见的并发症。应该嘱咐患者在进行星状神经节阻滞的几个小时内不要进食，因为喉返神经阻滞也是比较常见的并发症。极少数情况下，会因为臂丛神经在星状神经节附近而出现臂丛神经的意外损伤。星状神经节阻滞也会引起一些严重的并发症，例如气胸，血管损伤，硬膜外或鞘内注射，动脉内注射局麻药导致交感神经张力消失引起的循环衰竭，椎动脉破裂引起的血栓、夹层和梗死。阻滞过程中可能会意外穿刺颈部食管，特别是食管左侧。一种罕见的迟发性并发症是咽后血肿，可导致完全性气道阻塞[31]。这些并发症强调了在阻滞过程中，通畅的静脉通路、心肺监护和快速提供高级心脏生命支持的必要性。

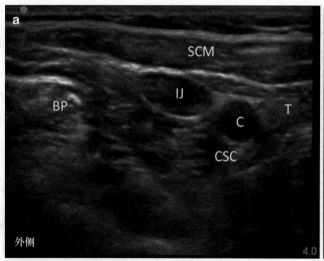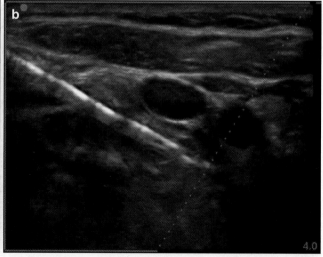

**图 17.4** 超声引导下星状神经节阻滞（侧入路）。（a）超声探头横向置于环状软骨水平显示臂丛（BP）、胸锁乳突肌（SCM）、甲状腺（T）、颈内静脉（IJ）、颈动脉（C）和颈交感神经链（CSC）。（b）超声找到图 a 相同的结构后，用平面内法，从探头外侧进针，针尖从臂丛经过，针尖到达颈动脉深处的颈交感神经链

# 胸交感神经节阻滞

## 解剖

胸交感神经节负责上肢、胸壁和上腹壁交感神经支配。上胸交感神经节常与颈下神经节融合形成星状神经节。尽管这些神经节与大部分上肢交感神经纤维形成连接，但有 20% 的人 T2、T3 交感神经节的作用更明显。这些神经节的纤维通常被称为 Kuntz 神经。当交感神经纤维靶向支配上肢时，如果没有阻断这些纤维可能导致星状神经节阻滞治疗失败。因为上肢的节前神经元起源于 T2 ～ T8，上升至 T3、T2、星状神经节和颈中神经节，阻断上胸神经节可以确保完全阻断上肢交感神经[32]。

T2 和 T3 交感神经节位于相应椎体的外侧，大约在前后纵线的中点。神经节位于椎体的头尾中点稍偏上几毫米处。值得注意的是，神经节与壁胸膜和肋间神经的距离相对较近[33]。

## 适应证

上胸交感神经节阻滞的适应证与星状神经节阻滞相似。这些适应证包括血管功能不全、多汗症和交感神经介导的疼痛综合征。最常见的交感神经介导的疼痛综合征是上肢的复杂区域疼痛综合征。据报道，上胸交感神经节阻滞还可用于诊断和治疗乳腺幻痛、急性带状疱疹、心绞痛和难治性多形性心动过速[34]。

## 证据

很少有研究探讨胸交感神经节阻滞或消融的有效性。一项回顾性分析研究表明，在 CT 引导下，对 293 例难治性神经病理性疼痛患者进行干预治疗，持续输注罗哌卡因或进行化学性神经毁损可显著降低患者的疼痛[35]。另一项研究表明，胸交感神经节热射频消融后，交感神经介导的疼痛缓解，持续超过 1 年[36]。据报道，一般来说，胸交感神经阻滞如果在疼痛发作后 1 年内实施，其有效性更高[34]。

# T2 ～ T3 透视技术

由于有发生循环系统和神经系统并发症的风险，在进行该操作前，必须保证有通畅的静脉通路。应使用心肺监护仪。患者俯卧在透视台上。AP 透视用于识别 T2 椎体，其终板呈方形。将 C 臂向同侧倾斜约 20°。在 T2 椎体外侧，第 2 肋尾部的皮肤进行局麻。利用同轴技术，用 22 号腰椎穿刺针通过皮肤直接穿刺至 T2 椎体外侧。进针过程中，交替使用斜位和侧位成像。进针过程中，针尖应紧贴 T2 椎体。最后的针尖位置应该在椎骨前后纵线的中间，略高于椎骨的颅尾轴。注入 2 ml 造影剂，观察造影剂是否能够在交感神经链的腹侧充分扩散。如果造影剂沿着肺穹隆扩散，这表明已经穿破壁胸膜，穿刺针应该转向内侧。对于诊断性阻滞，可以注射 6 ～ 8 ml 0.25% 布比卡因，然后拔除穿刺针，将患者带到恢复室，进行胸部 X 线检查，评估是否存在气胸[32]。

由于与胸神经根邻近，很少进行胸交感神经的化学性神经毁损术。相反，射频消融技术更常用。神经消融术在技术上通常与诊断性神经阻滞相似，只是另外还需要在 T3 椎体水平进行穿刺，以完全阻滞来自 T2 和 T3 的交感神经纤维。进行热射频消融，还需要使用专用的弯曲的热射频套管（通常带有 10 mm 的活动尖端）。进行感觉测试（50 Hz，1 V）和运动测试（2 Hz，2 V）非常重要，以确保不会损伤胸神经根。进行消融前，应注射少量的局麻药。射频消融通常在 80 ℃下进行 90 s（图 17.5）[32]。

# 副作用和并发症

胸交感神经阻滞是一种前沿的手术方法，只有经过一定的技术培训和熟练掌握潜在并发症的医生才能操作。与星状神经节阻滞相似，同侧 Horner 综合征是一种可以预见的副作用。尽管有的肋间神经会汇合至臂丛神经，但极少情况下，会意外阻滞臂丛神经的分支。最常见的并发症是气胸，据文献记载，由经验丰富的医生进行神经阻滞的病例中，气胸的发生概率为 1.8% ～ 2.4%[32, 36]。这一并发症强调了术后胸部 X 线检查评估是否发生气胸的重

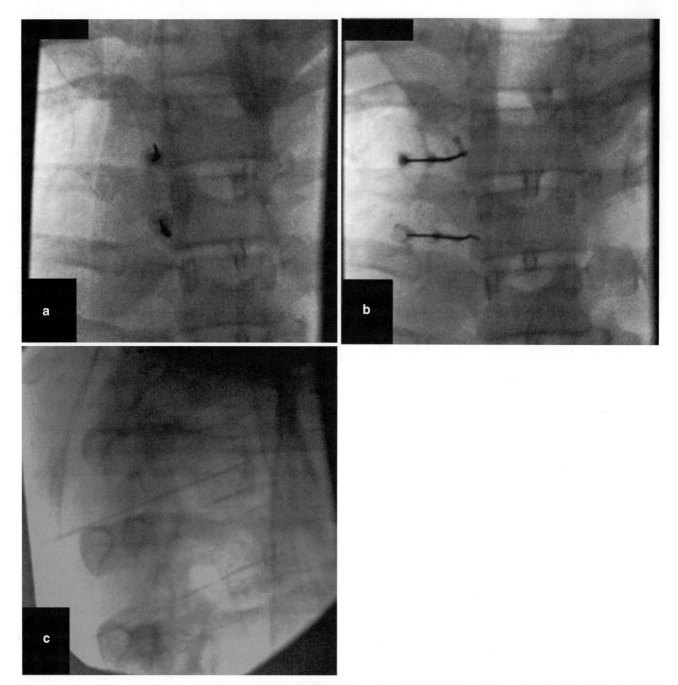

**图 17.5**　胸交感神经节阻滞。（**a**）在向同侧倾斜 20° 的斜位视图中，针头置于椎体横突正下方。针尖最后的位置如前后视图（**b**）和侧视图（**c**）所示（Images courtesy of Miles Day，M.D.，Department of Anesthesiology and Pain Management，Texas Tech University Health Sciences Center，Lubbock，Texas）

要性，以及告知患者可能会发生迟发性气胸的必要性。较不常见的并发症包括由心脏交感神经纤维阻滞导致的循环衰竭、硬膜外或鞘内注射、肋间神经损伤和局麻药中毒。这些并发症再次强调了保证通畅的静脉通路、心肺监护和快速提供高级心脏生命支持（ACLS）的必要性。

# 腹腔神经丛和内脏神经阻滞

## 解剖

　　虽然许多突触前交感神经元在椎旁神经节内形成突触，但其中一部分绕过神经节成为内脏神经。

相反，这些突触前交感神经纤维在相对应的椎前神经节形成突触，且通常位于主动脉前。内脏大神经来源于第 5 至第 9 胸交感神经节的内侧支。这些神经斜行下降，穿过膈肌，终止于腹腔神经节[37]。内脏小神经由第 9 和第 10 胸神经节形成，终止于主动脉肾神经节。内脏最小神经高度变异，通常起源于第 11 和第 12 胸神经节，在肾丛形成突触[37]。

腹腔神经丛是人们最熟悉的椎前神经节，它环绕着腹腔动脉，腹腔动脉通常位于 L1 椎体水平。腹腔神经丛是支配胰腺、肝、胆囊、脾、食管远端、胃、肾上腺、肾、小肠和大肠脾曲的内脏传入神经和交感传出神经之间的重要通路。

## 适应证

腹腔神经丛阻滞是最早开展的交感神经阻滞技术之一，1914 年 Max Kappis 将腹腔神经丛阻滞用于治疗腹痛[38]。如今，这种阻滞最常见于治疗腹内癌性疼痛，最常见的癌性腹痛是胰腺癌引起的疼痛。通常使用乙醇或苯酚溶液进行腹腔神经丛神经毁损。据报道，曾有多种方法可用于腹腔神经丛阻滞，包括解剖标志定位、透视、CT 引导（后位或前位）、腹部超声和超声内镜引导的方法。医生可根据当地可用的技术和自身的专业特长选择相应的方法完成神经阻滞。

腹腔神经丛阻滞（neurolytic celiac plexus block，NCPB）和内脏神经阻滞，这两个词通常被认为是同义词，这是不恰当的。NCPB 的目的是阻滞椎前突触神经节，这种阻滞是经膈脚的。相反，内脏神经阻滞是一种膈脚后技术，其目的是在内脏神经穿过膈肌，在腹腔神经节形成突触前对其进行阻滞。一些医生选择内脏神经阻滞，而不是真正的腹腔神经丛阻滞，因为内脏神经阻滞可以避免穿透膈肌，且很少会因为腹腔内肿瘤在椎前腹腔神经丛周围而影响其临床的阻滞效果。

## 证据

1993 年，Lillemoe 等首次进行了高质量的双盲随机对照试验。该研究对患有胰腺癌，但根据组织病理判断肿瘤无法切除的患者分为两组，即用 50%

乙醇在术中进行化学性内脏神经毁损组（$N = 65$）与注射生理盐水的安慰剂组（$N = 72$），评估内脏神经阻滞的疗效。结果表明，化学性内脏神经毁损组患者的疼痛评分下降持续长达 6 个月。与生理盐水组相比，化学性内脏神经毁损组的生存率有所提高[39]。

Mercadante 对 20 例胰腺癌患者进行了一项前瞻性随机对照试验，比较了 NCPB 与口服镇痛药的疗效。尽管研究没有发现两组之间的疼痛评分有统计学上的显著差异，但 NCPB 组服用阿片类药物的量明显减少[40]。此外，Kawamata 等进行了一项前瞻性随机研究，将 21 例胰腺癌患者分为 NCPB 组和非甾体抗炎药、吗啡治疗组，并比较这两种治疗方法的疗效。该研究结果表明，NCPB 组前 4 周的疼痛评分较低，吗啡用量减少持续了 7 周[41]。

Polati 等进行了一项双盲随机对照试验，比较了 NCPB（$N = 12$）和药物治疗（$N = 12$）的疗效。NCPB 组的短期疼痛缓解优于对照组，但长期疼痛缓解两组之间无明显差异。NCPB 组阿片类药物的用量也比对照组低[42]。同样，Zhang 等进行了一项非盲法随机对照研究，将 56 名患者分为 CT 引导下 NCPB 组和药物治疗组，并对他们的疗效进行比较。研究证明 NCPB 组 2 周内疼痛评分显著下降，90 天内阿片类药物用量减少[43]。

2004 年，Wong 等进行了一项前瞻性双盲随机对照试验，将 100 名患有胰腺癌但不能手术切除的患者进行分组，分为 NCPB 组和注射安慰剂的对照组，比较两组患者的疼痛缓解程度、生活质量和生存率。每周对患者进行 1 次随访，持续至少 1 年或直至死亡。两组患者 24 周内的疼痛程度均明显减轻，而 NCPB 组的镇痛效果比对照组好。尽管 NCPB 组的疼痛程度缓解了，但 NCPB 对患者阿片类药物的用量、生活质量或生存率没有影响[44]。

Wyse 等在一项前瞻性双盲随机对照试验中，研究了超声引导下腹腔神经丛毁损术对新诊断的不能手术切除的胰腺癌患者的疗效。这项研究结果表明，内镜技术可以在 3 个月内减轻患者疼痛程度，也可以减少吗啡的用量[45]。

2011 年，Arcidiacono 等在 Cochrane 协作网发表了一项 meta 分析，评估 NCPB 在减轻疼痛和阿片类药物用量方面的效果。该分析纳入了本节中描述的许多研究，meta 分析得出一致性的结论，即 NCBP

能显著减轻患者 4 周内的疼痛程度。然而在进行 NCPB 后的 8 周内，患者的疼痛程度没有明显减轻，且纳入的各个研究间异质性大。阿片类药物的用量在第 4 周和第 8 周均显著降低[46]。

NCPB 的临床疗效往往随着时间的推移而减弱，因此偶尔需要重复进行 NCPB。McGreevy 等的研究表明，与第一次阻滞相比，重复 NCPB 的疼痛缓解率低于 50%（分别为 67% 和 29%），且第二次阻滞的平均疼痛缓解持续时间较第一次缩短（分别为 3.4 个月和 1.6 个月）[47]。此外，腹腔矢状面周围的淋巴结病变或肿瘤引起的解剖改变会显著影响 NCPB 的疗效。De Cicco 等发表了两篇研究报告，评估解剖改变对造影剂的扩散和疼痛缓解的影响。当造影剂在腹腔轴线周围的四个象限都能得到很好扩散时，长期疼痛缓解的概率相当高。然而，当造影剂只在两个象限扩散或扩散少于两个象限时，长期疼痛缓解的可能性非常低[48-49]。

## 透视下进行腹腔神经丛或内脏神经阻滞

由于阻滞过程中容易出现显著的血流动力学变化，在操作前应该保证有通畅的静脉通路。如果情况允许，可在阻滞前输注 500 ～ 1000 ml 晶体液以增加心脏前负荷。阻滞过程中应进行心肺监护。患者俯卧于透视台上。患者需进行镇静以保证能长时间保持俯卧位。在 AP 透视图中显示 T12 和 L1 椎体，并使终板呈直角。下一步，将 C 臂向同侧倾斜约 20° ～ 30°，直到 T12 横突被椎体外侧缘覆盖。在这个视窗内，用 25 号 1.5 英寸（约 3.8 cm）穿刺针在紧靠椎体外侧和肋骨头下方的皮肤和皮下组织注射 1% 利多卡因进行局麻。对于内脏神经阻滞，穿刺点位于第 12 肋骨上方，椎体外侧。对于腹腔神经丛阻滞，斜位穿刺点在 L1 椎体上外侧缘。通常用 22 号 5 ～ 7 英寸（约 12.7 ～ 17.8 cm）带有弯曲针尖的腰椎穿刺针进行阻滞。对于内脏神经阻滞，进针路径与 T12 椎体有轻微的成角。在这种情况下，腰椎穿刺针进针过程中，应该根据需要变换斜位和侧位透视。针尖触及骨膜后，腰椎穿刺针就沿着椎体的外侧边缘进针。对于内脏神经阻滞，在侧位透视时，针尖位置在 T12 椎体的前外侧缘（图 17.6）。

对于腹腔神经丛阻滞，进针方向与 L1 椎体的外侧边界在同一轴线上。左侧的穿刺针应该放在主动脉的位置，从患者腹部的 CT 扫描中可以定位主动脉。当腰椎穿刺针向前移动时，每前进几厘米，根据需要可以调整斜位透视或侧位透视。当在侧位透视时针尖到达椎体前外侧缘后，针尖保持负压继续前进。如果回抽可见血液，可以采取穿透主动脉的方法，直至回抽没有血液。在侧位透视图中，最后的针尖位置在椎体前方 2 ～ 3 cm，在 AP 视图中针尖位于椎弓根内侧。这样可以在主动脉前注射造影剂和神经溶解剂。

在确定最终的针尖位置后，通过每个位置的针注射 0.5 ～ 1 ml 造影剂溶液，验证造影剂是否扩散良好，当进行内脏神经阻滞时，造影剂应该在椎体外侧缘周围扩散，当进行腹腔神经丛阻滞时，造影剂应该在主动脉前扩散。回抽没有血液后，通过每个穿刺针注射 0.25% 布比卡因 10 ml 后拔除穿刺针。

对于化学性神经毁损，在确认造影剂扩散位置正确后，通过每个穿刺针注射 10 ml 1% 利多卡因（或 2% 氯普鲁卡因）。10 ～ 12 min 后，进行髋关节屈曲运动测试，以验证局麻药没有向后扩散影响到神经根或脊髓。如果运动功能保持完好，则每侧注射 6 ～ 10 ml 98% 乙醇或 6% ～ 10% 苯酚（通常选择较大容量的经膈脚入路），每次 1 ml，在 5 ～ 10 min 钟内缓慢注射。在拔除穿刺针前，应该用生理盐水或局麻药冲洗腰椎穿刺针，以防止退针过程中乙醇沿腰椎穿刺针向外渗出。许多医生也在冲洗过程中注射非微粒类固醇，以减少发生化学性神经炎的概率（图 17.6）。

## CT 引导下腹腔神经丛和内脏神经阻滞：后入路

和透视法一样，开放通畅的静脉通路和进行心肺监护后，患者俯卧在 CT 扫描台上。然后从 T11 ～ L1 获得 5 mm 的连续扫描，以定位与肺和软组织结构相关的腹腔动脉和其他血管。在进针前，使用 CT 图像查看器工具设计好进针路径，使用两个穿刺针的膈脚后路径或使用一个或两个穿刺针的经膈脚路径。使用不透射线的测量网格贴在患者身上，或用一个无菌的尺子进一步确定轴面和矢面上的确

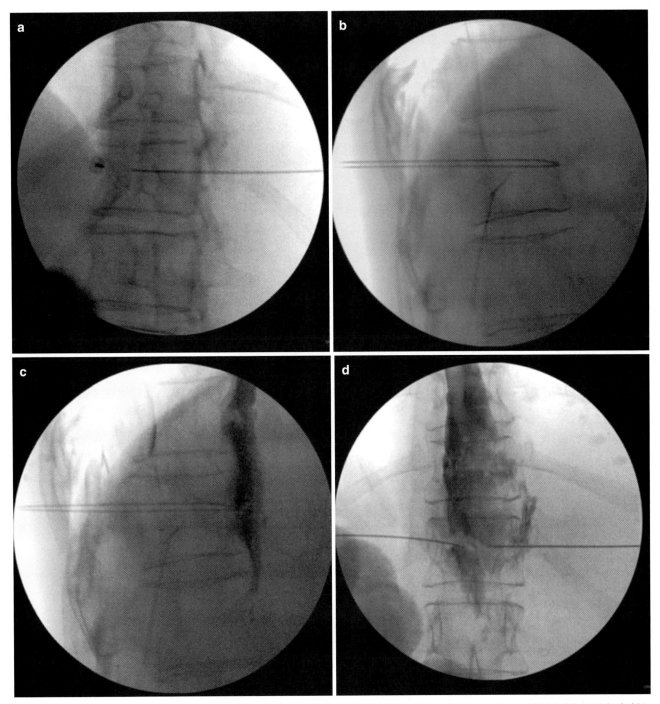

**图 17.6**　内脏神经阻滞。（**a**）在斜位透视图中，针尖位于椎体正外侧的第 12 肋骨头部上方（已在对侧相同位置进行穿刺）。（**b**）针尖最后位于 T12 椎体前缘。在侧位（**c**）和正位（**d**）视图中可以看到造影剂在椎体周围扩散良好

切进针点。常用的进针点距离中线不超过 7 cm。在所有进针点周围进行局麻后，CT 透视引导下，用 5 英寸（约 12.7 cm）或 7 英寸（约 17.8 cm）22 号腰椎穿刺针穿刺至相应的目标位置。当使用膈脚后技术时（内脏神经阻滞），穿刺针应通过肾内侧，而不是在主动脉前（腹腔神经丛阻滞）或主动脉外侧和膈肌后。为了使针保持在当前 CT 轴平面上，针尖每

前进 1 ～ 2 cm 应进行一次重复成像。回抽后，注入少量造影剂。当采用经膈脚技术时，造影剂应在主动脉前两侧扩散，采用膈脚后技术时，造影剂应通过膈脚后间隙扩散。如果穿刺目标位于经膈脚间隙，造影剂不能沿主动脉两侧充分扩散，则应用另一个穿刺针在对侧相同位置进行穿刺。当使用膈脚后技术时，通常需要两个穿刺针，因为主动脉经常会阻

碍药液扩散到对侧。但一般来说，因为内脏神经位于相对狭窄的空间内，膈脚后入路通常只需要较低容积的药液。进行诊断性阻滞时，确认双侧造影剂扩散良好后，可一次或分两次注射 10～30 ml 0.25% 布比卡因。进行神经毁损时，每个穿刺针注射 5 ml 1% 利多卡因后进行神经系统测试，等待 10～12 min 后，如果使用双针技术，每个穿刺针分次缓慢注射 5～15 ml 50%～100% 乙醇。如果采用经膈脚的单针技术，可以一次性注射 20～40 ml 的神经溶解剂。和透视法一样，用生理盐水或者局麻药冲洗后拔除穿刺针（图 17.7）。

## 副作用和并发症

低血压是腹腔神经丛阻滞术后常见的副作用，且患者可能出现低血压引起的相应症状。这是由于血管扩张和血液淤滞在腹腔血管内引起，输注晶体

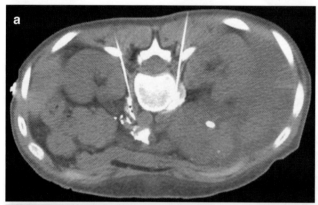

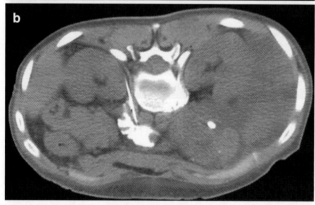

**图 17.7**　腹腔神经丛阻滞（CT 引导）。（**a**）在俯卧位，右侧的穿刺针位于 L1 椎体的前外侧，造影剂扩散良好。（**b**）左侧针尖位于腹主动脉分叉附近。造影剂在动脉前方扩散良好（Images courtesy of Vinay Puttanniah, M.D., Department of Anesthesiology and Critical Care Medicine, Memorial Sloan Kettering Cancer Center, New York, New York）

液可改善低血压的症状。术后应定期监测患者的生命体征。直立性低血压通常是暂时性的，但据报道最长可持续 1 周[43]。腹泻是另一种常见的副作用，因为交感神经被阻滞后，人体失去了对抗因素，副交感神经占主导地位。因此，对于已知或怀疑有肠梗阻的患者，由于有肠穿孔的危险，不适宜进行腹腔神经丛或内脏神经阻滞。气胸是最常见的严重并发症，由进针过程中意外刺透壁胸膜导致。研究报道的气胸发生率为 1%～2%[50-52]。偏向头侧进针会增加气胸的发生率。因此，任何情况下进行该神经阻滞时，都应该备有 ACLS。报道的其他副作用包括由患者凝血障碍或主动脉穿刺引起的出血、主动脉壁剥离[53]，肾穿刺引起的血尿和出血性胃炎[54]。最可怕的并发症是神经系统损伤，包括局部的化学性神经炎和瘫痪。腰大肌间隙内的腰丛神经意外注射化学性神经毁损剂，可导致屈髋肌轻瘫或瘫痪，但症状一般不会太严重。脊髓麻痹可能是神经溶解剂对脊髓的影响或脊髓前血管痉挛的迟发型反应。在 20 世纪 80 年代末发表的一篇大型回顾性研究中，对在透视引导下进行 NCPB 手术的 2730 例病例进行分析，有 4 例发生了瘫痪的并发症，发病率为 1：683[55]。

# 腰交感神经阻滞

## 解剖

腰交感神经链由 L2～L4 椎体前外侧的一系列成对神经节组成。脊髓 T11～L2 的节前神经元在这些神经节中形成突触[56]。这些神经节负责大部分的下肢交感神经支配。

## 适应证

腰交感神经阻滞（lumbar sympathetic block，LSB）可用于诊断，也可以用于治疗。主要用于治疗下肢交感神经介导的疼痛。腰交感神经阻滞治疗的疼痛包括复杂区域疼痛综合征、周围血管疾病、疱疹后神经痛、糖尿病神经病变、幻肢痛、腹股沟和睾丸痛。腰交感神经阻滞用于肿瘤特异性诊断，包括肿瘤引起的腰骶神经病变、放射后神经丛病[5]和肿瘤

引起的膀胱痉挛[57]。

# 证据

腰交感神经阻滞疗效的大多数证据来自复杂区域疼痛综合征患者。1994 年，Cameron 等研究了 29 名全膝关节置换术后下肢疼痛的复杂区域疼痛综合征患者。他们发现有 45% 的患者通过腰交感神经阻滞治疗后，疼痛可以完全缓解[58]。Rocco 等进行的另一项研究评估了腰交感神经链射频消融对 20 例复杂区域疼痛综合征患者的有效性。在完成治疗的 18 位患者中，有 14 位患者疼痛得到一定程度的缓解，其中 5 位患者疼痛完全缓解[59]。最近，Manjunath 等进行了一项随机对照试验，该研究纳入了 20 名患者，比较了腰交感神经的射频消融与苯酚进行神经毁损对复杂区域疼痛综合征患者下肢疼痛的治疗效果。研究发现这两种治疗方法的疗效无显著差异[60]。最后，Carroll 等研究报道，在布比卡因中加入肉毒杆菌毒素 A 对复杂区域疼痛综合征患者进行腰交感神经阻滞治疗。他们发现添加肉毒杆菌毒素 A 可以将阻断作用的持续时间从 10 天增加到 71 天[61]。

关于腰交感神经阻滞用于治疗癌症相关疼痛的研究较少。2011 年，Gulati 等发表了相关研究，在 L4 处进行腰交感神经阻滞，治疗恶性肿瘤相关的膀胱痉挛。这 3 名患者膀胱痉挛的病因分别为局部肿瘤进展、转移性肿瘤浸润和（或）膀胱内化疗。3 名患者在治疗后疼痛都得到了明显缓解[57]。

# 透视下腰交感神经阻滞

在进行神经阻滞前应该开放通畅的静脉通路。在阻滞过程中或阻滞完成后，患者有可能会出现低血压。同时也应该进行心肺监护。患者取俯卧位，可以在患者腹部下方放置一个枕头，以避免腰椎前凸。使用 AP 透视法识别 L2 椎体，C 臂向尾侧倾斜使终板呈直角。从 L2 的下方至 L4 椎体的上方的区域进针都可以进行腰交感神经阻滞。将 C 臂向同侧倾斜约 20°～30°，直到 L2 被横突的外侧端所覆盖。使用 25 号 1.5 英寸（约 3.8 cm）穿刺针在 L2 椎体外侧下方进行皮肤和皮下组织的局麻。然后，用 22 号的腰椎穿刺针经过皮肤，穿刺到 L2 椎体侧面的

稍外侧。使用同轴技术，向椎体外侧缓慢进针。针尖触及椎体的外侧缘后，在侧位透视成像下，将针尖稍微偏离椎体。在侧位透视下，可以观察到针尖的位置最后应位于椎体的前 1/3 内。回抽后，注入 0.5～1 ml 造影剂，以确认药液在腹侧沿椎体的前外侧扩散良好，而不是在腰大肌中扩散。然后通常通过每个穿刺针以 2 ml 的增量注射 10 ml 的 0.25% 布比卡因来进行神经阻滞（图 17.8）。

可以使用射频消融或化学性神经毁损来完成腰交感神经链毁损术。对于化学性神经毁损，针尖穿刺的位置可以是 L2、L3 和 L4 脊柱水平，穿刺方法同前述的 L2 椎体的穿刺。回抽没有血液，并确认造影剂扩散良好后，通过每个针缓慢注入 2 ml 的 2% 氯普鲁卡因。等待约 10 min 后，进行屈髋运动测试，以确保局麻药不会扩散到运动神经。如果运动功能没有受到影响，则通过每个穿刺针缓慢注入 2 ml 50%～98% 乙醇或 6% 苯酚。

进行射频消融技术时，应使用 15 cm 且具有 10 mm 活动针尖的射频消融针，针尖位于 L2、L3 和 L4 椎体的前外侧。进行感觉测试，通常会导致难以定位的背部和腹部疼痛。同时也应该进行运动测试，运动测试在 2 Hz、3 V 的条件下进行，确保针尖与关键运动结构之间保持适当距离。在该位置进行运动测试时，确认没有出现下肢运动，然后注射 1 ml 的 2% 利多卡因后，进行 80℃ 90 s 的射频消融。射频消融后，在拔除穿刺针前通常注射一些非微粒类固醇。

# 副作用和并发症

腰交感神经阻滞最常见的副作用是低血压。术后应对患者加强监护，定时采集生命体征。此外，由于血流增加，阻滞同侧下肢的温度可能会升高。有的医生将温度升高 2℃ 作为阻滞成功的标志。生殖股神经的直接机械性损伤可导致生殖股神经痛，表现为腹股沟和大腿前部疼痛。最近的一篇论文也报道了低容量的乙醇进行化学性神经毁损术后，股外侧皮神经的永久性损伤[62]。因为靠近大血管，出血也是比较常见的并发症。如果针尖穿透肾，可能会发生血尿，血尿通常是自限性的。最后，神经毁损术可能会增加化学性神经炎、股神经毁损和瘫痪等

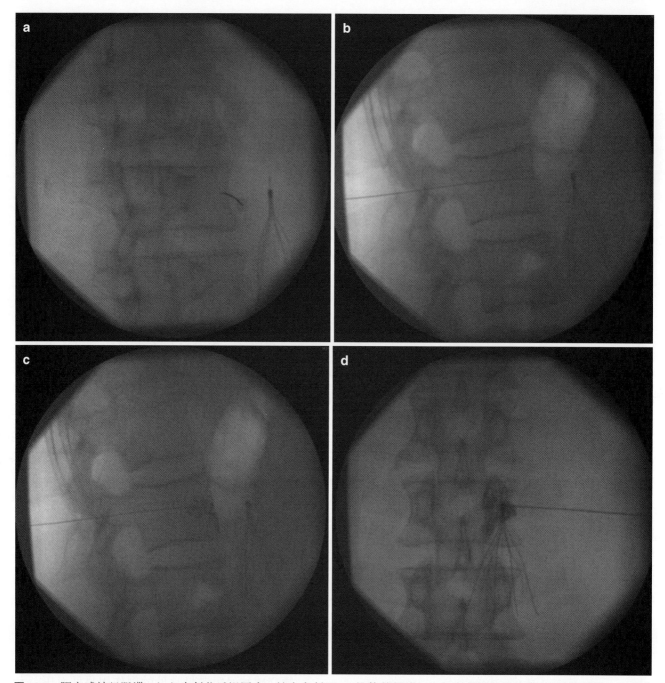

**图 17.8**　腰交感神经阻滞。（**a**）在斜位透视图中，针尖穿刺至 L2 椎体外侧缘。（**b**）穿刺针最后位于 L2 椎体前缘。在侧位（**c**）和正位（**d**）透视图中，造影剂在椎体前扩散良好

并发症的发生率，其机制与腹腔神经丛阻滞部分中描述的机制相同。

## 上腹下神经丛阻滞

### 解剖

　　上腹下神经丛位于 L5 和 S1 椎体前面，由腹膜后交感神经纤维组成。这些纤维继续走行至 S2 ～ S4 节段的下腹下神经丛，在那里它们接受其他副交感神经的加入。上腹下神经丛的内脏传入和交感传出神经支配前列腺、膀胱、子宫、卵巢、阴道近端和直肠。

### 适应证

　　上腹下神经丛阻滞（superior hypogastric plexus

block，SHPB）的适应证为盆腔脏器的疼痛，妇科疾病、子宫内膜异位症、宫腔粘连、间质性膀胱炎、肠易激综合征和盆腔脏器恶性肿瘤引起的疼痛。诊断性阻滞可用于明确骨盆疼痛的病因。神经毁损阻滞常用于盆腔肿瘤相关性疼痛。

## 证据

已有许多关于上腹下神经丛阻滞治疗癌症相关的盆腔脏器疼痛有效性的报道。Plancarte 等的研究表明，宫颈癌、前列腺癌和膀胱癌患者接受上腹下神经丛阻滞治疗后，疼痛评分显著下降[63]。De Leon 等的研究表明，69% 的患者接受上腹下神经丛毁损术治疗后，由妇科肿瘤、结直肠癌或泌尿系统癌症引起的盆腔脏器疼痛明显减轻[64]。Plancarte 等后来进行了一项大型队列研究，对患有妇科肿瘤、结直肠癌或泌尿生殖系统癌症的 227 名患者进行上腹下神经丛神经毁损术。72% 上腹下神经丛诊断性阻滞阳性的患者和 51% 纳入研究的所有患者，接受神经毁损术后，疼痛程度减轻 50%，且疼痛缓解持续 1 个月。此外，阿片类药物的平均使用量减少了 40%[65]。年龄增大和膀胱癌是上腹下神经丛毁损术治疗后，能够达到疼痛减轻的良好效果的预测因素[66]。

经椎间盘入路可替代传统的椎旁上入路的上腹下神经丛阻滞，Erdine 等对 20 例癌症所致盆腔疼痛患者进行了经椎间盘入路的上腹下神经丛阻滞。随访期间，长达 3 个月内 60% 的患者疼痛显著缓解，每天疼痛药物的需求量也随之减少[67]，经椎间盘入路和传统的椎盘上入路两种阻滞方法比较，在减轻疼痛方面没有明显区别，但经椎间盘入路的方法耗时更短[68]。当存在解剖上的限制，如横突或髂嵴过大，导致无法通过经典入路进行阻滞时，可以选择椎间盘入路进行阻滞[69]。

## 透视技术

患者俯卧在透视台上。在患者的髂嵴下放一个枕头以避免腰椎前凸。定位找到 S1，C 臂向患者头部倾斜，使上终板呈直角。C 臂向进针侧倾斜约 20° ～ 30°。理想的进针路径应位于 L5 横突下方，

髂嵴内侧，椎体外侧面的外缘。为了获得最清晰的视野，经常需要调整倾斜的角度。在进针点处进行皮肤及皮下组织的局麻浸润。用 5 英寸（约 12.7 cm）或 7 英寸（约 17.8 cm）的 22 号带弯曲针尖的腰椎穿刺针穿刺到 L5 椎体外侧边缘。沿着穿刺方向稍向内偏斜继续进针。针尖触及椎体后，转到侧视图，慢慢进针至 L5 椎体的前部。在侧位成像中，针尖的理想的位置是位于 L5 的下方或 S1 的上方。上腹下神经丛阻滞通常需要分别在两侧进针。注射 1 ～ 2 ml 造影剂溶液，在正位和侧位图像中观察造影剂是否在椎前间隙沿骶骨岬有良好的扩散。

也可经椎间盘入路进行上腹下神经丛阻滞，该入路通常只需要一个进针点。在经椎间盘入路进行阻滞前，我们通常预防性使用抗生素。经椎间盘入路使用和前述一样的透视技术，操作过程中应注意避免 S1 终板上方成角。C 臂倾斜 15° ～ 25°。穿刺针进针位置类似于 L5 ～ S1 椎间盘造影，位于椎间盘上方骶骨翼外侧。22 号 7 cm 长的腰椎穿刺针穿透皮肤并穿过椎间盘。穿刺针进入椎间盘后，使用侧位成像引导穿刺针前进，直到针尖离开椎间盘。注射 3 ml 造影剂，确认在正位和侧位图像中，造影剂在椎体前间隙沿骶骨岬扩散良好（图 17.9）。

确认造影剂扩散范围良好且回抽无血后，通过每个穿刺针缓慢注射 8 ～ 10 ml 0.25% 布比卡因进行阻滞。对于神经毁损术，首先通过每个穿刺针注射 8 ml 1% 利多卡因（或 2% 氯普鲁卡因）。我们通常等待 10 ～ 12 min，重复进行运动测试（踝关节的跖屈和背屈）。如果运动功能完好，在 5 min 内以 1 ml 的递增量缓慢注入 5 ～ 8 ml 98% 乙醇或 6% 苯酚，然后用局麻药和类固醇冲洗穿刺针后拔除穿刺针。在拔除穿刺针前，必须注意冲洗穿刺针，因为穿刺针的路径靠近 L5 脊神经。

## 副作用和并发症

由于上腹下神经丛位于髂血管分叉的正后方，有可能会出现意外血管内注入局麻药导致的全身毒性反应。此外，在经椎间盘入路进行神经阻滞时，应严格执行无菌技术，配合静脉预防性使用抗生素（如头孢唑林），以防止发生持续进展的椎间盘炎。在该阻滞过程中，进针的路径和 L5 神经根毗邻，因

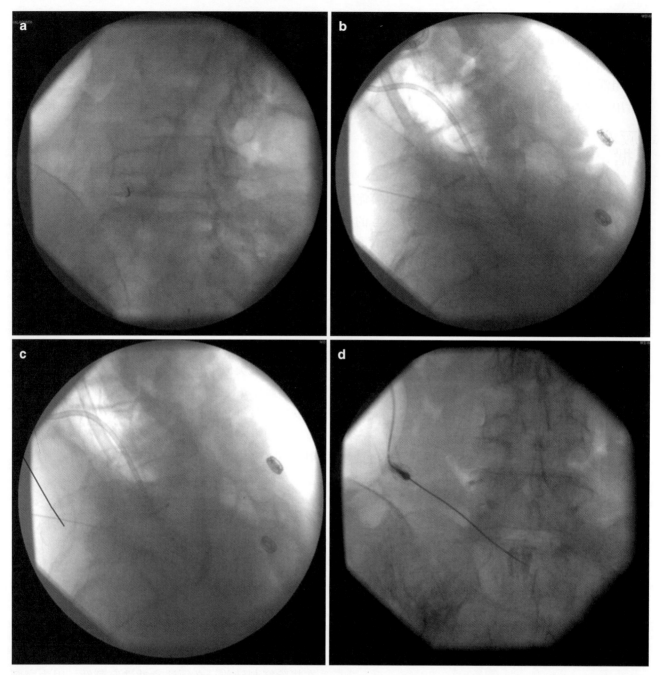

**图 17.9**　上腹下神经丛阻滞（经椎间盘入路）。头倾斜便于显示 L5 ～ S1 椎间盘。（**a**）在倾斜 20°～ 30° 角后，穿刺针通过 L5 ～ S1 椎间盘穿刺至骶髂关节外侧。（**b**）针尖最后位于椎间盘的正前方。在侧位（**c**）和正位（**d**）视图中，造影剂在骶骨岬上扩散良好

此当针穿过神经孔时，患者应该保持清醒。在该阻滞过程中，为了避免触及 L5 脊神经，常常需要频繁调整穿刺针的位置。最后，在我们的临床实践中，很少出现疼痛性骶神经炎，人们认为疼痛性骶神经炎与神经溶解剂沿骶神经根扩散有关。

# 奇神经节阻滞

## 解剖

　　奇神经节（Walther 神经节）是交感神经链中最尾侧的神经节。它是由双侧椎旁神经节结合形成的

一个孤立的位于中线的神经节。该神经节位于骶骨上段的前方或尾骨上段的直肠后间隙。神经节包含交感神经、副交感神经和支配直肠远端、肛门、会阴、外阴、阴道远端和尿道远端的内脏传入纤维。

## 适应证

奇神经节阻滞通常用于治疗直肠、肛门、阴道和外阴引起的盆腔和会阴疼痛。奇神经节的神经毁损术常用于治疗肿瘤相关的疼痛。局麻药阻滞和射频消融术也用于缓解尾骨关节炎引起的慢性疼痛。

## 证据

已发表的一些少量病例报告评估了奇神经节阻滞在治疗癌症引起的骨盆和会阴疼痛的作用。1990年 Plancarte 等以摘要的形式发表的文章是对奇神经节阻滞技术最早的报道[70]。在这项研究中，16 名患者接受了阻滞治疗，研究结果表明超过一半的患者先前的疼痛症状完全缓解。其他一些少量病例研究报告也表明接受治疗的患者疼痛得到缓解[71-72]。

1998 年 Swafford 等在他们的研究中描述了常用的经关节入路[73]。该研究结果显示，20 名会阴疼痛患者接受治疗后疼痛均至少缓解 50%，其中 5 名患者疼痛完全缓解。在此之后关于该阻滞的更新的研究是 Reig 等在 2005 年进行的一项前瞻性研究，评估了射频消融术治疗非癌性会阴疼痛的疗效。该研究发现，接受治疗的 13 名患者的疼痛评分平均下降了 50%[74]。

## 透视技术

患者俯卧在透视台上。侧位透视成像时，使用金属针辅助识别最后一节骶骨和第一尾骨之间的间隙。保持金属针的位置不变，然后获得 AP 图像，确保进针点位于骶骨的中线。然后用局麻药在该位置进行局麻浸润。在侧位透视中，用 22 或 25 号 2 英寸（约 5 cm）的腰椎穿刺针穿过皮肤，穿透骶尾韧带。继续进针，至针尖位于骶骨前缘数毫米。回抽无血后，注入 0.5 ml 造影剂，在侧视图中，确保造影剂在骶前区扩散良好。然后，用前后位成像确认造影剂是否沿中线扩散。注射 5 ml 0.25% 布比卡因并拔除穿刺针。对于化学性神经毁损，注射 3 ～ 4 ml 1% 利多卡因，7 ～ 10 min 后，注射 3 ～ 4 ml 50% ～ 98% 乙醇或 6% 苯酚。然后冲洗穿刺针并拔除。许多医生注射少量类固醇以预防神经炎。对于射频消融术，按上述方法用一个带有 5 mm 活动针尖的射频消融针进行穿刺，活动针尖在骶骨前方。通常要进行运动和感觉测试。然后在 80℃ 下进行射频消融 90 s（图17.10）

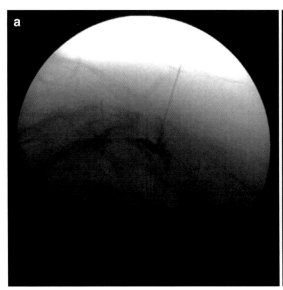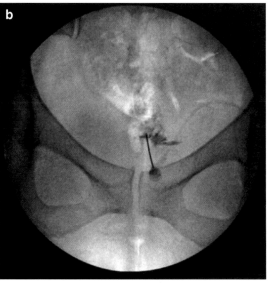

**图 17.10**　奇神经节阻滞。用最初的方法，在侧位透视图中，经尾骨之间穿刺。针尖最后位于尾骨正前方。在侧位（a）和正位（b）视图可看到造影剂在尾骨扩散良好

## 副作用和并发症

奇神经节阻滞很少会引起严重的并发症。穿刺针可意外穿透直肠。盆腔肿瘤越大,穿刺到直肠的可能性越大,风险越高。在中性粒细胞减少的患者中,这可能导致骶前脓肿。此外,也有可能形成直肠瘘。最后,注射的药物可以扩散至骶骨前部,阻滞骶神经根和副交感神经,而产生相关的副作用。

## 结论

交感神经系统阻滞是最经典和报道比较多的疼

痛介入治疗技术。交感神经系统阻滞在治疗交感神经介导的疼痛综合征方面证明是有效的,包括一些癌性内脏痛。由于交感神经和内脏神经支配的区域定位不准确,很难选择一种合适的交感神经阻滞方法。图 17.11 旨在帮助介入性疼痛医师根据肿瘤或癌症治疗的解剖位置选择最合适的交感神经阻滞方法。

尽管已经有一些随机对照试验对腹腔神经丛阻滞进行了相关研究,但对本章概述的其他交感神经阻滞技术进行的高质量研究却很少。未来介入性癌性疼痛医学领域的发展方向应该包括更多关于这些交感神经阻滞治疗癌症相关疼痛的作用的高质量的前瞻性研究。

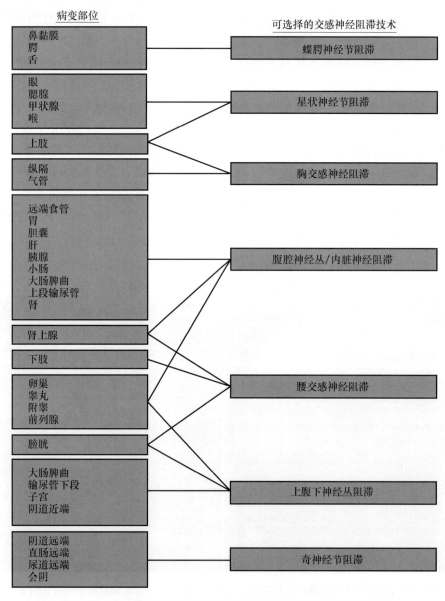

**图 17.11**　基于病变或损伤解剖部位选择合适的交感神经阻滞技术

# 参考文献

1. Ackerknecht EH. The history of the discovery of the vegetative (autonomic) nervous system. Med Hist. 1974;18:1–8.

2. Dargent M. Role of sympathetic nerve in cancerous pain; an inquiry on 300 cases. Br Med J. 1948;1:440–2.

3. Gebhart GF, Bielefeldt K. Visceral pain. In: Basbaum AI, Masland RH, editors. The senses: a comprehensive reference. Amsterdam: Elsevier; 2008. p. 543–62.

4. Martin LA, Hagen NA. Neuropathic pain in cancer patients: mechanisms, syndromes, and clinical controversies. J Pain Symptom Manag. 1997;14:99–117.

5. Wilsey B, Teicheira D, Caneris OA, Fishman SM. A review of sympathetically maintained pain syndromes in the cancer pain population: the spectrum of ambiguous entities of RSD, CRPS, SMP and other pain states related to the sympathetic nervous system. Pain Pract. 2001;1:307–23.

6. Sato J, Perl ER. Adrenergic excitation of cutaneous pain receptors induced by peripheral nerve injury. Science. 1991;251:1608–10.

7. McLachlan EM, Janig W, Devor M, Michaelis M. Peripheral nerve injury triggers noradrenergic sprouting within dorsal root ganglia. Nature. 1993;363:543–6.

8. Mantyh PW, Koltzenburg M, Mendell LM, Tive L, Shelton DL. Antagonism of nerve growth factor-TrkA signaling and the relief of pain. Anesthesiology. 2011;115:189–204.

9. Day M. Neurolysis of the trigeminal and sphenopalatine ganglions. Pain Pract. 2001;1:171–82.

10. Piagkou M, Demesticha T, Troupis T, Vlasis K, Skandalakis P, Makri A, et al. The pterygopalatine ganglion and its role in various pain syndromes: from anatomy to clinical practice. Pain Pract. 2012;12:399–412.

11. Leong MS, Gjolaj MP, Gaeta RR. Sphenopalatine ganglion block. New York: Springer. 2013.

12. Sanders M, Zuurmond WW. Efficacy of sphenopalatine ganglion blockade in 66 patients suffering from cluster headache: a 12- to 70-month follow-up evaluation. J Neurosurg. 1997;87:876–80.

13. Narouze S, Kapural L, Casanova J, Mekhail N. Sphenopalatine ganglion radiofrequency ablation for the management of chronic cluster headache. Headache. 2009;49:571–7.

14. Puig CM, Driscoll CL, Kern EB. Sluder's sphenopalatine ganglion neuralgia – treatment with 88% phenol. Am J Rhinol. 1998;12:113–8.

15. Bayer E, Racz GB, Miles D, Heavner J. Sphenopalatine ganglion pulsed radiofrequency treatment in 30 patients suffering from chronic face and head pain. Pain Pract. 2005;5:223–7.

16. Prasanna A, Murthy PS. Sphenopalatine ganglion block and pain of cancer. J Pain Symptom Manag. 1993;8:125.

17. Varghese BT, Cherian Koshy R, Sebastian P, Joseph E. Combined sphenopalatine ganglion and mandibular nerve, neurolytic block for pain due to advanced head and neck cancer. Palliat Med. 2002;16:447–8.

18. Syed MI, Shaikh A. Radiology of non-spinal pain procedures: a guide for the interventionalist. New York: Springer. 2013.

19. Yucel I, Demiraran Y, Ozturan K, Degirmenci E. Complex regional pain syndrome type I: efficacy of stellate ganglion blockade. J Orthop Traumatol. 2009;10:179–83.

20. Ackerman WE, Zhang JM. Efficacy of stellate ganglion blockade for the management of type 1 complex regional pain syndrome. South Med J. 2006;99:1084–8.

21. Kastler A, Aubry S, Sailley N, Michalakis D, Siliman G, Gory G, et al. CT-guided stellate ganglion blockade vs. radiofrequency neurolysis in the management of refractory type I complex regional pain syndrome of the upper limb. Eur Radiol. 2013;23:1316–22.

22. Feigl GC, Rosmarin W, Stelzl A, Weninger B, Likar R. Comparison of different injectate volumes for stellate ganglion block: an anatomic and radiologic study. Reg Anesth Pain Med. 2007;32:203–8.

23. Arter OE, Racz GB. Pain management of the oncologic patient. Semin Surg Oncol. 1990;6:162–72.

24. Higa K, Hori K, Harasawa I, Hirata K, Dan K. High thoracic epidural block relieves acute herpetic pain involving the trigeminal and cervical regions: comparison with effects of stellate ganglion block. Reg Anesth Pain Med. 1998;23:25–9.

25. Makharita MY, Amr YM, El-Bayoumy Y. Effect of early stellate ganglion blockade for facial pain from acute herpes zoster and incidence of postherpetic neuralgia. Pain Physician. 2012;15:467–74.

26. Noguchi I, Hasegawa J, Kobayashi K, Takahashi H. Pain relief by stellate ganglion block in a case with trigeminal neuralgia caused by a cerebellopontine angle tumor. Anesth Prog. 2002;49:88–91.

27. Lipov EG, Joshi JR, Xie H, Slavin KV. Updated findings on the effects of stellate-ganglion block on hot flushes and night awakenings. Lancet Oncol. 2008;9:819–20.

28. Lipov EG, Joshi JR, Sanders S, Wilcox K, Lipov S, Xie H, et al. Effects of stellate-ganglion block on hot flushes and night awakenings in survivors of breast cancer: a pilot study. Lancet Oncol. 2008;9:523–32.

29. Abdi S, Zhou Y, Patel N, Saini B, Nelson J. A new and easy technique to block the stellate ganglion. Pain Physician. 2004;7:327–31.

30. Nabil Abbas D, Abd El Ghafar EM, Ibrahim WA, Omran AF. Fluoroscopic stellate ganglion block for postmastectomy pain: a comparison of the classic anterior approach and the oblique approach. Clin J Pain. 2011;27:207–13.

31. Higa K, Hirata K, Hirota K, Nitahara K, Shono S. Retropharyngeal hematoma after stellate ganglion block: analysis of 27 patients reported in the literature. Anesthesiology. 2006;105:1238–45; discussion 5A-6A.

32. Skaebuland C, Racz G. Indications and technique of thoracic(2) and thoracic(3) neurolysis. Curr Rev Pain. 1999;3:400–5.

33. Yarzebski JL, Wilkinson HA. T2 and T3 sympathetic ganglia in the adult human: a cadaver and clinical-radiographic study and its clinical application. Neurosurgery. 1987;21:339–42.

34. Yoo HS, Nahm FS, Lee PB, Lee CJ. Early thoracic sympathetic block improves the treatment effect for upper extremity neuropathic pain. Anesth Analg. 2011;113:605–9.

35. Agarwal-Kozlowski K, Lorke DE, Habermann CR, Schulte am Esch J, Beck H. Interventional management of intractable sympathetically mediated pain by computed tomography-guided catheter implantation for block and neuroablation of the thoracic sympathetic chain: technical approach and review of 322 procedures. Anaesthesia. 2011;66:699–708.

36. Wilkinson HA. Percutaneous radiofrequency upper thoracic sympathectomy. Neurosurgery. 1996;38:715–25.

37. Loukas M, Klaassen Z, Merbs W, Tubbs RS, Gielecki J, Zurada A. A review of the thoracic splanchnic nerves and celiac ganglia. Clin Anat. 2010;23:512–22.

38. Kappis M. Erfahrungen mit local anasthesie bie bauchoperationen. Verh Dtsch Gesellsch Chir. 1914;43:87–9.

39. Lillemoe KD, Cameron JL, Kaufman HS, Yeo CJ, Pitt HA, Sauter PK. Chemical splanchnicectomy in patients with unresectable pancreatic cancer. A prospective randomized trial. Ann Surg. 1993;217:447–55. discussion 56-7

40. Mercadante S. Celiac plexus block versus analgesics in pancreatic cancer pain. Pain. 1993;52:187–92.

41. Kawamata M, Ishitani K, Ishikawa K, Sasaki H, Ota K, Omote K, et al. Comparison between celiac plexus block and morphine treatment on quality of life in patients with pancreatic cancer pain. Pain. 1996;64:597–602.

42. Polati E, Finco G, Gottin L, Bassi C, Pederzoli P, Ischia S. Prospective randomized double-blind trial of neurolytic coeliac plexus block in patients with pancreatic cancer. Br J Surg. 1998;85:199–201.

43. Zhang CL, Zhang TJ, Guo YN, Yang LQ, He MW, Shi JZ, et al. Effect of neurolytic celiac plexus block guided by computerized tomography on pancreatic cancer pain. Dig Dis Sci. 2008;53:856–60.

44. Wong GY, Schroeder DR, Carns PE, Wilson JL, Martin DP, Kinney MO, et al. Effect of neurolytic celiac plexus block on pain relief, quality of life, and survival in patients with unresectable pancreatic cancer: a randomized controlled trial. JAMA. 2004;291:1092–9.

45. Wyse JM, Carone M, Paquin SC, Usatii M, Sahai AV. Randomized, double-blind, controlled trial of early endoscopic ultrasound-guided celiac plexus neurolysis to prevent pain progression in patients with newly diagnosed, painful, inoperable pancreatic cancer. J Clin Oncol. 2011;29:3541–6.

46. Arcidiacono PG, Calori G, Carrara S, McNicol ED, Testoni PA. Celiac plexus block for pancreatic cancer pain in adults. Cochrane Database Syst Rev. 2011;3:CD007519.

47. McGreevy K, Hurley RW, Erdek MA, Aner MM, Li S, Cohen SP. The effectiveness of repeat celiac plexus neurolysis for pancreatic cancer: a pilot study. Pain Pract. 2013;13:89–95.

48. De Cicco M, Matovic M, Balestreri L, Fracasso A, Morassut S, Testa V. Single-needle celiac plexus block: is needle tip position critical in patients with no regional anatomic distortions? Anesthesiology. 1997;87:1301–8.

49. De Cicco M, Matovic M, Bortolussi R, Coran F, Fantin D, Fabiani F, et al. Celiac plexus block: injectate spread and pain relief in patients with regional anatomic distortions. Anesthesiology. 2001;94:561–5.

50. Brown DL, Bulley CK, Quiel EL. Neurolytic celiac plexus block for pancreatic cancer pain. Anesth Analg. 1987;66:869–73.

51. Brown DL, Moore DC. The use of neurolytic celiac plexus block for pancreatic cancer: anatomy and technique. J Pain Symptom Manag. 1988;3:206–9.

52. Brown DL. A retrospective analysis of neurolytic celiac plexus block for nonpancreatic intra-abdominal cancer pain. Reg Anesth. 1989;14:63–5.

53. Kaplan R, Schiff-Keren B, Alt E. Aortic dissection as a complication of celiac plexus block. Anesthesiology. 1995;83:632–5.

54. Pello S, Miller A, Ku T, Wang D. Hemorrhagic gastritis and duodenitis following celiac plexus neurolysis. Pain Physician. 2009;12:1001–3.

55. Davies DD. Incidence of major complications of neurolytic coeliac plexus block. J R Soc Med. 1993;86:264–6.

56. Rathmell JP. Atlas of image-guided intervention in regional anesthesia and pain medicine: Wolters Kluwer Health; 2012.

57. Gulati A, Khelemsky Y, Loh J, Puttanniah V, Malhotra V, Cubert K. The use of lumbar sympathetic blockade at L4 for management of malignancy-related bladder spasms. Pain Physician. 2011;14:305–10.

58. Cameron HU, Park YS, Krestow M. Reflex sympathetic dystrophy following total knee replacement. Contemp Orthop. 1994;29:279–81.

59. Rocco AG. Radiofrequency lumbar sympatholysis. The evolution of a technique for managing sympathetically maintained pain. Reg Anesth. 1995;20:3–12.

60. Manjunath PS, Jayalakshmi TS, Dureja GP, Prevost AT. Management of lower limb complex regional pain syndrome type 1: an evaluation of percutaneous radiofrequency thermal lumbar sympathectomy versus phenol lumbar sympathetic neurolysis – a pilot study.

Anesth Analg. 2008;106:647–9. table of contents

61. Carroll I, Clark JD, Mackey S. Sympathetic block with botulinum toxin to treat complex regional pain syndrome. Ann Neurol. 2009;65:348–51.

62. Pennekamp W, Krumova EK, Feigl GP, Frombach E, Nicolas V, Schwarzer A, et al. Permanent lesion of the lateral femoral cutaneous nerve after low-volume ethanol 96% application on the lumbar sympathetic chain. Pain Physician. 2013;16:391–7.

63. Plancarte R, Amescua C, Patt RB, Aldrete JA. Superior hypogastric plexus block for pelvic cancer pain. Anesthesiology. 1990;73:236–9.

64. de Leon-Casasola OA, Kent E, Lema MJ. Neurolytic superior hypogastric plexus block for chronic pelvic pain associated with cancer. Pain. 1993;54:145–51.

65. Plancarte R, de Leon-Casasola OA, El-Helaly M, Allende S, Lema MJ. Neurolytic superior hypogastric plexus block for chronic pelvic pain associated with cancer. Reg Anesth. 1997;22:562–8.

66. Kroll CE, Schartz B, Gonzalez-Fernandez M, Gordon AH, Babade M, Erdek MA, et al. Factors associated with outcome after superior hypogastric plexus neurolysis in cancer patients. Clin J Pain. 2014;30:55–62.

67. Erdine S. Transdiscal approach for hypogastric plexus block. Reg Anesth Pain Med. 2003;28:304–8.

68. Gamal G, Helaly M, Labib YM. Superior hypogastric block: transdiscal versus classic posterior approach in pelvic cancer pain. Clin J Pain. 2006;22:544–7.

69. Nabil D, Eissa AA. Evaluation of posteromedial transdiscal superior hypogastric block after failure of the classic approach. Clin J Pain. 2010;26:694–7.

70. Plancarte R, Amescua C, Patt RB. Presacral blockade of the ganglion impar (ganglion of Walther). Anesthesiology. 1990. (Abstract;73:A751.

71. Eker HE, Cok OY, Kocum A, Acil M, Turkoz A. Transsacrococcygeal approach to ganglion impar for pelvic cancer pain: a report of 3 cases. Reg Anesth Pain Med. 2008;33:381–2.

72. Bhatnagar S, Khanna S, Roshni S, Goyal GN, Mishra S, Rana SP, et al. Early ultrasound-guided neurolysis for pain management in gastrointestinal and pelvic malignancies: an observational study in a tertiary care center of urban India. Pain Pract. 2012;12:23–32.

73. Swofford JB, Ratzman DM. A transarticular approach to blockade of the ganglion impar (ganglion of walther). Reg Anesth Pain Med. 1998;23:25.

74. Reig E, Abejon D, del Pozo C, Insausti J, Contreras R. Thermocoagulation of the ganglion impar or ganglion of Walther: description of a modified approach. Preliminary results in chronic, nononcological pain. Pain Pract. 2005;5:103–10.

75. Griffin R, Fink E, Brenner GJ. Bonica's management of pain. In: Fishman S, Ballantyne J, Rathmell JP, Bonica JJ, editors. Baltimore: Lippincott, Williams & Wilkins; 2010. p. 98–119.

# 18 外周神经阻滞

Nantthasorn Zinboonyahgoon，Christopher R. Abrecht，
Sanjeet Narang
王贝 译 梁广彬 校

## 概述

癌症相关疼痛在病因学和分类学上往往是多因素的。肿瘤侵犯和肿瘤学相关的治疗，如化疗、放疗和手术，都已被认为会导致多种疼痛综合征，这些疼痛综合征包括伤害性、神经病理性和内脏的因素。在治疗目的成为姑息治疗前，躯干和外周神经阻滞在控制癌性疼痛方面通常被延迟。然而，这些肿瘤性疼痛干预措施已被证明对治疗癌症相关疼痛有效，甚至是在疾病进程的早期。

癌性疼痛的治疗没有特效药，通常需要联合阻滞。例如，侵袭性直肠癌患者可能需要联合躯体和自主神经阻滞，如以阴部神经为靶点的联合双侧 S3 和奇神经节阻滞。对于这类患者，另一种疼痛治疗方法是阻滞加鞘内注射阿片类药物。

皮质类固醇可能会延长外周神经阻滞的治疗时间，约为数周。如果使用破坏性神经溶解剂，在神经组织再生之前，镇痛时间有时可持续几个月。外周神经阻滞往往能带来即刻的满足感，这可能会给患者信心并提供进一步治疗的机会。医师在无法获得超声及其他影像引导支持时可以依靠经典的解剖学体表标志操作。

## 药理学

### 非神经毁损剂

局麻药和皮质类固醇是较常用的非神经毁损性阻滞剂。局麻药抑制神经传导所需的钠离子通道，具有立即缓解疼痛的潜力。它们还提供感觉信息，有助于确定毁损区的分布和质量。神经阻滞中局部使用皮质类固醇的作用机制尚未完全了解。潜在的作用机制包括直接抑制侵袭性肿瘤引起的炎症、抑制自发的异位放电和受损神经，以及抑制痛觉纤维传入的疼痛传递[1]。此外，许多患者经历的镇痛时间甚至超过大粒径皮质类固醇制剂的作用时间，这表明中枢敏化的中断可能是另一种作用机制。许多癌性疼痛综合征中通常有炎症反应。侵袭性肿瘤可能通过聚集效应或组织破坏引起炎症。此外，机体通过将癌细胞视为敌对的存在可能会对这种威胁产生自然的炎症反应[2]。

局麻给药时经常引起全身毒性和副作用。全身毒性可通过仔细回抽、缓慢注射和造影剂使用来降低血管内注射的风险。

皮质类固醇通过其生理作用可导致肾上腺抑制、青光眼、水肿、高血压、精神失常、体重增加和高血糖已被人们所周知。这些副作用在大剂量和多次给药中更有可能发生。由于没有足够的关于微粒类固醇神经阻滞注射的"安全"剂量的数据，通常使用甲泼尼龙 40 ~ 80 mg（或其等效剂量）。在任何情况下，我们对应的总剂量通常每次不超过 120 mg。

## 神经毁损剂

乙醇和苯酚可用来作为不可逆神经传导阻滞和破坏神经束的神经毁损剂。其他神经毁损的方法包括冷冻疗法或射频消融术。然而，由于神经纤维可以再生，这些阻滞都不是真正永久性的，疼痛可能在 3 ~ 6 个月内复发。

神经毁损是交感神经阻滞的一种广泛使用的循证干预方法。然而，由于躯干神经同时有感觉纤维和运动纤维，对于躯干阻滞应用十分有限。因此，接受神经毁损的患者可能会出现外周神经炎、去传入神经痛、痛区感觉缺失以及运动障碍。由于这些原因，对于预期寿命短的顽固性癌性疼痛患者，躯干神经毁损通常被保留作为最后的手段。在进行神经毁损之前的诊断性阻滞，患者应有明显的疼痛缓解，并出现麻木感和运动障碍。

乙醇有立即毁损神经的作用，可单独使用98%的溶液，或用造影剂或局麻药稀释后使用60%～80%的溶液。在这些高浓度下，它会被血液迅速吸收，并可能引起镇静或双硫仑样反应。注射时也会引起灼痛感，所以在注射乙醇之前，应该使用更强效的局麻药[3]。

苯酚以4%～10%的溶液给药，有延迟的神经毁损作用（即15 min），这些溶液在市场上买不到，必须由医院或商业药剂师单独配制。当用甘油制备时，苯酚不易扩散但局部作用强，但是很难通过较细的针头注射，因此，可以将其混合在无菌水中。不管是哪种制剂，苯酚都具有微弱的局部麻醉特性，与无痛性的温度觉和局部麻醉作用有关。与乙醇相比，神经再生更快[3]。

# 躯干神经阻滞

癌性疼痛治疗中的躯干神经阻滞可用来诊断、预测或治疗疾病。躯干神经阻滞可用于诊断，以确认或排除可疑的痛源。例如，腹横肌阻滞可提供影响腹壁但不影响内脏器官的镇痛。同样，阴部神经阻滞治疗盆腔疼痛可能有助于鉴别阴部神经痛和内脏骨盆痛。它们能判断预后，因为成功的躯干阻滞意味着从随后的神经毁损或消融治疗中获益的比率更高。肿瘤介入治疗的目的始终是有效地提高患者的生活质量。

一般来说，外周神经阻滞治疗非癌性疼痛的原则可适用于治疗癌性疼痛患者。所有可以被神经阻滞的神经都是合适的靶点。明确疼痛的解剖位置是成功阻滞对应神经或神经束的关键。详细的病史和体格检查是必不可少的。医生应认真记录疼痛史和进行检查，最终将疼痛视为一个三维实体，占据患者身体的相关位置。诱发因素和加重因素的细微差

别将有助于确定病因，从而改变要阻断的靶点。

操作相关因素给肿瘤患者带来了其他的挑战。例如，肿瘤压迫、手术或放射治疗造成的解剖变异可能会给操作增加技术难度。多种合并症和功能减退也可能使患者无法采取阻滞所需的某些体位（如俯卧位）。此外，许多癌症患者经过细胞毒性癌症治疗或继发于营养不良而出现凝血障碍。这些人中很大一部分可能正在接受增加出血风险的肿瘤治疗（贝伐珠单抗）或考虑到恶性肿瘤的血栓前期性质而接受抗凝治疗。

然而，即使是在不可压缩的空间，如果在绝症的情况下有可能显著缓解疼痛，临床医生和这些患者也可能愿意接受出血风险较高的治疗。在肿瘤患者中，感染风险的增加也是一个令人担忧的问题。此外，许多患者可能有慢性不愈合的伤口，需要长期预防性抗生素治疗。小心避开感染区域和坚持严格的无菌技术，将有利于避免感染性并发症的发生。在这种有剧烈疼痛但预期寿命有限的情况下，诊断和阻滞性治疗可在同一手术过程中进行（例如，肋间神经阻滞可缓解剧烈疼痛，可随后立即进行神经毁损术）。类似地，同时进行多个手术也是常见的做法（如阴部神经阻滞和奇神经节阻滞）。

躯干神经阻滞通常由解剖标志、透视、CT、超声或它们的组合来引导。超声引导技术因提供了实时的穿刺引导和可视化的神经血管结构而广受欢迎。超声有可能提高操作成功率，缩短感觉阻滞起效时间，减少穿刺次数，减少最小麻醉剂用量，并有助于探查神经和血管的注射情况。这些好处在解剖学上有难度的情况下尤其有用，就像在肿瘤人群中经常用到一样。超声技术已经变得便携，既没有辐射暴露，也没有绝对禁忌证[4]。

然而，超声并非没有局限性。例如，它的深度有限，不能穿透某些结构，如骨骼。使用其他成像方式，如透视，可以更容易到达深部或包裹在骨骼内的靶点。靶组织的深度也可能是选择透视而不选择超声检查的一个因素。不过在任何情况下，技术的选择在很大程度上取决于操作者的经验和舒适度。

## 躯干阻滞

### 胸椎旁阻滞

胸椎旁阻滞（thoracic paravertebral block，TPVB）

提供单侧躯干的多个相邻胸部皮肤节段和交感神经的阻滞。鉴于可以一次注射封闭几个相邻的皮肤节段，TPVB 对胸部和上腹部的急性和慢性疼痛治疗是有效的。不幸的是，肿瘤患者经常行乳房切除术和开胸手术，这些手术与术后慢性疼痛的发病率高有关[5]。统计表明，乳房切除术的疼痛发病率为 20% ～ 40%，开胸手术的发病率高达 50%[6-7]。TPVB 既可用于围手术期疼痛控制，也可用于治疗乳房切除术后或开胸术后慢性疼痛。在胸壁和肋骨转移的患者中也有 TPVB 神经毁损的病例系列报道[8]。

**解剖**　胸椎旁间隙是位于胸椎前外侧的一个三角形间隙，由脂肪组织、肋间神经血管和交感干组成。边界是顶胸膜（前外侧）、肋横突上韧带（后）和椎体／椎间孔（内侧）。胸椎旁间隙在内侧与硬膜外间隙相连，在外侧与肋间隙相连（图 18.1）。由于胸椎旁间隙在头侧和尾侧是连续的，一次性大容量的注射可能覆盖多个皮肤层。

**技巧**　患者可以处于坐位、侧卧位或俯卧位。对于持续性的乳房切除术后疼痛，通常在 T4 一次性注射 0.25% 布比卡因 15 ～ 20 ml（含或不含皮质类固醇的制剂），目的是覆盖 T2 ～ T6 皮肤。每次注射 15 ～ 20 ml 通常会覆盖 3 ～ 4 个节段的皮肤组织，能充分地覆盖疼痛范围。在任何情况下，在未抽到血液、空气和脑脊液后才能进行注射。

用一根 21 G、10 cm 的脊髓或硬膜外穿刺针从中线向前推进 2 ～ 3 cm，垂直于皮肤，直到接触到横突，通常在 3 ～ 6 cm[9]。此时，重新向头侧或尾侧定位，直到针稍微向前穿过横突。阻力消失提示穿过肋横突上韧带。

在超声引导技术中[10]，横断面或矢状面扫描都可用于识别横突，通常在距中线 2 ～ 3 cm 处。胸膜和肋横突上韧带也可以被识别。胸椎旁间隙内注射成功会使胸膜移位（图 18.2 和 18.3）。

**获益**　Kirvelä 等证明在 281 例行 TPVB 的病例中，联合使用椎旁阻滞和布比卡因（不含类固醇），可以成功缓解乳房切除术后和开胸术后持续性疼痛。在这项研究中，大多数患者的疼痛缓解至少持续 4 周，在某些情况下超过 5 个月。开胸术后患者在持续时间方面的获益似乎比乳房切除术后患者更为明显，具体原因不明[7]。

**并发症和副作用**　气胸、血管内注射、硬膜外或蛛网膜下腔扩散、低血压、Horner 综合征（在上胸水平操作时）、胸膜刺伤、气胸、血管刺伤、血肿、无意识的神经轴传导和感染都是与这些阻滞相关的潜在风险。

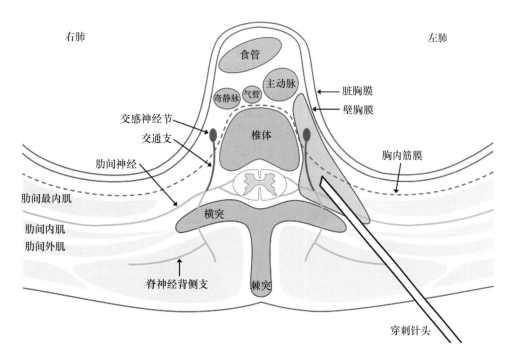

**图 18.1**　胸椎旁间隙（三角形）的解剖

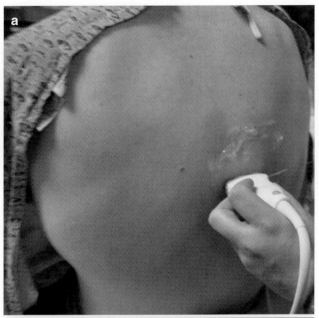

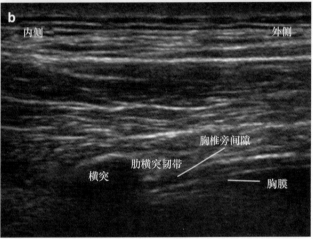

图 18.2 （a）胸椎旁阻滞的横断面扫描。（b）超声显示胸椎旁间隙及相关结构

## 肋间阻滞

肋间阻滞是在目标胸廓水平提供单侧皮区的阻滞。恶性胸壁侵犯和肋骨转移引起的躯体疼痛是这种阻滞的常见适应证。考虑到乳腺癌和肺癌经常转移到肋骨，肋间阻滞在这类患者人群中可能特别有用[11]。与椎旁阻滞相比，肋间阻滞理论上减少了向椎管内扩散的机会。这种强化管理的缺点是每次注射只覆盖一个节段性皮肤。

**解剖** 胸神经根起始于 T1～T12，通过各自的椎间孔离开脊柱成为脊神经，然后分为背支和腹支。背支向后走行，供应椎旁区。腹支向外侧，然后向前，形成肋间神经。肋间神经位于肋下沟内肋间内肌的最内侧，就在相应肋骨下缘的肋间血管的下方。在腋中线，肋间神经分为供应外侧干的外侧支和供应前干的前支（图 18.4）。

**技巧** 患者的体位可以是坐位、侧卧位或俯卧位。该手术可以通过解剖标志来完成，不管是否有成像指导，比如透视和超声。在确定没抽到血液或空气的情况下，在每个水平上注射 2～3 ml 的神经毁损剂或局部麻醉药。

标志性技术[12]：从肋下缘开始，距中线 6～8 cm（即棘突）。当针头接触到肋骨时，调整为头端 20°方向进针，当针从肋骨下缘进入肋下沟时，将皮肤向下拉。当针头通过了肋骨下缘时，再稍微向前进，负抽吸后进行注射。

超声引导[13]：超声检查通常在矢状面上进行。首先从距中线 6～8 cm 处开始横向扫描，确定到所

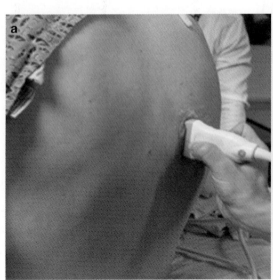

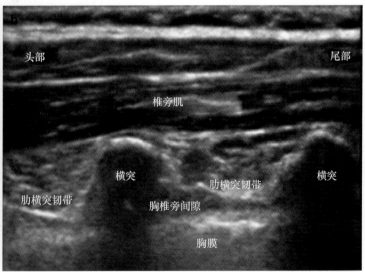

图 18.3 （a）胸椎旁阻滞的矢状面参数扫描。（b）超声显示胸椎旁间隙及相关结构

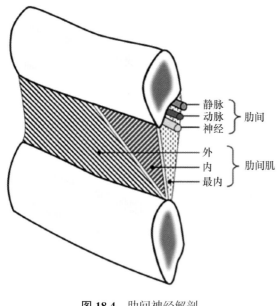

图 18.4　肋间神经解剖

静脉
动脉 } 肋间
神经
外
内 } 肋间肌
最内

需的肋间隙及胸膜。肋间隙通常可以从头侧或尾侧方向识别和计数。脊髓穿刺针常用于深部的平面内阻滞或肋间内肌阻滞。为减少意外穿刺的风险，应将胸膜可视化。注射成功后药物将扩散到肋间隙（图 18.5）。

**获益**　Wong 等的系列病例报告显示在晚期癌症患者中行肋间神经毁损阻滞后，能成功缓解肋骨转移痛。96% 的患者在阻滞后立即获得疼痛缓解。超过 80% 的患者在神经毁损后仍然有明显的镇痛作用，持续时间 5 ～ 158 天不等[14]。在这些病例中，有严重和顽固性疼痛症状需服用大剂量阿片类药物的患者表现出最大的获益。

**并发症**　气胸、血管内注射、血肿、感染和椎管内扩散都是可能的并发症。神经毁损阻滞后的截瘫也可能或被认为是药物通过椎间孔向内侧扩散所致[3]。

### 腹横肌平面阻滞

　　腹横肌平面阻滞单次注射可造成多个皮肤节段的单侧腹壁躯体阻滞。它可以用于诊断或治疗疾病。作为一种诊断手段，它可以区分腹壁痛和内脏痛。作为一种治疗手段，它已用于腹部手术术中和术后的围手术期疼痛控制。此外，局部麻醉和神经毁损阻滞也用于治疗与肿瘤侵袭腹壁相关的顽固性疼痛。

　　**解剖**　T7 ～ L1 前支由肋间向中线走行。在腹壁，它们穿过腹内斜肌和腹横肌之间的平面，然后成为皮支（图 18.6）。

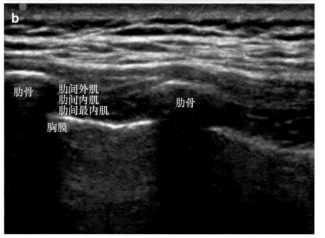

肋骨　肋间外肌　肋骨
肋间内肌
肋间最内肌
胸膜

图 18.5　（a）肋骨矢状面参数扫描。（b）超声显示肋间隙和肋间肌层

　　**技巧**[15]　腹横肌平面阻滞是一种基于体表解剖标志的技术。超声除了显示周围的软组织结构外，越来越有利于更好地显示出合适的目标平面。腹横肌平面阻滞可采用两种入路：经典的腋中线入路能较好地覆盖下腹部（脐下），肋下入路对上腹部疼痛效果更好。Hebbard[16] 描述了肋下斜行水分离方法可以一次性覆盖单侧上腹部和下腹部，但需要更大的注射量。对怀疑来自腹壁的弥漫性腹痛，腋中线

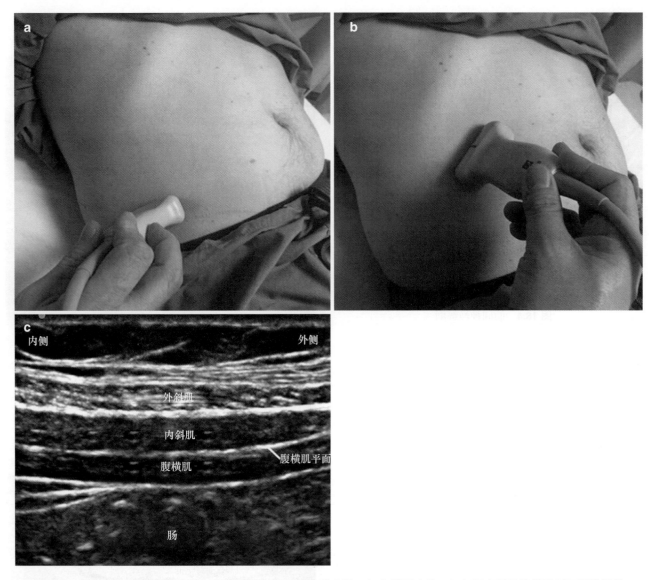

**图 18.6**　超声探头在腹横肌平面阻滞中的位置：(a) 腋中线入路。(b) 肋下入路。(c) 超声引导腹横肌平面阻滞图像

和肋下两个入路均可使用。

用超声引导时，患者处于仰卧位并将超声探头紧贴腹壁。用传统方法，探头沿腹壁外侧放置在肋下缘前嵴之间。对于肋下入路，通常沿肋下缘扫描（图 18.5）。目的是将药物注射到腹内斜肌和腹横肌平面内（通常为 10 ～ 20 ml）。在鉴别方面，腹壁肌层中腹内斜肌最厚，腹横肌最薄。对于顽固性癌性疼痛，后续使用神经毁损剂（6% 苯酚或60% ～ 100% 乙醇）可更持久地缓解疼痛。当操作者对扩散程度满意后，注入 10 ～ 20 ml 6% 苯酚或60% ～ 98% 乙醇进行神经毁损（作者推荐）。

**获益**　有病例系列[17]和病例报告[18-20]显示，在肿瘤有腹壁侵犯的患者中，腹横肌平面阻滞后可明显减轻疼痛和减少阿片类药物的使用。有些患者可能同时需要经典和肋下入路来覆盖所有疼痛区域。

**并发症**　由于它的靶点是远离最关键结构的周围解剖区域，出血后遗症与这项技术关系不大。然而，局部麻醉毒性、内脏器官穿刺和感染仍是可能的并发症。

## 外周神经阻滞

### 臂丛神经阻滞

**适应证**　臂丛神经阻滞在臂丛神经分布的范围内提供感觉和运动阻滞。臂丛神经的癌性侵犯并不常见，只有不到 3% 的肺癌和乳腺癌患者发生，但

其中顽固性疼痛患者占 1/3 [21-23]。非毁损性臂丛神经阻滞可以用来评价预后，它可以预测对神经毁损阻滞或神经根消融术的反应。它也可能在放疗前起到治疗的桥梁作用。

**解剖** 臂丛起源于 C5～T1 的腹支，然后向下、向外侧走行，在前、中斜角肌之间形成三条主干，作为肌间沟入路的定位靶点。接着在锁骨下动脉外侧的第 1 肋处，主干分成前股和后股。这是锁骨上入路的靶点。然后，这些分支从锁骨下方延伸到腋窝，形成三束并围绕腋动脉，可以通过锁骨下入路定位。最后，在腋窝处形成终末支。

**技巧** [24] 阻滞应在产生疼痛的部位附近进行。对于侵犯肺尖的肿瘤，通常选择肌间沟入路或锁骨上入路。与本章之前的介入技术一样，超声比单使用解剖标志更受欢迎。然而，神经刺激仪仍然是辅助超声识别和确认神经束的有用手段。

患者仰卧位，将头转向相反方向。接着，回声针在平面内或平面外朝目标推进。负压抽吸无血或空气后，在靶向神经结构周围注射 10～20 ml 局麻药（含或不含类固醇）[25]。

**锁骨上入路** 在锁骨中部锁骨上窝进行横向扫描，然后倾斜探头以确定锁骨下的锁骨下动脉。臂丛在这个层面上表现为锁骨下动脉上方和外侧的低回声和高回声圆形结构的混合（图 18.7）。

**肌间沟入路** 在环状软骨水平的侧位扫描可识别出前斜角肌和中斜角肌，并找到臂丛神经干。这两块肌肉之间的三个低回声圆形结构是臂丛的主干。如果很难看到，可以从锁骨上追踪观察到臂丛头端

（图 18.8）。

**获益** 本章的资深作者提出了一系列病例，用局麻药加皮质类固醇单次臂丛神经阻滞治疗肿瘤性臂丛神经病变引起的顽固性疼痛[25]。这些手术无直

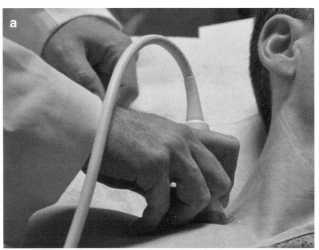
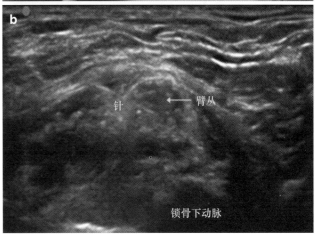

**图 18.7** （a）锁骨上窝的横向扫描。（b）一例胰腺癌患者锁骨上臂丛神经阻滞超声图像

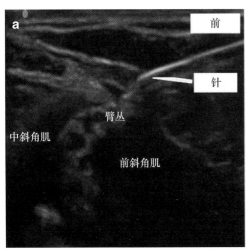
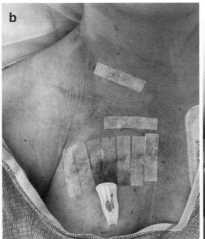
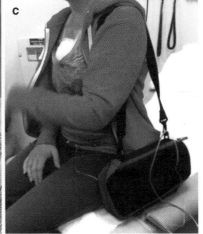

**图 18.8** （a）留置导管的肌间沟臂丛神经阻滞的超声图像。（b）患者胸部的 Port-a-Cath™ 输注系统连接肌间沟的导管。（c）使用肌间沟留置导管的门诊患者，佩戴装有布比卡因贮存器的旅行箱

接并发症，在某些情况下可提供 4～8 周的疼痛缓解。这项技术可以作为放、化疗缩小肿瘤后和疼痛缓解前的镇痛桥梁。它也可以作为临终姑息性疼痛控制的桥梁，并可预测其他干预措施的反应性，例如通过在神经周围留置导管进行持续阻滞或神经根消融术。Vranken 等证明，在治疗肿瘤性臂丛神经病变引起的顽固性疼痛患者中，持续臂丛神经阻滞不仅能显著降低疼痛评分和减少阿片类药物的用量，而且改善了患者的表现评分和生活质量[26]。

**并发症**　气胸、局麻药全身毒性、血管内注射、神经损伤、膈肌麻痹、Horner 综合征、血肿和感染都是可能的并发症。臂丛神经毁损性阻滞与感觉和运动障碍有明显关系，因此应为晚期癌症患者保留。

### 其他外周神经阻滞

病例系列和病例报告也描述了在选定的癌症患者中使用其他外周神经阻滞的情况。例如，阴部神经阻滞可作为骨盆疼痛的一种诊断或治疗干预措施。与腹横肌平面阻滞一样，阴部神经阻滞治疗盆腔疼痛有助于鉴别阴部神经痛与盆腔内脏痛[27]。阴部神经阻滞可在坐骨棘或骶神经根进行[28]。在治疗过程中，经常联合阴部神经阻滞与奇神经节阻滞，共同缓解躯干和内脏痛。

其他病例报告也证实，腰丛神经毁损术治疗髋部转移性疾病后疼痛明显减轻[29]。其他研究报告，经皮下输液港的导管持续股外周神经阻滞可以改善股骨骨转移性疼痛[30]。

### 脑神经阻滞

#### 半月神经节阻滞

半月神经节阻滞可用于治疗癌性面部痛，如侵入眼眶、上颌窦或下颌骨的肿瘤引起的疼痛。半月神经节（三叉神经节）位于颞骨岩部附近的 Meckel 憩室内，包含来自三叉神经三个分支（眼支、上颌支和下颌支）的感觉和运动成分。神经节位于重要结构附近，包括硬脑膜周围。神经毁损术与严重的不良后果有关，包括意外将药物注入脑脊液、耳聋和颞窝出血。射频消融或外周神经分支毁损（眶上神经、眶下神经或下颌神经[31]）可能是介入治疗的备选方案。本章资深作者提出了一系列关于半月神经节阻滞的病例，单次注射局麻药和皮质类固醇可治疗头颈肿瘤伴三叉神经侵犯的顽固性疼痛。手术无任何直接并发

症，并可缓解 2～6 周的疼痛（图 18.9）[32]。

#### 其他脑神经阻滞

治疗癌症相关疼痛的其他神经阻滞包括：Kohase 等报道的下颌神经阻滞治疗侵犯下颌骨的舌癌，超声下舌咽神经阻滞治疗舌根浸润性鳞癌[31, 33]。

### 神经根阻滞

选择性神经根阻滞及随后的神经毁损[34]或硬膜外注射类固醇[35]已用于治疗癌症相关疼痛。Engle 等提出了硬膜外注射类固醇治疗肿瘤相关神经根疼痛的一系列病例[35]。Quinn 等报道了 CT 引导下用乙醇进行神经根消融术治疗癌症相关疼痛的系列病例[34]。胸部皮肤支配的解剖模式更为简单，该区域的神经根与运动功能无明显关系，因此神经毁损术可能更安全。

相反，颈椎和腰骶由于复杂的神经支配和较多的运动功能，可能与运动障碍有关。Gofeld 和 Bhatia 报道了用颈神经根消融术替代臂丛神经阻滞治疗肺上沟瘤相关疼痛的显著成功[36]。Cok 等报道了使用骶神经根阻滞替代阴部神经阻滞的益处[28]。

## 自主神经阻滞

### 星状神经节阻滞

星状神经节阻滞可能对上肢、颈部、头部的癌性疼痛有作用。常见的适应证是缺血性神经病变、带状疱疹和放射性神经炎[37]。虽然标志和透视技术的结合是当今最常用的，但与超声结合的优势逐渐增大，部分原因是颈部的多处细微结构在透视下看不到（图 18.10）。

星状神经节阻滞成功的证据与交感神经阻滞的证据一样：Horner 综合征、无汗、鼻塞，以及静脉扩张和受影响的上肢温度至少升高 1℃。注射药物的肆意扩散可能会导致多种并发症。例如，如果局麻药扩散到附近的喉返神经，可能会导致声音嘶哑或呼吸困难。因此，星状神经节阻滞不应同时阻滞两边，对于已知对侧喉返神经损伤的患者应谨慎操作。另一个常见的相关并发症是药物扩散到膈神经，导致单侧膈肌麻痹。在相应血管中，药物向臂丛扩散可能会导致上肢感觉或运动障碍，需要患者带着臂

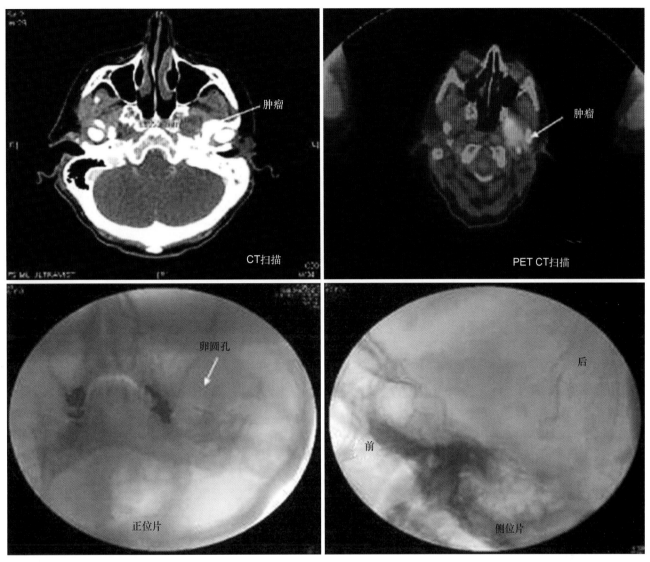

**图 18.9** 侵犯三叉神经的鳞状细胞癌面痛患者的半月神经节阻滞：CT 扫描和 PET 扫描（左上和右上），头颅正、侧位透视图像，阻滞靶点卵圆孔（左下和右下）

悬吊带回家。更可怕的并发症包括意外的硬膜外或脊椎阻滞，通常是由于太外侧进针和针的内侧成角造成的。值得注意的是，硬膜外注射长效局麻药可能不会有超过 15 min 的预期神经轴阻滞，因此，所有接受这一手术的患者都应该在术后至少 30 min 内接受密切监测。最后，血管内注射一直是一个令人担忧的问题。当注射进椎动脉或颈动脉（可能性极小）时，可能出现全身性癫痫发作[38]。

## 腹腔神经丛阻滞

腹腔脏器的癌性疼痛可用腹腔神经丛阻滞治疗。靶结构包括胰腺、肝、胆囊、网膜、肠系膜和从胃到横结肠的消化道。腹腔神经丛阻滞最常见的适应证是胰腺癌和其他腹腔内恶性肿瘤引起的疼痛[39]，强有力的证据表明，该技术的镇痛效果至少与内科治疗相当，但副作用（如便秘、源于阿片类药物的镇静）较少[40]。对腹腔内恶性肿瘤患者的前瞻性研究甚至表明，在世界卫生组织止痛阶梯第二步之前，腹腔交感神经切除术可以改善疼痛控制和提高生活质量[41]。

用于实现腹腔神经丛阻滞的各种技术包括透视、CT 或超声引导，以及直接手术可视化。经典的技术是使患者处于俯卧位，透视引导下经皮穿刺（图 18.11）。

腹腔神经丛阻滞熟知的副作用是胃肠道副交感神经不受控制的活动引起的腹泻和痉挛，以及内脏

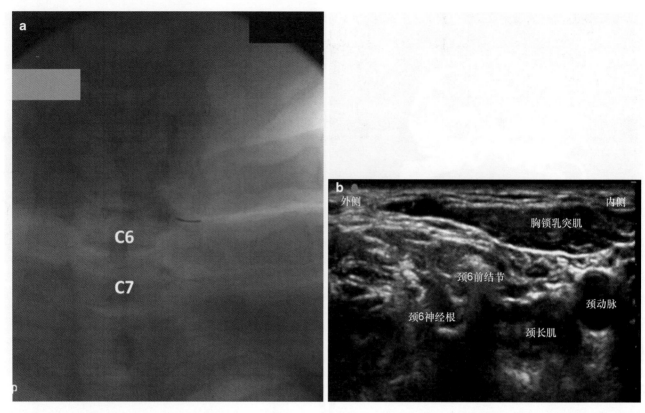

**图 18.10** （a）透视引导下的星状神经节阻滞。（b）右星状神经节阻滞的超声成像。超声引导下星状神经节阻滞的靶点是椎前筋膜和颈长肌之间的潜在间隙

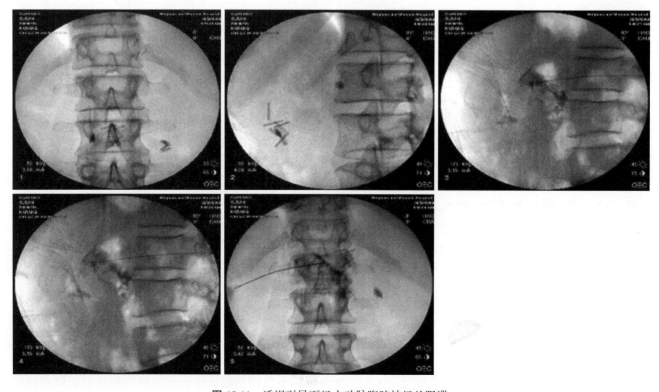

**图 18.11** 透视引导下经主动脉腹腔神经丛阻滞

血管扩张引起的低血压。腹泻和痉挛通常是暂时的，1 周内消失；低血压通常静脉补液后缓解。并发症包括穿刺失败导致的气胸、腹膜后出血或其他内脏器官穿孔。然而，大多数与该阻滞相关的并发症与主动脉、腹腔干或前根动脉血管内注射有关。血管内注射乙醇可能会引起乙醇中毒；血管内注射苯酚可引起癫痫发作和心血管衰竭，与局部麻醉中毒的表现相似。最可怕的并发症涉及前根动脉，它起源于大多数患者的左侧，在 T12～L1，供应腰段脊髓前 2/3 的血液。如果向该血管内注射神经毁损剂或皮质类固醇，可能会导致截瘫。

## 上腹下神经丛阻滞

上腹下神经丛阻滞可治疗盆腔脏器癌性疼痛。适用的器官包括膀胱、子宫、直肠、阴道和前列腺。虽然与单纯的药物治疗相比，尚无随机对照试验评估上腹下神经丛毁损术，但前瞻性研究表明，该技术可明显减少盆腔恶性肿瘤患者的疼痛和阿片类镇痛药的使用[42]。

上腹下神经丛由支配盆腔内脏的交感和副交感神经纤维组成，位于 L5 椎体前方，主动脉分叉处正下方（图 18.12）。与腹腔神经丛的情况一样，盆腔内脏传入神经纤维与自主神经纤维伴行，因此在上腹下神经丛被阻断[43]。

很少有大型研究证实与上腹下神经丛阻滞相关的并发症，但最常见的可能是髂血管内注射、膀胱穿刺或腰丛损伤，因为这些结构靠近上腹下神经丛。

## 奇神经节阻滞

会阴、直肠远端、肛门、阴道远端 1/3、外阴等区域的癌性疼痛是奇神经节阻滞的靶点。少量病例证实盆腔痛的患者接受奇神经节阻滞或毁损后，有明显的疼痛缓解[44]。其他常见的适应证包括非癌性尾骨痛和慢性盆腔痛。

奇神经节是交感神经链的末端，通常位于骶尾部交界处的前面，尽管在病例报告中观察到它偏离至尾骨中点以下，远离了这个经典位置（图 18.13）。

关于这种阻滞后并发症的发生率，几乎没有公开的数据报道。然而，根据病例报告和对周围解剖结构的考虑，可能的并发症包括腹膜后出血和内脏器官损伤。例如最初的技术，使用弯曲的脊麻针通过肛尾韧带，可能会增加直肠穿孔的风险。

# 结论

用于非癌症患者的解剖学知识和区域麻醉技术可应用于癌症相关疼痛。然而，这一特殊群体可能在变异的解剖学和脆弱的生理学方面提出特殊的挑战。诊断性和毁损性神经阻滞可以广泛应用于癌症生存患者和不幸的晚期癌症患者中。由于癌症相关疼痛通常是多因素的，可能需要多种技术来控制疼痛。证据表明，神经阻滞不仅能有效缓解疼痛，而且一些阻滞还可能改善癌症患者的生活质量，增强功能状态，甚至延长生存期。

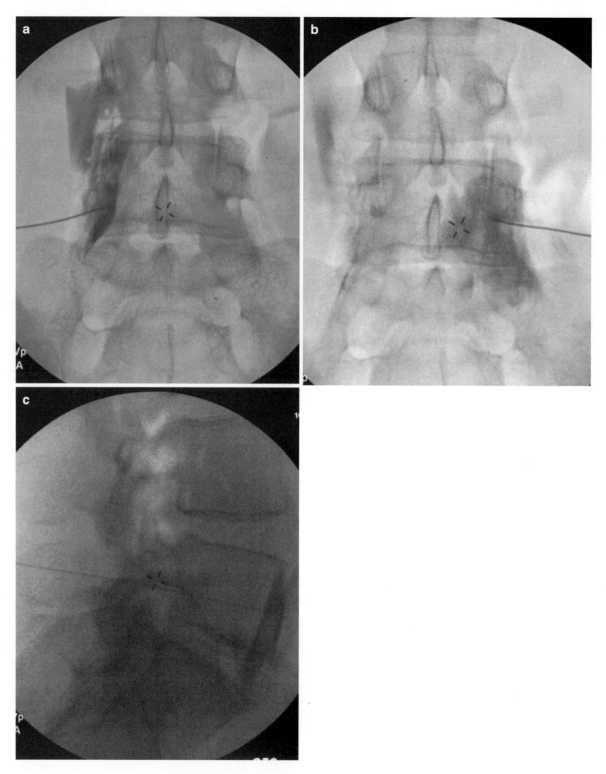

图 18.12 （a～c）透视引导下上腹下神经丛阻滞

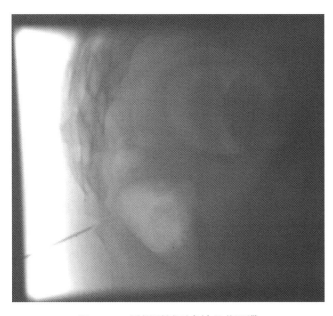

**图 18.13** 透视引导下奇神经节阻滞

# 参考文献

1. Anitescu M, Benzon H, Variakojis R. Pharmacology for the interventional pain physician. In: Benzon H, Rathmell J, Wu C, Turk D, Argoff C, Hurley R, editors. Practical management of pain. 5th ed. Philadelphia: Elsevier; 2014. p. 596–614.

2. Hotchkiss RS, Moldawer LL. Parallels between cancer and infectious disease. N Engl J Med. 2014;371(4):380–3.

3. Adams M, Benzon H, Hurley R. Chemical neurolysis blocks. In: Benzon H, Rathmell J, Wu C, Turk D, Argoff C, Hurley R, editors. Practical management of pain. 5th ed. Philadelphia: Elsevier; 2014. p. 784–93.

4. Collins A, Gray A. Peripheral nerve blocks. In: Miller R, Pardo M, editors. Basic of Anesthesia. 6th ed. Philadelphia: Elsevier; 2011. p. 284–99.

5. Schreiber KL, Martel MO, Shnol H, et al. Persistent pain in postmastectomy patients: comparison of psychophysical, medical, surgical, and psychosocial characteristics between patients with and without pain. Pain. 2013;154(5):660–8.

6. Klepstad P, Kurita GP, Mercadante S, Sjøgren P. The evidence of peripheral nerve blocks for cancer-related pain: a systematic review. Minerva Anestesiol. 2015;81(7):789–93.

7. Kirvelä O, Antila H. Thoracic paravertebral block in chronic postoperative pain. Reg Anesth. 1992;17(6):348–50.

8. Malik T. Ultrasound-guided paravertebral neurolytic block: a report of two cases. Pain Pract. 2014;14(4):346–9.

9. Hadzic A. Thoracic paravertebral block. In: Hadzic A, editor. Hadzic's peripheral nerve blocks and anatomy for ultrasound-guided regional anesthesia. New York: McGrawHill Medical; 2012. p. 291–302.

10. Karmakar M. Ultrasound-guided thoracic paravertebral block. In: Narouze S, editor. Atlas of ultrasound-guided procedures in interventional pain management. New York: Springer; 2010. p. 133–47.

11. Kakhki VR, Anvari K, Sadeghi R, Mahmoudian AS, Torabian-Kakhki M. Pattern and distribution of bone metastases in common malignant tumors. Nucl Med Rev Cent East Eur. 2013;16(2):66–9.

12. Hadzic A. Intercostal block. In: Hadzic A, editor. Hadzic's peripheral nerve blocks and anatomy for ultrasound-guided regional anesthesia. New York: McGrawHill Medical; 2012. p. 304–10.

13. Bhatia A, Peng P. Ultrasound-guided peripheral nerve blockade in chronic pain management. In: Narouze S, editor. Atlas of ultrasound-guided procedures in interventional pain management. New York: Springer; 2010. p. 279–92.

14. Wong FC, Lee TW, Yuen KK, Lo SH, Sze WK, Tung SY. Intercostal nerve blockade for cancer pain: effectiveness and selection of patients. Hong Kong Med J. 2007;13(4):266–70.

15. Narouze S. Ultrasound-Guided Transversus Abdominis Plane (TAP) block. In: Narouze S, editor. Atlas of ultrasound-guided procedures in interventional pain management. New York: Springer; 2010. p. 193–8.

16. Hebbard PD, Barrington MJ, Vasey C. Ultrasound-guided continuous oblique subcostal transversus abdominis plane blockade: description of anatomy and clinical technique. Reg Anesth Pain Med. 2010;35(5):436–41.

17. Hung JC, Azam N, Puttanniah V, Malhotra V, Gulati A. Neurolytic transversus abdominal plane block with alcohol for long-term malignancy related pain control. Pain Physician. 2014;17(6):E755–60.

18. Gebhardt R, Wu K. Transversus abdominis plane neurolysis with phenol in abdominal wall cancer pain palliation. Pain Physician. 2013;16(3):E325–30.

19. Restrepo-Garces CE, Asenjo JF, Gomez CM, et al. Subcostal transversus abdominis plane phenol injection for abdominal wall cancer pain. Pain Pract. 2014;14(3):278–82.

20. Sakamoto B, Kuber S, Gwirtz K, Elsahy A, Stennis M. Neurolytic transversus abdominis plane block in the palliative treatment of intractable abdominal wall pain. J Clin Anesth. 2012;24(1):58–61.

21. Davis G, Knight S. Pancoast tumors. Neurosurg Clin N Am. 2008;19(4):545–57.

22. Watson P, Evans R. Intractable pain with lung cancer. Pain. 1987;29(2):163–73.

23. Wood J, Gawler J, Whittle RJ, Staunton MD. Brachial plexopathy in breast carcinoma-an unsolved problem. Eur J Surg Oncol. 1991;17:265–9.

24. Hadzic A. Ultrasound-guided interscalene brachial plexus block. In: Hadzic A, editor. Hadzic's peripheral nerve blocks and anatomy for ultrasound-guided regional anesthesia. New York: McGrawHill Medical; 2012. p. 353–60.

25. Zinboonyahgoon N, Vlassakov K, Abrecht CR, Srinivasan S, Narang S. Brachial plexus block for Cancer-related pain: a case series. Pain Physician. 2015;18(5):E917–24.

26. Vranken J, van der Vegt M, Zuurmond W, Pijl AJ, Dzoljic M. Continuous brachial plexus block at the cervical level using a posterior approach in the management of neuropathic cancer pain. Reg Anesth Pain Med. 2001;26(6):572–5.

27. Elahi F, Callahan D, Greenlee J, Dann TL. Pudendal entrapment neuropathy: a rare complication of pelvic radiation therapy. Pain Physician. 2013;16(6):E793–7.

28. Cok OY, Eker HE, Cok T, Akin S, Aribogan A, Arslan G. Transsacral S2–S4 nerve block for vaginal pain due to pudendal neuralgia. J Minim Invasive Gynecol. 2011;18(3):401–4.

29. Kaki AM, Lewis GW. Inguinal paravascular (lumbar plexus) neurolytic block – description of a catheter technique: case report. Reg Anesth Pain Med. 1998;23(2):214–8.

30. Khor KE, Ditton JN. Femoral nerve blockade in the multidisciplinary management of intractable localized pain due to metastatic tumor: a case report. J Pain Symptom Manag. 1996;11(1):57–6.

31. Kohase H, Umino M, Shibaji T, Suzuki N. Application of a mandibular nerve block using an indwelling catheter for intractable cancer pain. Acta Anaesthesiol Scand. 2004;48(3):382–3.

32. Srinivasan S, Issa M, Narang S. The use of gasserian ganglion block in neoplastic trigeminal neuralgia – a case series. Poster presented at ASRA annual meeting; 11/2013: Phoenix, AZ.

33. Bedder MD, Lindsay D. Glossopharyngeal nerve block using ultrasound guidance: a case report of a new technique. Reg Anesth. 1989;14(6):304–7.

34. Quinn SF, Murtagh FR, Chatfield R, Kori SH. CT-guided nerve root block and ablation. AJR Am J Roentgenol. 1988;151(6):1213–6.

35. Shah K, Novy D, Koyyalakunta D, Chai T, Bruel B, Yu J, Dong W, Engle M. The effectiveness and safety of epidural steroid injections for the tumor related radicular pain. Oral presentation at the third annual meeting cancer pain research consortium. Phoenix; 4/2017.

36. Gofeld M, Bhatia A. Alleviation of Pancoast's tumor pain by ultrasound-guided percutaneous ablation of cervical nerve roots. Pain Pract. 2008;8(4):314–9.

37. Keel JC, Bodas AV. Chapter 147: interventional pain management I: epidural, ganglion, and nerve blocks. In: Vacanta CA, Sikka PK, Urman RD, Segal BS, editors. Essential clinical anesthesia. 1st ed. Cambridge: Cambridge University Press; 2011. p. 907–18.

38. Rathmell JP. Chapter 10: stellate ganglion block. In: Rathmell JP, editor. Atlas of image-guided intervention in regional anesthesia and pain medicine. 2nd ed. Philadelphia: Lippincott Williams & Wilkins; 2011. p. 115–21.

39. Srinivasan S, Zinboonyahgoon N, Narang N. Celiac plexus block for non-pancreatic intra-abdominal malignancies – results and outcomes. Poster presented at NYOSRA annual meeting; 2014: New York, NY.

40. Arcidiacono PG, Calori G, Carrara S, et al. Celiac plexus block for pancreatic cancer pain in adults. Cochrane Database Syst Rev. 2011;16(3):CD007519.

41. Amr YM, Makharita MY. Neurolytic sympathectomy in the management of cancer pain-time effect: a prospective, randomized multicenter study. J Pain Symptom Manag. 2014;48(5):944.

42. Plancarte R, de Leon-Casasola OA, El-Helaly M, Allende S, Lema MJ. Neurolytic superior hypogastric plexus block for chronic pelvic pain associated with cancer. Reg Anesth. 1997;22(6):562.

43. Rathmell JP. Chapter 13: superior hypogastric block and neurolysis. In: Rathmell JP, editor. Atlas of image-guided intervention in regional anesthesia and pain medicine. 2nd ed. Philadelphia: Lippincott Williams & Wilkins; 2011. p. 143–9.

44. Scott-Warren JT, Hill V, Rajasekaran A. Ganglion impar blockade: a review. Curr Pain Headache Rep. 2013;17:306.

# 19 脑神经治疗靶点

Jill E. Sindt

许日平 译 张良清 校

## 概述

在美国，头颈癌占癌症诊断的比例不到 5%，每年大约有 75 000 例新病例[1]。然而 70% ~ 85% 的癌症患者会出现癌症相关疼痛，这种疼痛被认为是癌症最严重的症状[2-3]。患者认为在确诊后对疼痛的控制的要求仅次于实现治愈和尽可能地延长生命[4]。疼痛降低患者的生活质量，随着癌症进展，疼痛的患病率及严重强度随之增加[5-6]。

头颈癌是一组影响多种解剖部位和组织类型的异质性诊断。甲状腺癌、喉癌、口咽癌、舌癌和软组织癌占大多数，癌症也可以发生在唾液腺、鼻咽、嘴唇、骨骼和喉[1]。超过 90% 的头颈癌为鳞状细胞癌[7]。

头颈癌引起的疼痛可以由几种不同的机制引起。它可以是伤害性的、神经病理性的或者牵涉性的。疼痛可由肿瘤直接侵犯邻近的软组织、黏膜、骨骼以及累及神经系统结构引起，也可能由治疗引起。手术会导致慢性感染、伤口愈合困难和神经损伤。放疗可引起组织纤维化和神经丛病变，放疗和化疗均可引起神经病变和黏膜炎[8]。

癌症相关头颈痛的治疗是基于世界卫生组织的癌性疼痛阶梯疗法，该阶梯疗法强调逐步采用有效的阿片类药物与非阿片类辅助药物联合治疗。除了药物管理，很多患者得益于针对疼痛特定潜在来源的介入技术。表 19.1 中讨论并总结了干预的靶点，包括脑神经和外周神经。

## 脑神经靶点

### 三叉神经：解剖学与神经支配

三叉神经是第 V 对脑神经，负责面部大部分感觉以及咀嚼肌的运动功能。它起源于脑桥水平的脑干。它与半月神经节或三叉神经节在颅中窝的一个被称为 Meckel 腔的区域汇合。Meckel 腔是在岩尖凹陷处的硬脑膜陷凹。三叉神经又分为三个主要分支：眼神经（V1）、上颌神经（V2）和下颌神经（V3）。这些分支分别从眶上裂、圆孔和卵圆孔出颅。

眼神经是一种纯感觉神经，支配头皮、前额、上眼睑、鼻尖的皮肤及结膜、角膜和额窦。它分为额神经、泪腺神经和鼻睫神经。额神经进一步分为终末支——眶上神经和滑车上神经，均可进行阻滞。

上颌神经也是一种感觉神经，它为面颊、下眼睑、鼻孔和上唇的皮肤，以及上颌牙和牙龈、咽的腭部和顶部、鼻黏膜和上颌、筛窦和蝶窦提供感觉神经支配。在三叉神经节后分出颧神经、上牙槽神经，延为眶下神经。

下颌神经有运动和感觉功能。通过耳颞神经、舌神经、颊神经、下牙槽神经和颏神经为下颏、下颌、下唇、外耳、下颌牙和牙龈等部位的皮肤提供感觉神经支配。它的分支也支配咀嚼肌，包括颞肌、咬肌、翼外肌和翼内肌[9]（图 19.1）。

### 三叉神经：介入措施

根据疼痛的部位和原因，三叉神经及其分支可选择多个部位作为靶点，如表 19.2 所示。

**表 19.1** 头颈介入靶区总结

| 神经 | 支配 / 功能 | 介入技术 |
|---|---|---|
| 三叉神经节 | 面部皮肤的感觉神经支配<br>咀嚼肌的运动神经支配 | 神经阻滞<br>化学性神经毁损术<br>脉冲射频消融术<br>球囊压迫术<br>冷冻消融术 |
| 上颌神经 | 面部中 1/3 的感觉神经支配 | 神经阻滞<br>化学性神经毁损术<br>脉冲射频消融术<br>冷冻消融术 |
| 下颌神经 | 面部下 1/3 的感觉神经支配<br>咀嚼肌的运动神经支配 | 神经阻滞<br>化学性神经毁损术<br>脉冲射频消融术<br>冷冻消融术 |
| 眶上神经 | 前额、上眼睑和头皮前部的感觉神经支配 | 神经阻滞<br>脉冲射频消融术<br>外周神经刺激<br>冷冻消融术 |
| 滑车上神经 | 前额中部、鼻梁、上眼睑内侧感觉神经支配 | 神经阻滞<br>脉冲射频消融术<br>外周神经刺激<br>冷冻消融术 |
| 眶下神经 | 下眼睑、脸颊内侧、鼻翼、上唇的感觉神经支配 | 神经阻滞<br>化学性神经毁损术<br>脉冲射频消融术<br>冷冻消融术 |
| 颏神经 | 下唇和下颏的感觉神经支配 | 神经阻滞<br>化学性神经毁损术<br>脉冲射频消融术<br>冷冻消融术 |
| 舌咽神经 | 外耳、咽后部、舌、颈动脉体和颈动脉窦的感觉神经支配<br>腮腺的副交感神经支配<br>茎咽肌的运动神经支配 | 神经阻滞<br>化学性神经毁损术<br>脉冲射频消融术 |
| 迷走神经 | 外耳道、喉黏膜和声带的感觉神经支配<br>咽部和喉部肌肉的运动神经支配<br>胸腹部器官的副交感神经支配 | 神经阻滞<br>化学性神经毁损术<br>脉冲射频消融术 |
| 蝶腭神经节 | 鼻腭黏膜、软腭、咽和泪腺的感觉神经支配 | 神经阻滞<br>化学性神经毁损术<br>射频热凝术<br>脉冲射频消融术 |
| 颞下颌关节 | 下颌的旋转和平移运动，包括咀嚼和下颌张开 | 关节内注射 |
| 枕大、枕小神经 | 头皮后部的感觉神经支配 | 射频热凝术<br>脉冲射频消融术<br>冷冻消融术<br>外周神经刺激 |
| 颈浅神经丛 | 下颌下部、颈前外侧和锁骨上窝的感觉神经支配 | 神经阻滞 |
| 颈深神经丛 | 下颌下部、颈前外侧和锁骨上窝的感觉神经支配<br>颈椎旁和颈深部肌肉的运动神经支配<br>为膈神经和副神经提供运动纤维 | 神经阻滞 |

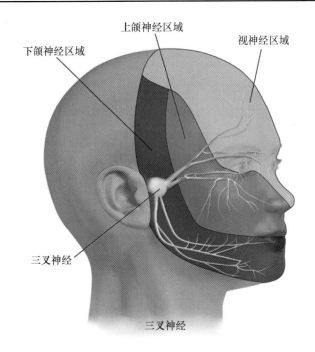

图 19.1　三叉神经分布（https://commons.wikimedia.org/wiki/File：Trig_innervation.svg），"三叉神经神经分布"，https://creativecommons.org/licenses/by/3.0/legalcode

表 19.2　三叉神经靶点概况

| 解剖靶点 | 神经支配 |
| --- | --- |
| 三叉神经节 | 面部的感觉神经支配 |
| | 咀嚼肌的运动神经支配 |
| 上颌神经 | 面部中 1/3 的感觉神经支配 |
| 下颌神经 | 面部下 1/3 的感觉神经支配 |
| | 咀嚼肌的运动神经支配 |
| 眶上神经 | 前额、上眼睑和头皮前部的感觉神经支配 |
| 滑车上神经 | 前额中部、鼻梁、上眼睑内侧感觉神经支配 |
| 眶下神经 | 下眼睑、脸颊内侧、鼻翼、上唇的感觉神经支配 |
| 颏神经 | 下唇和下颏的感觉神经支配 |

# 三叉神经（半月）节神经毁损术

**临床适应证**　三叉神经节神经毁损术是治疗三叉神经痛最常用的方法，它已被成功地应用于三叉神经支配区域疼痛的癌症患者。适用于这种方法的疼痛症状常为：面中部灼痛或刺痛并延伸至前额或下颌骨区域。这种手术最好在头颈癌没有出现明显解剖变形的早期进行，疼痛缓解通常可维持数月，必要时可重复。

**解剖注意事项**　三叉神经节经卵圆孔入颅，内侧与海绵窦连接，上方与颞骨连接，后方与硬脑膜和脑干连接，该区域血管丰富，脑膜中动脉和颈动脉位于神经节附近。应采用透视引导减少碰到这些结构的风险，还应注意避免进针过程中穿透口腔[10]。三叉神经毁损术治疗癌性疼痛的成功率目前尚不清楚，80%～90%的三叉神经痛患者在接受手术后疼痛得到缓解，但 1～2 年内患者疼痛复发的概率为20%～50%[11]。

**手术过程**　患者仰卧在透视台上，颈部略伸展，可给予适当镇静，进针点应在口角外侧约 2.5 cm 处。C 臂通过大约尾侧倾斜 30° 和侧斜旋转 20° 定位卵圆孔，在这种角度下，卵圆孔看起来是一个椭圆形，正好在眼眶下方和筛窦的外侧（图 19.2）。穿刺针在透视引导下向卵圆孔进针，针的轨迹应与瞳孔呈一条直线，针尖指向外耳道，与皮肤呈 30°～45°（图19.3）。卵圆孔有时很难用透视法定位，特别是如果肿瘤或癌症的治疗改变了解剖结构，在这些病例中进针使用上述皮肤定位和进针轨迹有助于更清楚地定位卵圆孔。

向前进针直到侧位片显示针在卵圆孔内的合适位置，位于蝶鞍的正下方（图 19.4）。通常先碰到骨头，这时应将穿刺针绕过骨头，通常从后方进入卵圆孔。当针头进入卵圆孔时，患者可能会感到下颌神经分布区域的感觉异常。

回抽无血及脑脊液后，应使用造影剂（0.1～0.5 ml）以确定针在孔内的正确位置。如果需要，使用 0.1～0.5 ml 的局麻药进行局部阻滞，作为诊断性试验，接着完成神经毁损术。0.3～0.5 ml 通常足够，不应超过 1 ml，以避免扩散到其他区域，已成功使用无水乙醇、6%～10% 苯酚和无菌甘油。苯酚具有无痛、起效快、黏度大不易扩散等优点。甘油可能在 6～10 天内不产生镇痛作用，但持续时间可能更长，是三叉神经节神经毁损术最常用的药物[12]。如果使用甘油，在注射前患者应取坐位，头向下倾斜，术后应保持该体位 2 h，以免药物扩散至其他不必要的区域。

如果进针时回抽到脑脊液，可以缓慢退针直到回抽无脑脊液，即可如上所述进行神经毁损术，任何药物都应先使用 0.1 ml 的试验剂量，仔细观察，因为存在高位脊椎麻醉或神经毁损剂扩散至脑干的风险。穿刺针可以留在合适的位置，采用逆行穿刺

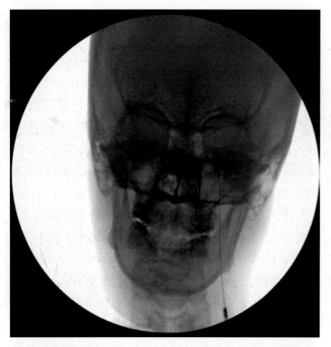

图 19.2 卵圆孔的透视图（针头就位）——正视图

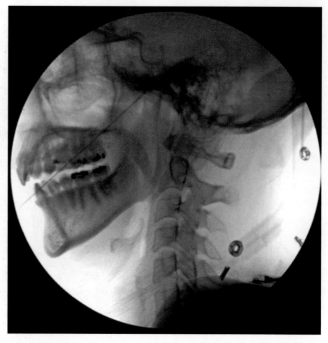

图 19.4 卵圆孔的透视图（针头就位）——侧视图

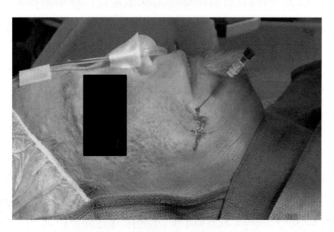

图 19.3 三叉神经节阻滞皮肤进针点

法多次注射 0.1 ml 的甘油，最多 0.5 ml。注射前患者取坐位，头向下倾斜，术后保持该体位 2 h，以防止甘油扩散至脑干。当操作正确时，该技术是安全有效的，由于甘油是重比重的，这项技术可能会允许对上颌和下颌分布区进行更多选择性的破坏[13]。（见图 19.2、19.3 和 19.4）

**副作用 / 并发症** 由于该区域血管的分布，可能会出现巩膜下和面部血肿。面部麻木经常发生，还应该注意临床上罕见的面部不对称和咀嚼肌无力。三叉神经节神经毁损可导致相当比例的患者口唇疱疹或带状疱疹复发。眼部神经毁损术可造成角膜反射障碍和角膜麻痹，严重者可导致角膜炎和视觉障碍。据报道，6% ～ 44% 的受试者有感觉迟钝，而

痛觉缺失是三叉神经毁损术的一种罕见但潜在的并发症[14]。

# 三叉神经（半月）节射频消融术

**临床适应证** 三叉神经节射频消融的临床适应证与上述三叉神经节神经毁损术相同。它最常用于三叉神经痛，已成功用于癌症相关疼痛[15]。射频消融术可以选择性地破坏三叉神经的某个分支，无神经毁损剂扩散到邻近区域的风险[10]。与化学性神经毁损术相比，镇痛时间更长[13]。

**解剖注意事项** 三叉神经节射频消融术采用与三叉神经节化学性神经毁损术相同的卵圆孔入路，因此其解剖注意事项与前面所描述的相同。

**手术过程** 卵圆孔的入路与用于三叉神经节化学性神经毁损术的方法相同。一旦穿刺套针在透视引导下定位正确，回抽无脑脊液或血液，首先在 0.1 ～ 0.5 V、50 Hz 条件下行感觉电刺激以确认手术位点，同时患者应注意在相应区域有无感觉异常，然后再在 0.5 ～ 1.5 V、2 Hz 条件下行运动电刺激，如果针头靠近眼睛或者上颌部，则观察不到任何运动反应[16]。

射频热凝术是三叉神经射频消融术最常用的方法。在 60 ～ 90℃下持续 60 ～ 90 s 循环消融，直至

患者出现痛觉减退，表现为在相应区域针刺感变成轻触感，也可出现相应部位的面部潮红。在消融前应分次注射总量不超过 1 ml 的利多卡因以减轻热消融的疼痛，仔细观察，避免血管内注射和鞘内注射。

脉冲射频消融术是在 42℃下持续消融 120 s，重复 2 ～ 3 个循环。脉冲射频消融术可以降低术后的感觉障碍发生率，但与射频热凝术相比，关于其疗效或并发症方面的数据资料较少。由于脉冲射频消融术使用的温度较低，不需要在消融前进行局部麻醉。

**副作用 / 并发症**　虽然没有神经毁损剂扩散到其他区域的风险，但三叉神经节射频消融术与化学性神经毁损术也有相似的并发症。血肿、面部麻木、咀嚼肌无力、疱疹复发、角膜麻痹等并发症均有报告，感觉迟钝和痛觉缺失的发生率可能低于化学性神经毁损术[17-18]。此外，刺激或损伤三叉神经节可能导致急性心动过缓，应备好阿托品和心肺复苏设备。

## 三叉神经（半月）节球囊压迫术

**临床适应证**　三叉神经节球囊压迫术的临床适应证与上述三叉神经节神经毁损术、射频消融术相同。该手术成功率在 90% 以上，与其他三叉神经节手术方法相比，球囊压迫术的复发率可能更低[19]。

**解剖注意事项**　与三叉神经节射频消融术相似。

**手术过程**　球囊压迫术通常在全身麻醉下完成。该手术的卵圆孔入路与上述三叉神经节化学性神经毁损术相似，但仅针尖接触卵圆孔，通常可出现明显的心动过缓，应备好阿托品和心肺复苏设备。将 Fogarty 导管穿过针管置入 Meckel 腔中，在透视下用造影剂显影，直至观察到梨形图像，茎端朝后，表明球囊占据了整个腔室并产生足够的压迫，压迫时间为 2 ～ 7 min，然后取出导管和针头。

**副作用 / 并发症**　该手术与三叉神经节射频消融术的并发症类似，但研究表明与其他三叉神经节手术相比，其并发症发生率较低，尤其是感觉迟钝和痛觉缺失[20]。

## 选择性上颌神经阻滞和射频消融术

**临床适应证**　疼痛仅局限于三叉神经的上颌神经分支支配区域的患者，选择性上颌神经阻滞可采用侧方冠状入路。神经阻滞可用于诊断，类固醇常被添加到局麻药里以增加疗效。已有脉冲射频消融术成功治愈上颌三叉神经痛的报道[21]。

**解剖注意事项**　上颌神经经圆孔离开颅中窝，然后穿过翼腭窝。在穿过眶下裂，通过眶下孔到达面部表面之前，可在翼腭窝的前部对该神经进行选择性阻滞，可采用通过冠状切迹的侧方入路（图 19.5）[22]。

**手术过程**　患者仰卧在透视台上，颈中立位，下颌稍微打开保持松弛状态，以方便识别位于外耳道正前方和颧弓下方的冠状切迹。侧位透视显示翼腭窝是一个高于上磨牙且低于眼眶的 "V" 形结构。侧方旋转头部可以用来帮助定位翼腭窝，透视下使其与对侧的翼腭窝对准，以便准确定位。

从冠状切迹进针，垂直于颅骨指向翼腭窝，通常进针 4 ～ 5 cm。碰到翼突外侧板后，向前和向上调整方向，向前推进约 0.5 ～ 1 cm 进入翼腭窝，此时常常出现上颌神经分布区域的感觉异常。穿刺针应指向翼腭窝的前上部（图 19.6）。在正位透视下，穿刺针应位于中鼻甲外侧（图 19.7），对比可确定合适的位置。

如果需要阻滞，患者在监护下分次注射 3 ～ 5 ml

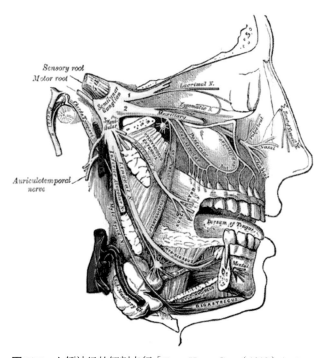

**图 19.5**　上颌神经的解剖走行［From Henry Gray（1918）Anatomy of the Human Body via Wikipedia Commons. https://commons. wikimedia.org/wiki/Trigeminal_nerve#/media/File：Gray778.png. In public domain］

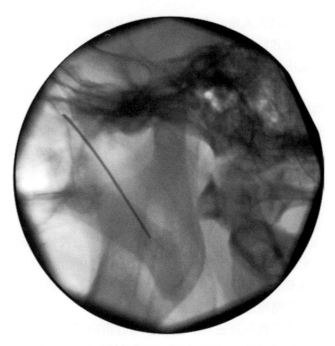

图 19.6　针在翼腭窝前上部的上颌神经阻滞侧位视图

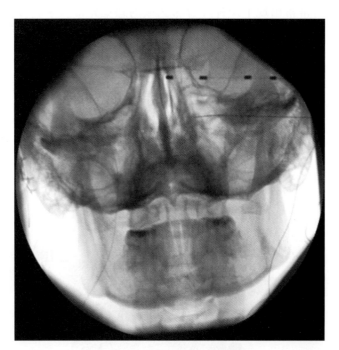

图 19.7　上颌神经阻滞正位视图

局麻药，类固醇（如甲泼尼龙 40 ～ 80 mg）常添加到局麻药内。一些医生使用苯酚或乙醇进行化学性神经毁损术可缓解严重癌症疼痛，但没有相应的病例报告或研究发表。

如若使用脉冲射频消融术，应在 50 Hz、0.1 ～ 1 V 条件下进行感觉电刺激，患者应在上牙和（或）中

面部皮肤出现刺激，然后在 42℃下进行消融，持续90 s，为提高疗效，一般重复 2 ～ 3 次。

**副作用 / 并发症**　由于该区域的血管分布，面部血肿是一种常见的副作用，可能会出现感觉迟钝和痛觉缺失，但文献未见报道。

## 选择性下颌神经阻滞和射频消融术

**临床适应证**　疼痛仅局限于三叉神经的下颌神经分布区域的患者，也可以使用外侧冠状入路选择性阻断下颌神经。神经阻滞可用于诊断，而类固醇可加到局麻药中增强疗效[23]。使用 0.4 ～ 1 ml 乙醇或苯酚进行化学性神经毁损术，已成功用于三叉神经痛和癌症相关疼痛，还有经导管持续注入局麻药和脉冲射频消融术治疗成功的报道[24-26]。

**解剖注意事项**　下颌神经由粗大的感觉神经根和细小的运动神经根组成。这些神经根经卵圆孔离开颅中窝后不久融合形成下颌神经，然后下行到翼突外侧板，在形成终末支前可在此处被阻滞。采用经冠状切迹的侧方入路。

**手术过程**　患者仰卧在透视台上，颈中立位，下颌稍微打开保持松弛，以方便识别位于外耳道的正前方和颧弓的下方的冠状切迹。使用正位透视引导针的穿刺。

从冠状切迹进针，垂直于颅骨指向翼腭窝，直至触及翼突外侧板。然后将针向后向下重新调整方向，推进约 0.5 ～ 1 cm，滑过翼突外侧板的下缘，通常会出现下颌神经感觉异常，可用来确定针的位置是否正确。局部阻滞可用 3 ～ 5 ml 加或不加类固醇的局麻药。脉冲射频消融术是先在 50 Hz、0.1 ～ 1 V 条件下行感觉电刺激，以确认下颌神经分布区域，再在 2 Hz、0.5 ～ 1.5 V 条件下行运动电刺激，可引起下颌同侧肌肉的收缩，然后在 42℃下持续 90 s 进行消融，重复 2 ～ 3 次。在临终护理中，可经穿刺针置入套管，行持续局麻药输注或后期的化学性神经毁损术。

**副作用 / 并发症**　由于该区域的血管分布，面部血肿是一种常见的副作用。可能会出现感觉障碍和痛觉缺失，但文献未见报道。神经毁损术或射频消融术可能由于咀嚼肌无力而导致运动功能障碍和面部不对称，但这通常与临床无关。

# 眶上、滑车上神经：局部麻醉阻滞和脉冲射频消融术

**临床适应证** 眶上神经和滑车上神经是眼神经的末梢神经支。眶上神经为前额皮肤、上睑、头皮前部提供感觉神经支配，滑车上神经为上睑内侧、前额、鼻梁提供感觉神经支配。这一区域疼痛最常见的原因是外伤或特发性眶上神经痛，治疗技术已经扩展到治疗这一区域的癌症相关疼痛。

**解剖注意事项** 眶上神经从眶上裂的眶上孔出颅，滑车上神经在滑车上切迹内侧出颅，刚好位于眶上缘与鼻梁交界处的外侧。

**手术过程：眶上神经** 患者仰卧位，头中立位。沿眶上切迹触诊眶上切迹，也可以用透视法来识别。针尖以略偏中线的方向朝眶上切迹推进，直到碰到骨头，注意不要进入孔内，穿刺针应从骨膜上稍微后退，注射 1 ～ 3 ml 的局麻药（加或不加类固醇），避免溢出到眼睛（图 19.8），患者可在眶上神经分布区域出现感觉异常。若行脉冲射频消融术，应该置入两个 5 cm 的射频套管，套管末端分别放置于眶上切迹的上缘和眶上切迹的中间或下缘。皮肤进针点应在孔的内侧或外侧 1 ～ 2 cm 处，使针尖的最终位置与神经垂直。在 50 Hz、0.1 ～ 1 V 条件下进行感

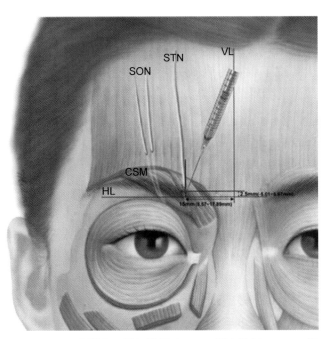

**图 19.8** 眶上和滑车上神经阻滞（SON，眶上神经；STN，滑车上神经；CSM，皱眉肌；VL，垂直参考线；HL，水平参考线）（Lee et al.[27]）

觉电刺激，确定眶上神经的分布区域，然后在 42℃下持续 90 s，重复 2 ～ 3 次[28]。因为有灼伤皮肤和眉毛的风险，不建议使用传统的射频消融术。

**手术过程：滑车上神经** 患者仰卧，头中立位，沿着眶上切迹内侧的滑车上切迹，正好在眶上切迹与鼻梁的交界处的外侧，可通过触诊或透视识别。针尖朝切迹方向前进，直到碰到骨头。针稍后退，注入 1 ～ 3 ml 局麻药（含或不含类固醇），呈扇形扩散，避免溢出到眼睛。如果需要脉冲射频消融术，应该置入 5 cm 的射频套管，针尖位于滑车上切迹。先行感觉电刺激，确定合适的滑车上神经分布区域，然后在 42℃下消融 90 s，重复 2 ～ 3 次[28]。因为存在皮肤和眉毛热损伤的风险，不建议使用常规的射频热凝消融术。

**副作用／并发症** 考虑到该区域的血管分布，可能会发生眶周淤血和血肿形成。反复注射类固醇可能会出现皮下脂肪萎缩和皮肤色斑。射频消融可能会导致感觉障碍，但这方面的报道并不多见。

## 眶上和滑车上外周神经刺激

**临床适应证** 眶上神经为前额皮肤、上睑、头皮前部提供感觉神经支配，滑车上神经为上睑内侧、前额、鼻梁提供感觉神经支配。对眶上神经和滑车上神经诊断性阻滞反应良好且预期寿命较长的患者，外周神经刺激能提供长期的镇痛。

**解剖注意事项** 眶上神经和滑车上神经分别从眶上孔和滑车上切迹出颅，然后向上穿过前额。当神经穿过眉毛上方的额头时，可以将外周神经刺激器导线放置在神经上方。由于外周刺激器导线的放置需要穿过颞神经和颞动脉，所以应该由有经验的医生或与神经外科医生合作来完成，以避免损伤颞动脉或颞神经。永久性植入通常由神经外科医生或整形外科医生实施，因为需将刺激器导线穿过颈部放置到发生器埋置的锁骨下区域。因此，这里只描述试验性脊髓电刺激器导线的放置。

**手术过程** 患者仰卧，头中立位，使用中度镇静。耳顶部的后方及上方备皮并清洁，准备无菌消毒液、敷贴、无菌手套和手术衣。切开一个小口，在可弯曲的钝性掘进装置的帮助下插入刺激器导线。刺激器导线在正位透视引导下缓慢前进，导线

尖端通过与皮肤持续接触，小心避开颞动脉和颞神经，继续前进，直到导线的触点刚好超过眶上孔和滑车上切迹（图 19.9）。应在手术台上进行刺激和编程，以确保覆盖眶上神经和滑车上神经，然后将导线缝合到入口处的皮肤上，在连接临时刺激器之前，用大量胶带将导线固定在耳后的皮肤上。嘱患者尽量减少头部运动，以防止试验导线移位。一些医生给患者佩戴一软颈托，以防止在手术期间头部运动，持续佩戴 2～7 天。如果出现双侧症状，则在对侧重复上述过程[29]。

**副作用 / 并发症**　外周神经刺激器试验最危险的并发症是颞神经和颞动脉的损伤。因此，该手术应由有经验的医生或在神经外科医生的配合下进行，以避免损伤这些结构。考虑到头皮血管的分布，可能出现血肿和出血。感染是一种罕见的并发症，在整个手术过程中应注意无菌操作，特别是因为试验导线可能会保留几天。永久性植入外周刺激导线的并发症包括出血、感染、导线侵蚀皮肤、导线移位、穿隧道过程中和刺激器的放置对颈部和锁骨上区域血管和神经系统结构的损伤、刺激器故障[30]。

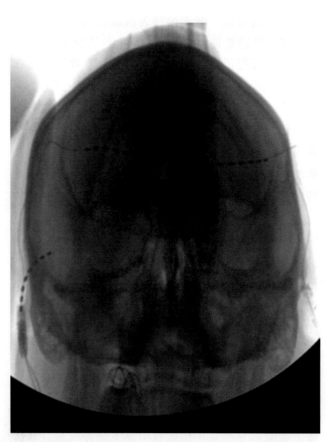

**图 19.9**　眶上 / 滑车上外周神经刺激器导线透视图

# 眶下神经阻滞、神经毁损术和脉冲射频消融术

**临床适应证**　眶下神经是上颌神经的终末支。它为下眼睑、脸颊内侧、鼻翼和上唇提供感觉神经支配，可因肿瘤直接侵犯或外科手术而损伤。

**解剖注意事项**　上颌神经经圆孔出颅中窝后不久分出眶下神经，眶下神经沿眶下沟和眶下管的底部行走，经眶下孔出颅，距中线约 2.5 cm，距眶下约 1 cm。针迹应在合适位置的上外侧[31]。

**手术过程**　患者仰卧，头中立位，用正位透视法定位眶下切迹。穿刺针在眶下切迹下方 1 cm 和外侧 1 cm 处进针，沿外上方指向眶下切迹。局部麻醉阻滞时，应将针向前推进至接触骨膜，但不能进入孔内，防止发生压迫性神经病变。注射 3 ml 的局麻药（含或不含类固醇），药液呈扇形分布，也可用 0.5 ml 甘油行神经毁损术[32]。

对于射频消融术，针尖应稍微进入眶下孔，这可能会引起感觉异常。用 50 Hz 的频率行感觉电刺激，然后在 42℃下、持续 90 s 行脉冲射频消融，重复 2～3 次，或在 75～80℃下、持续 30 s 行常规的射频热凝消融，直到出现眶下区麻木。若使用射频热凝消融，须小心避免对皮肤和皮下组织的热损伤。

**副作用 / 并发症**　考虑到该区域的血管分布，可能会出现瘀斑和血肿形成。反复注射类固醇可能会出现皮下脂肪萎缩和皮肤色斑。射频损伤有可能导致感觉障碍，尽管这方面的报道并不多见。

# 颏神经阻滞、神经毁损术和脉冲射频消融术

**临床适应证**　颏神经是下颌神经的终末支。颏神经痛通常不是头颈癌引起的，而是乳腺癌或淋巴瘤引起的转移性疾病。颏神经痛常表现为无痛性感觉减退或下颏麻木，但也会出现各种各样的疼痛[33]。

**解剖注意事项**　颏神经是下颌神经的一个分支。它通过颏部的颏孔离开下颌骨，向上延伸至下唇。它为颏部、下唇和牙龈提供感觉神经支配。

**手术过程**　患者取仰卧位，触及颏孔，穿刺针稍向内侧指向颏孔，直至碰到骨头。针避免进入孔

内，以防发生压迫性神经病变，也可在透视引导下进行。在回抽无血后注入 2 ～ 3 ml 局麻药（含或不含类固醇），按扇形分布注射，亦可使用 1 ml 甘油行神经毁损术[32]。颏神经的脉冲射频消融术需将针尖刚好放置在颏孔内，在适当的感觉刺激后，可在标准毁损参数下完成 2 ～ 3 个周期[34]。

**副作用 / 并发症**　可能会出现瘀斑和血肿形成。化学性神经松解毁损或反复注射类固醇可出现皮下脂肪萎缩和皮肤变色。射频损伤有可能导致感觉障碍，尽管尚未见报道。

## 三叉神经及其分支的冷冻消融术

已有文献报道了以上述神经为靶点的冷冻消融术，但关于其疗效、具体并发症以及与其他神经阻滞方法相比的资料数据极少。冷冻消融术可在合适的位置置入大口径的导管，如 14 号静脉导管，并使用神经刺激器来辨认相应的感觉分布区域，然后在行局部麻醉阻滞后置入 1.4 mm 的冷冻消融探针。一般来说，2 min 重复 2 ～ 3 个周期即已足够[35]。

## 舌咽神经：解剖学与神经支配

舌咽神经是第Ⅸ对脑神经。它起源于延髓水平的脑干，通过颈静脉孔出颅。舌咽神经是具有运动、感觉和副交感神经功能的混合神经。它为外耳、咽后部、舌后 1/3（包括味觉）、颈动脉体和颈动脉窦提供感觉神经支配，为腮腺提供副交感神经支配，为茎突咽肌提供运动神经支配，而茎突咽肌负责吞咽时咽的扩张（图 19.10）。

## 舌咽神经阻滞、化学性神经毁损术和脉冲射频消融术

**临床适应证**　舌咽神经痛是一种罕见的临床综合征，其特点是扁桃体区阵发性疼痛，并放射至耳部。少数患者还可累及附近的迷走神经，导致心动过缓和晕厥[36]。虽然大多数病例是特发性的，但继发性舌咽神经痛也可能继发于浸润性癌或放射治疗[37]。神经阻滞、化学性神经毁损术和脉冲射频消融术已

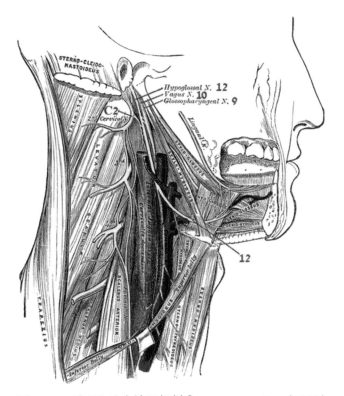

**图 19.10**　舌咽和迷走神经解剖 ［From Henry Gray（1918）Anatomy of the Human Body via Wikipedia Commons https://commons.wikimedia.org/wiki/File:Gray794A.png. In public domain］

用于该疼痛的治疗。

**解剖注意事项**　离开颈静脉孔后，舌咽神经从颈内动脉前下降，在茎突下方通过，沿咽部肌肉走行，终止于腭扁桃体和舌根部。该神经可在触及茎突的部位经皮进入，可在透视引导下进行或经口扁桃体柱入路。

**手术过程：经皮入路**　患者取仰卧位，颈中立位，使用侧位透视法来确认茎突，大约位于下颌骨的后上方。从外侧入路进针约 1.5 ～ 3 cm，直到与茎突接触。触及茎突后，针应向后调整方向，再向前推进 0.5 ～ 1.5 cm。舌咽神经位于颈内动脉和颈外动脉附近，应采用间断使用正位和侧位透视指导进针。确认回抽无血后，用 2 ～ 3 ml 局麻药（含或不含类固醇）行神经阻滞，分次注射，密切观察。脉冲射频消融术使用同样方法。感觉电刺激会引起舌根、咽部和同侧扁桃体产生症状，而运动电刺激可引起局部咽部肌肉收缩，而膈肌和斜方肌无反应。由于附近有迷走神经，电刺激时应监测患者是否出现心动过缓和低血压。在 42℃下持续 120 s，重复 2 ～ 3 次进行射频消融[38]，亦可行射频热凝术，但

会增加神经炎和附近迷走神经损伤的风险。

**手术过程：经口入路**　患者仰卧，颈中立位。扁桃体和后咽部应用利多卡因喷雾剂行局部麻醉后，将针插入扁桃体前柱的外侧，大约在舌根外侧 0.5 cm 处，在此处聚积的利多卡因可用于神经阻滞，或在扁桃体侧前柱的上方和下方注射 0.3 ～ 1 ml 甘油行化学神经毁损。

**副作用/并发症**　考虑到颈内外动脉在神经附近，应注意避免血管损伤，防止血肿形成。此外，血管内注射的风险也很大。迷走神经位于舌咽神经的后侧方，这个区域的刺激可能导致迷走神经反应，出现心动过缓和低血压。舌下神经和副神经的意外阻滞会导致舌头和斜方肌无力。

## 迷走神经：解剖学与神经支配

迷走神经是第Ⅹ对脑神经。它起源于延髓，与舌咽神经一起经颈静脉孔出颅，在颈内动脉和颈内静脉之间的颈动脉鞘内下行，陆续通过颈部、胸部和腹部。迷走神经是具有运动和感觉功能的混合神经。它为大部分咽肌和喉肌提供运动神经支配，为后外耳道、下鼓膜、喉部黏膜和声带提供感觉神经支配。它还为大多数胸腔和腹腔器官提供副交感神经支配（图 19.11）。

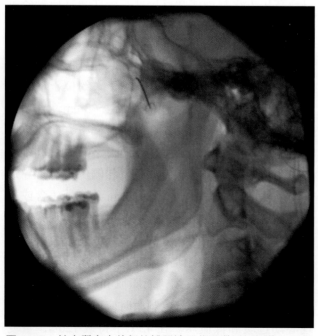

**图 19.11**　针在翼窝中前部的蝶腭神经节阻滞透视图像——侧视图

## 迷走神经阻滞、化学性神经毁损术和脉冲射频消融术

**临床适应证**　因迷走神经引起的疼痛罕见，归因于迷走神经的疼痛是一种排除性诊断。迷走神经痛常引起甲状腺区疼痛，并放射到上胸部和（或）下颌，与舌咽神经痛相似，患者曾有后咽部剧烈的阵发性疼痛。有迷走神经阻滞、化学性神经毁损术和脉冲射频消融术用于治疗的记载[39]。考虑到手术的风险，它只在保守治疗失败后进行，且应由有经验的医生施行手术。

**解剖注意事项**　迷走神经可以在茎突水平被阻滞，此处它位于舌咽神经、副神经和舌下神经的后面，颈内静脉的表面。在透视引导下定位茎突，经皮入路引导进针。

**手术过程**　患者仰卧，颈中立位，在侧位透视法下定位下颌骨后上方的茎突。从外侧入路进针，直到碰到茎突，大约进针 1.5 ～ 3 cm，碰到茎突后，针向后下调整方向后前进 0.5 cm。在间断透视下引导针的放置。回抽无血后注入 3 ～ 5 ml 局麻药（含或不含类固醇）行神经阻滞，分次注射，密切观察。已有使用少量的乙醇、苯酚或甘油行化学性神经毁损术和射频消融术的报道[39]。

**副作用/并发症**　考虑到颈内外动脉在神经附近，应注意避免血管损伤，防止血肿形成。此外，血管内注射的风险也很大。该区域的刺激可导致迷走神经反应，出现心动过缓和低血压。舌下神经和副神经的意外阻滞会导致舌头和斜方肌无力。

## 其他头颈神经靶点

### 蝶腭神经节：解剖学与神经支配

蝶腭神经节是一个复杂的神经连接网络。它位于中鼻甲后方的翼腭窝、鼻外侧黏膜的深处。它具有运动、感觉和自主神经功能，并向多个重要面部结构发送连接信号，包括三叉神经节、颈动脉丛、面神经和颈上神经节。感觉神经、运动神经、副交感神经和交感神经纤维在神经节中穿过或形成突触，再分散到鼻黏膜、泪腺、软腭和咽部[40]。

## 蝶腭神经节阻滞、化学性神经毁损术、脉冲射频消融术和射频热凝消融术

**临床适应证**　蝶腭神经节阻滞用于治疗头痛有几十年的历史，特别是具有自主神经特征的头痛，如流泪和鼻塞。它对癌症患者也有帮助，特别是舌癌和口底癌患者[41]。面部正中疼痛、鼻后疼痛或下颌疼痛和额部头痛的患者可用蝶腭神经节干预治疗[42]。

**解剖注意事项**　蝶腭神经节位于翼腭窝中鼻甲的深处。神经节和中鼻甲上部之间有一层薄薄的结缔组织分隔。应用局麻药行蝶腭神经节阻滞可由经鼻入路或与上颌神经阻滞相似的经冠状切迹外侧入路进行。为了神经节更好定位并减少对邻近结构的损伤，化学性神经毁损术或射频消融术只能从外侧入路进行。

**手术过程：经鼻入路**　患者仰卧位，颈部伸展，呈嗅位。用利多卡因鼻喷剂行局部麻醉。将浸有局麻药的棉头涂药器沿中鼻甲上缘向后伸，直至在咽后壁遇到阻力。将涂药器停留 15 ～ 20 min。通过让涂药器滴流到棉签末端，进行该部位的局部麻醉。

**手术过程步骤：外侧入路**　患者仰卧在透视台上，颈中立位，要患者微微张开下颌保持松弛状态，以便于识别恰好位于外耳道前方、颧弓下方的冠状切迹。在侧位透视图下，翼腭窝是一个"V"形结构，高于上磨牙，低于眼眶。通过旋转头部来帮助识别翼腭窝，在透视下与对侧的翼腭窝对齐，以便准确定位。

从冠状切迹进针，垂直于颅骨指向翼腭窝，进针 4 ～ 5 cm。针尖在触及翼突外侧板后，向前和向上调整方向再推进约 0.5 ～ 1 cm 进入翼腭窝。此时会出现上颌神经区域感觉异常。穿刺针应指向翼腭窝的中前部，针尖位于上颌神经的下方（图 19.11）。在正位透视下可见穿刺针应该在中鼻甲外侧。对比可确定合适的位置。

如需阻滞，患者在监测的情况下，分次注射 2 ml 局麻药（含或不含类固醇）。有报道称，使用 0.3 ～ 0.5 ml 的甘油、苯酚或乙醇的化学性神经毁损术可用于缓解严重的癌症疼痛。

如采用射频消融术，可在 50 Hz、0.1 ～ 1 V 的条件下行感觉刺激，患者能在鼻根处出现刺激，然后在 42℃下进行脉冲射频消融，持续 90 s，重复 2 ～ 3 次效果更好[43]。而射频热凝消融术是在 60 ～ 90℃下进行 60 ～ 90 s 的消融，但它可增加附近结构损伤的风险[11]。

**副作用 / 并发症**　由于该区域血管的分布，面部血肿是一种常见的副作用。可还能会发生感觉迟钝和痛觉缺失，但文献中未见报道。部分患者在蝶腭神经节阻滞后可出现直立性低血压。

## 颞下颌关节：解剖学与神经支配

颞下颌关节是颞骨和下颌骨之间的滑膜关节。它由两块骨头之间的关节盘组成，并由一层致密的纤维关节囊包绕，囊内衬有滑膜。它涉及下颌的旋转和平移运动，包括咀嚼和下颌的张开。此关节可被肿瘤直接侵袭，外科手术也可造成损伤，还可因放疗或化疗而引起炎性关节病[44]。

**临床适应证**　颞下颌关节疼痛是一种放射至耳、颞区、眶周、下颌骨和后颈部的钝痛。下颌骨的运动加剧了疼痛，患者在关闭或张开下颌时常感觉下颌被"锁定"，妨碍了正常的下颌运动。下颌活动受限，常伴随着"咔哒"声。全景 X 线片或 CT 成像可确诊[45]。

**解剖注意事项**　颞下颌关节位于耳屏前方约 1 cm、耳屏–外眦线下方约 2 mm 处。它靠近面神经、颞浅动脉和颞浅神经。

**手术过程**　患者仰卧位，颈椎和下颌取中立位。进针点位于耳屏前方 1 cm、耳屏–外眦线下 2 mm 处。在垂直于颅骨进针，针头向前推进约 0.5 ～ 0.75 cm，当针头进入关节腔时，感到"砰"的一声。回抽无血后，注射 1 ml 局麻药（含或不含类固醇）[46-47]。

**风险 / 并发症**　血肿和瘀斑并不少见。若意外导致面神经损伤或阻滞，可能会出现面部无力，角膜需要润滑和修补。作为临终的姑息治疗，这种手术可能需每 5 ～ 7 天重复一次，反复注射可能会导致关节坏死。

# 枕大神经和枕小神经：介入措施

## 解剖学与神经支配

枕大神经起源于 C2 和 C3 颈神经的后支。它们从后颈部上行，穿过枕动脉内侧颈嵴正下方的筋膜。枕小神经起源于 C2 和 C3 颈神经的前支，在胸锁乳突肌后缘上行，然后在颈嵴上方分成皮支。这些神经共同为头后部和后部头皮提供感觉神经支配[48]。

# 枕大神经和枕小神经阻滞、射频消融术和冷冻消融术

**临床适应证**　枕神经痛是一种在枕神经分布范围内阵发性疼痛或感觉障碍的综合征。临床上可伴有枕部头痛。极少数情况下枕神经痛可能是癌症的表现症状，它多见于颅内肿块切除后在这一区域出现的疼痛[49]。

**解剖注意事项**　枕大神经和枕小神经都可以在颈嵴处找到，它们都位于骨膜的表面。如果在枕外隆凸和乳突之间画一条线，枕大神经大约位于该线内 1/3 处，枕小神经大约位于该线的 2/3 处。枕动脉位于枕大神经外侧，是枕大神经的重要标志。已有记载，可通过体表标志定位法、透视法和在超声引导下行神经阻滞。除了行局部麻醉阻滞（含或不含类固醇）外，亦可行冷冻消融术和脉冲射频消融术[35, 50]。

**手术过程**　患者坐在椅子上，用乙醇清洗后头皮。枕大神经阻滞，在上颈嵴水平触诊枕动脉，在动脉内侧垂直于颅骨进针，直到触及骨膜，穿刺针稍回退向上调整方向，回抽无血后注射 3 ～ 5 ml 局麻药（含或不含类固醇），呈扇形分布注射。枕小神经阻滞，可以在枕外隆凸和乳突之间画一条线。在这条线的 2/3 处，垂直于头皮进针，直到碰到骨头，穿刺针稍回退后注入 3 ～ 5 ml 局麻药（含或不含类固醇），呈扇形分布注射。在解剖改变的情况下，有时可使用透视引导来清楚地定位出前面提到的骨性标志。超声引导将超声探头平行放置于上颈嵴（即枕外隆凸点下方），并沿着颈嵴侧面扫描直到看见神经。多普勒超声可用于识别神经外侧的枕动脉（图 19.12 和 19.13）[51-52]。

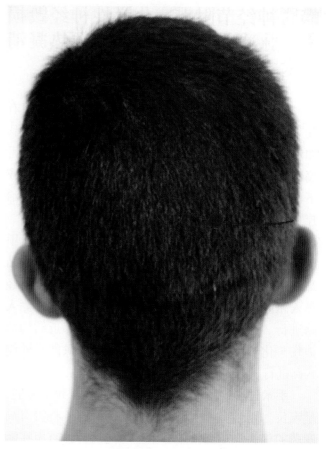

**图 19.12**　枕大、小神经阻滞。线表示上颈嵴。空心的圆圈表示枕骨隆凸，实心的圆圈表示大致的进针点，正好位于枕动脉的内侧

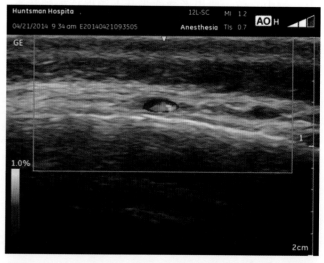

**图 19.13**　枕大神经超声图像——识别枕动脉，靶神经位于其内侧

可在 90 ℃ 下进行 90 ～ 120 s 的射频热凝消融术，在 42 ℃ 下行持续 120 s、重复 2 ～ 3 个周期的脉冲射频消融术[50]。消融前适当的协调性感觉刺激很重要，因为神经可能难以定位。超声引导下的

枕大神经冷冻消融使用 −60℃ ～ −70℃ 的温度持续 2 ～ 3 min[53]。由于枕小神经解剖位置的不确定性，对枕小神经的消融技术尚未见报道。

**风险 / 并发症**　考虑到血管、头皮的性质且邻近枕动脉，可能会发生出血和血肿。此外，应注意不要将针刺入附近的枕骨大孔，因为存在局麻药误入蛛网膜下腔导致全脊椎麻醉的风险。消融手术也可引起神经炎或感觉障碍。

## 枕大神经和枕小神经外周神经刺激

**临床适应证**　枕神经外周神经刺激与以上枕大、枕小神经阻滞指征相同[49]。在诊断神经阻滞成功后，植入的外周神经刺激可提供持久的镇痛。

**解剖注意事项**　枕大神经和枕小神经都可以在颈嵴处找到，均位于骨膜的表面。如果在枕外隆凸和乳突之间画一条线，枕大神经大约位于该线的内1/3 处，枕小神经大约位于该线的 2/3 处。因此，重要的是将刺激器导线置于覆盖这两个解剖标志的位置。试验性外周神经刺激器导线的放置如下所述：考虑需要在颈部和胸部挖隧道植入刺激器，永久性导线的植入通常由神经外科医生进行。

**手术过程**　患者俯卧位，颈部轻微屈曲，后头皮备皮清洗。准备消毒液、敷贴、无菌手套和手术衣。在透视引导下鉴别解剖中线和 C2 的齿突。皮肤定位后，在后头皮齿突上方做一个 1 cm 的切口。外周神经刺激器导线通过 Tuohy 针或在柔性引导装置的帮助下置入。导线在实时透视引导下前进，可在头部皮下及肌肉表面的筋膜层感知轻微的轨迹，直到导线到达覆盖枕大神经和枕小神经的预期位置（图 19.14）。应在手术台上进行刺激和编程，以确保覆盖枕大神经和枕小神经。然后在头皮的入口位置将导线缝合到皮肤上，在连接临时刺激器之前，用大量胶带固定在颈部皮肤上。嘱患者尽量减少头部运动，以防止试验导线脱落。一些医生予患者佩戴一软颈托，以防止在手术期间头部运动，佩戴 2 ～ 7天。如果出现双侧症状，则在对侧重复这一过程。该手术也可为利用导线从外侧到内侧的轨迹，在耳后做头皮切口[54]。

**风险 / 并发症**　考虑到血管、头皮的性质且枕动脉在附近，可能会发生出血和血肿。感染是一种不常见的并发症，在整个过程中应注意无菌操作，特

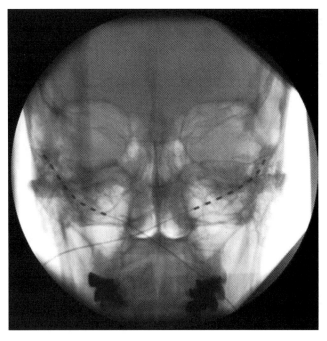

**图 19.14**　枕神经刺激器导线透视图

别是因为试验导线可能会保留几天。永久性植入外周刺激电极的并发症包括出血、多达 20% 的植入设备感染、导线腐蚀皮肤、导线移位、在穿隧道过程中和放置刺激器时对颈部血管和神经结构的损伤，以及刺激器故障[55]。

# 颈丛：介入措施

## 解剖学与神经支配

颈丛由 C1 ～ C4 颈神经的前支构成。这些神经从椎间孔穿出，到胸锁乳突肌后缘相对应的横突外侧，在胸锁乳突肌的后缘中点分出皮支。这些分支，即颈浅神经丛，为下颌骨、前外侧颈、锁骨上窝、耳前区和耳后区提供皮肤感觉神经支配。颈丛的肌支深入颈深神经丛深处，为控制膈肌运动的膈神经、支配斜方肌和胸锁乳突肌的副神经以及颈椎旁和颈深部肌肉的直接运动神经提供运动神经纤维。

## 颈丛神经阻滞

**临床适应证**　颈丛阻滞可用于颈浅部或深部结构引起的急性、无法控制的疼痛患者[56]。颈深、浅神经丛的阻滞可为下颌骨、前外侧颈、锁骨上窝、

耳前区和耳后区提供皮肤镇痛。颈深神经丛神经阻滞可阻滞支配膈肌的膈神经、支配斜方肌和胸锁乳突肌的副神经以及颈椎旁和颈深部肌肉。颈浅神经丛和颈深神经丛阻滞最常通过体表标志定位来完成。

**解剖注意事项** 颈浅神经丛可在胸锁乳突肌的后缘被阻滞，而颈深神经丛在横突附近被阻滞。颈深神经丛靠近椎动脉、硬膜外间隙和蛛网膜下腔，须小心避开这些结构。

**手术过程：颈浅神经丛** 患者取仰卧位，颈部略伸展，头偏向对侧。触诊胸锁乳突肌后缘中点。如果触诊困难，可使用乳突和胸锁乳突肌锁骨头连线的中点。皮肤消毒后进针，沿胸锁乳突肌后缘，在皮下、胸锁乳突肌的浅筋膜、深筋膜注射 5 ml 的局麻药（含或不含类固醇）。深度约为 0.5～1.5 cm，分别指向头侧和尾侧，使用 5～10 ml 局麻药呈扇形注射（图 19.15）[57]。对于持续的颈浅神经丛阻滞，可在该区域留置导管[58]。

**手术过程：颈深神经丛** 患者仰卧位，颈部略伸展，头偏向对侧。触诊乳突和 C6 横突（Chassaignac 结节），在两者之间的皮肤上画一条线。然后在皮肤上沿着这条线分别在距乳突 2 cm、4 cm 和 6 cm 处标记进针点，分别对应于 C2、C3 和 C4 的横突。沿着这条线行皮肤的局部麻醉，在每个标记点垂直进针，稍向尾侧倾斜，触及横突后稍回退，回抽无血或脑脊液后缓慢注射 3～5 ml 局麻药（含或不含类固醇）（图 19.16）。如果距皮肤 2 cm 内没触及横突，应退针并重新定位。再在其他两个标记点重复该过

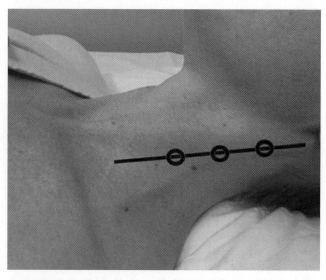

图 19.16 颈深神经丛阻滞。连线连接乳突和 C6 结节。圆圈标识进针点

程，可在该区域留置导管以持续镇痛[58]。

**风险／并发症** 因为颈浅神经丛在颈外静脉附近，颈深神经丛靠近椎动脉，所以颈浅神经丛更容易发生出血和血肿。应注意避免血管内注射。颈深神经丛位于神经轴结构附近，这些位置的不慎注射可能导致严重的运动无力或高位脊椎麻醉。颈深神经丛阻滞常可阻滞膈神经，颈浅神经丛阻滞也可能会阻滞膈神经，对呼吸衰竭的患者应加强监护。因为存在双侧膈神经阻滞的风险，很少进行双侧颈深神经丛阻滞[59]。

# 参考文献

1. Davies L, Welch HG. Epidemiology of head and neck cancer in the United States. Otolaryngol Head Neck Surg. 2006;135(3):451–7.
2. Breivik H, Cherny N, Collett B, De Conno F, Filbet M, Foubert AJ, et al. Cancer-related pain: a pan-European survey of prevalence, treatment, and patient attitudes. Ann Oncol. 2009;20(8):1420–33.
3. van den Beuken-van Everdingen MHJ, de Rijke JM, Kessels AG, Schouten HC, van Kleef M, Patijn J. Prevalence of pain in patients with cancer: a systematic review of the past 40 years. Ann Oncol. 2007;18(9):1437–49.
4. List MA, Stracks J, Colangelo L, Butler P, Ganzenko N, Lundy D, et al. How do head and neck cancer patients prioritize treatment outcomes before initiating treatment? J Clin Oncol. 2000;18(4):877–84.
5. Hammerlid E, Bjordal K, Ahlner-Elmqvist M, Boysen M, Evensen JF, Biörklund A, et al. A prospective study of quality of life in head and neck cancer patients. Part I: at diagnosis. Laryngoscope. 2001;111(4 Pt 1):669–80.
6. Bjordal K, Elmqvist MA, Hammerlid E. A prospective study of quality of life in head and neck cancer patients. Part II: longitudinal data. Laryngoscope. 2001;111:1440–52.

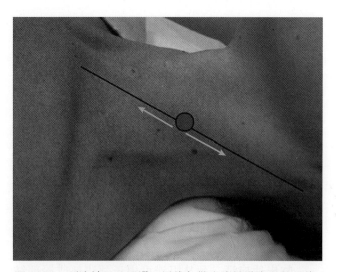

图 19.15 颈浅神经丛阻滞。黑线勾勒出胸锁乳突肌的后缘。圆圈表示初始针的位置，箭头表示针从初始位置向尾侧和头侧调整方向

7. Sanderson RJ, Ironside J. Squamous cell carcinomas of the head and neck. BMJ. 2002;325:822–7.

8. Caraceni A, Portenoy RK. An international survey of cancer pain characteristics and syndromes. IASP task force on Cancer pain. International Association for the Study of Pain. Pain. 1999;82(3):263–74.

9. Hickey AH, Scrivani SS, Bajwa ZH. Cranial Neuralgias. In: Fishman SM, Ballantyne JC, Rathmell JP, editors. Bonica's Management of Pain. 4th ed. Baltimore: Lippincott Williams and Wilkins; 2010. p. 953–71.

10. Erdine S. Interventional treatment of cancer pain. Eur J Cancer Supp. 2005;3(3):97–106.

11. Day M. Neurolysis of the trigeminal and sphenopalatine ganglions. Pain Pract. 2001;1(2):171–82.

12. Saini SS. Reterogasserian anhydrous glycerol injection therapy in trigeminal neuralgia: observations in 552 patients. J Neurol Neurosurg Psychiatry. 1987;50(11):1536–8.

13. Peters G, Nurmikko TJ. Peripheral and gasserian ganglion-level procedures for the treatment of trigeminal neuralgia. Clin J Pain. 2002;18(1):28–34.

14. Ischia S, Luzzania A, Polati E. Retrogasserian glycerol injections: a retrospective study of 112 patients. Clin J Pain. 1990;6(4):291–6.

15. Mendelsohn D, Ranjan M, Hawley P, Honey CR. Percutaneous trigeminal rhizotomy for facial pain secondary to head and neck malignancy. Clin J Pain. 2013;29(10):e4–5.

16. Waldman SD. Gasserian ganglion block radiofrequency lesioning. In: Waldman SD, editor. Atlas of interventional pain management. 3rd ed. Philadelphia: Saunders Elsevier; 2009. p. 38–44.

17. Spincemaille GH, Dingemans W, Lodder J. Percutaneous radiofrequency Gasserian ganglion coagulation in the treatment of trigeminal neuralgia. Clin Neurol Neurosurg. 1985;87(2):91–4.

18. Kanpolat Y, Savas A, Bekar A, Berk C. Percutaneous controlled radiofrequency trigeminal rhizotomy for the treatment of idiopathic trigeminal neuralgia: 25-year experience with 1,600 patients. Neurosurgery. 2001;48(3). 524–32–discussion 532–4

19. Fraioli B, Esposito V, Guidetti B, Cruccu G, Manfredi M. Treatment of trigeminal neuralgia by Thermocoagulation, Glycerolization, and percutaneous compression of the gasserian ganglion and/or retrogasserian rootlets: long-term results and therapeutic protocol. Neurosurgery. 1989;24(2):239.

20. Skirving DJ, Dan NG. A 20-year review of percutaneous balloon compression of the trigeminal ganglion. J Neurosurg. 2001;94(6):913–7.

21. Nguyen M, Wilkes D. Pulsed radiofrequency V2 treatment and intranasal sphenopalatine ganglion block: a combination therapy for atypical trigeminal neuralgia. Pain Pract. 2010;10(4):370–4.

22. Singh B, Srivastava SK, Dang R. Anatomic considerations in relation to the maxillary nerve block. Reg Anesth Pain Med. 2001;26(6):507–11.

23. Kohase H, Umino M, Shibaji T, Suzuki N. Application of a mandibular nerve block using an indwelling catheter for intractable cancer pain. Acta Anaesthesiol Scand. 2004;48(3):382–3.

24. Takemura H, Masuda Y, Yatsushir R. Mandibular nerve block treatment for trismus associated with hypoxic-ischemic encephalopathy. Reg Anesth Pain Med. 2002;27(3):313–5.

25. Wells J. The use of nerve destruction for relief of pain in cancer: a review. Palliat Med. 1989;3(4):239–47.

26. Wilkinson HA. Trigeminal nerve peripheral branch phenol/glycerol injections for tic douloureux. J Neurosurg. 1999;90(5):828–32.

27. Lee HJ, Choi KS, Won SY, et al. Topographic Relationship between the Supratrochlear Nerve and Corrugator Supercilii Muscle—Can This Anatomical Knowledge Improve the Response to Botulinum Toxin Injections in Chronic Migraine? Toxins. 2015;7:2629–38.

28. Koyyalagunta D, Mazloomdoost D. Radiofrequency and cryoablation for cancer pain. Tech Reg Anesth Pain Med. 2010;14:3–9.

29. Osenbach R. Neurostimulation for the treatment of intractable facial pain. Pain Med. 2006;7(S1):S126–36.

30. Vaisman J, Markley H, Ordia J. The treatment of medically intractable trigeminal autonomic cephalalgia with supraorbital/supratrochlear stimulation: a retrospective case series. Neuromodulation. 2012;15:374–80.

31. Rahman M, Richter EO, Osawa S, Rhoton AL. Anatomic study of the infraorbital foramen for radiofrequency neurotomy of the infraorbital nerve. Neurosurgery. 2009;64(5 Suppl 2):423–7.

32. Erdem E, Alkan A. Peripheral glycerol injections in the treatment of idiopathic trigeminal neuralgia: retrospective analysis of 157 cases. J Oral Maxillofac Surg. 2001;59(10):1176–80.

33. Faltas B, Phatak P, Sham R. Mental nerve neuropathy: frequently overlooked clinical sign of hematologic malignancies. Am J Med. 2011;124(1):e1–2.

34. Park HG, Park PG, Kim WJ, Park YH, Kang H, Baek CW, et al. Ultrasound-assisted mental nerve block and pulsed radiofrequency treatment for intractable postherpetic neuralgia: three case studies. Korean J Pain. 2014;27(1):81–5.

35. Trescot AM. Cryoanalgesia in interventional pain management. Pain Physician. 2003;6(3):345–60.

36. Kandan SR, Khan S, Jeyaretna DS, Lhatoo S, Patel NK, Coakham HB. Neuralgia of the glossopharyngeal and vagal nerves: long-term outcome following surgical treatment and literature review. Br J Neurosurg. 2010;24(4):441–6.

37. Shin HY, Park HJ, Choi Y-C, Kim SM. Clinical and electromyographic features of radiation-induced lower cranial neuropathy. Clin Neurophysiol. 2013;124(3):598–602.

38. Shah RV, Racz GB. Pulsed mode radiofrequency lesioning to treat chronic post-tonsillectomy pain (secondary glossopharyngeal neuralgia). Pain Pract. 2003;3(3):232–7.

39. Waldman SD. Vagus nerve block. In: Waldman SD, editor. Atlas of interventional pain management. 3rd ed. Philadelphia: Saunders Elsevier; 2009. p. 104–7.

40. Windsor RE, Jahnke S. Sphenopalatine ganglion blockade: a review and proposed modification of the transnasal technique. Pain Physician. 2004;7(2):283–6.

41. Varghese BT, Koshy RC, Sebastian P, Joseph E. Combined sphenopalatine ganglion and mandibular nerve, neurolytic block for pain due to advanced head and neck cancer. Palliat Med. 2002;16(5):447–8.

42. Day M. Sympathetic blocks: the evidence. Pain Pract. 2008;8(2):98–109.

43. Bayer E, Racz GB, Miles D, Heavner J. Sphenopalatine ganglion pulsed radiofrequency treatment in 30 patients suffering from chronic face and head pain. Pain Pract. 2005;5(3):223–7.

44. Kim M-J, Ye Y-M, Park H-S, Suh C-H. Chemotherapy-related arthropathy. J Rheumatol. 2006;33(7):1364–8.

45. Scrivani SJ, Keith DA, Kaban LB. Temporomandibular disorders. N Engl J Med. 2008;359(25):2693–705.

46. Guarda-Nardini L, Stifano M, Brombin C, Salmaso L, Manfredini D. A one-year case series of arthrocentesis with hyaluronic acid injections for temporomandibular joint osteoarthritis. Oral Surg Oral Med Oral Pathol Oral Radiol Endod. 2007;103(6):e14–22.

47. Waldman SD. Temporomandibular joint injection. In: Waldman SD, editor. Atlas of pain injection techniques. 3rd ed. Philadelphia: Saunders Elsevier; 2013. Ch 1.

48. Ward JB. Greater occipital nerve block. Semin Neurol. 2003;23(1):59–62.

49. Ducic I, Felder JM, Endara M. Postoperative headache following acoustic neuroma resection: occipital nerve injuries are associated with a treatable occipital neuralgia. Headache. 2012;52(7):1136–45.

50. Navani A, Mahajan G, Kreis P, Fishman SM. A case of pulsed radiofrequency lesioning for occipital neuralgia. Pain Med. 2006;7(5):453–6.

51. Shim JH, Ko SY, Bang MR, Jeon WJ, Cho SY, Yeom JH, et al. Ultrasound-guided greater occipital nerve block for patients with occipital headache and short term follow up. Korean J Anesthesiol. 2011;61(1):50–4.

52. Skaribas I, Aló K. Ultrasound imaging and occipital nerve stimulation. Neuromodulation. 2010;13(2):126–30.

53. Fredriksen TA. Cervicogenic headache: invasive procedures. Cephalalgia. 2008;28(s1):39–40.

54. Slavin KV, Colpan ME, Munawar N, Wess C. Trigeminal and occipital peripheral nerve stimulation for craniofacial pain: a single-institution experience and review of the literature. Neurosurg Focus. 2006;15:374–80.

55. Hong J, Ball PA, Fanciullo GJ. Neurostimulation for neck pain and headache. Headache. 2014;54(3):430–44.

56. Sist T, Miner M, Lema M. Characteristics of postradical neck pain syndrome: a report of 25 cases. J Pain Symp. 1999;18:95.

57. Pandit JJ, Bree S, Dillon P, Elcock D. A comparison of superficial versus combined (superficial and deep) cervical plexus block for carotid endarterectomy: a prospective, randomized study. Anest Analg. 2009;91:781–6.

58. Arnér S. The role of nerve blocks in the treatment of cancer pain. Acta Anaesthesiol Scand. 1982;74(S):104–8.

59. Pandit JJ, Dutta D, Morris JF. Spread of injectate with superficial cervical plexus block in humans: an anatomical study. Brit J of Anaesth. 2003;91(5):733–5.

# 20

# 椎体成形术、椎体后凸成形术和骶骨成形术

Dawood Sayed，Shervin Razavian

卢纯华 译 姜妤 校

## 概述

自 1984 年由 Galibert 等首次报道应用椎体成形术治疗第二颈椎（C2）血管瘤后，椎体成形术已经过多次不同的技术改进，目前已经用于治疗多种因癌症和非癌症所致椎体压缩性骨折而引起的疼痛[1]。在此期间，包括椎体后凸成形术和骶骨成形术在内的几种改良手术方式也被引入，目的是应用创伤最小的方法缓解脊柱损伤引起的疼痛。总体来说，椎体成形术越来越受欢迎。据 Weinstein 报道，2001—2006 年期间，每 1000 个医疗保险参保人中实施椎体成形术的病例数已从 0.43 增至 0.89，增幅超过 1 倍[2]。本章旨在对椎体成形术、椎体后凸成形术和骶骨成形术的操作步骤提供更深入的了解。如前所述，这些手术方法可用于治疗不同原因引起的痛性脊柱骨折，限于本书主题，我们仅讨论不同椎体成形术在癌症相关椎体压缩性骨折所致疼痛中的应用。

癌症患者椎体压缩性骨折的发生率相对较高（表 20.1）[3]。肺癌合并骨转移患者的中位生存期为 6 个月，乳腺癌合并骨转移患者的中位生存期为 24 个月，多发性骨髓瘤合并骨转移患者的中位生存期为 8 个月[4-5]。对于那些深受继发于恶性肿瘤椎体骨折所致疼痛折磨的患者，这些手术方法能对患者生活质量产生深远影响，强烈建议对于此类患者应使用这些方法进行治疗[6]。

## 癌性骨痛的病理生理学

疼痛和椎体不稳是恶性实体肿瘤脊柱转移常见并发症，最常于前列腺癌、乳腺癌、肺癌、甲状腺癌和泌尿生殖系统癌症。肌肉骨骼系统是实体肿瘤第三常见的转移部位，其中脊柱是最常见的骨转移部位[7]。在上述癌症和其他原发癌症患者中，椎体转移瘤的实际发生率为 30%～95%。多数多发性骨髓瘤患者在其病程中也有溶骨性病变或全身性骨质疏松[4]。癌症患者 10% 会出现与椎体转移相关的症状，这些患者中 40%～70% 会累及多个椎体[8]。合并癌性骨痛的患者生活质量往往较差。作为转移性疾病的后遗症，约 70% 的进展期乳腺癌、前列腺癌和肺癌出现骨骼并发症，而死于上述肿瘤的患者有 90% 以上发现存在骨转移[4]（图 20.1）。继发于脊柱转移的癌性骨痛患者甚至可由于基本的身体活动（如咳嗽、翻身和轻微的肢体活动）引起严重的疼痛。脊柱转移的肿瘤患者合并背痛与两个主要因素相关：肿瘤相关骨痛和机械性疼痛。肿瘤相关骨痛主要发生在夜间或清晨，通常随着白天的活动而改善。与炎性疼痛和神经病理性疼痛相比，癌性骨痛的神经化学和细胞学特性具有独特性。骨骼的骨膜和髓内间隙分布着高度密集且错综复杂的初级感觉传入神经纤维和交感神经纤维。癌性骨痛的介导因子可引起脊髓中央背角的重组和痛觉敏化，具体表

**表 20.1** 癌症患者压缩性骨折发生率

| 肿瘤名称 | 发生率（%） |
| --- | --- |
| 多发性骨髓瘤 | 24 |
| 乳腺癌 | 14 |
| 前列腺癌 | 6 |
| 肺癌 | 8 |

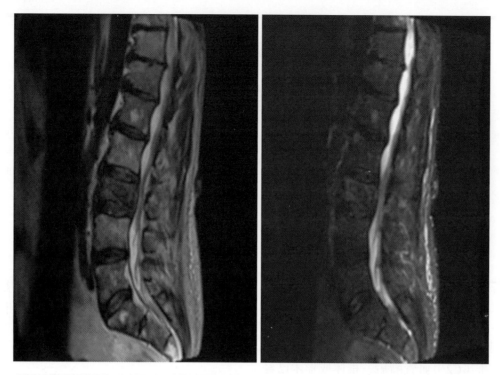

**图 20.1**　转移性肺癌合并弥漫性脊柱转移瘤患者并发第三腰椎（L3）病理性骨折的矢状面 MRI 表现

现在多种神经化学和细胞学的处理过程中，包括促痛觉过敏肽强啡肽表达增加，表达上调的 c-Fos 蛋白提示神经元活动增强，以及星形胶质细胞显著增生。此外，癌性骨痛虽然并不显著上调脊髓背角的 P 物质和降钙素基因相关肽或显著上调初级传入神经元中甘丙肽和血浆神经肽 Y 的表达，但是却显著上调神经胶质纤维酸性蛋白的表达[9]。机械性癌性骨痛是由于脊柱结构破坏导致脊柱不稳定引起，此类疼痛与运动有关，并且疼痛随着脊柱轴向负荷的增加而加重。在恶性肿瘤患者中，浸润性肿瘤破坏椎体完整性，进而导致椎体塌陷，因此引发运动相关的严重疼痛。多发性骨髓瘤的特点是骨髓中恶性浆细胞积聚导致造血功能受损以及骨骼病变，包括溶解性病变、病理性骨折、低钙血症和骨质疏松症（图20.2）。具体来说，骨髓瘤骨病是破骨细胞活性增加而成骨细胞活性未同步增加的结果，最终导致骨吸收。细胞因子，包括白细胞介素 -6（interleukin-6，IL-6）、巨噬细胞集落刺激因子（macrophage colony stimulating factor，M-CSF）、肿瘤坏死因子（tumor necrosis factor，TNF）、NF-κB 受体激活蛋白（receptor activator of NF-κB，RANK）和 NF-κB 受体激活蛋白配体（receptor activator of NF-κB ligand，RANKL）被认为在破骨细胞活化中发挥调控作用。

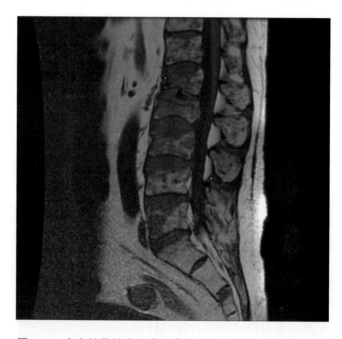

**图 20.2**　多发性骨髓瘤患者的脊柱合并多个节段病理性压缩骨折的 MRI 表现

癌性疼痛的控制通常采用药物治疗和（或）手术治疗相结合的方式。癌性骨痛的治疗方案包括联用多种非甾体抗炎药的单一疗法、COX-2 抑制剂、化疗、放疗、双膦酸盐和阿片类药物。通常，非甾体抗炎药或 COX-2 抑制剂被认为是一线药物，通过抑制外周疼痛源而缓解疼痛。COX-2 抑制剂与非甾体抗炎药相比的优势在于前者的胃肠道副作用更小。化疗或许可以根除肿瘤，然而，它并不能缓解肿瘤导致的机械性疼痛。外照射放疗能高效缓解肿瘤引起的骨痛，90% 以上的患者接受治疗后疼痛部分缓解，50% 患者的疼痛能够完全缓解，但是这种缓解并非无不良后果。首先，据报道超过 50% 接受放疗并获得疼痛缓解的患者会出现疼痛程度相当于治疗前程度的复发性疼痛[10]。其次，有报道指出放疗，特别是放射外科与骨坏死相关[11]。放疗还可能损伤邻近的正常组织，导致纤维硬化和过多的细胞外基质和胶原沉积，具体可能表现为纤维化和（或）血管或其他组织损伤[12]。此外，其他报道的严重不良反应包括对邻近正常组织产生毒性而导致第二种原发性肿瘤，类似于化疗导致的血液毒性限制其应用[13-14]。由肾细胞癌引起的脊柱转移性疾病对放疗非常不敏感（图 20.3）。双膦酸盐可直接抑制破骨细胞和破骨细胞前体细胞，从而抑制骨吸收，实现机械稳定。但双膦酸盐的使用也会产生数种副作用，其中最常见的是颌骨骨坏死。当同时联用或单个应用上述各种治疗方案均失败时，癌性骨痛常选择强效阿片类镇痛药物治疗。不幸的是，癌性骨痛通常表现为剧烈疼痛，因此需要大剂量阿片类药物，也因此导致多种不良反应，包括意识模糊、便秘、呼吸抑制和

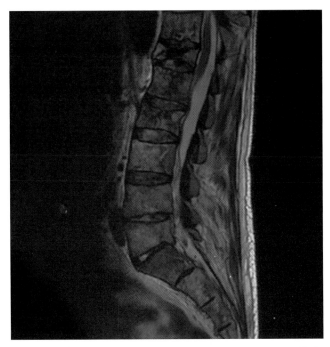

**图 20.3**　转移性肾细胞癌继发 L2 病理性压缩骨折患者椎体成形术后 MRI 表现

嗜睡。一项研究调查了接受阿片类药物治疗的中到重度癌性疼痛患者，在就医的 4 周内，其中 73% 的晚期患者反馈治疗后其疼痛仍是中到重度，而 40% 的自评为重度疼痛的患者则要求增加阿片类药物的剂量[15]。

通常，癌症治疗本身可能是癌症相关的骨骼破坏和疼痛的来源之一。治疗乳腺癌的芳香化酶抑制剂、治疗前列腺癌的抗雄激素药以及实体肿瘤自身给骨骼带来的代谢负担，均能导致全身骨质流失和痛性椎体压缩性骨折。癌性骨痛的手术治疗通常是姑息性的，其目的包括控制疼痛、维持神经功能以及脊柱稳定。然而，对脊柱转移瘤患者进行手术存在大量并发症，这使得手术成为高风险的尝试。研究表明，单纯椎板切除术或联合放疗效果较差[16]。具体来说，椎板切除术通常无法暴露椎体外侧和前侧的肿瘤以进行切除。此外，切除脊柱后部结构常导致脊柱后凸畸形，且增加神经功能缺陷。据 Tseng 等的文献综述报道，肿瘤脊柱转移的手术治疗已被证实总体并发症发生率为 10%～52%[16]。脊柱转移患者手术的特殊并发症包括深静脉血栓形成、心肌缺血和梗死，以及支气管肺炎。除感染和伤口裂开这些常见手术风险外，这些手术的并发症还包括固定失败需要翻修和术后血肿。然而，在有些情况下，不仅需要手术，而且必须手术，包括脊柱损伤诊断不明确，并发或即将并发神经系统功能损伤，以及硬膜外肿瘤和骨折碎片压迫[16]。

## 临床评估

患者通常在极度疼痛情况下有可能选择椎体增强术缓解疼痛。尽管如此，获得详细的病史和体格检查很重要，包括在患者疼痛出现前就可能合并的或潜在的创伤性损伤。其他引起背痛的原因包括肌肉痉挛、椎间盘突出、椎管狭窄、骨关节炎、强直性脊柱炎和感染，应积极询问病史并排除。应彻底评估影像学检查结果，包括任何可用的 MRI 检查结果。患者表现的疼痛和压痛通常（尽管不总是）与 MRI 显示损伤的脊髓水平相关。数项 MRI 影像表现与肿瘤相关的椎体压缩性骨折的诊断非常一致。脊柱后部异常信号，椎体或后部轮廓扩大，同时伴硬膜外或椎体外软组织肿块均有助于该诊断。只有少

数实验室检查是必要的，尤其是部分凝血活酶时间（partial thromboplastin time，PTT）、凝血酶原时间（prothrombin time，PT）和血小板计数必须正常。椎体成形术或与其相关的手术有一些绝对禁忌证和相对禁忌证。绝对禁忌证包括硬膜外脓肿、全身性脓毒症、骨髓炎、椎间盘炎、骨骼过于僵硬而无法进行手术，以及无法纠正的凝血障碍。一些患者和机构因素也可以作为绝对禁忌证，包括严重的、发作期和尚未控制良好的心肺疾病，患者不能耐受清醒镇静或全身麻醉，以及缺乏有效监测设施来监测预料之外的手术并发症的发生。椎体成形术及相关手术的相对禁忌证包括神经根病变、严重椎体塌陷或扁平椎以及椎体后皮质破坏。如前文所述，硬膜外肿瘤或骨碎片进入硬膜外间隙，并由此导致神经功能损害，应视为绝对禁忌证，应考虑立即邀请外科会诊。神经根病变被认为是椎体成形术的一种相对禁忌证，因为手术可能会将聚甲基丙烯酸甲酯（polymethylmethacrylate，PMMA）骨水泥挤压进入神经孔，加重对神经根的压迫。严重的椎体塌陷也被认为是相对禁忌证，因为可能很难使套管针在不进入椎管的情况下穿过椎弓根。对于严重椎体塌陷的患者，实施该手术是可行的，前提是套管针应该尽可能地放置在椎弓根的外侧，但这显然会使椎体后凸成形术难以进行。手术还必须小心注意注入的骨水泥的黏度，具体来说，PMMA 骨水泥应具有适当的黏度以避免进入硬膜外腔。此外，由于 PMMA 潜在的毒性，每次手术实施的节段数量一直也是争论的话题。Peters 等建议一次手术纠正不超过 2 个节段[17]。Hentschel 等已经证明单次可安全完成 3 个节段的手术[18]。部分学者报道一次可纠正 4 个节段。单次纠正节段数量的手术决策必须全方位考虑患者的病史、体格检查和影像学结果，而绝不能单独依赖影像结果。Hentschel 发现，存在上述禁忌证但接受椎体成形术的患者中，PMMA 水泥疝出发生率的增加确实具有统计学意义，然而，除 1 例有症状外，其余均无症状（该例表现为短暂神经根痛）[18]。

# 椎体成形术

如前文所述，1984 年 Galibert 等最早报道用椎体成形术治疗 C2 血管瘤[1]。虽然目前仍用于治疗疼痛性椎体血管瘤，但也应用于治疗各种不同的良性和病理性疾病，包括骨质疏松性椎体压缩性骨折、实体瘤或多发性骨髓瘤的椎体转移、Kümmel 脊柱炎等。椎体成形术的目标是椎体。经椎弓根入路是胸腰椎的首选入路，椎弓根形成椎管的侧面，为胸腰椎病灶提供了一条安全有效的手术入路。如果要在脊柱颈段进行手术，应首选前外侧入路，因为颈椎椎弓根太小，无法满足椎体成形术套管针的需求。也因为颈椎椎弓根太小，后外侧入路会显著增加椎动脉损伤的概率。手术医生也必须认真对待脊柱的静脉解剖，具体地说，硬膜外静脉丛位于硬膜外前间隙，纵向的静脉窦延伸至椎管周围。该静脉丛与椎体中央的基底静脉，以及走行于椎体侧面的椎间静脉和腰静脉相交通，最终均汇入下腔静脉或奇静脉系统。一旦患者有适应证并对解剖学特点进行评估后，应将患者转入手术室，并至少监测心电图、脉搏血氧饱和度和无创血压。开放静脉通道用于镇静以及静脉使用抗生素预防皮肤常见菌群感染。与 Fenton 和 Czervionke 文献报道的描述一样[20]，现对本文作者采用的胸腰椎区域"经典入路"手术方法概述如下：患者俯卧位，不同医院采用的患者体位亦有差异，但是必须摆放恰当的体位，以利于术者操作到达椎体，同时又能使患者感到舒适。由于这类患者存在骨折风险，摆放体位时应特别注意不要引起其他部位额外的骨折。按无菌原则消毒患者的背部区域并铺无菌手术单，背部应预留充裕的手术区域，以备选取不同角度手术入路之需。穿刺针初始进针入路是手术的关键步骤。在经典入路中，在透视下采用前后位和侧位正中对齐椎体，使椎体上、下终板在前后位上对齐成一线，同时显影双侧椎弓根，并使棘突位于中线。透视下侧位对齐肋骨、椎弓根、神经弓和邻近椎体后部的附件。这种体位通常使椎体两侧都能清楚地看到穿刺针进针路径。已有其他有效的穿刺方法报道，我们也鼓励读者尝试对此手术操作的各种可行的方法。确认透视对位并选择进针点后，1% 利多卡因或类似的局麻药行皮下局部麻醉，再逐层浸润进针路径至椎弓根，椎弓根处应给予较多局麻药。局麻可用 22～25 号脊椎穿刺针完成，该步骤也是评估工作通道路径的最佳方法。然后用手术刀在皮肤做一小切口，将稍大口径椎体成形穿刺针沿着椎弓根外侧中上 1/3 处进入椎体，优化穿刺针位置包括使外部套管针尖端位于椎体前中 1/3 交界处且尽可能靠近椎体中央（图 20.4）。如有必要，调整进针路径时应将穿刺针留在椎弓根内。在透视引导下，将穿刺针从外侧穿刺，沿着椎弓根内侧皮质边缘，从椎弓根前侧进入（图 20.5）。这一步骤不能掉以轻心，如果破坏了椎弓根的内侧皮质，会损伤硬膜囊或脊髓，同时可能发生硬膜外静脉撕裂。轻度椎体塌陷时，可将针穿刺至受累侧；如果椎体塌陷严重，可能需要将针

放置在残余椎体较多的一侧；如果中心部位严重塌陷，可能需要双侧同时置入穿刺针，因为单侧椎弓根入路注入 PMMA 骨水泥很难跨过中线分布到对侧（图 20.6）。一旦穿刺针通过椎体后缘，在侧位连续透视下可以更快地向前进针。在此过程中患者会移动，透视可能不能反映真实的侧位图像。如果向前进针太深，偏离中线的针尖会穿透椎体的腹侧皮质，并可能穿透刚好位于胸椎和上段腰椎脊柱前方的主动脉和下腔静脉。当穿刺针到位后，如果压缩性骨折的病因不明，可以进行椎体活检，此外，应进行静脉造影术。注射 3 ～ 5 ml 半强度的造影剂，明确针尖是否位于椎基底静脉或其他大的引流静脉内，或紧靠于上述血管，或是否在椎旁结构裂隙内或相邻的椎间盘间隙内。这一步可降低将 PMMA 骨水泥注入血管的可能性。然后制备 PMMA 骨水泥，并在直接透视监视下注入混合物，此过程必须在真正的侧位透视下进行，特别注意观察，以确保 PMMA 骨水泥没有渗漏到椎基底静脉或通过缝隙进入硬膜外间隙。PMMA 骨水泥注射量因人而异，但务必避免 PMMA 骨水泥在椎体后部沉积，这可能会导致潜在的神经血管损害。PMMA 骨水泥充填整个椎体几乎没有临床效果，注射完毕后退出穿刺针，并拍摄前后位和侧位图像作为最终对照影像学资料（图 20.7、20.8、20.9 和 20.10）。最后敷上无菌敷料贴并用胶布固定，将患者由俯卧位小心轻柔地转为仰卧位，并转运到

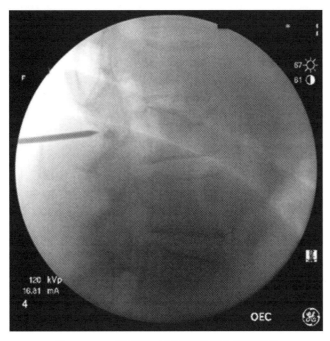

图 20.4　L2 椎弓根工作通道的侧位透视图像

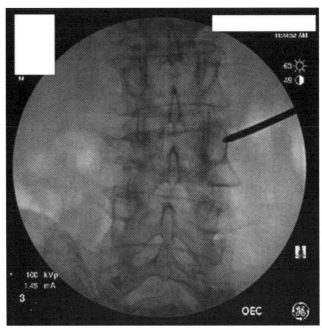

图 20.5　腰椎椎弓根入路工作通道的前后位透视图像

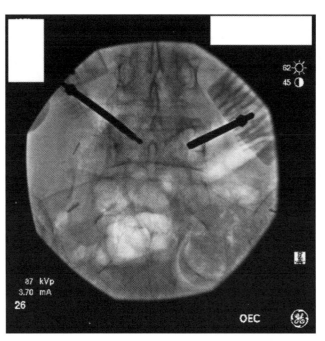

图 20.6　L5 椎体双侧椎弓根入路的前后位透视图像

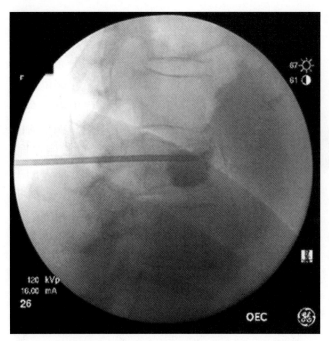

**图 20.7**　椎体成形术中 PMMA 骨水泥填充至病理骨折部位的侧位透视图像

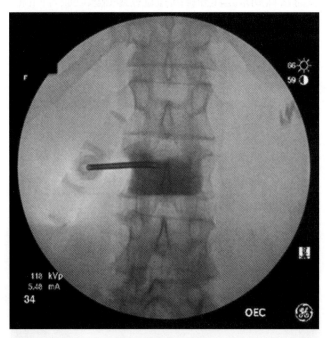

**图 20.8**　PMMA 注射后 L2 椎体的前后位透视图（注意采用单侧入路扩散至双侧）

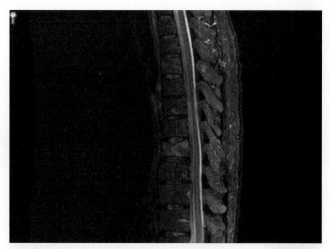

**图 20.9**　矢状面 MRI 提示 T8 椎体病理性压缩骨折

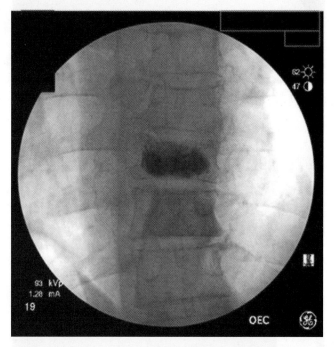

**图 20.10**　图 20.9 中患者术后效果满意的椎体增强术的 T8 椎体前后位透视图像

恢复区。与外科手术不同，椎体成形术可立即稳定脊柱前部（图 20.11）。

尽管关于椎体成形术治疗骨质疏松性压缩性骨折的远期疗效存在着相互矛盾的报道，但对于恶性肿瘤性的压缩性骨折的疗效却有更强的证据支持。Buchbinder 等发现椎体成形术在治疗骨质疏松性椎

体压缩性骨折中，任何时间点的任何测量结果中都没有显著获益；而 Gangi 发现 83% 因恶性病变继发椎体骨折的患者在接受椎体成形术治疗后，获得了良好的效果[21-22]。同样，Lee 等发现，继发于恶性病变的椎体压缩性骨折患者接受椎体成形术治疗后，84% 的患者表示在 24～48 h 内疼痛得到缓解[8]。总体来说，Chen 等回顾了近年关于椎体成形术治疗脊柱转移病变的文献，发现 75%～89% 的患者疼痛得到完全或部分缓解[23]。在该综述中，男性和女性在疼痛缓解程度上没有显著差异。椎体成形术减轻

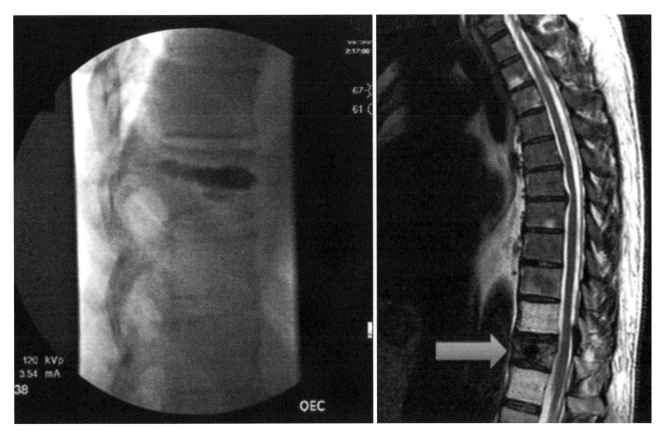

图 20.11　T11 椎体增强术侧位透视图像（左），箭头位置提示椎体增强术后 4 周 MRI 显示椎体前部稳定（右）

疼痛的机制可能是由于几个因素。一项 6 例尸检研究发现了在骨水泥注射部位周围存在局部杀瘤效应[24]。亦有文章认为可以解释椎体成形术的即刻镇痛效应可能与其产生的原位椎体骨折制动相关。具体来说，椎体内部的稳定不仅防止微动及其导致的相关疼痛，也提供了一个愈合的环境[16]。

## 椎体后凸成形术

　　球囊后凸成形术于 1998 年首次提出[25]，自从问世以来，其应用也有所增加[25]。椎体后凸成形术是上述椎体成形术的一种变化术式，是一种脊柱压缩性骨折的治疗方法，该方法通过穿刺针将球囊同轴置入椎体内以降低骨折风险，然后用类似于上述椎体成形术的方法使用骨水泥加固，与椎体成形术的显著区别在于椎体后凸成形术需要采用更粗的穿刺针和双侧椎弓根入路。因此，椎体后凸成形术只能在中段胸椎和腰椎椎体进行（图 20.12）。此外，PMMA 骨水泥的黏度必须非常低，而且必须在非常

低的压力下注入。与椎体成形术相比，已报道的椎体后凸成形术主要优点是可以恢复椎体内的高度，从而有可能改善脊柱的生物力学，并可能改善脊柱

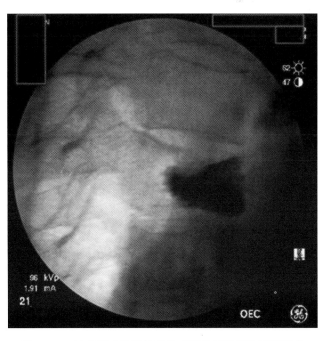

图 20.12　效果满意的椎体后凸成形术后的侧位透视图像

后凸。因此，当患者脊柱的后凸角度大于20°时，多倾向采用椎体后凸成形术。椎体后凸成形术操作特点使得其骨水泥注入更可控，因此当椎体后部皮质存在破损时，也倾向于采用椎体后凸成形术。此外，对于严重的椎体塌陷的患者，除非椎体塌陷严重到无法插入球囊，否则椎体后凸成形术是恢复椎体高度的首选方法[26]。在疼痛缓解程度上，癌症相关骨痛患者的术后效果与椎体成形术相似。Fourney等发现，继发于癌症的椎体骨折患者在接受椎体成形术治疗中，86%的患者报告疼痛得到改善或完全缓解，而接受椎体后凸成形术的患者中，这一比例为80%，接受任一种手术的患者中仅有9%报告疼痛没有缓解。Berenson在新近的研究中发现，在合并椎体压缩骨折的癌症患者中，与那些接受保守的药物治疗的患者相比，接受椎体后凸成形术的患者在术后1个月左右功能状态恢复更好，背部疼痛明显减少，生活质量明显改善，需使用止痛药的患者更少[3]。Hentschel和Fourney发现与椎体成形术相比的一个突出优势在于椎体后凸成形术可降低PMMA骨水泥挤压的风险[18, 26]。遗憾的是，椎体后凸成形术比椎体成形术费用更高，且通常需要更长的手术时间。

# 骶骨成形术

脊柱转移瘤最常发生在胸椎，其次是腰椎。然而，在临床表现为骶骨转移的也有明确报道，包括实体肿瘤、恶性肿瘤和原发盆腔病变的扩散所致的骶骨转移。除了原发盆腔病变外，骶骨转移瘤一般由血行播散引起。遗憾的是，骶骨病变通常在肿瘤的晚期被诊断出来，通常包绕骶骨神经、脉管系统和附近的脏器。X线片诊断通常不准确，因此，最常采用三相骨扫描、CT、MRI检查或以上方法联合诊断。Furman对几篇原始文献研究的回顾分析指出，骨盆不全骨折的患者1年死亡率为14.3%，有50%的患者将无法恢复到以前的功能水平[27]。传统治疗方法包括延长卧床时间和使用止痛药，但该疗法存在几种潜在的致命并发症，包括深静脉血栓形成、肺栓塞、肌肉萎缩、心脏功能减退、压疮、骨质脱钙、心理问题以及其他并发症。其他治疗方案包括化疗、放疗、射频热凝术和外科手术切除。就自身

特点而言，化疗会导致一些不良的全身性副作用。放疗有可能损伤附属结构。虽然射频热凝术能缓解疼痛，但起效速度不如骶骨成形术。Goetz等的研究发现，射频热凝术可使数字法疼痛评分（numerical pain scores）下降3～4分，然而其疼痛缓解一般出现在治疗后4～12周，对于癌症引发的骶骨疼痛患者来说，这一段窗口期通常不可接受[28]。骶椎介入手术存在许多严重的潜在并发症，包括大出血、脑脊液渗漏、神经损伤、肠道和膀胱功能障碍、脊柱和（或）骨盆不稳定。所有这些并发症在骶椎介入手术中的总发生率为19%～48%[29]。由于上述原因，在骶骨转移性病变患者中骶骨椎体成形术和骶骨后凸成形术逐渐成为更常用的治疗方法。

# 骶骨成形术操作流程

短轴透视法下骶骨椎体成形术简述如下。术前采用标准监测，包括心电图、脉搏血氧饱和度和无创血压，建立一条静脉通道用于术前抗生素输注和术中镇静。患者俯卧位，调整透视球管从待治疗侧倾斜向其对侧，直到术者透视下观察到骶髂关节的内侧和外侧重叠。然后使用18 G穿刺针破皮，用锤子轻敲13 G或11 G套管针进入骨膜，侧位透视下确认针尖位于S1和S2椎体节段内且不在其腹侧，然后在前后位透视下正确显示骶孔，并确认针尖的位置。部分医生可能会考虑在S1神经根处注射造影剂，以正确显示神经，并可能会在S2神经根处重复同样的操作。根据骨折的程度，可能还需要在S3和S4处重复上述操作。注射骨水泥时，应在前后位透视下缓慢注射，观察骨水泥向神经根的内侧扩散情况。因为S1和S2节段是主要的承重部位，所以应充填大部分S1和S2节段，每个骶骨翼大约注射5～8 ml骨水泥。与前文所述类似，骶骨后凸成形术是骶骨椎体成形术结合填塞球囊的一种变化术式。Zhang等2008年的报道认为该手术既可以单独在透视下完成，也可以联合使用透视和CT引导完成。然而，Zhang等的报道认为单独使用透视引导可能存在问题[30]。仅采用透视引导可能导致骶孔显示困难，而CT引导可以更好地明确空间关系，有助于防止邻近血管、神经和内脏结构的损伤。总体来说，骶骨成形术，包括骶骨椎体成形术和骶骨后凸成形术，

是一种有效的治疗手段，可以减轻骶骨转移和骶骨不全骨折患者的疼痛并促进其功能恢复。Shah等人综合数个病例报告以及他们自己的病例，发现骶骨成形术患者表现出早期、快速、持久的疼痛缓解（持续1年）、功能改善并减少阿片类药物使用[29]。

# 并发症

尽管椎体成形术、椎体后凸成形术和骶骨成形术总体上安全性良好，但这些手术仍可能存在一些并发症。鉴于手术的特点，PMMA骨水泥的渗漏是一种已知的并发症，尤其是通过皮质缺损渗漏并继发硬膜外压迫神经需特别关注。Cotten等的系列病例研究发现，多达73%的癌性疼痛和骨髓瘤患者在以上手术过程中发生了骨水泥渗漏[31]，其中绝大多数是无症状的，这最近的文献证实也证实了这一发现[18, 26]。骨水泥挤入椎间盘间隙和脊柱前间隙（静脉丛除外）通常临床意义不大（图20.13），但骨水泥挤入神经根孔可能具有一定的临床意义，因为渗漏到相对较小的空间通常会导致神经根病变，Lee等发现其发生率在现有病例中小于0.5%。现有文献报道多认为这种情况多短暂出现，且通常对糖皮质激素反应良好[8, 18]。注射较少容积的PMMA骨水泥

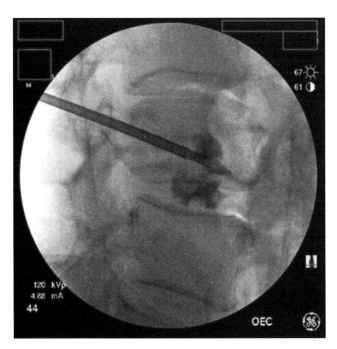

**图20.13** 腰椎成形术PMMA骨水泥经下终板外渗入腰椎间盘的侧位透视图像

可能减少水泥挤出的发生率，而且重要的是，在疼痛控制方面，已经证明骨水泥注射的容积与患者结局无关[31]。当PMMA骨水泥仍处于液体状态时，可能渗入小静脉，从而进入椎旁血管引起脂肪栓塞。在其他研究的基础上，Lee等报道所有类型患者的椎体成形术后感染的总风险为0.5%[8]。此外，已经有学者关注到椎体成形术与新发骨折之间的关系。具体来说，有研究表明，椎体成形术后患者发生新发邻近节段椎体骨折的风险增加，且比非邻近椎体骨折发生得更早[32]。Trout等发现，与治疗非相邻节段椎骨相比，与治疗节段邻近的椎骨发生骨折的相对风险为4.62。研究人员推测，这可能是由于脊柱治疗水平区域的生物力学原因。具体地说，骨水泥在加固的椎体中起支柱的作用，不仅减少了处理后的终板正常向内凸起，也增加了椎间关节和整个运动节段的僵硬程度。相邻椎间盘的压力明显增大，导致相邻椎体的负荷增大，相邻终板的偏转增大。这可能会导致相邻椎体的功能无效，特别是在较低的脊柱负荷下[32]。与此相反，Taylor等的研究发现，与接受常规治疗的患者相比，骨质疏松性椎体骨折后凸成形术后12个月内骨折发生率降低[33]。其他罕见的并发症也有报道，包括骨水泥扩张到下腔静脉、刺穿主动脉、局部血肿、骨水泥肺栓塞，以及相应椎体节段的皮区感觉消失。除了上述情况外，骶椎成形术还可能导致肠穿孔。Chew等的文献综述指出，恶性肿瘤疾病行椎体成形术的严重并发症发生率约为2%，而骨质疏松症的严重并发症发生率为1.5%[5]。这一略高的并发症发生率可能与骨水泥的使用总量相关，而这种用量又是治疗恶性肿瘤转移性椎体压缩性骨折所必需。最后，Lee等综合既往文献和他们自己的发现，认为总体来看椎体成形术是一种安全的手术，在转移性疾病中，并发症的总体风险在5%到10%之间[8]。

# 结论

自从在20世纪80年代早期首次报道椎体成形术的应用以来，有许多技术和方法的变革，以及一些术式变化，目前该方法可用于治疗更多不同原因导致的恶性和非恶性的椎体压缩骨折。虽然临床上椎体成形术或其中任何一种改良术式均有不常见的、

短暂的和严重的并发症报道，但对于恶性肿瘤相关的椎体压缩性骨折引起的疼痛，上述手术的成功率肯定值得将其作为一种治疗方式。需要进一步研究的重要课题包括为患者行椎体成形术及其变化式式的时间段以及一次可治疗的最多椎体节段数。但就目前看来，椎体成形术及其相关手术方法用于治疗恶性肿瘤相关椎体压缩性骨折引起的癌性疼痛，应该被视为是一种总体上安全有效的治疗方法。

# 参考文献

1. Galibert P, Deramond H, Rosat P, Le Gars D. Preliminary note on the treatment of vertebral angioma by percutaneous acrylic vertebroplasty. Neurochirurgie. 1987;33(2):166–8.
2. Weinstein JN. Balancing science and informed choice in decisions about vertebroplasty. N Engl J Med. 2009;361(6):619–21.
3. Berenson J, Pflugmacher R, Jarzem P, Zonder J, Schechtman K, Tillman JB, et al. Balloon kyphoplasty versus non-surgical fracture management for treatment of painful vertebral body compression fractures in patients with cancer: a multicentre randomised controlled trial. Lancet Oncol. 2011;12(3):225–35.
4. Coleman RE. Skeletal complications of malignancy. Cancer. 1997;80(8 Suppl):1588–94.
5. Chew C, Craig L, Edwards R, Moss J, O'Dwyer PJ. Safety and efficacy of percutaneous vertebroplasty in malignancy: a systematic review. Clin Radiol. 2011;66(1):63–72.
6. Chew C, Ritchie M, O'Dwyer PJ, Edwards R. A prospective study of vertebroplasty in patients with myeloma and spinal metastasis. Clin Radiol. 2011;66(12):1193–6.
7. Aaron AD. The management of cancer metastatic to bone. J Am Med Assoc. 1994;272(15):1206–9.
8. Lee B, Franklin I, Lewis JS, Coombes RC, Leonard R, Gishen P, et al. The efficacy of percutaneous vertebroplasty for vertebral metastasis associated with solid malignancies. Eur J Cancer. 2009;45(9):1597–602.
9. Goblirsch MJ, Zwolak PP, Clohisy DR. Biology of bone cancer pain. Clin Cancer Res. 2006;12(20 Pt 2):6231s–5s.
10. Tong D, Gillick L, Hendrickson FR. The palliation of symptomatic osseous metastases: final results of the study by the radiation therapy oncology group. Cancer. 2. Allan JM, Travis LB. Mechanisms of therapy related carcinogenesis. Nat Rev Cancer 2005;5(12):943–955. r 1982;50(5):893–899.
11. Rose PS, Laufer I, Boland PJ, Hanover A, Bilsky MH, Yamada J, et al. Risk of fracture after single fraction image-guided intensity-modulated radiation therapy to spinal metastasis. J Clin Oncol. 2009;27(30):5075–9.
12. Bentzen SM. Preventing or reducing late side effects of radiation therapy: radiobiology meets molecular pathology. Nat Rev Cancer. 2006;6(9):703–13.
13. Allan JM, Travis LB. Mechanisms of therapy related carcinogenesis. Nat Rev Cancer. 2005;5(12):943–55.
14. Jefferies S, Rajan B, Ashley S, Traish D, Brada M. Haematological toxicity of cranio-spinal irradiation. Radiother Oncol. 1998;48(1):23–7.
15. Coyle N, Adelhardt J, Foley KM, Portenoy RK. Character of terminal illness in the advanced cancer patient: pain and other symptoms during the last four weeks of life. J Pain Symptom Manag. 1990;5(2):83–93.
16. Tseng YY, Lo YL, Chen LH, Lai PL, Yang ST. Percutaneous polymethylmethacrylate vertebroplasty in the treatment of pain induced by metastatic spinal tumor. Surg Neurol. 2008;70(Suppl 1):S1 78–83.
17. Peters KR, Guiot BH, Martin PA, Fessler RG. Vertebroplasty for osteoporotic compression fractures: current practice and evolving techniques. Neurosurgery. 2002;51(5 Suppl):S96–103.
18. Hentschel SJ, Burton AW, Fourney DR, Rhines LD, Mendel E. Percutaneous vertebroplasty and kyphoplasty performed at a cancer center: refuting proposed contraindications. J Neurosurg Spine. 2005;2(4):436–40.
19. Amar AP, Larsen DW, Teitelbaum GP. Percutaneous carotid angioplasty and stenting with the use of gadolinium in lieu of iodinated contrast medium: technical case report and review of the literature. Neurosurgery. 2001;49(5):1262–6.
20. Fenton DS, Czervionke LF. Image-guided spine intervention. Philadelphia: Saunders; 2003.
21. Buchbinder R, Osborne RH, Ebeling PR, Wark JD, Mitchell P, Wriedt C, et al. A randomized trial of vertebroplasty for painful osteoporotic vertebral fractures. N Engl J Med. 2009;361(6):557–68.
22. Gangi A, Guth S, Imbert JP, Marin H, Dietemann JL. Percutaneous vertebroplasty: indications, technique, and results. Radiographics. 2003;23(2). https://doi.org/10.1148/rg.e10.
23. Chen KY, Ma HI, Chiang YH. Percutaneous transpedicular vertebroplasty with polymethyl methacrylate for pathological fracture of the spine. J Clin Neurosci. 2009;16(10):1300–4.
24. San Millan Ruiz D, Burkhardt K, Jean B, Muster M, Martin JB, Bouvier J, et al. Pathology findings with acrylic implants. Bone. 1999;25(2 Suppl):85s–90s.
25. Garfin SR, Yuan HA, Reiley MA. New technologies in spine: kyphoplasty and vertebroplasty for the treatment of painful osteoporotic compression fractures. Spine. 2001;26(14):1511–5.
26. Fourney DR, Schomer DF, Nader R, Chlan-Fourney J, Suki D, Ahrar K, et al. Percutaneous vertebroplasty and kyphoplasty for painful vertebral body fractures in cancer patients. J Neurosurg. 2003;98(1 Suppl):21–30.
27. Furman MB, Lee TS, Berkwitz L. Atlas of image-guided spinal procedures. Philadelphia: Saunders; 2012.
28. Goetz MP, Callstrom MR, Charboneau JW, Farrell MA, Maus TP, Welch TJ. Percutaneous image-guided radiofrequency ablation of painful metastasis involving bone: a multicenter study. J Clin Oncol. 2004;22(2):300–6.
29. Shah RV. Sacral kyphoplasty for the treatment of painful sacral insufficiency fractures and metastases. Spine J. 2012;12(2):113–20.
30. Zhang J, Wu CG, Gu YF, Li MH. Percutaneous sacroplasty for sacral metastatic tumors under fluoroscopic guidance only. Korean J Radiol. 2008;9(6):572–6.
31. Cotten A, Dewatre F, Cortet B, Assaker R, Leblond D, Duquesnov B, et al. Percutaneous vertebroplasty for osteolytic metastases and myeloma: effects of the percentage of lesion filling and the leakage of methyl methacrylate at clinical follow-up. Radiology. 1996;200(2):525–30.
32. Trout AT, Kallmes DF, Kaufmann TJ. New fractures after vertebroplasty: adjacent fractures occur significantly sooner. Am J Neuroradiol. 2006;27(1):217–23.
33. Taylor RS, Fritzell P, Taylor RJ. Balloon kyphoplasty in the management of vertebral compression fractures: an updated systematic review and meta-analysis. Eur Spine J. 2006;16(8):1085–100.

# 21 癌性疼痛综合征治疗的注意事项

Devin Peck，Gendai J. Echezona

刘晓旭 译 姜好 校

## 同期化疗

虽然目前尚未对正在接受化疗的患者的疼痛干预措施提出正式建议，但一致的意见是为这些患者植入鞘内泵。我们可以将这些建议应用于其他侵入性疼痛治疗。2011年发表的一份多机构声明指出，白细胞计数 $> 2 \times 10^9/L$ 和（或）绝对中性粒细胞计数 $> 1000/\mu l$ 为佳。为了优化安全性，可以计划在细胞毒性肿瘤治疗间歇期的细胞计数恢复阶段进行干预[1]。强烈建议与肿瘤学团队密切协调和经常沟通。

血小板计数水平反映了白细胞对化疗的影响。一般来说，实施脊柱介入治疗首先要求血小板计数达 $100\ 000/\mu l$。在进行任何手术之前，疼痛医师、肿瘤学专家、姑息护理团队和患者应共同讨论其风险与获益[2]。任何同时进行的化疗方案都应给予特别关注。例如，贝伐珠单抗在给药后1个月内会增加出血风险[3]。

## 凝血功能障碍与抗凝

由于恶性肿瘤引起促血栓形成等生理改变，常给予肿瘤患者抗凝治疗。静脉血栓栓塞是该人群发病率和死亡率的主要原因[4]。虽然椎管内血肿的总发生率较低（鞘内和硬膜外干预的发生率分别为1/220 000和1/150 000[1]），但最近的流行病学调查表明，某些人群或情况可能存在额外风险。老年人群、脊柱畸形者或穿刺针置入困难的患者并发出血的风险增加。美国区域麻醉和疼痛医学会对各种抗凝血剂、抗血小板药和血栓溶解药进行了综述，以制订在计划干预措施中对这些药物的管理建议[5]。

## 治疗引起的疼痛

### 化疗引起的外周神经病变

外周神经病变是化疗药物的常见副作用，通常表现为感觉异常或肌肉痛，典型影响部位为手和足。症状可解释为由轴突、髓鞘、神经细胞体和胶质结构的损伤引起，尽管神经损伤机制尚未完全清楚[6]。疼痛可能出现在开始治疗后不久或停药后很长时间。常见的引起外周神经病变的药物包括长春花生物碱、紫杉醇、铂化合物和苏拉明。神经损伤程度与药物类型、治疗持续时间和接受的累积剂量相关[7-8]。

神经系统具有显著的再生能力，患者可能认为这是疼痛症状的改善。若要再生，细胞体必须完好无损，并避免进一步暴露于刺激物。不幸的是，再生可能是不完整的，而损害则可能不可逆。

用于治疗外周神经病变的药物包括阿片类和非甾体抗炎药等镇痛药，此外还包括抗抑郁药、抗癫痫药等神经稳定剂。用于治疗外周神经病变的介入技术包括经皮神经电刺激（transcutaneous electrical nerve stimulation，TENS）和脊髓电刺激。新兴疗法包括神经外科干预、外周神经阻滞和外周神经电刺激。

经皮神经电刺激通过激活感觉性 A-β 神经纤维改变痛觉，进而抑制伤害性刺激在 A-δ 或 C 纤维的传递[9]，这种作用机制是基于"门控"理论。在完整皮肤上应用经皮神经电刺激的典型表现为支配神经皮节非伤害性感觉异常，从而减轻神经病理性疼痛。经皮神经电刺激可由患者经专业培训后自行实施，通常其耐受性好且少有副作用。

脊髓电刺激包括在硬膜外腔植入电子导线，将脉冲能量传输到脊髓后索或神经根[10]。脊髓电刺激已用于治疗脊椎手术后疼痛综合征、神经根性疼痛、复杂区域疼痛综合征和外周神经病变（包括糖尿病神经病变和化疗引起的神经病变）。其缓解疼痛的作用机制部分基于门控理论。此外，有人提出电刺激激活后索纤维抑制外周神经损伤致敏的广动态范围神经元的超兴奋性[4]。

近期，由于MRI的不相容性，脊髓电刺激在癌症人群中的应用受到限制，因为许多肿瘤患者后期可能需要MRI评估疾病的进展、转移或复发。新的MRI兼容设备的引入使得植入脊髓电刺激器的患者可在一定保护措施下安全地接受全身MRI扫描[11]。化疗引起的神经病变患者现在可以从脊髓电刺激中获益，而不影响其后期行MRI检查。

手术减压是治疗化疗引起的外周神经病变的一种新兴方法。该疗法的理想候选者应符合一定标准，包括呈对称性长袜状分布的感觉异常、麻木或灼痛、靶神经Tinel征阳性、在化疗开始后出现症状。该技术的有效性建立在神经损伤"双重挤压"理论上，该理论指出，对神经系统的反复损伤具有累加效应，即使这些创伤性步骤相对较小并且可能不会单独引起症状，仍可能发生疼痛性神经病变。在肿瘤性神经病理性疼痛情境下，初始损伤通常是由化疗药物的神经毒性引起，这导致神经在常见的易受压的解剖部位更容易受到进一步损伤[12]。

## 放疗引起的疼痛

### 口腔黏膜炎

口腔黏膜炎的特征是口腔黏膜出现红斑或溃疡性病变，通常与接受头颈部癌症化疗或放疗的患者相关。黏膜炎经常引起剧烈疼痛和其他问题，如吞咽困难、营养不良和感染。据报道，接受标准放疗的患者中，多达60%的患者发生严重的口腔黏膜炎，接受超分割放疗或加速超分割放疗的患者中，100%的患者发生严重的口腔黏膜炎[13]。治疗的风险因素包括暴露于辐射的黏膜体积、累积辐射剂量、放疗方案和同时进行化疗[14]。

黏膜炎相关疼痛的治疗常常需要使用阿片类药物。患者通常有吞咽困难，可能需要采用局部、经皮或静脉等途径给药。为了暂时缓解疼痛，常用局部麻醉药和漱口液。利多卡因胶浆是一种常用和有效的临时治疗。由抗酸剂、苯海拉明、利多卡因和抗真菌的制霉菌素组成的"神奇漱口水"是另一种常用的缓解症状局部治疗制剂。其他漱口疗法包括使用黏膜保护剂如硫糖铝和抗生素。

### 颌骨坏死

接受头颈部放疗、化疗、皮质类固醇治疗或双膦酸盐治疗的患者有发生颌骨坏死的风险。既往牙科手术史也被认为会增加风险[15]。放疗引起骨坏死的发生率从0.4%到8.2%不等，并根据放疗的剂量、放射野和分割而变化[7]。其潜在的病理机制仍未完全清楚，放射性颌骨坏死的特点是骨细胞破坏和放射诱导的缺血性坏死，缺乏新的骨发育[16]。

治疗方法包括盐水冲洗、抗生素治疗复发性感染、高压氧以及手术清除疏松和暴露的骨骼。根据疼痛的分布，可以尝试外周神经阻滞以缓解疼痛。具体而言，由三叉神经的上颌支（V2）或下颌支（V3）支配的颌骨的受累区域是合适的治疗目标。对于下颌骨疼痛，阻滞下颌神经、下牙槽神经、颏神经均可能有效，可加或不添加皮质类固醇。对于上颌疼痛，可以进行上颌神经阻滞。患者也可能在多个区域出现疼痛性骨坏死，此类弥漫性受累可能需要半月神经节阻滞，同时考虑进一步行神经松解术以获得更长的缓解时间[17-18]。

为颌骨坏死患者进行神经阻滞之前必须特别注意，因为此类患者经常患有口内感染。多数采用介入治疗的疼痛医生会经皮行神经阻滞，而牙医通常倾向于采用经口内技术。在进行注射前应询问感染相关的细节和病史，包括是否使用过抗生素治疗。就获得知情同意而言，重要的是告知患者采用上述任何治疗方法均可能导致面部或舌头前部出现麻木。因为虽然三叉神经的分支主要为感觉神经成分，但下颌神经中的运动成分在咀嚼过程中具有一定作用。

### 颈肌张力异常

接受头颈部放疗的患者有发生放射性纤维化和颈部肌张力异常的风险。后者的特征在于疼痛性痉挛和颈部肌肉组织的挛缩引起的头部姿势异常，常见受累肌肉包括胸锁乳突肌、斜角肌和斜方肌。副神经、颈神经根和颈丛神经中的异常神经活动也可能导致这些肌肉发生挛缩和痉挛[19]。

颈肌张力异常的主要治疗方法包括早期物理治疗，目的是保持头颈部的运动范围。也可根据具体情况使用神经性药物、肌肉松弛剂或阿片类药物给予附加治疗。介入性治疗方法包括激痛点注射、颈浅丛阻滞和注射肉毒杆菌毒素。

### 激痛点注射治疗

在绷紧的肌肉带中行激痛点注射治疗可用于治疗痛性颈部肌肉痉挛。25 G 1 ～ 1.5 英寸（约 2.5 ～ 3.8 cm）的针头通常足以完成相对表浅的颈部区域肌肉注射。确定需要注射的肌肉，酒精消毒，非优势手固定该肌肉，优势手通常沿肌纤维的方向将无菌针插入肌肉腹部，无论是否进行干针处理，注射 0.5 ～ 1 ml 多由 1% 利多卡因和 0.25% 布比卡因混合的局部麻醉药。超声探头可以代替非优势手，并且有助于识别适当的进针深度、特定的面部肌肉和神经。

### 颈浅丛神经阻滞

颈浅丛神经支配颈部皮肤感觉，颈浅丛阻滞可能有益于治疗疼痛性颈肌张力异常症。患者处于仰卧位，头部转向对侧，确认胸锁乳突肌的后缘。然后在环状软骨水平找到对应 C6 横突的 Chassaignac 结节。沿着胸锁乳突肌的后缘在 C6 横突水平处刺入 25 ～ 27 G 1.5 ～ 2 英寸（约 3.8 ～ 5 cm）的针，沿头侧朝向乳突进针，注入约 2.5 ～ 5 ml 局部麻醉药和类固醇药物混合液，随后调整进针方向，朝向肌肉后缘尾侧，另行注射 2.5 ～ 5 ml 含或不含皮质类固醇的局部麻醉药。

### 肉毒杆菌毒素

2000 年，美国食品和药物管理局批准肉毒杆菌毒素 A 和 B 用于治疗颈肌张力异常症。肉毒杆菌毒素由重链和通过二硫键连接的轻链组成。将肉毒杆菌毒素注射到靶组织中导致在肌肉和外分泌腺胆碱能神经末梢中发现的糖蛋白与肉毒杆菌毒素的重链结合。一旦内化到突触前细胞中，轻链结合并切割负责通过运动终板（SNARE 蛋白质受体复合物）释放乙酰胆碱的转运蛋白[20]，阻断乙酰胆碱释放，导致弛缓性瘫痪。

除了能抑制疼痛信号传导介质（包括 P 物质、降钙素基因相关肽和谷氨酸）之外，肉毒杆菌毒素还可能抑制神经促炎物质。

肉毒杆菌毒素 A 和 B 的药理学靶点和性质不同，每种血清型在突触前神经末梢具有特异性结合位点。因为不良反应发生率较低，肉毒杆菌毒素 A 更常用，它可裂解 25 kD 的突触体相关蛋白（SNAP-25），最终抑制疼痛神经递质的释放[21]。

在注射肉毒杆菌毒素之前，确认疼痛或肌张力障碍的肌肉群很重要，可通过临床症状或使用肌电图实现。通常注射的肌肉包括胸锁乳突肌、斜方肌和头颈夹肌，注射次数和总剂量与肌肉大小相关。一般来说，患者应接受必要的最小剂量，以避免不良反应和免疫抵抗，同时仍能提供满意的症状缓解。虽然大型高质量的前瞻性临床试验尚未提供肉毒杆菌用于治疗颈肌张力障碍的证据，但初步临床结果令人鼓舞[21]。

### 放射性直肠炎

妇科、泌尿科或肛门直肠癌患者接受骨盆放疗可能会发生放射性直肠炎。放射性直肠炎的定义为放射治疗对直肠的损伤，通常表现为腹泻、黏液排出、痉挛、腹胀、里急后重、尿失禁、直肠出血或肛门疼痛[22]。有多种干预方法可能有助于治疗疼痛性直肠炎，包括骶管阻滞、奇神经节阻滞和脊髓电刺激。

### 骶管阻滞

骶管阻滞是将局部麻醉药与皮质类固醇作用于骶神经，从而减少传入伤害性感受器的炎症和疼痛传递。患者取俯卧位，通过触诊骶角找到骶骨裂孔并在透视下确认。皮肤局麻后，用硬膜外穿刺针或腰穿针穿过皮肤和骶膜。进入骶管后，调小进针角度使其尽量平行于骶骨的平面，再继续进针 1 ～ 2 cm，注射造影剂确认针的位置（图 21.1）后，注入类固醇和不含防腐剂的盐水或局部麻醉药。

### 奇神经节阻滞

奇神经节是位于骶尾关节前方的交感神经节，使用透视引导很容易阻滞。可在侧位透视图中定位骶尾关节。皮肤局部浸润后，使用 22 ～ 25 G 穿刺针穿过骶尾部韧带，直到针尖位于骶骨前方。操作应特别小心避免损伤到直肠后壁。可使用造影剂确定穿刺针的位置。造影剂扩散应产生特征性的"反向逗号"外观（图 21.2）。这时可注射含有或不含类固醇的局部麻醉药。如果疼痛缓解显著但是短暂，则可以使用脱水酒精进一步对奇神经节进行化学神经松解术，也可如前所述实施脉冲或射频热凝消融

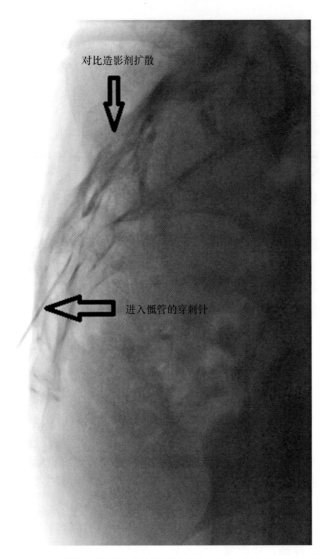

**图 21.1**　透视下骶管注射的侧位图像。图中显示穿刺针及造影剂扩散到硬膜外腔

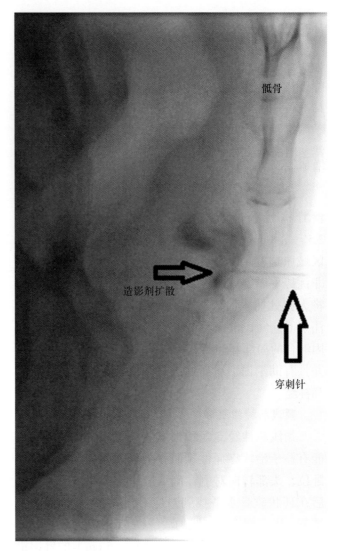

**图 21.2**　透视引导下奇神经节阻滞侧位图像。图示穿刺针位于骶骨前表面及造影剂向前适度扩散

治疗。

### 脊髓电刺激

脊髓电刺激可用于治疗采用保守措施无效的难治性疼痛性放射性直肠炎。传统脊髓电刺激的目的是令慢性疼痛区域产生麻痹感，目前提出的作用机制包括门控理论、脊髓丘脑束传导阻滞、激活脊髓上机制、阻断交感神经活动和释放神经调节剂等[23]。

可以通过逆行入路或通过骶骨裂孔置入电极以覆盖两侧的骶上神经根[24]。其他潜在的电极置入靶点包括脊髓圆锥（通常为 T12～L1）和胸中段（T6 或 T7）水平，这些靶点处来自骶尾部节段的感觉传入纤维更靠内侧走行[25]。

### 放射性神经病变

放射性神经病变是接受放疗的癌症长期存活者中较罕见的晚期并发症，其神经损伤的机制是复杂和多因素的，可能原因包括通过邻近的放射性纤维组织压迫神经，导致轴突损伤或脱髓鞘的直接神经损伤，或血管损伤引起的缺血性神经损伤[26]。高危因素包括高总剂量和高剂量 / 分次放疗、放射源到皮肤距离短、已治疗区域的补救治疗，以及使用某些已知具有神经毒性的化疗药物[27]。

疼痛控制的介入性方法包括选择性阻滞受累外周神经。头颈部癌症放疗后三叉神经病变患者可能受益于阻滞半月神经节或其主要分支之一（见前文所述）。脊髓或外周神经电刺激也有效。

# 不全骨折

许多癌症治疗方案的组成部分会增加骨质疏松的风险，包括全身性糖皮质激素治疗、雄激素剥夺、芳香化酶抑制剂的使用和促性腺激素释放激素激动剂治疗。卵巢切除或化疗引起的卵巢功能衰竭也会增加风险。放疗可导致骨坏死，最终导致椎体压缩性骨折[28-30]。常见的骨折部位包括股骨颈、桡骨、骨盆和脊柱。介入性疼痛治疗方案包括椎体后凸成形术、椎体成形术和骶椎成形术，在第 20 章中有更详细的描述。

# 椎体后凸成形术和椎体成形术

椎体成形术是指经皮将骨水泥［通常是聚甲基丙烯酸甲酯（PMMA）］注入脊柱骨折的椎体。椎体后凸成形术是一种类似的手术，在植入 PMMA 之前，首先在椎体内行球囊扩张。我们主要讨论椎体后凸成形术，这是介入医师最常用的技术[31-33]。

## 骶椎成形术

虽然骶椎不全骨折不如椎骨骨折常见，但由于人们意识到这些骨折是急性下腰痛鉴别的一部分，其诊断率正在不断增加。盆腔 MRI 是最敏感、最特异的诊断方法。在骶髂关节和神经孔之间可见单侧或双侧的纵向骨折线，也可能存在水平断裂线，通常位于 S1 和 S2 水平之间。骶骨骨折引起的疼痛通常局限于骶骨或臀部区域，也可能牵涉到腹股沟或髋部。负重通常会加重疼痛，而仰卧位时可以缓解疼痛[34]。

保守治疗包括逆转和预防骨质疏松症进展的药物治疗，疼痛治疗和鼓励负重，以帮助刺激成骨细胞活性和新骨形成及修复[34]。当这些措施失败时，可以考虑行经皮骶椎成形术。

## 骶椎后凸成形术

骶椎后凸成形术是骶椎成形术的一种改良手术，该过程包括用可扩张的球囊创建骨空隙，然后将骨

水泥输送到缺损处。该手术可以在 CT 引导、CT 荧光透视或 X 线荧光透视下进行，PACS 成像系统可能是设计套管针轨迹的理想选择。2012 年一篇回顾性病例队列研究表明疼痛早期迅速减轻，效果持续近 1 年[35]。

# 术后疼痛

癌症存活者中因手术引起的慢性疼痛并不少见。除了抑郁或人格障碍等患者因素外，还有许多因素可能导致手术后慢性疼痛的发生发展，包括术前疼痛、手术解剖部位、医源性神经损伤和既往化疗或放疗史[36]。最易引发手术后慢性疼痛的手术类型包括根治性颈淋巴结清扫术、乳房切除术和开胸手术。

## 颈淋巴结清扫术后疼痛

头颈部癌症患者 1 年慢性疼痛发生率约为 40%，5 年约为 15%[36]。手术、放疗和化疗均可引起口腔、颈部、面部和肩部的慢性疼痛。神经病理性疼痛可能由颈浅丛或副神经损伤引起。介入性疼痛治疗选择包括激痛点注射、瘢痕注射和颈浅丛神经阻滞。

### 瘢痕注射

术后在颈部等高张力区域形成瘢痕可能导致瘙痒、疼痛或挛缩。在瘢痕中注射含有局部麻醉药和皮质类固醇的药物可以减轻疼痛，同时有促进物理治疗和肌筋膜松解治疗的作用。

### 乳房切除术后疼痛

大约 50% 的女性在乳房切除术后会发生慢性疼痛。发病率可能与术后急性疼痛强度、手术类型、淋巴结受累和放疗有关[36]。乳房切除术的术后疼痛包括一系列疼痛综合征，如乳腺幻痛、肋间臂神经痛和神经瘤痛。乳房、胸壁、颈部、手臂或肩部均可存在疼痛。除痛觉超敏外，感觉异常、痛觉过敏和感觉迟钝也很常见。值得注意的是，乳房切除术后迟发疼痛或肿胀可能强烈预警蜂窝织炎、深静脉血栓形成、肿瘤复发或淋巴水肿[37]。

来自切除乳房的异常感觉或疼痛称为乳腺幻痛。

这种疼痛是间歇性的，可能发生在乳房切除术后的前几个月到数年。治疗方法包括物理治疗、皮肤脱敏和肌筋膜松解疗法[37]。

## 神经瘤注射

手术后神经瘤的形成可能会引起明显的不适。组织学上，神经瘤表现为神经组织损伤或压迫后的无序性增生。虽然诊断主要依靠临床表现，但 MRI 或超声等影像学检查可用于确定神经瘤的大小、形态和位置[38]。

手术切除可能无法可靠地缓解疼痛。在有或没有超声引导的情况下，用局部麻醉药和皮质类固醇浸润是创伤较小的治疗选择。神经瘤通常在超声下显示为纤维组织包围的低回声结节，可能需要连续注射以提供足够的缓解。

神经松解也可以用来获得更长时间的缓解，可用的方式包括化学神经松解、射频消融、脉冲射频消融和神经冷冻松解[38-39]。也有足病治疗的文献报道过应用体外冲击波碎石术作为一种可能有效治疗趾间神经瘤的方法。

## 肋间臂神经阻滞

乳房由 T2～T6 的肋间神经支配，第二肋间神经的外侧皮支称为肋间臂神经。手术过程中的肋间臂神经损伤是乳房切除术后疼痛综合征的常见原因，腋窝淋巴结清扫术时更容易发生[36]。神经损伤表现为累及上臂内侧的神经病理性疼痛。

肋间臂神经阻滞至少可以暂时缓解疼痛。将手臂外展并向外旋，从三角肌隆起处开始，以线性方式用局部麻醉药进行区域阻滞，至臂内侧下方结束。该神经也可在 T2 胸神经根水平阻滞或行椎旁阻滞，因为该神经的大部分神经支配来自 T2 胸神经根。

## 开胸术后疼痛综合征

开胸术后慢性疼痛的发生率可能高达 50%[36]。患者术后严重不适很常见，在术后数月到数年内逐渐改善。肋间神经损伤、肋骨损伤和胸壁肌肉炎症往往是致痛原因。可能的治疗方式包括肋间神经阻滞、椎旁神经阻滞、经皮神经电刺激疗法、利多卡因和氯胺酮注射，以及脊髓或外周神经刺激。

肋间和椎旁神经阻滞已于第 18 章详细描述过。

## 肋间神经阻滞

肋间神经位于肋骨下缘（尾侧缘），肋间内肌和肋间最内肌之间，肋间静脉和肋间动脉下方。肋骨角处是最佳的肋间神经定位标志，因为此处为外侧皮支分出的位置，支配前外侧胸部和腹壁的感觉[40]。

超声引导有利于实时识别胸膜和神经血管结构。可以采用相对于肋骨的短轴或长轴两种切面引导。

采用长轴技术时，患者取俯卧位或侧卧位，可在长轴上识别肋骨。肋骨下缘（尾侧缘）三层肌肉分别为肋间外肌、肋间内肌和肋间最内肌。

在更常用的短轴技术中，肋骨呈低回声椭圆形伴有明亮的高回声皮层结构。调整深度以充分显示其下面的胸膜，从超声探头的尾侧一端进针，并向内推进到肋骨下缘（尾侧缘）表面，然后将药物注射于该平面（图 21.3）。

值得注意的是，尸体研究表明，仅 17% 的肋间神经分布于肋下，其余更常见于中肋区[41]。这可能证明了找准肌肉平面的重要性，而长轴切面下更容易识别。

如果患者从诊断性局部麻醉阻滞中可获得足够的疼痛缓解，随后则可以采用神经松解或消融技术。通常使用脱水乙醇或 10% 苯酚，并在透视引导或超声引导下注射。操作过程中应注意避免注射到血管中。

使用影像引导的肋间神经的冷冻消融和脉冲射频也可作为可能提供长期疼痛缓解的选择[42]。

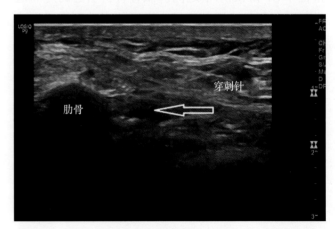

**图 21.3** 超声引导下肋间神经阻滞。穿刺针位于肋骨下缘，肋间内肌局部麻醉药扩散（如箭头所示）

## 椎旁神经阻滞

椎旁神经阻滞是胸神经阻滞的另一种选择。胸椎旁间隙是位于脊柱两侧的楔形间隙。前外侧以壁胸膜为界，后外侧以肋横突韧带为界[43]。椎旁间隙向内与硬膜外腔、向外与肋间隙连通，这也是椎旁阻滞产生阻滞作用的机制。椎旁阻滞可以使用与肋间神经阻滞类似的方法进行超声引导下操作。

## 经皮神经电刺激疗法

经皮神经电刺激疗法是开胸术后疼痛的有效治疗方案，且风险较低[44]。可按神经支配的分布在胸壁上安置电极。

## 静脉输注

神经病理性疼痛是开胸术后疼痛综合征的主要组成部分，慢性神经病理性疼痛综合征的患者可以从静脉输注利多卡因或氯胺酮中受益。

利多卡因是一种酰胺类局部麻醉药，通过阻断外周和中枢钠离子通道来抑制疼痛。利多卡因在亚麻醉剂量下抑制异常放电，因此可用于治疗广泛的神经病理性疼痛综合征[45]。从既往应用情况来看，利多卡因输注是按月为基础疗程的。通常静脉输注剂量 1 ～ 3 mg/kg，不少于 20 ～ 30 min，输注后进行疼痛评估。如果给予冲击剂量后疼痛评分显著下降，则开始输注 1 ～ 3 mg/（kg·h）[46]。在此过程中监测局部麻醉药中毒症状非常重要。全身毒性通常始于口周麻木或金属味，可能进一步发展为头晕、定向障碍、癫痫发作和心血管衰竭。虽然通过减少或停止输注通常很容易逆转毒性，但 ACLS 设备、控制癫痫发作的药物（如苯二氮䓬类药物）、脂肪乳剂需置于立即可用的地方。

氯胺酮是一种“分离”麻醉药，它能阻断的 N-甲基 -D- 天冬氨酸（NMDA）受体是谷氨酸激活的配体门控钙通道[47]。该通道激活有助于导致中枢敏化的“发条”现象[47]。由于氯胺酮可能抑制这一过程，其已用于治疗多种慢性神经病理性疼痛状态。静脉注射氯胺酮可在住院或门诊进行，通常与苯二氮䓬类和可乐定联合用药，以减轻其众所周知的精神副作用。其他潜在的副作用包括高血压、心动过速和唾液过多。对于已知颅内压升高或心血管疾病（包括高血压、脑卒中和缺血性心脏病）的患者，应谨慎使用。

## 脊髓电刺激

少数已发表的病例报告描述了使用脊髓电刺激可部分或完全缓解开胸术后慢性疼痛。美国西宾夕法尼亚疼痛管理医院的一个病例报告称，在 T3 上终板水平植入脊髓电刺激器后，开胸术后疼痛症状完全缓解[48]。2009 年北美神经调节学会年会上提交的另一个病例报告显示，在 T6 ～ T7 水平植入脊髓电刺激器后，病情改善超过 75%[49]。尽管这些病例报告显示出了令人鼓舞的结果，仍需要进行大规模的前瞻性研究进一步评价脊髓电刺激治疗开胸术后疼痛综合征的有效性。

# 幻肢痛和残肢痛

截肢术后可出现幻肢觉、幻肢痛和残肢痛[50]。幻肢觉是指从截肢处感觉到的任何非疼痛的感觉，就好像它仍然连为一体。幻肢痛是在截肢后肢体远端感受到的一种强烈的不适感。残肢痛是一种局限于残端的疼痛感。幻肢痛的发生率可能高达 72%[36]。易感因素包括截肢前疼痛、女性、严重的术后疼痛、近端截肢、不合适的假体和化疗，2/3 的幻肢痛患者也可能并存残肢痛[36]。

幻肢痛的治疗选择包括交感神经阻滞、外周神经阻滞、肉毒杆菌毒素注射和脊髓电刺激。治疗残肢痛的方法包括瘢痕或神经瘤注射、外周神经阻滞和肉毒杆菌毒素注射。

## 交感神经阻滞

幻肢痛因其致痛机制往往是多因素的，可能很难治疗。外周神经、脊髓和脊髓上水平的中枢神经疼痛机制可能都是造成幻肢痛和残肢痛的原因。自主神经系统的功能障碍常与多种慢性疼痛综合征相关，交感神经介导疼痛的特征可能是感觉神经受损后对儿茶酚胺的反应性增强，初级传入伤害性刺激感受器和痛觉过敏皮肤上的 $\alpha_1$ 肾上腺素受体表达增加，中枢敏化和交感神经放电增强[51]。交感神经阻滞可能是多模式治疗方法的一部分，星状神经节阻滞用于上肢疼痛，腰交感神经阻滞用于下肢疼痛。

在超声引导下，可在截肢侧行星状神经节阻滞。患者仰卧位、颈部伸展，使用线性探头获得 C6 水平颈部解剖的横截面图像，可通过 Chassaignac 结节的鉴别来确定。在 C6 水平上显示颈动脉、颈内静脉、甲状腺、气管、食管、颈长肌、C6 神经根、C6 横突（图 21.4）。

当使用超声引导时，也可以在 C7 水平进行该阻滞。这样可以更好地覆盖上肢。由于不再受 Chassaignac 结节的保护，必须非常小心地识别和避开椎动脉。

对于下肢幻肢痛的治疗，在透视引导下可在截肢侧行腰交感神经阻滞。患者俯卧位，皮肤和皮下组织充分局部麻醉后，在斜位和侧位透视下确认穿刺针［22 G，5 英寸（约 12.7 cm）］位于腰椎椎体同轴平面的前外侧。负压抽吸后，注射 10 ml 局部麻醉药和类固醇。

## 外周神经阻滞

在截肢过程中可能会损伤外周神经，随后大脑和脊髓的变化可能会导致患肢产生中枢敏化、痛觉超敏和痛觉过敏。

外周神经阻滞抑制疼痛刺激的传递，并至少提供了一种缓解幻肢痛的临时手段。不幸的是，局部麻醉药可能只有几个小时的镇痛作用。美国加州大学圣地亚哥分校发表的一项小型研究表明，在连续神经阻滞终止后，疼痛缓解时间延长。这表明持续数天而不是数小时的连续外周神经阻滞可能更好地

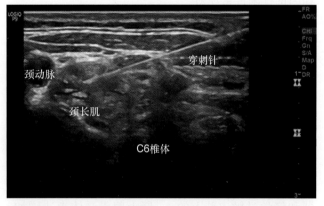

**图 21.4**　超声引导下星状神经节阻滞。图示穿刺针位于颈动脉和颈长肌之间的颈前筋膜内。这通常是在高于星状神经节水平的 C6 椎体水平上实施的，星状神经节通常位于 C7 或 T1 椎体水平

重组皮质疼痛投射[52]。在这种情况下，可以在臂丛神经处置入连续导管以治疗慢性上肢幻肢痛。对于下肢幻肢痛，可以在股神经和腘窝坐骨神经处置入连续神经导管。

## 瘢痕注射

术后瘢痕和神经瘤形成可能导致患肢疼痛或挛缩。与前述用于慢性头颈部肿瘤疼痛的技术一样，局部麻醉药加或不加皮质类固醇或有助于治疗残肢痛。化学消融是适当的冷冻消融或射频热消融，可以获得更持久的效果（译者注：原文如此，表达为"化学消融、合理的冷冻消融或射频热消融可以获得更持久的疼痛缓解"应更合理）。

## 肉毒杆菌毒素注射

对瘢痕或已知神经瘤形成区域注射肉毒杆菌毒素也可治疗残肢痛，一般认为其产生镇痛作用是继发于运动终板和肌梭的乙酰胆碱突触传递抑制。肉毒杆菌毒素也被认为对伤害性递质具有直接影响。研究表明，该疗法可以令阿片类药物使用减少，增加参与物理治疗的能力，治疗后对假肢的耐受性更好[53]。

甚至有几个病例研究报告了将肉毒杆菌毒素注射到疼痛肢体的肌肉或皮下组织中的有效性[36]。一项随机双盲试验研究发现，将肉毒杆菌毒素 A 注射到残肢压痛点，可以使多种传统治疗失败的截肢患者的慢性疼痛缓解达 6 个月[54]。该研究的作者在每个压痛点使用了 50 个单位的肉毒杆菌毒素，总量为 250 ～ 300 个单位。

## 脊髓电刺激

早在 1975 年就有病例系列研究报道了脊髓电刺激治疗幻肢痛[55]。这些研究记录表明使用硬膜下背索脊髓电刺激治疗上肢和下肢幻肢痛可以显著缓解疼痛。自 20 世纪 70 年代以来，脊髓电刺激技术已经显著发展并且越来越多地用于治疗药物难治性慢性神经病理性疼痛状态。最近发表的研究证实了脊髓电刺激对选定患者幻肢痛的有效性，这些患者未能通过更传统的治疗方法获得足够的疼痛缓解[56]。

# 结论

肿瘤活动期及存活患者患有的肿瘤疼痛综合征对介入疼痛医师来说是一个真正的挑战。这个患者群体不仅体质多虚弱，而且其多因素的复杂性疼痛由各种潜在来源引起，而这些致痛源通常同时存在。在这个过程中，临床医生必须与原发肿瘤的治疗团队保持密切沟通，并对疾病潜在的复发保持警惕。

# 参考文献

1. Deer TR, et al. Comprehensive consensus based guidelines on intrathecal drug delivery systems in the treatment of pain caused by cancer pain. Pain Physician. 2011;14:E283–312.
2. Lin Y, Foltz LM. Proposed guidelines for platelet transfusion Issue. BCMJ. 2005;47(5):245–8.
3. Boehm S, Rothermundt C, Hess D, Joerger M. Antiangiogenic drugs in oncology: a focus on drug safety and the elderly – a mini-review. Gerontology. 2010;56:303–9.
4. Streiff MB. Diagnosis and initial treatment of venous thromboembolism in patients with cancer. J Clin Oncol. 2009;27:4889–94.
5. Terese T, Horlocker MD, et al. Regional anesthesia in the patient receiving antithrombotic or thrombolytic therapy-American Society of Regional Anesthesia and Pain Medicine Evidence-Based Guidelines (Fourth Edition). Reg Anesth Pain Med. 2018;43(2):263–309.
6. Malik B, Stillman M. Chemotherapy-induced peripheral neuropathy. Curr Neurol Neurosci Rep. 2008;8(1):56–65.
7. Quasthoff S, Hartung HP. Chemotherapy-induced peripheral neuropathy. J Neurol. 2002;249(1):9–17.
8. Chaudhry V, Eisenberger MA, Sinibaldi VJ, Sheikh K, Griffin JW, Cornblath DR. A prospective study of suramin-induced peripheral neuropathy. Brain. 1996;119(Pt 6):2039–52.
9. Loh J, Gulati A. The use of transcutaneous electrical nerve stimulation (TENS) in a major cancer center for the treatment of severe cancer-related pain and associated disability. Pain Med. 2013;16(6):1204–10.
10. Cata JP, Cordella JV, Burton AW, Hassenbusch SJ, Weng HR, Dougherty PM. Spinal cord stimulation relieves chemotherapy-induced pain: a clinical case report. J Pain Symptom Manag. 2004;27(1):72–8.
11. Medtronic, Inc. *MRI guidelines for Medtronic neurostimulation systems for chronic pain*. Minneapolis: Medtronic, Inc; 2013.
12. Dellon AL, Swier P, Maloney CT Jr, Livengood MS, Werter S. Chemotherapy-induced neuropathy: treatment by decompression of peripheral nerves. Plast Reconstr Surg. 2004;114(2):478–83.
13. Vera Llonch M, Oster G, Hagiwara M, Sonis S. Oral mucositis in patients undergoing radiation treatment for head and neck carcinoma. *Cancer*. 2006;*106*(2):329–36.
14. Rosenthal DI, Trotti A. Strategies for managing radiation-induced mucositis in head and neck cancer. In: Seminars in radiation oncology (Vol. 19, No. 1, pp. 29–34). WB Saunders; 2009.
15. Ruggiero S, Gralow J, Marx RE, Hoff AO, Schubert MM, Huryn JM, et al. Practical guidelines for the prevention, diagnosis, and treatment of osteonecrosis of the jaw in patients with cancer. J Oncol Pract. 2006;2(1):7–14.
16. Jereczek-Fossa BA, Orecchia R. Radiotherapy-induced mandibular bone complications. Cancer Treat Rev. 2002;28(1):65–74.
17. Erdine S, Racz G, Noe C. Somatic blocks of the head and neck. In: Raj P, et al., editors. *Interventional pain management, image-guided procedures*. Philadelphia: Saunders; 2008.
18. Candido K, Batra M. Nerve blocks of the head and neck. In: Benzon H, et al., editors. *Raj's practical management of pain*. Philadelphia: Mosby; 2008.
19. Stubblefield MD. Radiation fibrosis syndrome: neuromuscular and musculoskeletal complications in cancer survivors. PM&R. 2011;3(11):1041–54.
20. Dolly JO, Aoki KR. The structure and mode of action of different botulinum toxins. Eur J Neurol. 2006;12(Suppl 4):1–9.
21. Stubblefield MD, Levine A, Custodio CM, Fitzpatrick T. The role of botulinum toxin type A in the radiation fibrosis syndrome: a preliminary report. Arch Phys Med Rehabil. 2008;89(3):417–21.
22. Sarin A, Safar B. Management of radiation proctitis. Gastroenterol Clin N Am. 2013;42(4):913–25.
23. Kurdali B, Sterban S, Siefferman J. Spinal cord stimulator lead placement via sacral hiatus in the treatment of post radiation proctitis. 16th annual North American neuromodulation society. From innovation to reality. 2012.
24. Krames E. Spinal cord stimulation: indications, mechanism of action, and efficacy. Curr Rev Pain. 1999;3(6):419–26.
25. Hunter C, Dave N, Diwan S, Deer T. Neuromodulation of pelvic visceral pain: review of the literature and case series of potential novel targets for treatment. Pain Pract. 2013;13(1):3–17.
26. Delanian S, Lefaix JL, Pradat PF. Radiation-induced neuropathy in cancer survivors. Radiother Oncol. 2012;105(3):273–82.
27. Delanian S, et al. Radiation-induced neuropathy in cancer survivors. Radiother Oncol. 2012;105:273–82.
28. Pfeilschifter J, Diel IJ. Osteoporosis due to cancer treatment: pathogenesis and management. J Clin Oncol. 2000;18(7):1570–93.
29. Lustberg MB, Reinbolt RE, Shapiro CL. Bone health in adult cancer survivorship. J Clin Oncol. 2012;30(30):3665–74. https://doi.org/10.1200/JCO.2012.42.2097. Epub 2012 Sep 24
30. Schiff D, Jensen ME. Kyphoplasty in cancer: an encouraging step. Lancet Oncol. 2011;12(3):202–3. https://doi.org/10.1016/S1470-2045(11)70032-8.
31. Burton AW, Mendel E. Vertebroplasty and kyphoplasty. Pain Physician. 2003;6:335–43. I
32. Hoh BL, Rabinov JD, Pryor JC, Hirsch JA. Balloon kyphoplasty for vertebral compression fracture using a unilateral balloon tamp via a uni-pedicular approach: technical note. Pain Physician. 2004;7:111–4.
33. Melvin Hu M, Eskey CJ, Tong SC, Nogueira RG, Pomerantz SR, Rabinov JD, Pryor JC, Hirsch JA. Kyphoplasty for vertebral compression fracture via a uni-pedicular approach. Pain Physician. 2005;8:363–7.
34. Cho CH, Mathis JM, Ortiz O. Sacral fractures and sacroplasty. Neuroimaging Clin N Am. 2010;20:179–86.
35. Shah RV. Sacral kyphoplasty for the treatment of painful sacral insufficiency fractures and metastases. Spine J. 2012;12(2):113–20.
36. Burton AW, Fanciullo GJ, Beasley RD, Fisch MJ. Chronic pain in the cancer survivor: a new frontier. Pain Med. 2007;8(2):189–98.
37. Stubblefield MD, Keole N. Upper body pain and functional disorders in patients with breast cancer. *PM&R*. 2013;6:170–83.
38. Rajput K. Painful neuromas. Clin J Pain. 2012;28(7):639–45.
39. Friedman T, Adler R. Sonographically guided cryoneurolysis: preliminary experience and clinical outcomes. Ultrasound Med. 2012;31(12):2025–34.
40. Rathmell JP. Atlas of image-guided intervention in regional anesthesia and pain medicine. Philadelphia: Lippincott Williams & Wilkins; 2011.
41. Hardy PA. Anatomical variation in the position of the proximal intercostal nerve. Br J Anaesth. 1988;61:338–9.
42. Byas-Smith MG, Gulati A. Ultrasound-guided intercostal nerve cryoablation. Anesth Analg. 2006;103(4):1033–5.
43. Karmakar MK. Ultrasound-guided thoracic paravertebral block. In: *Atlas of ultrasound-guided procedures in interventional pain management*. New York: Springer; 2011. p. 133–48.

44. Freynet A, Falcoz PE. Is transcutaneous electrical nerve stimulation effective in relieving postoperative pain after thoracotomy? *Interact Cardiovasc Thorac Surg*. 2010;*10*(2):283–8.

45. Tremont-Lukats IW, Teixeira GM, Backonja MM. Systemic administration of local anesthetic agents to relieve neuropathic pain. Cochrane Database of Systematic Reviews. 2005

46. Fishman SM. Bonica's management of pain. Philadelphia: Lippincott Williams & Wilkins; 2012.

47. Visser E, Schug SA. The role of ketamine in pain management. *Biomed Pharmacother*. 2006;*60*(7):341–8.

48. Graybill J, Conermann T, Kabazie AJ, Chandy S. Spinal cord stimulation for treatment of pain in a patient with post thoracotomy pain syndrome. Pain Physician. 2011;14:441–5.

49. Wininger KL, Bester ML, Deshpande KK. Spinal cord stimulation to treat postthoracotomy neuralgia: non–small-cell lung cancer: a case report. Pain Manag Nurs. 2012;13(1):52–9.

50. Borsje S, Bosmans JC, Vander Schans CP, Geertzen JHB, Dijkstra PU. Phantom pain: a sensitivity analysis. Disabil Rehabil. 2004;26(14–15):905–10.

51. Cohen SP, Gambel JM, Raja SN, Galvagno S. The contribution of sympathetic mechanisms to postamputation phantom and residual limb pain: a pilot study. J Pain. 2011;12(8):859–67.

52. Ilfeld BM, Moeller-Bertram T, Hanling SR, Tokarz K, Mariano ER, Loland VJ, Wallace MS. Treating intractable phantom limb pain with ambulatory continuous peripheral nerve blocks: a pilot study. Pain Med. 2013;14(6):935–42.

53. Kern U, Martin C, Scheicher S, Müller H. Botulinum toxin type A influences stump pain after limb amputations. J Pain Symptom Manag. 2003;26(6):1069–70.

54. Wu H, Sultana R, Taylor KB, Szabo A. A prospective randomized double-blinded pilot study to examine the effect of botulinum toxin type A injection versus lidocaine/depomedrol injection on residual and phantom limb pain: initial report. Clin J Pain. 2012;28(2):108.

55. Nielson KD, Adams JE, Hosobuchi Y. Phantom limb pain: treatment with dorsal column stimulation. J Neurosurg. 1975;42:301–7.

56. Viswanathan A, Phan PC, Burton AW. Use of spinal cord stimulation in the treatment of phantom limb pain: case series and review of the literature. Pain Pract. 2010;10(5):479–84.

# 第五部分
# 手术治疗技术和神经调控

# 22 颅内神经消融术

Roy Hwang，Ashwin Viswanathan，Ahmed M. Raslan，
Erich Richter
刘晓旭 译 姜妤 校

## 概述

虽然消融技术更常用于脊柱疼痛通路，但也可应用于颅内靶点治疗癌症相关疼痛。在本章中，我们将讨论扣带回切开术、垂体切除术、三叉神经核束毁损术和丘脑毁损术的基本原理、技术和结局。

## 扣带回切开术

### 基本原理和患者选择

扣带回切开术作为一种消融介入方法在治疗包括强迫症、焦虑症和抑郁症在内的精神疾病方面有着悠久的历史。前扣带皮质（anterior cingulate cortex，ACC）是治疗难治性良性疼痛和癌性疼痛的靶点。扣带回位于双侧大脑半球内侧，沿胼胝体走行。扣带皮质可分为前扣带皮质和后扣带皮质（posterior cingulate cortex，PCC）。ACC 在认知和情感处理以及疼痛觉下调中起主导作用[1]。人们普遍认为 ACC 及其与前额叶皮层的连接在痛觉感知中起着重要作用[2]。一些回顾性研究已经描述了扣带回切开术在治疗顽固性疼痛中的作用，有证据表明疼痛的改善可能是由于中断了对疼痛的情绪反应。

历史上，因精神疾病而接受扣带回切开术的患者凑巧在顽固性疼痛方面有显著改善。在癌症相关疼痛患者中，扣带回切开术适合具有广泛疼痛和明显情感痛苦成分的患者。晚期癌症患者的抑郁和焦虑的发生率接近 50%[3]，证明了在这一人群中治疗

精神疾病的重要性。扣带回切开术通常能改善患者与疼痛相关的情感成分，而不是实际的伤害性刺激。因此，患有急性疼痛综合征的患者不太可能从扣带回切开术中获益。

## 手术技术

早期的系列扣带回切开术采用脑室造影术来确定脑室的解剖结构，并以前扣带回为靶点进行射频消融。最近，现代技术使用基于 MRI 的立体定向靶向技术[4]。尽管靶向定位存在一定的变异性，但通常的策略是靶点位于侧脑室前角尖端后 20 mm、距中线 10 mm 和侧脑室顶部上方 1～2 mm 处（图 22.1）。使用带有 10 mm 裸露尖端的射频电极，80℃下进行两次射频消融，每次 90 s。在完成第一次射频消融后，电极退出 10 mm 进行第二次消融。患者一般需接受双侧治疗[4]（图 22.1）。

## 结局

迄今为止，已有 8 个病例系列研究报道了共 87 名患者采用扣带回切开术治疗癌症相关疼痛[5-11]。尽管受到研究结果的质量和变异的影响，但大多数病例系列研究报道超过 50% 患者的疼痛状况得到了有意义的改善（表 22.1）。报告的并发症包括罕见的一过性偏瘫、出血、共济失调、肠膀胱功能障碍、癫痫发作和记忆问题。虽然没有死亡报告，但文献报道癫痫和额叶综合征的发病率约为 1%[4, 7, 12]。

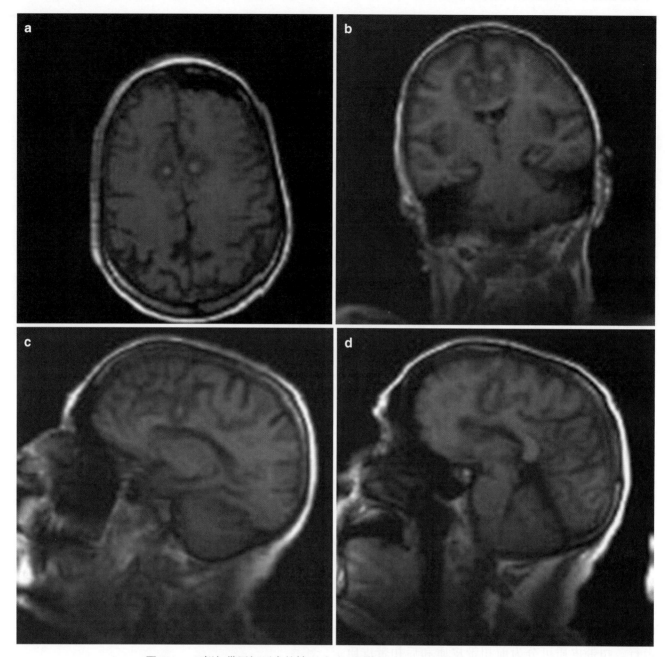

**图 22.1**　双侧扣带回切开术的轴面（a）、冠状面（b）和矢状面（c、d）观

# 三叉神经核束毁损术

## 基本原理和患者选择

　　三叉神经下行束和尾核的消融可用于治疗由头颈部肿瘤发展而来的多种颅面部疼痛综合征。携带痛觉信息的三叉神经传入纤维进入脑桥，沿三叉神经束下行纤维进入尾侧延髓和上颈髓。在颈髓交界处，三叉神经下行束位于三叉神经脊束核上方和外

侧。第 7、第 9、第 10 对脑神经的初级感觉纤维也进入三叉神经下行束，走行于该束的后方和稍内侧。三叉神经脊束核从脑桥到约在 C2 ～ C4 段的上颈髓可分为口侧亚核（译者注：原文如此，也称颅侧亚核）（脑桥 / 延髓）、极间亚核（延髓）和尾侧亚核（颈髓）。在局部组织结构上，尾侧亚核在其头沿中央走行至其尾端后向外周走行，因此切开术的靶点是颈髓交界处的脊髓后外侧部分。三叉神经下行束位于外侧间隙，尾状核位于内侧。这个区域的毁损将以侧方下行纤维束和尾状核内侧为靶点[13]。有伤

**表 22.1** 扣带回切开术治疗癌性疼痛

| 作者 / 年份 | 病例数 | 手术 / 毁损靶点 | 结果 | 随访 |
|---|---|---|---|---|
| Foltz & White/ 1962 | 6 | 单侧或双侧脑室空气造影引导下扣带回切开术（额角尖向后 1 ～ 2.5 cm） | 83% 效果良好 / 非常好 | 4 天至 9 个月 |
| Faillance 等 / 1974 | 7 | 双侧立体定向扣带回切开术（额角尖向后 3.5 ～ 4 cm） | 45% 持续改善 3 天至 3 个月 | ＞ 2 年 |
| Hurt & Ballantine/ 1974 | 32 | 立体定向前扣带回毁损（额角尖向后 2 ～ 4 cm）；一个毁损灶位于脑室顶部上方 2 cm，一个毁损灶位于第一个毁损灶下方 1 cm | 9% 完全缓解，23% 明显缓解，19% 中度缓解，44% 轻微或无缓解 | ＜ 3 个月 |
| Voris & Whisler/1975 | 5 | 双侧立体定向扣带回切开术（各毁损灶位于额角尖向后 13 mm 和 17 mm，距中线 12 mm，脑室上方 6 mm） | 所有患者在死亡前都有疼痛缓解 | 1 ～ 12 个月 |
| Pillay & Hassenbush/ 1992 | 9 | 磁共振引导立体定向扣带回切开术（额角尖向后 24 mm，选择胼胝体膝为靶点），每侧 1 个毁损灶（75℃持续 60 s） | 止痛效果：优，4；良，2；一般，1；差，2 | 1 年 |
| Wong 等 /1997 | 3 | 磁共振引导下立体定向扣带回切开术（额角尖向后 24 mm，以胼胝体膝为靶点），每侧 1 个毁损灶 | 3 名患者中 2 名效果很好 | — |
| Yen 等 /2005 | 15 | 立体定向双侧扣带回切开术（额角尖向后 24 mm），每侧 1 ～ 2 个毁损灶（80℃持续 80 s） | 53% 显著疼痛缓解，27% 显著疼痛缓解，20% 无缓解 | 1 周 |
| | | | 33% 显著疼痛缓解，25% 显著疼痛缓解，42% 无缓解 | 3 个月 |
| Yen 等 /2009 | 10 | 立体定向双侧前扣带回切开术（额角尖向后 24 mm），每侧 1 ～ 2 个毁损灶（80℃持续 80 s） | 40% 的患者缓解率大于 75%，20% 的患者缓解率为 25% ～ 75%，40% 的患者缓解率小于 25% | 术后 1 周与术后 3 个月时评估 |

害性和神经病理性面部疼痛综合征的患者，包括由癌症及其治疗引起的去传入神经性疼痛，均可以行三叉神经核束毁损术。

# 手术技术

虽然可以使用开放式手术技术，但对于癌症患者，CT 引导下经皮三叉神经核束毁损术通常是首选技术[13]。手术在枕骨-C1 水平进行，以三叉神经下行束和三叉神经脊束核尾侧亚核为靶点。手术前，进行腰椎穿刺，注入鞘内造影剂，使颅颈交界处清晰可见。该操作可以在诊断性 CT 扫描场所俯卧位或侧卧位进行。将 20 G 穿刺针由 C1-枕骨水平中线外侧 6 ～ 8 mm 的皮肤处刺入，目标指向中线和上段脊髓外侧面的外 1/3，深度距离脊髓表面 3 ～ 3.5 mm。通过电刺激引起疼痛区域的感觉异常确认靶点功能。刺激引起手臂的同侧感觉提示靶点位于楔核的

内侧，而引起对侧反应则提示靶点位于脊髓丘脑束前方。尖端温度超过 60℃持续 30 s 内可以达到毁损效果。最多可进行 2 ～ 3 个靶点毁损，最终消融在 70 ～ 80℃下持续 60 s[14]（图 22.2）。

# 结局

2008 年，Kanpolat 报告了 65 例因疼痛接受三叉神经核束毁损术的患者，在所有病例中，49 例术后无疼痛，其中 13 例颅面部恶性肿瘤患者中，11 例术后无疼痛，2 例疼痛部分缓解。Raslan 报道的病例系列纳入 10 例三叉神经核束毁损术患者，80% 的患者在术后 6 个月持续受益[15-16]。并发症包括 25% ～ 61% 的患者出现短暂性共济失调，25% 的患者出现审美障碍。随访时间在 2 ～ 60 个月的大多数研究均报告有复发[14-15]。

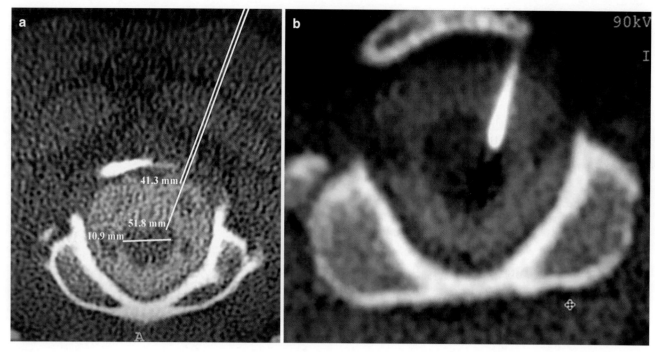

图 22.2 三叉神经核束毁损术。（a）测量。（b）穿刺针位置

# 丘脑毁损术

## 基本原理和患者选择

板内核、内侧背核外侧部、中央核和束旁核复合体是丘脑消融治疗顽固性疼痛的靶点核团。这些靶点可以减轻疼痛，而不会造成感觉丧失和中枢性疼痛，代表丘脑内侧系统[17]。丘脑内侧存在向前额叶皮质的弥漫性投射，在疼痛的感知和情感成分中具有重要作用[18]。因此，在概念上，相对激活丘脑外侧系统或抑制丘脑内侧系统可以减轻中枢性疼痛综合征。

1952 年，Mark 和 Ervin 证实了 11 例转移性疾病患者立体定向丘脑毁损的解剖位置。他们放置立体定向电极，并使用射频消融以获得永久性毁损。一些临床综合征被详细描述并与尸检切片进行了相关分析。他们定义了三种综合征：第一种是感觉丧失，疼痛缓解一般或无缓解，由丘脑腹后外侧核和丘脑腹后内侧核消融引起；第二种是感觉丧失很少，但疼痛缓解良好，这是束旁核和板内核毁损的结果；第三种综合征的特征是情感改变和对外界刺激的忽视，是毁损前核和部分内侧背核的结果。在这项工作的基础上，目前丘脑消融治疗的范例靶点集中在

束旁核、中央核、板内核和内侧背核。

## 手术技术

Jeanmonod 等描述了他们使用与 MRI 兼容的立体定向框架来定位靶点的技术。电极在阻抗监测下通过前额入路，靶点位于后连合前方 5 mm，AC-PC 线上方 4 mm，中线外侧 8 ～ 10 mm 处。刺激丘脑内侧的小细胞区域令患者产生其患有的慢性疼痛感以及对侧灼烧样疼痛感[19]。在清醒患者身上得到这种生理确认后，可以在靶点处实施射频毁损[20]。Young 等描述了一种使用伽玛刀辐射的技术，放射剂量为 140 ～ 180 Gy，靶点为束旁核、板内核、嗅中核和中心体核[21]。

## 结局

目前所有已发表的研究都是病例系列研究，但大多数研究显示症状明显改善的患者超过 50%。不幸的是，大多数研究显示数月后复发概率高[22]。已报道的丘脑毁损术并发症发生率约为 10%，主要包括一过性神经症状（躯体感觉、运动障碍，眼肌麻痹）和脑实质内出血[20]，但永久性后遗症似乎很少见。

# 垂体切除术

## 基本原理和患者选择

对肿瘤消退、非激素依赖性肿瘤患者，外科手术、化学和放射外科垂体切除术是治疗难治性癌症疼痛的另一种选择，可以缓解癌症疼痛[23]。20 世纪 50 年代，Charles Huggins 首次提出垂体切除术作为控制转移性乳腺癌和前列腺癌的一种机制，是性腺切除术 / 肾上腺切除术的逻辑延伸。1952 年，法国的 Perrault 及其团队和美国的 Scott 率先报道在转移性疾病中实施垂体全切除术[24]。巧合的是，有几项研究显示，即使没有肿瘤消退，疼痛也会减轻[25-26]。1984 年 Ramierz 等与 Levin 发表了一篇纳入了 10 篇文章的综述，共有 334 名乳腺癌患者（43%），其余为前列腺癌患者。总体而言，70% 的患者在手术后立即有明显的疼痛缓解[27]，疼痛缓解的机制尚不清楚，但下丘脑的变化似乎是原因之一。59 例垂体切除术患者的尸检显示视上核和室旁核发生了明显变化，可能是由于退行性变所致[28]。肾上腺切除术和卵巢切除术也有类似的止痛效果。垂体切除术后疼痛缓解似乎与内源性阿片类药物活性无关，因为纳洛酮不会逆转这种效应[29]。晚期乳腺癌或前列腺癌（可能还有其他广泛转移的癌症）的顽固性疼痛患者可能期望通过该手术获得在疼痛控制方面合理的益处（表 22.2）。

## 手术技术

该手术可以通过外科、化学或放射外科垂体切除术来完成。开放经蝶入路手术患者耐受性良好，通常需要全身麻醉。对于晚期转移癌患者，化学或微创垂体切除术可能是首选方法。Levin 发表了一项化学垂体切除术的技术，将立体定向架固定于患者头部，首先以 18 G 腰穿针穿过蝶窦，然后置入 20 G 穿刺针，注入无水乙醇约 5 ~ 6 ml，不同的深度分别注射 2 ml。所有患者根据需要接受甲状腺激素、氢化可的松和升压素替代治疗[30]。Hayashi 等报道了采用伽玛刀技术实施垂体切除术，将 Leksell 支架与视神经平行固定于患者头部。应用 MRI 和 CT 两种图像做好剂量规划。靶中心位于垂体和垂体柄的交界处，使用 8 mm 准直器定位，每个放射等中心处的最大剂量为 160 Gy。50% 等剂量线覆盖垂体柄中下部和一半以上的垂体。视通路放射剂量保持在最大 8 Gy 以下[31]。

## 结局

1978 年，Miles 对 122 名癌症患者进行了化学垂体切除术，75% 的患者获得了良好的疼痛缓解[32]。Madrid 用化学垂体切除术治疗 329 名患者，70% ~ 80% 的患者接受手术后疼痛部分或彻底缓解[33]。Levin 等采用立体定向将无水乙醇注入蝶鞍内实施垂体毁损 82 例，84% 的患者疗效良好[30]。化学垂体切除术后疼痛立即缓解，效果可持续数周至数年[23]。然而，大多数患者会出现内分泌紊乱，一半患者出现尿崩症。2002 年，Hayashi 报道了高剂量伽玛刀技术，数天后，9 名患者的疼痛都得到了满意的缓解，无患者出现全垂体功能减退、尿崩症或视力障碍，24 个月的随访显示疼痛没有复发[31]。

表 22.2　垂体切除术治疗癌性疼痛

| 作者 / 年份 | 病例数 | 手术 | 结果 | 疼痛缓解时间 |
|---|---|---|---|---|
| Miles J/1979 | 122 | 化学垂体切除术 | 46% 完全缓解，37% 部分缓解 | 只有 10% 疼痛缓解时间超过 3 个月 |
| Madrid/1979 | 329 | 化学垂体切除术 | 67% 完全缓解，27% 部分缓解 | — |
| Levin/1980 | 29 | 化学垂体切除术 | 93% 反应良好 | 大多数患者在生前（最长生存期 9 个月）有持续的疼痛缓解 |
| Levin/1984 | 82（包含 1980 年的数据） | 化学垂体切除术 | 84% 效果良好 | 大多数患者疼痛持续缓解（平均生存 5 个月） |
| Hayashi/2002 | 9 | 伽玛刀垂体柄消融 | 100% 效果良好，无并发症 | 所有患者维持疼痛缓解，直至死亡（最长存活 24 个月） |

# 参考文献

1. Tracey I, Mantyh PW. The cerebral signature for pain perception and its modulation. Neuron. 2007;55:377–91.
2. Rolls ET, O'Doherty J, Kringelbach ML, Francis S, Bowtell R, McGlone F. Representations of pleasant and painful touch in the human orbitofrontal and cingulate cortices. Cereb Cortex. 2003;13:308–17.
3. Rosenstein D. Depression and end-of-life care for patients with cancer. Dialogues Clin Neurosci. 2011;13:101–8.
4. Viswanathan A, Harsh V, EAC P, Aziz TZ. Cingulotomy for medically refractory cancer pain. Neurosurg Focus. 2013;35:E1.
5. Faillace LA, Allen RP, JD MQ, Northrup B. Cognitive deficits from bilateral cingulotomy for intractable pain in man. Dis Nerv Syst. 1971;32:171–5.
6. Foltz EL, White LE Jr. Pain "relief" by frontal cingulumotomy. J Neurosurg. 1962;19:89–100.
7. Hurt RW, Thomas Ballantine H Jr. Stereotactic anterior cingulate lesions for persistent pain: a report on 68 cases. Clin Neurosurg. 1974;21:334–51.
8. Voris HC, Whisler WW. Results of stereotaxic surgery for intractable pain. Confin Neurol. 1975;37:86–96.
9. Yen CP, Kuan CY, Sheehan J, Kung SS, Wang CC, CK L, Kwan AL. Stereotactic bilateral anterior cingulotomy for intractable pain. J Clin Neurosci. 2005;12:886–90.
10. Yen CP, Kuan CY, Sheehan J, Kung SS, Wang CC, Liu CK, Kwan AL. Impact of bilateral anterior cingulotomy on neurocognitive function in patients with intractable pain. J Clin Neurosci. 2009;16:214–9.
11. Wong ET, Gunes S, Gaughan E, Patt RB, Ginsberg LE, Hassenbusch SJ, Payne R. Palliation of intractable cancer pain by MRI-guided cingulotomy. Clin J Pain. 1997;13:260–3.
12. Cosgrove GR, Rauch SL. Stereotactic cingulotomy. Neurosurg Clin N Am. 2003;14:225–35.
13. Kanpolant Y. Percutaneous Cordotomy and Trigeminal Tractotomy-Nucleotomy. In: Alterman RL, Youmans LA, editors. Neurological Surgery. Philadelphia: Elsiver; 2011. p. 1851–8.
14. Teixeira MJ, Fonoff ET. Technique of trigeminal nucleotractotomy. In: Lozano AM, Gildenberg PL, Tasker RR, editors. Textbook of stereotactic and functional neurosurgery. Berlin: Springer; 2009. p. 2097–123.
15. Thompson EM, Burchiel KJ, Raslan AM. Percutaneous trigeminal tractotomy-nucleotomy with use of intraoperative computed tomography and general anesthesia: report of 2 cases. Neurosurg Focus. 2013;35:E5.
16. Raslan A. Percutaneous computed tomography-guided radiofrequency ablation of upper spinal cord pain pathways for cancer-related pain. Neurosurgery. 2008;62:ONS226–33.
17. Vernon H, Mark MD, Frank R, Ervin MD, Thomas P, Hackett MD. clinical aspects of stereotactic thalamotomy in the human part I. The treatment of chronic severe pain. Arch Neurol. 1960;3(4):351–67. https://doi.org/10.1001/archneur.1960.00450040001001.
18. Jeanmonod D, Magnin M, Morel A. Thalamus and neurogenic pain: physiological, anatomical, and clinical data. Neuroreport. 1993;4:475–8.
19. Sano K. Intralaminal thalamotomy (thalamolaminotomy) and posterior-medial hypothalamotomy in the treatment of intractable pain. Prog Neurol Surg. 1977;8:50–103.
20. Jeanmonod D, Morel A. The central lateral thalamotomy for neuropathic pain. In: Lozano AMGPTR, editor. Textbook of stereotactic and functional neurosurgery. Berlin/Heidelberg: Springer; 2009. p. 2081–96.
21. Young RF, Vermeulen SS, Grimm P, Posewitz AE, Jacques DB, Rand RW, Copcutt BG. Gamma knife thalamotomy for the treatment of persistent pain. Stereotact Funct Neurosurg. 1995;64:172–81.
22. Richardson DE. Thalamotomy for control of chronic pain. Acta Neurochir. 1974;21:77–88.
23. Takeda F. Neurosurgical treatment of chronic pain. Postgrad Med J. 1984;60:905–13.
24. Perrault M, Le Beau J, Klotz B, Sicard J, Clavel B. L'hypohysectomie totale dans le traitment du cancer du sein: premier cas francais: avenir de la methode. Therapie. 1952;7:290–300.
25. Pearson OH, West CD, Hollander VP, Treves NE. Evaluation of endocrine therapy for advanced breast cancer. JAMA. 1954;154:234–9.
26. Kennedy BJ, French LA, Peyton WT. Hypophysectomy in advanced breast cancer. NEJM. 1956;255:1165–72.
27. Ramirez LF, Levin AB. Pain Relief after Hypophysectomy. Neurosurgery. 1984;4:499–504.
28. Daniel PM, Prichard MM. The human hypothalamus and pituitary stalk after Hypophysectomy or pituitary stalk section. Brain. 1972;95:813–24.
29. Hosobuchi Y, Adams JE, Linchitz R. Pain relief by electrical stimulation of the central Gray matter in humans and its reversal by naloxone. Science. 1977;197:183–6.
30. Levin AB, Ramirez LF, Katz J. The use of stereotaxic chemical Hypophysectomy in the treatment of thalamic pain syndrome. J Neurosurg. 1983;59(6):1002–6.
31. Hayashi M, Taira T, Ochiai T, Chernov M, Takasu Y, Izawa M, Kouyama N, Tomida M, Tokumaru O, Katayama Y, Kawakami Y, Hori T, Takakura K. Gamma knife surgery of the pituitary: new treatment for thalamic pain syndrome. J Neurosurg. 2005;102(Suppl):38–41.
32. Miles J. Neurological advances in the relief of pain. Br J Hosp Med. 1983;30:348. 350, 353.
33. Madrid JL. Chemical hypophysectomy. Adv Pain Res Ther. 1979;2:381–91.

# 23 脊神经消融术在癌性疼痛治疗中的应用

William S. Rosenberg，Parag G. Patil，Ahmed M. Raslan

王森 译 姜妤 校

## 概述

在外科手术方面，当我们将大脑或脊髓作为靶点时，有两种方法可以治疗疼痛：第一种方法是非破坏性手术，通过神经电刺激调节疼痛感知过程，或者使用药物，药物进入脑室或脊髓鞘内后作用于疼痛调节受体。电刺激的靶点包括脊髓、丘脑核、脑室周围灰质、导水管周围灰质以及运动皮层。通常情况下，非破坏性手术用于非恶性疼痛的治疗，然而，鞘内药物治疗也用于癌性疼痛的治疗。第二种方法是被称为神经消融术的破坏性手术，其目的是在不同水平上切断疼痛感知信号。

对神经元结构（如脊髓核或脑回以及白质束）进行消融，旨在打断传入感觉信号或破坏与疼痛相关的情绪反应的边缘通路。治疗疼痛的神经外科手术可以在脊髓或大脑水平进行。本章的重点是脊神经消融术。

## 脊神经消融术

脊神经消融术深深根植于神经外科的发展史。1912 年，Spiller 首次提出切断疼痛通路可以控制疼痛的观点[1]。此后，大量外科手术应运而生，其目的是切断贯穿中枢神经系统不同部位的传入疼痛信号系统。

几十年前，脊神经消融术是神经外科的常规手术。然而，随着阿片类药物及各种给药方法的采用（如鞘内或经皮给药），导致脊神经消融术治疗疼痛

的地位岌岌可危。几十年来，癌性疼痛患者阿片类药物的使用已显现出一些意想不到的不利影响，使得人们重拾起对神经消融术治疗癌性疼痛的兴趣。

目前，神经消融术治疗疼痛的脊神经靶点包括：脊髓丘脑束[1]、三叉神经脊束核[2]、中线上行多突触内脏痛通路[3]和脊髓背根入髓区（dorsal root entry zone，DREZ）[4]。以下是这些手术的概述。

## 脊髓前侧柱毁损术

脊髓前侧柱毁损术是指脊髓丘脑侧束（lateral spinothalamic tract，LST）的毁损、切开或切断手术。这个手术历来在上胸椎采用开放的后入路进行，少数情况下在颈椎这一高位水平进行[2]。脊髓前外侧上行疼痛传递系统携带着对侧身体有关疼痛和温度的信息，构成 LST 的纤维在脊髓内交叉（比进入水平高 2 ～ 5 个节段），将信号传递到丘脑并继续传递到感觉皮层。LST 呈特定排列，骶段在后外侧，颈段在前内侧[3]。锥体束位于 LST 的后面，被中间的白质所分隔。脊髓小脑束腹侧覆盖 LST，意外损伤该束可引起同侧手臂共济失调。除了控制同侧自主呼吸的网状脊髓束外，控制血管舒缩和泌尿生殖系统的自主神经通路也是脊髓前外侧象限功能的一部分。理想的脊髓前侧柱毁损术的适应证是存在伤害性躯体癌性疼痛治疗需求的患者，疼痛部位局限在颈部以下，且位于身体的一侧[3]。

从 20 世纪初到 70 年代，为了避免共济失调和睡眠呼吸暂停等并发症[4]，在不同的脊柱水平，包括上胸椎，进行了开放性的脊髓前侧柱毁损术。

Mullan 和 Rosomoff 引入了经皮入路，这改变了风险-受益比，使得为健康状况较差的患者，如癌症晚期患者[5-6]施行这一手术成为可能。尽管有了这一技术改进，伴随着阿片类药物药理学的进步，以及 20 世纪 80 年代中期和 20 世纪 90 年代初期可逆性神经调节技术的引入，世界范围内施行的脊髓前侧柱毁损术的数量仍大大减少。20 世纪 80 年代末，Kanpolat[7-9]引入了 CT 引导下的脊髓前侧柱毁损术，这一技术进步再次提高了安全性和疗效。但是，高质量的临床转归数据仍需积累。

目前，脊髓前侧柱毁损术是在脊髓 C2 水平采用侧方经皮入路。然而，为了避免同一颈椎水平双侧手术后最严重的并发症——睡眠呼吸暂停的发生，可以采用更靠近尾端的颈前经椎间盘入路。在最近的一项临床研究中，为了避免睡眠呼吸暂停的发生，该研究采用 CT 引导下的前路脊髓前侧柱毁损术，用于控制 8 例肺胸膜恶性肿瘤患者中的 6 例癌性疼痛[10]。

CT 引导下的脊髓前侧柱毁损术的操作过程包括腰椎穿刺，并在消融前 30 min 将水溶性染料注入患者鞘内间隙。在 CT 扫描的引导下放置射频电极，该电极在除尖端（长 2 mm，直径 0.3～0.4 mm）之外的整个轴上均绝缘。测量皮肤至硬脑膜的距离后，在乳突下方置入一个电极，以 C2 椎间孔和脊髓前外侧象限为靶点。必须通过电生理测试确定电极位于脊髓丘脑束内，从而避免皮质脊髓束的损伤。通过正确放置的电极行低频刺激，电极对所在水平的直接刺激仅产生同侧颈部收缩（而不是肢体的运动反应，提示电极位于皮质脊髓束）。高频刺激应在对侧所需镇痛的区域产生感觉反应。在 60～75℃的温度范围内进行 2 次 60～90 s 的持续消融，通常足以产生理想的对侧针刺感丧失，这是脊髓丘脑束消融成功的标志。CT 引导下的脊髓前侧柱毁损术较透视引导成功率高，副作用少。据报道，癌性疼痛控制率超过 95%。

脊髓前侧柱毁损术的并发症包括虚弱、低血压、感觉迟钝、镜像痛、共济失调、失禁以及睡眠呼吸暂停。这些并发症中，许多都是基于开放性脊髓前侧柱切断术的临床数据，而有关 CT 引导下脊髓前侧柱毁损术的并发症的现有数据表明，这些并发症是微小且短暂的[11]。

最新的技术进步包括上段颈椎小切口内镜引导技术[12]和术中成像的使用，如平板透视（"O"形臂）引导穿刺针置入[13]。

最近的一项基于证据的综述认为，在所有癌性疼痛治疗的手术中，脊髓前侧柱毁损术是独一无二的。基于证据等级评分系统，该方法为 1C 级评价（基于低/非常低质量证据的强烈推荐），同时也在所有消融术中拥有最多证据[14]。另一项针对间皮瘤相关痛的脊髓前侧柱毁损术的系统性回顾提出，尽管缺乏高水平的证据[15]，但鉴于该手术的显著疗效，建议建立一个全国性的手术登记。

# 三叉神经脊髓束毁损术

第 5、7、9 及第 10 对颅神经携带着颅脑感觉信息，然后在三叉神经束上汇聚，并形成分支伸入脊束核向尾侧延伸至 C2。这一解剖细节被许多以三叉神经束和（或）核消融为中心的疼痛治疗手术中所利用[16]。自 20 世纪 30 年代以来，三叉神经束被认为是手术治疗面部疼痛的靶点，当时 Sjoqvist 在背部脊髓-颈交界处做了一个横切口[17]。Crue 和 Hitchcock 发明了立体定向技术，他们使用射频技术毁损三叉神经束和核，这被称之为三叉神经毁损术[18-19]。与 CT 引导下的脊髓前侧柱毁损术一样，定位三叉神经束的立体定向原理令现今版本的三叉神经脊髓束毁损术（trigeminal tractotomy-nucleotomy，TR-NC）得以实现，这种手术同样也是在 CT 引导下进行的（20 世纪 80 年代末 Kanpolat 等的另一个贡献）[20]。

CT 引导下的 TR-NC 的原理及技术运用与 CT 引导下的脊髓前侧柱毁损术相同，不同之处在于它是在俯卧位或偶尔在侧卧位下进行的。通过解剖学和电生理学两方面进行验证确认靶点。然而，使用三叉神经核束的射频电极进行感觉刺激是极其痛苦的，某些患者由于极度敏感，导致清醒时无法保持俯卧位。清醒实施 TR-NC 的这些困难促使全身麻醉下 CT 引导的 TR-NC 的诞生，比如使用 CereTom CT 扫描仪[21]。在 TR-NC 的这种变化术式中，仅运用解剖学和运动刺激即可确定电极的位置，而无需患者报告感觉反馈。TR-NC 的适应证包括痛性感觉缺失、疱疹后神经痛、神经源性面痛、面部癌性疼痛、舌咽神经痛和膝状神经痛[9, 20]。这一手术可以被认为是一微型的尾端脊髓背根入髓区（dorsal root entry zone，DREZ）手术。尾端 DREZ 术的概念与 TR-NC

相同，但包括破坏尾核的整个胶状质。据报道，80%的 TR-NC 病例疼痛缓解完全或满意[2]。并发症包括脊髓小脑束损伤引起的共济失调（罕见且短暂）。如果脊髓丘脑束在毁损范围内，并发症还有对侧痛觉减退[2, 9-11, 20]。

Nashold[22] 引入了开放性尾端 DREZ 消融术，用于控制面部的去传入神经性疼痛和神经病理性疼痛。在这个手术中，三叉神经尾侧核的射频或机械毁损向下扩展到 C2 水平，尾端到闩水平。这种手术很少开展，大部分已经被经皮 TR-NC 所取代。

## 丘系外脊髓毁损术

Hitchcock 率先描述了锥体外系脊髓毁损术（extralemniscal myelotomy, ELM），该手术的目标是定向破坏脊髓丘脑束的交叉纤维，以控制颈部和双臂的疼痛，被称之为"合缝处"脊髓切开术[23]。为了达到该目的，他用可定位颅内区域的立体定向仪在颈髓交界处的中央髓质区定位一个毁损灶。

有人指出 ELM 将疼痛控制在低于毁损的预期水平，Schvarcz 补充了一个术语"椎体外"，像 Nauta[24] 描述的那样预期靶点是上行非特异性多突触通路。这一径路后来被证实，数位作者描述了它的存在，他们发表了在不同脊髓平面进行开放性中线点状脊髓切开术的报告。这种多突触的上行通路被认为携带内脏伤害性冲动，位于中线背索深处[25-27]。在这一概念的基础上，Kanpolat 利用 CT 引导基本复制了 Hitchcock 和 Schvarcz 所做的手术，从而开创了沿用至今的经皮 ELM[28]。无论是开放性还是经皮的 ELM 都是一种治疗内脏源性中线疼痛的手术，其适应证包括腹部内脏、盆腔、骶骨或腹膜后疼痛。

## 脊髓背根入髓区手术

20 世纪 60 年代，随着疼痛闸门学说的引入，脊髓背角受到了广泛的关注，使其被视为刺激和消融的靶点[29]。1972 年，Sindou[30] 首次尝试 DREZ 毁损术，尽管不是因为疼痛而是因为痉挛。不久之后，Nashold 等引入射频技术施行 DREZ 毁损术[31]。其他方法，如激光和超声波也被应用[31-32]。当外周神经或背根中大的丘索传入神经纤维发生改变时，如神经

丛或根性撕脱，背角的抑制性控制就会减少[33]。由此产生被认为是导致传入阻断性疼痛原因的去抑制和背角神经元过度放电，使 DREZ 毁损术成为这种疼痛的潜在治疗方法[34]。手术及其演变的技术细节超出了本章的范围，但 DREZ 毁损术是一种开放性手术，使用全身麻醉，通常使用术中神经电生理监测来防止背索损伤等并发症。DREZ 毁损术在概念上是将背根/背角的不完全损伤转变为背角和 Rexed 分层中 5 个最表浅层的完全损伤。这种作用机制决定了外科手术的可行性。理想的患者包括臂丛撕脱伤、侵犯臂丛的肺上沟癌、脊髓或马尾损伤引起的疼痛、疱疹后神经痛、外周神经损伤疼痛和伴发痉挛状态的疼痛[34]。

总体来说，DREZ 毁损术中毁损的脊髓水平对应的肢体功能丧失是脊髓 DREZ 术的先决条件，因为即使残存着运动功能，失去感觉神经支配也会使肢体失去作用。慎重选择患者，并且精准实施手术，成功率可以高达 90%（随访成功率最高长达四年）[35]。DREZ 毁损术的并发症和副作用包括脑脊液瘘、脑膜炎、共济失调、神经功能缺损增加和感觉障碍[35]。

## 结论

脊神经消融术是控制顽固性疼痛最有效的方法之一。虽然不是一线治疗方法，但在适当的情况下，对于严重的顽固性疼痛，仍不失为一个有效的策略。由于技术的进步和对神经调节治疗失败患者的新适应证出现，人们对神经消融术重新产生了兴趣。

## 参考文献

1. Spiller WG, Martin E. The treatment of persistent pain of organic origin in the lower part of the body by division of the anterolateral column of the spinal cord. JAMA. 1912;LVIII(20):1489–90.

2. Kanpolat Y. Percutaneous cordotomy, tractotomy, and midline myelotomy: minimally invasive stereotactic pain procedures. In: Fisher W, Burchiel K, editors. Seminars in neurosurgery: pain management for the neurosurgeon, vol. 2. New York: Thieme Medical Publishers Inc.; 2005. p. 203–19.

3. Walker A. The spinothalamic tract in man. Arch Neurol Psychiatr. 1940;43(2):284–98.

4. Hodge C, Christensen M. Anterolateral cordotomy. In: Burchiel K, editor. Surgical management of pain. Stuttgart/New York: Thieme Medical Publishers Inc; 2002. p. 732–44.

5. Mullan S, Harper PV, Hekmatpanah J, Torres H, Dobbin G. Percutaneous interruption of spinal-pain tracts by means of a

Strontium90 needle. J Neurosurg. 1963;20:931–9.

6. Rosomoff HL, Brown CJ, Sheptak P. Percutaneous radiofrequency cervical cordotomy: technique. J Neurosurg. 1965;23(6):639–44.

7. Kanpolat Y, Akyar S, Caglar S. Diametral measurements of the upper spinal cord for stereotactic pain procedures: experimental and clinical study. Surg Neurol. 1995;43(5):478–82. discussion 482–473

8. Kanpolat Y, Akyar S, Caglar S, Unlu A, Bilgic S. CT-guided percutaneous selective cordotomy. Acta Neurochir. 1993;123(1–2):92–6.

9. Kanpolat Y, Savas A, Batay F, Sinav A. Computed tomography-guided trigeminal tractotomy-nucleotomy in the management of vagoglossopharyngeal and geniculate neuralgias. Neurosurgery. 1998;43(3):484–9. discussion 490

10. Raslan AM. Percutaneous computed tomography-guided transdiscal low cervical cordotomy for cancer pain as a method to avoid sleep apnea. Stereotact Funct Neurosurg. 2005;83(4):159–64.

11. Kanpolat Y, Savas A, Akyar S, Cosman E. Percutaneous computed tomography-guided spinal destructive procedures for pain control. Neurosurg Q. 2004;14:229–38.

12. Fonoff ET, de Oliveira YS, Lopez WO, Alho EJ, Lara NA, Teixeira MJ. Endoscopic-guided percutaneous radiofrequency cordotomy. J Neurosurg. 2010;113(3):524–7.

13. Collins KL, Patil PG. Flat-panel fluoroscopy O-arm-guided percutaneous radiofrequency cordotomy: a new technique for the treatment of unilateral cancer pain. Neurosurgery. 2013;72(1 Suppl Operative):27–34. discussion 34

14. Raslan AM, Cetas JS, McCartney S, Burchiel KJ. Destructive procedures for control of cancer pain: the case for cordotomy. J Neurosurg. 2011;114(1):155–70.

15. France BD, Lewis RA, Sharma ML, Poolman M. Cordotomy in mesothelioma-related pain: a systematic review. BMJ Support Palliat Care. 2014;4(1):19–29.

16. Taren JA, Kahn EA. Anatomic pathways related to pain in face and neck. J Neurosurg. 1962;19:116–21.

17. Sjogvist O. Studies on pain conduction in the trigeminal nerve: a contribution to the surgical treatment of facial pain. JAMA. 1940;115(5):408.

18. Crue BL, Carregal EJA, Felsoory A. Percutaneous stereotactic radiofrequency trigeminal Tractotomy with neurophysiological recordings. Stereotact Funct Neurosurg. 1972;34(6):389–97.

19. Hitchcock E. Stereotactic trigeminal tractotomy. Ann Clin Res. 1970;2(2):131–5.

20. Kanpolat Y, Deda H, Akyar S, Caglar S, Bilgic S. CT-guided trigeminal tractotomy. Acta Neurochir. 1989;100(3–4):112–4.

21. Thompson EM, Burchiel KJ, Raslan AM. Percutaneous trigeminal tractotomy-nucleotomy with use of intraoperative computed tomography and general anesthesia: report of 2 cases. Neurosurg Focus. 2013;35(3):E5.

22. Bernard EJ Jr, Nashold BS Jr, Caputi F, Moossy JJ. Nucleus caudalis DREZ lesions for facial pain. Br J Neurosurg. 1987;1(1):81–91.

23. Hitchcock E. Stereotactic cervical myelotomy. J Neurol Neurosurg Psychiatry. 1970;33(2):224–30.

24. Nauta HJ, Hewitt E, Westlund KN, Willis WD Jr. Surgical interruption of a midline dorsal column visceral pain pathway. Case report and review of the literature. J Neurosurg. 1997;86(3):538–42.

25. Al-Chaer ED, Lawand NB, Westlund KN, Willis WD. Pelvic visceral input into the nucleus gracilis is largely mediated by the postsynaptic dorsal column pathway. J Neurophysiol. 1996;76(4):2675–90.

26. Al-Chaer ED, Lawand NB, Westlund KN, Willis WD. Visceral nociceptive input into the ventral posterolateral nucleus of the thalamus: a new function for the dorsal column pathway. J Neurophysiol. 1996;76(4):2661–74.

27. Kanpolat Y, Atalag M, Deda H, Siva A. CT guided extralemniscal myelotomy. Acta Neurochir. 1988;91(3–4):151–2.

28. Schvarcz JR. Stereotactic extralemniscal myelotomy. J Neurol Neurosurg Psychiatry. 1976;39(1):53–7.

29. Melzack R, Wall PD. Pain mechanisms: a new theory. Science. 1965;150(3699):971–9.

30. Sindou M, Mertens P. Surgery in the dorsal root entry zone for pain. In: Fisher W, Burchiel K, editors. Seminars in neurosurgery: pain management for the neurosurgeon, vol. 2. New York: Thieme medical publishers Inc.; 2005. p. 221–32.

31. Dreval ON. Ultrasonic DREZ-operations for treatment of pain due to brachial plexus avulsion. Acta Neurochir. 1993;122(1–2):76–81.

32. Powers SK, Adams JE, Edwards MS, Boggan JE, Hosobuchi Y. Pain relief from dorsal root entry zone lesions made with argon and carbon dioxide microsurgical lasers. J Neurosurg. 1984;61(5):841–7.

33. Wall P. Presynaptic control of impulses at the first central synapse in the cutaneous pathway. In: Eccles J, Schade J, editors. Physiology of spinal neurons. Amsterdam: Elsevier; 1964. p. 92–118.

34. Guenot M, Bullier J, Sindou M. Clinical and electrophysiological expression of deafferentation pain alleviated by dorsal root entry zone lesions in rats. J Neurosurg. 2002;97(6):1402–9.

35. Emery E, Blondet E, Mertens P, Sindou M. Microsurgical DREZotomy for pain due to brachial plexus avulsion: long-term results in a series of 37 patients. Stereotact Funct Neurosurg. 1997;68(1–4 Pt 1):155–160.

# 24 放射外科治疗

Simon S. Lo，Tithi Biswas，Rodney J. Ellis，Peter C. Gerszten

王涌钢 译 姜妤 校

## 概述

在过去的 10 年中，放射治疗技术和技巧已经有了显著的进步。这些复杂的放射治疗技术（包括影像引导功能）已经能够做到向目标体积以高度精确和准确的方式输送高度适形放射治疗。伽玛刀立体定向放射外科手术（stereotactic radiosurgery，SRS）由瑞典的 Lars Leksell 于 50 年前率先开发，这项技术在各种颅内疾病治疗方面的成功吸引了瑞典和日本的研究人员探索立体定向放射在颅外肿瘤中的应用，这标志着立体定向放射疗法（stereotactic body radiotherapy，SBRT）的诞生，也称为颅外放射手术或立体定向消融放射疗法（stereotactic ablative radiotherapy，SABR）[1-2]。近年来，SBRT 已越来越多地用于治疗多个部位的原发性和转移性肿瘤，并已被确立为 I 期不可手术的非小细胞肺癌的标准治疗选择之一，具有良好的局部控制效果和相对较低的毒性反应[1-3]。它的用途还扩展到其他原发性肿瘤，例如肾细胞癌、前列腺癌、原发性肝癌、胰腺癌以及在肝、肺、肾上腺、脊柱和非脊骨中的局限转移的恶性肿瘤[1, 4]。在本章中，我们仅介绍 SBRT 在癌性疼痛控制领域的应用，SBRT 用于肝和肺转移的治疗并未纳入本章，因为这群患者大多数没有疼痛症状且其治疗带有一定的治愈意图。

## SBRT 相关技术简述

SBRT 治疗流程的关键组成部分包括非常稳固的制动、呼吸运动的控制、精细的治疗计划、影像引导下的预处理验证、照射时的移动控制，以及高效、细致精确的治疗[1-2, 5]。在这样繁琐的过程中，严格的质量控制程序至关重要。几种市售放射治疗设备具有 SBRT 功能。无论使用哪种治疗设备来进行 SBRT，治疗团队的培训和经验都是成功进行治疗的最重要的决定因素[1]。

使用市售的立体定向身体框架、身体托架或真空垫[2, 6]可以实现稳固的制动。带有双真空系统的真空垫可以提供更高的设置精度，这在脊柱 SBRT 中至关重要。一些身体框架自带的腹部压缩功能（见下文）使其具有双重功能。呼吸运动控制方法分为三大类[1-2]，它们是：

1. 运动衰减，例如腹部压缩和主动呼吸控制（active breathing control，ABC）。

2. 靶点门控。

3. 靶点跟踪，例如，机器人放射外科的射波刀（CyberKnife）（美国加利福尼亚州 Accuray 公司）。

需要呼吸运动控制的靶点包括肺、肝、肾和肾上腺肿瘤。当使用靶点门控或靶点跟踪技术时，通常会植入诸如基准点之类的替代标记以协助该过程准确进行。

目前已有多种不同的治疗计划技术，选择通常取决于多种因素，包括肿瘤的位置和形状、肿瘤与危机器官（organs at risk，OAR）的距离、治疗资源以及机器的可用性。不管使用哪种技术，目标都是在使 OAR 的辐射剂量降至最低的同时，实现高度适形的等剂量分布[1-2]。对于脊柱 SBRT，需要从脊柱靶点到脊髓形成非常陡峭的剂量梯度，勾勒出形状复杂的脊柱靶点，若考虑采用基于线性加速器的 SBRT 或带有 CyberKnife 的机器人放射外科手术（美国加利福尼亚州 Accuray 公司），则可采用调强放射治疗（intensity-modulated radiotherapy，IMRT）或容积调制电弧治疗（volumetric modulated arc therapy，VMAT）[5-6]。

为了确保在放射治疗之前准确地实现患者设置，通过影像引导进行预处理验证是非常有必要的。根据所使用的治疗设备，可以使用锥束计算机断层扫描（cone beam computerized tomography，CBCT）、兆伏级 CT 或立体 X 射线来实现影像引导[1]。稳固的制动应使运动最小化，但谨慎的做法是治疗进行中 CBCT 检查，以确保治疗期间无移位，如果有移位，则应进行适当的调整。这对脊髓 SBRT 非常重要，因为脊髓距脊柱靶点只有 1～2 mm，即使稍有移位也会明显增加脊髓的辐射暴露剂量，从而增加放射性脊髓病的风险[5, 7]。多伦多大学的医生发现，即使使用具有最佳设置精度的双真空系统固定装置，其可能的偏移也高达 2 mm[8]。影响设置准确性的一个重要因素是治疗所需的时间。如果治疗时间相对较短，则在整个治疗过程中患者更可能保持静止。在机器人放射外科手术（基于 CyberKnife 的 SBRT）中，通常需要更长的时间来递送辐射剂量，近实时跟踪技术可部分减少治疗过程中的位置偏移。现在，主要制造商生产的新型机器可以以很高的剂量实施放射治疗，从而大大缩短了治疗时间。从理论上讲，较短的治疗时间可减少患者治疗过程中的位移。

# 非脊柱性骨转移

对于非复杂性骨转移，标准治疗是外辐射束放射治疗。多个随机试验和美国放射肿瘤学会（American Society for Radiation Oncology，ASTRO）骨转移指南的 I 级证据支持使用单次剂量为 8 Gy 的辐射来作为疼痛的姑息治疗[9]。由于重要结构通常远离治疗区域，不建议常规采用高适形技术进行高剂量或消融性放射治疗。但是，对于放射治疗抵抗的肾细胞癌、黑色素瘤和肉瘤骨转移患者，传统的放射治疗可能在疼痛和局部控制方面并不那么有效，可以考虑使用 SBRT 来改善和局部控制疼痛。然而，SBRT 在非脊柱性骨转移的癌性疼痛控制的研究数据很少。

美国卫理公会医院（Methodist Hospital）的病例系列研究对 18 例存在 24 处肾细胞癌性疼痛性骨转移的患者进行了 SBRT 治疗，方案为剂量 24～40 Gy，分 3～5 次[4]。研究者观察到辐射剂量对疼痛的控制存在量效关系。总体而言，SBRT 治疗后 78% 的患者疼痛得到缓解。与接受较低辐射剂量的患者相比，以接受 40 Gy/5 次治疗的患者更快获得疼痛缓解[4]。与接受较低生物学有效剂量（biologically effective dose，BED）的患者相比，接受大于 85 Gy 的 BED 的患者的疼痛缓解更快，更为持久且没有 2 级或更高的毒性[4]。根据当前的美国放射学院（American College of Radiology，ACR）适当性标准指南，不建议常规将 SBRT 用于非脊柱骨转移癌性疼痛的治疗[10]。必须先在临床试验中对 SBRT 进行严格测试，然后才能将其作为非脊柱性骨转移癌性疼痛患者的常规治疗方案。

表 24.1 总结了 SBRT 非脊柱性骨转移癌性疼痛治疗的部分研究。

# 脊柱转移

已有大量 SBRT 用于各种情况下肿瘤脊柱转移的前瞻性和回顾性研究的文献数据[7, 10-18]。疼痛的控制是很多这些研究报道的主要终点。在一项匹兹堡大学医学中心最大的研究队列中，393 名存在 500 例脊柱转移患者进行了单次照射剂量为 20 Gy（中位剂量）的 SBRT 治疗。在 336 例可评估病例中，采用满分为 10 分的 VAS 疼痛评估，有 290 例获得了长期疼痛的改善[15]。在来自加州大学旧金山分校的一项研究中，对 38 名存在 60 处脊柱转移的患者采用了基于 CyberKnife 的 SBRT 治疗，进行了 1～5 次照射，照射剂量的中位数剂量为 3 次总量 24 Gy，研究者观察到 46 个部位中的 31 处获得了疼痛的改善。纪念斯隆-凯特琳癌症中心的研究小组以单次 SBRT 治疗 93 名 103 处脊柱转移灶的患者，剂量为 18～24 Gy，中位随访时间为 15 个月，实际的局部控制率为 90%[20]。尽管疼痛控制并非研究终点，但他们观察到所有患者都获得了持久的症状缓解且无局部失效。将疼痛控制作为研究终点的脊柱转移 SBRT 治疗的前瞻性数据很少。

来自 MD Anderson 癌症中心的研究人员对 SBRT 用于脊柱转移治疗进行了 I / II 期的临床试验，对 149 名存在 166 处单纯的脊柱转移患者进行了照射剂量分为 5 次 30 Gy 或 3 次 27 Gy 的 SBRT 治疗[18]。在 SBRT 治疗前以及 SBRT 后 6 个月的多个时间点

**表 24.1**　以疼痛控制为终点之一的 SBRT 用于治疗骨、脊柱和肾上腺转移的研究

| 研究 / 类型 / 机构 | 患者数 / 病灶数 / 既往接受过 EBRT 治疗的病灶数 | 部位 | 剂量 | 随访时间 | 疼痛控制 |
|---|---|---|---|---|---|
| Jhaveri[4] / 回顾性 / 休斯顿卫理公会医院 | 18/24/0 | 肾细胞癌的骨转移（包括非脊柱和脊柱转移） | 24 ～ 40 Gy 分 3 ～ 5 次照射，18 ～ 30 Gy 分 3 ～ 5 次照射或 30 ～ 40 Gy 分 3 ～ 4 次照射 | 38 周 | BED ＜ 85：54%<br>BED ＞ 85：88% |
| Gerszten[15] / 回顾性 / 匹兹堡大学医学中心 | 393/500/344 | 脊柱 | 单次 20（12.5 ～ 25）Gy | 21 个月 | 86% |
| Gibbs[16] / 回顾性 / 斯坦福大学 | 74/102/50 | 脊柱 | 14 ～ 25 Gy 分 1 ～ 5 次照射 | 9 个月 | 有症状的患者为 84% |
| Sheehan[17] / 回顾性 / 弗吉尼亚大学 | 40/110/0 | 脊柱 | 单次 17.3（10 ～ 24）Gy | 12.7 个月 | 85% |
| Wang[18] / Ⅰ Ⅱ期临床研究 /MD Anderson 癌症中心 | 149/166/79 | 脊柱 | 30 Gy 分 5 次照射<br>27 Gy 分 3 次超射 | 15.9 个月 | 6 个月时，BPI 评分无疼痛的患者从 26% 增加至 54%，阿片类药物使用率从 28.9% 下降至 20.0% |
| Amdur[11] / Ⅰ Ⅱ期临床研究 / 佛罗里达大学 | 21/25/12 | 脊柱 | 单次 15 Gy | — | 43% |
| Garg[14] / Ⅰ Ⅱ期临床研究 /MD Anderson 癌症中心 | 60/61/0 | 脊柱 | 单次 16 ～ 24 Gy | 20 个月（均数） | 有 18 名患者在 3 个月和 6 个月时获得了疼痛缓解，高于未经治疗的 13 名患者疼痛缓解。<br>且 3 个月和 6 个月治疗后患者疼痛缓解水平（基于 BPI 评分）优于未经治疗患者 |
| Mahadevan[24] / 回顾性 /Beth Israel Deaconess 医院 | 60/81/81 | 曾接受放射治疗的脊柱 | 24 Gy 分 3 次照射或 25 ～ 30 Gy 分 5 次照射（如果肿瘤累及脊髓） | 12 个月 | 65% |
| Damast[13] / 回顾性 / 纪念斯隆-凯特琳癌症中心 | 94/97/97 | 曾接受放射治疗的脊柱 | 20 ～ 30 Gy 分 5 次照射 | 12.1 个月 | 部分缓解：85%<br>显著缓解：46%<br>轻度缓解：31%<br>无缓解 / 加重：23% |
| Choi[12] / 回顾性 / 斯坦福大学 | 42/51/51 | 曾接受放射治疗的脊柱 | 10 ～ 30 Gy 分 1 ～ 5 次照射 | 7 个月 | 65% |
| Balagamwala[33] / 回顾性 / 克利夫兰医疗基金会 | 57/88（67 处为痛性病灶）/18 | 肾细胞癌的脊柱转移 | 单次 15（8 ～ 16）Gy | 5.4 个月（总共 57 名患者 88 处病灶） | 2 周时完全缓解 15.4%，9 个月时为 66.7% |
| Chawla[27] / 回顾性 / 罗切斯特大学 | 3/3/0 | 肾上腺 | 40（16 ～ 50）Gy 分 10（4 ～ 16）次照射（总共 30 名患者） | 0.8 ～ 35 个月（总共 30 名患者） | 100% 获得了完全且持续的疼痛控制（满分 10 分，评分 4 ～ 5 分到 0 分） |
| Guiou[28] / 回顾性 / 俄亥俄州立大学 | 4/4/0 | 肺癌的肾上腺转移 | 20 ～ 37.5 Gy 分 5 次照射（总共 9 名患者） | 4.3 个月（总共 9 名患者） | 100%（止痛药物用量下降） |

EBRT，外辐射束放射治疗；BPI，简易疼痛量表；BED，生物学有效剂量

采用简易疼痛量表（Brief Pain Inventory，BPI）和 MD Anderson 症状量表（MD Anderson Symptom Inventory，MDASI）评估患者的症状。疼痛完全缓解的频率和持续时间是该试验的主要终点。根据 BPI，报告无骨转移疼痛的患者数量在 SBRT 后 6 个月从 26% 增加到 54%，中位随访时间为 15.9 个月[18]。从治疗前到进行 SBRT4 周后基于 BPI 评分的疼痛缓解被认为具有临床意义。在 SBRT 治疗后的前 6 个月内，阿片类药物的使用从 28.9% 降低至 20%。在 SBRT 治疗后的前 6 个月内，根据 MDASI 评分，疼痛明显减轻，并且 6 个 MDASI 症状干扰日常生活项目的综合评分显著降低[18]。

在另一项 MD Anderson 癌症中心的 SBRT 用于初次放射治疗的单纯脊柱转移的 I/Ⅱ期临床试验中，61 名存在 63 处非颈椎或脊柱旁转移的患者接受了 SBRT 治疗，剂量为单次 16 ～ 24 Gy。与治疗前相比，更多的患者在第 3 和 6 个月时获得了疼痛缓解，且在第 3 和 6 个月时的疼痛水平低于初始水平[14]。研究人员还观察到疼痛程度与肿瘤的局部控制相关。来自佛罗里达大学 Amdur 等的研究进行了单次 SBRT 治疗脊柱转移的Ⅱ期临床试验，招募了 25 名患者，疼痛控制为研究终点之一[11]。SBRT 的照射剂量为单次 15 Gy。局部肿瘤控制和疼痛控制率分别为 95% 和 43%[11]。表 24.1 总结了以疼痛控制为研究终点的 SBRT 用于治疗脊柱转移的部分研究。

对于曾接受过放射治疗的痛性脊柱转移的患者，因为脊髓和其他重要器官曾有辐射暴露，治疗选择较为受限。

SBRT 为转移性脊柱病变提供了一种再次放射治疗以控制疼痛的方法，对于这类患者而言是非常有吸引力的选择[21]。再次放射治疗接受 SBRT 的患者所报告的疼痛缓解率似乎并不比那些从未接受过放射治疗的脊柱转移患者差[19]。文献中的数据显示出极低的毒性率（尽管再次接受消融性放射治疗，仍应密切监测放射治疗诱发的脊髓病）。Sahgal 等分析了 5 例放射性脊髓病病例，这些病例与既往 SBRT 和外辐射束放射治疗的剂量相关[22]。基于每次照射剂量为 2 Gy、α-β 比为 2 Gy 的假设，预计脊髓能耐受的最大照射剂量约为 70 Gy[22-23]。已有指南指出了 SBRT 再次照射的剂量推荐[22]，有兴趣的读者请阅读原始文献以获取更多详细信息。

来自 Beth Israel Deaconess 医院的 Mahadevan 等用 SBRT 治疗了 60 位患者的 81 处之前接受过放射治疗的脊柱转移灶，方案为 3 ～ 5 次照射总剂量 24 ～ 50 Gy，疼痛缓解率为 65%[24]。Memorial Sloan-Kettering 癌症中心的研究人员分 5 次照射，总剂量为 20 ～ 30 Gy，治疗了 94 位患者先前曾接受过 SBRT 治疗的 97 处脊柱转移瘤。中位随访时间为 12.1 个月，有 85% 的患者疼痛有所缓解，有 46% 的患者疼痛明显缓解[13]。表 24.1 总结了以疼痛控制为终点之一的脊柱转移的 SBRT 研究。

对于脊柱转移的疼痛控制方面，单次照射和分次照射 SBRT 何种方式更有效仍存在争议。虽然尚无前瞻性研究数据，但匹兹堡大学医学中心和乔治敦大学的 meta 分析研究比较了单次照射和分次照射 SBRT 用于治疗脊柱转移的情况[25]。在该研究中，存在 348 处脊柱转移的 228 例患者接受了 SBRT 治疗，单次照射 SBRT 治疗的中位剂量为 16.3 Gy，分 3 ～ 5 次照射 SBRT 治疗的中位剂量为 20.6 ～ 24.5 Gy。与分次照射 SBRT 治疗的患者相比，接受单次照射 SBRT 治疗的患者在治疗后 1 年内的所有时间点的疼痛控制情况更佳（100% vs. 88%）[25]。然而，与单次照射 SBRT 相比，治疗 2 年后，接受分次照射的 SBRT 治疗的患者局部肿瘤控制情况明显更好（96% vs. 70%）。此外，接受分次照射 SBRT 治疗的患者再治疗的需求明显降低（1% vs. 13%）[25]。两组之间的毒性和神经功能改善率相似。这些研究结果似乎表明，单次照射 SBRT 能提供更好的短期疼痛控制，但分次照射 SBRT 提供了更持久的局部肿瘤控制。考虑到单次照射 SBRT 的短期疼痛控制效果更好，疗程更短，有痛性转移的患者以及预期寿命更短的患者可能从单次照射 SBRT 中获益。

Gerszten 和 Monaco 描述了一种独特的方法，对于有症状的病理性椎体骨折伴有中度椎管损伤的患者，该方法包括经皮椎体消融术，然后在透视引导下通过相同的 8 号套管针立即进行球囊扩张椎体后凸成形术。在随后 14 天的平均时间内，进行单次照射 19 Gy 剂量的 SBRT 治疗[26]。这种方法使所有 11 名患者在 7 ～ 44 个月的随访时间内都得到了长期的疼痛改善和肿瘤控制。没有观察到辐射诱导的毒性或新的神经功能障碍[26]。基于这些研究结果，这种方法似乎是一种可行的椎体切除术的替代方案，尽管它还需要经过严格的临床测试。

# 肾上腺转移

大多数肾上腺转移是无症状的病变，在大多数情况下，是在原发肿瘤分期检查的诊断性影像学检查中发现。然而有些患者可能会因巨大的肾上腺肿物而出现内脏或躯体疼痛，这些患者可接受姑息性放射治疗以控制疼痛。SBRT 已用于治疗肾上腺转移瘤，或用于寡转移灶的局部控制，或用于快速控制疼痛。大多数研究的患者都有一定程度的疼痛缓解。罗切斯特大学纳入 30 名患者的一项研究中，有 3 名患者因为剧烈的痛性肾上腺转移灶接受了 SBRT 治疗（疼痛评分 4 ~ 5 分，满分 10 分），均获得了彻底的、持久的疼痛控制[27]。俄亥俄州立大学的研究中，所有疼痛的患者都达到了疼痛的有效控制[28]。表 24.1 总结了部分 SBRT 用于治疗肾上腺转移灶伴疼痛的研究。

# SBRT 相关的毒性

由于用于疼痛控制的 SBRT 数据主要与脊柱转移有关，因此本节仅讨论与脊柱 SBRT 相关的毒性。脊柱 SBRT 的主要并发症包括放射性脊髓病、神经损伤、随后的椎体压缩性骨折和疼痛复发。

SBRT 治疗后的总体并发症发生率很低，即使是再次放射治疗也是如此。Sahgal 等发表了两篇具有开创性意义的报告，分别是关于初次放射治疗和再次放射治疗患者的放射性脊髓病[22, 29]。在初次放射治疗患者的报告中，分析了 9 例放射性脊髓病患者的剂量详情，结果发现，如果以替代脊髓的硬膜囊所接受的最大剂量为 12.4 Gy（1 次照射）、17.0 Gy（2 次照射）、20.3 Gy（3 次照射）、23.0 Gy（4 次照射）或 25.3 Gy（5 次照射）来评定，放射性脊髓病的风险应 ≤ 5%[29]。本章前面已经讨论再次放射治疗情况下的脊髓耐受性。

脊神经和神经丛靠近椎体，容易受到 SBRT 治疗中消融放射治疗剂量的伤害。这些结构放射治疗损伤的总体发生率也很低。在 MD Anderson 癌症中心的一项初次放射治疗脊柱转移的 Ⅰ / Ⅱ 期 SBRT 临床试验中，采用的单次照射剂量为 16 ~ 24 Gy，61

名患者中有 10 名患者在 SBRT 后出现轻度（1 或 2 级）麻木和刺痛，1 名患者在 L5 处出现 3 级腰椎神经根病变[14]。来自 Beth Israel Deaconess 医院的研究者观察到，在 60 例经 SBRT 治疗的复发性硬膜外脊柱转移患者中，有 4 例患者出现了持续性或新发的椎体神经根病变。然而，由于这些患者都出现了影像学上的疾病进展，尚不能确定这些并发症是由肿瘤进展还是放射治疗引起，还是两者兼而有之[24]。在 MD Anderson 癌症中心的另一项研究中，59 例复发性脊柱转移患者再次接受 SBRT 放射治疗后，观察到 2 例 3 级腰神经丛病变[30]。

根据文献资料[31]，SBRT 后椎体压缩性骨折并不少见，尤其是在单次剂量 ≥ 20 ~ 24 Gy 后。已有椎体压缩性骨折、溶骨性肿瘤和脊柱畸形都可增加治疗后椎体压缩性骨折的风险。大多数椎体压缩性骨折病例发生在 SBRT 后的前 4 个月内[31]。

与 SBRT 相关的另一种相对常见的并发症是疼痛复发。在 Sunnybrook 健康科学中心的一项研究中，2/3 的脊柱转移患者在接受 SBRT 后出现了疼痛复发，最常见于治疗后的第 1 天[32]。他们确定了几个危险因素，包括较高的 Karnofsky 评分和累及的颈 / 腰椎水平。在大多数情况下，糖皮质激素可有效控制疼痛复发。

# 结论

根据现有的最新研究数据，SBRT 或"颅外放射外科手术"似乎是控制疼痛，特别是治疗脊柱转移的非常有效的疗法，并且毒性作用少。目前提供的数据主要来自于回顾性研究和单臂前瞻性研究。目前的问题是，传统的外辐射束放射治疗在缓解癌性疼痛方面是否与 SBRT 一样有效仍然不明确。放射治疗肿瘤学专家组（Radiation Therapy Oncology Group，RTOG）目前正在进行名为 RTOG 0631 的 Ⅲ 期临床试验，将有痛性脊柱转移灶的患者随机分为两组，分别接受单次 8 Gy 的外辐射束放射治疗和单次 16 ~ 18 Gy 的 SBRT 治疗（www.rtog.org）。希望这项有开创意义的国际研究的结果能有助于更好地确立 SBRT 在控制脊柱转移性疼痛中的作用。

# 参考文献

1. Lo SS, Fakiris AJ, Chang EL, Mayr NA, Wang JZ, Papiez L, et al. Stereotactic body radiation therapy: a novel treatment modality. Nat Rev Clin Oncol. 2010;7(1):44–54.

2. Timmerman RD, Kavanagh BD, Cho LC, Papiez L, Xing L. Stereotactic body radiation therapy in multiple organ sites. J Clin Oncol. 2007;25(8):947–52.

3. Timmerman R, Paulus R, Galvin J, Michalski J, Straube W, Bradley J, et al. Stereotactic body radiation therapy for inoperable early stage lung cancer. JAMA. 2010;303(11):1070–6.

4. Jhaveri PM, Teh BS, Paulino AC, Blanco AI, Lo SS, Butler EB, et al. A dose-response relationship for time to bone pain resolution after stereotactic body radiotherapy (SBRT) for renal cell carcinoma (RCC) bony metastases. Acta Oncol. 2012;51(5):584–8.

5. Lo SS, Sahgal A, Wang JZ, Mayr NA, Sloan A, Mendel E, et al. Stereotactic body radiation therapy for spinal metastases. Discov Med. 2010;9(47):289–96.

6. Lo SS, Chang EL, Yamada Y, Sloan AE, Suh JH, Mendel E. Stereotactic radiosurgery and radiation therapy for spinal tumors. Expert Rev Neurother. 2007;7(1):85–93.

7. Sahgal A, Larson DA, Chang EL. Stereotactic body radiosurgery for spinal metastases: a critical review. Int J Radiat Oncol Biol Phys. 2008;71(3):652–65.

8. Li W, Sahgal A, Foote M, Millar BA, Jaffray DA, Letourneau D. Impact of immobilization on intrafraction motion for spine stereotactic body radiotherapy using cone beam computed tomography. Int J Radiat Oncol Biol Phys. 2012;84(2):520–6.

9. Lutz S, Berk L, Chang E, Chow E, Hahn C, Hoskin P, et al. Palliative radiotherapy for bone metastases: an ASTRO evidence-based guideline. Int J Radiat Oncol Biol Phys. 2011;79(4):965–76.

10. Lutz ST, Lo SS, Chang EL, Galanopoulos N, Howell DD, Kim EY, et al. ACR Appropriateness Criteria(R) non-spine bone metastases. J Palliat Med. 2012;15(5):521–6.

11. Amdur RJ, Bennett J, Olivier K, Wallace A, Morris CG, Liu C, et al. A prospective, phase II study demonstrating the potential value and limitation of radiosurgery for spine metastases. Am J Clin Oncol. 2009;32:515.

12. Choi CY, Adler JR, Gibbs IC, Chang SD, Jackson PS, Minn AY, et al. Stereotactic radiosurgery for treatment of spinal metastases recurring in close proximity to previously irradiated spinal cord. Int J Radiat Oncol Biol Phys. 2010;78(2):499–506.

13. Damast S, Wright J, Bilsky M, Hsu M, Zhang Z, Lovelock M, et al. Impact of dose on local failure rates after image-guided reirradiation of recurrent paraspinal metastases. Int J Radiat Oncol Biol Phys. 2011;81(3):819–26.

14. Garg AK, Shiu AS, Yang J, Wang XS, Allen P, Brown BW, et al. Phase 1/2 trial of single-session stereotactic body radiotherapy for previously unirradiated spinal metastases. Cancer. 2012;118:5069–77.

15. Gerszten PC, Burton SA, Ozhasoglu C, Welch WC. Radiosurgery for spinal metastases: clinical experience in 500 cases from a single institution. Spine (Phila Pa 1976). 2007;32(2):193–9.

16. Gibbs IC, Kamnerdsupaphon P, Ryu MR, Dodd R, Kiernan M, Chang SD, et al. Image-guided robotic radiosurgery for spinal metastases. Radiother Oncol. 2007;82(2):185–90.

17. Sheehan JP, Shaffrey CI, Schlesinger D, Williams BJ, Arlet V, Larner J. Radiosurgery in the treatment of spinal metastases: tumor control, survival, and quality of life after helical tomotherapy. Neurosurgery. 2009;65(6):1052–61. discussion 61–2.

18. Wang XS, Rhines LD, Shiu AS, Yang JN, Selek U, Gning I, et al. Stereotactic body radiation therapy for management of spinal metastases in patients without spinal cord compression: a phase 1–2 trial. Lancet Oncol. 2012;13(4):395–402.

19. Sahgal A, Ames C, Chou D, Ma L, Huang K, Xu W, et al. Stereotactic body radiotherapy is effective salvage therapy for patients with prior radiation of spinal metastases. Int J Radiat Oncol Biol Phys. 2009;74(3):723–31.

20. Yamada Y, Bilsky MH, Lovelock DM, Venkatraman ES, Toner S, Johnson J, et al. High-dose, single-fraction image-guided intensity-modulated radiotherapy for metastatic spinal lesions. Int J Radiat Oncol Biol Phys. 2008;71(2):484–90.

21. Masucci GL, Yu E, Ma L, Chang EL, Letourneau D, Lo S, et al. Stereotactic body radiotherapy is an effective treatment in reirradiating spinal metastases: current status and practical considerations for safe practice. Expert Rev Anticancer Ther. 2011;11(12):1923–33.

22. Sahgal A, Ma L, Weinberg V, Gibbs IC, Chao S, Chang UK, et al. Reirradiation human spinal cord tolerance for stereotactic body radiotherapy. Int J Radiat Oncol Biol Phys. 2012;82(1):107–16.

23. Huang Z, Mayr NA, Yuh WT, Wang JZ, Lo SS. Reirradiation with stereotactic body radiotherapy: analysis of human spinal cord tolerance using the generalized linear-quadratic model. Future Oncol. 2013;9(6):879–87.

24. Mahadevan A, Floyd S, Wong E, Jeyapalan S, Groff M, Kasper E. Stereotactic body radiotherapy reirradiation for recurrent epidural spinal metastases. Int J Radiat Oncol Biol Phys. 2011;81(5):1500–5.

25. Heron DE, Rajagopalan MS, Stone B, Burton S, Gerszten PC, Dong X, et al. Single-session and multisession CyberKnife radiosurgery for spine metastases-University of Pittsburgh and Georgetown University experience. J Neurosurg Spine. 2012;17(1):11–8.

26. Gerszten PC, Monaco EA 3rd. Complete percutaneous treatment of vertebral body tumors causing spinal canal compromise using a transpedicular cavitation, cement augmentation, and radiosurgical technique. Neurosurg Focus. 2009;27(6):E9.

27. Chawla S, Chen Y, Katz AW, Muhs AG, Philip A, Okunieff P, et al. Stereotactic body radiotherapy for treatment of adrenal metastases. Int J Radiat Oncol Biol Phys. 2009;75(1):71–5.

28. Guiou M, Mayr NA, Kim EY, Williams T, Lo SS. Stereotactic body radiotherapy for adrenal metastases from lung cancer. J Radiat Oncol. 2012;1:155–63.

29. Sahgal A, Weinberg V, Ma L, Chang E, Chao S, Muacevic A, et al. Probabilities of radiation myelopathy specific to stereotactic body radiation therapy to guide safe practice. Int J Radiat Oncol Biol Phys. 2013;85(2):341–7.

30. Garg AK, Wang XS, Shiu AS, Allen P, Yang J, McAleer MF, et al. Prospective evaluation of spinal reirradiation by using stereotactic body radiation therapy: The University of Texas MD Anderson Cancer Center experience. Cancer. 2011;117(15):3509–16.

31. Sahgal A, Atenafu EG, Chao S, Al-Omair A, Boehling N, Balagamwala EH, et al. Vertebral compression fracture after spine stereotactic body radiotherapy: a multi-institutional analysis with a focus on radiation dose and the spinal instability neoplastic score. J Clin Oncol. 2013;31(27):3426–31.

32. Chiang A, Zeng L, Zhang L, Lochray F, Korol R, Loblaw A, et al. Pain flare is a common adverse event in steroid-naive patients after spine stereotactic body radiation therapy: a prospective clinical trial. Int J Radiat Oncol Biol Phys. 2013;86:638–42.

33. Balagamwala EH, Angelov L, Koyfman SA, Suh JH, Reddy CA, Djemil T, et al. Single-fraction stereotactic body radiotherapy for spinal metastases from renal cell carcinoma. J Neurosurg Spine. 2012;17(6):556–64.

# 25 深部脑刺激和运动皮层电刺激在癌性疼痛治疗中的应用

Joshua M. Rosenow，Jonathan Miller
王涌钢 译 姜妤 校

## 概述

神经刺激治疗慢性疼痛已有很长的历史。深部脑刺激（deep brain stimulation，DBS）用于治疗难治性疼痛综合征（神经病理性和伤害性疼痛）已有40多年。探索该治疗策略实用性的最初动力来自啮齿动物实验，这些实验表明旁正中隔区的自我刺激可以使正反馈增强[1]。进一步的啮齿动物实验表明，刺激脑室旁灰质（periventriculargray，PVG）和导水管周围灰质（periaqueductalgray，PAG）可以缓解疼痛[2]。基于这些观察结果，Heath 和 Mickle[3] 及 Gol[4] 进行的早期临床研究证实，刺激人类中隔区域可以减轻与恶性肿瘤相关的慢性疼痛。现代 DBS 治疗神经病理性疼痛的时代始于 Hosobuchi 和 Adams[5] 的报告，通过刺激腹侧（Ventrocaudal，Vc）丘脑成功地治疗了痛性麻木。随后，Richardson 和 Akil[6] 的研究表明，PAG 刺激也能有效缓解幻肢痛和丘脑痛综合征患者的难治性疼痛。随后的研究人员评估了其他深部大脑靶点，例如内囊和丘脑内侧核[7]，这当中也包括用于治疗顽固性疼痛的靶点——丘脑中央中核-束旁核（centromedian-parafascicular，CM-Pf）复合体[8]。

早期对神经病理性疼痛的研究揭示了运动皮层在其中的作用，对该区域的调控可能与症状改善有关[9]。1991年 Tsubokawa 等首先报道了硬膜外初级运动皮层刺激（motor cortex stimulation，MCS）来治疗中枢性疼痛综合征的临床应用[10]。不幸的是，DBS 和 MCS 的长期疗效都没有最初预期的持久。由于替代治疗方案有限，使用 DBS 或 MCS 来治疗不同病因的慢性疼痛被认为是相对有效的[11]。越来越多的文献支持将其作为无法控制的神经病理性疼痛的一种选择[12-13]。

## 深部脑刺激

传统上将疼痛分为两类：伤害性和神经病理性。然而，现在已经认识到，经历疼痛的患者中，有很大一部分同时包含两种成分，对于癌性疼痛尤其如此。过去，数位作者提倡使用 PAG/PVG 作为伤害性疼痛的刺激靶点，而 Vc 丘脑作为神经病理性疼痛的刺激靶点，但同时植入 PAG/PVG 和 Vc 丘脑电极并对二者同时进行试验性电刺激，以确定最终刺激方案已成为普遍现象[14]。

DBS 电极采用 MRI 立体定向引导或 MRI 联合 CT 引导下植入，在手术室内采用局部麻醉复合静脉镇静完成。根据立体定向计划做额部切口后行颅骨钻孔。通常将微电极的信号用于电极的生理定位，尤其是在 Vc 丘脑核中，其中识别与感觉信号相关的神经活动可有助于定位。该区域高度有序，负责面部的区域更靠内侧，负责腿部的区域更靠外侧，而负责上肢的神经纤维位于它们之间。这可能有助于确定最佳的电极放置位置。直接刺激也可以用于完善 Vc 丘脑靶点。PVG/PAG 电极并不总是需要微电极（刺激）信号，因为它有更明确的解剖定位。确定靶点后，放置永久性大电极并进行术中刺激，以确认对刺激的反应适合。在 Vc 丘脑刺激时，患者报告感觉麻木，理想情况下应覆盖疼痛区域而无副作用。PAG/PVG 靶点通常与疼痛的情感成分有关，因此当刺激激活这些靶点时患者可能会报告广泛的温热感或舒适感。

许多中心在植入可编程脉冲发生器（implanting the programmable pulse generator，IPG）之前会进行刺激试验以确定是否有效。这种刺激试验通常会持续几天到 1 周。目前还没有明确的判断标准来判断是否有效，但是大多数中心采用口头或视觉模拟量表（visual analog scale，VAS）作为评估疼痛减轻 50% 的判断标准。

已发表的数据表明，DBS 术后长期疼痛控制率从 19% 到 79% 不等[15]。1976 年人们进行了首个 DBS 用于疼痛治疗的多中心临床试验，该实验使用了目前已经过时的 Medtronic 3380 型电极（Medtronic，明尼阿波利斯，明尼苏达州），并且招募了 196 名患者。这项研究的局限性包括入组率低，失访率高，患者入选标准不明确以及所使用的刺激参数差异较大[16]。第二项使用 Medtronic 3387 型的多中心试验于 2001 年完成。该研究仅招募了 50 名患者，并使用标准化的视觉模拟评分对疼痛强度进行评分，局限性在于每个中心病例量较少。这些研究的结果未能达到对有效性（术后 1 年疼痛缓解大于 50%）的预期。因此，美敦力公司最终没有向美国食品和药品管理局申请批准 DBS 用于治疗疼痛[17]。

伤害性疼痛对 PAG/PVG 刺激有反应，神经病理性疼痛对 Vc 丘脑刺激有反应的概念是基于这样一种理解，即 PVG 区域与内源性阿片类物质相互作用，而 Vc 丘脑是后索/内侧丘系发出的二级神经纤维的中继处，也能作为脊髓刺激的靶点。在一项 Vc 丘脑刺激的研究中，有 56% 的神经病理性疼痛患者长期获益，而 51 名伤害性疼痛患者则没有 1 例长期获益[15]。另一方面，PVG 刺激仅对 23% 的神经病理性疼痛患者有效，而对 59% 的伤害性疼痛患者有效[15]。在临床实践中，考虑到疼痛综合征的并发率高，许多外科医生在植入时会使用两个单独的电极同时将两个部位作为刺激靶点[15]。PVG/PAG 和 Vc 丘脑靶点均显示可有效治疗癌性疼痛[18-19]。在永久植入之前进行刺激试验可评估两个部位刺激的不同效果。

在最近的一项针对 DBS 治疗疼痛患者的大型回顾性分析中，有 62% 的患者因为成功的刺激试验而植入 IPG，但长期的疼痛控制率却低得多，在因刺激试验成功而植入 IPG 的患者中只有 38% 在最后一次随访中仍能从刺激中受益。然而作者们发现，对于在刺激前初始电极植入能改善疼痛的患者，其阳性预测值相对较高，这表明对植入电极产生的微小损伤反应或可用于预测刺激的益处[17]。meta 分析显示，大约 50% 的患者使用 DBS 可以实现长期的疼痛控制。对于神经病理性疼痛患者，42% 疼痛缓解，而伤害性疼痛患者中这一比例为 61%[15]。

Boccard 等的最新大型病例系列研究[20]报告了 85 例接受过 PVG、Vc 丘脑或 PVG 联合 Vc 丘脑的 DBS 治疗神经病理性疼痛的患者，其中 74 名患者仅一次刺激试验就获得了充分的疼痛缓解，59 例患者获得了长期缓解，该研究并没有明确指明患者的疼痛是恶性肿瘤引起。植入患者的平均随访时间为 27.9 个月。尽管 SF-36、EQ-5D 和 McGill 疼痛问卷的平均得分在 12 个月的随访中均与基线无显著差异，但 10 个月时的平均 VAS 改善为 38.7%。然而，对那些未获得显著疼痛缓解的患者，其治疗后疼痛缓解程度在术后 4 年的时间内仍能维持。

患有中枢性疼痛的脊髓损伤患者可从 DBS 中获益，但有效性较低，一项研究报道仅有 16% 的患者疼痛可长期缓解[21]。DBS 可能还可以使肢体或神经丛损伤患者受益，例如截肢后的残肢疼痛和幻肢痛[22]。DBS 对于脑卒中后疼痛也有效[23]。

Boccard 等[24]最近还发表了一项病例系列研究，有 16 名患者接受了双侧前扣带回皮层的试验性刺激。基于损毁该区域治疗难治性精神病的经验，刺激该靶点的目的仅是影响患者疼痛综合征的情感成分，而不是降低他们的 VAS 评分。几乎所有（15/16）患者均通过了刺激试验并接受了植入物。11 例随访的患者中，VAS 评分平均下降了 24.5 mm。然而，功能评分量表的结果不尽相同，SF-36 整体得分并未显著改善，但在运动功能和身体疼痛方面却有显著改善，EQ-5D 分数有显著改善，该研究报道中这些患者的疼痛均非因癌症引起。

# 硬膜外运动皮层刺激

虽然尚未完全了解硬膜外 MCS 对疼痛的调节机

制，但目前认为运动皮层的兴奋会导致中央后回躯体感觉区伤害性感觉神经元受到抑制，这可能会阻断通过皮层之间连接或皮层丘脑之间连接的痛觉传导，这种抑制作用可延伸至背角神经元[25]。

PET 和电生理研究表明，MCS 期间不同脑区域电活动存在差异[26]。MCS 增加了丘脑、脑干和前扣带回 / 眶额叶皮层的局部脑血流量。腹外侧丘脑是脊髓和脑干传递感觉信息的中继核，该区域脑血流增加最为显著。在停止刺激后，局部血流变化最大，并且与疼痛缓解最密切相关，这有助于解释间歇性刺激的临床效果延伸[26]。通过阿片受体拮抗剂活性的 PET 成像发现，MCS 还可增加前扣带回皮层和 PAG 区域的内源性阿片类物质产生，内源性阿片类物质水平的增高与疼痛缓解水平相关[25]。调节岛叶后部的功能活动可能会影响疼痛反应的次级感觉和情感成分[26]。有趣的是，在 MCS 期间，体感皮层区域的血流保持不变，体感诱发电位也没有变化。重要的是，MCS 对于那些在疼痛区域有明显运动功能丧失的患者效果较差的发现也支持运动皮层的皮层脊髓束神经元参与调节下行疼痛传递这一观点[27]。

报道指出 MCS 可以成功治疗许多神经病理性疼痛。该技术最初被认为对中枢疼痛综合征有效，例如卒中后疼痛、脊髓损伤疼痛和丘脑疼痛综合征。用 MCS 治疗的其他疼痛疾病包括三叉神经痛、三叉神经病理性疼痛和三叉神经痛性麻木。皮层刺激也已用于治疗外周神经疼痛综合征，例如 I 型复杂区域疼痛综合征、神经根撕脱性疼痛、残肢痛和幻肢痛以及疱疹后神经痛[15]。

某些患者人群不适合接受 MCS 治疗。例如，运动皮层大面积损害的患者可能没有足够的皮层以产生实质性反应。此外，皮层显著萎缩的患者会因为蛛网膜下腔空间的增加，刺激电流通过脑脊液扩散过多而对皮层的渗透较少，因而导致刺激效果不理想[27]。毫不奇怪，如果疼痛涉及的身体部分在运动皮层有较大投射区域（例如脸部和手臂 / 手），MCS 治疗效果最佳。足是难以进行刺激定位的区域，这主要是由于其运动皮层位于距硬脑膜一定距离的半球间裂隙中，这些患者可能更适合使用 DBS。

多项研究试图找出术前准确预测 MCS 反应的标准。巴比妥类或氯胺酮反应阳性是对皮层刺激反应

的良好预测指标，但这并不是在进行刺激试验之前的必要条件。经颅磁刺激阳性反应与硬膜外刺激的成功相关，但这种关系的预测价值尚未明确。据报道，最小的感觉丧失和至少保留一些皮层脊髓束功能是有利结局的预后因素。但是这些相关性在不同研究之间并不一致，因此需要更严格的评估[27]。

电极植入手术既可以采用全身麻醉也可以采用镇静联合局麻完成。切口位置接近中央沟，由传统的头皮参考线或近年来的影像引导下立体定向确定。颅骨钻孔或小切口开颅术（通常直径为 4 ～ 6 cm）用于暴露在中央前回和中央沟上方的硬脑膜。无框立体定向导航用于中央沟和中央前回的解剖定位。硬脑膜暴露后，通过记录外周刺激引起的体感诱发电位来进行行术中生理定位，但这种定位方式在严重的感觉去传入情况下会受到限制。从负向中央后 N20 波到正相中央前 P20 波（潜伏期为 20 ms 的诱发电位波）的相位反转点可用于定位中央沟。术前使用功能 MRI 和术中经硬脑膜刺激可用于确定运动皮层的体表定位（以及定位疼痛区域运动功能的皮层支配区域）。

将硬膜外电极放置在运动皮层上方的预计位置后，逐渐增加刺激强度，同时观察受影响的身体区域是否可见肢体收缩或更灵敏的肌电图反应。然后将植入的电极缝合到硬脑膜上。尽管采用了现代的立体定向技术，有些患者最终可能仍需要重新定位电极，此类患者数量较少，通常低于 20%[28]。电极阵列可以放置在垂直于或平行于中央前回和中央沟的位置，放置的导线通常是板状电极，与脊髓刺激的电极相同。目前可供使用的有多种电极配置，包括单个 4 触点电极板，两个平行的 2 触点电极板以及新型的以 2×8 和 5-6-5 方式排列的 16 触点电极板。目前暂无试验比较不同电极触点排列方式和获益的关系。

刺激参数和电极配置由每个患者在为期 1 周的外部刺激试验中的个体反应决定。在中央前阴极和中央后阳极放置的双极刺激可能会偏好于激动皮层传出神经元[29]。较宽的电极距离可能会增加运动皮层内的刺激区域。即使在刺激幅度小于运动诱发阈值的 50% 时，也可能会出现疼痛减轻的情况[30]。一天中通常会使用数小时的间歇刺激（或某些刺激器的循环刺激模式），许多患者报告疼痛缓解的时间可能大大超过实际刺激时间。

支持和驳斥 MCS 有效性的研究均有发表。在一项研究中，70% 的 MCS 患者需要再次接受该手术以获得类似的效果[31]。最近对 MCS 试验进行的 meta 分析发现其总体缓解率良好，有 64% 的各种类型的中枢性神经病理性疼痛患者报告疼痛明显减轻[13]。然而，首个采用开放式和交叉设计的 MCS 随机试验[32] 发现，开放式研究数据的分析提示了 MCS 的有效性，但交叉设计部分的主要疼痛结局评分则没有显著结果，这可能受限于研究的设计限制，包括疼痛缓解标准和小样本量所造成的后遗效应和天花板效应。即使是早期采用该方法的患者，现在也发现长期结果令人失望，并逐渐放弃了该治疗方案[33]。

最近的一项成本效益分析发现，在 5 年的模型中，MCS 在慢性疼痛的神经调节方面比经颅刺激更具成本效益[34]。随着时间推移，一些患者的刺激效果会逐渐降低，这可能是由于神经可塑性或因电极板周围形成瘢痕引起组织阻抗性增加所致。可能需要增加刺激电压，通常重编程能有效重新获得疼痛控制[35]。

在已发表的文献中，有关 MCS 用于治疗癌性疼痛的内容很少。有病例报道描述了一名 3 岁儿童在切除浸润三叉神经的恶性神经胶质瘤后，应用该技术成功治疗神经病理性面部疼痛的病例[36]。

# 结论

颅内刺激可能对某些患者的癌性疼痛有效。DBS 可以分别通过 PAG/PVG 和 Vc 丘脑靶点改善伤害性和神经病理性疼痛。大多数患者同时患有两种疼痛，因此可以在外部试验中对两个结构进行刺激试验。运动皮层刺激对某些类型的神经病理性疼痛有效，特别是由传入神经受损引起的疼痛。尽管表明其可有效治疗癌性疼痛的证据有限，但该疗法对于与麻木有关的疼痛（尤其是面部疼痛）可能有效。尽管仅有相对较少的癌性疼痛患者可以成为颅内刺激的候选人群，但在某些情况下它可能非常有效。因此，在治疗癌性疼痛患者时，务必要意识到此项技术的潜在获益。

# 参考文献

1. Olds J, Milner P. Positive reinforcement produced by electrical stimulation of septal area and other regions of rat brain. J Comp Physiol Psychol. 1954;47(6):419–27. PubMed PMID: 13233369.
2. Reynolds DV. Surgery in the rat during electrical analgesia induced by focal brain stimulation. Science. 1969;164(878):444–5. PubMed PMID: 4887743.
3. Heath RG, Mickle WA. Evaluation of seven years' experience with depth electrode studies in human patients. In: Ramey ER, O'Doherty DS, editors. Electrical studies on the unanesthetized brain, vol. 1. New York: Paul B Hoeber; 1960. p. 214–28.
4. Gol A. Relief of pain by electrical stimulation of the septal area. J Neurol Sci. 1967;5(1):115–20. PubMed PMID: 6061755.
5. Hosobuchi Y. Subcortical electrical stimulation for control of intractable pain in humans. Report of 122 cases (1970–1984). J Neurosurg. 1986;64(4):543–53. PubMed PMID: 3485191.
6. Richardson DE, Akil H. Long term results of periventricular gray self-stimulation. Neurosurgery. 1977;1(2):199–202. PubMed PMID: 308192.
7. Adams JE, Hosobuchi Y, Fields HL. Stimulation of internal capsule for relief of chronic pain. J Neurosurg. 1974;41(6):740–4. PubMed PMID: 4609304.
8. Thoden U, Doerr M, Dieckmann G, Krainick JU. Medial thalamic permanent electrodes for pain control in man: an electrophysiological and clinical study. Electroencephalogr Clin Neurophysiol. 1979;47(5):582–91. PubMed PMID: 91485.
9. Lende RA, Kirsch WM, Druckman R. Relief of facial pain after combined removal of precentral and postcentral cortex. J Neurosurg. 1971;34(4):537–43. PubMed PMID: 5554359.
10. Tsubokawa T, Katayama Y, Yamamoto T, Hirayama T, Koyama S. Treatment of thalamic pain by chronic motor cortex stimulation. Pacing Clin Electrophysiol. 1991;14(1):131–4. PubMed PMID: 1705329.
11. Wallace JM. Update on pharmacotherapy guidelines for treatment of neuropathic pain. Curr Pain Headache Rep. 2007;11(3):208–14. PubMed PMID: 17504648.
12. Fontaine D, Hamani C, Lozano A. Efficacy and safety of motor cortex stimulation for chronic neuropathic pain: critical review of the literature. J Neurosurg. 2009;110(2):251–6. PubMed PMID: 18991496.
13. Lima MC, Fregni F. Motor cortex stimulation for chronic pain: systematic review and meta-analysis of the literature. Neurology. 2008;70(24):2329–37. PubMed PMID: 18541887.
14. Young R, Rinaldi P. Brain stimulation. In: Levy RM, North RB, editors. Neurosurgical management of pain, vol. 1. New York: Springer-Verlag; 1996. p. 65–83.
15. Levy R, Deer TR, Henderson J. Intracranial neurostimulation for pain control: a review. Pain Physician. 2010;13(2):157–65. PubMed PMID: 20309332.
16. Coffey RJ. Deep brain stimulation for chronic pain: results of two multicenter trials and a structured review. Pain Med. 2001;2(3):183–92. PubMed PMID: 15102250.
17. Hamani C, Schwalb JM, Rezai AR, Dostrovsky JO, Davis KD, Lozano AM. Deep brain stimulation for chronic neuropathic pain: long-term outcome and the incidence of insertional effect. Pain. 2006;125(1–2):188–96. PubMed PMID: 16797842.
18. Levy RM, Lamb S, Adams JE. Treatment of chronic pain by deep brain stimulation: long term follow-up and review of the literature. Neurosurgery. 1987;21(6):885–93. PubMed PMID: 3325851.
19. Mundinger F, Salomao JF. Deep brain stimulation in mesencephalic lemniscus medialis for chronic pain. Acta Neurochir Suppl (Wien). 1980;30:245–58. PubMed PMID: 7008520.
20. Boccard SG, Pereira EA, Moir L, Aziz TZ, Green AL. Long-term outcomes of deep brain stimulation for neuropathic pain.

Neurosurgery. 2013;72(2):221–30. discussion 31. PubMed PMID: 23149975.

21. Previnaire JG, Nguyen JP, Perrouin-Verbe B, Fattal C. Chronic neuropathic pain in spinal cord injury: efficiency of deep brain and motor cortex stimulation therapies for neuropathic pain in spinal cord injury patients. Ann Phys Rehabil Med. 2009;52(2):188–93. PubMed PMID: 19909709.

22. Bittar RG, Otero S, Carter H, Aziz TZ. Deep brain stimulation for phantom limb pain. J Clin Neurosci. 2005;12(4):399–404. PubMed PMID: 15925769.

23. Owen SL, Green AL, Stein JF, Aziz TZ. Deep brain stimulation for the alleviation of post-stroke neuropathic pain. Pain. 2006;120(1–2):202–6. PubMed PMID: 16359796.

24. Boccard SG, Pereira EA, Moir L, Van Hartevelt TJ, Kringelbach ML, FitzGerald JJ, et al. Deep brain stimulation of the anterior cingulate cortex: targeting the affective component of chronic pain. Neuroreport. 2014;25(2):83–8. PubMed PMID: 24100411.

25. Garcia-Larrea L, Peyron R. Motor cortex stimulation for neuropathic pain: from phenomenology to mechanisms. NeuroImage. 2007;37(Suppl 1):S71–9. PubMed PMID: 17644413.

26. Peyron R, Faillenot I, Mertens P, Laurent B, Garcia-Larrea L. Motor cortex stimulation in neuropathic pain. Correlations between analgesic effect and hemodynamic changes in the brain. A PET study. NeuroImage. 2007;34(1):310–21. PubMed PMID: 17055297.

27. Pirotte B, Voordecker P, Brotchi J, Levivier M. Anatomical and physiological basis, clinical and surgical considerations, mechanisms underlying efficacy and future prospects of cortical stimulation for pain. Acta Neurochir Suppl. 2007;97(Pt 2):81–9. PubMed PMID: 17691293.

28. Canavero S, Bonicalzi V. Extradural cortical stimulation for central pain. Acta Neurochir Suppl. 2007;97(Pt 2):27–36. PubMed PMID: 17691286.

29. Lazorthes Y, Sol JC, Fowo S, Roux FE, Verdie JC. Motor cortex stimulation for neuropathic pain. Acta Neurochir Suppl. 2007;97(Pt 2):37–44. PubMed PMID: 17691287.

30. Holsheimer J, Lefaucheur JP, Buitenweg JR, Goujon C, Nineb A, Nguyen JP. The role of intra-operative motor evoked potentials in the optimization of chronic cortical stimulation for the treatment of neuropathic pain. Clin Neurophysiol. 2007;118(10):2287–96. PubMed PMID: 17765605.

31. Nuti C, Peyron R, Garcia-Larrea L, Brunon J, Laurent B, Sindou M, et al. Motor cortex stimulation for refractory neuropathic pain: four year outcome and predictors of efficacy. Pain. 2005;118(1–2):43–52. PubMed PMID: 16214292.

32. Lefaucheur JP, Drouot X, Cunin P, Bruckert R, Lepetit H, Creange A, et al. Motor cortex stimulation for the treatment of refractory peripheral neuropathic pain. Brain. 2009;132(Pt 6):1463–71. PubMed PMID: 19336459.

33. Sachs AJ, Babu H, Su YF, Miller KJ, Henderson JM. Lack of efficacy of motor cortex stimulation for the treatment of neuropathic pain in 14 patients. Neuromodulation. 2014;17(4):303–11. PubMed PMID: 24773411.

34. Zaghi S, Heine N, Fregni F. Brain stimulation for the treatment of pain: a review of costs, clinical effects, and mechanisms of treatment for three different central neuromodulatory approaches. J Pain Manag. 2009;2(3):339–52. PubMed PMID: 20585474. Pubmed Central PMCID: 2888303.

35. Henderson JM, Boongird A, Rosenow JM, LaPresto E, Rezai AR. Recovery of pain control by intensive reprogramming after loss of benefit from motor cortex stimulation for neuropathic pain. Stereotact Funct Neurosurg. 2004;82(5–6):207–13. PubMed PMID: 15583465. Epub 2004/12/08. eng.

36. Delavallee M, Rooijakkers H, Koerts G, Raftopoulos C. Motor cortex stimulation in a three-year-old child with trigeminal neuropathic pain caused by a malignant glioma in the cerebellopontine angle: case report. Neurosurgery. 2011;69(2):E494–6. PubMed PMID: 21792145.

# 26 脊髓电刺激和肿瘤疼痛管理

Neel D. Mehta，Mohammad M. Piracha

田珂 译 姜妤 校

## 疼痛门控学说的历史

1965 年，Melzack 和 Wall 建立了疼痛门控学说（gate control theory，GCT）[1]。GCT 彻底改变了疼痛管理的概念，并推动了疼痛治疗新技术的不断发展和实施。脊髓电刺激（spinal cord stimulation，SCS）就是这一理论的应用。Shealy 等在脊髓后柱上植入了第一个脊髓电刺激器以治疗慢性疼痛[2]。仅两年后的 1971 年，Shimogi 等证明了直接硬膜外脊髓电刺激的镇痛潜能[3]。

门控学说的概念成立的前提是，从外部环境到中枢神经系统的信号传输是可以调节的[4-6]。

当外周伤害性感受器感应到疼痛刺激时，细小的 A-δ 和 C 纤维会压制抑制性神经元，从而使疼痛信号得以传递，打开通往中枢神经系统的"大门"[6]。刺激粗大的非伤害性信息传输神经纤维会重新激活抑制性神经元，从而使"大门关闭"。激活的粗大神经纤维使得携带伤害性刺激的神经纤维传输的信号减少或消失。门控学说在现代疼痛控制中的应用主要通过调控粗大神经纤维来关闭"大门"，经皮神经电刺激（transcutaneous electrical nerve stimulation，TENS）的出现就是门控学说应用的范例[7]。

## SCS 的应用、安装、患者选择和禁忌证

SCS 适用于多种疾病过程，包括复杂区域疼痛综合征（complex regional pain syndrome，CRPS）、疱疹后神经痛、神经病理性疼痛、内脏痛、椎板切除术后综合征、幻肢痛、缺血性疼痛和神经根损伤。

然而，新的 SCS 应用仍是一个持续的研究领域，这些领域包括对末端器官灌注、意识和癌症或肿瘤的调节[8-9]。

最简单的 SCS 形式由可植入的脉冲发生器和电极组成。在 X 线透视的帮助下，电极通常被放置在硬膜外隙内，用来刺激脊髓后柱。较新的系统可以将电极放置在更靠近各个脊神经背根的位置，尤其是背根神经节，以获得更精准的刺激。一旦患者确认了适当的刺激，就可以施加一定水平的强度，通常定义为给电极施加的电流，调节电流的幅度、脉冲宽度、频率和波形特征来调制信号，以缓解疼痛。

适用于 SCS 试验和植入的患者的标准包括对疼痛症状保守治疗失败、背痛综合征和复杂区域疼痛综合征。在肿瘤人群中，尽管没有具体标准，但我们建议考虑使用刺激技术来治疗稳定性神经疼痛综合征引起的疼痛。例如，存在疾病进展的活动性癌症患者可能不合适，因为疼痛综合征可能会演变，可能导致刺激不足以适应不断变化的疼痛特征。心理状态不稳定、吸毒史、脓毒症或穿刺部位存在感染、凝血功能紊乱以及椎管或脊柱的解剖异常是常见的禁忌证。对于肿瘤患者，在试验和植入 SCS 设备前，应与肿瘤科医师讨论治疗注意事项与方案[10]。此外，我们建议对整个脊柱进行 MRI 检查，以评估硬膜外隙，用于明确脊柱相关疾病和指导电极放置。如果建议并实施 SCS 试验，我们期望患者疼痛大幅缓解（通常症状改善＞50%）、功能状态改善以及提高患者总体满意度，并且期望减少全身镇痛药的使用[10]。最后，在考虑进行 SCS 试验和（或）植入之前，应该同肿瘤科医生讨论凝血功能障碍、当前抗凝方案和感染的风险。

美国介入疼痛医师协会（American Society of Interventional Pain Physicians，ASIPP）也发布了关

于 SCS 放置的进一步指南[11]。

# 慢性疼痛人群 SCS 植入的常见指征

1. 神经病理性疼痛，优先于伤害性疼痛[12]。

2. 1 型和 2 型复杂区域疼痛综合征[10, 13]。

3. 疼痛性单个外周神经病变[10, 13]。

4. 解剖学上局限性疼痛，而不是弥漫性疼痛综合征[10, 13]（即蛛网膜炎、椎板切除术后疼痛、硬膜外纤维化、椎间盘退行性病变）。

5. 单侧疼痛通常比双侧疼痛综合征更容易治疗[12]。

6. 神经根性疼痛通常比中枢性疼痛更容易治疗[12, 10, 13]。

7. 文献提及的非恶性疼痛[14]。

8. 对传统药物治疗无效的心绞痛，不能耐受冠状动脉搭桥术[10, 13]。

9. 传统药物治疗无效或无法进行旁路移植手术的疼痛性缺血性周围血管疾病[10, 13]。

10. 外周灼痛、疱疹后神经痛、创伤性神经损伤、截肢后综合征、臂丛神经病变和下颌神经支配区域的面部疼痛[14-15]。

11. 保守治疗治疗至少 6 个月无效[16]。

12. 补救手术禁忌或腰椎手术失败[16]。

13. 患者没有严重的精神疾病，包括躯体化障碍[16]。

14. 患者没有使用违禁药物史[16]。

15. 患者没有与病情有关的继发性获益或未决诉讼[16]。

# SCS 放置

放置 SCS 电极时，通常会进行试验以确定用于疼痛控制的最佳刺激设置。目前主要目标是在躯体疼痛分布的对应脊髓水平上给予相应的刺激（值得注意的是，较新的波形可能会重新定义我们对这种关系的理解）。因此，为了使疼痛得到最佳缓解，需要对神经皮节支配区域有透彻的了解。表 26.1 列出了 SCS 所需的最常见覆盖范围。要点包括：将导线放置在更靠近脊髓中线的位置，以刺激脊髓后柱；导线放置偏向一侧，可以引起背根和运动神经刺激，从而改变成功控制疼痛的神经调节设置。虽然某些

**表 26.1**　SCS 的皮肤解剖分布

| 导线放置目标位置 | |
| --- | --- |
| **颈椎** | **支配区域** |
| C2 | 上颌骨区域以下的面部 |
| C2 ~ C4 | 颈及肩到手的区域 |
| C4 ~ C7 | 前臂 |
| C7 ~ T1 | 前肩部 |
| **胸椎** | |
| T1 ~ T2 | 胸壁 |
| T5 ~ T6 | 腹部 |
| T7 ~ T9 | 背部和腿部 |
| T10 ~ T12 | 腿部 |
| L1 | 骨盆 |
| T12、L1 | 足部 |
| L5 ~ S1 | 足部、下肢 |
| S2 ~ S4 | 骨盆、直肠 |
| 骶裂孔 | 尾骨 |

波形和设置可能改善腰椎手术失败综合征和中轴性腰背痛的疼痛症状，但在肿瘤患者中，疼痛对神经调节设置变化的反应尚未充分研究。

# 试验和植入程序

经皮放置 SCS 电极的套件（图 26.1）主要包括以下设备：注射器及用于皮肤局部麻醉的局麻药物，用于标记的记号笔，14 G Tuohy 硬膜外穿刺针，用以确定进入硬膜外隙的低阻力注射器，偶尔会用来确认硬膜外隙的造影剂，经皮置入的电极（或用于手术放置的导电板），探条，导丝，建立皮下通道的工具，电极锚定固件和用于感觉测试的屏蔽电缆。通常，植入式脉冲发生器（IPG 或"电池"）与导线套件分开，便于可以在 IPG 植入之前测试导线。

在 X 线透视下确定进入硬膜外隙的解剖路径。骨性标识（例如椎弓根和小关节）用于设计使用粗口径穿刺针进行导线放置的入路。根据操作人员和所用设备不同，导线放置技术可能有所不同。尽管如此，仍需要通过前后位、侧位和斜位视图来正确地调整穿刺针（通常为 14 G Tuohy 针头），使其与硬膜外隙成角较小（图 26.2）。一旦将经皮导线通过穿

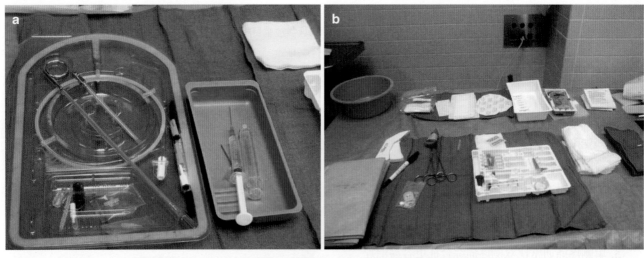

**图 26.1** （a，b）台面上展示了硬膜外穿刺套件和单导线 SCS 套件的配置

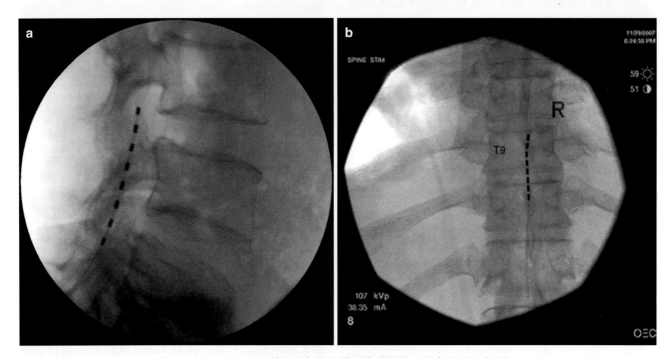

**图 26.2** （a，b）SCS 放置的侧位和前后位透视图，图中可见经皮电极

刺针置于硬膜外隙后，需常规唤醒处于轻度镇静状态的患者，并询问刺激位置是否准确。在试验期间，需将外部导线连接到脉冲发生器，而如需永久放置，则需将导线连接至带有电池的可植入发生器，并植入体内。

如果患者无法唤醒或采用全身麻醉，则可考虑术中进行神经监测以确定电极放置是否合适。在某些情况下，如使用桨状引线，则需在椎板切除术中将电极放置在硬膜外隙中，而非经皮穿刺置入。这种方法对于一些由于脊柱病变导致硬膜外隙受累而无法经皮置入导线的肿瘤患者可能有所帮助（图 26.3）。

# 肿瘤疼痛

粗略估计约 1/3 的癌症患者在确诊时即伴有某种形式的疼痛[7]。研究表明，在因肿瘤而继发疼痛的患者中，多达 40% 可能患有神经病理性疼痛[7]。此外，据估计多达 50% 的被诊断为癌症的患者以疼痛为其主要症状[17]。有多种方法可用于治疗肿瘤引起的疼痛，包括阿片类药物、抗抑郁药、非甾体抗炎药和其他类型的辅助用药。世界卫生组织（WHO）已经制定了癌症相关疼痛管理的指南[18]。

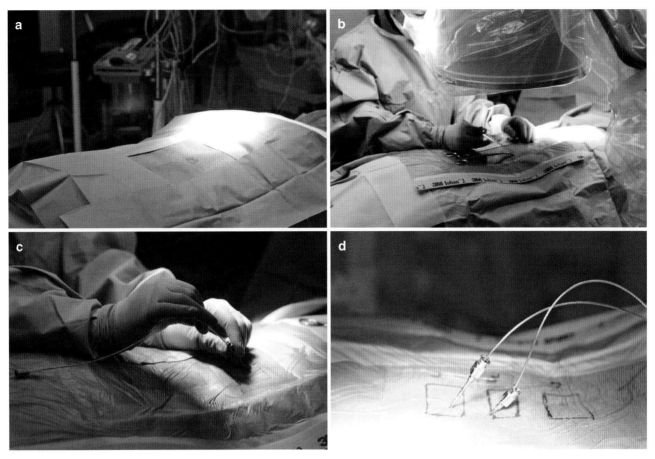

**图 26.3** （a ~ d）SCS 的置入步骤。（a）患者俯卧位，尽量减少腰椎前凸。（b）图示医生借助止血钳来标记用于放置 SCS 的进针点所在棘突间隙。（c）操作医生演示局部麻醉药注射和进针的路径。注射空气或盐水的阻力消失以判断其进入硬膜外隙，随后在透视下确认，随后将电极经穿刺针置入所需位置。（d）将 SCS 导线插入 Tuohy 针中，并在透视引导下使用转向装置置入导线。注意两根导线应从身体的同侧入口置入

　　既往很少考虑将脊髓电刺激作为活动性癌症患者的治疗选择。在这些患者中，随着疾病的发展，疼痛综合征也随之发展，使得刺激不适用于不断变化的疼痛模式。然而，由于癌症正逐渐转变成一种慢性病，疼痛综合征，尤其是神经病理性癌症相关疼痛，可能变得适合电刺激治疗。在治疗相关疼痛综合征中考虑 SCS 可能更合适，其可能包括术后（开胸和乳房切除术）以及与放射治疗有关的神经病理性疼痛。

　　全面评估肿瘤患者对于实现令人满意的疼痛缓解效果至关重要。此外，在这些患者中考虑放置 SCS 时的禁忌证和适应证至关重要。进入硬膜外隙以及在硬膜外隙中放置经皮电极均可通过 CT 脊髓造影或 MRI 进行评估。应考虑与患者的肿瘤科医师进行讨论，以平衡手术风险和肿瘤治疗带来的副作用。在许多情况下，肿瘤治疗可能会对伤口愈合、出血和感染风险产生影响。

　　任何考虑植入 SCS 的患者都可能发生设备硬件并发症。最常见的设备硬件并发症包括电极移位（13.2%），随后分别是电极断裂（9.1%）、感染（3.4%）、硬件功能故障（2.9%）、非预想刺激（2.4%）[19]。手术固有的风险同样存在，包括手术部位发生感染和（或）刺激器所在位置的疼痛。硬膜外血肿、硬膜外出血、脑脊液渗漏和瘫痪（尽管很罕见）也可能发生。因为在肿瘤不同治疗过程中感染和凝血功能障碍的倾向，肿瘤人群感染和出血并发症都可能大大增加，与主要肿瘤治疗团队讨论平衡神经调节的风险和收益很重要。

　　如前所论，肿瘤患者特有的顾虑之一是癌症复发或转移扩散的可能性。这意味着疼痛目标有改变的风险，从而可能无法通过当前的 SCS 电极位置进行治疗。例如，患有转移性乳腺癌的患者可能会存

在严重的胸壁疼痛，可通过放置在胸椎的 SCS 解决。但是，如果患者在腰椎出现转移灶，并伴有严重的下肢疼痛，刺激器可能无法到达相关脊髓部位以治疗疼痛。需要充分考虑到癌性疼痛很少仅通过一种方式治疗，常用的药物可能有助于治疗其他部位的疼痛。

## 放射对植入式脉冲发生器的影响

与其他亚群患者不同，肿瘤患者在未来的时间内很可能接受放射治疗。SCS 植入式脉冲发生器可能容易受到电离辐射（如放射治疗）以及产生辐射的电导抗的损害。Walsh 等发表的病例报告报道了一名患有慢性腰腿疼痛的 46 岁女性，在植入 SCS 后被发现患有原位导管癌，进行了左侧乳房切除术和腋窝淋巴结清扫术后，计划进行放射治疗。患者使用了 Medtronic® SCS 设备，在与该公司直接沟通后，被告知建议避免电离辐射。随后，在通过勾画靶区以减少对脉冲发生器的放射暴露后，成功地对患者进行了放射治疗[20]。以心脏起搏器为参考设备，设备损害取决于所接受的总放射剂量[21]。基于脉冲发生器总电离辐射剂量的指南与该领域的心脏起搏器指南相关。他们的病例研究确定了 5 Gy 是给定脉冲发生器的极限。Walsh 的研究表明，对于那些植入 SCS 的患者，尤其是按照他们所提出的指南实施，放射治疗是可以安全进行的。

## MRI 兼容性

将 SCS 放置在肿瘤患者中的另一个问题是后续监测肿瘤进展的影像学检查，尤其是 MRI。直到最近，还没有可以安全进行 MRI 的 SCS，这使许多肿瘤患者无法进行 SCS。MRI 除了造成 SCS 故障或损坏外，还可能由于热损伤而对患者的健康构成直接威胁。当磁场指向 SCS 中的导线时，可能使导线严重过热，从而可能导致烧伤，甚至神经损伤。此外，现代 MRI 扫描仪产生的磁力可以移动任何铁磁性物体。因此，SCS 可能会在患者体内移动或从其导线中脱出[22]。MRI 扫描仪产生的电流也可能会改变设备功能或运作。

最近，已经开发出 MRI 条件性系统，该系统通过允许 MRI 射频能量沿整个电极分布来降低组织热损伤的风险。热量在大面积上的分散显著减少了局部组织热损伤。同时已对设备进行了修正，防止 MRI 能量进入设备，从而允许将能量重新分布到 SCS 外部，从而减少其对设备内部的损坏。此外，较新的设备具有可控制的 MRI 模式，该模式可关闭设备，以防止设备因 MRI 干扰而意外激活或更改设置。设备也进行了重新设计，减少了铁磁材料的总量，从而降低设备脱落或移动的风险。

## 病例研究

不幸的是，当前的文献和研究缺乏真正测试 SCS 在肿瘤患者中疗效的随机对照试验。然而，一系列的病例研究、病例系列研究和综述已经展示了在肿瘤患者中 SCS 的成功实施。尽管缺少随机对照试验，但这些报告的确提供了大量有关在此类患者中尽早考虑使用 SCS 的潜在益处的信息。

Yakolev 等已证明 SCS 在两名癌症患者——一名肛门癌患者和一名脊柱恶性肿瘤患者中的应用（表 26.2）。第一例患者是一名 51 岁男性，既往有过肛门鳞癌前后切除和术中放射治疗史[23]。患者的疼痛过程被描述为左腹股沟灼热、烧灼感和锐痛。使用视觉模拟量表（VAS）评估疼痛[24]，患者的 VAS 评分为 2 ~ 4 分，活动可使疼痛加重（VAS 为 8 分）。在药物保守治疗失败后，SCS 被选为缓解疼痛的方案。在 T8 ~ T9 水平放置了两个 4 电极硬膜外导线后，患者接受了成功的 SCS 试验，重新评估了

**表 26.2** 病例报告的数据总结

| 作者 | 癌症类型 | 疼痛部位 | SCS 部位 | 刺激前 VAS | 刺激后 VAS |
|---|---|---|---|---|---|
| Yakolev[23] | 肛门癌 | 左侧腹股沟 | T8 ~ T9 | 2 ~ 4/10 | 1 ~ 2/10 |
| Yakolev[25] | 硬膜外肿瘤 | 右下肢和下背部 | T9 ~ T10 | 5 ~ 9/10 | 1/10 |
| Dutta | 肾细胞癌 | 双下肢 | T10 ~ T11 | 8 ~ 9/10 | 1/10 |

他的 VAS 评分，评分降低至 1～2 分（满分 10 分）。永久性植入物的刺激参数设置为 3～6 V，脉冲宽度为 210 ms，频率为 100 Hz。术后 1 年对患者进行了重新评估，患者在 100% 的时间内使用刺激器可以持续缓解疼痛。该患者的功能状态也得到了很大改善，并且能够成功地进行日常活动，平均疼痛程度明显降低。

Yakolev 治疗的第二位患者是一名 43 岁女性，在硬膜外转移性肿瘤切除和减容术后，右下肢出现烧灼感和刺痛。该患者使用阿片类药物和辅助药物进行的保守药物治疗失败，VAS 评分为 5～9 分。此外，还尝试了多次硬膜外类固醇注射未获得疼痛缓解。在确定没有转移后，决定尝试植入 SCS。然后在 T9～T10 实施了 SCS 试验，患者报告置入后的 VAS 为 1 分，因此计划并放置了一个永久性 SCS 和发生器。在为期 1 年的随访中，患者疼痛持续缓解且日常功能活动逐渐增强。需要进一步说明的是，患者也已停止使用所有用于辅助镇痛的阿片类药物[25]。

Dutta 等发表了一例因肾细胞癌骶骨转移而继发双下肢神经病理性疼痛的 70 岁女性的病例报道，如表 26.2 所示。阿片类药物未能缓解她的疼痛，考虑进行 SCS 放置试验。患者的 VAS 疼痛评分为 8～9 分，计划进行 SCS 试验，在 T10～T11 的水平放置 8 电极后，患者的 VAS 评分降低至 1～2 分。她的功能也得到了显著改善，现在能够进行相对无痛的日常活动。放置永久性 SCS 后 1 年随访，患者报告疼痛缓解了 90%[26]。

Lihua 等对癌症患者的 SCS 进行了一项更大规模的综述。作者使用 Cochrane Central Register of Controlled Trials、MEDLINE、EMBASE 和中国生物医学数据库（CBM）收集了自 2012 年 7 月以来的数据，共检索到 412 篇文章，但是没有发现符合纳入标准的随机对照试验。最终纳入并综述了 18 项非随机试验，其中 13 项被排除。

Lihua 等的综述（以及 Peng 在 2015 年进行的综述）得到了 4 项符合纳入标准的研究。第一个研究

是 Meglio 进行的回顾性研究，该研究分析了 109 例慢性疼痛患者，其中 11 例患有癌症相关疼痛，总结于表 26.3。Meglio 放置了经皮电极，随后通过椎板切除术进行刺激以评估疼痛缓解程度。11 例患者中有 3 例通过试验性刺激疼痛缓解，这 3 例平均疼痛减轻程度为 75%。

与 Meglio 类似，Shimoji 对 454 例慢性疼痛和 SCS 植入患者进行了回顾性分析。纳入研究的 454 例患者中，52 例患有癌性疼痛，其中 45 例的疼痛 VAS 评分降低了 50%，汇总于表 26.3。Shimoji 采用卡方分析进一步分析了患者的 VAS 数据，并得出结论，在疼痛减轻 50% 的患者中，癌症患者占很大比例。此外，研究人群中的镇痛药物已显著降级或已停止使用，提示 SCS 植入后可充分缓解疼痛。

Lihua 纳入的第三项研究是 Yakovlev 进行的，Yakovlev 的研究是两个独立的病例队列研究，如表 26.4 所示。第一项研究纳入 14 例癌症相关疼痛患者。随后，这些患者接受了 SCS 植入以控制疼痛。植入 SCS 后，阿片类药物使用和 VAS 评分显著下降。此外，VAS 评分在植入后 12 个月继续下降。第二个病例队列研究纳入 15 例患者，结果与第一个病例队列研究一致，VAS 评分和阿片类药物剂量需求显著下降。

Lihua 对这些病例的整体分析表明，80% 植入 SCS 的患者疼痛减轻了 50% 或更多。主要并发症与先前介绍的类似，例如电极或脉冲发生器部位的感染和疼痛。该综述的结论提示，基于非随机对照试验的证据是积极的，肿瘤患者将从 SCS 植入中大大受益。

正如所介绍的病例证据所示，SCS 为肿瘤患者

**表 26.3**　以 VAS 为终点的病例系列研究概况

| 作者 | 纳入病例数 | 受益患者数量（VAS 至少降低 50%） | 受益患者比例 |
|---|---|---|---|
| Meglio | 11 | 3 | 3/11 |
| Shimoji | 52 | 45 | 45/52 |

**表 26.4**　Yakolev 研究中 SCS 植入前后 VAS 评分和对应阿片类药物使用情况

| 作者 | 纳入病例数 | SCS 植入前平均 VAS | SCS 植入后平均 VAS | SCS 植入前阿片类药物使用情况 | SCS 植入后阿片类药物使用情况 |
|---|---|---|---|---|---|
| Yakolev[23] | 14 | 7.43 | 2.07 | 14/14（100%） | 4/14（29%） |
| Yakolev[25] | 15 | 7.07 | 1.87 | 15/15（100%） | 7/15（47%） |

提供了良好的疼痛控制，日常功能活动增加，生活质量改善，药物需求减少。尽管缺乏随机对照试验，但文献中显示的病例呈现出总体获益和较低的副作用。未来的随机对照试验将为 SCS 植入提供更多证据，并使其获得医生的进一步应用。

## 脊髓电刺激的成本-效益

各种经济数据和研究表明，通过使用 SCS 进行疼痛治疗，可以降低植入后疼痛管理的总体治疗成本。例如，仅对于慢性区域疼痛综合征，SCS 被认为是一种有效的治疗方法，患者终生可节省 60 800 美元[27]。同时，有 20%～40% 的患者在植入后的 24 个月内确实反馈了镇痛效果的丧失[28]，因此，谨慎选择患者和技术对于取得首次成功至关重要，而终生监护对于按需调整疼痛治疗也很重要。目前，脊髓电刺激已被批准用于 1 型和 2 型复杂区域疼痛综合征、蛛网膜炎、腰椎手术失败综合征、开胸术后疼痛、外周神经病变、疱疹后神经痛、幻肢痛和腹股沟神经痛[29]。

Kumar 等也进行了成本-效益评估[30]，他们分析了 104 例腰椎手术失败综合征患者。60 例患者植入了 SCS，然后进行了 5 年的监测。评估的年度费用在 SCS 组为 29 000 美元，而非 SCS 组为 38 000 美元，并认为非 SCS 组较高的费用是由药物、急诊中心就诊、影像检查和医生随访而导致[31]。同样，这些成本-效益分析研究不涉及癌性疼痛患者，而仅是对该人群的推测。

## 结论

在许多研究中，SCS 已被证明对多种慢性疼痛状态有效。但是，如多例病例报道所示，SCS 在肿瘤性疼痛中的应用可能是改善患者疾病的上佳方法。随着不断的进步，当前的设备已经克服了早期设备中常见的技术问题和高故障率。对肿瘤性疼痛患者，应该考虑使用 SCS 治疗的可能性。在本章包含的病例研究以及文献中发现的其他病例中，SCS 植入似乎减少了阿片类药物使用，增加了日常功能活动并改善了生活质量。此外，成本分析反复表明，合理

使用 SCS 可以在经济上带来更大的获益。通过常规进行试验性刺激、理解患者对 SCS 的需求，以及了解 SCS 对生活质量的改善，在不存在禁忌证的情况下使用 SCS，可以作为肿瘤疼痛管理的辅助手段。

## 参考文献

1. Melzack R, Wall PD. Pain mechanisms: a new theory. Science. 1965;150(3699):971–9.
2. Shealy CN, Mortimer JT, Resnick J. Electrical inhibition of pain by stimulation of the dorsal columns: preliminary reports. J Int Anesth Res Soc. 1967;46:489–91.
3. Shimoji K, Higashi H, Kano T, Asai S, Morioka T. Electrical management of intractable pain. Masui. 1971;20(5):444–7.
4. Melzack R, Katz J. The gate control theory: reaching for the brain. In: Craig KD, Hadjistavropoulos T, editors. Pain: psychological perspectives. Mahwah: Lawrence Erlbaum Associates, Publishers; 2004.
5. Basbaum, et al. Cellular and molecular mechanisms of pain. Cell. 2009;139:267. https://doi.org/10.1016/j.cell.2009.09.028.
6. Marchand S. Applied pain neurophysiology. In: Beaulieu P, Lussier D, Porreca F, Dickenson A, editors. Pharmacology of pain. Seattle: International Association for the Study of Pain Press; 2010.
7. Nachum Dafny, Ph.D. Pain modulation and mechanisms (Section 2, Chapter 8) Neuroscience online: an electronic textbook for the neurosciences |Department of Neurobiology and Anatomy – The University of Texas Medical School at Houston. N.p., n.d. Web. 5 Apr 2014. http://neuroscience.uth.tmc.edu/s2/chapter
8. Dilorenzo DJ, Bronzino JD. Neuroengineering. Boca Raton: CRC Press; 2008. Chapter 7.
9. Kunnumpurath S, Srinivasagopalan R, Vadivelu N. Spinal cord stimulation: principles of past, present and future practice: a review. J Clin Monit Comput. 2009;23:333–9.
10. Deer T. Spinal cord stimulation for the treatment of chronic pain. Pain Med News. 2010;2010:P1–8.
11. ASIPP–IPM Guidelines. Comprehensive evidence-based guidelines for interventional techniques in the management of chronic pain. Pain Physician. 2009;12(750):751.
12. North RB, Wetzel FT. Spinal cord stimulation for chronic pain of spinal origin: a valuable long-term solution. Spine. 2002;27(22):2584–91.
13. Deer T, Masone R. Selection of spinal cord stimulation candidates for the treatment of chronic pain. Pain Medicine. 2008;2009(s1):S82–92.
14. Kumar K, Nath R, Wyant GM. Treatment of chronic pain by epidural spinal cord stimulation: a 10-year experience. J Neurosurg. 1991;75(3):402–7.
15. Kumar K, Toth C, Nath RK, Laing P. Epidural spinal cord stimulation for treatment of chronic pain – some predictors of success. A 15-year experience. Surg Neurol. 1998;50(2):110–20.
16. Lee AW, Pilitsis JG. Spinal cord stimulation: indications and outcomes. Neurosurg Focus. 2006;21(6):E3.
17. Flagg A, Mcgreevy K, Williams K. Spinal cord stimulation in the treatment of cancer-related pain: "back to the origins". Curr Pain Headache Rep. 2012;16(4):343–9.
18. Schug SA, Zech D, Dörr U. Cancer pain management according to WHO analgesic guidelines. J Pain Symptom Manag. 1990;5(1):27–32.
19. Cameron T. Safety and efficacy of spinal cord stimulation for the treatment of chronic pain: a 20-year literature review. J Neurosurg. 2004;100(3 Suppl Spine):254–67.
20. Walsh L, Guha D, Purdie TG, et al. Spinal cord stimulators and

radiotherapy: first case report and practice guidelines. Radiat Oncol. 2011;6:143.

21. Calfee RV. Therapeutic radiation and pacemakers. Pacing Clin Electrophysiol. 1982;5(2):160–1.

22. De Andres J, Valía JC, Cerda-Olmedo G, Quiroz C, Villanueva V, Martinez-Sanjuan V, de Leon-Casasola O. Magnetic resonance imaging in patients with spinal neurostimulation systems. Anesthesiology. 2007;106(4):779–86.

23. Yakovlev AE, Ellias Y. Spinal cord stimulation as a treatment option for intractable neuropathic cancer pain. Clin Med Res. 2008;6(3–4):103–6.

24. Bijur PE, Silver W, Gallagher EJ. Reliability of the visual analog scale for measurement of acute pain. Acad Emerg Med. 2001;8(12):1153–7.

25. Yakovlev AE, Resch BE, Karasev SA. Treatment of cancer-related chest wall pain using spinal cord stimulation. Am J Hosp Palliat Care. 2010;27(8):552–6.

26. Implantation of spinal cord stimulator in a patient with cancer pain. Dr Rajib Dutta Dr S P Ward Specialist Registrar in Anaesthesia and Chronic Pain, King's College Hospital NHS Foundation Trust, Denmark Hill, London, SE5 9RS Consultant in Pain Medicine, Princess Royal Hospital, Haywards Heath, West Sussex RH16 4EX.

27. Taylor RS, Van Buyten JP, Buchser E. Spinal cord stimulation for complex regional pain syndrome: a systematic review of the clinical and cost-effectiveness literature and assessment of prognostic factors. Eur J Pain. 2006;10(2):91–101.

28. Doleys DM. Psychological factors in spinal cord stimulation therapy: brief review and discussion. Neurosurg Focus. 2006;21(6):E1.

29. Lihua P, Su M, Zejun Z, Ke W, Bennett MI. Spinal cord stimulation for cancer-related pain in adults. Cochrane Database Syst Rev. 2013;2:CD009389.

30. Kumar K, Malik S, Demeria D. Treatment of chronic pain with spinal cord stimulation versus alternative therapies: cost-effectiveness analysis. Neurosurgery. 2002;51(1):106–15.

31. Bell GK, Kidd D, North RB. Cost-effectiveness analysis of spinal cord stimulation in treatment of failed back surgery syndrome. J Pain Symptom Manag. 1997;13(5):286–95.

# 27　癌性疼痛的外周神经电刺激治疗

Jennifer A. Sweet，Nicholas M. Boulis

田珂　译　姜妤　校

## 电刺激治疗慢性疼痛的背景

电刺激用于慢性疼痛治疗已经有 60 多年的历史[1]。电刺激的类型及其靶点在很大程度上取决于疼痛的病因。据报道，深部大脑电刺激（deep brain stimulation，DBS）在前扣带回皮层、导水管周围灰质和腹侧后丘脑可以减轻伤害性和神经病理性疼痛综合征，包括卒中后疼痛和因脑、脊髓或臂丛神经损伤引起的疼痛[1]。运动皮层刺激（motor cortex stimulation，MCS）是另一种电刺激方式，通常用于难治性面部疼痛综合征，特别是去传入性疼痛的治疗[2-3]。最普遍的电刺激形式或许是脊髓电刺激（spinal cord stimulation，SCS），用于治疗由复杂区域疼痛综合征、椎板切除术后综合征、外周血管疾病和其他脊髓或神经源性疼痛引起的慢性背痛和神经病理性肢体疼痛[4]。

当疼痛呈局灶性分布时，外周神经电刺激（peripheral nerve stimulation，PNS）和皮下外周神经电刺激（subcutaneous peripheral nerve stimulation，SPNS）治疗可能是有效的神经调节技术。按皮节分布的神经病理性疼痛（如枕神经痛）可通过 PNS 得到明显改善。传统上，枕神经电刺激（occipital nerve stimulation，ONS）用于治疗药物难治性枕神经痛。然而，近年来已出现了更广泛的适应证，包括偏头痛、丛集性头痛和其他颅面部疼痛综合征[4]。其他常见的目标神经包括眶上神经、眶下神经、股神经和坐骨神经，SPNS 也逐渐用于治疗顽固性疼痛。局灶性分布在身体某一区域（如腹部或四肢）的神经病理性或伤害性疼痛可以通过 SPNS 治疗，因为它可以通过刺激局部皮肤和内脏神经末梢来缓解疼痛[4]。SPNS 通常用作 PNS 或 SCS 的辅助治疗。

PNS 和 SPNS 的主要优势在于治疗的特异性、刺激的可调节性，以及治疗的可逆性。这与毁损疗法相反，毁损疗法可能导致永久性麻木、感觉迟钝、肌力减弱或其他后遗症。总而言之，PNS 和 SPNS 可以对特定的神经分布或其他局灶性区域进行针对性治疗，从而改善其他治疗方法难以缓解的疼痛。

## 电刺激治疗癌性疼痛

电刺激用于癌性疼痛的治疗并不常见。在历史上，曾对癌症患者使用前扣带回皮层毁损术而非 DBS 治疗顽固性疼痛，治疗效果不一[1, 5-7]。然而，在癌性疼痛的治疗中使用刺激疗法代替毁损术仍很少见，这可能是由于一旦植入该装置，通过 MRI 来监测肿瘤进展或复发就会受到限制，导致植入刺激电极的选择通常被完全排除。即使出现了与 MRI 兼容的 DBS 和 SCS，由于金属伪影导致的图像质量下降，以及众多安全限制，也大大降低了其实用性。外周神经电刺激的使用优于脊髓电刺激，因为它更便于肿瘤患者在此后有需要时进行 MRI 扫描。MRI 安全电极的引入将增强在这种情况下使用这些设备的能力。

另一个限制使用电刺激疗法治疗癌性疼痛的原因是，在植入刺激电极术后，为了实现最佳的疼痛控制，通常还需要频繁地进行程序调整。在预期生存期较短的癌症患者中，这项费时费力的工作似乎不能保证效果。同样，患者的不良预后也可能使保险公司不愿意承担费用高昂的植入装置。最后，尽管包括 PNS 和 SPNS 在内的神经电刺激技术已有用于非神经病理性疼痛治疗的病例，但它们对神经病理性疼痛最有效，这更加限制了其在癌症患者中的使用。

尽管存在上述限制，在某些特定的肿瘤中，PNS 和 SPNS 仍可能是有价值的治疗选择，比如某些因为包裹或侵犯神经而不可切除的肿瘤。例如，导致慢性头痛或面部疼痛的头颈部肿瘤、产生内脏性疼痛的腹部或骨盆肿瘤以及引起神经病理性疼痛的四肢或肋间神经瘤都可以从 PNS 和（或）SPNS 治疗中获益。另外，先前接受过手术或放射治疗的肿瘤患者也可能是 PNS 或 SPNS 的适用对象，因为这些之前的干预措施可能导致神经损伤，而这种损伤是药物难以治疗的。

# 外周神经电刺激技术

植入 PNS 的技术根据靶神经分布而有很大不同。颅面部疼痛可通过刺激枕神经、三叉神经、眶上神经和眶下神经或上述神经的任意组合来治疗。如果在永久植入之前进行测试，则通常使用经皮电极。永久性植入物可以使用经皮或桨状导线完成，具体取决于刺激的位置和术者的喜好。图 27.1 展示

了一例三叉神经刺激电极，一位患有三叉神经眼支分布区域难治性疼痛的患者接受经皮电极治疗，电极通过卵圆孔到达半月神经节。

植入经皮电极通常在患者处于轻度镇静和局部麻醉下进行。在透视引导下，将弯型 Tuohy 穿刺针小心地穿入皮下组织，定位到相应的骨性标志。例如，眶上神经刺激电极从外到内引导至眶上脊[4]，而枕神经刺激电极可以放置在皮下枕骨隆凸上或 C1 后弓上方[8-10]。然后经穿刺针置入通常有 4 个或 8 个触点的经皮电极，并在患者清醒的情况下对其进行测试，以确认足够的镇痛覆盖面积[4]。一旦确定电极的位置正确，即可将导线经皮下隧道由刺激部位引出，或外接测试，或固定到筋膜上，并连接到放置在胸部、臀部或腹部皮下区域的电刺激发生器上。

开放手术技术也用于置入桨状电极行枕神经电刺激。如果需要越过枕骨隆凸在单侧枕大神经处放置电极，在镇静和局部麻醉的情况下，可以在乳突附近、上项线下方做一切口[11-12]，在皮下组织中建立一条隧道，然后在透视引导下，使电极板从外到内越过枕骨。如果要置入双侧桨状电极，则需做正中切口，将电极板由内至外越过相应侧的枕骨隆凸或 C1 椎弓上方，到达枕小神经[11-12]。图 27.2a 展示了双侧经皮枕神经刺激电极，图 27.2b 展示了单侧桨状枕神经刺激电极。随后，如同使用经皮电极一样，将患者唤醒并进行测试以确认镇痛的覆盖范围，然

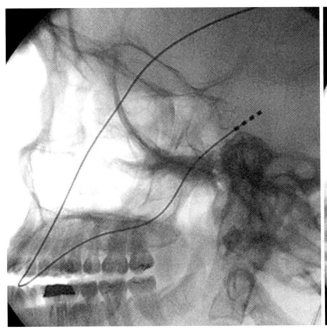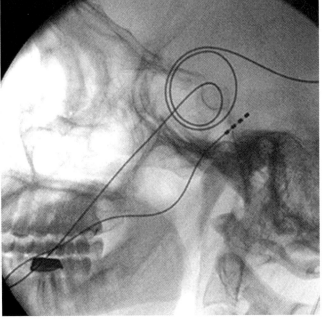

图 27.1　将 Medtronic 3387 DBS 电极（Minneapolis，MN）放置在卵圆孔中，以治疗三叉神经眼支分布区的难治性神经痛。左图是用于术中测试的经皮电极，右图是经皮下隧道植入的永久性电极

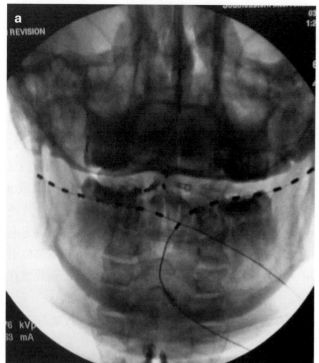

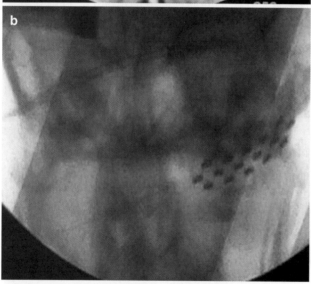

图 27.2　（a）将双侧经皮枕骨神经刺激电极放置在 C1 椎弓上以治疗顽固性枕神经痛。（b）将单侧桨状枕神经刺激电极放置在枕骨隆凸上，用于一例顽固性枕神经痛患者的治疗

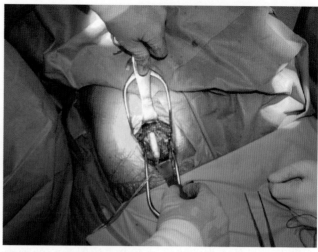

图 27.3　将 Medtronic 3987A On-Point PNS（Minneapolis, MN）放置在靠近臀部的坐骨神经近端，以治疗难治的足部和腿部疼痛

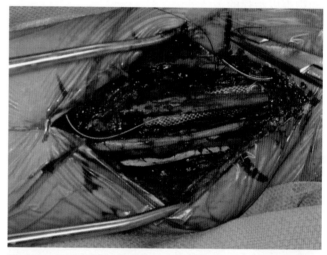

图 27.4　将 Medtronic 3987A On-Point PNS（Minneapolis, MN）放在上臂正中神经下方，以治疗难治性手掌痛。导线通过缝线固定在周围的筋膜上

后将电极固定到筋膜上，并从刺激部位经皮下隧道连接到已植入的远离刺激部位的发生器上。PNS 的主要缺点包括导线移位和断裂[4]。

在四肢外周神经放置 PNS 电极时，开放手术技术可能会更有效，因为这使术者对相关神经进行充分暴露以提供恰当的视野。此外，在这种情况下使用桨状电极更便于将导线固定至相邻的筋膜和软组织，从而降低导线移位的风险。图 27.3 展示了在坐

骨神经上放置外周神经刺激器治疗难治性足部和腿部疼痛时，需要进行较大的手术暴露，才能接近位于臀褶远端的坐骨神经近端。图 27.4 说明了充分暴露对于安全放置电极和固定导线至周围筋膜的重要性，图中展示了该患者正在进行上臂正中神经 PNS 电极放置术以治疗难治性手掌痛。

## SPNS 技术

SPNS 电极的植入还取决于疼痛的部位以及所涉及区域的范围。通常，在局部麻醉下，将一根或多

根电极置入，并覆盖最不舒服的区域。如果患者之前接受过肿瘤切除手术，则可以使用手术瘢痕来指导电极的放置。将穿刺针（例如 14 G Tuohy 穿刺针）置入皮下，然后将电极经穿刺针送到所需位置，必要时可通过透视确认。在患者清醒的状态下，可以通过测试刺激区域来进一步确认正确的电极放置位置。一旦确认导线位置后，将导线的远侧部分经皮下隧道穿出，远离刺激区域。通常，进行几天的外部测试，如果患者的疼痛缓解大于 50%，则会进行永久性植入，将刺激发生器放置在胸部、腹部或侧腹部皮下。

位于腹股沟区的疼痛可能只需 1 或 2 个电极，从腹股沟区的上外侧方置入，在皮下沿着腹股沟管向下内侧置入，如图 27.5 所示。相比之下，肝癌患者在手术切除后可能会出现更广泛的手术后疼痛，需要从右肋间边缘向右髂前棘斜向放置多个电极[13]。然而，不应忽视的是，目前缺乏任何随机对照试验或其他设计良好的研究评估 SPNS 的有效性[4]。

# PNS 专用设备

最近，专门用于刺激外周神经的装置正在研发之中。Deer TR 等描述了一种新型系统，使用较小的单极电极，可放置在外周神经附近，可以使用外部脉冲发生器，而非植入式脉冲发生器。在这项特殊的研究中，有效率（疼痛缓解 30%、持续 3 个月）为 38%[14]。可以想象的是，使用超声等影像学引导，可以帮助疼痛医生定位神经以及确定未来放置 PNS 设备的最佳位置，从而避免使用开放手术[15]。

# 结论

靶向刺激疗法已逐渐成为慢性、药物难治性疼痛患者接受的治疗方式。将 PNS 和 SPNS 用于治疗局灶性分布的神经病理性和伤害性疼痛综合征也越来越受欢迎。选择合适的患者应用此类技术是癌性疼痛治疗中的重要方式。

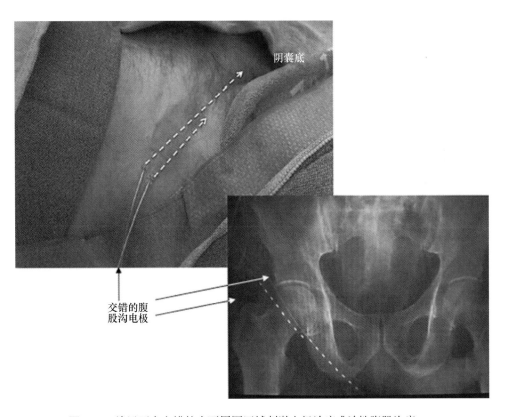

阴囊底

交错的腹股沟电极

**图 27.5**　放置两个交错的皮下周围区域刺激电极治疗难治性腹股沟痛

# 参考文献

1. Boccard SGJ, Fitzgerald JJ, Pereira EAC, et al. Targeting the affective component of chronic pain: a case series of deep brain stimulation of the anterior cingulated cortex. Neurosurgery. 2014;74:628–37.
2. Esfahani DR, Pisanksy MT, Dafer RM, et al. Motor cortex stimulation: functional magnetic resonance imaging–localized treatment for three sources of intractable facial pain. J Neurosurg. 2011;114:189–95.
3. Lefaucheur JP, Drouot X, Cunin P, et al. Motor cortex stimulation for the treatment of refractory peripheral neuropathic pain. Brain. 2009;132:1463–71.
4. Stuart RM, Winfree CJ. Neurostimulation techniques for painful peripheral nerve disorders. Neurosurg Clin N Am. 2009;20(1):111–20.
5. Wong ET, Gunes S, Gaughan E, et al. Palliation of intractable cancer pain by MRI-guided cingulotomy. Clin J Pain. 1997;13(3):260–3.
6. Ballantine HT, Cosgrove GR, Giriunas IE. Surgical treatment of intractable psychiatric illness and chronic pain by stereotactic cingulotomy. In: Schmidek HH, Sweet WH, editors. Operative neurosurgical techniques: indications, methods, and results, vol. 2. Philadelphia: Saunders; 1995. p. 1423–30.
7. Hurt RW, Ballantine HT Jr. Stereotactic anterior cingulate lesions for persistent pain: a report on 68 cases. Clin Neurosurg. 1974;21:334–51.
8. Slavin KV, Nerseyan H, Wess C. Peripheral neurostimulation for the treatment of intractable occipital neuralgia. Neurosurgery. 2006;58:112–9.
9. Melvin EA, Jordan FR, Weiner RL, et al. Using peripheral stimulation to reduce the pain of C2-mediated occipital headaches: a preliminary report. Pain Physician. 2007;10:453–60.
10. Palmisani S, Al-Kaisy A, Arcioni R, et al. A six year retrospective review of occipital nerve stimulation practice: controversies and challenges of an emerging technique for treating refractory headache syndromes. J Headache Pain. 2013;14:67.
11. Oh MY, Ortega J, Bellotte JB, et al. Peripheral nerve stimulation for the treatment of occipital neuralgia. Neuromodulation. 2004;7(2):103–12.
12. Magown P, Garcia R, Beauprie I, et al. Occipital nerve stimulation for intractable occipital neuralgia: an open surgical technique. Clin Neurosurg. 2009;56:119–24.
13. Paicius RM, Bernstein CA, Lempert-Cohen C. Peripheral nerve field stimulation in chronic abdominal pain. Pain Physician. 2006;9:261–6.
14. Deer TR, Pope J, Benyamin R, et al. Prospective, multicenter, randomized, double-blinded, partial crossover study to assess the safety and efficacy of the novel neuromodulation system in the treatment of patients with chronic pain of peripheral nerve origin. Neuromodulation. 2016;19(1):91–100.
15. Huntoon MA1, Burgher AH. Ultrasound-guided permanent implantation of peripheral nerve stimulation (PNS) system for neuropathic pain of the extremities: original cases and outcomes. Pain Med. 2009;10(8):1369–77.

# 28 经皮神经电刺激治疗癌性疼痛

Jeffrey Loh

田珂 译 姜妤 校

## 背景

神经电调节的最初尝试包括使用刺激皮肤感觉的装置——经皮神经电刺激（transcutaneous electrical nerve stimulation，TENS）。用电刺激来治疗疼痛和作为麻醉药物从19世纪中期就已经出现。然而，直到1967年Wall和Sweet[1-2]发表疼痛门控学说后，医学界才更好地接受TENS用于缓解疼痛。

Wall和Sweet最初发表的文章表明，一定强度的高频（100 Hz）刺激可以激活大传入纤维，从而减轻8例患者的神经病理性疼痛。然而，在该文章发表后的许多年里，TENS产生疼痛缓解的实际作用机制仍不清楚[1-2]。虽然确切的机制尚不清楚，但多项研究已经针对TENS在不同疼痛状况下的有效性进行了研究，TENS改善了从术后急性疼痛到慢性疼痛（包括背痛、神经病理性疼痛和癌性疼痛）的各种疼痛状态。

## 作用机制

最初的门控学说涉及刺激大直径传入神经，从而抑制脊髓背角中伤害性神经纤维诱发的反应。最近的研究支持某些更加复杂的机制，包括解剖通路，涉及某些神经元中的神经递质及其受体[2]。

最初的研究支持高频TENS导致A-β和A-δ纤维传导阻滞或衰减。然而，进一步的分析发现，在TENS期间和之后，疼痛刺激传入的路径仍保持完整。因此，高频TENS不一定中断从外周到中枢神经系统的传入。TENS的抗痛觉过敏作用也比

TENS的刺激时间长8 h以上，这突显了TENS可能提供益处的其他机制[2]。

可能介导TENS产生疼痛抑制作用的一种潜在化合物是腺苷。在开始TENS前使用咖啡因似乎可以减轻对TENS的反应。由于咖啡因会阻断腺苷受体，腺苷已被确定为TENS相关疼痛控制的介质[2-4]。

TENS还可通过释放内源性阿片类物质改善疼痛症状。研究表明，在使用高频（大于80 Hz）或低频（通常为2～20 Hz）的TENS后，健康受试者血液和脑脊液中β内啡肽的浓度增加。使用TENS后，发现腰段脑脊液中阿片类激动剂（包括蛋氨酸、脑啡肽和强啡肽A）的浓度增加[5]。鉴于这些发现，这几种潜在的内源性阿片类物质及其相关受体被认为介导了TENS相关的疼痛缓解。

在动物模型中，将阿片类受体拮抗剂直接应用于脊髓时，可阻断TENS的抗痛觉过敏作用。纳洛酮对μ阿片受体的阻滞作用抑制了高频TENS的抗痛觉过敏作用，而纳曲酮对δ阿片受体的阻滞作用抑制了低频TENS的抗痛觉过敏作用。阻断延髓头端腹侧（rostral ventral medulla，RVM）阿片类物质表现出与脊髓阻断类似的抑制TENS抗痛觉过敏作用[6-7]。

## 用途与用法

TENS组件通常由一个信号发生器、一个电池和一组电极组成。TENS组件是可编程的，因此发生器可以提供具有可变电流强度、脉冲率和脉冲宽度的刺激。为了避免单向电流产生的电解和离子电渗效

应，通常使用双相波形。使用者通常可以修改 TENS 组件上的振幅、频率（即脉冲率）和脉冲宽度。大多数现代设备都允许改变生成刺激的参数，包括连续、间歇性和某种形式的强度调制。

在确定要使用的振幅（强度）时，患者增加电流到产生"嗡嗡"感觉而不会引起不适的水平。大多数 TENS 发生器使用的典型振幅范围为 0 ～ 100 mA，使用间隔 1 ～ 3 英寸（约 2.5 ～ 7.6 cm）时，大多数患者 3 ～ 4 mA 时感受到刺激。

脉冲宽度是施加刺激的持续时间。通常脉冲宽度持续时间单位是微秒（译者注：原文为"微秒"，根据上下文应为"毫秒"）。虽然较高的脉冲宽度（通常大于 100 ms）会产生较大的刺激感，但将脉冲宽度设置得过高会导致肌肉收缩，这对于 TENS 而言并非理想的结果。相反，太低的脉冲宽度将导致患者无法感受到刺激。

脉冲率（也称为频率）范围为 1 ～ 250 Hz。脉冲率很重要，因为该变量决定了将哪个神经组合作为目标，也可能会影响 TENS 是采用门控学说还是内啡肽学说来解释。

由于存在多种可能的设置，通常会建议患者尝试不同的频率和强度，直到他们找到可以提供最佳疼痛控制的参数。除了使用参数设置外，TENS 电极的放置也会影响患者的疼痛缓解。

> **提示：** 我们建议在肿瘤人群中使用高频 TENS（大于 40 Hz）。高频 TENS 与感觉神经刺激相关，对运动纤维的影响最小。感觉刺激通常不会导致血流量增加，而不是与低频 TENS 相关的肌肉收缩。

TENS 电极的位置通常在皮肤上，覆盖疼痛区域。但是，还可采用其他部位，包括皮神经 / 皮肤节段、触发点和针灸穴位。对于每个应用部位，都可以获得有效的疼痛控制。

脉冲持续时间通常很短，最长可达 50 ms。通过这些设置，镇痛起效通常很快。当刺激保持活跃时，疼痛将持续缓解，通常在刺激停止时减弱。

对于针灸式 TENS，通常会以 1 ～ 10 Hz 的低频率进行高强度刺激。由于使用的刺激强度高，患者可能会觉得不太舒服，从而限制了其使用。因此，

在患者对传统 TENS 缺乏反应后，通常才考虑使用针灸式 TENS。与传统 TENS 假定的门控学说相反，针灸式 TENS 被认为可以刺激 A-δ 和 C 纤维，通过下行疼痛抑制系统实现疼痛控制，从而关闭了疼痛传递的通道。

除了传统和针灸式 TENS，还有脉冲式（爆发性）TENS 可以用于患者。脉冲式 TENS 采用高频爆发的低强度刺激，周期型爆发刺激通常以 1 ～ 2 Hz 放电，每个爆发内的脉冲频率设置为 100 Hz。这种方式的疗效仍不清楚，因为脉冲式 TENS 与传统 TENS 相比未见任何优势。

## 获益

尽管多项研究讨论了 TENS 治疗癌性疼痛综合征的疗效，但几乎没有随机对照研究将主动 TENS 刺激与安慰剂进行比较，不是缺少主动刺激，就是缺少治疗。当前，文献中报道了两项研究。TENS 对癌性疼痛的益处要么是针对特定类型的癌症，要么仅针对小部分患者群体。

在一项评估 TENS 治疗乳腺癌疼痛有效性的研究中，Robb 等发现，TENS 和安慰剂在疼痛改善上无显著差异。尽管两组之间的疼痛改善无明显差异，但在完成研究后，TENS 组患者使用 TENS 继续控制疼痛方面表现了更多的持续使用率[8-9]。

在 Gadsby 等的一项随机临床试验中，评估了针灸式 TENS 在治疗 15 名绝症患者癌性疼痛和恶心呕吐方面的疗效。类似于乳腺癌 TENS 研究，针灸式 TENS 在疼痛控制和恶心呕吐方面也没有统计学上的显著差异。但是，由于这项研究的样本量较小，该研究缺乏足够的效力，因此，针灸式 TENS 的益处尚不清楚[8, 10]。

Bennett 等在 2010 年进行的一项研究表明，传统的 TENS 在治疗癌性骨痛方面与安慰剂 TENS 相比，疼痛控制存在统计学上的显著差异。与安慰剂 TENS 相比，主动 TENS 组疼痛缓解良好或非常好的患者比例具有统计学差异。然而，疼痛缓解和运动时疼痛强度的数字评分量表的评分没有统计学差异，休息时主动 TENS 和安慰剂 TENS 的疼痛缓解也无明显差异[11]。

虽然尚无随机对照试验评估 TENS 对所有类型癌性疼痛的疼痛控制，但 Loh 等最近进行了一项回

顾性研究，当将 TENS 用作目标导向治疗以及最初对患者进行试验以确定他们是否合适时，发现 TENS 在治疗多种类型的癌性疼痛中有益。患者报告的数字评分量表（numerical rating scale，NRS）评定的疼痛水平显示出统计学上的显著变化，在患者的疼痛描述中还反馈了主观改善。尽管不是随机对照试验，但该研究确实表明，适当的训练、目标导向治疗和实施初始的 TENS 试验可以更好地提高患者受益[12]。

## 风险 / 局限性

总体而言，TENS 仍然是一种安全的治疗方式。使用者遇到的最大限制是很难将 TENS 电极应用于难以触及的身体区域。患有癌症相关背痛的患者通常会反馈在其疼痛区域使用 TENS 电极存在困难，从而限制了其使用。因此，当开始在患者中使用 TENS 时，应用的简易性或提供者帮助使用是需要解决的重要问题。

当施加过强的电刺激时，其他常见并发症包括皮肤灼伤或皮肤激惹。对黏合剂敏感的患者可能会因为电极片造成皮肤激惹或皮疹。由于 TENS 会使用电流，建议装有起搏器或有癫痫病史的患者避免使用 TENS，以免造成起搏器功能受干扰或诱发癫痫。

在癌症患者中使用 TENS 的特有风险之一是 TENS 使用部位癌症复发的理论风险。肿瘤的生长取决于血管生成和血流，最终影响肿瘤的氧供和营养供应。研究表明，某些 TENS 设置可以增加肌肉活动并提高血流量。然而，如果 TENS 设置保持在运动阈值以下，则血流增加和癌症复发的风险不太可能出现[13-15]。

## 结论

TENS 为癌性疼痛提供了除药物和介入治疗之外的另一种治疗方式。虽然尚无权威性研究证明主动 TENS 在治疗癌性疼痛方面比安慰剂 TENS 更有益，但使用 TENS 作为目标导向治疗的初步研究似乎很有希望。对于在疼痛部位已经存在癌变的患者，应谨慎使用 TENS，因为理论上使用 TENS 会有增加血

流量的风险，可能会促进肿瘤转移。

---

# 经颅直流电刺激和重复经颅磁刺激治疗癌性疼痛

## 背景

经颅直流电刺激（transcranial direct current stimulation，tCDS）最初于 20 世纪 60 年代用于治疗抑郁症。近年来，已经开始研究 tDCS 用于治疗慢性疼痛。tCDS 已显示出治疗纤维肌痛和脊髓损伤疼痛的有效性[16]。遗憾的是，目前仍无使用 tDCS 治疗癌性疼痛的研究。最初开发用于治疗焦虑症和抑郁症的经颅电刺激疗法（cranial electrotherapy stimulation，CES）与 tDCS 相似，主要用于治疗乳腺癌患者的慢性疼痛并且已有研究[17]。

就技术而言，尽管 tDCS 和 CES 是两种不同的技术，但都涉及向大脑皮层施加低强度（通常＜ 2 mA）的电流。tDCS 使用大电极，在目标大脑皮层的头皮上施加微弱的恒定电流。相比之下，CES 利用连接到患者耳垂的电极夹施加脉冲电流。由于缺乏详细的研究来说明这些治疗对癌性疼痛的有效性，需要更多的关注这些治疗对癌性疼痛潜在效果的详细信息[17]。

与 tDCS 和 CES 类似，重复经颅磁刺激（repetitive transcranial magnetic stimulation，rTMS）利用变化的磁场在大脑的聚焦部位产生电流。rTMS 最初于 20 世纪 80 年代开始流行，当时它用来绘制大脑皮层及其连接图谱。为了在大脑中诱发出电流，将刺激线圈套到个人的头皮上，通过施加快速变化的磁场，产生电流。对大脑皮层目标区域的刺激会引起局部和远端区域大脑活动的改变。目前尚无研究验证 rTMS 在治疗癌性疼痛中的应用，然而 rTMS 已经显示出在治疗中枢源性神经病理性疼痛的有效性[17-18]。

## 作用机制

诸如 tDCS、rTMS 和 CES 等中枢刺激技术可通过直接改变神经元活动的水平来调节大脑活动。调

节大脑活动可以通过改变涉及疼痛处理的神经元活动而减轻疼痛。使用 rTMS 时，低频刺激（＜1 Hz）导致皮层兴奋性降低，而高频刺激（＞5 Hz）导致皮层兴奋性增加。使用 tDCS 治疗可以看到类似的效果。将正电极放置在皮质靶标上会导致兴奋性增加，而负极刺激会导致兴奋性降低。这些在刺激时间段以外诱发的兴奋性改变提示电化学变化会导致长期的突触调节[18-19]。

CES 也被认为通过直接激活下丘脑、边缘系统和网状激活系统来调节脑电活动。使用 tDCS、rTMS 和 CES，刺激运动皮层可通过调节丘脑和促进下行疼痛抑制机制来减轻疼痛。研究表明，针对背外侧前额叶皮层有助于影响自上而下的痛觉感知能力。脑点刺激技术能够调节个体的痛觉感知能力，突显了这些疗法发挥作用的机制的复杂性[18]。

## 获益

目前仅发表了一项评估非侵入性脑刺激治疗癌性疼痛有效性的研究，Lyon 等分析了 CES 在治疗乳腺癌疼痛及其相关认知症状中的作用。尽管这项研究声称评估了 CES 对乳腺癌疼痛的治疗效果，但并未使用已知的定量量表来评估患者的疼痛水平。取而代之的是，该研究更多地关注患者的认知症状，包括抑郁、焦虑和疲劳，并评估了 CES 改善这些主诉的有效性[17]。

CES 治疗患者认知相关主诉的效果在试验组和安慰剂组之间未显示出统计学差异，并且两组总体上都显示出抑郁症状的加重。然而，积极接受 CES 治疗的治疗组与安慰剂组相比，抑郁症状的加重较少，数据似乎表明有统计学意义的趋势。因此，这项研究的作者认为 CES 这样的治疗方法对治疗乳腺癌疼痛及其相关症状具有潜在的益处。但是，仍需对该研究进行进一步的探讨[17]。

尽管很少有研究评估 tDCS、rTMS 或 CES 在癌性疼痛治疗中的应用，但这种方法已显示出在纤维肌痛、神经病理性疼痛和抑郁症治疗中的获益。由于癌性疼痛通常伴随着许多相同的疼痛状态，使用非侵入性脑刺激治疗癌性疼痛及其相关状态显示出巨大的潜力。

## 风险 / 局限性

tDCS 治疗常见的副作用包括轻度头痛、头晕、恶心和电极部位瘙痒。皮下损伤和烧伤也有报道，因此需要仔细检查和准备皮肤电极接触部位。没有研究报道使用 tDCS 引起癫痫发作。然而，考虑到使用电流作用于人的大脑，这种不良后果似乎是可能存在的。长期使用 tDCS 相关的安全性仍然未知。与 tDCS 相似，CES 相关的副作用包括轻度的皮肤刺激、头晕和头痛。患者可能还会出现一过性视物模糊、头晕和牙齿疼痛。

对于 rTMS，如果不使用保护措施，已报道的主要不良反应为暂时性听觉改变，此结果源于设备产生的滴答声。轻度一过性头痛和颈部疼痛通常与 rTMS 的使用有关。与使用 rTMS 相关的癫痫发作已有报道，然而，这种副作用很少见，并且与 rTMS 的刺激参数和接受其治疗的患者临床特征高度相关[18]。

## 结论

非侵入性脑刺激在治疗癌性疼痛中的应用仍未得到验证。然而，已证明将这些治疗方式用于通常与癌性疼痛相关的许多疼痛状态是成功的。进一步的研究需要评估疼痛改善的量化情况以及患者的生活质量，以验证这种治疗方式在癌性疼痛患者中的应用。另外，确定这些疗法产生作用的机制的研究将有助于提高这些疗法的安全性和有效性。

## 参考文献

1. Wall PD, Sweet WH. Temporary abolition of pain in man. Science. 1967;155(3758):108–9.
2. Sluka KA, Walsh D. Transcutaneious electrical nerve stimulation: basic science mechanisms and clinical effectiveness. J Pain. 2003;4(3):109–21.
3. Salter MW, Henry JL. Evidence that adenosine mediates the depression of spinal dorsal horn neurons induced by peripheral vibration in the cat. Neuroscience. 1987;22(2):631–50.
4. Marchand S, Li J, Charest J. Effects of caffeine on analgesia from transcutaneous electrical nerve stimulation. N Engl J Med. 1995;333:325–6.
5. Han JS, Chen XH, Sun SL, Xu XJ, Yuan Y, Yan SC, Hao JX, Terenius L. Effect of low- and high-frequency TENS on Met-enkephalin-Arg Phe and dynorphin A immunoreactivity in human lumbar CSF. Pain. 1991;47(3):295–8.

6. Leonard G, Goffaux P, Marchand S. Deciphering the role of endogenous opioids in high-frequency TENS using low and high doses of naloxone. Pain. 2010;151(1):215–9. https://doi.org/10.1016/j.pain.2010.07.012. Epub 2010 Aug 21

7. Kalra A, Urban MO, Sluka KA. Blockage of opioid receptors in rostral ventral medulla prevents antihyperalgesia produced by transcutaneous electrical nerve stimulation (TENS). J Pharmacol Exp Ther. 2001;298(1):257–63.

8. Hurlow A, Bennett MI, Robb KA, Johnson MI, Simpson KH, Oxberry SG. Transcutaneous electric nerve stimulation (TENS) for cancer pain in adults. Cochrane Database Syst Rev. 2012;3:CD006276. https://doi.org/10.1002/14651858.CD006276.pub3.

9. Robb KA, Newham DJ, Williams JE. Transcutaneous electrical nerve stimulation vs. transcutaneous spinal electroanalgesia for chronic pain associated with breast cancer treatments. J Pain Symptom Manag. 2007;33(4):410–9.

10. Gadsby JG, Franks A, Jarvis P, Dewhurst F. Acupuncture like transcutaneous electrical nerve stimulation within palliative care: a pilot study. Complement Ther Med. 1997;5:13–8.

11. Bennett MI, Johnson MI, Brown S, Searle RD, Radford H, Brown JM. Feasibility study of transcutaneous electrical nerve stimulation (TENS) for cancer bone pain. J Pain. 2010;11(4):351–9.

12. Loh J, Gulati A. The use of transcutaneous electrical nerve stimulation (TENS) in a major cancer center for the treatment of severe cancer-related pain and associated disability. Pain Med. 2013; https://doi.org/10.1111/pme.12038. Epub ahead of print

13. Carmeliet P, Jain RK. Principles and mechanisms of vessel normalization for cancer and other angiogenic diseases. Nat Rev Drug Discov. 2011;10(6):417–27. https://doi.org/10.1038/nrd3455.

14. Cramp FL, McCullough GR, Lowe AS, Walsh DM. Transcutaneous electric nerve stimulation: the effect of intensity on local and distal cutaneous blood flow and skin temperature in healthy subjects. Arch Phys Med Rehabil. 2002;83(1):5–9.

15. Chen CC, Johnson MI, McDonough S, Cramp F. The effect of transcutaneous electrical nerve stimulation on local and distal cutaneous blood flow following a prolonged heat stimulus in healthy subjects. Clin Physiol Funct Imaging. 2007;27(3):154–61.

16. O'Connell NE, Wand BM, Marston L, Spencer S, Desouza LH. Non-invasive brain stimulation techniques for chronic pain. A report of a Cochrane systematic review and meta-analysis. Eur J Phys Rehabil Med. 2011;47(2):309–26. Epub 2011 Apr 14

17. Lyon DE, Schubert C, Taylor AG. Pilot study of cranial stimulation for symptom management in breast cancer. Oncol Nurs Forum. 2010;37(4):476–83. https://doi.org/10.1188/10.ONF.476-483.

18. Plow EB, Pascual-Leone A, Machado A. Brain stimulation in the treatment of chronic neuropathic and non-cancerous pain. J Pain. 2012;13(5):411–24. https://doi.org/10.1016/j.jpain.2012.02.001. Epub 2012 Apr 7

19. Rokyta R, Fricová J. Neurostimulation methods in the treatment of chronic pain. Physiol Res. 2012;61(Suppl 2):S23–31.

第六部分
鞘内给药

# 29 鞘内泵治疗适应证

Mercy A. Udoji，Helen M. Blake

刘建 译 姜妤 校

## 概述

在大多数情况下，癌性疼痛可以通过世界卫生组织（World Health Organization，WHO）镇痛阶梯用药指南推荐的口服止痛药得到有效的控制。然而，随着时间推移和疾病的进展，许多患者需要增加强效阿片类药物的剂量，且疼痛得不到有效缓解，并可能无法耐受阿片类药物的副作用[1]。鞘内给药（intrathecal drug delivery，ITDD）在提供有效镇痛的同时可减少全身副作用。鞘内给药通常会大大减少阿片类药物的全身剂量，从而减少副作用。

## 鞘内药物治疗史

第一次记录在案的鞘内给药是由 August Bier 于1898 年为行下肢手术的患者实施的[2]。尽管科学界对这项新技术非常感兴趣，但人们又花了一个世纪（1973 年）才发现脊髓中存在阿片受体，这才能解释 Bier 先前的观察结果。6 年后，Wang 报告了第一例在鞘内成功使用阿片类药物（吗啡）治疗顽固性癌性疼痛的病例，观察到在没有镇静、呼吸抑制和其他全身性阿片类药物治疗相关副作用的情况下，疼痛得到显著改善[3]。第一个鞘内给药装置于 1981年引入临床，用于治疗癌症继发的严重疼痛[1, 3]。

第一代鞘内泵经美国食品和药物管理局（Food and Drug Administration，FDA）批准，专门用于治疗恶性肿瘤继发的严重疼痛。最初，只有恒定速率、不可调节的泵可供使用。随时间推移，技术进步，出现了多种药物联合、间歇输注、可调节的鞘内泵。

根据患者的预期寿命和临床情况，可选择多种鞘内注射泵系统（表29.1）。最简单的装置是一个经或不经皮下隧道的经皮导管连接到外部泵。此类系统更容易植入，但由于引起感染风险高，仅适用于预期寿命有限的患者，需要定期监测以评估感染风险，适用于有护理和陪护人员照顾的住院环境。由于连接到外部泵，这种系统可能会限制患者的活动和独立性[3-4]。

第二种鞘内给药系统为鞘内导管，该导管连接至已植入的皮下注射港，随后连接到外置泵。这种系统也只适用于寿命有限的患者。由于端口连接到外置泵，对患者行动的类似限制需在植入前加以考虑。因为该系统是皮下植入，所以建议密切监测注射港处感染情况。必须由有经验的护理人员进行管理，以防止输注不适用于鞘内治疗的药物。

第三类鞘内给药系统是植入式鞘内泵，具有恒定速率或可调节功能。这些泵系统的优点是完全植入，并且可体外经皮再补充药物，通常间隔 30～60天。减少了植入系统的病原体暴露，可以对患者疼痛实施长期治疗。同时，这些设备对患者的活动能力影响很小[4]。

目前市场上有各种鞘内泵，包括 SynchroMed 输注系统（Medtronic）、InfusAid 泵（Strato/InfusAid）、Prometra 泵（Flowonix）和 Codman 3000 泵（Codman 和 Shurtleff）[3-5]。这些泵的储存容量、输注机制（内部 vs. 外部）和可调节特性存在差异。鞘内给药系统包括一个泵（包含储液器和其他可调节部件），它

**表 29.1 鞘内给药系统类型**

| |
|---|
| 经皮穿刺置管，与外置泵联合使用 |
| 经皮穿刺置管，有皮下注射港和外置泵 |
| 植入式恒速鞘内泵（InfusAID，Codman 3000） |
| 植入式可调节鞘内泵（Medtronic SynchroMed™） |
| 植入式可调节鞘内泵（Flowonix Prometra™） |

被植入皮下组织，通常是前腹部。经皮放置一根可弯曲的鞘内导管，通过皮下隧道连接到储液器和泵。可经 Huber 注射针头接入鞘内泵注射港给药，刺入注射港时可使用辅助模板定位。它由患者持有的外部调节设备或手持设备（个人治疗管理器）控制，允许间歇给药。一旦植入，各种阿片类和非阿片类辅助药物可通过该泵给药[3-4, 6]。

鞘内给药可使药物治疗绕过血脑屏障，直接作用于脊髓背角的受体，改变突触前和突触后的信号传导[7]。受体靶点包括阿片类药物（G 蛋白偶联受体）、局麻药（钠通道受体阻滞剂）、$\alpha_2$ 受体激动剂（$\alpha_2$ 受体）、齐考诺肽（钙通道阻滞剂）和 N-甲基 -D- 天冬氨酸受体拮抗剂（G 蛋白偶联受体或亲离子受体）[8]。吗啡仍然是鞘内给药的金标准药物。虽然上述提及的其他类药物也会常规使用，但只有吗啡、巴氯芬和齐考诺肽被 FDA 批准用于鞘内使用[6, 9]。适用于鞘内输注的药物及其独特的应用在"药物选择"一章中有更详细的论述。

# 鞘内治疗的适应证

选择适合的患者是植入最需要考虑的部分。如果医生考虑行鞘内阿片类药物治疗，但此时口服或静脉注射阿片类药物效果已经基本无效，患者不应进行尝试和植入。此外，由于呼吸系统和其他并发症的风险（相对禁忌证和绝对禁忌证详见表 29.2），未曾使用过阿片类药物的患者不是放置鞘内泵的最佳人选。在实施鞘内药物治疗之前，医生必须仔细

表 29.2 鞘内泵治疗的相对禁忌证和绝对禁忌证

| **相对禁忌证** |
| --- |
| 心理因素（如药物滥用、抑郁、痴呆） |
| 脊柱失稳 |
| 脊柱阻塞性转移 |
| **绝对禁忌证** |
| 血源性感染 |
| 无法纠正的凝血障碍 |
| 植入部位、硬膜外或隧道区域的皮肤感染 |
| 静脉药物滥用（存在鞘内药物滥用可能性） |
| 脑脊液压力升高 |

考虑多种患者和疾病因素。鞘内泵的适应证列于表 29.3。

# 镇痛不足

尽管口服或胃肠道外阿片类药物的剂量不断增加，但患者仍然存在持续性中至重度疼痛，其为鞘内泵植入的最常见适应证。Smith 等进行了首项大型研究来评估鞘内药物在此类人群中的效果，即比较综合医疗管理和鞘内给药的随机对照研究。鞘内给药治疗的患者在 6 个月的随访期内有着更好的疗效和更高的生存率的趋势（尽管这不是该研究的主要结局指标）。意料之中的是，在鞘内给药人群中，治疗相关副作用的发生率显著降低[10-11]。1997 年，Gestin 等评估了鞘内镇痛（患者可自行给药）对感染和阿片类药物副作用的影响[12]。研究显示鞘内注射阿片类药物与较高的副作用发生率无关，并提供了令人满意的镇痛，没有增加感染或其他并发症[12]。Burton 等对采用椎管内镇痛（包括硬膜外和鞘内阿片类镇痛）的顽固性癌性疼痛患者进行了随访。发表的研究结果显示疼痛评分明显下降，嗜睡和精神模糊症状明显减轻[13]。Onofrio 和 Yaksh[14] 以及 Rauck[15] 等的报道进一步证实了鞘内给药在治疗顽固性癌性疼痛中的有效性[14-15]。

# 无法耐受的副作用

在肿瘤人群中，阿片类药物相关副作用是鞘内给药的第二常见适应证。副作用包括瘙痒、恶心、呕吐、食欲下降、便秘、危及生命的呼吸抑制和死亡[10]。Rauck 等在一项前瞻性研究中，对副作用无法耐受或疼痛控制不佳的癌症患者进行了鞘内给药系统的植入，并观察随访了 12 个月[15]。结果表明

表 29.3 鞘内泵植入的适应证

| 保守治疗无效 |
| --- |
| 鞘内泵治疗试验具有良好的镇痛效果 |
| 口服药物镇痛不足 |
| 无法忍受的口服药物副作用 |
| 非弥散性疼痛 |
| 无绝对禁忌证（表 29.2） |

鞘内给药后镇痛效果更好[10, 15]。同样值得注意的是，Burton、Gestin 和 Smith 的研究（见上文"镇痛不足"）均显示，使用鞘内阿片类药物治疗患者的阿片类相关副作用有所减少[12-13, 15]。

## 其他方面考虑

**局限性疼痛**　鞘内镇痛通常不适用于弥漫性疼痛或身体不同象限的疼痛（如左腿和右手酸痛）。弥漫性疼痛可通过口服或胃肠道外阿片类药物得到更好的控制，而鞘内药物则根据不同的药物化学特性仅在导管尖端周围有不同程度的扩散（通常是导管尖端头侧及尾侧几个椎体水平）[16]。此外，肩关节以上疼痛的患者不是鞘内给药的最佳人选，因为将导管置入上胸段椎管内比较困难，而且鞘内药物产生不良反应的风险更高[16]。

**共存疾病**　阻塞性睡眠呼吸暂停、糖尿病和病态肥胖等疾病可能会影响对患者从口服药物治疗转向鞘内治疗的决定。患有这些疾病的患者口服阿片类药物治疗相关副作用可能会增加[1, 17]，建议在试验和植入前咨询患者的肿瘤科医师，评估风险因素。例如，现有证据表明，在糖尿病患者群中，Hgb A1C 水平较低的患者发病率和感染率较低[1, 18]。此外，患者免疫功能低下，往往需要监测感染状况（局部或全身）[1]。

**预期寿命**　在一个越来越注重成本的医疗环境中，在提供鞘内给药之前，医务人员应该权衡植入成本和患者预期寿命。一般来说，预期寿命小于 3 个月是是否可植入鞘内系统的一个时间节点。对于预期寿命不足 3 个月的患者，可能需要植入外部导管（如硬膜外置管）。Deer 等最近基于共识制定的指南建议，可以对癌症同时伴有镇痛不足或无法忍受的副作用的所有患者进行鞘内给药，无论预期生存期如何[1, 3, 6]。

**疼痛类型**　癌性疼痛综合征可由肿瘤组织肿胀、炎症、梗阻、化疗、放疗等引起。以往经验认为，口服阿片类药物对神经病理性疼痛效果不佳。鞘内注射的阿片类药物对神经病理性疼痛的疗效可能也差不多[1]。Becker 等的文章回顾性分析了鞘内阿片类药物在治疗癌症患者神经病理性和伤害性疼痛中的作用，支持了这一观点。最初，两种类型的疼痛患者对阿片类药物治疗反应良好。然而，随着时间的推移，神经病理性疼痛组对鞘内阿片类药物的反应很差，而伤害性疼痛组对治疗的反应仍然很好[19]。作者还注意到躯干的伤害性疼痛比四肢的反应更好[10, 19]。最近的研究显示，在某些人群中鞘内使用齐考诺肽可能对神经病理性疼痛有效，然而，这种说法并没有在癌症疼痛人群中得到进一步评估。鞘内药物可减轻肿瘤侵犯神经丛及其他结构引起的神经痛[1]。三环类抗抑郁药这样的药物正被探索作为鞘内吗啡的辅助性用药，不仅在于它们可以节省阿片类药物，而且可以改善控制神经病理性疼痛方面的效果[5]。

## 结论

鞘内给药系统是一种基于循证医学的给药策略，用于改善癌症患者的疼痛。这种治疗策略与传统的口服或胃肠道外阿片类药物治疗相比具有显著的优势，包括延长预期寿命、减少与全身用药相关的副作用，以及改善患者的活动能力和功能。鞘内给药系统在癌症患者中可能未被充分利用。选择适当的患者是必要的，以确保治疗的疗效。在医学界广泛宣传此疗法的应用，有可能发现更多能从中受益的患者，改善患者的转归和满意度。

## 参考文献

1. Deer TR, Smith HS, Burton AW, Pope JE, Doleys DM, Levy RM, et al. Comprehensive consensus based guidelines on intrathecal drug delivery systems in the treatment of pain caused by cancer pain. Pain Physician. 2011;14:E283–312.
2. Larson MD. History of anesthetic practice. In: Miller RD, editor. Miller's anesthesia. Philadelphia: Elsevier; 2005. p. 25–9.
3. Knight KH, Brand FM, Mchaourab AS, Veneziano G. Implantable intrathecal pumps for chronic pain: highlights and updates. Croat Med J. 2007;48:22–34.
4. Williams JE, Towlerton G, Louw G. Intrathecal pumps for giving opioids in chronic pain; a systematic review. Health Technol Assess. 2000;4(32):iii–iv, 1–65.
5. Wilson J, Stack C, Hester J. Recent advances in cancer pain management. F1000 Prime Rep. 2014;6:10.
6. Osenbach RK. Intrathecal drug delivery in the management of pain. In: Fishman S, Ballantyne J, Rathmell J, editors. Bonica's management of pain. Philadelphia: Lippincott, Williams, and Wilkins; 2010. p. 1437–57.
7. Cope DK, Zhao Z. Interventional management for cancer pain. Curr Pain Headache Rep. 2011;15:237–43.
8. Cohen SP, Dragovich A. Intrathecal analgesia. Anesthesiol Clin. 2007;25(4):863–82.
9. Penn RD, Paice JA. Chronic intrathecal morphine for intractable

pain. J Neurosurg. 1987;67:182–6.

10. Hayek SM, Deer TR, Pope JE, Panchal SJ, Patel V. Intrathecal therapy for cancer and non-cancer pain. Pain Physician. 2011;14:219–48.

11. Smith TJ, Staats PS, Deer T, Stearns LJ, Rauck RL, Boortz-Marx RL, Buchser E, Catala E, Bryce DA, Coyne PJ, Pool GE. Implantable drug delivery systems study group. Randomized clinical trial of an implantable drug delivery system compared with comprehensive medical management for refractory cancer pain: impact on pain, drug-related toxicity and survival. J Clin Oncol. 2002;20(19):4040–9.

12. Gestin Y, Vainio A, Pegurier AM. Long term intrathecal infusion of morphine in the home care of patients with advanced cancer. Acta Anesthesiol Scand. 1997;41:12–7.

13. Burton AW, Rajagopal A, Shah HN, Mendoza T, Cleeland C, Hassenbusch SJ, et al. Epidural and intrathecal analgesia is effective in treating refractory cancer pain. Pain Med. 2004;5(3):239–47.

14. Onofrio BM, Yaksh TL. Long term pain relief produced by intrathe-cal morphine infusion in 53 patients. J Neurosurg. 1990;72:200–9.

15. Rauck RL, Cherry D, Boyer MF, Kosek P, Dunn J, Alo K. Long term intrathecal opioid therapy with a patient-activated implanted delivery system for the treatment of refractory cancer pain. J Pain. 2003;4:441–7.

16. Gulati A, Puttanniah V, Hung J, Malhotra V. Considerations for evaluating the use of intrathecal drug delivery in the oncologic patient. Curr Pain Headache Rep. 2014;18:391–6.

17. Upadhyay SP, Mallick PN. Intrathecal drug delivery system (IDDS) for cancer pain management: a review and updates. Am J Hosp Palliat Care. 2012;29:388–98.

18. Engle MP, Vinh BP, Harun N, Koyyalagunta D. Infectious complications related to intrathecal drug delivery system and spinal cord stimulator system implantations at a comprehensive cancer pain center. Pain Physician. 2013;16:251–7.

19. Becker R, Jakob D, Uhle E, Riegel T, Bertalanffy H. The significance of intrathecal opioid therapy for the treatment of neuropathic cancer pain conditions. Streotact Funct Neurosurg. 2000;75:16–26.

# 30 鞘内给药系统试验性治疗在癌性疼痛管理中的应用

Namrata Khimani，Sanjeet Narang

刘建 译 姜妤 校

## 鞘内给药系统试验

鞘内给药系统（intrathecal drug delivery system，IDDS）试验是永久性植入前筛选过程中的最后一步。临床 IDDS 试验已经成为治疗癌性和非癌性疼痛的常见方法，因为这通常是由保险公司指定进行的。根据现行的医疗保险指南，必须使用临时的鞘内 / 硬膜外导管进行初步试验，以"证实可接受的疼痛缓解和副作用程度（包括对日常活动的影响）及患者接纳度"[3]。然而，正如我们将在本章后面讨论的，对癌性疼痛患者进行试验性治疗的必要性已经成为一个有争议的话题。

IDDS 试验一般用于以下几个目的：①明确镇痛反应的有效性；②估算初始剂量；③评估阿片类药物相关副作用的减少情况；④确定个体耐受性。通过深入了解患者的期望与镇痛反应的一致性，试验也有助于心理评估[4]。事实上，应该鼓励患者在试验前制订量化目标。这样做有助于为患者的疼痛管理创造实际的个性化预期，因为完全终止疼痛是很少实现的。

虽然试验可以提供有用的信息，但只有有限的数据能够证实试验对植入后治疗有预测价值，而且还没有建立直接的相关性。一项对 18 名接受鞘内吗啡或舒芬太尼试验的患者进行的前瞻性临床研究表明，所有患者的疼痛减轻了 50%。但是在植入后平均 2.4 年的随访中，39% 的患者不再有任何疼痛的减轻[5]。然而，一项对 53 例晚期转移癌患者的研究

表明，标准的试验技术可能对预后有益[6]。据我们所知，没有一项研究对试验失败但仍继续植入 IDDS 的患者的结局进行评估。考虑到数据的缺乏，对于植入医生来说，在决定哪些患者适合永久性 IDDS 植入时，将试验作为众多因素中的一个标准来考虑可能是明智的。

## 试验技术

人们报道的几种试验技术如下：大量快速注射与持续输注，单次与多次大量快速注射，硬膜外注射与鞘内注射。对于最佳的试验技术人们尚无一致意见。实际上，最近的指南和共识强调了一个事实，即没有研究表明某种单一的试验方法在预测远期预后方面优于另一种方法[4, 7-9]。

此外，没有用于证明试验成功的标准化结局指标。在临床实践和研究方案中通常采用的标准是通过公认的评分标准（如视觉模拟量表）获得的疼痛评分降低 50% 或更多。许多临床医生也试图去量化功能的改善程度和阿片类药物副作用的减少程度。然而，对于许多癌症患者，特别是那些生命末期的患者，评估功能的改善可能不是那么重要。

在 2012 年（以及随后的 2017 年）的多模式镇痛共识会议（Polyanalgesic Consensus Conference，PACC）上，一个由在使用鞘内药物进行疼痛管理方面具有丰富经验的临床医生组成的专家小组，起草了一个用于非癌性疼痛的潜在的试验性方案[4]。虽

然诸如此类的建议对制订最佳方案至关重要，但关于试验时间的长短或试验期间全身性阿片类药物如何逐渐减少的若干问题仍然存在。因此，在技术上有很大的差异，决定使用一种方法而不是另一种方法很大程度上取决于医生的偏好、实施环境的基础条件、患者的情况和保险覆盖范围。最终取决于医生权衡每种技术的优点和局限性，并决定哪种技术最适合此患者。

每种试验技术都有其潜在的优点和缺点。1987年的一项回顾性多中心研究对比了癌症和非癌症患者的各种试验方法，发现最常用的方法是持续硬膜外注射（35%），其次是鞘内单次注射（34%）、硬膜外单次注射（25%），最后是持续鞘内注射（6%）[10]。近期没有临床研究来调查目前内科医生的临床试验操作。所有的试验方法不仅可能在不同程度上存在争议，而且也可能受到安慰剂效应的影响。

直觉上人们会认为最好选择一种最类似于通过植入系统进行鞘内给药的试验方法。根据这种逻辑，可以选择连续鞘内导管的试验。然而，多中心调查表明[10]，连续鞘内导管通常不是试验的最佳选择。根据我们的经验，鞘内导管试验通常不被采用是因为通过外部导管进行安全的鞘内给药所需的基础设施和监测在许多医院和（或）临床环境中根本无法实现。此外，没有数据证明使用鞘内导管的合理性，如果使用不当，可能会造成比其他方法更严重的后果。

鞘内试验也可采用单次或间歇给药。单次和间歇给药试验可评价镇痛反应的有效性。采取间歇性给药是因为与单次注射相比，间歇性给药可以更好地控制安慰剂反应。然而，连续输注试验被人们采用的频率更高，因为它们被认为是获取了更多信息，同时避免了间歇性给药导致的药物浓度波动。最近一项对40例患者的前瞻性随机对照研究显示，鞘内间歇给药和持续输注在预测试验成功或远期预后方面没有临床显著差异[11]。

硬膜外给药，无论是通过单次注射还是输注，都不能完全模拟植入的IDDS。由于硬膜外隙的药物动力学不同，它需要高达10倍的阿片类药物剂量，并要排除脑脊液流体动力学的影响[4]。然而，硬膜外试验避免了硬脊膜穿破和潜在的硬脊膜穿破后头痛。此外，通过选择硬膜外输注，导管头端可以尽可能地接近涉及疼痛的皮节水平，并可能比通过任何途径的注射都更准确地模拟IDDS的实际镇痛效果。

在我们的机构，大多数患者进行持续硬膜外输注试验，且被认为是有利的。通常，在咨询医生时，患者正在接受大剂量的阿片类药物治疗，疼痛控制不足，出现镇静和认知方面的副作用，处于复杂的社会心理状态。我们采用连续硬膜外试验，通常持续2～4天，在此期间，患者需住院观察。硬膜外导管可以在床边置入，也可以在手术室透视引导下置入，这些取决于解剖学上的目标、患者的脊柱解剖结构和保持适当体位的能力，以及医生的习惯。我们的做法是明确最剧烈疼痛影响区域的上、下水平范围，并尝试将硬膜外导管置于皮节区中段。一旦硬膜外导管到位，全身性阿片类药物治疗通常可减少50%。每隔12～24 h增加鞘内阿片类药物的剂量，直到发挥镇痛作用、全身副作用最小化，并获得患者对这种治疗方式的信任和意愿。

# 不经试验植入

癌性疼痛的独特性是显而易见的，大约90%患有慢性非癌性疼痛和痉挛的患者在决定是否植入前接受了心理评估，而只有10%的癌症患者接受了类似的评估[12]。IDDS试验可能对需要长期治疗的患者起重要作用，但由于癌性疼痛及其治疗方法与慢性非癌性疼痛在许多方面不同，因此对癌症患者进行试验的效用一直受到质疑。癌性疼痛患者通常预后差得多，疼痛部位和（或）类型多，功能改善的目标也不同。

许多被考虑行IDDS植入的患者预期寿命有限，通常在大剂量阿片类药物治疗的情况下接受姑息治疗。对于这些患者，进行IDDS试验的价值可能有限，因为需要快速有效地评估治疗方案。疾病快速进展和阿片类药物引发的痛觉过敏问题是关键，而且往往很难在短暂的试验期内充分评估疗效，因此试验的效用也变得有争议。一项试验甚至有可能导致低估了长期输注的失败率[4]。确定哪些患者适合进行IDDS试验最终取决于植入医生，因为不存在特定的标准。

不幸的是，在现实中许多癌症患者不能进行全面的医疗管理，往往在疾病进展到晚期，出现严重的副作用、疼痛控制不佳和预期寿命有限时，才会被转诊到介入专家那里。在这一人群中进行IDDS试验的目的通常是确定有效的鞘内起始剂量以及患者继续用药的意愿。如果要摒弃某些癌症患者的 IDDS 试验，就会出现如何确定治疗起始剂量的难题。

PACC 的共识声明建议，如果患者通过另一种途径耐受了同一药物，则可能不需要进行试验[4]。然而，关于从全身阿片类药物到鞘内阿片类药物的适当转换方法，目前的资料仍然很少。虽然使用全身性阿片类药物疼痛改善 50% 或以上的患者可能受益于 IDDS 治疗，但研究尚未显示患者对口服阿片类药物的反应与随后对鞘内阿片类药物的反应之间有直接关系[13]。

Du Pen 等尝试设计一种转换工具，特别是用于硬膜外给药，方法是为各种疼痛特征赋予相对权重，并在 4 例病例的有限样本中检验了其有效性[14]。最近，Malhotra 等统计分析了可以用来预测没有硬膜外试验的鞘内初始剂量的独立因素。利用 46 例服用全身性阿片类药物行硬膜外试验的癌症患者 IDDS 治疗前后的数据，作者建立了一个方程，仅通过植入术前每日全身性阿片类药物需求量预测适量的初始剂量，同时也适用于间歇给药。考虑到广泛的 95% 预测区间（−122.7% ～ 147.6%），作者意识到在允许的条件下进行 IDDS 试验的价值[15]。值得注意的是，许多其他因素可能影响阿片类药物从植入前口服和静脉注射的剂量到植入后鞘内剂量的换算，包括疾病进展、药物耐受性和术后疼痛加剧。因此，没有进行试验的患者可能需要密切的临床随访和不断调整剂量。

2011 年，一个专家小组发表了关于 IDDS 治疗癌性疼痛的综合共识指南。虽然试验的做法得到了支持，但专家组建议对某些患者重新考虑强制性试验的必要性，特别是对那些临终患者[8]。当决定是否需要对预期寿命有限且有必要采取紧急措施的癌症患者进行试验时，意识到试验反应和植入后效果之间缺乏已证实的相关性是很重要的。

## 试验用药

选择 IDDS 初始药物没有一定的标准，可能会令人困惑。试验中用于鞘内泵的药物通常用来反映最终 IDDS 的鞘内药物。然而，这一实践因机构和从业者的不同而异，并可能受到不同地区癌性疼痛

治疗差异的影响。由于吗啡和齐考诺肽是美国食品和药物管理局批准的唯一的鞘内镇痛药物，因此在超适应证用药时，个别机构 / 药房的规则和习惯是很重要的。PACC 概述了在 IDDS 中使用不同药物的循证法则，以帮助指导安全有效地使用鞘内镇痛药[4]。在我们的医疗机构中，癌症患者通常处于晚期阶段，迫使我们从一开始就使用阿片类药物、局麻药和可乐定的三重混合物，而不是 PACC 推荐的用于慢性难治性疼痛的阶梯疗法。我们发现，仅使用鞘内阿片类药物治疗癌性疼痛，往往不能充分缓解疼痛，同时又不能改善副作用，因此需要增加局麻药和可乐定。虽然我们的机构提供定制的混合物，但是最初的选择是医院药房提供的预制液。氢吗啡酮通常是首选药物，除非有禁忌证。为了控制术后疼痛，我们的药房提供 10 μg/ml 和 20 μg/ml 的浓度。通常与不同浓度的布比卡因（0.0625% ～ 0.2%）和可乐定混合使用。当疼痛发生在胸部或盆腔时，最初使用较稀浓度的局麻药，而腹痛通常需要较高剂量的局麻药，如布比卡因 4 ～ 6 mg/d。

## 结论

IDDS 在癌性疼痛管理中发挥重要作用，早期放置可改善疼痛，减少副作用，甚至延长预期寿命。IDDS 试验通常作为患者选择的最后一步，传统上用于确定镇痛反应的效果，估算初始剂量，评估阿片类药物相关副作用的减少，并确定个体耐受性。有几种试验技术：大量快速注射与持续输注，单次与多次大量快速注射，硬膜外与鞘内注射。然而，人们没有证实任何方法在预测植入后效果方面有优势。此外，在癌症患者中进行试验的必要性也受到了质疑，因为这些患者的预期寿命有限，而且有必要采取紧急镇痛措施。最终，确定哪些患者适合进行 IDDS 试验取决于植入医生，因为尚无特定的标准。

## 参考文献

1. Smith TJ, Coyne PJ, Staats PS, et al. An implantable drug delivery system (IDDS) for refractory cancer pain provides sustained pain control, less drug-related toxicity, and possibly better survival compared with comprehensive medical management (CMM). Ann Oncol. 2005;16:825–33.

2. Smith TJ, Staats PS, Deer T, et al. Randomized clinical trial of an implantable drug delivery system compared with comprehensive medical management for refractory cancer pain: impact on pain, drug-related toxicity, and survival. J Clin Oncol. 2002;20:4040–9.

3. Medicare Coverage Issues Manual. Coverage issues—durable medical equipment. www.cms.hhs.gov/manuals/downloads/Pub06_PART_60.pdf. Accessed 19 Oct 2015.

4. Deer TR, Prager J, Levy R, et al. Polyanalgesic Consensus Conference-2012: recommendations on trialing for intrathecal (intraspinal) drug delivery: report of an interdisciplinary expert panel. Neuromodulation. 2012;15(5):420–35.

5. Yoshida GM, Nelson RW, Capen DA, Nagelberg S, Thomas JC, Rimoldi RL, Haye W. Evaluation of continuous intraspinal narcotic analgesia for chronic pain from benign causes. Am J Orthop. 1996;25:693–4.

6. Onofrio BM, Yaksh TL, et al. Long-term pain relief produced by intrathecal morphine infusion in 53 patients. J Neurosurg. 1990;72:200–9.

7. Bolash R, Mekhail N. Intrathecal pain pumps indications, patient selection, techniques, and outcomes. Neurosurg Clin N Am. 2014;25:735–42.

8. Deer TR, Smith HS, Burton AW, et al. Comprehensive consensus based guidelines on intrathecal drug delivery systems in the treatment of pain caused by cancer pain. Pain Physician. 2011;14:E283–312.

9. Grider JS, Harned ME, Etscheidt MA, et al. Patient selection and outcomes using a low-dose intrathecal opioid trialing method for chronic nonmalignant pain. Pain Physician. 2011;14(4):343–51.

10. Penn RD, Paice JA. Chronic intrathecal morphine for intractable pain. J Neurosurg. 1987;67:182–6.

11. Hamza M, Doleys DM, Saleh IA, et al. A prospective, randomized, single-blinded, head-to-head long-term outcome study, comparing intrathecal (IT) boluses with continuous infusion trialing techniques prior to implantation of drug delivery systems (DDS) for the treatment of severe intractable chronic nonmalignant pain. Neuromodulation. 2015;18(7):636–48.

12. Ahmed SU, Martin NM, Chang Y, et al. Patient selection and trial methods for intraspinal drug delivery for chronic pain: a national survey. Neuromodulation. 2005;8:112–20.

13. Krames ES, Olson K. Clinical realities and economic considerations: patient selection in intrathecal therapy. J Pain Symptom Manag. 1997;14:S3–S13.

14. Du Pen SL, Williams AR. The dilemma of conversion from systemic to epidural morphine: a proposed conversion tool for treatment of cancer pain. Pain. 1994;56:113–8.

15. Malhotra VT, Root J, Kesselbrenner J, et al. Intrathecal pain pump infusions for intractable cancer pain: an algorithm for dosing without a neuraxial trial. Anesth Analg. 2013;116:1364–70.

# 31 鞘内泵植入技术

Shane E. Brogan, Christina Bokat
刘建 译 姜妤 校

鞘内治疗癌症相关的疼痛已成为一种公认的方式，有着高成功率和低并发症率[1]。在尽量减少并发症的同时获得良好的效果，主要取决于熟练的导管植入技术及对注入药物的细致管理。

本章将重点介绍植入过程，着重强调术前准备、手术过程和术后管理。以下的技术描述是作者的观点，旨在为读者选择个人偏好提供指导。

## 术前注意事项

尽管可以在镇静和充分的局部麻醉下进行鞘内泵植入，但全身麻醉仍然是首选。植入前需确保患者处于最佳的健康状态。当存在感染时，应避免植入泵，直至感染得到控制为止。应通过鼻拭子筛查患者是否存在金黄色葡萄球菌感染，阳性结果（无论是否耐甲氧西林）应使用鼻黏液菌素和氯己定消毒皮肤[2-3]。在糖尿病患者中，应优化血糖控制[4]。

## 影像

对于已知肿瘤侵犯脊柱的患者，应复查近期的腰椎 MRI，以确定合适、安全的腰椎间隙。鞘内针的放置应避免严重的椎管狭窄区，并进入存在足够脑脊液的水平，以便于导管推进。

## 抗凝和止血

鞘内置管需将针插入椎管内区域，因此存在硬膜外血肿的固有风险。为了减轻这一潜在的灾难性风险，应尽一切努力改善围手术期患者的凝血功能。

在癌症患者中，这可能特别困难，因为许多人会因为各种原因服用抗凝剂，或在癌症治疗后继发血小板减少。

对于鞘内导管放置和抗凝，目前尚无专门的指南，但许多医生使用美国区域麻醉学会（American Society of Regional Anesthesia，ASRA）推荐的建议[5]。香豆素类（华法林）应停用足够长的时间，使 INR 降至 1.4 或更低。在静脉注射肝素的情况下，肝素应停用至少 4 h，复查凝血酶原时间（prothrombin time，PTT）正常。对于低分子肝素，全剂量（治疗）方案应停用 24 h。对于预防方案，应停用 12 h。

目前尚缺乏关于血小板计数和椎管内操作的指南。在癌症治疗中，血小板减少通常与近期化疗有关，因此最好与患者的肿瘤科医生讨论鞘内泵植入的时机，以避免血小板计数"最低点"。同样重要的是，不仅单纯考虑血小板计数，还要考虑近期血小板计数的动态变化以及血小板对以往化疗周期的反应。当血小板计数低于 80 000/μl 时，作者所在单位通常避免放置鞘内导管[6]。

极少数情况下，如果血小板减少持续存在，术前可能需要输注血小板。

## 手术室

手术室必须有层流和独立通道。

## 药物

在植入术前，应考虑采用何种鞘内给药方案，并应提前备好合适的药物，供手术室植入时使用。

## 标记

术前检查患者的腹部，确定合适的放泵位置。如果存在结肠造口，应将泵植入对侧腹部。确定一个患者可以接受的放泵位置，尽量避开肋缘、髂嵴和腰带线。用记号笔在确定的位置上做记号。

# 手术过程

## 体位

患者采用侧卧位，可充分接触腰椎和腹壁（图31.1和31.2）。一个"豆袋坐垫"可以协助安全地摆体位。应放置腋窝卷并在所有的压力点处放置护垫。非依靠侧的手臂可以放在枕头上。请记住将使用C臂透视仪，因此请确保该装置能顺利地对准腰椎和胸椎成像。

## 皮肤消毒

作者所在单位使用酒精做第一遍消毒，让它完全干燥。接下来使用氯己定/酒精溶液（ChloraPrep®），再次让其完全干燥。通常皮肤消毒的范围要比你认为需要的更大。

## 铺单

使用标准的铺单技术，要确保足够两个切口的手术区域（图31.3和31.4）。一种抗菌黏合剂材料，如Ioban®可用于减少与皮肤的接触。在铺单过程中不要接触消毒完的皮肤，如果发生接触，应考虑更换无菌手套。C臂也应该完全铺单。外科医生和C臂的相对位置可见图31.5。

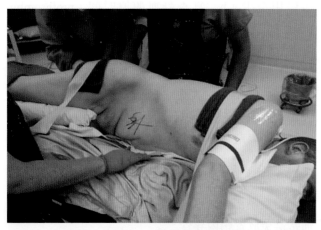

**图31.1**　摆体位，前视图。注意腹部手术部位的足够范围和非依靠侧手臂的位置

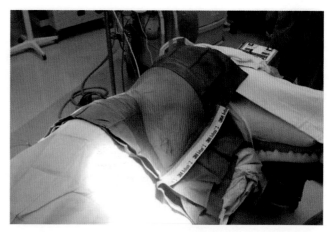

**图31.3**　铺单过程

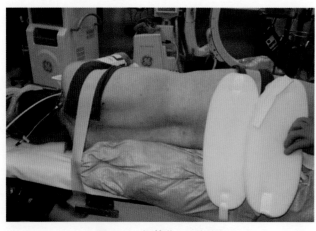

**图31.2**　摆体位，后视图

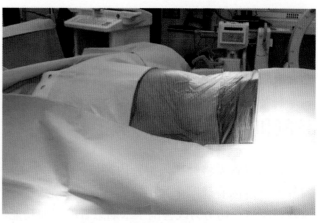

**图31.4**　铺单完成后的后视图

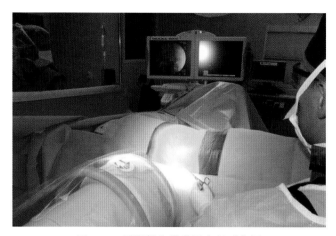

**图 31.5**　透视仪和外科医生相对位置

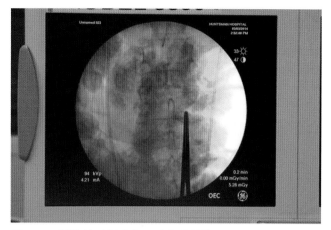

**图 31.6**　腰椎的透视成像，手术器械指示切口的位置，其头侧指向合适的间隙（L3/4）

## 腰部切开与游离

使用前后透视法，确定 L3/4 或 L4/5 间隙。在侧方（非依靠侧）和尾侧到所需的间隙，大概在椎弓根之间画一条线，放置一件与脊柱平行的手术器械，进一步用透视检查验证，并画一条实线（图 31.6）。使用局麻药麻醉这一区域。用手术刀切开 2 cm（肥胖患者可能需要 3 ～ 4 cm），电凝止血。在切口中放置一个有齿乳突牵开器，或其他类似的牵开器，并收紧边缘。在将有齿乳突牵开器缓慢向操作者牵拉的同时，电凝至背筋膜，注意不要太向内侧或外侧移动。背筋膜非常强健且颜色发白，很容易识别，并且能触摸到它深层的肌肉。通过手指进行剥离，暴露足够的筋膜，使导管容易锚定。确保手术过程中良好的止血。

## 锚定位置

作者更喜欢在置针前放置固定缝线，这样可以避免在穿刺针周围操作，因而更容易（图 31.7）。应谨记，一旦穿刺针置入鞘内，任何不必要的针头移动都可能会无意中扩大硬膜穿刺范围，并可能增加脑脊液在导管周围渗漏的风险。在中线两侧，穿过筋膜，相距约 1.5 cm 处放置两根不可吸收的缝合线（如 0-Ethibond®）并系紧。

## 进入鞘内

将 14 号鞘内针在固定缝合线之间向内侧和头侧

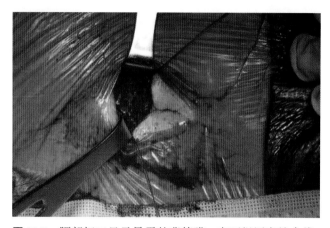

**图 31.7**　腰部切口显示暴露的背筋膜，有两根固定缝合线。图左边为头侧

方向穿刺（图 31.8）。最好使用透视法，这样针可以一次性进入鞘内，从而使得反复硬膜穿刺和神经损伤的风险最小化（图 31.9）。一些执业者通过落空感来先行确定硬膜外隙，但这不是必要的。

缓慢推进针头，间歇地检查脑脊液回流。根据经验，会感受到黄韧带的阻力，然后感到"砰"的一下硬脊膜就被穿透了。一旦针头进入蛛网膜下腔，清亮的脑脊液会迅速流出。此时应放回针芯，以避免过多的脑脊液流失。

## 放置导管

拔除针芯，置入导管（图 31.10）。在间断或连续透视下推进，观察是否正确地向头侧推进而无任何缠结（图 31.11）。导管尖端的最终位置取决于医生的偏好，但大多数医生的目标是将导管尖端置于

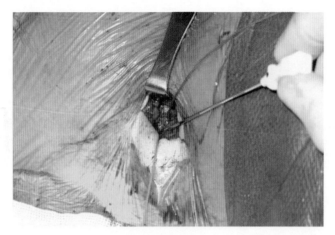

图 31.8　在两根固定缝线间向头侧方向穿刺

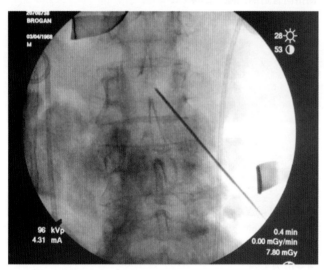

图 31.9　穿刺针向 L2/3 间隙推进的透视图

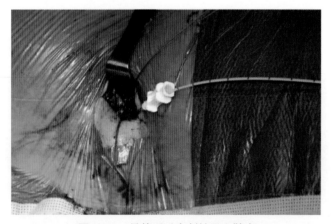

图 31.10　导管通过穿刺针置入鞘内

治疗患者疼痛的皮节分布的适当位置。例如，当导管尖端位于 T1 ～ T4 范围内时，腹痛的反应最好，因此如果使用局麻药，内脏神经根是目标，局部麻醉对腰神经根的影响和引起下肢无力的风险最小。进一步建议见表 31.1。

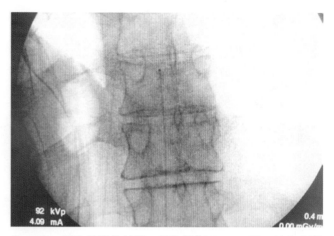

图 31.11　鞘内导管的显像，其尖端位于 T9/10 处，呈现为明显不透射线的"珠状物"

表 31.1　推荐的鞘内导管尖端位置以缓解选定区域的疼痛

| 疼痛最剧烈的部位 | 导管尖端位置 |
| --- | --- |
| 头颈部 | C1 ～ C2 |
| 上肢 | C3 ～ C6 |
| 胸腹部 | C7 ～ T6 |
| 下肢及盆腔 | T6 及以下 |

请注意，这方面没有临床数据，这些信息更多是基于临床经验

　　一旦导管尖端位置合适，小心退出穿刺针，注意保持导管不移位。接下来，将导管芯取出。几分钟后，应看到脑脊液从导管近端口缓慢滴下。

## 导管固定

　　使用制造商提供的固定装置，通过之前放置的固定缝线将导管固定在筋膜上。更多信息见图 31.12、31.13 和 31.14。确保导管固定点与经筋膜进

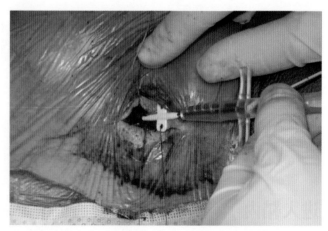

图 31.12　固定装置已放在导管上，并正朝背筋膜推进。注意固定缝线此时已穿过孔眼

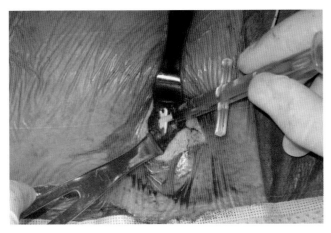

**图 31.13**　固定装置推进尖端伸入背筋膜，固定缝线打结扎紧并已剪线

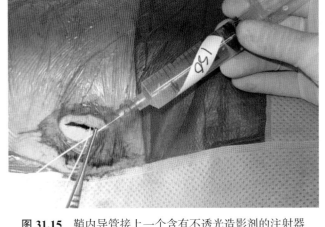

**图 31.15**　鞘内导管接上一个含有不透光造影剂的注射器

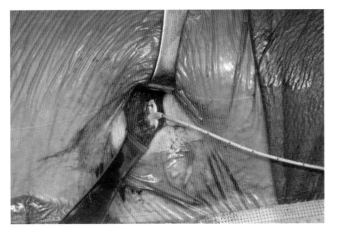

**图 31.14**　已移除固定装置，完成固定过程

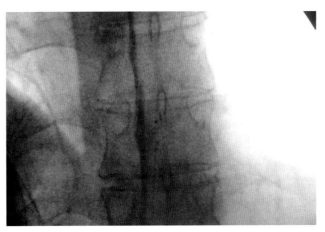

**图 31.16**　图示为典型重力依赖侧的脊髓造影

入鞘内的点之间的距离尽可能小——这可将导管自鞘内腔脱出的风险降至最低。

## 脊髓造影

脊髓造影并不是强制要求的，但可以帮助确定导管鞘内放置的位置，并排除意外地硬膜外、硬膜下或血管内置入。小心地将一根 25 号针头插入导管腔内，以便一个 3 ml 的注射器可以通过这个针头连接到导管上。在透视下注入 1～3 ml 脊髓造影液。应观察到脊髓造影，造影剂在鞘内间隙的重力依赖（下）侧缘以"扇形"模式分层（图 31.15 和 31.16）。观察是否有血管内摄取、硬膜外或硬膜下弥散的典型对比表现。值得注意的是这种对比在几分钟后就消失了。

## 创建泵容纳腔

在术前确定的部位做 7～8 cm 的切口，并进行电凝以获良好止血。使用牵开器，同时牵开和牵拉皮肤边缘向外。对于消瘦患者，直接分离至腹直肌筋膜（图 31.17），可以很容易地通过对电凝抽搐反应识别。对于肥胖患者，腹直肌筋膜太深，植入泵不易重新加药，因此，应在皮下 1～3 cm 处找到一个较浅的平面。采用钝性分离，将泵容纳腔的平面向尾部延伸约 8～10 cm。头侧方向分离几厘米，这样更容易固定和皮肤闭合。经验就是四根手指应该很容易地伸进泵容纳腔。确保良好的止血。

## 固定器置入

接下来，在筋膜上缝合不可吸收的缝合线以固

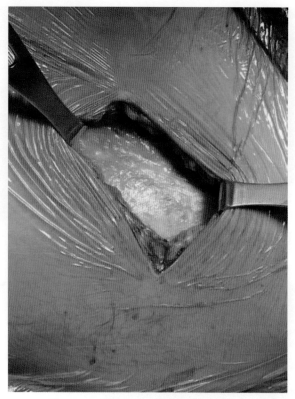

**图 31.17**　腹壁切开后游离至腹直肌筋膜

接腰部和腹部切口。最好从腰椎切口开始通隧道，尽可能从尾部开始（以避免与导管形成锐角），并与固定的导管处于同一筋膜平面（图 31.18 和 31.19）。隧道工具弯曲成一个平缓的曲线将有助于在侧面更容易地推进。如果选择的平面合适，稍微用力则可使隧道工具向前推动而无需施加过大的力。追踪工具的尖端并确保它不会置入太深非常重要。保持方向在髂嵴以上，以便将来的髋关节手术不会损坏导管。当接近泵容纳腔时，尽可能深地进入泵容纳腔。取下手柄和针芯，通过隧道工具将导管推进至泵容纳腔内可见，小心地将隧道工具从腹部抽出。将导管拉出，直到在腰椎隧道切口处观察到导管呈一个松散的"J"形。修剪近端导管，使泵容纳腔内可见 6～10 cm——必须测量丢弃的导管段，以便准确地知道最终导管的长度。确认脑脊液能通过导管持续流动。

## 泵植入

在此步骤中，应该根据制造商的具体要求在泵内装载适当的药物。用生理盐水或含抗生素溶液充分冲洗泵容纳腔。在操作泵之前，考虑更换一双新的消毒手套。使用制造商的连接器将泵连接到导管上（图 31.20 和 31.21）。将之前缝合的固定缝线穿过适当的泵孔，并将泵插入泵容纳腔内（图 31.22 和 31.23）。泵容纳腔的尺寸应该是恰好允许筋膜和皮肤在最小张力下容易闭合。多余的导管应该松散地盘绕在泵的后面，这样将来泵加药时导管才不会有被刺破的危险。将固定缝合线扎紧，使泵保持在适当的位置。

定泵（图 31.18）。有些医生跳过这一步，但这是不推荐的，因为良好的固定可以防止泵的旋转移动和导管扭结，并确保泵不会翻转。通常使用 3 或 4 根固定缝线固定于大约 4、8 和 10 点钟位置。将每一条缝线都缝在筋膜上，并分别夹在无菌单上以免缠结。

## 打隧道

首先，确保所提供的隧道工具足够长，能够连

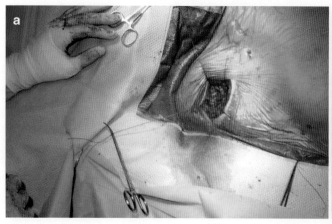
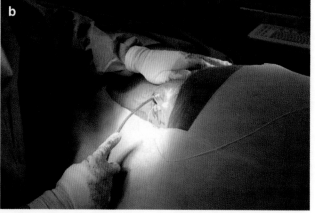

**图 31.18**　（**a**）泵容纳腔及 3 根固定缝线。（**b**）从腰椎切口到泵容纳腔的隧道

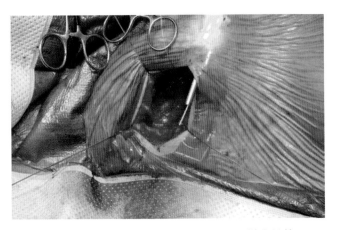

**图 31.19**　泵容纳腔内的隧道工具，可见鞘内导管

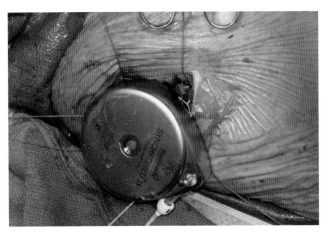

**图 31.22**　固定缝线已穿过泵孔，准备固定在筋膜上

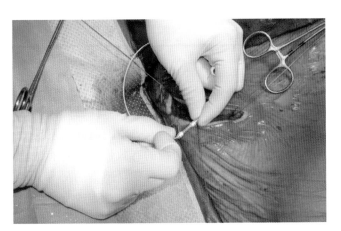

**图 31.20**　鞘内段与泵段相连接

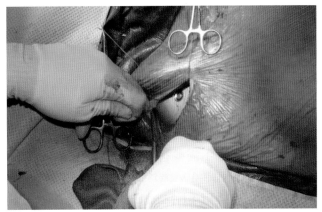

**图 31.23**　将泵放入容纳腔，固定缝线打结并剪线

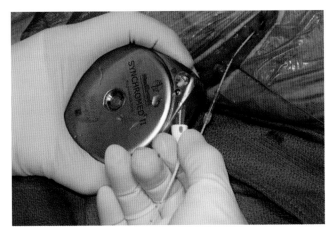

**图 31.21**　导管连接到泵上

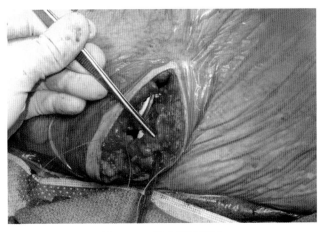

**图 31.24**　缝合深筋膜层

# 皮肤缝合

需要缝合三层，以确保无菌、伤口的完整性和外表美观。

深筋膜层用可吸收的编织缝线缝合，如 0 号 Vicryl®（图 31.24）。缝合深筋膜层的目的是，当手

术完成后，泵或导管元件既不可见也无法触摸（图 31.25）。

腰椎切口深层应包括椎前筋膜的缝合（注意不要损伤或扭折导管），以使血肿发生的潜在空间最小化。2 或 3 根间断缝合线对于腰椎深层缝合是足够的。

对于腹部深层，无论是间断缝合还是连续缝合

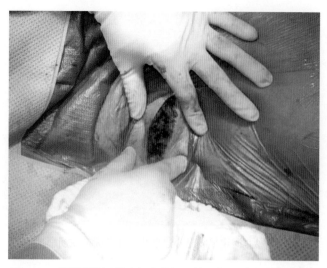

**图 31.25** 深筋膜层已缝合。牵拉切口处不会显露泵的任何部分

都可以获得良好的缝合效果。

皮肤缝合更多取决于一个外科医生的偏好。皮肤钉、简单的不可吸收缝线和可吸收缝线都是可接受的缝合手段。作者更喜欢后者，因为后者有更好的外观，而且不需要拆线或拆钉。我们的皮肤缝合技术是先用 3-0 Vicryl® 或类似线间断缝合深部皮肤层，然后用 4-0 Monocryl® 或类似线连续皮下缝合。最后，使用液态氰基丙烯酸酯组织黏合剂（Dermabond®）封闭皮肤切口和提供抗菌作用（图 31.26）。这种方法不需要使用敷料，但我们通常会使用透明的胶布敷料来保持伤口的清洁。

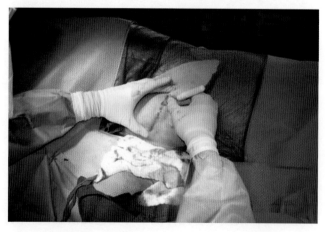

**图 31.26** 切口完全缝合，正使用组织黏合剂

## 术后期

需紧贴腹部放置腹带，以减少泵容纳腔中血肿的风险，建议患者佩戴 2 周。

泵在术后期进行程序设置，需考虑到植入导管的准确长度，并调节适当的基础剂量和患者自控的剂量。

我们通常留置患者过夜，原因如下：①鞘内阿片类药物开始使用后的安全性问题；②常见医学并发症，包括阻塞性睡眠呼吸暂停等；③考虑到快速安全地从口服阿片类药物过渡到鞘内阿片类药物。

## 随访

出院时，医生会仔细地指导患者注意感染情况或其他并发症。建议在 1 周或更短的时间内对患者进行随访，以确保鞘内药物的有效性，并对有关副作用或并发症进行评估。考虑到泵感染的最高发生率在术后 2～4 周，建议在此期间访视患者。

## 参考文献

1. Smith TJ, Staats PS, et al. Randomized clinical trial of an implantable drug delivery system compared with comprehensive medical management for refractory cancer pain: impact on pain, drug-related toxicity, and survival. J Clin Oncol. 2002;20(19):4040–9.
2. Bode LG, Klyuymtans JA, Wertheim HF et al. Preventing surgical-site infections in nasal carriers of Staphylococcus aureus. N Engl J Med. 2010;362(1):9–17.
3. Epstein NE. Preoperative, intraoperative, and postoperative measures to further reduce spinal infections. Surg Neurol Int. 2011;2:17.
4. Deer TR, Levy R, et al. Polyanalgesic consensus conference – 2012: recommendations to reduce morbidity and mortality in intrathecal drug delivery in the treatment of chronic pain. Neuromodulation. 2012;15(5):467–82.
5. Horlocker TT, Wedel DJ, et al. Executive summary: regional anesthesia in the patient receiving antithrombotic or thrombolytic therapy: American society of regional anesthesia and pain medicine evidence-based guidelines (third edition). Reg Anesth Pain Med. 2010;35(1):102–5.
6. van Veen JJ, Nokes TJ, et al. The risk of spinal haematoma following neuraxial anaesthesia or lumbar puncture in thrombocytopenic individuals. Br J Haematol. 2010;148(1):15–25.

# 32 鞘内泵用药

Grant H. Chen
谢黎 译 柳垂亮 校

美国食品和药品管理局（FDA）目前批准了三种药物用于鞘内治疗[1]。在这三种药物中，吗啡和齐考诺肽被批准用于治疗疼痛，而巴氯芬则被批准用于严重痉挛。但是，还有很多其他药物，如布比卡因和可乐定，可以鞘内给药治疗癌性疼痛。在考虑和调整鞘内用药治疗癌性疼痛时，应注意该剂量可能超出标准推荐用法。

## 阿片类药物

1979 年，Wang 等证实了吗啡鞘内给药可以明显缓解患者疼痛[2]。常用于鞘内治疗的阿片类药物包括吗啡、氢吗啡酮、芬太尼和舒芬太尼，其他阿片类药物如哌替啶、美沙酮和曲马多，已被证实具有神经毒性，因此不推荐应用于鞘内给药[3]。

### 吗啡

吗啡是一种 μ 阿片受体激动剂，主要作用于脊髓背角调节疼痛，数十年来一直用于鞘内治疗[4]，是癌性疼痛中最常用的一线鞘内治疗药物。吗啡对伤害性或混合性疼痛（包括神经病理性和伤害性疼痛）有效。

多项回顾性和前瞻性研究证实长期鞘内仅泵注吗啡就能够降低非癌性疼痛患者的视觉模拟量表（VAS）评分[5-6]。Smith 等的随机对照试验研究表明，癌性疼痛患者鞘内使用吗啡可改善临床疼痛控制的成功率，可以降低疼痛、减轻药物毒性、提高生存率[7]。但是在该研究中，吗啡未能控制疼痛的患者鞘内改用了其他药物。此外，该研究纳入的患者没有严格遵守他们随机入组后的治疗方案。Rauck

等的前瞻性研究结果表明，难治性癌性疼痛患者使用自控镇痛鞘内给药系统输注吗啡，可长期维持疼痛评分降低[8]。

多项研究也评估了鞘内给予吗啡联合其他药物（如布比卡因、齐考诺肽和可乐定）治疗的有效性。数项研究证实了鞘内给予吗啡联合布比卡因在难治性癌性疼痛长期疼痛控制方面的有效性[9-12]。

吗啡的起始剂量会因为癌症患者而有所不同，通常肿瘤患者会因为服用大剂量阿片类药物，继而出现阿片耐受。另外，口服和胃肠外阿片类药物剂量的换算各家资料和文献报道也存在差异。虽然建议采用与口服吗啡 300∶1 的换算比例作为鞘内给药的保守起始剂量，但对于植入鞘内泵后实施夜间监护的癌症患者采用更积极的 100∶1 换算比例可能更恰当。根据患者对阿片类药物的耐受性，鞘内吗啡的起始剂量范围约为 0.1 ~ 50 mg/d。回顾性分析表明接受长期鞘内吗啡治疗的癌症患者因时间的推移而需要增加阿片类药物剂量[13]，既可能是继发于阿片耐受，也可能是由于其他原因，例如医师偏好或癌症进展恶化等因素。对于当前或未来阿片耐受有顾虑的患者，建议使用有储药容量更大的泵。同时，也建议鞘内应用更高浓度的吗啡，以防植入鞘内泵后输注速度快速增加。

鞘内输注吗啡的大多数副作用是剂量依赖性的，最常见的副作用是瘙痒，多局限于面部、颈部或上胸部[14]。鞘内输注吗啡的其他副作用包括镇静、恶心、性功能障碍、免疫抑制、呼吸抑制、周围性水肿、便秘和尿潴留[15]。鞘内长期使用吗啡也会导致肉芽肿形成、痛觉过敏和药物耐受，鞘内应用吗啡采用较高浓度和较低流速被认为是产生肉芽肿的危险因素，但尚未得到确切证实。

此外，泵功能异常可导致戒断反应等不良事件。

265

已有鞘内应用吗啡发生纳洛酮可逆性眼球震颤的罕见病例报道。所有考虑长期治疗的患者均应讨论鞘内应用吗啡的风险。

## 氢吗啡酮

氢吗啡酮类似吗啡，也作用于阿片受体。患者鞘内应用氢吗啡酮的保守起始剂量可参照口服剂量的300∶1换算。但是对于癌症患者采用类似吗啡的、更积极的100∶1换算比例可能更优[16]。氢吗啡酮也可用作阿片类药物的替代药物用于吗啡耐受的患者。

## 芬太尼

芬太尼是一种比吗啡和氢吗啡酮亲脂性更高的阿片类药物。由于芬太尼的亲脂性及其在脑脊液中持续时间短的性质，应尽可能在接近受累皮节区域释放药物。有报道称鞘内应用吗啡或氢吗啡酮引起的下肢水肿可以通过换用芬太尼来解决[17]。芬太尼鞘内给药起始剂量范围为 25 ～ 500 μg/d，目前尚无已知最大单日剂量。

## 舒芬太尼

舒芬太尼与芬太尼类似，也是亲脂性的，因此少见向头端扩散。但是，药物仍应尽可能在接近受累皮节区域释放。舒芬太尼起始剂量 10 ～ 100 μg/d。同样，单日最大剂量尚未见报道，且剂量可能会受副作用、药液浓度、输注装置流速的影响。

## 齐考诺肽

齐考诺肽是 FDA 批准的、仅供鞘内使用的非阿片类镇痛药，是捕食性圆锥蜗牛（Conus magus）毒素的合成衍生物[18]。这些肽与突触前的 N 型电压敏感钙通道结合，阻断脊髓背角 Rexed Ⅰ层和Ⅱ层的伤害性信号[19]。一项针对癌症或艾滋病引起的慢性疼痛的患者进行的多中心、随机、安慰剂对照试验表明，与安慰剂组相比，鞘内给予齐考诺肽后的平均 VAS 评分更低。另一项纳入 20 例骨转移患者

的研究表明，鞘内联合应用齐考诺肽和吗啡可快速有效地治疗疼痛[20]。既往研究还表明，齐考诺肽可导致前庭不良事件，包括意识错乱（更常见于老年人）、嗜睡、发热和尿潴留[21]。此外，鞘内给予齐考诺肽治疗的患者还会出现肌酸激酶升高的情况，因此应定期监测其血清肌酸激酶。

在使用齐考诺肽治疗的患者中，已有急性精神事件的报道，包括幻觉、妄想、谵妄和精神错乱[22]。另外，即使在没有抑郁症状的患者中，齐考诺肽也具有增加自杀倾向的风险[23]。鉴于可能引起的多种精神和认知问题，鞘内给予齐考诺肽可能并非是理想的治疗癌症患者的一线药物。另一方面，动物研究表明，与鞘内给予阿片类药物不同，齐考诺肽因其作用机制的特点，长期输注产生的药物耐受极低[24]。

根据 2012 年第四次多模式镇痛共识会议（Polyanalgesic Consensus Conference，PACC）报告，齐考诺肽推荐的起始剂量为 0.5 ～ 2.4 μg/d，最高为 19.2 μg/d。鉴于药物治疗窗狭窄，必须缓慢滴定以控制剂量相关副作用。目前尚无接受鞘内给予齐考诺肽治疗的患者出现呼吸抑制的报道。此外，齐考诺肽具有突然停药而没有任何不良撤药反应的优点[25]。

## 局部麻醉药

## 布比卡因

布比卡因是一种酰胺类局部麻醉药，常与阿片类药物联合用于治疗癌性疼痛。阿片类药物剂量增加可能会导致严重的副作用，因此联用合理剂量的布比卡因可能是有益的。布比卡因的起始剂量因患者以及疼痛部位而定，推荐的剂起始量为 3 ～ 6 mg/d[26]，但疼痛医师应该关注可能增加或减少剂量的多种因素。与阿片类药物一样，标准指南不应僵化地应用于肿瘤患者。对于终末期重度癌性疼痛，可考虑使用更高的起始剂量 8 ～ 10 mg/d。另一方面，易于跌倒患者或神经功能障碍患者导管尖端位于腰骶段时，应从小剂量开始[27]。导管尖端位于下胸腰段应从较低剂量启动，位于骶段时则应从 1 ～ 2 mg/d 开始，同时密切监测膀胱功能和下肢无力。导管位于颈段时也应采用较低的起始剂量（4 mg/d），该剂量可能继发上肢无力。值得注意的是，严重终末疼痛的患者

可能需要更高的起始剂量以仅可镇痛而不致肢体无力，不管导管的位置如何。在我们机构，住院患者导管位于圆锥时，布比卡因起始剂量可高达每天 8 mg，尽管这可能会导致下肢无力或麻痹，但也会为临终关怀提供一定程度的舒适度。

药物的最大剂量取决于导管尖端的位置，但布比卡因剂量达到 20 mg/d 左右时常会出现副作用，包括可逆的上肢下肢无力和感觉缺失、尿潴留、低血压、呼吸抑制、抽搐和心脏毒性[28]。

# 罗哌卡因

罗哌卡因是新开发的酰胺类局部麻醉药，与布比卡因相比具有较小的心脏毒性[29]。罗哌卡因有与布比卡因相似的起效时间、效能和阻滞时间，其毒性降低具有优势，但长期鞘内给予罗哌卡因治疗慢性疼痛或癌性疼痛的文献尚不多。

# 可乐定

可乐定是一种 $\alpha_2$ 肾上腺素受体激动剂，已被证明可有效治疗癌性疼痛，尤其是神经病理性疼痛[30]。2012 年多模式镇痛共识会议将鞘内给予可乐定视为治疗伤害性或神经病理性疼痛的二线药物。可乐定被认为通过增加脑脊髓液中乙酰胆碱和脊髓背角乙酰胆碱的水平来刺激脊髓胆碱能中间神经元[31]。也有越来越多的证据表明可乐定缓解疼痛的作用与其阻断神经病理性疼痛相关的神经免疫激活而产生免疫调节作用相关[32]。此外，鞘内可乐定与阿片类受体无相互作用[33]，使其成为与阿片类药协同使用的良好药物。

鞘内给予可乐定应以每天 25 ～ 50 μg 的速度开始，逐步滴定以尽量避免产生副作用。低血压是常见的副作用，会影响到约 25% 的患者[34]。其他副作用包括精神萎靡、虚弱、头痛、口干、镇静和意识模糊。值得注意的是，可乐定的突然停药可以导致反跳性高血压，可能导致发生紧急事件。针对使用鞘内泵的疼痛医生的调查表明，可乐定的平均最高剂量为 474 μg/d[35]，可乐定最高可增加至 700 μg/d。

# 右美托咪定

与可乐定一样，右美托咪定也是一种 $\alpha_2$ 肾上腺素受体激动剂，目前尚无鞘内给予右美托咪定的大型系统研究。有报道称鞘内给予右美托咪定增强了吗啡在癌症患者中的作用[36]。然而动物模型中已发现其具有神经毒性[37]。

# 巴氯芬

巴氯芬是 γ 氨基丁酸 B 型受体激动剂，该药物已获得 FDA 批准鞘内使用。巴氯芬通过抑制脊髓运动神经元的感觉信息，以治疗脊髓[38]或大脑[39]病变引起的严重痉挛以及神经病理性疼痛。多模式镇痛共识会议建议巴氯芬应作为治疗神经病理性疼痛的五线药物，不推荐用于伤害性疼痛。在一项为期 10 年、纳入 300 多名脊髓源性或脑源性痉挛患者的研究中，鞘内应用巴氯芬的患者大多数痉挛程度有所改善，且未发现任何明显的药物耐受现象[40]。而另一项纳入 37 例长期鞘内使用巴氯芬治疗的患者的研究则发现 22% 的患者出现药物耐受[41]。鞘内给予巴氯芬的一个主要危险因素是突然停药可能危及生命[42]，可能引起多种症状，包括痉挛、高热、血流动力学不稳定、抽搐、横纹肌溶解、弥散性血管内凝血和多系统器官衰竭。停药症状的治疗主要是使用巴氯芬和苯二氮䓬类药物，配合使用其他辅助类药物，如抗癫痫药、β 受体阻滞剂、赛庚啶和可乐定，同时患者应入院监测血液动力学变化。巴氯芬与脊柱侧凸的发生和轻度进展有关[43]。巴氯芬治疗痉挛的经典起始剂量为 10 ～ 100 μg/d。

# 氯胺酮

氯胺酮是一种非竞争性 N- 甲基 -D- 天冬氨酸（NMDA）受体拮抗剂，当鞘内注射时，会导致犬脊髓脱髓鞘病变和损伤[44]以及大鼠前脑神经元凋亡[45]。一例使用鞘内氯胺酮的肿瘤患者的尸检报告发现广泛的髓下空泡化和近圆形髓鞘染色缺失[46]。因此不建议将其用于长期慢性鞘内输注，但可以考虑用于终末期癌性疼痛。在一项纳入 20 例患者的双盲交叉试验中，短期内鞘内联合使用吗啡和 1 mg 氯胺酮优于单独鞘内给予吗啡[47]。鞘内给予氯胺酮的推荐起始剂量为 25 ～ 1000 μg/d[48]（表 32.1 和 32.2）。

# 鞘内药物滴定与冲击

## 阿片类药物

鞘内泵放置后通常需要对药物剂量进行多次调整。积极的每日调整需要住院监测是否有无力、呼吸抑制和药物毒性的体征。我们中心在使用单一药物且仅使用阿片类药物时，每日剂量可根据需要每 24 h 增加高达 25%，冲击剂量可从每日剂量的 5% ～ 10% 左右开始，最短锁定时间为 4 h。经评估后，可根据患者疼痛的严重程度以及患者使用冲击剂量的频率减少锁定时间。

# 布比卡因

鞘内给予布比卡因患者应谨慎增加剂量，每次增加剂量应评估副作用，例如无力和麻木，尤其是导管尖端靠近颈段或骶段时。

对于患者爆发痛的管理，建议单次冲击剂量不超过 10% 布比卡因日用量，锁定时间为 3 h。通常此操作根据需要，多在术后第 2 天开始。同样，加药和锁定时间应根据患者的具体情况而定，同时要关注布比卡因的副作用。对于寿命非常有限的患者，鞘内给予布比卡因速率可以更快提高，以获得舒适度和疼痛控制。

# 齐考诺肽

齐考诺肽每日最多可滴定增加至 2.4 μg/d，每周最多 3 次，直到最大剂量达到 19.2 μg/d。齐考诺肽鞘内给予冲击剂量在疼痛控制方面是有用的[49]，尽管存在齐考诺肽说明书中标注禁用于冲击给药的争议[50]。但是，齐考诺肽冲击剂量的应用尚未被很好地评估。鉴于齐考诺肽狭窄的治疗窗，必须注意确保其剂量不会超过每日最大允许使用剂量。根据多模式镇痛共识会议的建议，初始剂量为 1 ～ 5 μg。

表 32.1　鞘内给药剂量

| 药物 | 推荐的起始剂量 | 推荐的癌性疼痛最大剂量[a] |
|---|---|---|
| 吗啡 | 0.1 ～ 50 mg/d | 50 mg/d |
| 氢吗啡酮 | 0.1 ～ 50 mg/d | 50 mg/d |
| 芬太尼 | 25 ～ 500 μg/d | 未知 |
| 舒芬太尼 | 10 ～ 100 μg/d | 未知 |
| 齐考诺肽 | 0.5 ～ 2.4 μg/d | 19.2 μg/d |
| 布比卡因[b] | 3 ～ 6 mg/d | 20 mg/d |
| 可乐定 | 25 ～ 50 μg/d | 700 μg/d |
| 巴氯芬[c] | 10 ～ 100 μg/d | |

[a] 纪念斯隆-凯特琳癌症中心。
[b] 取决于导管位置。
[c] Curr Pain Headache Rep（2014）18：391

表 32.2　鞘内给药的最大浓度

| 药物 | 非癌性疼痛的最大浓度[a] | 癌性疼痛的最大浓度[b] |
|---|---|---|
| 吗啡 | 20 mg/ml | 90 mg/ml |
| 氢吗啡酮 | 15 mg/ml | 90 mg/ml |
| 芬太尼 | 10 mg/ml | 10 mg/ml |
| 舒芬太尼 | 5 mg/ml | 5 mg/ml |
| 齐考诺肽 | 100 μg/ml | 100 μg/ml |
| 布比卡因 | 30 mg/ml | 40 mg/ml |
| 可乐定 | 1000 μg/ml | 2000 μg/ml |
| 巴氯芬 | | 4 mg/ml |

[a] 2012 年多模式镇痛共识会议（PACC）的建议。
[b] 纪念斯隆-凯特琳癌症中心及 MasterPharm™

# 参考文献

1. Bottros MM, Christo PJ. Current perspectives on intrathecal drug delivery. J Pain Res. 2014;7:615–26.
2. Wang JK, Nauss LA, Thomas JE. Pain relief by intrathecally applied morphine in man. Anesthesiology. 1979;50(2):149–51.
3. Deer TR, Prager J, Levy R, et al. Polyanalgesic consensus conference 2012: recommendations for the management of pain by intrathecal (intraspinal) drug delivery: report of an interdisciplinary expert panel. Neuromodulation. 2012;15(5):436–64.
4. Hassenbusch SJ, Pillay PK, Magdinec M, et al. Constant infusion of morphine for intractable cancer pain using an implanted pump. J Neurosurg. 1990;73(3):405–9.
5. Atli A, Theodore BR, Turk DC, et al. Intrathecal opioid therapy for chronic nonmalignant pain: a retrospective cohort study with 3-year follow-up. Pain Med. 2010;11(7):1010–6.
6. Reig E, Abejon D. Continuous morphine infusion: a retrospective study of efficacy, safety, and demographic variables. Neuromodulation. 2009;12(2):122–9.

7. Smith TJ, Staats PS, Deer T, et al. Randomized clinical trial of an implantable drug delivery system compared with comprehensive medical management for refractory cancer pain: impact on pain, drug-related toxicity, and survival. J Clin Oncol. 2002;20(19):4040–9.

8. Rauck RL, Cherry D, Boyer MF, et al. Long-term intrathecal opioid therapy with a patient-activated, implanted delivery system for the treatment of refractory cancer pain. J Pain. 2003;4(8):441–7.

9. Sjöberg M, Appelgren L, Einarsson S, et al. Long-term intrathecal morphine and bupivacaine in "refractory" cancer pain. I. Results from the first series of 52 patients. Acta Anaesthesiol Scand. 1991;35(1):30–43.

10. Sjöberg M, Nitescu P, Appelgren L, et al. Long-term intrathecal morphine and bupivacaine in patients with refractory cancer pain. Results from a morphine: bupivacaine dose regimen of 0.5:4.75 mg/ml. Anesthesiology. 1994;80(2):284–97.

11. Mitchell A, McGhie J, Owen M, et al. Audit of intrathecal drug delivery for patients with difficult-to-control cancer pain shows a sustained reduction in pain severity scores over a 6-month period. Palliat Med. 2015;29(6):554–63.

12. Mercadante S, Intravala G, Villari P, et al. Intrathecal treatment in cancer patients unresponsive to multiple trials of systemic opioids. Clin J Pain. 2007;23(9):793–8.

13. Yaksh TL, Onofrio BM. Retrospective consideration of the doses of morphine given intrathecally by chronic infusion in 163 patients by 19 physicians. Pain. 1987;31(2):211–23.

14. Chaney MA. Side effects of intrathecal and epidural opioids. Can J Anaesth. 1995;42:891–903.

15. Ruan X. Drug-related side effects of long-term intrathecal morphine therapy. Pain Physician. 2007;10(2):357–66.

16. Malhotra VT, Root J, Kesselbrenner J, et al. Intrathecal pain pump infusions for intractable cancer pain: an algorithm for dosing without a neuraxial trial. Anesth Analg. 2013;116(6):1364–70.

17. Veizi E, Tornero-Bold M, Hayek SM. Resolution of intrathecal hydromorphone or morphine-induced peripheral edema by opioid rotation to fentanyl: a case series. Pain Pract. 2016;16(6):E94–8.

18. Olivera B, Gray WR, Zikus R, et al. Peptide neurotoxins from fish-hunting cone snails. Science. 1985;230(4732):1338–43.

19. Bowersox SS, Gadbois T, Singh T, et al. Selective N-type neuronal voltage-sensitive calcium channel blocker, SNX-111, produces spinal antinociception in rat models of acute, persistent and neuropathic pain. J Pharmacol Exp Ther. 1996;279:1243–9.

20. Alicino I, Giglio M, Manca F, et al. Intrathecal combination of ziconotide and morphine for refractory cancer pain: a rapidly acting and effective choice. Pain. 2012;153(1):245–9.

21. Staats PS, Yearwood T, Charapata SG, et al. Intrathecal ziconotide in the treatment of refractory pain in patients with cancer or AIDS: a randomized controlled trial. JAMA. 2004;291(1):63–70.

22. Prilat. Ziconotide intrathecal infusion. [prescribing information]. San Diego: Jazz Pharmaceuticals, Inc.; 2016.

23. Maier C, Cockel HH, Gruhn K, et al. Increased risk of suicide under intrathecal ziconotide treatment? – a warning. Pain. 2011;152(1):235–7.

24. Malmberg AB, Yaksh TL. Effect of continuous intrathecal infusion of omega-conopeptides, N-type calcium-channel blockers, on behavior and antinociception in the formalin and hot-plate tests in rats. Pain. 1995;60(1):83–90.

25. Prialt (ziconotide) Solution, Intrathecal Infusion [package insert]. Palo Alto: Jazz Pharmaceuticals, Inc.; 2013.

26. Fishman S, Ballantyne J, Rathmell JP, Bonica JJ. Bonica's management of pain. 4th ed. Baltimore: Lippincott, Williams & Wilkins; 2010.

27. Gulati A, Puttanniah V, Hung J, et al. Considerations for evaluating the use of intrathecal drug delivery in the oncologic patient. Curr Pain Headache Rep. 2014;18(2):391.

28. Sloan PA. Neuraxial pain relief for intractable cancer pain. Curr Pain Headache Rep. 2007;11(4):238–9.

29. Graf BM, Abraham I, Eberbach N, et al. Differences in cardiotoxicity of bupivacaine and ropivacaine are the result of physicochemical and stereoselective properties. Anesthesiology. 2002;96(6):1427–34.

30. Eisenach JC, DuPen S, Dubois M, et al. Epidural clonidine analgesia for intractable cancer pain. Pain. 1995;61:391–9.

31. Klimscha W, Tong C, Eisenach JC. Intrathecal $\alpha_2$-adrenergic agonists stimulate acetylcholine and norepinephrine release from the spinal cord dorsal horn in sheep. An in vivo microdialysis study. Anesthesiology. 1997;87(1):110–6.

32. Feng X, Zhang F, Dong R, et al. Intrathecal administration of clonidine attenuates spinal neuroimmune activation in a rat model of neuropathic pain with existing hyperalgesia. Eur J Pharmacol. 2009;614(1–3):38–43.

33. Yaksh TL. Pharmacology of spinal adrenergic systems which modulate spinal nociceptive processing. Pharmacol Biochem Behav. 1985;22:845–58.

34. Hassenbusch SJ, Gunes S, Wachsman S, et al. Intrathecal clonidine in the treatment of intractable pain: a phase I/II study. Pain Med. 2002;3(2):85–91.

35. Hassenbusch SJ, Portenoy RK. Current practices in intraspinal therapy – a survey of clinical trends and decision making. J Pain Symptom Manag. 2000;20(2):S4–11.

36. Ugur F, Gulcu N, Boyaci A. Intrathecal infusion therapy with dexmedetomidine-supplemented morphine in cancer pain. Acta Anaesthesiol Scand. 2007;51(3):388.

37. Konakci S, Adanir T, Yilmax G, et al. The efficacy and neurotoxicity of dexmedetomidine administered via the epidural route. Eur J Anaesthesiol. 2008;25(5):403–9.

38. Coffey RJ, Cahil D, Steers W, et al. Intrathecal baclofen for intractable spasticity of spinal origin: results of a long-term multicenter study. J Neurosurg. 1993;78:226–32.

39. Albright AL, Gilmartin R, Swift D, et al. Long-term intrathecal baclofen therapy for severe spasticity of cerebral origin. J Neurosurg. 2003;98:291–5.

40. Koulousakis A, Kuchta J. Intrathecal antispastic drug application with implantable pumps: results of a 10 year follow-up study. Acta Neurochir Suppl. 2007;97.(Pt 1:181–4.

41. Heetla HW, Staal MJ, Kliphuis C, et al. The incidence and management of tolerance in intrathecal baclofen therapy. Spinal Cord. 2009;47(10):751–6.

42. Coffey RJ, Edgar TS, Francisco GE, et al. Abrupt withdrawal from intrathecal baclofen: recognition and management of a potentially life-threatening syndrome. Arch Phys Med Rehabil. 2002;83:735–41.

43. Ginsburg GM, Lauder AJ. Progression of scoliosis in patients with spastic quadriplegia after the insertion of an intrathecal baclofen pump. Spine (Phila Pa 1976). 2007;32(24):2745–50.

44. Yaksh TL, Tozier N, Horais KA, et al. Toxicology profile of N-methyl-D-aspartate antagonists delivered by intrathecal infusion in the canine model. Anesthesiology. 2008;108(5):938–49.

45. Wang C, Sadovova N, Fu X, et al. The role of the N-methyl-d-aspartate receptor in ketamine-induced apoptosis in rat forebrain culture. Neuroscience. 2005;132:967–77.

46. Vranken JH, Troost D, Wegener JT, et al. Neuropathological findings after continuous intrathecal administration of S(+)-ketamine for the management of neuropathic cancer pain. Pain. 2005;117(1–2):231–5.

47. Yang CY, Wong CS, Chang JY, et al. Intrathecal ketamine reduces morphine requirements in patients with terminal cancer pain. Can J Anaesth. 1996;43(4):379–83.

48. Osenbach RK. Intrathecal drug delivery in the management of pain. In: Fishman S, Ballantyne J, Rathmell J, editors. Bonica's management of pain. Philadelphia: Lippencott, Williams, & Wilkins; 2010. p. 1437–57.

49. Pope JE, Deer TR. Intrathecal pharmacology update: novel dosing strategy for intrathecal monotherapy ziconotide on efficacy and sustainability. Neuromodulation. 2015;18(5):414–20.

50. Medtronic Inc. http://professional.medtronic.com/pt/neuro/idd/prod/myptm-personal-therapy-manager/features-specifications/index.htm#.V9CNejf2ZaQ. September 7, 2016.

# 33　鞘内复合用药

Shalini Shah
谢黎　译　柳垂亮　校

## 概述

医生应了解将新型复合镇痛药物用于鞘内的安全性和有效性，必须对其毒性和风险有一个清晰的认识。复合药物包括要制备一些尚未商业化的产品。单一盐粉末（如硫酸吗啡）应在无菌环境中配制其溶液，一般为当天使用，除非进行了长时间的稳定性测试后确定溶液稳定，否则不能长时间留置保存溶液。很多药物及复合用药并没有特别批准用于鞘内给药。

目前美国食品和药品管理局（FDA）并未推荐两种或两种以上混合的药物或混合化合物。也缺乏描述复合用药方法及用药规范的文献。因此，医生必须了解为鞘内药物输注系统配制混合药物的原则。此外，所咨询的配药药剂师必须对每种药剂的药代动力学有全面的了解，而用于配制这些复合物的设备必须符合最高的操作标准。

## 理解靶受体

联合治疗应靶向激活和（或）抑制特定的受体，特别是那些参与痛觉传递的多模式镇痛受体（表33.1）。例如，μ受体激动会激活抑制系统，而NMDA或钠通道拮抗剂会以不同方式改变疼痛信号的传递。多模式镇痛方法提供了积极的疼痛控制，同时最大程度地减少高浓度单一药物相关的副作用，进而减轻疼痛、改善生活质量[1]。

## 联合治疗

混合或"鸡尾酒"的实践包括理解通过激活不

表33.1　疼痛传递受体及FDA许可

| 常用鞘内剂分类 | 药物治疗 | FDA批准鞘内注射 |
| --- | --- | --- |
| 阿片类药物 | 吗啡 | 许可 |
| | 氢吗啡酮 | 不许可 |
| | 芬太尼 | 不许可 |
| | 舒芬太尼 | 不许可 |
| | 哌替啶 | 不许可 |
| | 美沙酮 | 不许可 |
| 局部麻醉药 | 利多卡因 | 不许可 |
| | 布比卡因 | 不许可 |
| | 罗哌卡因 | 不许可 |
| | 丁卡因 | 不许可 |
| GABA受体激动剂 | 巴氯芬 | 许可 |
| | 咪达唑仑 | 不许可 |
| 钙通道拮抗剂 | 齐考诺肽 | 许可 |
| 肾上腺素能激动剂 | 可乐定 | 不许可 |

同受体位点激活来实现效应，同时尽量减少不良反应的发生，如呼吸抑制、镇静和肉芽肿的形成。常见的有两种阿片类药物或阿片类药物加局麻药的配伍是为了尽量避免大剂量使用单种药物所引起的毒性反应、可能的过敏反应、药物不良事件和炎症反应。常用的联合用药包括吗啡＋芬太尼、吗啡＋氢吗啡酮、吗啡＋可乐定、吗啡＋布比卡因＋芬太尼＋可乐定。例如，添加局部麻醉药在治疗中枢疼痛纤维的去神经支配导致的幻肢痛方面非常有效，震颤时可添加巴氯芬[2]，咪达唑仑对阿片类药物引起的持续性恶心和呕吐有效[3]。单一输注系统确实存在缺陷，以吗啡为例，吗啡可能引起炎性肿块，对脊髓产生肿块效应。在这种情况下，建议注射可乐定＋吗啡的混合物，其已被广泛证实在可以减少炎症反应

的同时达到相同的镇痛水平[4-5]。本章概述了目前用于多模式配伍混合药物的一线、二线和三线治疗的标准。

# 药物准备和无菌术

《美国药典》（United States Pharmacopeia，USP）第 797 章将"复合无菌制剂"（compounded sterile preparation，CSP）定义为一种：①根据制造商说明书进行制备的剂量单位；②应用前必须对非无菌成分或非无菌组件以及设备进行无菌处理的剂量单位；③生物性、诊断性药物或营养素，或具有上述两种特性之一的剂量单位，包括但不限于用于冲洗和浸泡活体器官和组织的制剂，用于植入、吸入、注射的制剂，用于注射、冲洗、计量喷雾的粉末，以及眼用和耳用的制剂[6]。从美国药典认可的高等级化学品中提取的粉末应依据化学方程式混合，称重，溶于无菌水中，经过滤后方可用于注射。美国药典-国家处方集［USP-National Formulary（USP-NF）］要求所有无菌配制必须符合制备无菌注射剂的强制性条件。USP-NF 制定的配制环境包括配备有或无手套箱或超净台的洁净室，并概述了在灭菌期间穿戴无菌衣、手套和口罩的流程，以及规定了终产物的无菌、致热原性、内毒素和效能的检测。

# 微生物污染风险等级

对于化合物 3 级 / 最高风险的药物（例如无菌鞘内注射剂），必须遵守《美国药典》第 797 章的规定并确定风险等级。根据微生物（有机体、孢子、内毒素）或化学或物理（外来化学物质或物理物质）等污染的相应概率，来评估被污染的风险等级（低风险为 1 级，中风险为 2 级，高风险为 3 级）。

以前鞘内注射的药物被认为是 2 级 / 中风险，因为所有药物持续输注数日而不含任何广谱抗菌剂。然而，目前的文献认为所有鞘内药物都是 3 级（高）风险，尽管最后的制剂在使用前已灭菌，但因为鞘内制剂不含抑菌防腐剂，并且制剂暴露在不可控环境中。用无菌粉末配制溶液时，例如鞘内药剂时，始终为 3 级风险。

# 高风险级别主要要求[7]

- 使用商业无菌设备从无菌商业药物配制 CSP。
- 配制始终在国际标准化组织（ISO）5 级（以前称为百级）洁净条件下进行。
- 配制程序只涉及少数基本的封闭系统以及简单的无菌转换和操作。
- 定期的消毒和空气质量测试，以保持 ISO 5 级。
- 无菌制剂需要充足的人员防护装备。
- 在配制之前和配制之后要正确标识成分和检查含量。
- 对每个无菌制剂进行最后的目测检查。
- 每半年对配制制剂的人员进行手卫生培养测试，以验证无菌技术。

低危者如水合液体，在配制后即刻用于静脉输注，中危者如预充式注射制剂或 TPN 制剂，而高危者包括在一个标准化的洁净室中进行化学品的测量、称重、溶解以及最终应用过滤技术。

洁净室是一种受控的环境，其环境污染物（如灰尘、空气传播微生物、雾化颗粒和化学蒸气）水平较低。更准确地说，洁净室的污染程度是受控的，是由每立方米特定粒径的颗粒数来规定，并据此进行分级（表 33.2）。所有鞘内使用的制剂必须在至少为百级的洁净室中制备。在典型的城市环境中，室外环境空气中每立方米含约 3500 万个直径达 0.5 μm 以上的微粒，相当于级别为百万级的洁净室。

《美国药典》第 797 章强制规定百级洁净室作为鞘内药剂制备环境。百级环境相当于 ISO 5 级（即每立方英尺最多允许有 100 个直径大于 0.5 μm 的颗粒）。符合其标准的可能包括无菌室中的无菌超净台或仅在洁净室内使用无菌隔离台。

# 过滤

当药物准备好并在实验室中完成过滤，在鞘内给药之前，医生会再次对药物进行过滤。由于鞘内给药没有任何屏障，医生们假定药房准备的药剂是无菌无致热原的，因此双重过滤就是最后一步。无菌过滤需要 0.22 μm 或更小的过滤器。一个孔径为 0.22 的过滤器可以防止大多数细菌和一些非常大的病毒通过过

表 33.2　国际组织关于洁净空间的标准

| ISO | ≥ 0.1 μm | ≥ 0.2 μm | ≥ 0.3 μm | ≥ 0.5 μm | ≥ 5 μm | 级别 |
|---|---|---|---|---|---|---|
| ISO 3 | 35 | 7 | 3 | 1 | | **1** |
| ISO 4 | 350 | 75 | 30 | 10 | | **10** |
| ISO 5 | | 750 | 300 | 100 | | **100** |
| ISO 6 | | | | 1000 | 7 | **1000** |
| ISO 7 | | | | 10 000 | 70 | **10 000** |
| ISO 8 | | | | 100 000 | 700 | **100 000** |

表 33.2 改编自美国商务部 FED-STD-209E 标准，该标准于 2001 年正式取消，但仍被广泛使用。洁净室是根据每单位体积空气中允许的颗粒的数量和大小来分级的。百级或千级表示每立方英尺空气中允许的粒径 ≥ 0.5 μm 的颗粒最大数量。制备鞘内制剂至少需要百级或 ISO 5 级标准

滤器，因为细菌的大小一般为 0.1 ~ 600 μm。许多病毒的直径小于 0.1 μm，所以 0.22 μm 的滤器对病毒的过滤效果远远不够。高流量 0.22 μm 孔径过滤器是专门设计用于灭菌和留住细菌的器具。

# 配液室职责

《美国药典》第 797 章规定了无菌制剂配制的标准、指南和实例。但是，它没有提供具体和全面的信息来说明如何达到这些标准。因此，从事无菌制剂复配的药师应运用自己的专业判断力，接受必要的教育和培训，以证明自己在无菌复配设施管理、无菌配制工艺和质量保证方面的能力。每个无菌配制实验室都根据各自的实验室设施编写自己的政策和流程，以满足《美国药典》第 797 章鞘内药物的标准[6]。

FDA 长期以来一直对复方药物的品质表示担忧[8]。最近注射用类固醇受到微生物污染致死的病例已经促使几个州的药物委员会加强了对复方制剂的监管。尽管美国健康系统药师协会（American Society of Health-System Pharmacists，ASHP）在 1992 年发布了该行业的第一个无菌配制标准，但是非强制性无菌制剂配制标准存在较低的遵从性。一旦强制执行的标准被严格执行，将改善依从性，并大大提高患者的安全[7]。

# 稳定性和溶解度

众所周知，鞘内药物在生理温度下的稳定性对

镇痛治疗的最终成功至关重要。有些药剂在特定浓度、特定温度或与其他药剂混合时不稳定。虽然大多数药物制剂是在配制日期的 1 ~ 2 周内使用，但鞘内药物制剂不适用于保质期，必须在制剂制备当日或由于进行稳定性测试而确立的用药期限内使用。此外，由于试剂贮存在泵腔内，在 90 ~ 120 天内检测制剂在 25 ℃ 和 37 ℃ 下的稳定性很重要。补充间隔时间不应超过制剂稳定效期。吗啡、氢吗啡酮、可乐定和巴氯芬在室温和体温条件下的稳定期限为 3 个月[4, 9-11]。如果与阿片类药物联合使用[12]，布比卡因稳定期限为 60 天，可能需要考虑更频繁地补充混合制剂。再次强调浓度，特别是高浓度的单一药剂，在低浓度条件下其稳定性可能会降低。

多模式镇痛混合制剂输注速度更快，因此应在鞘内泵使用后 60 ~ 75 天期间测试其稳定性。

目前有三种药物获 FDA 批准用于慢性疼痛的鞘内注射：吗啡、巴氯芬和齐考诺肽。尽管某种药物可被批准用于椎管内注射，但将其用于慢性鞘内给药系统时，其浓度要远高于商业化制剂所制备和包装的浓度。这就是所谓的"超说明书用药"。所有单一和混合药剂的鞘内给药均为超说明书用药，目前尚无 FDA 批准的说明或专论。应用此类药物的医生通常会指导患者如何进行泵的维护以及如何应对不良反应。医生有义务向患者解释混合药物的超说明书用药，并进行记录相关讨论。

当某些制剂用于临床时，可能存在稳定性问题。稳定性的定义是指该药物 90% 或以上的药物活性成分在指定时间点时仍处于稳定状态[13]。稳定性也是在室温 25 ℃ 到生理温度 37 ℃ 下的溶解度函数。所有用于鞘内使用的制剂均在此温度下制备和保存（表 33.3）。鞘内给药系统应用的混合药物面临的

表 33.3 常用鞘内药物的溶解度及 pKa 系数

| 药物 | 辛醇：缓冲液（油：水）溶解度系数 | pKa | 生理 pH 时的可溶性 |
|---|---|---|---|
| 吗啡 | 1.42 | 7.9 | 水 |
| 氢吗啡酮 | 0.32 | 8.2 | 水 |
| 芬太尼 | 860 | 8.4 | 脂质 |
| 布比卡因 | 346 | 8.1 | 脂质 |
| 可乐定 | 114 | 8.05 | 脂质 |
| 齐考诺肽 | 1.4 | 未见发表 | 水 |

挑战是根据每位患者的具体情况制订合适的配伍方案，因此在输注前应准确测定混合药物的溶解度和稳定性。

对于单一药物和混合药物 6 月期输注，每个独立实验室已经确定了独有的稳定性测试数据。临床医生可以很容易地从提供鞘内药物的配制实验室获得这些数据，以便在开始治疗前进行检查。这对于防止溶液沉淀很重要，因为沉淀物可能会引起腐蚀破坏，并最终导致泵故障。例如，浓度为 4% 的布比卡因是能使药物溶解的最高浓度。如果该浓度的布比卡因暴露在低于室温的温度下，它将在溶液中结晶[14]。这与吗啡形成对比，吗啡在溶液中浓度可高达 55 mg/ml。因此，稳定性是温度、浓度和溶解度系数的函数。浓度低于 1 µg/ml 的齐考诺肽并不很稳定，但当高于 1 µg/ml 时，似乎表现为分子稳定。吗啡和氢吗啡酮可加快齐考诺肽降解的速度，所以齐考诺肽配伍低浓度阿片类药物似乎更加稳定[11]。

所有用于鞘内输注系统的药物都不含防腐剂，防腐剂有神经毒性，不应该用于任何作用于神经轴索的制剂。常见的防腐剂包括苯甲醇、汞和乙二胺四乙酸（EDTA）。

# 泵的稳定性和故障

由高浓度阿片类药物引发的泵故障也是需要关注的问题。大多数鞘内泵系统的平均寿命为 5 ~ 7 年，泵腔内高浓度药物会腐蚀输送系统机械装置，导致因其引发的泵故障提前 3 ~ 5 年发生。在癌性疼痛中，临床医生对鞘内泵使用寿命的关注远远少于慢性非癌性疼痛患者。不幸的是，由于植入鞘内泵的癌症患者平均预期寿命为 18 ~ 24 个月，临床医生可能会选择更积极的高浓度泵，因为问题是生活质量，而不是这些特定患者的鞘内泵机制故障。

对于慢性非癌性疼痛患者，一个主要的问题是患者多久可以预约随访进行鞘内泵加药。理想情况下，较高浓度的药物更有利于延长鞘内泵加药的时间间隔，但因为存在潜在的炎性肿块的风险以及药物稳定性的问题，并不建议鞘内使用高浓度药物。泵腔内阿片类药物的浓度较高，因此每日输注的药量较低，患者可在两次加药间更长间隔内获得类似的镇痛效果。

# 鞘内治疗的风险

鞘内治疗存在多种风险。简单地说，并发症可能因泵和导管、药物、植入设备，或补充泵内药物而发生。

# 植入装置

在植入装置时，要特别小心以避免发生感染和插入导管对脊髓的损伤。泵需要在放置在腹部的稳定且正确的位置，以避免泵不稳定或放置过深或过浅。在这种情况下，泵可能会发生翻转、旋转及导管脱出。如果放置过深，泵可能无法加药；如果放置得太浅，则会蚀透皮肤。

更令人担心的是泵的故障。虽然一个停止运转的泵不太可能将药物释放到鞘内，但也有可能发生故障，将储液盒中所有剩余的药物注入鞘内，这显然会导致危及生命的呼吸衰竭和鞘内药物过量。

导管也会扭结或断裂，导致药物没有泵出或药物缓慢释放到皮下组织，缓慢释放到皮下组织的药物亦可能导致药物过量和副作用的发生，进而需要进行监测。

# 药物问题

药物治疗的问题包括药物不良反应、过敏反应、呼吸和神经功能抑制、睾酮抑制并可能导致骨质疏松症的发生。脊髓的神经毒性可能与超说明书使用药物相关。此外，如果配制混合药物时没有使用适宜的技术，可能会导致补充药物时将不正确的或不稳定的药物加入泵内。动物模型中报道的对自然杀伤细胞活性的抑制也引发了对增加肿瘤转移扩散的概率的关注[15]。目前最令人担心的并发症是导管尖端周围炎症的形成。

## 炎性肿块形成

肉芽肿是一种炎性肿块，可通过鞘内注射形成。在某些特殊病例中，其会导致脊髓压迫和麻痹。肉芽肿最常见于鞘内注射阿片类药物，但也见于非阿片类药物，包括巴氯芬[16]。

首先发现的与肉芽肿性肿块相关的药物为连续鞘内应用吗啡，可发生于开始治疗后数周至数年，低剂量和高剂量的鞘内治疗均可发生，其发生可能与泵参数设置成高浓度和低流量有关。

慢性鞘内注射吗啡的安全性已被广泛研究，已证实其潜在的神经毒性作用表现为剂量依赖性，由吗啡的注射量决定[17]。鞘内吗啡注射剂量达 12 ～ 18 mg/d，在绵羊模型中鞘内注射 28 天内，会产生从导管尖端向下延伸至鞘内导管全长的炎性包块[17]。3 mg/d 的剂量不会产生神经毒性，脊髓组织病理学改变与盐水对照组动物相当[17]。尽管如此，浓度依赖的神经毒性已被证实，开始注射大剂量吗啡（吗啡剂量为 > 9 mg/d）后很快即可出现剂量依赖的痛觉超敏这一初始症状，并最终导致因肉芽肿增生和压迫而继发的运动无力[10]。当吗啡注射剂量为 12 mg/d 或以上且持续输注超过 28 天时，在所有研究的动物模型中均可产生炎性包块，包块由多灶性免疫反应细胞（巨噬细胞、中性粒细胞、细胞因子）组成，多见于原本无菌的硬脑膜和蛛网膜层之间[10, 17]。在鞘内给予单一阿片类药物或联合使用其他鞘内药物，或鞘内给予非长期研究药物的人类病例中，亦有发生炎性肿块的报道[4, 18]。

## 发展方向

鞘内治疗对慢性疼痛患者是一种非常有效的治疗方法。然而，在管理植入泵时，透彻理解不同药物的用法和预期剂量是必要的。虽然鞘内治疗存在风险，但该疗法可以缓解疼痛，副作用较轻，且能提高难治性疼痛患者的生活质量。

## 参考文献

1. Stearns L, Boortz-Marx R, Du Pen S, et al. Intrathecal drug delivery for the management of cancer pain: a multidisciplinary consensus of best clinical practices. J Support Oncol. 2005;3:399–408.
2. Weiss N, North RB, Ohara S, et al. Attenuation of cerebellar tremor with implantation of an intrathecal baclofen pump: the role of gamma-aminobutyric acidergic pathways. Case report. J Neurosurg. 2003;99:768–71.
3. Ho KM, Ismail H. Use of intrathecal midazolam to improve perioperative analgesia: a meta-analysis. Anaesth Intensive Care. 2008;36:365–73.
4. Yaksh TL, Hassenbusch S, Burchiel K, et al. Inflammatory masses associated with intrathecal drug infusion: a review of preclinical evidence and human data. Pain Med. 2002;3:300–12.
5. Siddall PJ, Gray M, Rutkowski S, et al. Intrathecal morphine and clonidine in the management of spinal cord injury pain: a case report. Pain. 1994;59:147–8.
6. Convention USP. 2009; Chapter 797, United States Pharmacopeia/National Formulary 1st ed. US Pharmacopeia; 4139.
7. Kastango E. The ASHP discussion guide for compounding sterile preparations: summary and implementation of USP Chapter 797 2004. ASHP Publishing.
8. Outterson K. Regulating compounding pharmacies after NECC. N Engl J Med. 2012;367:1986–72.
9. Yaksh TL, Horais KA, Tozier NA, et al. Chronically infused intrathecal morphine in dogs. Anesthesiology. 2003;99:174–87.
10. Deer T, Krames ES, Hassenbusch SJ, et al. Polyanalgesic Consensus Conference 2007: recommendations for the management of pain by intrathecal (Intraspinal) drug delivery: report of an interdisciplinary expert panel. Neuromodulation. 2007;10:300–28.
11. Hildebrand KR, Elsberry DE, Anderson VC. Stability and compatibility of hydromorphone hydrochloride in an implantable infusion system. J Pain Symptom Manag. 2001;22:1042–7.
12. Deer TR, Serafini M, Buchser E, et al. Intrathecal bupivacaine for chronic pain: a review of current knowledge. Neuromodulation. 2002;5:196–207.
13. Trissel L, editor. Trissel's stability of compounded formulations. 4nd ed. Washington, DC: APHA Publications; 2009.
14. O'Neil M, Smith A, Heckelman P, et al., editors. Merck index. 13th ed. New York: Wiley; 2001.
15. Yeager MP, Colacchio TA, Yu CT, et al. Morphine inhibits spontaneous and cytokine-enhanced natural killer cell cytotoxicity in volunteers. Anesthesiology. 1995;83(3):500–8.
16. Deer TR, Raso LJ, Coffey RJ, et al. Intrathecal baclofen and catheter tip inflammatory mass lesions (granulomas): a reevaluation of case reports and imaging findings in light of experimental, clinicopathological, and radiological evidence. Pain Med. 2008;9:391–5.
17. Gradert TL, Baze WB, Satterfield WC, et al. Safety of chronic intrathecal morphine infusion in a sheep model. Anesthesiology. 2003;99:188–98.
18. Coffey RJ, Burchiel K. Inflammatory mass lesions associated with intrathecal drug infusion catheters: report and observations on 41 patients. Neurosurgery. 2002;50:78–86. discussion 86-77.

# 第七部分
# 介入性肿瘤治疗

第七部分
个人性帮助分

# 34 影像引导和治疗计划

Ramon Go，Jeffrey Prinsell Jr.
何妹仪 译 柳垂亮 校

## 概述

### 影像引导

阻断腹部神经丛的伤害性冲动的概念起源于1914年，当时德国的 Max Kappis 采用骨性标志定位进行了经皮内脏神经阻滞[1]，该技术通过经皮穿刺针实现腹腔或腹膜后神经丛阻断，为"阻滞"伤害性冲动提供了一种侵入性较小的方法。Popper 等进一步描述了使用内脏神经阻滞作为诊断工具来区分腹部的躯体痛和内脏痛[2]。此后，Jones 等证实了乙醇毁损腹腔神经丛的长期缓解疼痛作用。随着证实经皮神经丛阻滞和神经毁损术疗效和益处的研究数量增加，这种基于体表解剖标志的穿刺技术相关并发症的数量也随之增加[3-4]。基于体表解剖标志的技术相关的风险最终促进了影像引导的应用。

20世纪50年代首先引入 X 线引导，接着是 CT 引导，最后是90年代的超声引导[5]。虽然每种模式都有其各自的优点和局限性（下面将对此进行讨论），但更重要的是了解患者的具体特点，例如对体位的耐受程度、抗凝管理和理解患者疼痛症状的解剖学病因。诊断性图像（如 CT 扫描）可以让医生预先为介入操作制订治疗计划。各种神经丛阻滞和毁损，例如腹腔神经丛、内脏神经、上腹下神经丛和腰交感神经丛，已经成为癌症相关腹腔痛和盆腔痛管理的一种基本的治疗选择。

### 解剖

除了提高对癌症进展的评估，各种成像技术的进步拓展了我们对内部解剖结构的理解，并有力提高了介入治疗在缓解疼痛方面的有效性。为了有效利用放射学研究的技术进步，需要应用先进的成像提供镇痛诊疗，实现由 1914 年 Max Kappis 描述的"外部解剖标志"向"内部解剖标志"转变，而"内部标志"可以通过使用不同类型影像技术（例如传统的 CT、MRI 和超声）成功地实现可视化。

为了成功地完成这一转变，评估、解剖鉴别和引导策略都很重要。这些用来评估疾病进展的成像技术也可用于辅助和描绘我们的介入治疗方案。治疗目标（例如腹腔神经丛和上腹下神经丛）已经得到了很好的解剖学描述，包括其存在的个体差异[6]。更具体地说，Zhang 等报告指出，94% 的腹腔神经丛位于 T12 或 L1 水平[7]。尽管可以可靠地预测神经阻滞和神经毁损的靶点，但周围的解剖结构（如重要脏器、肿瘤和血管供应）及患者个人因素（如体位、疼痛、腹水和术后改变）已被证实是最大的障碍。

### 血管

胸腰段脊髓最重要的供血动脉是大前髓神经根动脉，也称 Adamkiewicz 动脉，它起源于左肋间动脉或腰动脉的概率为 68% ～ 73%，起源于第 9 ～ 12 肋间动脉的概率为 62% ～ 75%，平均直径为 1 mm[8]。对 Adamkiewicz 动脉的识别和解剖评估最广泛的研究多见于评估胸腹主动脉瘤修复的放射学文献中。在主动脉瘤患者的术前评估中，常规的经济有效的 CT 或 MRI 血管造影被用来评估每个患者的血管解剖。2002 年 Kieffer 等报道了其团队在 480 例患者中实现了 Adamkiewicz 动脉 86% 的识别率[9]。在实施经皮阻滞时，Adamkiewicz 动脉及其分支的解剖位置变异仍然是一个现实而重要的问题，但技术的不断进步能更好地识别这些变异，并有望提供更安全的临床效果。

## 放射模式

X 线透视是一种成像模式，常用于癌性疼痛和其他疼痛的介入治疗。相较于 MRI 和 CT，透视更便于使用和操作，它操作自由，并能获得不同角度的多个图像以得到最佳的进针定位，其缺点在于解剖分辨率较差（侧重于骨的解剖）以及不能从周围结构中（包括血管、重要器官、肿瘤等）区分出神经或神经丛。因此，单独使用透视引导依赖于使用者，并且常与较高的并发症发生率相关[10]。

超声是一种简单且经济有效的模式，可以实时显示腹膜后结构。此外，使用者可以在不需要造影剂的情况下有效观察到局麻药或神经毁损剂的扩散[11]。然而，超声技术需要操作者具有较高程度的操作技能，且观察腹膜后结构还与患者体型有关[11]。此外，超声的分辨率受制于探头尺寸（通常是厘米），且超声不能穿透骨性结构，因此，只能实现骨性结构的表面解剖可视化。

Haaga 等在 1977 年首次描述了 CT 成像在介入治疗中的作用，随后在 1984 年描述了 CT 在引导腹腔神经丛阻滞及毁损中的价值[12-13]。自此，CT 引导下经皮神经毁损术，尤其是腹腔神经丛，在观察周围解剖结构方面已经超过其他成像模式，从而提高了安全性[11]。与超声和透视相比，CT 引导除了能更好地显示腹膜后结构外，还能显示肿瘤扩散的程度和其他可能引起疼痛的原因，如肠梗阻、骨破坏和肌肉侵犯[11]。可以区分患者之间的解剖变异是 CT 引导重要的鉴别特点之一。不管应用何种成像模式进行介入治疗，确定疼痛的病因、准确识别针尖位置的能力，以及影响穿刺入路的解剖变异均是影响介入治疗成功的因素，并可能最小化不良事件的发生。CT 引导还能通过注射造影剂进行对比确认，并能观察到局麻药或神经毁损剂的扩散。辐射暴露是重要的危险因素，特别是对癌症患者。由于疼痛复发而必须再次实施介入治疗的这一常见现实问题，也限制了 CT 引导的使用。

随着 CT 和 X 线透视引导在腹腔神经丛阻滞中的应用，MRI 引导最近也被引入。Hol 等报告了在具有相似安全设施配置下进行 MRI 引导腹腔神经丛阻滞的成功率为 57% ～ 93%[14]。未来还需要更多的数据来确定它的作用，尤其是联合使用其他模式，如高能聚焦超声。

## 路径设计策略

计划经皮介入治疗时，神经阻滞或神经毁损术的解剖情况都应予以考虑。De Cicco 等认为神经毁损失败的最常见原因之一是神经毁损剂的扩散不充分[15]，这一潜在的失败多归因于肿瘤浸润、术后改变或放疗后变化引起的局部解剖破坏[15]，这些因素加上解剖变异均可能影响治疗的成功率。多数医生在进行介入治疗前均会回顾之前的 CT 和 MRI 扫描，我们建议更深入地这样做。

疼痛介入治疗医生可能擅长透视引导的介入治疗，而使用 CT 扫描可能出现困难，这些因素可能限制了 CT 引导的应用。然而，既往的 CT 或 MRI 成像研究可用于指导透视下手术的进针部位和路径。典型的神经毁损术（例如腹腔神经丛、上腹下神经或腰交感神经）应该对每个患者和每个操作步骤进行个体化处理，由于癌症患者的治疗过程中可能会发生多种解剖学变化，每个操作步骤都应该重新评估进针部位和针尖末端。使用先前的 CT/MRI 扫描评估"内部标志"，同时联合"外部标志"去重点关注针的穿刺路径，而不仅仅是靶点，可有效为每个患者提供更成功的治疗和更少的并发症。

## 举例：腰交感神经阻滞

通常腰交感神经链由 3 ～ 5 对位于第 2 ～ 4 腰椎前外侧表面的神经节组成[16]，使用先前的 CT 影像明确局部解剖和周围结构可帮助确定经皮穿刺点，还可以通过直接可视化成像来确定中线旁开距离以及向头侧或尾侧的内部路径。此外，我们建议精确测量距中线棘突的旁开距离，同时基于 CT/MRI 影像的序列和层厚确定头侧至尾侧的穿刺路径以及明确进针点和穿刺终点之间的距离（以毫米计）。重要的是要理解不管使用何种成像模式，在透视引导下最终的针尖末端位置是相同的，我们的主要目标是利用基于 CT 影像的内部标志，尤其是对因肿瘤浸润、放疗或之前的手术而可能已经发生解剖改变的癌症患者。

首先，我们建议先像往常一样查看可用的 CT 或 MRI 资料，但不仅要关注针尖的穿刺终点，还要关注进针的整个路径。这意味着不仅要关注从外侧到内侧，还要关注针从头侧到尾侧的穿刺位置。这样做的目的不仅是更加充分了解局部解剖结构，还要评估最终将以二维形式呈现在透视显示屏上的三维路径。

# 方法

## 腰交感神经阻滞

腰交感神经丛是由降主动脉旁分叉处相互交织的神经纤维构成的扁平网状结构[16]。传统上，阻滞的目的是使局麻药或神经毁损剂在 L2～L4 前方扩散。我们建议采用五步法实施此操作（图 34.1、34.2、34.3、34.4 和 34.5）。

### 步骤 1：回顾放射学资料

回顾可获取的患者放射学资料来了解患者疼痛的潜在来源、解剖变异和手术定位至关重要。应该评估 L2～L4 椎体，最安全的进针路径确定在 L2 水平。影像上应显示椎弓根以防潜在的神经根损伤。

接着，测量理想的经皮进针点到针尖止点（L2 椎体前外侧），注意潜在的进针路径，避开重要结构。最后，测量棘突（中线）到理论上经皮进针点之间的距离，获得患者中线到进针点的距离。这两条线构成的角度应该接近 45°（图 34.1）。通过回顾先前的放射学资料和术前定位，尽量减少射线暴露和手术相关并发症。

### 步骤 2：在透视下评估解剖

患者俯卧位，在腹部放置一个枕头，使用体表解剖标志识别 L2 椎体。当患者俯卧并做好准备时，

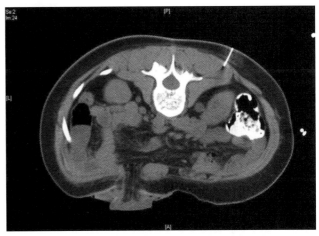

**图 34.1** 理想的进针点可通过构建两条相交的线来确定。第一条线是从目标位置到皮肤表面，第二条线为棘突标记的中线

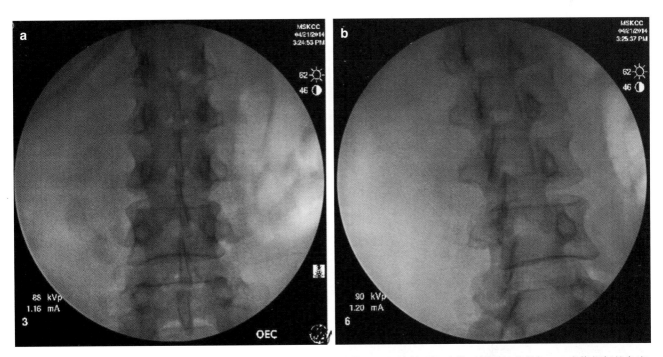

**图 34.2** （a）对齐椎体终板，通过 T12 或骶骨计数到 L2 来确定椎体。（b）旋转透视球管至斜位以获得与 CT 成像相似的角度

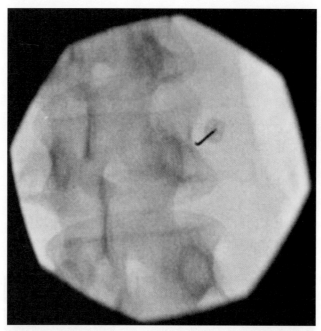

**图 34.3** 斜位下采用同轴技术明确穿刺目标位置

应使用体表解剖标志来识别透视下的腰椎水平以减少射线暴露。对齐 L2 椎体终板，T12 向下或骶骨向上计数至 L2 以确定椎体水平（图 34.2a）。标记上一步中线旁开至进针点之间的横向距离。旋转透视球管至斜位以获得与 CT 影像相似的角度（图 34.2b）。

## 步骤 3：进针

用 1 英寸 30 G 穿刺针在标记的进针点注射出皮丘。接着，用 5 英寸 22 G 穿刺针沿着同轴方向，朝向头侧穿刺至横突，穿刺过程中校准可以减少射线暴露和提高影像分辨率（图 34.3）。

## 步骤 4：确定靶点位置

当穿刺针沿同轴方向进针并且直接朝向预定的

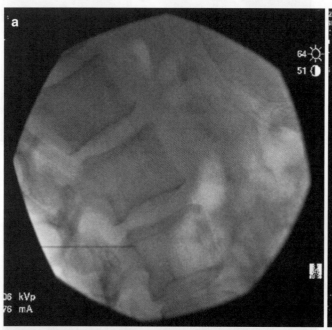

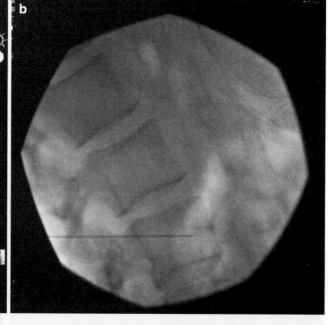

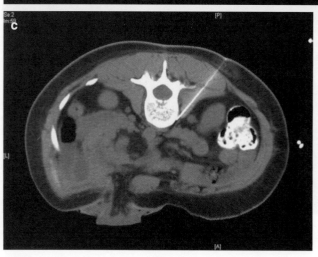

**图 34.4** （a）侧位透视显示针尖位于椎体后方。（b）穿刺针进针至椎体前 1/3。（c）腰交感神经阻滞的 CT 影像显示针体位于 L2 椎体的前外侧

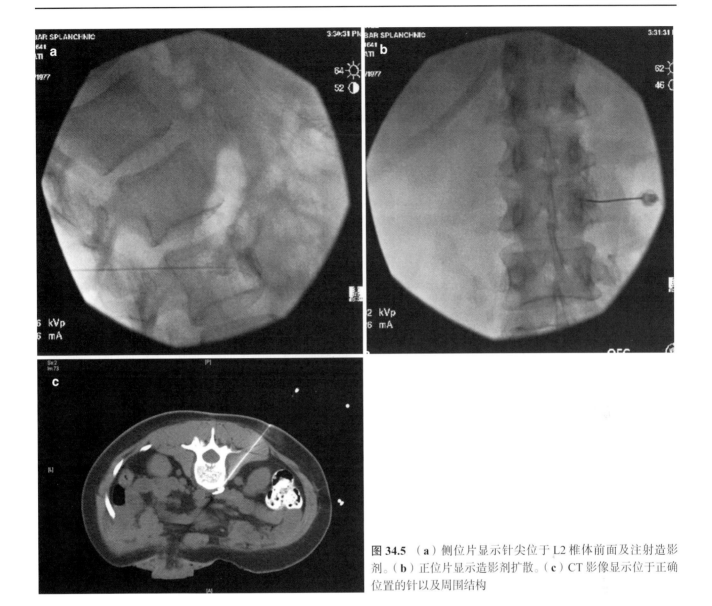

图 34.5 （a）侧位片显示针尖位于 L2 椎体前面及注射造影剂。（b）正位片显示造影剂扩散。（c）CT 影像显示位于正确位置的针以及周围结构

穿刺目标，则将透视球管旋转至标准的侧位，标记针尖到穿刺目标的距离，同时谨慎进针，注意避开骨膜以免引起疼痛。如果到达骨膜，向侧方旋转针体，朝向外侧进针。如果侧向旋后，进针受阻，应将穿刺针退至皮下，稍向外侧调整进针平面。穿刺针位于目标位置的 CT 图像如图 34.4c 所示。在 CT 图像中穿刺针避开了关键解剖结构，如右肾、肠和血管结构（如下腔静脉和主动脉）（图 34.4）。

### 步骤 5：确认和注射药物

一旦针尖位于正确位置，即 L2 椎体前 1/3（图 34.5a），应注射造影剂并确认足够的线性扩散且未误注入血管内或腰大肌，并进一步用前后位确认（图 34.5b），随后注射约 10 ml 局麻药或神经毁损剂。在

目标位置注射造影剂的 CT 图像如图 34.5c 所示。从头到尾进行 CT 扫描可显示造影剂扩散。若有指征，可以在左侧腰神经丛重复上述流程（图 34.5）。

## 讨论

对解剖变异的认识（尤其是癌症患者）是决定成功介入镇痛的重要因素。临床医生应该查看以前的影像来确定"内部标志"并结合外部途径以实施更精确的诊断性阻滞或神经毁损。个体之间存在各种各样的解剖变异，在恶性肿瘤患者中可能变得更加复杂，通过使用这些精确和具体的步骤，可以避开重要血管（下腔静脉和脊髓动脉）和解剖结构，

同时减少放射暴露。因此，结合标准化技术和利用先前 CT 或 MRI 图像可以优化阻滞技术。

# 参考文献

1. Fujita Y, Sari A. Max Kappis and the celiac plexus block. Anesthesiology. 1997;86(2):508.

2. Popper HL. Acute pancreatitis; an evaluation of the classification, symptomatology, diagnosis and therapy. Am J Dig Dis. 1948;15(1):1–4.

3. Bridenbaugh LD, Moore DC, Campbell DD. Management of upper abdominal cancer pain: treatment with celiac plexus block with alcohol. JAMA. 1964;190:877–80.

4. Jacobs JB, Jackson SH, Doppman JL. A radiographic approach to celiac ganglion block. Radiology. 1969;92(6):1373–3.

5. Wiersema MJ, Wiersema LM. Endosonography-guided celiac plexus neurolysis. Gastrointest Endosc. 1996;44(6):656–62.

6. Loukas M, Klaassen Z, Merbs W, Tubbs RS, Gielecki J, Zurada A. A review of the thoracic splanchnic nerves and celiac ganglia. Clin Anat. 2010;23(5):512–22.

7. Zhang XM, Zhao QH, Zeng NL, et al. The celiac ganglia: anatomic study using MRI in cadavers. AJR Am J Roentgenol. 2006;186(6):1520–3.

8. Yoshioka K, Niinuma H, Ehara S, Nakajima T. MR angiography and CT angiography of the artery of Adamkiewicz: state of the art. Radiographics. 2006;26(1):S63–73.

9. Kieffer E, Fukui S, Chiras J, Koskas F, Bahnini A, Cormier E. Spinal cord arteriography: a safe adjunct before descending thoracic or thoracoabdominal aortic aneurysmectomy. J Vasc Surg. 2002;35(2):262–8.

10. Wang PJ, Shang MY, Qian Z, Shao CW, Zhao XH. CT-guided percutaneous neurolytic celiac plexus block technique. Abdom Imaging. 2006;31(6):710–8.

11. Kambadakone A, Thabet A, Gervais D, Mueller P, Arellano R. CT-guided celiac plexus neurolysis: a review of anatomy, indications, technique, and tips for successful treatment. Radiographics. 2011;31:1599–621.

12. Haaga JR, Reich NE, Havrilla TR, Alfidi RJ. Interventional CT scanning. Radiol Clin N Am. 1977;15(3):449–56.

13. Haaga JR, Kori SH, Eastwood DW, Borkowski GP. Improved technique for CT-guided celiac ganglia block. AJR Am J Roentgenol. 1984;142(6):1201–4.

14. Hol PK, Kvarstein G, Viken O, Smedby O, Tonnessen TI. MRI-guided celiac plexus block. J Magn Reson Imaging. 2000;12(4):562–4.

15. De Cicco M, Matovic M, Balestreri L, Fracasso A, Morassut S, Testa V. Single-needle celiac plexus block: is needle tip position critical in patients with no regional anatomic distortions? Anesthesiology. 1997;87(6):1301–8.

16. Rathmell J. Atlas of image-guided intervention in regional anesthesia and pain medicine. Philadelphia: Lippincott Williams & Wilkins; 2006. p. 135–45.

# 35 转移性疼痛的消融技术

Hooman Yarmohammadi

陈双云 译 柳垂亮 校

## 概述

尽管世界卫生组织有各种建议，癌性疼痛目前仍然是一个主要问题，据估计，大约有30%的癌症患者疼痛控制不佳，尤其是在他们生命的最后一年[1-2]。外部放射治疗是目前接受度最高的骨转移性疼痛一线疗法。放射治疗可以成功缓解约60%患者的疼痛，但通常是暂时的[3]。放射治疗通常也伴有损伤邻近组织的风险[3]。对癌症患者来说，影像引导下的消融技术已经成为一种安全有效的疼痛姑息疗法[4-10]。这些技术近年才发展起来[5-6]。此外，最近的大部分研究报告表明，这些技术不仅经济有效，也可能提高整体生存率[11]。

最常见的应用于癌症引发的顽固性疼痛的姑息介入放射技术包括射频消融、微波消融、冷冻消融、化学消融和高能聚焦超声。这些技术已用于骨转移性疼痛、头颈部病变、疼痛性软组织病变消融、神经松解术和消融肿瘤以缩小肿块效应。在本章中，我们将详细描述这些技术，并依据来源于文献的相关证据中数个病例来阐明这些应用。

## 经皮影像引导消融术前主要注意事项

将影像引导消融技术应用于癌症患者的第一步是选择患者和病变。应进行全面彻底的体格检查，以确定疼痛的部位和严重程度。同时应该彻底评估患者的横断面图像以确定消融时最安全的穿刺路径。肿瘤与脊髓、主要运动神经或供应膀胱、肠道和中枢神经系统的动脉的距离小于1 cm是消融的相对禁

忌证[12]。单纯溶骨性或混合溶骨性/成骨性骨转移病变最适合消融治疗。单纯成骨性病变的消融效果较差，因为单纯成骨性病变密度高，射频不易进入，射频消融能量沉积较差[13]。

多数作者建议使用简明疼痛评估量表（Brief Pain Inventory Short Form）或记忆疼痛评估卡（Memorial Pain Assessment Card，MPAC）进行疼痛治疗前评估[7]，该量表用于疼痛治疗后的定量评估。在消融治疗之前，应与患者、患者家属和其他医护人员详细讨论治疗期望。

大多数消融手术可以在清醒/适度镇静、局部麻醉下，作为门诊手术来完成。在我们的机构，全麻一般用于需大剂量阿片类药物控制的、疼痛基线值升高的患者。

CT是最常用的影像引导方式。超声可用于较浅表病变的影像引导。由于需要特殊的MRI适用的穿刺针，MRI引导消融较少使用。

消融的最终目的是破坏受累区域的感觉传入神经，受累区域可以是溶解的骨皮质、受侵犯的骨膜或软组织肿块。

## 射频消融

### 背景

射频是指频率为350～500 kHz的电磁频谱，这种高频率是通过一个屏蔽电极传递的交流电实现的，电磁能量会对电极周围的组织造成热损伤，产生的温度超过50～100℃，高温导致凝固性坏死和蛋白质变性。细胞死亡的数量取决于组织与电极的距离（最重要的因素）、产生的电流强度和使用射频

电流的持续时间[14-16]。

## 优势和局限性

### 射频消融相对于其他热消融技术的主要优势

1. 细胞立即死亡。
2. 能良好控制针尖或电极周围焦点区域内的凝固性坏死。
3. 能够准确监测消融温度。
4. 可以在局部麻醉和适度（清醒）镇静下进行。
5. 可在经皮影像引导下置入电极[16]。

### 射频消融的局限性

1. 散热效应。当治疗病灶邻近高流量血管时，由于血流的热调节作用，射频消融的效能降低[17-19]。
2. 组织烧焦效应。如果功率增加得太高太快，电极周围的组织就会干燥，产生大量气体，这种组织可在电极周围形成一个绝缘袖套，从而限制温度的传递并限制射频消融的效果。
3. 射频消融禁用于与金属接触的肿瘤。
4. CT 扫描无法显示消融边缘。

## 技术说明

将组织加热到 50 ～ 55 ℃维持 4 ～ 6 min，可导致不可逆转的细胞损伤[20]。消融区应覆盖整个肿瘤并向周围正常组织延伸 5 ～ 10 mm，从而形成 5 ～ 10 mm 厚的消融边缘[16, 20]。为了形成更有效的消融区域，建议系统地缓慢增加能量，而不是快速地升高温度。将温度迅速上升到 105 ℃以上会导致电极周围组织碳化、沸腾和汽化，从而降低能量传递，最终限制了更大区域的消融。最终的目标是将组织加热到 50 ～ 100 ℃维持 4 ～ 6 min，而不引起组织的汽化或碳化[21]。消融 5 min 后，如果认为有必要，可以重新定位电极并继续进行消融。根据肿瘤的大小，可以使用单个电极 / 引导线（大小范围为 14 ～ 17 号）或多个电极。图 35.1 展示了对 1 例肺癌引起骨转移性疼痛患者的射频消融治疗，治疗后疼痛缓解。

## 技术在癌症患者中的应用及文献综述

射频消融最初用于治疗良性骨骼病变（如骨样骨瘤），但很快就成为缓解那些止痛药和体外放射治疗无效的骨转移性疼痛的首选治疗方法[22]。射频消融可缓解患者由多种恶性肿瘤（包括直肠癌、输卵管癌和膀胱癌）引起的软组织转移性癌性疼痛[8, 23-25]。已经有两项多中心前瞻性研究证实了射频消融治疗骨转移性疼痛的有效性和安全性。其中一项多中心试验纳入了美国和欧洲的 9 个中心共 43 例患者[26]。另一项研究是由美国放射学院影像网络开展的研究，在美国的 9 个中心共纳入了 55 例患者[10]。在该研究中，Dupuy 等证实在射频消融治疗后骨转移性疼痛得到了有效缓解，缓解时间最多达到了 3 个月且并发症发生率低于 5%[10]。在最近一项由 Guenette 等进行的研究中，对 49 例骨转移性疼痛患者进行了射频消融治疗，该研究的目的是确定消融前和消融后的影像学特征与疼痛缓解之间的相关性[27]。Guenette 等的结论是，存在病理性骨折和肿瘤较小是预测消融成功的参数。

表 35.1 列出了在新近研究中证实射频消融缓解癌症疼痛有效性的文献。

## 微波消融

## 背景

微波应用电磁波产生可改变的电场，这导致微波探头周围组织中的水分子转动，从而产生摩擦热[42]。这种热量类似于射频消融，最终导致消融组织的凝固性坏死。骨组织具有低导电性和高阻抗，而理论上微波对阻抗相对不敏感，因此微波对骨组织可能是有优势的[43]。

## 优势和局限性

### 微波的主要优势

1. 微波利用摩擦热，不依赖于电流的传输，因此微波发生器不需要接地。

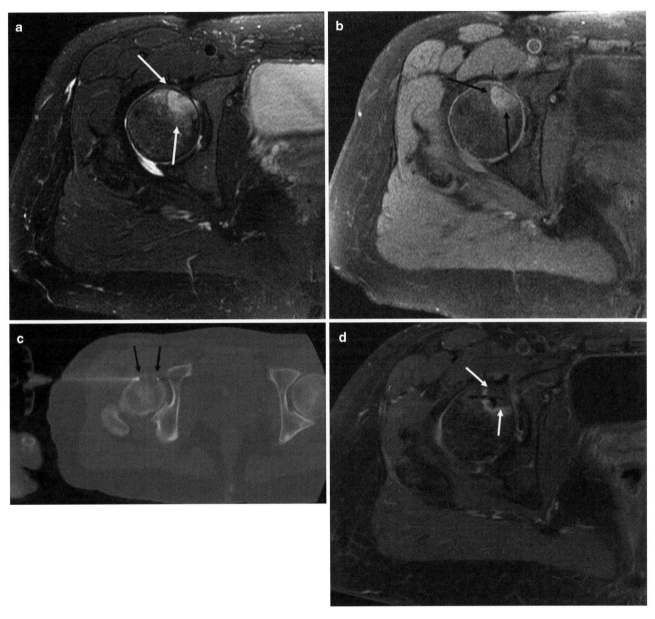

**图 35.1** （a）T2 加权矢状脂肪饱和 MRI 图像显示右侧股骨头前内侧高强度病变（白箭头）。（b）T1 加权后对比像显示同样的损害部位成像增强（黑箭头）。（c）病损部位的射频消融电极（黑箭头）。（d）消融术后 3 个月 MRI 复查显示消融后改变，未见增强（白箭头）

2. 由于瘤内温度更高，微波可比射频消融产生更大的肿瘤消融体积[44-45]。

3. 微波消融比射频消融更快[44]。

4. 能够使用多个微波发生器[46]。

5. 由于微波的电磁特性，不存在散热效应或组织烧焦效应。因此，囊性肿物和靠近大血管（直径为＞ 3 mm）的肿瘤可获得更佳的加热效果[43, 46-47]。

6. 可能是因为患者体内没有电流流动，操作时产生的疼痛较少。

## 微波消融的主要局限性

CT 扫描无法显示消融边缘。

## 技术说明

微波使用频率至少为 915 MHz ～ 2.45 GHz[48]。当肿瘤最大直径小于 3.5 cm 时通常使用单个 14.5 G 的电极，当肿瘤大于 3.5 cm 时通常使用两个以上的电极。为了穿透骨皮质，可以使用 13 G 的骨活检穿

**表 35.1**　不同消融技术文献综述

| 作者 | 年份 | 研究设计 | 方式 | 病例数 | 疼痛缓解有效性 | 并发症发生率 |
|------|------|---------|------|--------|---------------|-------------|
| Callstrom 等[28] | 2002 | 前瞻性 | 射频消融 | 12 | 治疗 4 周后的 24 h 内最严重的疼痛和平均疼痛评分均显著降低 | 无 |
| Goetz 等[26] | 2004 | 前瞻性，多中心 | 射频消融 | 43 | 第 4 周平均疼痛从基线 6.6 下降到 3.7，第 12 周降到 2.9，第 24 周降到 1.3 | 7% |
| Thanos 等[29] | 2008 | 回顾性 | 射频消融 | 30 | 治疗 4～8 周后，使用简明疼痛评估量表（BPI）对过去 24 h 进行评分，最严重疼痛、平均疼痛和疼痛对日常生活的干扰评分均显著降低（分别为 4.7、4.8 和 5.3 分），30 例患者中有 3 例在治疗 4～8 周后，镇痛药物的使用明显减少 | 无 |
| Carrafiello 等[30] | 2009 | 前瞻性 | 射频消融 | 10 | 随访 3 个月，疼痛减轻有统计学意义 | 无 |
| Dupuy 等[10] | 2010 | 前瞻性，多中心 | 射频消融 | 55 | 平均疼痛缓解是 1 个月后 26.3 分和 3 个月后 16.4 分（0 分，没有缓解；100 分，完全缓解） | 3 级并发症 < 5% |
| Thacker 等[8] | 2011 | 回顾性 | 射频消融 | 22 | 术后 24 h 疼痛评分从 6.0±1.41 分下降至 5.0±2.04 分 | 4.5% |
| Guenette 等[27] | 2013 | 前瞻性，多中心 | 射频消融 | 49 | 射频消融对存在病理性骨折的患者和肿瘤较小的患者更有效 | 没有报告 |
| Clarencon 等[31] | 2013 | 前瞻性 | 射频消融 | 24 | 术后 6 个月疼痛明显减轻（VAS 评分平均下降 4.1，$P < 0.00001$） | 12.5% |
| Pusceddu 等[32] | 2012 | 回顾性 | 微波消融 | 21 | 随访 3 个月，平均 BPI 评分降低了 92%（41%～100%） | 无 |
| Kastler 等[33] | 2013 | 回顾性 | 微波消融 | 25 | 93% 的患者立即缓解疼痛，平均持续时间为 5.5 个月 | 4% |
| Callstrom 等[34] | 2006 | | 冷冻消融 | | | |
| Masala 等[35] | 2011 | 前瞻性 | 冷冻消融 | 20 | 通过 CT 数据和临床 VAS 评估，PET 提供的定量分析与冷冻消融的疗效相关 | 未提到 |
| Thacker 等[8] | 2011 | 回顾性 | 冷冻消融 | 36 | 术后 24 h 疼痛评分由 6.5 下降至 3.5 | 无 |
| Callstrom 等[36] | 2013 | 前瞻性，多中心 | 冷冻消融 | 61 | 过去 24 h 最严重疼痛的平均评分在 1、4、8 和 24 周从 7.1 分别下降到 5.1、4.0、3.6 和 1.4 | 2% |
| Prologo 等[37] | 2014 | 回顾性 | 冷冻消融 | 50 | 术后 24 h 和 3 个月，VAS 评分中位数和麻醉药物使用量均有显著下降 | 11% |
| Gangi 等[38] | 1994 | 回顾性 | 化学消融 | 25 | 术后 24～48 h 内，74% 的病例显示止痛的需求减少 | |
| Catane 等[39] | 2007 | 前瞻性 | HIFU | 13 | MRI 引导的 HIFU 为疼痛姑息治疗提供了安全有效的非侵入性选择 | 0 |
| Liberman 等[40] | 2009 | 前瞻性，多中心 | HIFU | 31 | 72% 的患者疼痛明显改善 | 0 |
| Napoli 等[41] | 2013 | 前瞻性 | HIFU | 18 | 在基线和随访结果之间，疼痛缓解有统计学意义 | 0 |

刺针作为电极的同轴引导鞘管，在能量传递之前退出鞘管。可采用超声或 CT 引导方法经皮穿刺。如果病变太靠近皮肤（< 3 cm），应采取皮肤预防措施以避免皮肤灼伤。

图 35.2 显示了对 1 例由肺癌引起骨转移性疼痛患者（译者注：原文如此，应为"肝细胞肝癌并发右侧髂骨痛性转移灶的患者"）行微波消融治疗，治疗后疼痛完全缓解。

## 技术在癌症患者中的应用及文献综述

微波消融不依赖于组织传导性，并产生较高

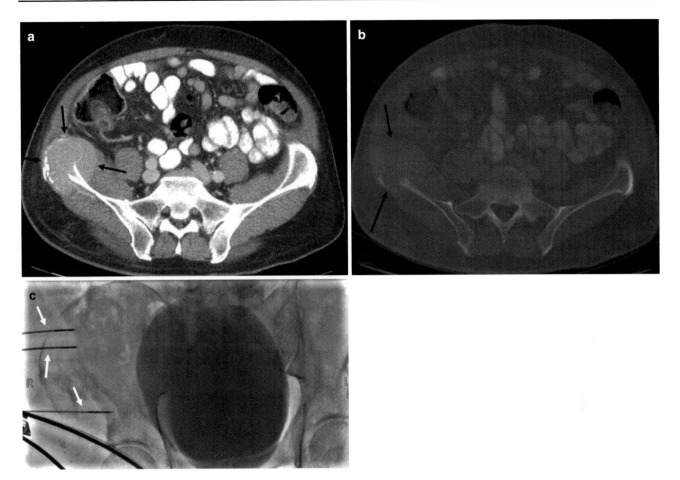

**图 35.2**　一例肝细胞肝癌患者并发右侧髂骨痛性转移灶的 CT 影像。（**a**）软组织窗显示右侧髂骨溶骨性 / 硬化混合病变（黑箭头）。（**b**）骨窗显示转移灶（黑箭头）。（**c**）X 线透视显示病灶内的多个微波电极（17 G 探针，NeuWave Medical，Madison，WI；白箭头）

的组织温度，对散热效应相对敏感性更低。因此理论上，微波消融对骨性病变应是有效的。早期报道表明微波消融可以有效缓解癌症患者的疼痛[32-33]。Pusceddu 等在回顾性研究中纳入接受微波消融的 21 例骨转移病变患者。根据 BPI 评分[32]的测定，患者最早在术后 1 周就报告疼痛明显减轻，生活质量改善。另一纳入 15 例患者的回顾性研究中，Kastler 等认为微波消融是一种安全有效的治疗难治性骨肿瘤和软组织肿瘤的方法[33]。微波消融是一种强有力的工具，但当病变位于重要结构附近或接近皮肤时应采取预防措施。Kastler 等推荐了多种短时间的、相对低功率的加热循环，特别是病变较小的病例。表35.1 显示了近年来关于微波消融缓解癌性疼痛的效果研究。

# 冷冻消融

## 背景

冷冻消融通过在细胞内形成冰晶而产生细胞毒性作用。这些冰晶引起蛋白质变性、细胞膜破裂和细胞内结构断裂。通常是利用液化气体（比如氩气或氧化亚氮）通过冷冻消融穿刺针进行冷冻，气体迅速冷却冷冻消融穿刺针尖端，并在穿刺针周围形成一个冰球，冰球形成之后是融化阶段，通常使用氦气。冷冻和解冻两个过程导致水进入肿瘤细胞，从而导致细胞肿胀和破裂[49]。引起细胞坏死的必要温度取决于细胞类型和组织类型。组织破坏在 − 20℃ ～ − 40℃时完成。这个温度在冰球可见边缘内约 3 ～ 5 mm深，冰球边缘相当于 0℃[50-51]。冷冻消融减轻疼痛的机制尚未阐明，最有可能是通过减少肿瘤负荷和骨溶解机制来减轻疼痛。消融区域的大小取决于冷冻穿刺针的大小、未绝缘尖端长度和冷冻时间。

## 优势和局限性

### 冷冻消融的主要优势

1. 冷冻消融相对于其他消融技术的主要优势是冷冻消融形成一个明显的冰球，可以通过 CT 扫描、MRI 或超声显示，并可用于精确监测肿瘤覆盖范围[52-53]。冰球边界可以明确排除消融边缘附近的关键结构[54]。任何位于低衰减冰球外的结构 / 组织都不会受到热损伤。

2. 降低术中及术后疼痛[8]。与射频消融相比，冷冻消融治疗不会增加患者在手术过程中或术后即刻的疼痛[8]。

3. 可以使用多个穿刺针，因为每个穿刺针均独立工作。

### 冷冻消融的主要局限性

1. 比射频消融和微波消融更耗时，一般需要 25 ～ 30 min。这是因为与射频和微波消融不同，冷冻消融并不直接或主动产生冷冻，所以冷冻消融穿刺针的表面积限制了冷冻效率。

2. 冷休克的风险。这种全身性并发症包括低血压、多器官衰竭、呼吸困难和消融区在冰球融化后发生再灌注时引发的弥散性血管内凝血。细胞碎片快速释放进入体循环时可引起冷休克，这在基于热能的消融技术中极其罕见[50]。

3. 可能比射频消融更昂贵。在冷冻消融过程中需要更多的探头，因此增加了成本。

4. 因为冷冻消融不使用热能，所以没有烧灼效应及其可能导致的出血并发症。

5. 由于冰冻组织更加脆弱，可能造成器官破裂。

## 技术说明

骨或软组织的冷冻消融可在适度清醒镇静或全身麻醉下进行。冷冻消融穿刺针比射频消融使用的更大，大小为 11 ～ 17 G，可以使用多个探针以产

生协同效应并增加冰球的大小。与其他消融方法一样，CT 引导是冷冻穿刺针最常用的引导方法。穿刺针应放置在距肿瘤边缘约 1 cm 处，以便完全覆盖肿瘤。当使用多根穿刺针时，穿刺针之间应相距 2 cm。穿刺针应沿肿瘤长轴平行放置。如果肿块直径大于 8 cm，应分两次连续两天治疗。如果消融区域离肠道、膀胱或皮肤很近，可以进行水分离隔开[55]。在冷冻期间应每 2 ～ 5 min 进行一次非增强 CT 扫描，以监测冰球的大小、位置和覆盖范围。消融区域在非增强 CT 扫描上显示为边界清晰的低衰减区，在人体软组织窗和（W400，L40）层扫参数上可以得到最佳的显示。如前所述，冰球的可见边缘对应于 0℃，因此，在边缘内部深约 3 mm 处才会出现细胞死亡。冷冻结束后，穿刺针应主动解冻 10 ～ 15 min，当温度达到＋ 25℃左右时才能移除穿刺针。

有很多关于冷冻-解冻-冷冻循环变化的研究报道，这些变化取决于肿瘤的类型和大小。然而，最常见的冷冻消融方法包括先冷冻 10 min，再解冻 5 min，然后再冷冻 10 min 的循环（10 min-5 min-10 min）。图 35.3 显示了对 1 例由乳腺癌造成髋关节骨转移性疼痛的患者的冷冻消融治疗，治疗后疼痛缓解。

## 技术在癌症患者中的应用及文献综述

报道表明冷冻消融是治疗骨转移性疼痛的一种安全有效的方法[8, 34, 36]。在一项回顾性研究中，Thacker 等回顾了 58 例伴有骨转移性疼痛的患者，这些患者被分为两组，36 例行冷冻消融，22 例行射频消融。与接受射频消融的患者相比，接受冷冻消融术的患者短期镇痛需求明显减少，且住院时间明显缩短[8]。在一项多中心临床试验中，61 例伴有 1 或 2 个疼痛性骨转移病灶的患者接受了评估[36]。这项研究报道，行冷冻治疗后，患者疼痛评分显著降低（75% 的患者疼痛缓解达 90% 或更高），且在治疗 1、4、8、24 周后生活质量得到改善[36]。患者持续疼痛缓解率为 86%。在一项类似的研究中，Masala 等对 20 例骨转移性疼痛患者进行了冷冻消融治疗，结果显示疼痛明显减轻[35]。最近另一项纳入 50 例骨转移患者行冷冻消融术的研究，患者术后 24 h 和 3 个月的随访均显示疼痛明显减轻[37]。最后，Rosenthal 和 Callstrom 发表了一篇关于冷冻消融

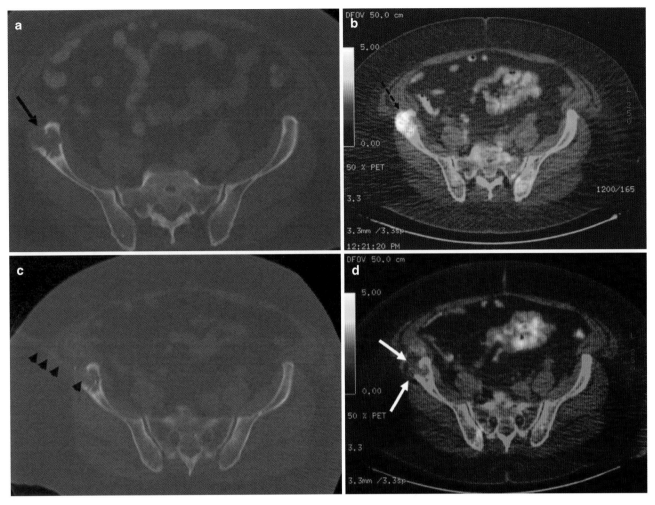

**图 35.3**　（a）CT 影像显示右侧髂骨溶骨性病变伴皮质破坏（黑箭头）。（b）PET/CT 影像显示相同病灶内及邻近软组织成分摄取 FDG（虚线黑箭头）。（c）病变区域内的冷冻消融穿刺针（Ice Force 2.1 CX 穿刺针，Galil Medical Inc.，Arden Hills，MN；黑箭头）。（d）消融术后 3 个月 PET/CT 扫描显示病变不再明显吸收 FDG（白箭头）

治疗骨转移性疼痛患者有效性和安全性的病例报道和小型病例系列研究的系统性综述[56]。冷冻消融也能有效缓解因胰腺癌引起的腹腔神经丛源性疼痛和难治性阴部神经痛[57-58]。

# 化学消融

## 背景

　　化学消融是通过经皮介入注射化学药物诱导细胞死亡来实现的。细胞死亡是由于血管和细胞本身的作用。临床常用的化学制剂有乙醇和乙酸两种。乙酸的扩散效果比乙醇好，引起的坏死面积比乙醇大，因此可作为治疗大肿瘤的首选药物[59]。乙醇和乙酸

引起细胞蛋白变性和细胞质脱水。此外，它们会导致内皮细胞坏死和血小板聚集，从而导致血管内血栓形成和缺血。

# 优势和局限性

## 化学消融的主要优势

1. 最便宜的消融方法。
2. 疼痛快速缓解：疼痛在 24～48 h 内得到缓解。

## 化学消融的主要局限性

1. 化学消融是一个痛苦的过程，尤其是在骨骼。
2. 化学制剂的扩散是不可预测和不可控制的，

因此，它可能导致邻近神经结构的损伤以及发生血管内注射。

3. 坏死程度变异很大。

4. 潜在的并发症是注射超过 30 ml 乙醇后，出现大量肿瘤坏死。

## 技术说明

手术在 CT 引导下进行，95% 乙醇与造影剂混合注入，22 G 脊髓穿刺针将乙醇注射到病变部位，靶标是肿瘤的非坏死部分。因此，通常应在术前进行增强对比 CT 检查以辨认病变部位的坏死区域。首先将 25% 的造影剂稀释的利多卡因注入病灶，以减少由乙醇注射引起的疼痛，然后 CT 扫描来评估造影剂的分布。造影剂在肿瘤内的分布可以用来预测注射乙醇的扩散。如果造影剂扩散超出肿瘤边缘并接近神经等关键结构，则不能注射乙醇或乙酸。根据肿瘤的大小和使用的化学制剂的类型，可以在肿瘤内注射 5 ～ 25 ml[38]。

## 技术在癌症患者中的应用及文献综述

虽然化学消融是最便宜、最简单的消融方法，但其他消融技术的使用减少了这项技术的应用。这种消融技术主要用于其他消融技术不可行时。Gangi 等报道了有 27 处骨转移的 25 例患者在接受 95% 乙醇治疗 24 ～ 48 h 后，疼痛缓解达到了 74%[38]。

# 高能聚焦超声

## 背景

高能聚焦超声（high-intensity focused ultrasound，HIFU）是一种利用超声波在人体组织范围内产生局部热量，导致细胞死亡的无创消融技术。HIFU 在 20 世纪 50 年代首次用于治疗帕金森病患者[60]。实时超声或 MRI 可用于引导治疗。MRI 可以提供更多的信息用于精确的治疗规划。聚焦超声波可产生并聚焦 15 ～ 25 s，聚焦的超声波可以加热组织并形成一个长达 7 cm 的椭圆形斑点。骨吸收的超声波大约

是软组织的 50 倍，而且骨的导热性很小。因此，当 HIFU 用于治疗骨转移性疾病时，应将焦点放在目标骨的后面，以获得更大的加热范围。骨骼的操作过程一般持续 2 h。整个操作过程疼痛明显，应在深度镇静或局麻下进行。

## 优势和局限性

### HIFU 主要的优势

1. 这种方式的主要优点是在实时 MRI 引导下进行治疗。实时 MRI 可对肿瘤进行精确定位，并能准确输出热剂量。

2. 无创的热消融方式。

### HIFU 的主要局限性

耗时。骨骼操作一般需要 2 h。

## 技术说明

患者置于 MRI 检查平台上，体位应使目标病灶与超声探头呈线性排列。超声探头位于 MRI 检查平台的油槽内。为了消除超声波行进路径上的空气，应在超声探头和患者皮肤之间放置一层凝胶。因为采用 MRI 引导，所以治疗计划可以在冠状面、矢状面和横断面三个维度进行。

## 技术在癌症患者中的应用及文献综述

MRI 引导聚焦超声消融治疗子宫肌瘤等软组织肿瘤非常有效[61]。另外，这种方式可用于乳腺良、恶性肿瘤的非侵入性治疗[62]。不同的研究均有报道 HIFU 在有或没有 MRI 引导的情况下都可显著减轻骨转移疾病引起的疼痛[39-41, 63]。Catane 等在 13 例患者中采用 MRI 引导 HIFU 治疗有症状的骨转移，成功地改善了这些患者的疼痛评分，减少了镇痛药剂量[39]。在一项多中心研究中，Liberman 等使用 MRI 引导的 HIFU 治疗了 31 例患者，并报告 72% 的患者疼痛显著改善[40]。最近由 Napoli 等进行的研究中，连续有 18 例骨转移性疼痛患者采用了 MRI 引导下的聚焦超声治疗[41]。与基线值相比，疼痛明显

减轻，且无治疗相关的不良事件报告。

# 结论

经皮介入消融术是一种安全有效的转移性疾病疼痛的姑息性治疗方法。治疗方案包括射频消融、微波消融、冷冻消融、化学消融和 HIFU。多项研究已证实了这些技术的有效性和安全性。要获得成功的治疗，必须充分了解各种消融技术的适应证、局限性和保护技术。

# 参考文献

1. Valeberg BT, Miaskowski C, Hanestad BR, Bjordal K, Moum T, Rustoen T. Prevalence rates for and predictors of self-reported adherence of oncology outpatients with analgesic medications. Clin J Pain. 2008;24(7):627–36.
2. Fitzgibbon D. Interventional procedures for cancer pain management: selecting the right procedure at the right time. J Support Oncol. 2010;8(2):60–1.
3. Wu JS, Wong R, Johnston M, Bezjak A, Whelan T. Meta-analysis of dose-fractionation radiotherapy trials for the palliation of painful bone metastases. Int J Radiat Oncol Biol Phys. 2003;55(3):594–605.
4. Patel IJ, Pirasteh A, Passalacqua MA, Robbin MR, Hsu DP, Buethe J, et al. Palliative procedures for the interventional oncologist. AJR Am J Roentgenol. 2013;201(4):726–35.
5. Bhaskar AK. Interventional management of cancer pain. Curr Opin Support Palliat Care. 2012;6(1):1–9.
6. McCullough HK, Bain RM, Clark HP, Requarth JA. The radiologist as a palliative care subspecialist: providing symptom relief when cure is not possible. AJR Am J Roentgenol. 2011;196(2):462–7.
7. Foster RC, Stavas JM. Bone and soft tissue ablation. Semin Interv Radiol. 2014;31(2):167–79.
8. Thacker PG, Callstrom MR, Curry TB, Mandrekar JN, Atwell TD, Goetz MP, et al. Palliation of painful metastatic disease involving bone with imaging-guided treatment: comparison of patients' immediate response to radiofrequency ablation and cryoablation. AJR Am J Roentgenol. 2011;197(2):510–5.
9. Requarth J. Image-guided palliative care procedures. Surg Clin North Am. 2011;91(2):367–402. i35
10. Dupuy DE, Liu D, Hartfeil D, Hanna L, Blume JD, Ahrar K, et al. Percutaneous radiofrequency ablation of painful osseous metastases: a multicenter American College of Radiology Imaging Network trial. Cancer. 2010;116(4):989–97.
11. Bang HJ, Littrup PJ, Currier BP, Goodrich DJ, Aoun HD, Klein LC, et al. Percutaneous cryoablation of metastatic lesions from non-small-cell lung carcinoma: initial survival, local control, and cost observations. J Vasc Interv Radiol. 2012;23(6):761–9.
12. Nazario J, Hernandez J, Tam AL. Thermal ablation of painful bone metastases. Tech Vasc Interv Radiol. 2011;14(3):150–9.
13. Dupuy DE, Hong R, Oliver B, Goldberg SN. Radiofrequency ablation of spinal tumors: temperature distribution in the spinal canal. AJR Am J Roentgenol. 2000;175(5):1263–6.
14. Nahum Goldberg S, Dupuy DE. Image-guided radiofrequency tumor ablation: challenges and opportunities--part I. J Vasc Interv Radiol. 2001;12(9):1021–32.
15. Simon CJ, Dupuy DE. Percutaneous minimally invasive thera-

pies in the treatment of bone tumors: thermal ablation. Semin Musculoskelet Radiol. 2006;10(2):137–44.
16. Dupuy DE, Goldberg SN. Image-guided radiofrequency tumor ablation: challenges and opportunities--part II. J Vasc Interv Radiol. 2001;12(10):1135–48.
17. Patterson EJ, Scudamore CH, Owen DA, Nagy AG, Buczkowski AK. Radiofrequency ablation of porcine liver in vivo: effects of blood flow and treatment time on lesion size. Ann Surg. 1998;227(4):559–65.
18. Goldberg SN, Hahn PF, Tanabe KK, Mueller PR, Schima W, Athanasoulis CA, et al. Percutaneous radiofrequency tissue ablation: does perfusion-mediated tissue cooling limit coagulation necrosis? J Vasc Interv Radiol. 1998;9(1 Pt 1):101–11.
19. Lu DS, Raman SS, Vodopich DJ, Wang M, Sayre J, Lassman C. Effect of vessel size on creation of hepatic radiofrequency lesions in pigs: assessment of the "heat sink" effect. AJR Am J Roentgenol. 2002;178(1):47–51.
20. Rhim H, Goldberg SN, Dodd GD 3rd, Solbiati L, Lim HK, Tonolini M, et al. Essential techniques for successful radio-frequency thermal ablation of malignant hepatic tumors. Radiographics. 2001;21 Spec No:S17–35; discussion S6–9.
21. Goldberg SN, Solbiati L, Halpern EF, Gazelle GS. Variables affecting proper system grounding for radiofrequency ablation in an animal model. J Vasc Interv Radiol. 2000;11(8):1069–75.
22. Woertler K, Vestring T, Boettner F, Winkelmann W, Heindel W, Lindner N. Osteoid osteoma: CT-guided percutaneous radiofrequency ablation and follow-up in 47 patients. J Vasc Interv Radiol. 2001;12(6):717–22.
23. Thanos L, Mylona S, Kalioras V, Pomoni M, Batakis N. Palliation of painful perineal metastasis treated with radiofrequency thermal ablation. Cardiovasc Intervent Radiol. 2005;28(3):381–3.
24. Sanou R, Bazin C, Krakowski I, Boccaccini H, Mathias J, Beot S, et al. Radiofrequency ablation for palliation of soft tissue tumor pain. J Radiol. 2010;91(3 Pt 1):281–6.
25. Rosenthal DI, Alexander A, Rosenberg AE, Springfield D. Ablation of osteoid osteomas with a percutaneously placed electrode: a new procedure. Radiology. 1992;183(1):29–35.
26. Goetz MP, Callstrom MR, Charboneau JW, Farrell MA, Maus TP, Welch TJ, et al. Percutaneous image-guided radiofrequency ablation of painful metastases involving bone: a multicenter study. J Clin Oncol Off J Am Soc Clin Oncol. 2004;22(2):300–6.
27. Guenette JP, Lopez MJ, Kim E, Dupuy DE. Solitary painful osseous metastases: correlation of imaging features with pain palliation after radiofrequency ablation—a multicenter American college of Radiology Imaging Network study. Radiology. 2013;268(3):907–15.
28. Callstrom MR, Charboneau JW, Goetz MP, Rubin J, Wong GY, Sloan JA, et al. Painful metastases involving bone: feasibility of percutaneous CT- and US-guided radio-frequency ablation. Radiology. 2002;224(1):87–97.
29. Thanos L, Mylona S, Galani P, Tzavoulis D, Kalioras V, Tanteles S, et al. Radiofrequency ablation of osseous metastases for the palliation of pain. Skelet Radiol. 2008;37(3):189–94.
30. Carrafiello G, Lagana D, Pellegrino C, Fontana F, Mangini M, Nicotera P, et al. Percutaneous imaging-guided ablation therapies in the treatment of symptomatic bone metastases: preliminary experience. Radiol Med. 2009;114(4):608–25.
31. Clarencon F, Jean B, Pham HP, Cormier E, Bensimon G, Rose M, et al. Value of percutaneous radiofrequency ablation with or without percutaneous vertebroplasty for pain relief and functional recovery in painful bone metastases. Skelet Radiol. 2013;42(1):25–36.
32. Pusceddu C, Sotgia B, Fele RM, Melis L. Treatment of bone metastases with microwave thermal ablation. J Vasc Interv Radiol. 2013;24(2):229–35.
33. Kastler A, Alnassan H, Pereira PL, Alemann G, Barbe DA, Aubry S, et al. Analgesic effects of microwave ablation of bone and soft tissue tumors under local anesthesia. Pain Med (Malden Mass). 2013;14(12):1873–81.

34. Callstrom MR, Atwell TD, Charboneau JW, Farrell MA, Goetz MP, Rubin J, et al. Painful metastases involving bone: percutaneous image-guided cryoablation—prospective trial interim analysis. Radiology. 2006;241(2):572–80.

35. Masala S, Schillaci O, Bartolucci AD, Calabria F, Mammucari M, Simonetti G. Metabolic and clinical assessment of efficacy of cryoablation therapy on skeletal masses by 18F-FDG positron emission tomography/computed tomography (PET/CT) and visual analogue scale (VAS): initial experience. Skelet Radiol. 2011;40(2):159–65.

36. Callstrom MR, Dupuy DE, Solomon SB, Beres RA, Littrup PJ, Davis KW, et al. Percutaneous image-guided cryoablation of painful metastases involving bone: multicenter trial. Cancer. 2013;119(5):1033–41.

37. Prologo JD, Passalacqua M, Patel I, Bohnert N, Corn DJ. Image-guided cryoablation for the treatment of painful musculoskeletal metastatic disease: a single-center experience. Skelet Radiol. 2014;43(11):1551–9.

38. Gangi A, Kastler B, Klinkert A, Dietemann JL. Injection of alcohol into bone metastases under CT guidance. J Comput Assist Tomogr. 1994;18(6):932–5.

39. Catane R, Beck A, Inbar Y, Rabin T, Shabshin N, Hengst S, et al. MR-guided focused ultrasound surgery (MRgFUS) for the palliation of pain in patients with bone metastases--preliminary clinical experience. Ann Oncol. 2007;18(1):163–7.

40. Liberman B, Gianfelice D, Inbar Y, Beck A, Rabin T, Shabshin N, et al. Pain palliation in patients with bone metastases using MR-guided focused ultrasound surgery: a multicenter study. Ann Surg Oncol. 2009;16(1):140–6.

41. Napoli A, Anzidei M, Marincola BC, Brachetti G, Noce V, Boni F, et al. MR imaging-guided focused ultrasound for treatment of bone metastasis. Radiographics. 2013;33(6):1555–68.

42. Simon CJ, Dupuy DE, Mayo-Smith WW. Microwave ablation: principles and applications. Radiographics. 2005;25(Suppl 1):S69–83.

43. Skinner MG, Iizuka MN, Kolios MC, Sherar MD. A theoretical comparison of energy sources—microwave, ultrasound and laser—for interstitial thermal therapy. Phys Med Biol. 1998;43(12):3535–47.

44. Yu J, Liang P, Yu X, Liu F, Chen L, Wang Y. A comparison of microwave ablation and bipolar radiofrequency ablation both with an internally cooled probe: results in ex vivo and in vivo porcine livers. Eur J Radiol. 2011;79(1):124–30.

45. Izzo F. Other thermal ablation techniques: microwave and interstitial laser ablation of liver tumors. Ann Surg Oncol. 2003;10(5):491–7.

46. Wright AS, Lee FT Jr, Mahvi DM. Hepatic microwave ablation with multiple antennae results in synergistically larger zones of coagulation necrosis. Ann Surg Oncol. 2003;10(3):275–83.

47. Wright AS, Sampson LA, Warner TF, Mahvi DM, Lee FT Jr. Radiofrequency versus microwave ablation in a hepatic porcine model. Radiology. 2005;236(1):132–9.

48. Brace CL. Microwave tissue ablation: biophysics, technology, and applications. Crit Rev Biomed Eng. 2010;38(1):65–78.

49. Hoffmann NE, Bischof JC. The cryobiology of cryosurgical injury. Urology. 2002;60(2 Suppl 1):40–9.

50. Rubinsky B. Cryosurgery. Annu Rev Biomed Eng. 2000;2:157–87.

51. Rubinsky B, Lee CY, Bastacky J, Onik G. The process of freezing and the mechanism of damage during hepatic cryosurgery. Cryobiology. 1990;27(1):85–97.

52. Silverman SG, Tuncali K, Adams DF, Nawfel RD, Zou KH, Judy PF. CT fluoroscopy-guided abdominal interventions: techniques, results, and radiation exposure. Radiology. 1999;212(3):673–81.

53. Tacke J, Speetzen R, Heschel I, Hunter DW, Rau G, Gunther RW. Imaging of interstitial cryotherapy--an in vitro comparison of ultrasound, computed tomography, and magnetic resonance imaging. Cryobiology. 1999;38(3):250–9.

54. Weber SM, Lee FT Jr, Warner TF, Chosy SG, Mahvi DM. Hepatic cryoablation: US monitoring of extent of necrosis in normal pig liver. Radiology. 1998;207(1):73–7.

55. Farrell MA, Charboneau JW, Callstrom MR, Reading CC, Engen DE, Blute ML. Paranephric water instillation: a technique to prevent bowel injury during percutaneous renal radiofrequency ablation. AJR Am J Roentgenol. 2003;181(5):1315–7.

56. Rosenthal D, Callstrom MR. Critical review and state of the art in interventional oncology: benign and metastatic disease involving bone. Radiology. 2012;262(3):765–80.

57. Yarmohammadi H, Nakamoto DA, Azar N, Hayek SM, Haaga JR. Percutaneous computed tomography guided cryoablation of the celiac plexus as an alternative treatment for intractable pain caused by pancreatic cancer. J Cancer Res Ther. 2011;7(4):481–3.

58. Fanucci E, Manenti G, Ursone A, Fusco N, Mylonakou I, D'Urso S, et al. Role of interventional radiology in pudendal neuralgia: a description of techniques and review of the literature. Radiol Med. 2009;114(3):425–36.

59. Xiao YY, Tian JL, Li JK, Yang L, Zhang JS. CT-guided percutaneous chemical ablation of adrenal neoplasms. AJR Am J Roentgenol. 2008;190(1):105–10.

60. Fry WJ, Barnard JW, Fry FJ, Brennan JF. Ultrasonically produced localized selective lesions in the central nervous system. Am J Phys Med. 1955;34(3):413–23.

61. Stewart EA, Rabinovici J, Tempany CM, Inbar Y, Regan L, Gostout B, et al. Clinical outcomes of focused ultrasound surgery for the treatment of uterine fibroids. Fertil Steril. 2006;85(1):22–9.

62. Gianfelice D, Khiat A, Boulanger Y, Amara M, Belblidia A. Feasibility of magnetic resonance imaging-guided focused ultrasound surgery as an adjunct to tamoxifen therapy in high-risk surgical patients with breast carcinoma. J Vasc Interv Radiol. 2003;14(10):1275–82.

63. Chen W, Zhu H, Zhang L, Li K, Su H, Jin C, et al. Primary bone malignancy: effective treatment with high-intensity focused ultrasound ablation. Radiology. 2010;255(3):967–78.

# 放射治疗概论

Shayna E. Rich，Kavita V. Dharmarajan

陈嘉莹 译 柳垂亮 校

放射治疗（放疗）是一种复杂的治疗手段，常用于晚期癌症的姑息性治疗，其中多达 50% 的恶性肿瘤患者进行典型的放疗。放疗可用于缓解疼痛、神经功能障碍、出血、真菌感染、恶心、呕吐或阻塞性症状[1]，最常用于骨转移性疾病，也可用于多种部位的治疗，包括大脑、头部和颈部、肝、骨盆、胸部和皮肤。姑息性放疗通常使用较短的疗程和较大的剂量，而不是为了根治目的而提供较长的疗程。治疗的时间长短和总剂量可以根据患者的癌症预后、治疗目标和偏好以及其他的预期寿命指标进行调整。在这一章，我们将从物理学和生物学的概念上对放疗做出概述，并描述放疗计划和实施放疗的过程。最后，我们将总结姑息性放疗的常见部位相关的适应证、剂量和毒性。

## 放疗概论

### 放射物理学

辐射剂量的单位是戈瑞（Gy），由辐射束所吸收的能量决定。1 Gy 的定义是每千克辐照物质吸收 1 J 的辐射能量。辐射剂量并不是均匀地沉积在物质中，其作用取决于辐射的类型及其能量。如今最常使用的辐射机型是线性加速器或直线性加速器，可以产生能量为 4 ～ 20 MeV（兆电子伏特）的电子束，或者能量分布类似但能量最大的光子束（图 36.1）。低能量治疗可采用接触治疗、表面治疗或中电压放疗单元（图 36.2）。由于剂量范围有限，这些机器在目前不常用于放疗，然而，它们可能更适用于治疗表面的病变，如皮肤癌。

超高压光子 X 射线束在材料表面剂量累积达到

最大值，继而在组织内部逐渐衰减（图 36.3）。电子束在体表沉积的剂量较高，在几厘米范围内，沉积剂量逐渐增加至最大值。电子束的剧烈衰减表明在材料内部超过一定深度后几乎不存在剂量沉积。粒子辐射束，如质子束，在相对较窄的深度范围内沉

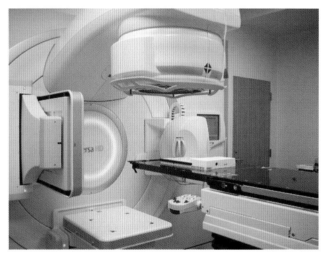

**图 36.1** 典型的线性加速器

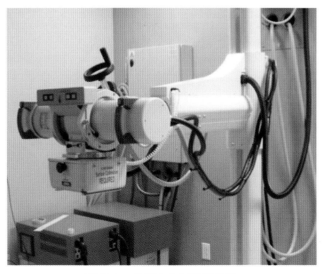

**图 36.2** 典型中电压放疗单元

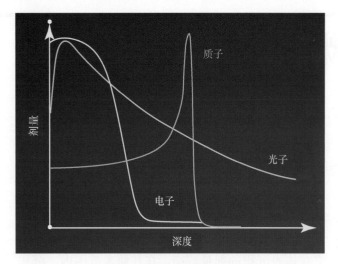

**图 36.3** 光子、电子、质子典型深度–剂量百分比曲线对比

积剂量，此类辐射束则有助于避免对位于肿瘤表面和深部的敏感器官的照射（图 36.4）。

## 放射生物学

放疗是通过直接或间接地破坏细胞的 DNA 链，对细胞 DNA 造成损害，以此来杀死癌细胞。当辐射通过体内组织时，会对所有类型的细胞造成损害，但不同组织类型的细胞反应不同。这种特性被称为辐射敏感度，取决于细胞在相应组织内分裂的速度。辐射敏感度还取决于所使用辐射束的类型、剂量、分割以及辐射方法。癌细胞的辐射敏感度则因其组织学而异，如白血病和淋巴瘤是辐射敏感度高的肿瘤类型，而肾细胞癌和黑色素瘤是辐射高度抵抗的肿瘤类型。然而，若给予足够高的辐射剂量，所有细胞都会死亡。

组织可有早期反应和晚期反应两种分类。低剂量时，早期反应组织（包括肿瘤）比晚期反应组织更敏感，因此早期反应组织内的细胞死亡或受损。在高剂量时，晚期反应组织无法充分修复以弥补辐射造成的损害。因此，当使用高剂量辐射时，晚期反应组织比早期反应组织辐射敏感度更高。早期和晚期反应组织的对比见表 36.1。

剂量分割是指将放疗的总剂量分若干次治疗实行。组织对辐射的敏感性不同，因此剂量分割相当重要。对肿瘤进行放疗，不可能对邻近的正常组织不产生辐射损伤，但通过剂量分割可以部分减轻对这些组织的影响。早期反应组织（包括肿瘤组织）对单位剂量的变化很敏感，而晚期反应组织只会在

**表 36.1** 早期反应与晚期反应组织示例

| 早期反应组织 | 晚期反应组织 |
| --- | --- |
| 胃肠道黏膜 | 肾 |
| 皮肤（上皮） | 皮肤（真皮） |
| 骨髓 | 肺 |
| 精原细胞 | 脊髓 |
| 黑素细胞 | 肝 |
| 肿瘤 | 骨 / 软骨 |
|  | 膀胱 |

光子束  质子束

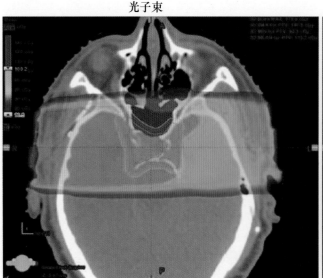 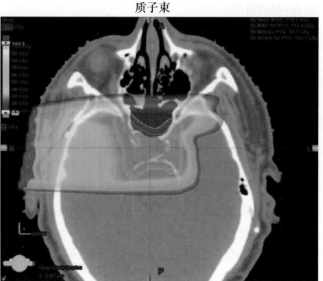

**图 36.4** 海绵窦肿瘤光子束与质子束靶向治疗计划对比

总剂量增加时受到严重损伤。因此，使用常规分割（1.8 ～ 3 Gy/ 次每日一次的分割量），或超分割（剂量＜ 1.8 Gy/ 次）可以确保提供最大的总剂量，且对晚期反应组织的毒性增加极小。超剂量分割（定义为剂量＞ 3 Gy/ 次）指通过提供更大的辐射剂量来完成分割次数更少的治疗。其在姑息治疗中，即患者的预期寿命有限，或由于个人或其他临床原因而无法耐受较长的疗程时尤其重要。值得注意的是，如果邻近的正常组织（如胃肠道）也属于早期反应组织，那么分割的益处往往微乎其微。在这种情况下，无论分割方式如何，放疗总剂量都是受限制的。

生物等效剂量（BED）是一种放射生物学原理，用于比较不同分割方案在理论上对不同类型组织的生物学影响。BED 的计算考虑了分割的数量、每分割的剂量和特定组织的修复能力。假设两个放疗方案的 BED 值相同，则它们对肿瘤控制和对正常组织影响的概率相似。

## 放疗的过程

放疗通常需要在患者开始治疗前进行一次被称为"模拟"的准备性 CT 扫描并制订治疗计划。放疗计划是根据每个患者的解剖结构和目标治疗区域定制的。在模拟过程中，患者会被安排在一个尽可能舒适和可重复的体位，以便完成每天的治疗，体位的选择也应尽量减少射线束对正常器官的毒性影响。使用固定装置，如热塑性面罩或身体模具，是为了确保患者每天治疗时处于解剖学定位变化最小的体位（图 36.5）。可以使用多种定位技术增加治疗部位的可视化程度，以此确保目标组织的精确定位，包括在肿瘤内或附近放置基准标记、人体钡餐、皮肤表面贴上不透射线的贴纸或电线或静脉注射造影剂。为了解决器官运动对放疗精准度的影响，可用 4D 扫描跟踪呼吸运动、腹部压迫、指导呼吸训练或屏气。

在 CT 模拟之后，在准备治疗期间，可将其他影像（如 MRI 或 PET）结果与 CT 计划扫描方案融合，以提高对肿瘤及附近正常组织的识别。例如，MRI 扫描可以使脊髓或脑肿瘤的定位更精准，PET 扫描可用于确定病灶部位。化疗或手术前的扫描也有助于识别有残留疾病风险的区域。放射肿瘤科医生则可利用这些信息来圈定目标肿瘤治疗区和有毒

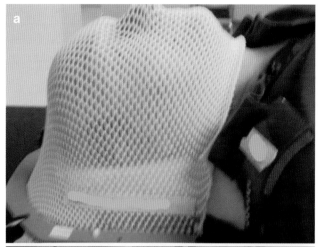

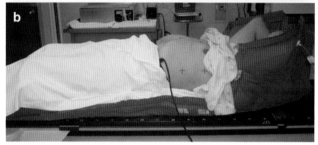

图 36.5　固定装置。(a) 热塑性面罩。(b) 身体模具

性风险的器官。医生将治疗区分为：肉眼可见的肿瘤靶区 [ 定义为肿瘤的临床灶或 GTV（gross tumor volume），图 36.6 ]，和在显微镜下存在病灶的区域 [ 定义为临床靶区或 CTV（clinical target volume）]，以及在治疗中每日变化及不确定性增加的额外计划靶区 [ 定义为计划靶区或 PTV（planning target volume）]。

根据圈定的轮廓和基本 CT 数据，优化个体治疗计划，包括确定每一辐射束的位置、时间和剂量率。然后检查该计划的质量保证，并进行物理计算。治疗计划和质量保证的过程通常需要 7 ～ 10 天（译者注：现在已经不需要那么长的时间了）。对于紧急治疗，如恶性脊髓压迫或上腔静脉压迫患者，临床医生可根据透视或 CT 成像对解剖标志（通常为骨性标志）的识别来建立简单的辐射束排列（图 36.7）。这些简单的辐射束排列的剂量计算和质量保证可以在几分钟内完成，并可立即提供治疗。而对于需要复杂治疗计划的患者，因为需要进行质量保证、剂量测定和治疗检查等以确保治疗的准确性和安全性，通常不可能在当天完成模拟定位并开始治疗。

治疗通常是每天一次，每周 5 天。研究表明每

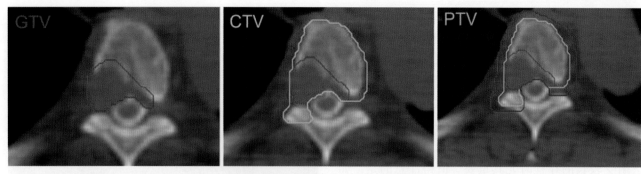

图 36.6　脊髓肿瘤的典型轮廓线：肿瘤的临床灶（GTV）、临床靶区（CTV）和计划靶区（PTV）

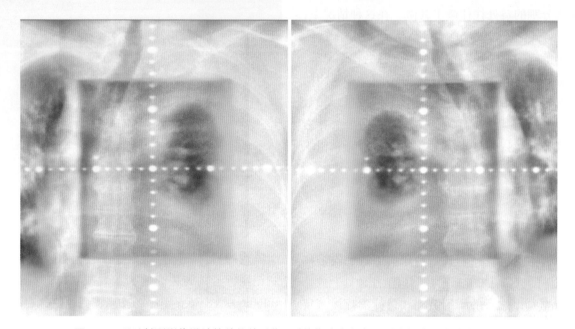

图 36.7　通过射野影像设计简单的前后位 / 后前位治疗方案（图中的暗区为治疗区域）

周 7 天的放疗存在难以耐受的急性毒性风险[2-3]。对于正在接受超分割治疗或需要尽快完成治疗的患者，每天治疗两次，每周 5 天。为了使正常组织内的细胞得以修复，每天两次的治疗间隔至少大于 6 h。这一时间间隔可使正常组织在两次治疗之间得到充分恢复。在每次治疗中，应根据 CT 模拟制作的装置使患者置于合适的位置。治疗时使用 X 线片或锥形束 CT 来保证体位的准确（图 36.8）。每一次治疗患者需在治疗机上停留 15 ~ 30 min。

## 放疗计划和剂量测定的概述

剂量师需严格按照放射肿瘤科医生给出的剂量正确地执行放疗计划。通过利用从模拟 CT 扫描中获得的霍恩斯菲尔德（Hounsfield）单元，编制出辐射的计算机化计划。在 CT 成像上绘制一组等剂量线，用于评估计划的质量（图 36.9）。剂量师和放射肿瘤科医生要确保：①给靶组织足够的剂量；②限制剂量热点和剂量冷点；③对危及器官的剂量控制低于一组预先设定的限制。在某些情况下，可能无法同时满足以上目标。对于这些患者，放射肿瘤科医生必须做出个体化判断。

限制剂量的器官包括邻近的对辐射最敏感的组织，或存在巨大毒性风险（如失明、瘫痪或死亡）的组织。危及器官的剂量限制是根据理论模型、随机试验和既往已知毒性水平的标准确定的。可以根据某一器官限制接受的最大剂量或根据接受特定剂量的器官的体积来设定限制剂量。在多数情况下，这两种方法都可用于控制危及器官的辐射剂量，并将毒性减至最低。

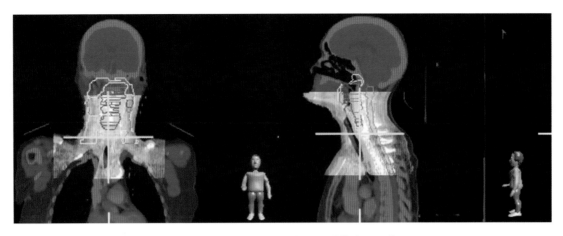

**图 36.8**　治疗过程中用于提示正确体位的图像

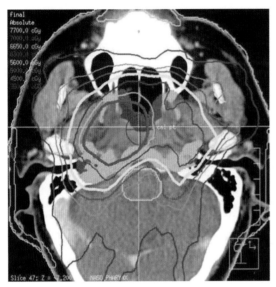

**图 36.9**　头颈部肿瘤的典型等剂量计划

## 放疗中的适形性

为最大限度地优化放疗适形性，技术发展手段层出不穷，换句话说，是为了最大化对目标组织的辐射剂量，并限制对正常组织的辐射剂量。参照历史，所有的放疗都按常规计划来定义，在常规计划中，一组光子束彼此成角度排列，以最大限度地覆盖目标（图 36.10）。对于特定的肿瘤部位，所选择的光子束通常是标准化的。最基本的光束布置方式为前后位/后前位（AP/PA），其中一束由前向后投射，另一束则由后向前（图 36.11）。为增加治疗的适形性，可使用三维适形辐射来制订放疗计划，该辐射使用多个不同能量的光束来适形目标区域（图 36.12）。

逆向设计是利用 CT 模拟数据和肿瘤及器官轮廓的计算机算法，根据预先设定的剂量标准来优化计划，以最大限度地保持目标周围的一致性，并将目标附近重要组织的额外辐射剂量降至最低。该计算机算法涵盖了所有剂量的散射，并模拟了光束所沉积的剂量。调强适形放疗（intensity-modulated radiation therapy，IMRT）可调节每组辐射光束的角度、形状和强度，以使光束最大程度满足治疗目标。与传统放疗的光束不同，IMRT 中使用的光束通常具有非常复杂的轮廓和强度，远远超出人类的实际计算（图 36.13）。立体定向放射外科（stereotactic radiosurgery，SRS）可实施单次的高剂量照射；立体定向放疗（stereotactic body radiation therapy，SBRT）采用 3 ～ 5 次的分割照射，通过高精准成像、运动控制，将剂量划分成很多细光束确保目标靶区外的正常组织损伤最小（图 36.14）。

## 近距离放疗

近距离放疗是一种使用密封放射源进行放疗的方法。它允许对肿瘤区域的高剂量辐射，且在肿瘤区域短距离以外剂量急剧下降，从而保障邻近正常组织的安全。放射肿瘤科医生直接将放射源放置在靶组织上、靶组织内或非常接近靶组织的位置，这通常涉及外科手术或侵入性操作。近距离放射疗法可以用于治疗皮肤或黏膜的霉菌或斑块病变（图 36.15），使用直接连接"粒子"放射源的针插入深层组织，如鼻前庭（图 36.16）或前列腺（图 36.17），或通过导管或腔内将放射源置入体腔内，如阴道

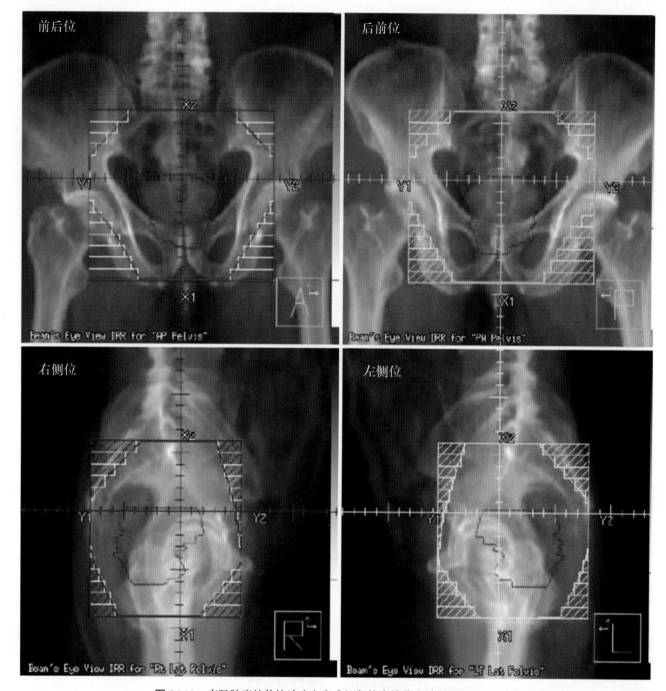

**图 36.10** 直肠肿瘤的传统治疗方案［红色轮廓线代表计划靶区（PTV）］

（图 36.18）。辐射源可以永久保存，也可以暂时放置直至达到所需剂量后将其移走。如果患者正在接受手术，可借助外科医生在手术过程中创造的腔隙，行术中放疗（图 36.19）。

近距离放疗根据放射源的剂量率分为低剂量率（LDR，剂量率为 0.4 ~ 2 Gy/h）、中剂量率（很少使用）和高剂量率（HDR，剂量率为 > 12 Gy/h）。

LDR 治疗包括放置一个在数天至数周内衰变的放射源。例如碘 -125、钯 -103 和铯 -137 用于 LDR 近距离放疗。铱 -192 常用于 HDR 近距离放疗，通过导管插入，数分钟后将其取出。行姑息治疗的宫颈癌、乳腺癌或皮肤癌患者可实施有效的近距离放疗，从而代替体外照射放疗，可快速缓解出血、真菌感染伤口或疼痛。

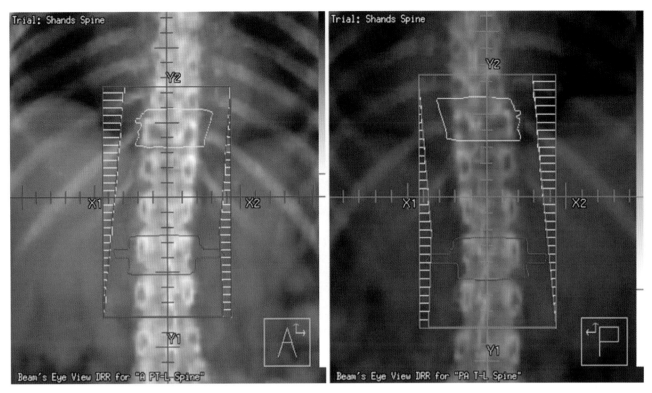

**图 36.11**　脊柱转移瘤的前后位 / 后前位治疗计划［红色轮廓线代表计划靶区（PTV）］

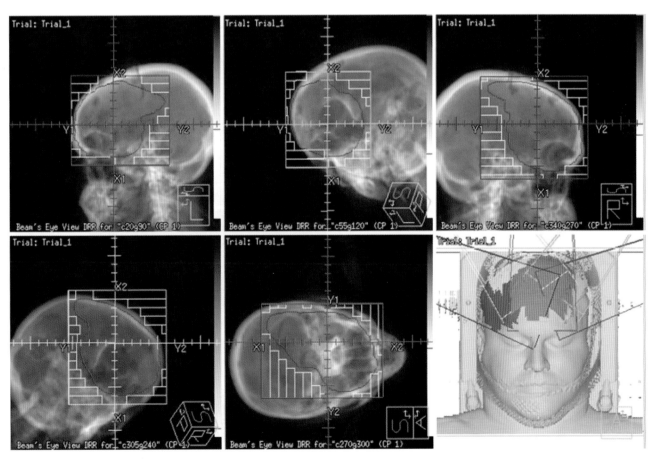

**图 36.12**　脑肿瘤的三维适形辐射计划［红线区代表计划靶区（PTV）］

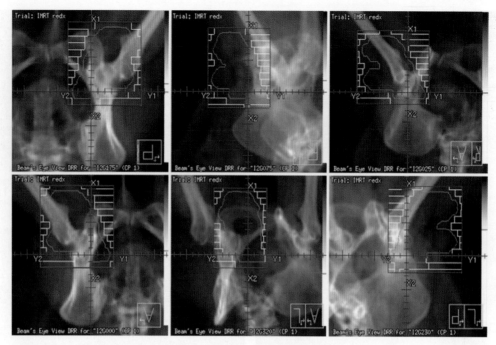

图 36.13 典型的调强适形放射治疗

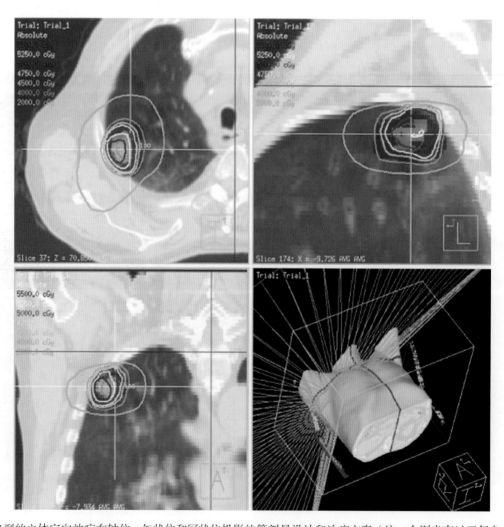

图 36.14 典型的立体定向放疗在轴位、矢状位和冠状位投影的等剂量设计和治疗方案（注：个别光束过于复杂，无法列出）

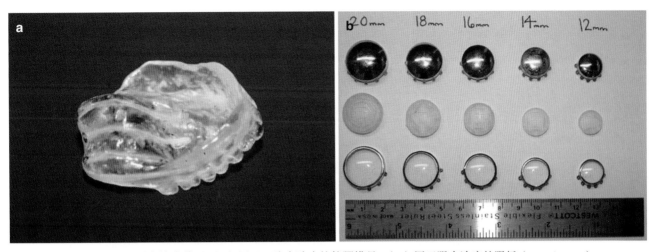

**图 36.15**　近距离放疗装置：（**a**）用于口腔内治疗的软腭模具。（**b**）用于眼内治疗的眼板（eye plaques）

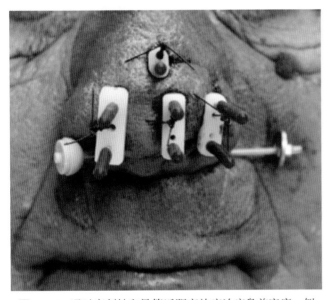

**图 36.16**　通过穿刺针和导管近距离放疗治疗鼻前庭癌一例

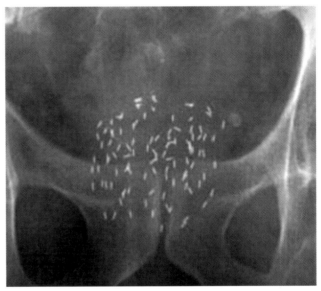

**图 36.17**　植入近距离放疗粒子的前列腺透视图像

**图 36.18**　串联环近距离放疗子宫内膜癌盆腔矢状位 MRI（红箭头指向子宫内串联环）

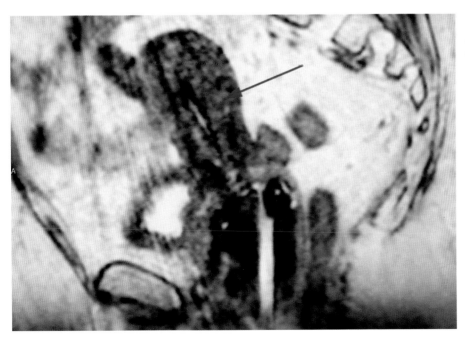

301

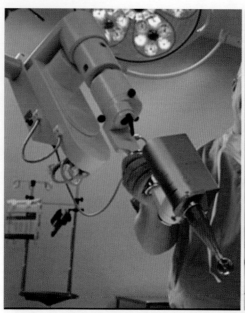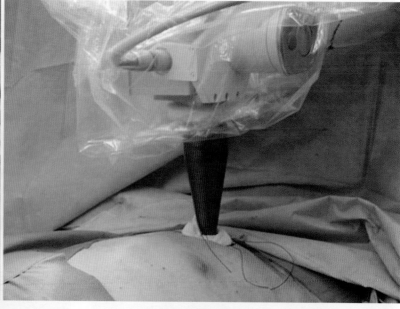

**图 36.19** 乳腺癌术中近距离放疗：（**a**）INTRABEAM 放射系统的施用器。（**b**）放疗中施用器的放置（Reprinted with permission from University of Florida Health. Credit：Stephen Grobmyer，MD.，UF College of Medicine professor of surgery，and Judith Lightsey，MD，UF College of Medicine radiation oncology assistant professor，University of Florida Health，2001）

# 参考文献

1. Lutz ST, Jones J, Chow E. Role of radiation therapy in palliative care of the patient with cancer. J Clin Oncol. 2014;32(26):2913–9.
2. Horiot JC, Bontemps P, van den Bogaert W, Le Fur R, van den Weijngaert D, Bolla M, Bernier J, Lusinchi A, Stuschke M, Torrecilla JL, Begg AC, Pierart M, Collette L. Accelerated fraction-ation (AF) compared to conventional fractionation (CF) improves loco-regional control in the radiotherapy of advanced head and neck cancers: results of the EORTC 22851 randomized trial. Radiother Oncol. 1997;44:111–21.
3. Bernier J, Denekamp J, Rojas A, Minatel E, Horiot JC, Hamers H, Antognoni P, Dahl O, Richaud P, van Glabbeke M, Pierart M. ARCON: accelerated radiotherapy with carbogen and nico-tinamide in head and neck squamous cell carcinomas. Radiother Oncol. 2000;55(2):111–9.

# 37 姑息性放射治疗

Shayna E. Rich，Kavita V. Dharmarajan

陈双云 译 柳垂亮 校

## 姑息性放射治疗概述

在接受放射治疗（放疗）的肿瘤患者中，有多达 40% ~ 50% 的放疗是出于姑息性目的。通常需要较短期疗程的姑息性放疗来处理症状。可根据患者的癌症预后、治疗目标和其他预期寿命指标（包括行为状态、并存疾病、既往和同期的治疗）来选择姑息性放疗[1]。我们需要考虑姑息治疗的早期毒性风险以确保治疗具有适当的风险效益比。患者的意见对选择适当的疗程也起着关键的作用。

用于姑息目的的放疗可减轻疼痛，改善神经功能障碍，减少出血，抑制蕈状伤口，缓解恶心、呕吐或梗阻症状。疼痛可以随着疾病的好转、控制或肿瘤相关性炎症的抑制而改善。神经功能障碍可以通过减少神经、大脑的肿瘤压迫以及来自椎管内、椎管外肿瘤对脊髓的压迫来控制及改善。肿瘤或血管受侵犯引起的出血和蕈状伤口可通过放疗加以控制，因为放疗可引起血管收缩、肿瘤缩小、瘢痕形成和血管纤维化。由肿块压迫肝、肠、或大脑引起的恶心或呕吐也是可以控制的。无论梗阻是发生在气道（如头颈癌）、食管或肠、胆管（如胰腺癌）、输尿管或膀胱（如肾细胞癌），或上腔静脉（如肺癌或淋巴瘤），只要减轻肿瘤负荷，就可以减轻梗阻症状。

## 脊柱和其他骨转移的姑息治疗

骨转移性疼痛是姑息性放疗最常见的原因。例如，对脊柱肿瘤进行姑息性放疗可以缓解脊髓压迫症状，包括局部无力、麻木、排便和膀胱功能障碍。

多个研究已经发现治疗的有效率达到 70% ~ 80%，外周骨骼或脊柱部位的骨转移治疗有相似的结果[2-6]。放疗可以采用体外放射线治疗形式的放射源，也可以采用非密封的放射性药物形式的放射源，从而靶向作用于弥漫性骨病（如针对前列腺癌患者的钐 -153、锶 -89 或更新的镭 -223）。

外照射治疗的有效剂量分割方案包括单次 8 Gy，4 Gy/ 次共 20 Gy，和 3 Gy/ 次共 30 Gy。大型随机研究比较了这些分割分案，除了接受单次 8 Gy 治疗的患者增加了再次放疗率外，其他并没有发现短期结果有显著差异（表 37.1）。然而，在美国的肿瘤学家基于数据考虑治疗模式的研究表明，在接受姑息性放疗的骨转移患者中，只有一小部分患者接受了单次 8 Gy 治疗，大多数患者接受了持续 2 周或更长时间的治疗[7]。表 37.1 总结了数个骨转移试验的数据。

骨转移姑息性放疗的急性并发症包括放疗后几天内的疼痛暂时加重（即疼痛发作）和疲劳。疼痛发作可以通过使用抗炎药物来预防，通常是口服类固醇药物，并且可以通过增加普通止痛药的剂量来治疗[8]。通常治疗 1 周后疼痛开始逐渐缓解，治疗后 4 ~ 6 周达到最大缓解[5, 9-11]。为了控制疼痛，可能需要进一步的其他综合治疗。

放疗可与手术减压、固定、椎板开窗或椎体后凸成形术等其他治疗手段联合使用[12]。这些治疗特别适用于骨折、即将发生的骨折或不稳定的骨结构，因为放疗减少肿瘤负荷可能会进一步破坏骨骼的稳定性。这些外科手术后的放疗通常采用 3 Gy/ 次共 30 Gy 的分割方案，从而获得更持久的肿瘤抑制效果。为了加强肿瘤抑制效果，也可以在姑息性放疗之前或之后使用射频消融术。最后，放疗也可以与双磷酸盐类药物联合使用，以减少骨折、脊髓压迫

表 **37.1**　近期骨转移治疗的随机临床试验结果

| 调查者 | 患者数量 | 剂量分割方案 | 总的疼痛缓解程度（%） | 再次放疗率（%） |
|---|---|---|---|---|
| Anter 2015[6] | 100 | 单次 8 Gy<br>总 20 Gy 分 5 次 | 75<br>75 | 没有报告 |
| Gutierrez Bayard 2014[2] | 90 | 单次 8 Gy<br>总 30 Gy 分 10 次 | 79<br>88 | 13<br>9 |
| Howell 2013[3] | 235 | 单次 8 Gy<br>总 30 Gy 分 10 次 | 70<br>62 | 15<br>5 |
| Majumder 2012[4] | 64 | 单次 8 Gy<br>总 30 Gy 分 10 次 | 77<br>85 | 没有报告 |
| Chow 2012[10] | 5617 | 单次<br>多次 | 60<br>61 | 20<br>8 |
| Meeuse 2010[11] | 1157 | 单次 8 Gy<br>总 24 Gy 分 6 次 | 53<br>56 | 7<br>2 |

或行手术固定的风险。

# 脑转移瘤和软脑膜瘤的姑息治疗

脑转移瘤和软脑膜瘤放疗的主要目的是控制神经系统症状，如癫痫和局部症状（如肌无力和语言障碍）。接受全脑放疗（图 37.1）的患者中，约60%～90% 的患者症状得到改善，多达 25% 的患者获得完全缓解[13]。放疗通常与包括类固醇药物和抗癫痫药物在内的药物支持治疗联合使用。放疗对脑转移瘤的控制可能改善总体生存率[14]。

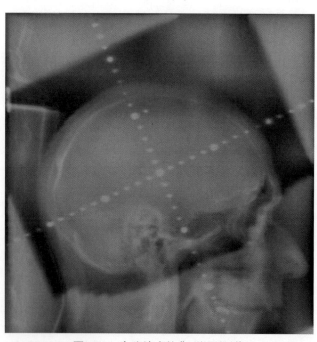

图 **37.1**　全脑放疗的典型视野图像

治疗脑转移瘤的放疗方法包括对个别病灶立体定向放疗（stereotactic radiosurgery，SRS）、分次部分脑照射以及全脑放疗（whole brain radiation therapy，WBRT）。考虑到行 WBRT 的患者晚期神经认知功能损伤的风险很大，SRS 通常推荐用于有 5 个或更少的病灶、不能行手术的病灶、年龄较大的个体或预期寿命较长的患者[15]。在确定行 SRS 之前，患者可以使用递归划分分析法（RPA，表37.2）或分级预后评估表（GPA，表 37.3）来确定其可能的预期寿命[16]。有症状的软脑膜瘤患者通常行

表 **37.2**　脑转移患者的递归划分分析

| 分级 | 患者特点 |
|---|---|
| Ⅰ | 年龄＜ 65 岁。Karnofsky 表现评分≥ 70，控制住的原发肿瘤及没有颅外转移 |
| Ⅱ | 所有不在Ⅰ级和Ⅲ级的患者 |
| Ⅲ | Karnofsky 表现评分＜ 70 |

表 **37.3**　肺癌脑转移患者的分级预后评估

| 患者特点 | 0 | 0.5 | 1.0 | |
|---|---|---|---|---|
| 年龄 | ＞ 60 | 50 ～ 59 | ＜ 50 | |
| Karnofsky 表现评分 | ＜ 70 | 70 ～ 80 | 90 ～ 100 | |
| 中枢神经系统转移数量 | ＞ 3 | 2 ～ 3 | 1 | |
| 颅外转移 | 存在 | — | 不存在 | |
| 总分 | 0 ～ 1 | 1.5 ～ 2 | 2.5 ～ 3 | 3.5 ～ 4 |
| 中位生存月数 | 3.0 | 5.5 | 9.4 | 14.8 |

WBRT 进行常规治疗[17]。

对于接受 SRS 治疗的患者，最佳剂量取决于病灶的大小和位置。剂量范围一般是单次 15 ～ 24 Gy[18]。对出于姑息性目的的分割放疗通常是 3 Gy/ 次，共 30 Gy，但有时对预期寿命很短的患者通常是 4 Gy/ 次，共 20 Gy[14]。其他的分割方案包括 35.5 Gy（2.5 Gy/ 次）和 40 Gy（2 Gy/ 次）。放疗肿瘤协作组（Radiation Therapy Oncology Group，RTOG）进行的前两项研究评估了各种不同的分割方案对脑转移瘤患者姑息治疗的有效性[19-21]。这两项研究被命名为 RTOG 6901 和 7361，这两项研究表明在 3 Gy/ 次共 30 Gy、4 Gy/ 次共 20 Gy 和更长的分割方案之间，患者的生存、疾病进展和症状控制方面并没有显著差异[19, 21]。这些研究表明，全脑超速低分割放射法，如单次 10 Gy 或分割放疗 6 Gy/ 次，总 12 Gy，会增加毒性并缩短疾病进展时间[20]。

WBRT 的早期急性毒性包括疲劳、头痛、恶心、呕吐、脱发和耳毒性。通常可以增加类固醇药物的剂量来治疗毒性，或用止吐剂来控制恶心 / 呕吐症状。但令人更担心的是潜在的迟发毒性。已知的风险有短期记忆衰退、脑萎缩，甚至是放射性坏死[22]。对于行 SRS 治疗的患者，放射性坏死是有可能的，但行 WBRT 治疗的患者一般不常见。大约 5% ～ 10% 的患者在行 SRS 治疗后出现症状性脑坏死[22]，可以通过类固醇药物和手术切除进行治疗。

放疗可作为手术后的辅助治疗，可以提高对脑肿瘤的控制，特别是在次全切除术或有灾难性复发风险的情况下。研究表明，与单纯行 WBRT[23] 或单纯行手术[24] 的患者相比，手术切除后再行 WBRT 的转移瘤患者预后更好。放疗也可与某些化疗药物联用。对已经接受过 WBRT 治疗的患者，如果出现进行性颅内转移，则可以通过重复 WBRT 或 SRS 对大脑进行额外的放疗[14-15]。

## 头颈癌的姑息治疗

晚期头颈癌患者的典型症状为疼痛、出血（包括咯血）、面部畸形、蕈状团块、吞咽痛及吞咽固体、液体困难，并且气道梗阻的风险可能提高。大部分头颈部原发肿瘤为鳞状细胞癌。鉴于头颈部鳞状细胞癌具有显著的放射敏感性，这些癌症可能对

短疗程的姑息性放疗反应迅速。一项研究表明，38% 的晚期头颈部原发性肿瘤患者只在一年接受两次放疗后症状就得到了持续改善[25]。姑息性放疗在用于治疗包括鳞癌、胃肠道癌和唾液腺癌在内的所有组织解剖学区域的癌症时效果也是类似的。由于放疗可能引起急性短暂水肿，有气道梗阻风险的患者在接受放疗前，应先行气管切开术或其他保护气道的手术。

晚期头颈癌患者的传统姑息疗法包括 3 Gy/ 次，共 30 Gy，疗程超过 10 天；"四枪"技术，以 3.5 Gy/ 次连续 2 天，每天 2 次的放射方案；或者 10 Gy/ 次，共 20 Gy，每周一次的低分割放射方案。根据毒性和进展情况，"四枪"技术可调整为每 4 周进行一轮，最多 3 次循环[26]。不管有没有化疗，这种治疗方法都可以作为主要治疗方法安全实行，也可以作为再次放疗方案。

由于黏膜组织属早期反应组织，头颈部放疗的潜在并发症在姑息性和根治性治疗中是相似的，包括黏膜炎、吞咽困难和口干。适形放疗技术，如调强放疗（IMRT）通常用于根治性或再次放疗的环境中，以最小化头颈部放射的毒性和发病率。

## 原发性或转移性肝癌的姑息性放疗

原发性或转移性肝癌患者可采用姑息性放疗，以缓解与器质性疾病、血管阻塞或胆道梗阻相关的症状。这些症状包括腹痛、黄疸、腹水和瘙痒。治疗方法包括手术切除、经导管动脉化疗栓塞（TACE）、消融或放疗。在过去，因为肝的低中度耐受性，放疗并不常用。近年来，人们对采用包括适形放疗（如 IMRT）、立体定向体放疗（SBRT）在内的先进技术进行放疗的方式越来越感兴趣。

预期寿命短、肝肿瘤负荷重的患者可采用全肝放疗（图 37.2）。大约 1/4 的患者在治疗 1 个月后生活质量会有临床意义上的改善[26]。通常对这些患者预先规划的分割方案包括 3 Gy/ 次共 21 Gy、10 Gy 分两次或者单次 8 Gy（预后极差的患者）。对于功能状态良好、疾病有限的患者，应采用高度适形的治疗方案，尽可能保留健康的肝组织。这些患者也经常同时接受全身性或肝动脉化疗。

接受全肝放疗的患者在治疗当天可能出现明显

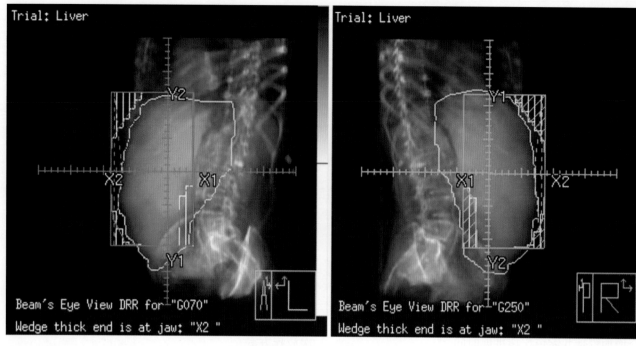

**图 37.2　全肝放疗的典型方案**

的恶心和呕吐，应预先使用类固醇药物和抗呕吐药进行处理[27]。许多患者还会出现短暂的轻度疲劳。放射对肝的毒性主要表现为迟发肝损伤风险，特别是放射性肝病。然而，一项 RTOG 剂量增加研究表明，在 33 Gy 方案治疗的患者中，最多只有 10% 的患者因肝损伤而出现迟发毒性[28]。较之骨转移、脑转移及肺转移，通常认为肝转移瘤采用姑息性放疗比率较低（与骨、脑或肺的转移性疾病相比）的原因是错误地认为肝放射会不可避免地造成放射性肝病，然而在低分割放射姑息放疗中出现放射性肝病的患者极少[29]。

## 盆腔肿瘤的姑息治疗

姑息性盆腔放疗可用于控制疼痛，恶性肠梗阻及输尿管梗阻或肿瘤相关性出血。妇科癌症、结直肠癌、泌尿生殖系统癌症甚至淋巴瘤患者可能需要盆腔放疗。与其他部位一样，姑息性盆腔放射可让症状迅速改善。放疗也可用于减轻术前疾病负荷，降低局部复发的风险[30]。

根据原发肿瘤位置、疾病负荷及总体预后，可以采用很多不同的分割放疗方案。例如，局部晚期前列腺癌或淋巴瘤患者可能有很长的寿命，即使已经无法治愈，这些患者也可以接受较长时间的疗程，就像那些使用常规分割方案用于根治性目的的方案一样。对于预期寿命有限的患者，分割放疗方案倾向于明显更短的疗程，包括 3 Gy/ 次共 30 Gy、4 Gy/ 次共 20 Gy、10 Gy/ 次的单月法，或者连续 2 天每天 2 次的"四枪"技术方案，即 3.7 Gy/ 次共 14.8 Gy（注意，"四枪"技术方案的总剂量与用于头部和颈部姑息治疗的"四枪"技术方案略有不同）。单月法和"四枪"技术的分割方案主要用于减轻出血[31-32]。

对盆腔的照射一般涉及对大肠和小肠的照射，这些部位对放射的敏感性特别强。因此，盆腔放疗的主要潜在毒性包括腹泻、恶心、急性呕吐、慢性肠梗阻和肠瘘。包括手术切除、支架植入术或激光消融在内的介入治疗应优先于放疗，以避免可能的肠道并发症[33]。患者也可能出现膀胱刺激征，包括轻微血尿。

如果病变在腹部和盆腔非常局限，适形放疗可以用来减少肠毒性，IMRT 也是首选的方式[34]。然而，在大多数情况下，盆腔肿瘤负荷所需的治疗剂量已经足够对肠道产生影响。盆腔的姑息性放疗传统方案包括四野放射方法（前后位 / 后前位和左右侧方）。

# 上腔静脉综合征的姑息治疗

上腔静脉综合征的症状包括面部和上肢肿胀（图 37.3）、咳嗽或呼吸困难和胸静脉扩张。病因包括小细胞肺癌、淋巴瘤等癌症，以及血栓、甲状腺肿大、主动脉瘤或充血性心力衰竭等良性病变。放疗对癌症引起的上腔静脉综合征非常有效，而癌症引起的上腔静脉综合征仅占所有上腔静脉综合征的60%[35]。如果患者在出现上腔静脉综合征之前未明确癌症诊断，放疗可能会模糊组织学诊断，所以未行活检前应尽可能延迟放疗。

治疗上腔静脉综合征的首选方式是植入支架，因为这样可以立即缓解症状。虽然放疗可能引起短暂性的肿胀和加重上腔静脉压迫，但仍能使血管在放疗期间保持通畅。对于即将发生上腔静脉压迫或无法进行支架植入的患者，放疗可以有效缓解症状。术前的类固醇药物治疗（组织学诊断确定后）可以减少照射引起的水肿。即使在一项针对 70 岁以上老年患者上腔静脉综合征的低分割放疗方案的研究中，放疗的总体反应率仍然达到了 87%[36]。放疗的症状反应时间一般为 7 ～ 15 天，最快放射后 3 天即可出现[37]。上腔静脉综合征可引起中央气道狭窄、严重的喉水肿或脑水肿导致的昏迷，这时候可能更需要紧急治疗而不是放疗，因为放疗并不能即时恢复正常的血液流动。

患有上腔静脉综合征的患者根据其潜在的肿瘤可能有多种不同的预后，比如某些诊断有明显的治

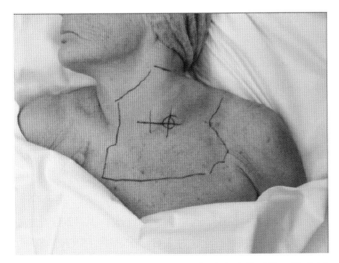

**图 37.3**　上腔静脉综合征引起的上身肿胀（前后位，放疗区域已在皮肤标记）

愈机会。具体的剂量也会因预后而异。上腔静脉综合征的治疗方案变化很大，包括 2 Gy/ 次共 40 Gy，3 Gy/ 次共 30 Gy，4 Gy/ 次共 20 Gy，以及 8 Gy/ 次共 16 Gy 间隔 1 周[38]。

上腔静脉和胸部的姑息性放疗最麻烦的急性并发症是吞咽困难和食管炎，这可能导致经口摄入量减少，从而引起脱水和体重减轻。尽管通常情况下是暂时的，但有些患者还是需要放置饲管。淋巴瘤患者也有肿瘤溶解综合征的风险，应充分补水，仔细监测以避免严重的肾损害。如果采用低分割方案，患者可能会出现胸痛、寒战和发热，可以使用类固醇或非甾体抗炎药进行治疗[36]。长期的并发症可能与作用部位的剂量有关，在肺可能导致放射性肺炎或肺纤维化，在心脏可能导致心包炎，在食管可能导致食管狭窄。

上腔静脉综合征患者通常根据特定癌症诊断，同时接受多种不同的治疗方式。比如，淋巴瘤患者通常在紧急情况下使用大剂量的类固醇激素及胸部放疗，然后根据指征进行更明确的治疗，包括化疗和额外的放疗。小细胞肺癌患者通常会同时接受化疗和放疗。

# 皮肤癌的姑息治疗

晚期皮肤癌可导致蕈状伤口、出血、伤口感染风险增加和疼痛。在治疗上，皮肤癌分为黑色素瘤、梅克尔细胞癌、皮肤淋巴瘤（包括蕈样肉芽肿）、鳞状细胞癌和基底细胞癌。黑素瘤的治疗主要是通过手术切除（包括淋巴结清扫），但放疗对显微镜下残留的、不可切除的、复发或转移的疾病非常有效[39-40]。免疫治疗也可以有效地控制有肿瘤靶突变疾病的患者。梅克尔细胞癌的治疗方法类似于手术切除局部淋巴结，然后对原发部位和危险淋巴结进行放疗[41]。化疗方式可以根据疾病的严重程度和肿瘤医师的偏好而增加。皮肤淋巴瘤应优先使用局部药物、化疗和A 型紫外线光疗（PUVA）[42]。放疗可用于治疗局部的、疼痛的肿瘤和斑块。一些机构使用全皮肤电子放疗来治疗弥漫性、症状性蕈样肉芽肿和 B 型细胞皮肤淋巴瘤（图 37.4）[43]。

最常见的皮肤癌是鳞状细胞癌和基底细胞癌。虽然这些疾病的治疗有重要的细节差异，但治疗模

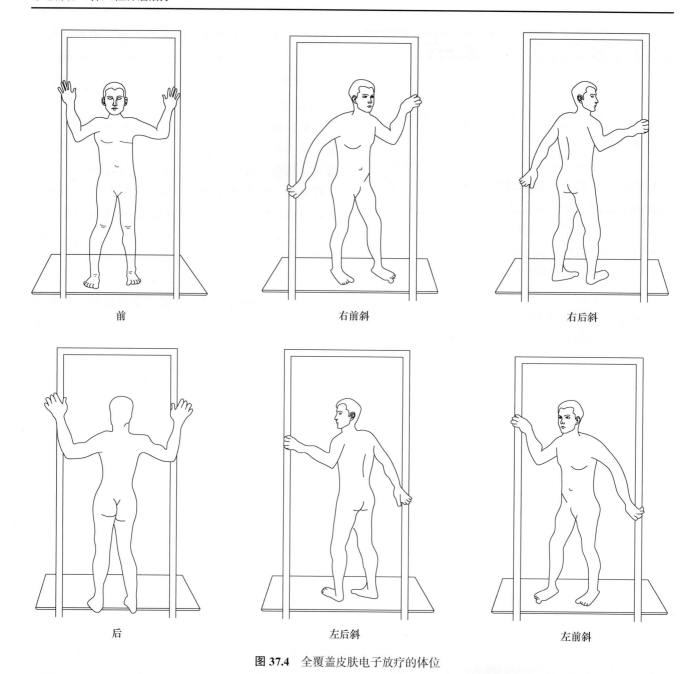

前　　　　　　　　　右前斜　　　　　　　　　右后斜

后　　　　　　　　　左后斜　　　　　　　　　左前斜

**图 37.4　全覆盖皮肤电子放疗的体位**

式通常是类似的：尽可能优先手术治疗，尽可能美观。放疗是给术前情况差的患者的候选方案或作为有广泛疾病患者的辅助治疗。通常不给予化疗，因为没有明确的效果[44]。考虑到增加急性不良反应的风险，局部用药不应与放疗同时使用。

皮肤癌可以使用包括正电压射线、电子线或光子线在内的表面放射进行治疗，从而获得足够深度的治疗覆盖。对于直接位于骨面血管分布有限的皮肤癌（如胫骨上面的皮肤），放疗可能造成预后不良，应避免行放疗。放射的类型会根据目标病灶深部的器官而有所不同。例如头皮皮肤癌不应使用正电压治疗，因为大剂量的输出可能导致脑坏死。同时必须特别注意保护眼睛、耳朵和鼻腔（图 37.5）。

黑色素瘤常采用 6 Gy/ 次，共 30 Gy，每周两次的分割方案。对于明确的病例，梅克尔细胞癌的剂量通常为 2 Gy/ 次，共 60 ～ 70 Gy，但如果有可疑的转移，则可以使用黑色素瘤分期方法。斑点和斑块大小的皮肤淋巴瘤治疗剂量为 4 Gy/ 次，共 8 Gy，肿块大小的瘤灶治疗剂量为 4 Gy/ 次，共 12 Gy，大片区域的瘤灶治疗剂量为 3 Gy/ 次，共 15 Gy。在过去，许多分割方案已被证明对鳞状细胞和基底细胞皮肤癌有效[45]。分割方案可以根据是否要求美观效

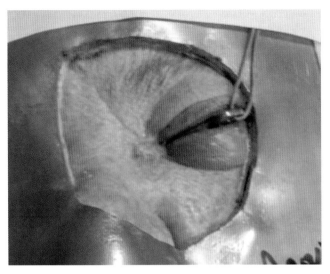

图 37.5 内眦皮肤癌的正电压治疗，佩戴铅皮肤护罩和铅眼罩

果来确定，在预期寿命较短的姑息治疗环境中，剂量选择包括 10 Gy/ 次共 40 Gy、5 Gy/ 次共 30 Gy 以及单次 20 Gy。头颈部皮肤癌患者也可以使用"四枪"技术剂量方案或每周 10 Gy/ 次共 20 Gy 的治疗方案，这已被证明是有效的。

皮肤属于早期反应组织，因此放疗的急性不良反应与姑息治疗和更明确的治疗相似。特别是皮肤红斑和脱屑很常见，患者可能会在放疗后出现无法愈合的伤口。然而，对于许多姑息性患者来说，在接受放疗之前就存在蕈样伤口，而且与癌症本身相关的问题相比，放疗的副作用是最小的。后期的并发症可能包括较差的美观性、皮肤纤维化和永久的皮肤色素沉着。其他急性和晚期不良反应根据皮损的位置而有所不同。

# 再次放疗的挑战

细胞具有不同的修复放射损伤的能力。然而，细胞损伤永远不能完全修复，过去曾受过放射的组织，不论两轮放疗之间的间隔如何，其承受额外放射的能力都较低。当然，治疗间隔越长，组织修复效果越好，某些组织在放疗后的修复能力优于其他组织。对于有剂量限制的器官，如脊髓、肾和小肠，考虑到所有疗程的累积剂量非常重要。

进行姑息性放疗的剂量通常远远低于剂量限制器官所限制的剂量。在这种情况下，可以在不过多考虑毒性情况下进行重复照射。例如，许多研究已

经探讨了骨转移且随后需要对相同的病灶进行再次放疗的患者[46-47]。如果这两种放射疗法的剂量都很低，即使进行第二次治疗，严重损伤的风险也很小，而且治疗可能是有效的。一项系统的研究显示，总体上有 58% 的患者在因疼痛性骨转移而再次接受放疗时疼痛缓解，不管之前对放疗的反应如何[46]。这项研究和一项前瞻性再处理试验显示，即使重复单次剂量为 8 Gy 放射，也有良好的反应且毒性有限[46-47]。

脊髓的再次放疗要考虑到放射性脊髓病的灾难性潜在危害。通过测定每个疗程和累积剂量的生物等效剂量（BED），我们研究计算了每个分割放疗方案之间的差异。虽然对脊髓再次放疗的具体禁忌证仍有一些不确定，但一些研究已经说明了可以可靠地确定患者患脊髓放射病的风险分级[48]。我们可以借此识别筛选出接受再次放疗不太可能获得明显毒性的患者。

随着高度适形技术的发展，对放射进行精确的定位已成为可能。因此，如果目标区域足够小，再次放疗的风险可能是有限的。虽然不是所有情况下都需要，但 SRS 和 SBRT 在限制再次放疗的毒性方面可能非常有用（图 37.6）。类似地，近距离放疗因为放射剂量可以明显降低，可以有效限制目标组织外的放射剂量。因此，近距离放疗在再次放疗环境中可能特别有用。

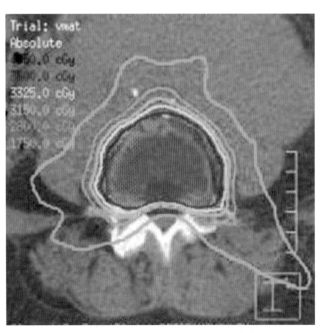

图 37.6 椎体病变 SBRT 等剂量线腋窝断层

# 参考文献

1. Lutz ST, Jones J, Chow E. Role of radiation therapy in palliative care of the patient with cancer. J Clin Oncol. 2014;32(26):2913–9.

2. Gutierrez Bayard L, Salas Buzon Mdel C, Angulo Pain E, de Ingunza Baron L. Radiation therapy for the management of painful bone metastases: results from a randomized trial. Rep Pract Oncol Radiother. 2014;19(6):405–11.

3. Howell DD, James JL, Hartsell WF, Suntharalingam M, Machtay M, Suh JH, Demas WF, Sandler HM, Kachnic LA, Berk LB. Single-fraction radiotherapy versus multifraction radiotherapy for palliative of painful vertebral bone metastases-equivalent efficacy, less toxicity, more convenient: a subset analysis of Radiation Therapy Oncology Group trial 97–14. Cancer. 2013;119(4):888–96.

4. Majumder D, Chatterjee D, Bandyopadhyay A, Mallick SK, Sarkar SK, Majumdar A. Single fraction versus multiple fraction radiotherapy for palliation of painful vertebral metastases: a prospective study. Indian J Palliat Care. 2012;18(3):202–6.

5. Rich SE, Chow R, Raman S, Zeng KL, Lutz S, Lam H, Silva MF, Chow E. Update of the systematic review of palliative radiation therapy fractionation for bone metastases. Radiother Oncol. 2018;126(3):547–57.

6. Abeer Hussien A. Single Fraction versus multiple fraction radiotherapy for treatment of painful bone metastases: a Prospective Study; Mansoura experience. Forum Clin Oncol. 2015;6(2):8–13.

7. Fairchild A, Barnes E, Ghosh S, Ben-Josef E, Roos D, Hartsell W, Holt T, Wu J, Janjan N, Chow E. International patterns of practice in palliative radiotherapy for painful bone metastases: evidence-based practice? Int J Radiat Oncol Biol Phys. 2009;75(5):1501–10.

8. Hird A, Zhang L, Holt T, Fairchild A, DeAngelis C, Loblaw A, Wong R, Barnes E, Tsao M, Danjoux C, Chow E. Dexamethasone for the prophylaxis of radiation-induced pain flare after palliative radiation therapy for symptomatic bone metastases: a phase II study. Clin Oncol (R Coll Radiol). 2009;21(4):329–35.

9. Chow E, Harris K, Fan G, Tsao M, Sze WM. Palliative radiotherapy for bone metastases: a systematic review. J Clin Oncol. 2007;25(11):1423–36.

10. Chow E, Zeng L, Salvo N, Dennis K, Tsao M, Lutz S. Update on the systematic review of palliative radiotherapy trials for bone metastases. Clin Oncol (R Coll Radiol). 2012;24(2):112–24.

11. Meeuse JJ, van der Linden YM, van Tienhoven G, Gans RO, Leer JW, Reyners AK. Dutch bone metastasis study group. Efficacy of radiotherapy for painful bone metastases during the last 12 weeks of life: results from the Dutch bone metastasis study. Cancer. 2010;116(11):2716–25.

12. Lutz S, Berk L, Chang E, Chow E, Hahn C, Hoskin P, Howell D, Konski A, Kachnic L, Lo S, Sahgal A, Silverman L, von Gunten C, Mendel E, Vassil A, Bruner DW, Hartsell W. American Society for Radiation Oncology. Palliative radiotherapy for bone metastasis: an ASTRO evidence-based guideline. Int J Radiat Oncol Biol Phys. 2011;79(4):965–76.

13. Khuntia D, Brown P, Li J, Mehta MP. Whole-brain radiotherapy in the management of brain metastasis. J Clin Oncol. 2006;24(8):1295–304.

14. Tsao MN, Rades D, Wirth A, Lo SS, Danielson BL, Gaspar LE, Sperduto PW, Vogelbaum MA, Radawski JD, Wang JZ, Gillin MT, Mohideen N, Hahn CA, Chang EL. Radiotherapeutic and surgical management for newly diagnosed brain metastasis(es): an American Society for Radiation Oncology evidence-based guideline. Pract Radiat Oncol. 2012;2(3):210–25.

15. Eichler AF, Loeffler JS. Multidisciplinary management of brain metastases. Oncologist. 2007;12(7):884–98.

16. Sperduto PW, Berkey B, Gaspar LE, Mehta M, Curran W. A new prognostic index and comparison to three other indices for patients with brain metastases: an analysis of 1,960 patients in the RTOG database. Int J Radiat Oncol Biol Phys. 2008;70(2):510–4.

17. Kak M, Nanda R, Ramsdale EE, Lukas RV. Treatment of leptomeningeal carcinomatosis: current challenges and future opportunities. J Clin Neurosci. 2015;22(4):632–7.

18. Shaw E, Scott C, Souhami L, Dinapoli R, Kline R, Loeffler J, Farnan N. Single dose radiosurgical treatment of recurrent previously irradiated primary brain tumors and brain metastases: final report of RTOG protocol 90–05. Int J Radiat Oncol Biol Phys. 2000;47(2):291–8.

19. Borgelt B, Gelber R, Kramer S, Brady LW, Chang CH, Davis LW, Perez CA, Hendrickson FR. The palliation of brain metastases: final results of the first two studies by the Radiation Therapy Oncology Group. Int J Radiat Oncol Biol Phys. 1980;6(1):1–9.

20. Borgelt B, Gelber R, Larson M, Hendrickson F, Griffin T, Roth R. Ultra-rapid high dose irradiation schedules for the palliation of brain metastases: final results of the first two studies by the Radiation Therapy Oncology Group. Int J Radiat Oncol Biol Phys. 1981;7(12):1633–8.

21. Gelber RD, Larson M, Borgelt BB, Kramer S. Equivalence of radiation schedules for the palliative treatment of brain metastases in patients with favorable prognosis. Cancer. 1981;48(8):1749–53.

22. Sneed PK, Mendez J, Vemer-van den Hoek JG, Seymour ZA, Ma L, Molinaro AM, Fogh SE, Nakamura JL, McDermott MW. Adverse radiation effect after stereotactic radiosurgery for brain metastasis: incidence, time course, and risk factors. J Neurosurg. 2015;123(2):373–86.

23. Patchell RA, Tibbs PA, Walsh JW, Dempsey RJ, Maruyama Y, Kryscio RJ, Markesbery WR, Macdonald JS, Young B. A randomized trial of surgery in the treatment of single metastases to the brain. N Engl J Med. 1990;322(8):494–500.

24. Patchell RA, Tibbs PA, Regine WF, Dempsey RJ, Mohiuddin M, Kryscio RJ, Markesbery WR, Foon KA, Young B. Postoperative radiotherapy in the treatment of single metastases to the brain: a randomized trial. JAMA. 1998;280(17):1485–9.

25. Erkal HS, Mendenhall WM, Amdur RJ, Villaret DB, Stringer SP. Squamous cell carcinomas metastatic to cervical lymph nodes from an unknown head and neck mucosal site treated with radiation therapy with palliative intent. Radiother Oncol. 2001;59:319–21.

26. Corry J, Peters LJ, Costa ID, Milner AD, Fawns H, Rischin D, Porceddu S. The "QUAD SHOT"—a phase II study of palliative radiotherapy for incurable head and neck cancer. Radiother Oncol. 2005;77(2):137–42.

27. Soliman H, Ringash J, Jiang H, Singh K, Kim J, Dinniwell R, Brade A, Wong R, Brierley J, Cummings B, Zimmermann C, Dawson LA. Phase II trial of palliative radiotherapy for hepatocellular carcinoma and liver metastases. J Clin Oncol. 2013;31(31):3980–6.

28. Russell AH, Clyde C, Wasserman TH, Turner SS, Rotman M. Accelerated hyperfractionated hepatic irradiation in the management of patients with liver metastases: results of the RTOG dose escalating protocol. Int J Radiat Oncol Biol Phys. 1993;27(1):117–23.

29. Hoyer M, Swaminath A, Bydder S, Lock M, Mendez Romero A, Kavanagh GKA, Okunieff P, Dawson LA. Radiotherapy for liver metastases: a review of evidence. Int J Radiat Oncol Biol Phys. 2012;82(3):1047–57.

30. Herman J, Messersmith W, Suh WW, Blackstock W, Cosman BC, Mohiuddin M, Poggi MM, Regine WF, Saltz L, Small W Jr, Zook J, Konski AA. ACR appropriateness criteria: rectal cancer-metastatic disease at presentation. Curr Probl Cancer. 2010;34(3):201–10.

31. Halle JS, Rosenman JG, Varia MA, Fowler WC, Walton LA, Currie JL. 1000 cGy single dose palliation for advanced carcinoma of the cervix or endometrium. Int J Radiat Oncol Biol Phys. 1986;12(11):1947–50.

32. Spanos WJ Jr, Perez CA, Marcus S, Poulter CA, Doggett RL, Steinfeld AD, Grigsby PW. Effect of a rest interval on tumor and normal tissue response—a report of phase III study of accelerated

split course palliative radiation for advanced pelvic malignancies (RTOG-8502). Int J Radiat Oncol Biol Phys. 1993;25(3):399–403.

33. Smith SC, Koh WJ. Palliative radiation therapy for gynaecological malignancies. Best Pract Res Clin Obstet Gynaecol. 2001;15(2):265–78.

34. Hymel R, Jones GC, Simone CB 2nd. Whole pelvic intensity-modulated radiotherapy for gynecological malignancies: a review of the literature. Crit Rev Oncol Hematol. 2015;94(3):371–9.

35. McCurdy MT, Shanholtz CB. Oncologic emergencies. Crit Care Med. 2012;40(7):2212–22.

36. Lonardi F, Gioga G, Agus G, Coeli M, Campostrini F. Double-flash, large-fraction radiation therapy as palliative treatment of malignant superior vena cava syndrome in the elderly. Support Care Cancer. 2000;10(2):156–60.

37. Wan JF, Bezjak A. Superior vena cava syndrome. Emerg Med Clin North Am. 2009;27(2):243–55.

38. Luppattelli M, Maranzano E, Bellavita R, Chionne F, Darwish S, Piro F, Latini P. Short-course palliative radiotherapy in non-small-cell lung cancer: results of a prospective study. Am J Clin Oncol. 2000;23(1):89–93.

39. Harwood AR, Dancuart F, Fitzpatrick PJ, Brown T. Radiotherapy for nonlentiginous melanoma of the head and neck. Cancer. 1981;48(12):2599–605.

40. Burmeister BH, Henderson MA, Ainslie J, Fisher R, Di Iulio J, Smithers BM, Hong A, Shannon K, Scolyer RA, Carruthers S, Coventry BJ, Babington S, Duprat J, Hoekstra HJ, Thompson JF. Adjuvant radiotherapy versus observation alone for patients at risk of lymph-node field relapse after therapeutic lymphadenectomy for melanoma: a randomized trial. Lancet Oncol. 2012;13(6):589–97.

41. Mojica P, Smith D, Ellenhorn JD. Adjuvant radiation therapy is associated with improved survival in Merkel cell carcinoma of the skin. J Clin Oncol. 2007;25(9):1043–7.

42. Kaye FJ, Bunn PA Jr, Steinberg SM, Stocker JL, Ihde DC, Fischmann AB, Glatstein EJ, Schechter GP, Phelps RM, Foss FM, Parlette HL, Anderson MJ, Sausville EA. A randomized trial comparing combination electron-beam radiation and chemotherapy with topical therapy in the initial treatment of mycosis fungoides. N Engl J Med. 1989;321(26):1784–90.

43. Smith BD, Glusac EJ, McNiff JM, Smith GL, Heald PW, Cooper DL, Wilson LD. Primary cutaneous B-cell lymphoma treated with radiotherapy: a comparison of the European Organization for Research and Treatment of Cancer and the WHO classification systems. J Clin Oncol. 2004;22(4):634–9.

44. Stratigos A, Garbe C, Lebbe C, Malvehy J, Del Marmol V, Pehamberger H, Peris K, Becker JC, Zalaudek I, Saiag P, Middleton MR, Bastholt L, Testori A, Grob JJ, European Dermatology Forum, European Association of Dermato-Oncology, European Organization for the Research and Treatment of Cancer. Diagnosis and treatment of invasive squamous cell carcinoma of the skin: European consensus-based interdisciplinary guideline. Eur J Cancer. 2015;51:1989–2007.

45. Mendenhall WM. Radiotherapy for cutaneous squamous and basal cell carcinomas. In: Cognetta AB, Mendenhall WM, editors. Radiation therapy for skin cancer. New York: Springer; 2013. p. 160.

46. Huisman M, van den Bosch MA, Wijlemans JW, van Vulpen M, van der Linden YM, Verkooijen HM. Effectiveness of reirradiation for painful bone metastases: a systematic review and meta-analysis. Int J Radiat Oncol Biol Phys. 2012;84(1):8–14.

47. Chow E, van der Linden YM, Roos D, Hartsell WF, Hoskin P, Wu JS, Brundage MD, Nabid A, Tissing-Tan CJ, Oei B, Babington S, Demas WF, Wilson CF, Meyer RM, Chen BE, Wong RK. Single versus multiple fractions of repeat radiation for painful bone metastases: a randomized, controlled, non-inferiority trial. Lancet Oncol. 2014;15(2):164–71.

48. Nieder C, Grosu AL, Andratschke NH, Molis M. Update of human spinal cord reirradiation tolerance based on additional data from 38 patients. Int J Radiat Oncol Biol Phys. 2006;66(5):1446–9.

# 38 骨转移疼痛体外放射治疗

Candice Johnstone，Amol J. Ghia，Anussara Prayongrat

金相杰 译 柳垂亮 校

## 背景

原发于乳房、前列腺和肺的肿瘤，以及血液恶性肿瘤如多发性骨髓瘤，均能扩散到骨骼[1]。体外放射治疗（external beam radiation therapy，EBRT）在有症状和无症状骨转移病变的多学科管理中发挥重要作用。这个多学科团队通常由外科医生、放射科医生、介入放射科医生、放射肿瘤科医生、内科肿瘤医生和病理科医生组成，其他人也可能参与其中。纪念斯隆-凯特琳癌症中心（Memorial Sloan Ketterring Cancer Center，MSKCC）已开发了一个转移性脊柱疾病的NOMS决策框架，包括对神经（neurologic）功能、肿瘤（oncologic）特性、脊柱不稳定性（mechanical instability）、全身转移情况（systemic disease）四方面内容评估后，制订合适的个体化治疗方案[2]。

在疾病进程中，骨转移瘤通常比内脏转移瘤更早出现症状。症状范围从局部疼痛、病理性骨折到神经、神经根或脊髓受到压迫[3-4]。骨骼既可受到肿瘤入侵的直接影响，也可由成骨细胞和破骨细胞介导的重塑改变。因此，患者对疼痛感知的描述可能包括"锐痛""灼痛""电击痛""痉挛""疼痛"或"顽固性痛"。骨转移的全身症状包括恶心、呕吐、疲劳、厌食以及高钙血症引起的心理变化。如果有即将发生的脊髓压迫或承重骨明显受累，无症状的骨转移瘤可能也需要治疗。在处理髋臼病变时尤其如此，因为可供选择的手术治疗方法很有限。

## 疼痛放射治疗

在患者疾病过程中，50% ～ 75% 放射影像学显示的骨转移会引起不适。治疗骨转移疼痛是姑息放射治疗的最常见适应证。EBRT 提供有效和及时的疼痛缓解，并且发生并发症的风险较低。EBRT 的总体有效率是 60% ～ 80%，完全缓解率是 25% ～ 30%[5-6]。即使是对放射治疗反应差的原发肿瘤（如肉瘤），其肿瘤转移疼痛对 EBRT 的治疗反应也是良好的。

疼痛通常在 EBRT 治疗数天后开始缓解，达到明显的完全缓解效果可能需要几周时间。疼痛开始缓解的平均时间为 3 周[7]。因此，在放射治疗的疼痛缓解作用显现前，患者必须有一个合理的止痛治疗方案。在计划和实施放射治疗的过程中，要求患者能相对舒适地平躺 15 ～ 20 min。世界卫生组织（World Health Organization，WHO）发布了一种阶梯式疼痛管理方法，以帮助患者在这些时间段内获得足够的镇痛[8]。这些方案通常包括非甾体抗炎药、麻醉镇痛药或辅助性止痛药，如皮质类固醇、神经稳定药物或抗抑郁药。

疼痛控制或者疼痛响应通常持续几个月，这几个月在许多病例中意味着患者的余生。在针对接受骨转移疼痛治疗的长期存活患者的亚组分析中，疼痛的平均缓解时长约为 5 个月[9]。不幸的是，大约55% 的患者治疗部位有疼痛进展，平均间隔时间为 16 ～ 17 周。如果疼痛复发，一般可以安全地进行再程放射治疗，具有良好的姑息效果[10]（请参阅下文的再程放射治疗）。

产生照射效果是由于光子与 DNA 和其他分子（如水）相互作用，从而使双链 DNA 断裂。正常细胞有完整的 DNA 修复机制，更容易修复辐射造成的损伤。癌细胞属于异常生长，由辐射产生的 DNA 损伤通常会导致其死亡。EBRT 后的疼痛缓解快于肿瘤细胞死亡，提示这是个更复杂的过程，可能包括产生各种因子（例如细胞因子）刺激相邻神经的疼痛感受器。

# 濒临骨折或病理性骨折、脊柱不稳定以及手术评估的需要

根据放射学检查结果，应该评估骨转移患者病理性骨折的风险。完全骨折的发病率和死亡率远远高于妥善管理的濒临骨折。不幸的是，即使是最有经验的医生也难以从临床和放射学信息中判定病理性骨折的准确风险[11-12]。骨骼因肿瘤负荷过大而变薄弱，即使可能做简单的体位调整都会发生断裂，但病理性骨折最常发生在承受扭转力的负重骨骼中。手术稳定脆弱骨骼可以防止病理性骨折，术后给予 20 ～ 30 Gy 剂量的 EBRT，可促进愈合并将持续性疼痛降到最少[13-14]。对有病理性骨折风险的骨骼实施放射治疗，可减轻肿瘤负担并促进再矿化。补充双膦酸盐可降低病理性骨折的风险，可与 EBRT 联合使用。

通常反对使用更高分割剂量 EBRT 方案的原因之一是可能存在潜在的病理性骨折。对纳入 5000 多名患者的多项随机试验的 meta 分析显示，单次 EBRT 方案与多次分割比较，发生病理性骨折的长期风险并无差异[6]。

有些标准可用于判断骨转移中病理性骨折（Harrington[15] 及 Mirels[16]）以及脊柱不稳[17] 的风险。Harrington 列举了四个增加病理性骨折风险的标准，即损坏干骺端（＞ 50% ～ 75%）或骨干（＞ 50% 或 2.5 cm）、损坏股骨粗隆下区域以及放射治疗后的持续性疼痛[15]。Mirels 的标准是基于对四项因素的各自评分：病变的部位、类型及大小以及疼痛类型。总评分大于 8 分时，应考虑预防性固定[16]。脊柱肿瘤不稳评分（Spinal Instability Neoplastic Score，SINS）系统包括病变位置、疼痛类型、脊柱力线、椎体塌陷程度及脊柱后外侧受累情况。综合得分评估患者脊柱的稳定性。大于等于 7 分的患者，应进行预防性稳定评估[17]。Bilsky 等提出基于 MRI 的分级系统可用于转移性脊髓压迫症（metastatic spinal cord compression，MSCC）[18]（表 38.1）。无力学不稳定的 0 级（仅骨转移）和 1 级（侵犯硬膜外但无脊髓压迫）患者是 EBRT 的合适人选。评估为 2 级（部分 MSCC）及 3 级（完全 MSCC）的患者应在放射治疗后接受外科减压，除非肿瘤对放射高度敏感。1c 级（硬膜囊变形但无脊髓压迫）的处理存在争议（表 38.2）。Ryu 等提出了一种基于 MRI 及神经学标准的分级系统，用于判定采用手术治疗还是体部立体定向放射治疗（SBRT）[19]。快速或进展性神经缺损（神经功能 d 级和 e 级）出现时，外科干预可能是获得脊柱即刻减压并恢复神经功能最合适的方法，而当神经功能完好时，EBRT 或 SBRT 都是合适的方法。表 38.1 和 38.2 总结了两个分级系统。短疗期 EBRT 可能适用于预期寿命较短的 MSCC 患者[20-21]。

# 放射治疗剂量分割

世界各地有超过 100 种放射治疗剂量分割方案用于治疗骨转移疼痛[22]。多项前瞻性随机试验分析了过去 30 年里用于单纯骨转移治疗的特定方案的等效性。这些研究多数对比了单次分割（single-fraction，SF）方案（如单次 8 Gy）与多次分割（multi-fraction，MF）方案。治疗单纯的骨转移，30 Gy/10 次分割、24 Gy/6 次分割、20 Gy/5 次分割及 8 Gy/SF

**表 38.1**　Bilsky 等对转移性硬膜外脊髓压迫的分级[18]

| 影像学分级 | 描述 | 推荐 |
| --- | --- | --- |
| 0 | 仅累及脊椎骨骼 | 放射治疗 |
| 1a | 侵犯硬膜外，无硬膜囊变形 | |
| 1b | 硬膜囊变形，但未邻接脊髓 | |
| 1c | 硬膜囊变形并邻接脊髓，但无脊髓压迫 | 放射治疗或手术 |
| 2 | 脊髓压迫，可见脑脊液包绕 | 放射治疗后进行手术 |
| 3 | 脊髓压迫，周边无脑脊液可见 | |

**表 38.2**　Ryu 等对转移性硬膜外脊髓压迫的分级[19]

| 影像学分级 | 描述 | 推荐 |
|---|---|---|
| 0 | 仅脊椎骨骼 | 放射治疗 |
| Ⅰ | 侵犯硬膜囊 | |
| Ⅱ | 硬膜囊受压，或者在马尾水平的椎管受压≤50% | |
| Ⅲ | 侵犯脊髓 | 放射治疗或手术 |
| Ⅳ | 脊髓移位，在脊髓与肿瘤之间有可见脑脊液，或者在马尾水平的椎管受压>50% | 放射治疗后进行手术 |
| Ⅴ | 脊髓受压，在脊髓与肿瘤之间无可见脑脊液 | |
| 神经学分级 | 描述 | 推荐 |
| a | 无异常 | 体部立体定向放射治疗 |
| b | 局灶性轻微症状（疼痛、神经根病、感觉改变） | |
| c | 功能性轻瘫，≥4/5 肌力<br>神经根征（包括功能肌）<br>脊髓征（活动性、功能性上肢） | |
| d | 无功能性轻瘫，≤3/5 肌力<br>神经根征（包括功能肌）<br>脊髓征（非活动性、非功能性上肢） | 放射治疗后进行手术 |
| e | 麻痹和（或）失禁 | |

方案，患者的短期疼痛缓解、平均反应时间及平均反应持续时间是等效的。很少有文献支持治疗单纯骨转移时选择 MF 方案优于 SF 方案。采用 SF 放射治疗时有阈效应。要求 SF 剂量为 6 Gy 或 8 Gy 以达到疗效[23]。8 Gy 已成为标准 SF 剂量。表 38.3 列出了三项最大的随机分割放射治疗试验的结果[7, 24-26]。

SF 治疗对于患者及照护者来说更方便，且短期副作用更少[24]。尽管很多医生认为该方法适用于预期寿命较短的患者，但在荷兰骨转移（Dutch Bone Metastasis）试验中，对存活期大于 52 周的患者的计划外亚组分析表明，总剂量更高的 MF 治疗与 SF 相比并无额外好处[9, 27]。医生通常高估患者存活期，混淆了 MF 缺乏额外治疗获益的情况[9, 28]。SF 治疗

中每次分割剂量更高的另一理论优势是，随着每次剂量的增加，双链 DNA 断裂增多以及克服某些肿瘤组织学（如肾细胞癌）相应抗辐射性的潜力有所提升，但由于入组试验的多数患者是患乳腺癌、肺癌或原发性前列腺癌，此情况下的数据有限。

骨转移伴骨外大肿块、从医学角度看无法接受手术治疗的溶骨性病变伴即将发生的病理性骨折、伴有椎管或马尾压迫或神经病理性疼痛的病变，可考虑更高总剂量 20 ～ 30 Gy[29]。较长疗程的目标不仅包括疼痛控制，还包括最大化的肿瘤控制、功能状态及再钙化，这些都是与至少生存几个月的患者更相关的问题。一项骨转移导致神经病理性疼痛患者的试验结果显示，20 Gy/5 次分割或 8 Gy/SF，并

**表 38.3**　三组最大的骨转移治疗随机试验的 EBRT 分割方案及有效率

| 试验（参考文献） | 病例数 | 随机剂量/分割次数 | SF 的应答率（%） | MF 的应答率（%） | SF/MF 的再程放射治疗率 | SF 的完全应答率（%） | MF 的完全应答率（%） |
|---|---|---|---|---|---|---|---|
| 骨痛试验工作组[25] | 761 | 8 Gy/SF vs. 20 Gy/5 次 | 274/351（78%） | 257/330（78%） | 23%/10% | 57% | 58% |
| 荷兰骨转移研究[7, 26] | 1171 | 8 Gy/SF vs. 24 Gy/6 次 | 395/556（71%） | 396/543（73%） | 24%/6% | 37% | 33% |
| RTOG 97-14[24] | 898 | 8 Gy/SF vs. 30 Gy/10 次 | 187/455（41%） | 188/443（42%） | 18%/9% | 15% | 18% |

SF，单次分割；MF，多次分割

未表明哪个更有优势，尽管临床实践中选择合适的分割放射治疗方案仍比较有争议[30]。至少没有一项随机试验表明 SF 和 MF 在治疗 MSCC 的功能结果上存在差异[31]。

与分次疗程相比，SF 疗程通常更容易出现同一疼痛处的再程放射治疗，比例分别为 8% 和 20%。部分原因可能是放射肿瘤科医生在一次分次疗程放射治疗后，不愿给予更多分次分割放射治疗，因为随机试验表明不论原始分割放射治疗方案如何，长期存活者（55%）也似乎同样经受着复发性疼痛[9]。接受不同原始分割方案治疗的患者，再次接受 20 Gy/5 次或 8 Gy/SF 治疗的随机试验表明，SF 方案与 MF 方案效果对等。鉴于 SF 放射治疗同样有效、价格更便宜且更方便，建议作为再程放射治疗的优选方案。

# 放射治疗计划和实施的流程

通常在诊断确定并经其他肿瘤医生评估后，放射肿瘤科医生会与骨转移患者沟通。因此，放射肿瘤科医生须收集并解读相关临床资料和放射影像检查，同时与其他医护人员商榷。一旦放射肿瘤科医生确定 EBRT 适用，且患者书面同意接受该方法，患者会按照计划接受模拟定位或放射治疗计划流程。模拟定位目的之一在于确定舒适、可重复的患者体位，使患病区域接受治疗而身体其他部位（如手臂）免受不必要辐射。模拟定位时，通过 X 线透视检查或快速 CT 扫描获取患者轮廓和治疗位置的解剖结构，用于后续治疗的剂量计算和可重复体位设置。虽然可通过临床评估骨骼标志或采用 X 线透视检查识别骨骼结构进行模拟定位，但最常见的模拟定位方法是对患者准备接受治疗的部位行 CT 扫描，耗时约 20 ～ 30 min。

接下来完成剂量计算或计划设计，利用计算机计算出预定靶区最佳照射剂量，同时保证邻近正常组织接受的放射治疗剂量最小。对于不是住在放射治疗医疗点附近的患者，或者在 CT 扫描仪和治疗床之间移动时遭受疼痛的患者，最高效的是在同一天完成咨询、模拟、SF 放射治疗。放射医师和主管医生审查放射计划以确保精准照射。治疗前，获取射野影像片验证患者设置和治疗区域摆放是否正确。

每次放射治疗照射一般只需要 10 ～ 15 min，治疗时是无痛的，但移动到或躺在治疗床上时可能会有不适。图 38.1、38.2 和 38.3 展示了全盆腔、L4 及肩膀需要接受 EBRT 的患者的放射治疗计划。

# EBRT 的副作用

骨转移的放射治疗可能导致急性副作用，但这些副作用通常是可预测的、温和的、采用保守措施时可控的，并且取决于受辐照的身体区域。疲劳是放射治疗主要的全身性副作用，但严重程度通常低于由疾病本身或其他治疗方法引起的疲劳。局部性副作用包括皮肤刺激、胃肠道不适（如恶心、腹泻或吞咽困难）。每日剂量和总剂量等是影响急性、亚急性和长期毒性作用的风险因素。以往试验表明，治疗骨转移，与单次、较大分割剂量放射治疗相比，多次、较低分割剂量放射治疗的急性副作用风险略高[27, 32]。在最初几次分割放射治疗前后，肿瘤细胞死亡会导致 20% ～ 40% 患者的骨痛短暂性加重[33]。当疼痛发生时，使用非甾体抗炎药物或口服地塞米松能将这种爆发痛程度降到最低。

放射治疗的晚期副作用可能在治疗后几个月到几年才出现，尽管相对少见，但可能比急性副作用更严重。症状可累及靶区及其附近的组织，包括神经炎和肌炎造成的疼痛。相比于急性效应主要取决于放射治疗的总剂量，辐射的晚期副作用不仅与所用的总剂量有关，也与每次治疗所用的剂量大小有关。也就是说，较大的日辐射剂量与较高风险的长期副作用相关。既往骨转移患者存活时间不够长，以致通常不会出现晚期副作用。全身治疗的改进使一些骨转移患者活得更长，这也可能使他们面临长期毒性的风险，这种毒性可能与短期、高剂量分割治疗有关。迄今为止，这种风险尚无临床意义，原因是转移癌患者的存活期相对较短，而且使用较大分割剂量时已控制总剂量适中。在荷兰骨转移研究中，对被认为预后较好的患者进行了独立分层和随机化试验，1 年后，只有 53% 的患者存活[9]。与提高存活期相关的因素包括组织学（乳房或前列腺）、无内脏转移、Karnofsky 表现状态（Karnofsky Performance Status，KPS）和癌症治疗功能评估（Functional Assessment of Cancer Therapy，FACT）[28]。

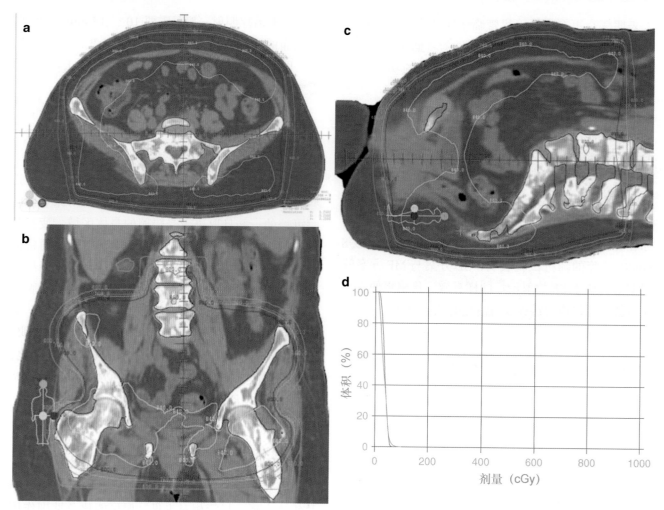

图 38.1　小细胞肺癌患者因广泛疼痛性骨转移而接受全盆腔治疗的轴位（a）、冠状位（b）和矢状位（c）放射治疗等剂量曲线。还显示了剂量-体积直方图（d）

## EBRT 再程放射治疗

曾接受 EBRT 治疗的患者，有一定概率接受对同一疼痛部位的 EBRT 再程放射治疗。如果首次姑息性放射治疗是 MF 照射，再程放射治疗率约为 8%。对于首次疗程是 8 Gy/SF 的患者而言，再程放射治疗率是 20%[5]。不论最初的治疗方案如何，约 55% 的患者在治疗部位会出现复发性疼痛。至少有一项试验表明，在 MF 治疗方案后，再程放射治疗的获益更少[7]。复发性疼痛的准确发生率是不确定的，因为在大多数试验中是由主治医生酌情给予再程放射治疗。一般来说，相对于持续较长时间的放射疗程，患者和医生都更愿意从 SF 开始，以后接受再程放射治疗[7]。最近，共识会议小组已开始改进是否采用再程放射治疗的界定标准。鉴于放射治疗后几日至几周内，疼痛有时会慢慢减弱，考虑再

程放射治疗的最短间隔时间应为 4 周[34]。虽然回顾性研究表明，再程放射治疗具有相对安全性，也有 50% ～ 70% 缓解疼痛的概率，但几乎没有前瞻性数据用于预测骨转移疼痛的首次放射治疗和再程放射治疗的副作用叠加的风险[35]。一项前瞻性随机国际研究表明，SF（8 Gy）疗效不亚于 MF（20 Gy/5 次分割）方案，且毒性更低。因此建议 8 Gy/SF 作为再程放射治疗的首选方案[10]。

## 高适形放射治疗

几种新兴技术发展使得 EBRT 发展为具有高适形度[36]。这些技术的目的是给予靶区高剂量精确照射，同时尽量减少对邻近正常组织的破坏。这些技术中就包括逆向调强放射治疗（intensity-modulated radiation therapy，IMRT），它采用逆向计划设计，限

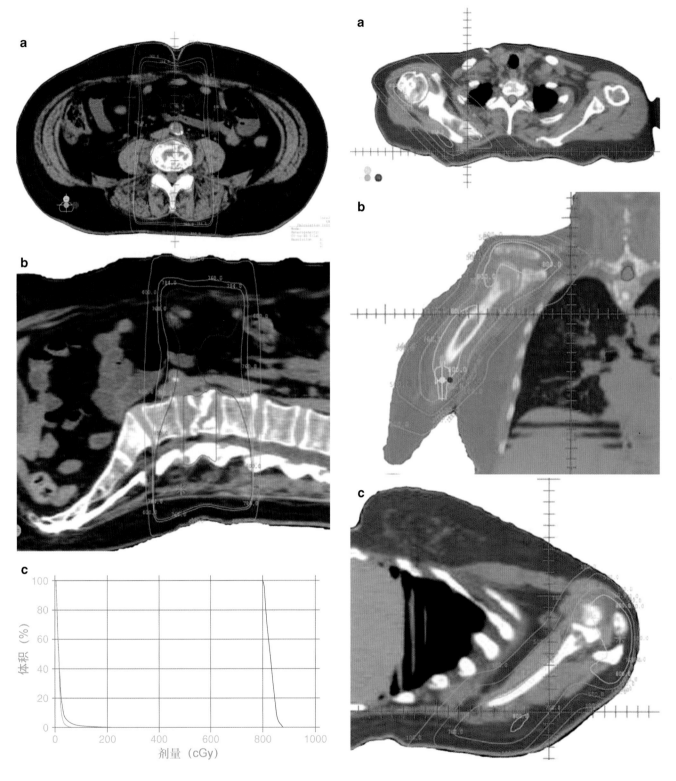

**图 38.2** 一例接受 L4 椎体治疗的乳腺癌患者的放射治疗等剂量曲线的轴位（**a**）和矢状位（**b**）平面。由于疼痛性 L4 骨转移，此治疗还包括 L4 上方和下方的一个椎体。还显示了剂量-体积直方图（**c**）

**图 38.3** 经肩胛骨治疗的肺癌患者具有 RT 等剂量曲线的轴位（**a**）、冠状位（**b**）和矢状位（**c**）平面

制治疗区危及器官（organs at risk，OAR）的剂量。体部立体定向放射治疗（stereotactic body radiation therapy，SBRT）采用高适形大剂量放射治疗，特别注意剂量计划、患者选择和定位。该技术特别适用于首次放射治疗时脊髓已接受耐受剂量的区域进行再程放射治疗。图像引导放射治疗（image-guided radiation therapy，IGRT）可有助于优化患者摆位[37]。质子束治疗利用辐射剂量的空间分布特性，使得向预定目标区发射的剂量最大化[38]。

SBRT 已用于治疗累及脊柱的骨转移疼痛，既可作为初次放射治疗，也可作为脊柱标准 EBRT 后的再程放射治疗[39]。SBRT 分割方案包括 30 Gy/5 次分割、27 Gy/3 次分割、40 Gy/5 次分割或 16 ~ 24 Gy/SF[40-42]。早期的前瞻性随机化数据研究结果很有用，可进一步用于界定该技术的最佳用途[43]；SBRT 可用于脊柱转移瘤的初次放射治疗或再程放射治疗。但是，创新性投射系统的单剂量很大，其长期副作用不明，与更为成熟的其他治疗方法相比，SBRT 长期副作用的风险可能更高，因此使用该方法时必须谨慎[44]。与标准 EBRT 相比，若无临床试验充足证据证明收费昂贵的 SBRT 是否合理，SBRT 不应常规使用。

# 脊柱转移的体部立体定向放射治疗

SBRT 是一种新兴的先进技术，结合了精细的计算机化治疗计划、先进成像（如 MRI、固定装置、束流配送或射束台架调控）以及（IGRT），用以缓解疼痛、改进局部控制、防止或改善神经功能障碍，并改善生活质量，同时尽量减少可能的毒性作用。SBRT 通常定义为少于 5 次分割，但多达 7 ~ 8 次分割的更长疗程也可实现相同的目标。

SBRT 主要包括物理、生物及临床三大优势。

**1. 物理方面：** 通过复杂射束装置或强度调控而获得高适形度，以及图像引导下的精准靶区定位，对肿瘤内聚焦施加更高的辐射剂量。由于靶区外剂量骤减而使相邻的正常组织接收最小的辐射剂量。

**2. 生物方面：** SBRT 允许每次进行较高剂量治疗，会导致更高生物等效剂量（biological equivalent dose，BED）。BED 可通过线性二次方（linear-quadratic，LQ）模式计算，高达 $41.6 ~ 81.6 \, Gy_{10}$ 的 SBRT 方案

（$16 ~ 24 \, Gy/SF$ 到 $24 ~ 27 \, Gy/3$ 次分割），相当于传统放射治疗的 $14.4 ~ 39 \, Gy_{10}$（$8 \, Gy/SF$ 到 $30 \, Gy/10$ 次分割）。细胞死亡的明确机制具有争议且可能是多因素的[45-47]。高剂量分割放射治疗造成的细胞间接死亡并不能解释 LQ 模型低估肿瘤控制[47-48]。

**3. 临床方面：** 传统 EBRT 历来用于缓解疼痛和其他症状。带 IGRT 的 SBRT 具有提供辐射消融剂量和持久止痛的可能性，特别是对于耐辐射肿瘤。然而，关于 SBRT 对正常组织长期毒性作用的数据却有限[49]。研究报道，在接受 SBRT 治疗的患者中，84% ~ 97% 的患者脊柱转移疼痛得到控制并免于恶化[39, 49-58]。对于术后患者，SBRT 可能降低仪器故障率，尽管这些比例通常很低[59]。如患者在先前尝试治愈性放射治疗时，脊髓已接受耐受剂量，则 SBRT 特别适用于对该区域进行再次放射治疗。与传统 EBRT 相同的是，SBRT 是一种可在门诊进行的、非侵入性的、可单次分割放射治疗的方法。

脊柱 SBRT 的治疗决策类似于传统 EBRT 和其他疗法。在选择使用 SBRT 时，需重点考虑患者系统性疾病程度，尤其是没有明显系统性疾病和有延长 1 年以上生存期机会的患者。当治疗目的是肿瘤消融而非纯粹姑息治疗时，使用辐射消融剂量的 SBRT 可能更适用于少转移性疾病。

# 脊柱转移的预后预测

可采用多种评分系统为不同脊柱转移瘤患者选择正确的治疗方式。大多数预后工具是在外科干预的背景下研发的[60-64]。44 家医院的 83 名专家在治疗脊柱转移瘤时使用 Tomita 评分和改良 Bauer 评分，具有很高的一致性[65]。修订版指出评分在 0 ~ 8、9 ~ 11 及 12 ~ 15 分时，可分别预测 < 6 个月、≥ 6 个月以及 ≥ 12 个月的预期寿命。因此，患者的预期寿命可指导临床管理[66-67]。还有很多其他工具协助判定其他类型晚期癌症患者的预后。两种最普遍的一般姑息放射治疗是 NRF 和 TEACHH 模型[68-69]。这两种预后模型专门用于评估脊柱 SBRT 后的生存情况，即接受脊柱 SBRT 患者的递归分割分析（recursive partitioning analysis，RPA）指数以及脊柱转移预后指数（prognostic index for spine metastasis，PRISM）[68-69]。见表 38.4。

**表 38.4**　脊柱转移预后指数（PRISM）模型的生存评分及患者亚组[71]

| 评分参数 | 评分 |
|---|---|
| 女性 | ＋2 |
| 超过 KPS 60 后的每 10 点 | ＋1/10 KPS |
| 在 SBRT 位置的既往手术 | ＋2 |
| 在 SBRT 位置的既往放射治疗 | −2 |
| 转移相关的每个器官系统（骨外） | −1/ 系统 |
| SBRT 位置为孤立性转移 | ＋3 |
| 诊断到转移的间隔时长＞5 年 | ＋3 |
| **生存组** | **评分范围** |
| 组 1（预后良好） | ＞7 |
| 组 2 | 4～7 |
| 组 3 | 1～3 |
| 组 4（预后不良） | ＜1 |

KPS，Karnofsky 表现状况；SBRT，体外立体定向放射治疗

Chao 等研发了 RPA，他们分析了 174 名接受 SBRT 治疗脊柱转移的患者，评估治疗后存活期[67]。作者将患者分为 3 级：1 级为初诊时间（time from primary diagnosis，TPD）＞30 个月且 KPS＞70 的患者，2 级为 TPD＞30 个月且 KPS ≤ 70 或 TPD ＜30 个月且年龄＜70 岁的患者，3 级为 TPD ≤ 30 个月且年龄 ≥ 70 岁的患者。1、2、3 级的中位总生存期（overall survival，OS）分别是 21.1 个月、8.7 个月和 2.4 个月[70]。近来，Tang 等利用表 38.4 中的 7 个预处理参数开发了一种新型存活期分层系统。该模型用于确定脊柱 SBRT 后的预后不良组（组 4）和预后良好组（组 1）的亚组患者，中位总生存期分别为 9.1 个月和超过 70 个月[71]。

与 EBRT 比较，脊柱转移瘤行 SBRT 的成本 - 效益并不好，意愿支付（willingness-to-pay，WTP）阈值为 100 000 元 / 质量调整生命年（quality-adjusted life years，QALY）获益。若用在中位生存期 ≥ 11 个月的患者中，SBRT 的每 QALY 获益的费用 ≤ 100 000 美元，这强调 SBRT 应有选择性地用于生存期更长的患者[72]。

# 脊柱 SBRT 的临床应用

SBRT 治疗脊柱转移患者的肿瘤和（或）疼痛控制范围为 77%～100%，疼痛缓解中位时间为治疗后 2～4 周。肿瘤和疼痛控制中位持续时间为 6～13.6 个月。这与上文描述的传统 EBRT 相比具有优势。文献报道 SBRT 的疼痛控制持续时间更长，但这些病例是来自单中心的精选患者，而不是随机化临床大型研究。

有三种使用脊柱 SBRT 的临床情形。

1. 未接受照射患者的初始治疗　脊柱 SBRT 为入选的患者提供良好的肿瘤控制和止痛。目前放射治疗肿瘤学组（Radiation Therapy Oncology Group，RTOG）的试验正在评估该技术[73]，该试验将疼痛性骨转移患者随机分为 EBRT 治疗的 8 Gy/SF 以及 SBRT 治疗的 16 Gy/SF。以前未接受照射的患者中，SBRT 可能最好留给能从消融剂量获益的患者，如患有少转移性疾病和预计长生存期的患者。

SBRT 对 MSCC 的作用具有争议性，且仍局限于临床试验。Ryu 等报道了有 85 处脊柱 MSCC 病变的 62 名患者接受 SBRT 12～20 Gy（中位剂量 16 Gy）/SF 治疗的结果[19]。所有患者均有 ≥ 4/5 级肌力（神经功能 c 级或更好）。2 个月时中位硬膜外容量减少占 65%，完全消失占 35%，SBRT 治疗后硬膜囊通畅有所改善。神经功能改善 81% 的良好结果表明，尽管需要进一步研究，放射外科减压仍可能是 MSCC 的替代非侵入性治疗选择。

抗放射性肿瘤可从 SBRT 获益。两项文献报道了 SBRT 17.5～25 Gy/SF 治疗的肾细胞癌和黑素瘤患者，疼痛控制程度达 89%～96%[74-76]。16～45 Gy/1～3 次分割治疗原发和转移性脊髓肉瘤，6 个月和 12 个月疼痛控制率分别为 89% 和 68%[77]。

2. 再照射患者的挽救疗法　先前已接受脊柱放射治疗的患者，可随时发展为新型、复发性或进展性疾病。首次放射治疗后，局部复发率为 2.5%～11%，失败时间也是 2～40 个月不等[78-80]。尽管首次姑息放射治疗后，EBRT 治疗身体绝大多数部位可安全进行 8 Gy/SF 或 20 Gy/5 次分割的追加照射，但根据总剂量、每次分割剂量和照射的脊柱部位，SBRT 可能是最好的再程放射治疗策略[10]。当与一些初次 MF 方案联合时，脊柱某些区域需要修

改剂量或不能参与再程放射治疗。

前期完成以根治为目的放射治疗的患者，尤其是患有头部、颈部或胸部肿瘤的患者，其之前接受照射的区域可能会形成脊柱肿瘤性疼痛（首次根治性放射治疗区域内的新发脊柱骨转移疼痛）。治疗目的是缓解疼痛，阻止局部肿瘤进展出现更多并发症，而不导致放射性脊髓病。治疗选择包括外科减压联合或不联合 EBRT 或 SBRT。

脊柱 SBRT 使 77% ～ 100% 再照射患者的肿瘤得以控制，或症状得以缓解[75, 81-89]。在病例数最多的一项研究中，393 名患者中的 500 处病变接受 SBRT 治疗，其中有 69% 的患者之前接受过放射治疗。90% 的患者疼痛和神经功能有所改善且局部肿瘤得以控制[86]。放射治疗剂量更高、每次分割剂量更大且前期接受过照射会增加患者放射性脊髓病的风险，而放射性脊髓病是一种放射治疗后几个月或几年出现的晚期损伤[78-79, 90]。

3. 脊柱转移瘤术后 SBRT　术后 SBRT 的肿瘤控制率为 81% ～ 94.4%[91-93]。在根治性切除、减压手术或稳定手术后 1 ～ 2 周时进行 SBRT。靶区包括残留的肿瘤和瘤床。术后 SBRT 两大缺点为肿瘤和正常组织的图像质量差以及脊柱内固定伪影造成的放射量不确定。该方法有待继续研究。

# 脊柱 SBRT 技术

SBRT 是一种新兴治疗模式，具有先进的靶区勾画、患者固定、复杂放射治疗计划及验证，以使靶区接受相对较高辐射剂量而周围正常重要组织的剂量最小化。基于脊柱节段内扩散路径相应的潜在解剖延伸，勾画出放射外科治疗靶区[80, 85, 94]。

# SBRT 毒性

## 急性毒性作用

急性毒性作用相对较少，包括吞咽困难、食管炎、喉炎、恶心和呕吐、疲劳、皮肤色素沉着、爆发痛以及术后伤口并发症[84-85, 95-96]。SBRT 造成爆发痛的发生率为 23% ～ 68.3%[97-98]。由于缺少前瞻性随机化数据，接受脊柱 SBRT 治疗的患者利用地塞米松进行预防性治疗仍有争议性。

# 晚期毒性作用

总体来说，脊柱 SBRT 的晚期毒性作用并不常见，但由于该技术较新，这些毒性作用并未能完全界定。然而，晚期毒性作用如放射性脊髓病却很致命。放射治疗后 3 ～ 25 个月会发生放射性脊髓病，而当谨慎施行脊髓 SBRT 后，放射性脊髓病发生率较为罕见（＜1%）[80, 84-85, 88, 91, 96, 99-101]。

椎体压缩性骨折（vertebral compression fracture，VCF）更常见，疼痛程度从无症状性骨折到脊柱不稳定导致严重的机械性疼痛。VCF 产生的病理生理机制可描述为肿瘤通过异常骨转换、结构改变、辐射引起胶原受损、骨骼和肿瘤组织坏死而导致的脱矿物质化。这些机制在骨骼强度、延展性和韧性方面影响了骨质，从而增加骨折风险[102]。SBRT 后的放射学显像 VCF 发生率为 11% ～ 39%，高于 EBRT 后的 5%，通常出现在 SBRT 后的 1.6 ～ 3.3 个月[103-106]。VCF 预测因素包括 T10 及其下位的肿瘤、特别是超过 40% 椎体的溶骨性病变、后凸畸形、每次分割辐射剂量 ≥ 20 Gy、年龄 ＞ 55 岁、原先存在骨折以及基准疼痛程度[103-106]。而对于可能受益于预防性脊柱固定术的高风险患者，标准尚未统一。1/3 的患者需要外科治疗或经皮水泥增强术，如椎体成形术和椎体后凸成形术。

# 指南和质量措施

尽管多项前瞻性随机试验已评价了放射治疗是骨转移的最佳疗法，但放射肿瘤科医生采用的剂量分割分次方案仍有很多差异。一项研究表明，世界范围内 101 种不同剂量分割方案可用于这一单一临床情况[22]。这些差异却促成了美国放射肿瘤学会（American Society for Radiation Oncology，ASTRO）和美国放射学会（American College of Radiology，ACR）治疗指南的形成[107-109]。这些指南指出，可获得的研究资料表明，4 种分割方案（30 Gy/10 次分割、24 Gy/6 次分割、20 Gy/5 次分割以及 8 Gy/SF）对骨转移疼痛的治疗效果是相当的。该指南认为应在增加便利性和 SF 疗法导致的更高再程放射治疗率之间进行合理权衡。此外，区分了临床试验证明有效的治疗方法和在常规非协议情景中应用前尚需进一步研究的其他方法。从 4 种已被认可的分割方案中选择一种是美国国家质量论坛（National Quality Forum，NQF）确定的质量标准[110]。NQF 是一个非盈利组织，任务是评估美国医疗保健优先事项，同时对医疗保健提供者和医疗保健机构的执行情况进行检测和报告。除此之外，一项称为"明智选择"的项目已在审核[111]，旨在为骨转移疼痛患者选择恰当长度的分割放射治疗方案，帮助医生变成医疗保健服务中的更优秀的财务管理员。

# 总结

骨转移仍然是个棘手的临床问题，疼痛是其需要干预的最常见症状。EBRT 仍是骨转移疼痛治疗的主要方法，但需要放射肿瘤科医生和其他专家间良好的协调，包括内科肿瘤医生、外科医生、姑息治疗专家及物理治疗师在内。短期治疗可有效缓解症状，很多患者最好采取 SF 放射治疗。EBRT 急性和长期副作用发生率最小，且通常是自限性疾病。高适形放射治疗用于骨转移显示出巨大的应用前景，尤其是对于前期接受过传统分割根治性放射治疗的脊柱复发性疼痛患者而言。骨转移治疗指南和质量措施为这类临床状况的患者的治疗提供了数据指导。

# 参考文献

1. Galasko CS. Then anatomy and pathways of bone metastasis. In: Weiss L, Gilbert A, editors. Bone metastasis. Boston: GK Hall; 1981. p. 49–63.
2. Laufer I, Rubin DG, Lis E, Cox BW, Stubblefield MD, Yamada Y, et al. The NOMS framework: approach to the treatment of spinal metastatic tumors. Oncologist. 2013;18(6):744–51. PubMed PMID: 23709750. Pubmed Central PMCID: 4063402. eng.
3. Coleman RE. Skeletal complications of malignancy. Cancer. 1997;80(8 Suppl):1588–94. PubMed PMID: 9362426. Epub 1997/11/15. eng.
4. Kamby C, Vejborg I, Daugaard S, Guldhammer B, Dirksen H, Rossing N, et al. Clinical and radiologic characteristics of bone metastases in breast cancer. Cancer. 1987;60(10):2524–31.
5. Chow E, Harris K, Fan G, Tsao M, Sze WM. Palliative radiotherapy trials for bone metastases: a systematic review. J Clin Oncol. 2007;25(11):1423–36.
6. Chow E, Zeng L, Salvo N, Dennis K, Tsao M, Lutz S. Update on the systematic review of palliative radiotherapy trials for bone metastases. Clin Oncol (R Coll Radiol). 2012;24(2):112–24. PubMed PMID: 22130630. Epub 2011/12/02. eng
7. van der Linden YM, Lok JJ, Steenland E, Martijn H, van Houwelingen H, Marijnen CAM, et al. Single fraction radiotherapy is efficacious: a further analysis of the Dutch bone metastasis study controlling for the influence of retreatment. Int J Radiat Oncol Biol Phys. 2004;59(2):528–37. PubMed PMID: 15145173
8. WHO. World Health Organization Pain Ladder 2010 [cited 2013 9 Feb 3013]. Available from: http://www.who.int/cancer/palliative/painladder/en/.
9. van der Linden YM, Steenland E, van Houwelingen HC, Post WJ, Oei B, Marijnen CAM, et al. Patients with a favourable prognosis are equally palliated with single and multiple fraction radiotherapy: results on survival in the Dutch bone metastasis study. Radiother Oncol. 2006;78(3):245–53.
10. Chow E, van der Linden YM, Roos D, Hartsell WF, Hoskin P, Wu JS, et al. Single versus multiple fractions of repeat radiation for painful bone metastases: a randomised, controlled, non-inferiority trial. Lancet Oncol. 2014;15(2):164–71. PubMed PMID: 24369114.
11. Nielsen OS, Munro AJ, Tannock IF. Bone metastases: pathophysiology and management policy. J Clin Oncol. 1991;9(3):509–24.
12. Springfield D. Pathologic fractures. Rockwood and Green's fractures in adults. 5th ed. Philadelphia: Lippincott Williams Wilkins; 2001.
13. Koswig S, Budach V. [Remineralization and pain relief in bone metastases after after different radiotherapy fractions (10 times 3 Gy vs. 1 time 8 Gy). A prospective study]. Strahlentherapie und Onkologie : Organ der Deutschen. Rontgengesellschaft [et al]. 1999 Oct;175(10):500–8. PubMed PMID: 10554645. Epub 1999/11/11. Remineralisation und Schmerzlinderung von Knochenmetastasen nach unterschiedlich fraktionierter Strahlentherapie (10 mal 3 Gy vs. 1 mal 8 Gy). Eine prospektive Studie. ger.
14. Townsend PW, Smalley SR, Cozad SC, Rosenthal HG, Hassanein RE. Role of postoperative radiation therapy after stabilization of fractures caused by metastatic disease. Int J Radiat Oncol Biol Phys. 1995;31(1):43–9. PubMed PMID: 7995767. Epub 1995/01/01. eng
15. Harrington KD. Impending pathologic fractures from metastatic malignancy: evaluation and management. Instr Course Lect. 1986;35:357–81. PubMed PMID: 3819423.
16. Mirels H. Metastatic disease in long bones. A proposed scoring system for diagnosing impending pathologic fractures. Clin Orthop Relat Res. 1989;249:256–64. PubMed PMID: 2684463.
17. Fourney DR, Frangou EM, Ryken TC, Dipaola CP, Shaffrey CI, Berven SH, et al. Spinal instability neoplastic score: an analysis of reliability and validity from the spine oncology study group. J Clin Oncol. 2011;29(22):3072–7. PubMed PMID: 21709187.
18. Bilsky MH, Laufer I, Fourney DR, Groff M, Schmidt MH, Varga PP, et al. Reliability analysis of the epidural spinal cord compression scale. J Neurosurg Spine. 2010;13(3):324–8. PubMed PMID: 20809724. eng.
19. Ryu S, Rock J, Jain R, Lu M, Anderson J, Jin JY, et al. Radiosurgical decompression of metastatic epidural compression. Cancer. 2010;116(9):2250–7. PubMed PMID: 20209611. eng.
20. Maranzano E, Bellavita R, Rossi R, De Angelis V, Frattegiani A, Bagnoli R, et al. Short-course versus split-course radiotherapy in metastatic spinal cord compression: results of a phase III randomized, multicenter trial. J Clin Oncol. 2005;23(15):3358–65. PubMed PMID: 15738534.
21. Maranzano E, Latini P, Perrucci E, Beneventi S, Lupattelli M,

PubMed PMID: 3664434. Epub 1987/11/15. eng.

Corgna E. Short-course radiotherapy (8 Gy x 2) in metastatic spinal cord compression: an effective and feasible treatment. Int J Radiat Oncol Biol Phys. 1997;38(5):1037–44. PubMed PMID: 9276370.

22. Fairchild A, Barnes E, Ghosh S, Ben-Josef E, Roos D, Hartsell W, et al. International patterns of practice in palliative radiotherapy for painful bone metastases: evidence-based practice? Int J Radiat Oncol Biol Phys. 2009;75(5):1501–10. PubMed PMID: 19464820. Epub 2009/05/26. eng.

23. Jeremic B, Shibamoto Y, Acimovic L, Milicic B, Milisavljevic S, Nikolic N, et al. A randomized trial of three single-dose radiation therapy regimens in the treatment of metastatic bone pain. Int J Radiat Oncol Biol Phys. 1998;42(1):161–7. PubMed PMID: 9747834.

24. Hartsell WF, Scott CB, Bruner DW, Scarantino CW, Ivker RA, Roach M, et al. Randomized trial of short- versus long-course radiotherapy for palliation of painful bone metastases. J Natl Cancer Inst. 2005;97(11):798–804.

25. Party BPTW. 8 Gy single fraction radiotherapy for the treatment of metastatic skeletal pain: randomised comparison with a multifraction schedule over 12 months of patient follow-up. Bone Pain Trial Working Party. Radiother Oncol. 1999;52(2):111–21. PubMed PMID: 10577696.

26. Steenland E, Leer JW, van Houwelingen H, Post WJ, van den Hout WB, Kievit J, et al. The effect of a single fraction compared to multiple fractions on painful bone metastases: a global analysis of the Dutch bone metastasis study. Radiother Oncol. 1999;52(2):101–9. PubMed PMID: 10577695.

27. Foro Arnalot P, Fontanals AV, Galceran JC, Lynd F, Latiesas XS, de Dios NR, et al. Randomized clinical trial with two palliative radiotherapy regimens in painful bone metastases: 30 Gy in 10 fractions compared with 8 Gy in single fraction. Radiother Oncol. 2008;89(2):150–5. PubMed PMID: 18556080. Epub 2008/06/17. eng

28. Hartsell WF, Desilvio M, Bruner DW, Scarantino C, Ivker R, Roach M 3rd, et al. Can physicians accurately predict survival time in patients with metastatic cancer? Analysis of RTOG 97-14. J Palliat Med. 2008;11(5):723–8. PubMed PMID: 18588404. Epub 2008/07/01. eng.

29. Van der Linden YM, Dijkstra PD, Kroon HM, Lok JJ, Noordijk EM, Leer JW, et al. Comparative analysis of risk factors for pathological fracture with femoral metastases. J Bone Joint Surg. 2004;86(4):566–73. PubMed PMID: 15174555. Epub 2004/06/04. eng

30. Roos DE, Turner SL, O'Brien PC, Smith JG, Spry NA, Burmeister BH, et al. Randomized trial of 8 Gy in 1 versus 20 Gy in 5 fractions of radiotherapy for neuropathic pain due to bone metastases (Trans-Tasman Radiation Oncology Group, TROG 96.05). Radiother Oncol. 2005;75(1):54–63. PubMed PMID: 15878101. Epub 2005/05/10. eng.

31. Maranzano E, Trippa F, Casale M, Costantini S, Lupattelli M, Bellavita R, et al. 8Gy single-dose radiotherapy is effective in metastatic spinal cord compression: results of a phase III randomized multicentre Italian trial. Radiother Oncol. 2009;93(2):174–9. PubMed PMID: 19520448.

32. Hartsell W, Scott C, Bruner DW, et al. Phase III randomized trial of 8 Gy in 1 fraction vs. 30 Gy in 10 fractions for palliation of painful bone metastases: preliminary results of RTOG 97–14. Int J Radiat Oncol Biol Phys. 2003;57(Supplement):124.

33. Loblaw DA, Wu JS, Kirkbride P, Panzarella T, Smith K, Aslanidis J, et al. Pain flare in patients with bone metastases after palliative radiotherapy—a nested randomized control trial. Support Care Cancer. 2007;15(4):451–5. PubMed PMID: 17093912. Epub 2006/11/10. eng

34. Chow E, Hoskin P, Mitera G, Zeng L, Lutz S, Roos D, et al. Update of the international consensus on palliative radiotherapy endpoints for future clinical trials in bone metastases. Int J Radiat Oncol Biol Phys. 2012;82(5):1730–7. PubMed PMID: 21489705. Epub 2011/04/15. eng.

35. Huisman M, van den Bosch MA, Wijlemans JW, van Vulpen M, van der Linden YM, Verkooijen HM. Effectiveness of reirradiation for painful bone metastases: a systematic review and meta-analysis. Int J Radiat Oncol Biol Phys. 2012;84(1):8–14. PubMed PMID: 22300568.

36. Lo SS, Fakiris AJ, Chang EL, Mayr NA, Wang JZ, Papiez L, et al. Stereotactic body radiation therapy: a novel treatment modality. Nat Rev Clin Oncol. 2010;7(1):44–54. PubMed PMID: 19997074. Epub 2009/12/10. eng.

37. Jaffray D, Kupelian P, Djemil T, Macklis RM. Review of image-guided radiation therapy. Expert Rev Anticancer Ther. 2007;7(1):89–103. PubMed PMID: 17187523. Epub 2006/12/26. eng

38. Allen AM, Pawlicki T, Dong L, Fourkal E, Buyyounouski M, Cengel K, et al. An evidence based review of proton beam therapy: the report of ASTRO's emerging technology committee. Radiother Oncol. 2012;103(1):8–11. PubMed PMID: 22405807. Epub 2012/03/13. eng.

39. Sahgal A, Larson DA, Chang EL. Stereotactic body radiosurgery for spinal metastases: a critical review. Int J Radiat Oncol Biol Phys. 2008;71(3):652–65. PubMed PMID: 18514775. Epub 2008/06/03. eng

40. Wang XS, Rhines LD, Shiu AS, Yang JN, Selek U, Gning I, et al. Stereotactic body radiation therapy for management of spinal metastases in patients without spinal cord compression: a phase 1–2 trial. Lancet Oncol. 2012;13(4):395–402. PubMed PMID: 22285199. Epub 2012/01/31. eng

41. Garg AK, Shiu AS, Yang J, Wang XS, Allen P, Brown BW, et al. Phase 1/2 trial of single-session stereotactic body radiotherapy for previously unirradiated spinal metastases. Cancer. 2012;118(20):5069–77. PubMed PMID: 22511344. Epub 2012/04/19. eng.

42. Jhaveri PM, Teh BS, Paulino AC, Blanco AI, Lo SS, Butler EB, et al. A dose-response relationship for time to bone pain resolution after stereotactic body radiotherapy (SBRT) for renal cell carcinoma (RCC) bony metastases. Acta Oncol. 2012;51(5):584–8. PubMed PMID: 22248089. Epub 2012/01/18. eng.

43. RTOG. RTOG 0618: A Phase II trial of Stereotactic Body Radiation Therapy (SBRT) in the treatment of patients with operable Stage I/II non-small cell lung cancer 2006. Available from: http://www.google.com/url?sa=t&rct=j&q=&esrc=s&frm=1&source=web&cd=2&ved=0CDYQFjAB&url=http%3A%2F%2Fwww.rtog.org%2FClinicalTrials%2FProtocolTable%2FStudyDetails.aspx%3Faction%3DopenFile%26FileID%3D4650&ei=9b4TUaD7B6yE2QXYooCgCA&usg=AFQjCNH3XRG72GBwcAqbx2WYC37kQV-SoQ&sig2=M25iWW62dHbnx_PJnOTUtQ.

44. Lo SS, Sahgal A, Chang EL, Mayr NA, Teh BS, Huang Z, et al. Serious complications associated with stereotactic ablative radiotherapy and strategies to mitigate the risk. Clin Oncol (R Coll Radiol). 2013;25(6):378–87.

45. Brown JMCD, Brenner DJ. The tumor radiobiology of SRS and SBRT: are more than the 5 Rs involved? Int J Radiat Oncol Biol Phys. 2014;88(2):254–62.

46. Song CW, Kim MS, Cho LC, Dusenbery K, Sperduto PW. Radiobiological basis of SBRT and SRS. Int J Clin Oncol. 2014;19(4):570–8. PubMed PMID: 24993673. eng.

47. Song CW, Cho LC, Yuan J, Dusenbery KE, Griffin RJ, Levitt SH. Radiobiology of stereotactic body radiation therapy/stereotactic radiosurgery and the linear-quadratic model. Int J Radiat Oncol Biol Phys. 2013;87(1):18–9. PubMed PMID: 23608235. eng.

48. Kirkpatrick JP, KMJ M, Marks LB. The linear-quadratic model is inappropriate to model high dose per fraction effects in radiosurgery. Semin Radiat Oncol. 2008;18(4):240–3. 20080826 DCOM-20081009. eng.

49. Yu HH, Hoffe SE. Beyond the conventional role of external-beam radiation therapy for skeletal metastases: new technologies and stereotactic directions. Cancer Control. 2012;19(2):129–36. PubMed PMID: 22487975. Epub 2012/04/11. eng.

50. Lutz S, Lo SS, Chow E, Sahgal A, Hoskin P. Radiotherapy for metastatic bone disease: current standards and future prospectus. Expert Rev Anticancer Ther. 2010;10(5):683–95. PubMed PMID: 20470001.

51. Guckenberger M, Sweeney RA, Flickinger JC, Gerszten PC, Kersh R, Sheehan J, et al. Clinical practice of image-guided spine radiosurgery—results from an international research consortium. Radiat Oncol. 2011 20120227 DCOM- 20120615;6(1748-717X (Electronic)):172. PubMed PMID: 22172095. Pubmed Central PMCID: 3286433. eng.

52. Sahgal A, Bilsky M, Chang EL, Ma L, Yamada Y, Rhines LD, et al. Stereotactic body radiotherapy for spinal metastases: current status, with a focus on its application in the postoperative patient. J Neurosurg Spine. 2011;14(2):151–66. PubMed PMID: 21184635. Epub 2010/12/28. eng.

53. Sahgal A, Roberge D, Schellenberg D, Purdie TG, Swaminath A, Pantarotto J, et al. The Canadian Association of Radiation Oncology scope of practice guidelines for lung, liver and spine stereotactic body radiotherapy. Clin Oncol (R Coll Radiol). 2012;24(9):629–39. PubMed PMID: 22633542. eng.

54. Sohn S, Chung CK. The role of stereotactic radiosurgery in metastasis to the spine. J Korean Neurosurg Soc. 2012;51(1):1–7. PubMed PMID: 22396835. Pubmed Central PMCID: 3291699. eng.

55. Chawla S, Schell MC, Milano MT. Stereotactic body radiation for the spine: a review. Am J Clin Oncol. 2013;36(6):630–6. PubMed PMID: 22134513. Epub 2011/12/03. eng

56. Ejima Y, Matsuo Y, Sasaki R. The current status and future of radiotherapy for spinal bone metastases. J Orthop Sci. 2015.; (1436–2023 (Electronic)). PubMed PMID: 25860575. eng.

57. Ryu S, Yoon H, Stessin A, Gutman F, Rosiello A, Davis R. Contemporary treatment with radiosurgery for spine metastasis and spinal cord compression in 2015. Radiat Oncol J. 2015;33(1):1–11. PubMed PMID: 25874172. Pubmed Central PMCID: 4394063. eng.

58. Park HJ, Kim HJ, Won JH, Lee SC, Chang AR. Stereotactic body radiotherapy (SBRT) for spinal metastases: who will benefit the most from SBRT? Technol Cancer Res Treat. 2015;14(2):159–67. PubMed PMID: 24502552. Epub 2014/02/08. eng.

59. Gerszten PC, Mendel E, Yamada Y. Radiotherapy and radiosurgery for metastatic spine disease: what are the options, indications, and outcomes? Spine. 2009;15(22 Suppl):S78–92. 20091015 DCOM- 20100126. eng.

60. Bauer HWR. Survival after surgery for spinal and extremity metastases. Acta Orthop Scand. 1995;66(2):143–6.

61. Wibmer C, Leithner A, Hofmann G, Clar H, Kapitan M, Berghold A, et al. Survival analysis of 254 patients after manifestation of spinal metastases: evaluation of seven preoperative scoring systems. Spine. 2011;36(23):1977–86. PubMed PMID: 21304424. eng.

62. Leithner A, Radl R, Gruber G, Hochegger M, Leithner K, Welkerling H, et al. Predictive value of seven preoperative prognostic scoring systems for spinal metastases. Eur Spine J. 2008;17(11):1488–95. PubMed PMID: 18787846. Pubmed Central PMCID: 2583181. eng.

63. Tomita K, Kawahara N, Kobayashi T, Yoshida A, Murakami H, Akamaru T. Surgical strategy for spinal metastases. Spine. 2001;26(3):298–306. PubMed PMID: 11224867. eng.

64. Tokuhashi Y, Matsuzaki H, Toriyama S, Kawano H, Ohsaka S. Scoring system for the preoperative evaluation of metastatic spine tumor prognosis. Spine. 1990;15(11):1110–3. PubMed PMID: WOS:A1990EJ57700005. English.

65. Arana E Kovacs FM, Royuela A, Asenjo B, Pérez-Ramírez Ú, Zamora J; Spanish Back Pain Research Network Task Force for the improvement of inter-disciplinary management of spinal metastasis. Agreement in the assessment of metastatic spine disease using scoring systems. Radiother Oncol. 115(1):135-140 2015 20150516:pii: S0167-8140(15)00155-3. doi: https://doi.org/10.1016/j.radonc.2015.03.016. [Epub ahead of print]. Eng.

66. Tokuhashi Y, Matsuzaki H, Oda H, Oshima M, Ryu J. A revised scoring system for preoperative evaluation of metastatic spine tumor prognosis. Spine. 2005;30(19):2186–91. PubMed PMID: 16205345. eng.

67. Wang M, Bunger CE, Li HS, Wu CS, Hoy K, Niedermann B, et al. Predictive value of Tokuhashi scoring systems in spinal metastases, focusing on various primary tumor groups evaluation of 448 patients in the Aarhus spinal metastases database. Spine. 2012;37(7):573–82. PubMed PMID: WOS:000302266400014. English.

68. Krishnan MS, Epstein-Peterson Z, Chen YH, Tseng YD, Wright AA, Temel JS, et al. Predicting life expectancy in patients with metastatic cancer receiving palliative radiotherapy: the TEACHH model. Cancer. 2014;120(1):134–41. PubMed PMID: 24122413.

69. Chow E, Abdolell M, Panzarella T, Harris K, Bezjak A, Warde P, et al. Validation of a predictive model for survival in metastatic cancer patients attending an outpatient palliative radiotherapy clinic. Int J Radiat Oncol Biol Phys. 2009;73(1):280–7. PubMed PMID: 18676092.

70. Chao ST, Koyfman SA, Woody N, Angelov L, Soeder SL, Reddy CA, Rybicki LA, Djemil T, Suh JH. Recursive partitioning analysis index is predictive for overall survival in patients undergoing spine stereotactic body radiation therapy for spinal metastases. Int J Radiat Oncol Biol Phys. 2012;82(5):1738–43. 20120320 DCOM- 20120511. eng.

71. Tang C, Hess K, Bishop AJ, Pan HY, Christensen EN, Yang JN, et al. Creation of a prognostic index for spine metastasis to stratify survival in patients treated with spinal stereotactic radiosurgery: secondary analysis of mature prospective trials. Int J Radiat Oncol Biol Phys. 2015;93(1):118–25. PubMed PMID: 26130231. eng.

72. Kim H, Rajagopalan MS, Beriwal S, Huq MS, Smith KJ. Cost-effectiveness analysis of single fraction of stereotactic body radiation therapy compared with single fraction of external beam radiation therapy for palliation of vertebral bone metastases. Int J Radiat Oncol Biol Phys. 2015;91(3):556–63. PubMed PMID: 25680599. eng.

73. RTOG. RTOG 0631: a phase II/III study of image-guided radiosurgery/SBRT for localized spine metastasis—RTOG CCOP study 2006 [Jan 31 2016]. Available from: https://www.rtog.org/ClinicalTrials/ProtocolTable/StudyDetails.aspx?study=0631.

74. Gerszten PC, Burton SA, Ozhasoglu C, Vogel WJ, Welch WC, Baar J, et al. Stereotactic radiosurgery for spinal metastases from renal cell carcinoma. J Neurosurg Spine. 2005;3(4):288–95. PubMed PMID: 16266070. eng.

75. Gerszten PC, Burton SA, Quinn AE, Agarwala SS, Kirkwood JM. Radiosurgery for the treatment of spinal melanoma metastases. Stereotact Funct Neurosurg. 2005;83(5–6):213–21. 20060407 DCOM- 20060829. PubMed PMID: 16534253. eng.

76. Sohn SCC, Sohn MJ, Chang UK, Kim SH, Kim J, Park E. Stereotactic radiosurgery compared with external radiation therapy as a primary treatment in spine metastasis from renal cell carcinoma: a multicenter, matched-pair study. J Neuro-Oncol. 2014;119(1):121–8. 20140812 DCOM- 20151019. eng.

77. Chang UK, Cho WI, Lee DH, Kim MS, Cho CK, Lee SY, et al. Stereotactic radiosurgery for primary and metastatic sarcomas involving the spine. J Neuro-Oncol. 2012;107(3):551–7. PubMed PMID: 22246201. eng.

78. Maranzano E, Trippa F, Pacchiarini D, Chirico L, Basagni ML, Rossi R, et al. Re-irradiation of brain metastases and metastatic spinal cord compression: clinical practice suggestions. Tumori. 2005;91(4):325–30. PubMed PMID: 16277098. eng.

79. Nieder C, Grosu AL, Andratschke NH, Molls M. Update of human spinal cord reirradiation tolerance based on additional data from 38 patients. Int J Radiat Oncol Biol Phys. 2006;66(5):1446–9. PubMed PMID: 17084560.

80. Ryu S, Rock J, Rosenblum M, Kim JH. Patterns of failure after single-dose radiosurgery for spinal metastasis. J Neurosurg. 2004;101(Suppl 3) (0022–3085 (Print)):402–5. PubMed PMID: 15537196. eng.

81. Hamilton AJ, Lulu BA, Fosmire H, Stea B, Cassady JR. Preliminary clinical experience with linear accelerator-based spinal stereotactic radiosurgery. Neurosurgery. 1995;36(2):311–9. PubMed PMID: 7731511. eng.

82. Milker-Zabel S, Zabel A, Thilmann C, Schlegel W, Wannenmacher M, Debus J. Clinical results of retreatment of vertebral bone metastases by stereotactic conformal radiotherapy and intensity-modulated radiotherapy. Int J Radiat Oncol Biol Phys. 2003;55(1):162–7. PubMed PMID: 12504049. eng.

83. Mahan SL, Ramsey CR, Scaperoth DD, Chase DJ, Byrne TE. Evaluation of image-guided helical tomotherapy for the retreatment of spinal metastasis. Int J Radiat Oncol Biol Phys. 2005;63(5):1576–83. PubMed PMID: 16125871. eng.

84. Yamada Y, Lovelock DM, Yenice KM, Bilsky MH, Hunt MA, Zatcky J, et al. Multifractionated image-guided and stereotactic intensity-modulated radiotherapy of paraspinal tumors: a preliminary report. Int J Radiat Oncol Biol Phys. 2005;62(1):53–61. PubMed PMID: 15850902. eng.

85. Chang EL, Shiu AS, Mendel E, Mathews LA, Mahajan A, Allen PK, et al. Phase I/II study of stereotactic body radiotherapy for spinal metastasis and its pattern of failure. J Neurosurg Spine. 2007;7(2):151–60. PubMed PMID: 17688054. eng.

86. Gerszten PC, Burton SA, Ozhasoglu C, Welch WC. Radiosurgery for spinal metastases: clinical experience in 500 cases from a single institution. Spine. 2007;32(2):193–9. PubMed PMID: 17224814. eng.

87. Gibbs IC, Kamnerdsupaphon P, Ryu MR, Dodd R, Kiernan M, Chang SD, et al. Image-guided robotic radiosurgery for spinal metastases. Radiother Oncol. 2007;82(2):185–90. PubMed PMID: 17257702. eng.

88. Sahgal A, Chou D, Ames C, Ma L, Chuang C, Lambom K, et al. Proximity of spinous/paraspinous radiosurgery metastatic targets to the spinal cord versus risk of local failure. Int J Radiat Oncol. 2007;69(3):S243. PubMed PMID: WOS:000249950200431. English.

89. Wang XS, Rhines LD, Shiu AS, Yang JN, Selek U, Gning I, Liu P, Allen PK, Azeem SS, Brown PD, Sharp HJ, Weksberg DC, Cleeland CS, Chang EL. Stereotactic body radiation therapy for management of spinal metastases in patients without spinal cord compression: a phase 1–2 trial. Lancet Oncol. 2012;13(4):395–402. 20120403 DCOM- 20120622. eng.

90. Supe SS, Ganesh KM, Naveen T, Jacob S, Sankar BN. Spinal cord response to altered fractionation and re-irradiation: radiobiological considerations and role of bioeffect models. J Cancer Res Ther. 2006;2(3):105–18. PubMed PMID: 17998688. eng.

91. Gerszten PC, Germanwala A, Burton SA, Welch WC, Ozhasoglu C, Vogel WJ. Combination kyphoplasty and spinal radiosurgery: a new treatment paradigm for pathological fractures. J Neurosurg Spine. 2005;3(4):296–301. 20051103 DCOM- 20051115. eng.

92. Moulding HD, Elder JB, Lis E, Lovelock DM, Zhang Z, Yamada Y, et al. Local disease control after decompressive surgery and adjuvant high-dose single-fraction radiosurgery for spine metastases. J Neurosurg Spine. 2010;13(1):87–93. PubMed PMID: 20594023. eng.

93. Rock JP, Ryu S, Shukairy MS, Yin FF, Sharif A, Schreiber F, et al. Postoperative radiosurgery for malignant spinal tumors. Neurosurgery. 2006;58(5):891–8. discussion -8. PubMed PMID: 16639323. eng.

94. Ryu S, Pugh SL, Gerszten PC, Yin FF, Timmerman RD, Hitchcock YJ, et al. RTOG 0631 phase 2/3 study of image guided stereotactic radiosurgery for localized (1-3) spine metastases: phase 2 results. Pract Radiat Oncol. 2014;4(2):76–81. PubMed PMID: 24890347. Pubmed Central PMCID: 3711083.

95. Degen JW, Gagnon GJ, Voyadzis JM, McRae DA, Lunsden M, Dieterich S, et al. CyberKnife stereotactic radiosurgical treatment of spinal tumors for pain control and quality of life. J Neurosurg Spine. 2005;2(5):540–9. PubMed PMID: 15945428. eng.

96. Sahgal A, Chou D, Ames C, Ma L, Lamborn K, Huang K, et al. Image-guided robotic stereotactic body radiotherapy for benign spinal tumors: the University of California San Francisco preliminary experience. Technol Cancer Res Treat. 2007;6(6):595–604. PubMed PMID: 17994789. eng.

97. Pan HY, Allen PK, Wang XS, Chang EL, Rhines LD, Tatsui CE, et al. Incidence and predictive factors of pain flare after spine stereotactic body radiation therapy: secondary analysis of phase 1/2 trials. Int J Radiat Oncol Biol Phys. 2014;90(4):870–6. PubMed PMID: 25227497. Epub 2014/09/18. eng

98. Chiang A, Zeng L, Zhang L, Lochray F, Korol R, Loblaw A, et al. Pain flare is a common adverse event in steroid-naive patients after spine stereotactic body radiation therapy: a prospective clinical trial. Int J Radiat Oncol Biol Phys. 2013;86(4):638–42. PubMed PMID: 23664326. Epub 2013/05/15. eng.

99. Ryu S, Fang Yin F, Rock J, Zhu J, Chu A, Kagan E, et al. Image-guided and intensity-modulated radiosurgery for patients with spinal metastasis. Cancer. 2003;97(8):2013–8. PubMed PMID: 12673732. eng.

100. Rades D, Stalpers LJ, Veninga T, Hoskin PJ. Spinal reirradiation after short-course RT for metastatic spinal cord compression. Int J Radiat Oncol Biol Phys. 2005;63(3):872 5. PubMed PMID: 15939549. eng.

101. Hall WA, Stapleford LJ, Hadjipanayis CG, Curran WJ, Crocker I, Shu HK. Stereotactic body radiosurgery for spinal metastatic disease: an evidence-based review. Int J Surg Oncol. 2011 20120207 DCOM- 20120823;2011(2090–1410 (Electronic)):979214. PubMed PMID: 22312536. Pubmed Central PMCID: 3263656. eng.

102. Sahgal A, Whyne CM, Ma L, Larson DA, Fehlings MG. Vertebral compression fracture after stereotactic body radiotherapy for spinal metastases. Lancet Oncol. 2013;14(8):e310–20. PubMed PMID: 23816297. eng.

103. Rose PS, Laufer I, Boland PJ, Hanover A, Bilsky MH, Yamada J, et al. Risk of fracture after single fraction image-guided intensity-modulated radiation therapy to spinal metastases. J Clin Oncol. 2009;27(30):5075–9. PubMed PMID: 19738130. Pubmed Central PMCID: 3664037. eng.

104. Cunha MV, Al-Omair A, Atenafu EG, Masucci GL, Letourneau D, Korol R, et al. Vertebral compression fracture (VCF) after spine stereotactic body radiation therapy (SBRT): analysis of predictive factors. Int J Radiat Oncol Biol Phys. 2012;84(3):e343–9. PubMed PMID: 22658511. eng.

105. Boehling NS, Grosshans DR, Allen PK, McAleer MF, Burton AW, Azeem S, et al. Vertebral compression fracture risk after stereotactic body radiotherapy for spinal metastases. J Neurosurg Spine. 2012;16(4):379–86. PubMed PMID: 22225488. eng.

106. Thibault I, Al-Omair A, Masucci GL, Masson-Cote L, Lochray F, Korol R, et al. Spine stereotactic body radiotherapy for renal cell cancer spinal metastases: analysis of outcomes and risk of vertebral compression fracture. J Neurosurg Spine. 2014;21(5):711–8. PubMed PMID: 25170656. eng.

107. Lo SS, Lutz ST, Chang EL, Galanopoulos N, Howell DD, Kim EY, et al. ACR Appropriateness Criteria((R)) spinal bone metastases. J Palliat Med. 2013;16(1):9–19. PubMed PMID: 23167547. Epub 2012/11/22. eng.

108. Lutz S, Berk L, Chang E, Chow E, Hahn C, Hoskin P, et al. Palliative radiotherapy for bone metastases: an ASTRO evidence-based guideline. Int J Radiat Oncol Biol Phys. 2011;79(4):965–76. PubMed PMID: 21277118. Epub 2011/02/01. eng

109. Lutz ST, Lo SS, Chang EL, Galanopoulos N, Howell DD, Kim EY, et al. ACR appropriateness criteria(R) non-spine bone metastases. J Palliat Med. 2012;15(5):521–6. PubMed PMID: 22536988. Epub 2012/04/28. eng

110. NQF. #1822 External beam radiotherapy for bone metastasis. American Society for radiation oncology; Fairfax VA USA. 2012; pp. 1–23.

111. "Choosing Wisely" ABIM foundation; Philadelphia PA USA. 2014.

# 39 非阿片类药静脉输注治疗癌性疼痛

Yury Khelemsky，Mourad M. Shehabar
王美容 译 柳垂亮 校

## 概述

癌性疼痛由疾病本身进程或治疗后遗症引起，通常难以控制，且标准的止痛方案治疗可能效果不佳。阿片类药物是大多数患者癌性疼痛的治疗基石，然而，这些阿片类药物并不总是能提供足够的疼痛控制[1]，而且还可能产生耐受性和痛觉过敏[2]。此外，阿片类药物治疗可引起其他不良副作用，如镇静、肌阵挛、呼吸抑制、便秘、免疫抑制和下丘脑–垂体轴抑制[1]。为了减轻这些影响，临床医生常采取各种方法，包括不同阿片类药物交替使用、添加辅助药物以及介入治疗[3-5]。在本章中，我们将讨论静脉注射氯胺酮、利多卡因、双膦酸盐和各种放射性同位素，作为恶性肿瘤相关疼痛管理的辅助治疗。

## 氯胺酮

氯胺酮是苯环己哌啶衍生物，是可用于手术室内镇静和全身麻醉的一种产生分离麻醉的麻醉剂[6-7]。当疼痛缓解与阿片类药物副作用之间的治疗窗口缩窄时，氯胺酮输注是治疗慢性顽固性癌性疼痛的一种极好的辅助药[8]。目前已证实使用氯胺酮能减少阿片类药物的需要量，也提高了阿片类药物的使用疗效[9]。注射氯胺酮的同时减少阿片类药物使用剂量，可能会减轻晚期恶性肿瘤患者中非常常见的认知损害[8]。

氯胺酮是一种非竞争性 N- 甲基 -D- 天冬氨酸（N-methyl-D-aspartate，NMDA）受体拮抗剂，可

通过结合 μ 受体增强阿片类诱导的构象改变（不被纳洛酮拮抗），同时也是烟碱和毒蕈碱受体的激动剂[8, 10-12]。氯胺酮通过拮抗 NMDA、抑制反复伤害性刺激诱导的原发性和继发性痛觉过敏，从而产生消除中枢敏化的作用[13]。氯胺酮的 α 半衰期仅持续几分钟，而 β 半衰期为 2 ~ 3 h[10]。它通过肝中的 CYP3A4 细胞色素酶 p450 代谢转化为去甲氯胺酮（效能相当于氯胺酮的 1/5 ~ 1/3），因此抑制或诱导 CYP3A4 的物质可能会影响其代谢[14-15]。

氯胺酮可用于短期和长期输注治疗。短期输注氯胺酮作用可持续几个小时；而较长时间输注氯胺酮通常与其他镇痛药一起使用，最终逐渐减量，或在某些特殊情况下持续用至患者生命终点。文献报道，单独使用氯胺酮时，输注剂量范围很广，在 1 ~ 350 天内可以 0.05 ~ 4.1 mg/（kg·h）输注，但大多数研究建议，起始剂量不超过 0.5 mg/（kg·h）[16]。在一例有顽固性疼痛的急性髓细胞性白血病的门诊患儿病例中，采用滴定法给药，先静脉给予氯胺酮 0.1 mg/kg 负荷量，随后以 0.1 mg/（kg·h）的速度输注，滴定给药速度达 1.7 mg/（kg·h），为这名门诊患儿提供充分的镇痛，让其与家人共度美好时光[7]。另一个病例报告中，一名转移性骨肉瘤患者静脉注射氯胺酮 0.24 mg/（kg·h）后，以 0.05 mg/（kg·h）的速度维持输注，最终滴定至 0.14 mg/（kg·h）[7]。在临床医生的清晰指导和监督下，患者家属可以在家采用滴定法自行调整氯胺酮剂量。在一项回顾性研究中，14 名患者接受氯胺酮、咪达唑仑和芬太尼注射。配制芬太尼（5 μg/ml）、咪达唑仑（0.1 mg/ml）和氯胺酮（2 mg/ml）的复合液，输注速度设定为 2 ~ 13 ml/h，部分患者可通过 PCA 每 10 min

加药 3～4 ml[8]。在重症监护病房（intensive care unit，ICU）的难治性癌性疼痛患者，在 27 天内氯胺酮的剂量从 0.09 mg/（kg·h）逐渐增加到 0.65 mg/（kg·h），同时成功减少吗啡用量[10]。

总而言之，氯胺酮以 0.1～0.5 mg/（kg·h）缓慢输注是有效的起始剂量，而后根据症状，可从低剂量 0.05 mg/（kg·h）滴定至 0.1 mg/（kg·h）。鉴于氯胺酮的 β 半衰期为 2～3 h，每天可以进行 2 或 3 次滴定调整[10]。通常认为滴定上调达 1.5 mg/（kg·h）时可提供足够的镇痛，最大剂量范围达 450～700 mg/d。此外，许多患儿每 12 h 使用 0.025 mg/kg 的劳拉西泮作为维持剂量。在成人中，开始输注氯胺酮前予 1 mg 劳拉西泮，之后每 6～8 h 再使用 1 mg[1]。在用药前使用小剂量的抗胆碱能药（例如格隆溴铵）可减少氯胺酮引起的唾液分泌。

氯胺酮输注开始后不到 30 s 就起效，持续监测心率、血压、呼吸频率和氧饱和度水平非常重要[1]。在医疗保健专业人员与疼痛专科医生共同对药物副作用的随访监控下，已有门诊患者成功地连续输注氯胺酮超过 30 天。这使得患者能够留在家中，并在临终时保持尊严[7, 10]。

氯胺酮输注治疗慢性癌性疼痛，通常采用亚麻醉剂量，相应的不良反应情况尚可接受[10]。由于能够兴奋交感神经，氯胺酮可能导致高血压和心动过速。氯胺酮具有众所周知的副作用，包括镇静、嗜睡、错觉/幻觉、视物模糊/眼球震颤、腹痛、恶心/呕吐、唾液分泌增加、厌食和罕见的出血性膀胱炎[10, 17]。较高剂量（＞ 2 mg/kg 静脉注射），可能会导致惊恐发作、运动功能受损、健忘和高血压[15]。氯胺酮使用的较早期（少于 4 天）容易出现幻觉，苯二氮䓬类药物可以帮助减轻这些症状[18-19]。已研究证明，小于 150 μg/（kg·h）输注剂量和逐步滴定氯胺酮都有助于预防晚期癌症患者的精神失常反应[7, 20]。虽然在输注氯胺酮 4 天后可引起转氨酶轻度升高，但潜在肝病患者使用氯胺酮却极少出现肝衰竭[15, 21]。

氯胺酮复合咪达唑仑和芬太尼输注用于转移性癌症患者时，可明显改善疼痛控制、环境认知功能和躁动[8]。氯胺酮已成功应用于儿科患者中，使 73% 的患者减少了阿片类药物使用量，表现出更好的疼痛控制。氯胺酮还有助于缓解癌症伴随的重度抑郁症[22-23]。在停止输注后，氯胺酮作用仍在持续，其效应可持续长达 8 周[24]。

# 利多卡因

利多卡因于 1948 年首次引入，一直以来被广泛使用[25]。静脉注射利多卡因可用于治疗多种不同的疼痛综合征，包括非恶性疼痛（即 CRPS Ⅰ、CRPS Ⅱ、外周神经系统损伤、神经痛、丘脑痛等）和恶性疼痛[25-26]。利多卡因输注具有起效快的特点，可快速缓解对阿片类药物耐受的严重的快速进展的恶性肿瘤所致神经病理性疼痛[28]。这些患者由于难治性疼痛，更倾向于选择住院治疗[27-28]。对于临终的恶性肿瘤患者而言，利多卡因是一种非常有效的干预疼痛的治疗药物，从而能够继续让患者与朋友和家人进行互动[25]。在从大剂量阿片类药物改为静脉注射利多卡因之前，患者可能还要服用多种药物来治疗阿片类药物引起的副作用，如便秘和恶心[25]。

中枢敏化和外周敏化都可以在恶性神经病理性疼痛中发挥作用，外周敏化是由于受损神经的钠通道异常激活而发生的[29]。低浓度利多卡因可以阻断这些钠通道，同时不影响正常的神经传导[29]。研究表明，源于功能失调的背根、背根神经节或外周神经的疼痛患者，静脉使用利多卡因的治疗反应可能优于中枢神经系统损伤的患者[25]。利多卡因具有抗炎和镇痛作用，药理血浆半衰期为 60～90 min[30-31]。已有研究表明，它可阻断神经传导，因为它通过中枢效应显著抑制有髓神经纤维 Aδ 和无髓神经纤维 C 的传导，并减少热辣椒碱 -Ⅰ引起的继发性痛觉过敏[32-34]。此外，利多卡因还可阻止包括细胞因子和中性粒细胞在内的炎症介质在损伤部位的蓄积[30, 35]。

尽管输注利多卡因可成功用于围手术期，但人们更关注其长期输注在癌性疼痛治疗中的应用。利多卡因通常在短时间（数小时）内输注，其潜在止痛作用可持续数周，持续输注可用于稳定状态下门诊患者的治疗[36]。临床医生建议成人平均起始输注速率为 1.5～5 mg/（kg·h），持续 30 min 至 1 h，可换算为 25～83 μg/（kg·min）[37]。在此剂量内，利多卡因的血浆水平约为 1～3 μg/ml，这是抗心律失常作用的较低血浆浓度水平[25]，临床相关的副作用也较少[25]。多数临床医生使用的剂量范围是 20～30 min 内输注 1～3 mg/kg。目前推荐输注起始剂量 1～3 mg/（kg·h），可数小时至数天滴定调整给药，往往可快速显著地减轻疼痛强度。

利多卡因输注剂量在儿科人群中尚无统一定论，有一项研究报告称滴定给药剂量 35 ～ 63 μg/（kg·min）可成功地用于儿科患者[25]。在另一份病例报告中，以 9.3 ～ 14 μg/（kg·min）较低速持续输注利多卡因（复合氯胺酮）45 天，成功地治疗了一位继发于恶性 T 细胞淋巴瘤的难治性疼痛的 5 岁患儿[28]。值得注意的是，当从大剂量阿片类药物治疗方案过渡到输注利多卡因时，以 0.3 mg/（kg·h）的背景剂量、每间隔 15 min 推注 0.6 mg/kg 美沙酮，有助于预防阿片类药物戒断反应[25]。

虽然利多卡因输注存在全身局麻药毒性反应（local anesthetic toxicity，LAST）的可能，但在正常的输注剂量范围内一般不会出现严重的后果[38-39]。也有一些病例报告表明，有患者出现局麻药中毒的早期症状，如口周麻木和耳鸣，这些症状在停止输注后可自行消失[31]。一项研究指出，镇静或嗜睡是最常见的副作用[31]。副作用往往有剂量依赖性，与高剂量输注有关 ［> 3 mg/（kg·min）］。当利多卡因血浆浓度大于 5 μg/ml，通常患者会自诉有头晕眼花、口周麻木或眩晕等毒性反应症状；当血浆浓度大于 8 μg/ml 可能导致听觉或视觉障碍、幻觉、低血压或肌肉抽搐；当利多卡因血浆浓度达 12 μg/ml 时可能发生惊厥；若血浆浓度达 16 μg/ml，患者可能出现昏迷；当血浆浓度达 20 μg/ml 以上，可导致呼吸及循环衰竭[40]。三环类抗抑郁药在利多卡因输注前应至少停药 48 h，以减少心律失常的风险。有心功能不全病史的患者在开始输注局麻药前，应进行相应的心脏功能评估。快速注射而非匀速缓慢输注也会导致轻到中度的副作用[25]。总之，无论何时输注利多卡因，警惕并且密切观察患者都是至关重要的。

在开始输注利多卡因前，应完成基本实验室检查，包括电解质、肝功能检测和心电图。住院患者在输注利多卡因期间应持续心电监护，每 10 min 监测三导联心电图、脉氧饱和度和无创血压[25, 31]。对于住院患者，可以通过静脉注射乙醇（5%ETOH，2 ml/h）抑制神经元兴奋性、降低心率来拮抗利多卡因镇静效应导致的神经系统症状；门诊患者可以通过每日两次口服氯硝西泮 0.25 mg 来缓解这些症状[25]。当门诊患者使用利多卡因时，建议与医护人员保持密切联系[25]。虽然在开始输注过程中不需要监测利多卡因的血浆浓度，但如果在输注开始后

8 ～ 12 h 或改变剂量后发生毒性反应，则可能需要监测利多卡因的血浆浓度。由于利多卡因在肝中代谢，因此在合并肝功能障碍的患者容易发生毒性反应[25]。若应用于肝疾病或心力衰竭患者，剂量应减少 50%。

一项 II 期随机双盲安慰剂对照交叉研究显示，静脉输注利多卡因 2 mg/kg 负荷量，随后以 2 mg/kg 维持输注 1 h，可治疗阿片类药难治性癌性疼痛，显著减轻疼痛并减少止痛药需求量[31]。与安慰剂对照组比较，利多卡因输注对疼痛的缓解作用起效更快，持续时间更长，差异有显著的统计学意义。研究显示，利多卡因缓解疼痛的平均维持时间是 9.34 天，远远超过了仅 80 min 的输注时长，从而推断超过血浆半衰期及输注时间后仍存在止痛效应[31]。

另一项腹部手术后随机对照研究显示，与安慰剂组相比，利多卡因组在运动时疼痛明显减轻，肠道功能恢复的时间及住院时间均缩短，差异具有统计学意义[38]。在处理难治性神经病理性癌性疼痛患者时，利多卡因是一种很好的辅助药物，有助于减少阿片类药物量增加带来的副作用和术后止痛药消耗量[28, 37]。研究表明，与单纯应用阿片类药物相比，静脉输注利多卡因可改善患者的整体精神状态和食欲[25]。总之，利多卡因对于治疗癌症相关神经病理性疼痛是一种很好的辅助药物。

## 双膦酸盐

双膦酸盐或称骨修饰剂，是破骨细胞骨吸收作用的选择性抑制剂，已成功用于 Paget 病（畸形性骨炎）、原发性甲状旁腺功能亢进、骨髓瘤、肿瘤引起的高钙血症、引起骨转移的溶骨性病变和实体肿瘤[41]。转移性骨病和由此引起的疼痛在乳腺癌、前列腺癌和肺癌患者中很常见，对患者的生活质量产生了严重的影响[42-43]。这种类型的疼痛可由组织结构损伤、神经卡压或骨膜损伤引起，呈间歇性和渐进性[43]。

每一代双膦酸盐的效能和强度均强于上一代。唑来膦酸具有更广泛的适应证，是一种更新的高效含氮双膦酸盐。它已成功地用于缓解骨痛，其效力是氨羟二膦酸的 100 ～ 850 倍，成为临床医生更好的选择[43-44]。虽然第二代双膦酸盐氨羟二膦酸完全

通过肾排泄来代谢，但由于输注时间间隔数周，即使应用于肾合并症患者也不需要减少剂量[45]。在两个大鼠模型中，已证明唑来膦酸比氨羟二膦酸的肾毒性更低。使用氨羟二膦酸时仍应缓慢输注以尽量减少潜在的肾毒性[46-47]。在输注唑来膦酸或氨羟二膦酸前，应该监测肌酐以保留肾功能不全的证据（即肌酐 > 3.0 mg/dl 或 265 µmol/l）[48-49]。与唑来膦酸类似的第三代双膦酸盐伊班膦酸，快速静脉注射后，40% ～ 50% 会迅速与骨骼结合，其余的以原型通过尿液和粪便排出体外[50]。

唑来膦酸每 3 ～ 4 周用药一次，剂量为 4 mg 并且要求静脉推注时间大于 15 min，而氨羟二膦酸每 3 ～ 4 周则至少需应用 2 ～ 3 次，每次 90 mg 且输注时间应超过 2 ～ 4 h。因此，对于门诊患者而言，使用唑来膦酸更便捷[43, 47]。伊班膦酸 6 mg 可每月输注，并可在几分钟推注完毕，由于不具有其他双膦酸盐的相同肾毒性，无需监测肌酐浓度，因此更适用于门诊患者[51-53]。使用双膦酸盐不需要逐渐减量，可随时停药。

通常在接受双膦酸盐治疗期间，患者每天需补充钙 500 mg 和维生素 D 1000 ～ 2000 IU[43]。定期接受双膦酸盐注射的患者还应监测血清肌酐、血细胞比容 / 血红蛋白、钙、镁、磷酸盐和电解质[54]。尿骨吸收标记物（Ⅰ型胶原 N 端肽、尿吡啶啉、尿脱氧吡啶啉）在使用双膦酸盐后趋于减少，可作为预后指标[47, 54]。

应用双膦酸盐后的不良反应包括急性全身炎症反应、眼部炎症、肾衰竭、下颌骨坏死和低钙血症，发生率低于 2%[55]。下颌骨坏死作为罕见不良反应，其危险因素包括拔牙、局部感染或创伤以及全身化疗[56]。如前所述，氨羟二膦酸快速输注，肾毒性发生率更高。更常见的副作用包括骨骼疼痛、恶心、头痛、疲劳、上呼吸道感染、便秘和偶尔发热[47]。

双膦酸盐输注治疗前列腺癌的成骨性骨转移，在 3 天内可减轻骨痛，且高钙血症发生率下降 67%[41, 57]。与氨羟二膦酸相比，唑来膦酸已被证明能显著减轻运动和休息时的疼痛，减少 20% 的骨骼相关事件，并提高生活质量和存活率[58-61]。伊班膦酸和其他双膦酸盐通过减少肿瘤扩散和侵袭、预防骨转移，从而显示出抗肿瘤活性[53]。双膦酸盐具有增加骨量和骨密度、保持骨骼强度、维持骨质的特性[62]。多发性骨髓瘤患者每 4 周输注 90 mg 氨羟二膦酸（输注时间大于 4 h），持续 9 个周期，与安慰剂相比可显著减轻骨骼疼痛、延长首次骨折时间、减少骨折的发生[63-64]。有研究证明，连续 4 天高剂量输注伊班膦酸 4 mg，可有效治疗阿片类药抵抗的骨痛[65]。总体而言，双膦酸盐输注可改善患者的生活质量、疼痛评分和体能状态，骨折发生率降低约 25% ～ 50%，骨骼放射治疗需求减少 50%[57, 63, 66]。此外，双膦酸盐在乳腺癌、肺癌和其他实体肿瘤患者中已成功使用长达 24 个月[67-68]。此外，双膦酸盐具有减轻肿瘤骨病的经济负担的潜力，可通过适当的护理支持而成功地实现家庭输注治疗[57, 61, 69]。

## 锶

锶 -89 是一种放射性同位素，可替代半身放射治疗，且无恶心、黏膜炎、脱屑和肺炎等不良反应[70]，目前已被证明对骨转移性疼痛治疗有效[70]。

锶 -89 是一种电子放射性同位素，半衰期约 50 天[71]。锶 -89 通过成骨细胞结合到生长中的骨骼，起到类似钙复合物的治疗作用[70]。由于它有"寻骨"能力，锶 -89 将在局部（局部组织 6 ～ 7 mm，骨骼内 3 ～ 4 mm）发出 β 辐射，因此比钙更有效[72-74]。这种疗法对播散性和疼痛性骨转移患者较为理想[70]。虽然血浆清除率变化较大（1 ～ 11 L/d），但 90 天后的体内残留率约为 20%[73]。

锶 -89 通常输注剂量是单次注射 40 ～ 60 µCi/kg 或 1.5 ～ 2.2 MBq/kg（推注时间为 1 ～ 2 min）[70]。注射后前 36 h 内偶有疼痛加重，应鼓励患者继续服用镇痛药物[70]。这种疼痛"闪烁"（反跳痛）往往是积极预后的征象，提示患者可能对放射性同位素治疗有反应[75]。如果有效，建议继续输注锶 -89，但 90 天内不要重复注射。

放射性同位素可轻微减少血小板和白细胞，急性副作用（如颜面潮红）很少发生，通常可以通过缓慢注射来避免[70]。对于转移肿瘤伴有脊髓压迫的患者，建议谨慎使用，因为锶 -89 可能导致这些部位水肿。放射性同位素主要通过尿液排泄，因此在尿失禁患者中可能产生放射性污染。由于放射性核素辐射是局部作用的，即使与患者有近距离接触的家属也不会有辐射风险，因此可对家属进行宣教，治疗不会对他们产生放射治疗常见的副作用[70]。

锶 -89 可以缓解超过 70% 的前列腺骨转移患者的疼痛[76]。在乳腺癌转移患者中，锶 -89 和钐 -153 联合双膦酸盐类静脉输注与单独注射双磷酸盐类相比，前一组患者止痛药使用量减少了 30%，提示治疗更有效、疼痛缓解更明显[77]。通常在静脉输注后 1～3 周内疼痛开始缓解，6 周后效果达最高峰，平均持续时间为 12 个月[70]。在开始治疗前，应该考虑时间窗，因为垂死患者可能更适合传统的治疗方式[70]。

较新的放射性同位素如 186Re-HEDP（186 铼–依替膦酸盐注射液），能有效缓解继发转移性骨痛[78]。在一项研究中，输注 40～90 mCi 的 186Re-HEDP（输注时间超过 10 min）后，每周记录全血细胞计数、止痛剂摄入量和视觉模拟评分（visual analog scale，VAS）。结果发现 78% 以上的患者疼痛减轻，伴随出现的常见不良反应是血小板减少和白细胞减少[78]。钐 -153 是另一种放射性药物，与锶 -89 相比半衰期更短，仅 1.9 天，严重骨髓抑制的发生率较低[79]。

# 镭 -223

体外放射治疗已广泛应用于骨转移患者，但由于缺乏选择性，正常细胞常与癌细胞一起被照射，导致潜在的骨髓抑制，其应用可能受到限制。靶向放射性核素治疗将有助于定向针对性破坏[80]。

镭的同位素镭 -223 是一种用于治疗骨转移癌的放射性药物[80]。它已经获 FDA 批准用于有骨转移症状（多达 90%）且无已知内脏转移的去势抵抗性前列腺癌患者[81-82]。与其他恶性肿瘤不同，前列腺癌的死亡通常是由骨病及其并发症引起[83]。最近研究表明，镭 -223 对骨转移（多达 80%）、激素抵抗型乳腺癌患者同样是有效的[84]。

镭 -223 具有类似于钙的结构，使其能够靶向结合骨高转化区域（即骨转移或成骨细胞活性部位）[81]。镭 -223 发射短程（< 100 μm）的高能 α 粒子，能在目标区域中分解双链 DNA，产生局部细胞毒性效应[80-81]，可达到对周围健康组织和骨髓的损害（降低骨髓抑制）最小化的目的[85]。

静脉注射后，镭 -223 可迅速从血液中清除。15 min 内清除 80% 放射性物质；到 4 h 时，仅 2%～4% 在血液中残留；到 24 h 时，血液中残留 < 1%[86]。而注射后 4 h，60% 的放射性物质持续残留在骨内[86]。

镭 -223 的半衰期为 11.4 天，不在体内代谢，因此减少了与其他药物的相互作用[81]。镭 -223 主要通过粪便排泄，其中 96% 发生 α 衰变[80]。

一次性使用的 6 ml 镭 -223 静脉注射剂含有氯化镭 -223（1000 kBq/ml = 27 μCi/ml）和氯化钠。推荐的治疗方案采用共 6 次治疗，每次治疗剂量 50 kBq/kg（1.3 μCi/kg），每隔 4 周重复[81]。静脉推注时间不少于 1 min。在 I 期研究中，使用剂量达 46～250 kBq/kg，耐受性和治疗效果良好，且未发现剂量限制性毒性[87]。

每次注射前都应进行血液学评估，监测基础值。在第一次给药之前，建议中性粒细胞绝对计数 ≥ 1.5×10⁹/L，血小板计数 ≥ 100×10⁹/L，血红蛋白 ≥ 10 g/dl。在后续给药前，中性粒细胞绝对计数 ≥ 1×10⁹/L，血小板计数 ≥ 50×10⁹/L。虽然可逆性骨髓抑制在 2～4 周达到最低点，但如果血细胞计数在 6～8 周后不能恢复到用药前的基础值，则应停止治疗[88]。

指导患者要充分补水，并遵循良好的卫生习惯，包括注射后 1 周内使用厕所后应多次冲厕，及时单独清洗脏衣服，最后一次注射后 6 个月内应使用避孕套等措施避孕[88]。化疗期间不能给予镭 -223，内脏转移患者禁用。

镭 -223 具有低伽马辐照，有利于辐射防护及处理[80]。与安慰剂比较，镭 -223 不良反应较少，未见严重不良反应[82]。已经证实镭 -223 治疗对所有血液学参数值下降的影响是最小的，因此它可以安全地与其他放射增敏疗法联合使用[84]。在一项包括 600 名患者的大型试验中，最常见的副作用（约 10% 的患者出现）轻微，包括恶心、呕吐、腹泻和周围性水肿[87]。

在 II 期试验中，镭 -223 被证实可以减轻骨转移性疼痛，并改善与疾病相关的生物学标志物，如骨碱性磷酸酶和前列腺特异性抗原（prostate-specific antigen，PSA）[89]。一项随机、双盲、多个国家参与的 III 期临床试验对照研究，纳入了 921 名有超过 2 处骨转移但无已知内脏转移症状的去势抵抗性前列腺癌患者，分为两组（镭 -223 组和安慰剂组），每 4 周接受镭 -223 和安慰剂注射 6 次。结果发现镭 -223 组的死亡率降低了 30% 以上，镭 -223 组的总体生存期与安慰剂组比较（14.9 个月 *vs.* 11.3 个月），差异有统计学意义，从而有效地提前终止了本研究[82]。在同一研究中，与安慰剂相比，镭 -223 还显著延长了首次骨骼事件时间（15.6 个月 *vs.* 9.8 个月），延长了碱性磷酸酶开始升高的时间（7.4 个月 *vs.* 3.8 个月），延长了 PSA 开始升高的时间（3.6 个月 *vs.* 3.4 个月）[81]。更重要的是，在启动镭 -223 治疗后的 16 周和 24 周，患者的疼痛程度明显小于安慰剂组[82]。

近期进行了一项 IIa 期临床试验，该研究选择 23 例晚期乳腺癌骨转移患者，每隔 4 周注射镭 -223，共 4 个周期[90]。结果显示，在 16 周的治疗期间，尿氨基末端肽（urinary N-telopeptide of type 1，uNTX-1）和血清骨碱性磷酸酶持续下降，不良反应多为轻度（1 级或 2 级），且具有自限性。在治疗结束时填写了一份简易疼痛调查表（Brief Pain Inventory，BPI），并在 6 个月、9 个月和 12 个月继续随访，结果显示疼痛评分持续性下降[90]。

在一项使用剂量范围较大的研究中，注射镭 -223 在 1 ～ 8 周时缓解了 52% ～ 60% 的患者的疼痛，但没有明确的剂量–反应关系[87]。在类似的一项研究中，注射 50 ～ 100 kBq/kg 后，疼痛缓解的平均时间为 44 天[87]。在功能评估量表评分比较中，镭 -223 改善了患者的生活质量，尤其是缓解了疼痛，这反过来又改善了患者的社交、家庭、身体和情绪健康[91]。

镭 -223 是去势抵抗性前列腺癌骨转移的一种安全有效的治疗，初步显示对乳腺癌骨转移也表现出一定的疗效。镭 -223 有助于控制疼痛，更显著减少骨骼相关事件及提高患者存活率[87]。

# 地舒单抗

地舒单抗是一种新型的人类单克隆抗体 RANKL 抑制剂，有助于阻止参与骨破坏的破骨细胞的生长[92]。地舒单抗平均半衰期为 28 天，使用剂量为每 4 周 120 mg 皮下注射。它也在骨转移的治疗中得到了广泛的应用，最近一项系统回顾显示，与双膦酸盐相比，地舒单抗非常显著地延迟了首次骨骼相关事件的时间[92]。

# 结论

非阿片类药静脉输注治疗癌性疼痛，可提供有效镇痛并减少阿片类药物需要量。阿片类药物剂量的最小化可有效减轻其相关副作用，如便秘、镇静、恶心、瘙痒、呼吸抑制等，从而显著改善患者的生活质量。基于优先靶向恶性细胞的同时又减少对周围健康组织破坏的理念，已发展出更新型的放射性同位素输注疗法，在不久的将来，非阿片类药输注会有进一步发展的巨大潜力。

# 参考文献

1. Finkel JC, Pestieau SR, Quezado ZM. Ketamine as an adjuvant for treatment of cancer pain in children and adolescents. J Pain. 2007;8:515–21.
2. Angst MS, Clark JD. Opioid-induced hyperalgesia: a qualitative systematic review. Anesthesiology. 2006;104:570–87.
3. Drake R, Longworth J, Collins JJ. Opioid rotation in children with cancer. J Palliat Med. 2004;7:419–22.
4. Shinde S, Gordon P, Sharma P, Gross J, Davis MP. Use of non-opioid analgesics as adjuvants to opioid analgesia for cancer pain management in an inpatient palliative unit: does this improve pain control and reduce opioid requirements? Support Care Cancer. 2014;23(3):695–703.
5. Eidelman A, White T, Swarm RA. Interventional therapies for cancer pain management: important adjuvants to systemic analgesics. J Natl Compr Canc Netw. 2007;5:753–60.
6. Reich DL, Silvay G. Ketamine: an update on the first twenty-five years of clinical experience. Can J Anaesth. 1989;36:186–97.
7. Conway M, White N, Jean CS, Zempsky WT, Steven K. Use of continuous intravenous ketamine for end-stage cancer pain in children. J Pediatr Oncol Nurs. 2009;26:100–6.
8. Berger JM, Ryan A, Vadivelu N, Merriam P, Rever L, Harrison P. Ketamine-fentanyl-midazolam infusion for the control of symptoms in terminal life care. Am J Hosp Palliat Care. 2000;17:127–34.
9. Clark JL, Kalan GE. Effective treatment of severe cancer pain of the head using low-dose ketamine in an opioid-tolerant patient. J Pain Symptom Manag. 1995;10:310–4.
10. Chung WJ, Pharo GH. Successful use of ketamine infusion in the treatment of intractable cancer pain in an outpatient. J Pain Symptom Manag. 2007;33:2–5.
11. Romero TR, Galdino GS, Silva GC, et al. Ketamine activates the L-arginine/Nitric oxide/cyclic guanosine monophosphate pathway to induce peripheral antinociception in rats. Anesth Analg. 2011;113:1254–9.
12. Gupta A, Devi LA, Gomes I. Potentiation of μ-opioid receptor-mediated signaling by ketamine. J Neurochem. 2011;119:294–302.
13. Arendt-Nielsen L, Mansikka H, Staahl C, et al. A translational study of the effects of ketamine and pregabalin on temporal summation of experimental pain. Reg Anesth Pain Med. 2011;36:585–91.
14. Hagelberg NM, Peltoniemi MA, Saari TI, et al. Clarithromycin, a potent inhibitor of CYP3A, greatly increases exposure to oral S-ketamine. Eur J Pain. 2010;14:625–9.
15. Bell RF. Ketamine for chronic non-cancer pain. Pain. 2009;141:210–4.
16. Bredlau AL, Thakur R, Korones DN, Dworkin RH. Ketamine for

pain in adults and children with cancer: a systematic review and synthesis of the literature. Pain Med. 2013;14:1505–17.

17. Hardy J, Quinn S, Fazekas B, et al. Randomized, double-blind, placebo-controlled study to assess the efficacy and toxicity of subcutaneous ketamine in the management of cancer pain. J Clin Oncol. 2012;30:3611–7.

18. Bell RF, Eccleston C, Kalso E. Ketamine as adjuvant to opioids for cancer pain. A qualitative systematic review. J Pain Symptom Manag. 2003;26:867–75.

19. Gilliland HE, Prasad BK, Mirakhur RK, Fee JP. An investigation of the potential morphine sparing effect of midazolam. Anaesthesia. 1996;51:808–11.

20. Okamoto Y, Tsuneto S, Tanimukai H, et al. Can gradual dose titration of ketamine for management of neuropathic pain prevent psychotomimetic effects in patients with advanced cancer? Am J Hosp Palliat Care. 2013;30:450–4.

21. Noppers I, Niesters M, Aarts L, Smith T, Sarton E, Dahan A. Ketamine for the treatment of chronic non-cancer pain. Expert Opin Pharmacother. 2010;11:2417–29.

22. Cortiñas-Saenz M, Alonso-Menoyo MB, Errando-Oyonarte CL, Alférez-García I, Carricondo-Martínez MA. Effect of subanaesthetic doses of ketamine in the postoperative period in a patient with uncontrolled depression. Rev Esp Anestesiol Reanim. 2013;60:110–3.

23. Larkin GL, Beautrais AL. A preliminary naturalistic study of low-dose ketamine for depression and suicide ideation in the emergency department. Int J Neuropsychopharmacol. 2011;14:1127–31.

24. Jackson K, Ashby M, Martin P, Pisasale M, Brumley D, Hayes B. "Burst" ketamine for refractory cancer pain: an open-label audit of 39 patients. J Pain Symptom Manag. 2001;22:834–42.

25. Massey GV, Pedigo S, Dunn NL, Grossman NJ, Russell EC. Continuous lidocaine infusion for the relief of refractory malignant pain in a terminally ill pediatric cancer patient. J Pediatr Hematol Oncol. 2002;24:566–8.

26. Nagaro T, Shimizu C, Inoue H, et al. The efficacy of intravenous lidocaine on various types of neuropathic pain. Masui. 1995;44:862–7.

27. Ferrante FM, Paggioli J, Cherukuri S, Arthur GR. The analgesic response to intravenous lidocaine in the treatment of neuropathic pain. Anesth Analg. 1996;82:91–7.

28. Kajiume T, Sera Y, Nakanuno R, et al. Continuous intravenous infusion of ketamine and lidocaine as adjuvant analgesics in a 5-year-old patient with neuropathic cancer pain. J Palliat Med. 2012;15:719–22.

29. Baron R. Mechanisms of disease: neuropathic pain—a clinical perspective. Nat Clin Pract Neurol. 2006;2:95–106.

30. Hollmann MW, Durieux ME. Local anesthetics and the inflammatory response: a new therapeutic indication? Anesthesiology. 2000;93:858–75.

31. Sharma S, Rajagopal MR, Palat G, Singh C, Haji AG, Jain D. A phase II pilot study to evaluate use of intravenous lidocaine for opioid-refractory pain in cancer patients. J Pain Symptom Manag. 2009;37:85–93.

32. Groudine SB, Fisher HA, Kaufman RP, et al. Intravenous lidocaine speeds the return of bowel function, decreases postoperative pain, and shortens hospital stay in patients undergoing radical retropubic prostatectomy. Anesth Analg. 1998;86:235–9.

33. Rimbäck G, Cassuto J, Tollesson PO. Treatment of postoperative paralytic ileus by intravenous lidocaine infusion. Anesth Analg. 1990;70:414–9.

34. Dirks J, Fabricius P, Petersen KL, Rowbotham MC, Dahl JB. The effect of systemic lidocaine on pain and secondary hyperalgesia associated with the heat/capsaicin sensitization model in healthy volunteers. Anesth Analg. 2000;91:967–72.

35. Kuo CP, Jao SW, Chen KM, et al. Comparison of the effects of thoracic epidural analgesia and i.v. infusion with lidocaine on cytokine response, postoperative pain and bowel function in patients undergoing colonic surgery. Br J Anaesth. 2006;97:640–6.

36. McCleane G. Intravenous lidocaine: an outdated or underutilized treatment for pain? J Palliat Med. 2007;10:798–805.

37. Koppert W, Weigand M, Neumann F, et al. Perioperative intravenous lidocaine has preventive effects on postoperative pain and morphine consumption after major abdominal surgery. Anesth Analg. 2004;98:1050–5. table of contents.

38. Tikuisis R, Miliauskas P, Samalavicius NE, Zurauskas A, Samalavicius R, Zabulis V. Intravenous lidocaine for post-operative pain relief after hand-assisted laparoscopic colon surgery: a randomized, placebo-controlled clinical trial. Tech Coloproctol. 2014;18:373–80.

39. Kang JG, Kim MH, Kim EH, Lee SH. Intraoperative intravenous lidocaine reduces hospital length of stay following open gastrectomy for stomach cancer in men. J Clin Anesth. 2012;24:465–70.

40. Ferrini R, Paice JA. How to initiate and monitor infusional lidocaine for severe and/or neuropathic pain. J Support Oncol. 2004;2:90–4.

41. Adami S. Bisphosphonates in prostate carcinoma. Cancer. 1997;80:1674–9.

42. Rubens RD. Bone metastases—the clinical problem. Eur J Cancer. 1998;34:210–3.

43. Addeo R, Nocera V, Faiola V, et al. Management of pain in elderly patients receiving infusion of zoledronic acid for bone metastasis: a single-institution report. Support Care Cancer. 2008;16:209–14.

44. Green JR, Müller K, Jaeggi KA. Preclinical pharmacology of CGP 42′446, a new, potent, heterocyclic bisphosphonate compound. J Bone Miner Res. 1994;9:745–51.

45. Berenson JR, Rosen L, Vescio R, et al. Pharmacokinetics of pamidronate disodium in patients with cancer with normal or impaired renal function. J Clin Pharmacol. 1997;37:285–90.

46. Green JR, Seltenmeyer Y, Jaeggi KA, Widler L. Renal tolerability profile of novel, potent bisphosphonates in two short-term rat models. Pharmacol Toxicol. 1997;80:225–30.

47. Berenson JR, Vescio RA, Rosen LS, et al. A phase I dose-ranging trial of monthly infusions of zoledronic acid for the treatment of osteolytic bone metastases. Clin Cancer Res. 2001;7:478–85.

48. Body JJ. Breast cancer: bisphosphonate therapy for metastatic bone disease. Clin Cancer Res. 2006;12:6258s–63s.

49. Van Poznak CH, Temin S, Yee GC, et al. American Society of Clinical Oncology executive summary of the clinical practice guideline update on the role of bone-modifying agents in metastatic breast cancer. J Clin Oncol. 2011;29:1221–7.

50. Pecherstorfer M. Managing neoplastic bone disease with ibandronic acid: a preclinical and clinical data update. Expert Opin Pharmacother. 2008;9:3111–9.

51. Body JJ, Mancini I. Bisphosphonates for cancer patients: why, how, and when? Support Care Cancer. 2002;10:399–407.

52. Cameron D. Patient management issues in metastatic bone disease. Semin Oncol. 2004;31:79–82.

53. Guay DR. Ibandronate, an experimental intravenous bisphosphonate for osteoporosis, bone metastases, and hypercalcemia of malignancy. Pharmacotherapy. 2006;26:655–73.

54. Hillner BE, Ingle JN, Chlebowski RT, et al. American Society of Clinical Oncology 2003 update on the role of bisphosphonates and bone health issues in women with breast cancer. J Clin Oncol. 2003;21:4042–57.

55. Tanvetyanon T, Stiff PJ. Management of the adverse effects associated with intravenous bisphosphonates. Ann Oncol. 2006;17:897–907.

56. Migliorati CA, Schubert MM, Peterson DE, Seneda LM. Bisphosphonate-associated osteonecrosis of mandibular and maxillary bone: an emerging oral complication of supportive cancer therapy. Cancer. 2005;104:83–93.

57. Body JJ. Effectiveness and cost of bisphosphonate therapy in tumor bone disease. Cancer. 2003;97:859–65.

58. Cartenì G, Bordonaro R, Giotta F, et al. Efficacy and safety of zoledronic acid in patients with breast cancer metastatic to bone: a multicenter clinical trial. Oncologist. 2006;11:841–8.

59. Drudge-Coates L. Improving management of patients with advanced cancer. Patient Prefer Adher. 2010;4:415–24.

60. Ripamonti C, Fagnoni E, Campa T, et al. Decreases in pain at rest and movement-related pain during zoledronic acid treatment in patients with bone metastases due to breast or prostate cancer: a pilot study. Support Care Cancer. 2007;15:1177–84.

61. Wardley A, Davidson N, Barrett-Lee P, et al. Zoledronic acid significantly improves pain scores and quality of life in breast cancer patients with bone metastases: a randomised, crossover study of community vs hospital bisphosphonate administration. Br J Cancer. 2005;92:1869–76.

62. Bauss F, Russell RG. Ibandronate in osteoporosis: preclinical data and rationale for intermittent dosing. Osteoporos Int. 2004;15:423–33.

63. Berenson JR, Lichtenstein A, Porter L, et al. Efficacy of pamidronate in reducing skeletal events in patients with advanced multiple myeloma. Myeloma Aredia Study Group. N Engl J Med. 1996;334:488–93.

64. Coleman RE. Efficacy of zoledronic acid and pamidronate in breast cancer patients: a comparative analysis of randomized phase III trials. Am J Clin Oncol. 2002;25:S25–31.

65. Mancini I, Dumon JC, Body JJ. Efficacy and safety of ibandronate in the treatment of opioid-resistant bone pain associated with metastatic bone disease: a pilot study. J Clin Oncol. 2004;22:3587–92.

66. Body JJ, Bartl R, Burckhardt P, et al. Current use of bisphosphonates in oncology. International Bone and Cancer Study Group. J Clin Oncol. 1998;16:3890–9.

67. Lipton A, Theriault RL, Hortobagyi GN, et al. Pamidronate prevents skeletal complications and is effective palliative treatment in women with breast carcinoma and osteolytic bone metastases: long term follow-up of two randomized, placebo-controlled trials. Cancer. 2000;88:1082–90.

68. Rosen LS, Gordon D, Tchekmedyian NS, et al. Long-term efficacy and safety of zoledronic acid in the treatment of skeletal metastases in patients with nonsmall cell lung carcinoma and other solid tumors: a randomized, Phase III, double-blind, placebo-controlled trial. Cancer. 2004;100:2613–21.

69. Italiano A, Ciais C, Chamorey E, et al. Home infusions of biphosphonate in cancer patients: a prospective study. J Chemother. 2006;18:217–20.

70. Baumrucker S. Palliation of painful bone metastases: Strontium-89. Am J Hosp Palliat Care. 1998;15:113–5.

71. Mertens WC, Stitt L, Porter AT. Strontium 89 therapy and relief of pain in patients with prostatic carcinoma metastatic to bone: a dose response relationship? Am J Clin Oncol. 1993;16:238–42.

72. Mertens WC, Porter AT, Reid RH, Powe JE. Strontium-89 and low-dose infusion cisplatin for patients with hormone refractory prostate carcinoma metastatic to bone: a preliminary report. J Nucl Med. 1992;33:1437–43.

73. Zenda S, Nakagami Y, Toshima M, et al. Strontium-89 (Sr-89) chloride in the treatment of various cancer patients with multiple bone metastases. Int J Clin Oncol. 2013;19(4):739–43.

74. Taylor AJ. Strontium-89 for the palliation of bone pain due to metastatic disease. J Nucl Med. 1994;35:2054.

75. Hansen DV, Holmes ER, Catton G, Thorne DA, Chadwick DH, Schmutz DA. Strontium-89 therapy for painful osseous metastatic prostate and breast cancer. Am Fam Physician. 1993;47:1795–800.

76. Second-line treatment of metastatic prostate cancer. Prednisone and radiotherapy for symptom relief. Prescrire Int. 2013;22:74–8.

77. Baczyk M, Baczyk E, Sowiński J. Preliminary results of combined application of radioisotopes and biphosphonates in the management of pain associated with osteoblastic-osteolytic bone metastases of breast cancer. Ortop Traumatol Rehabil. 2003;5:234–7.

78. Pirayesh E, Amoui M, Mirzaee HR, et al. Phase 2 study of a high dose of 186Re-HEDP for bone pain palliation in patients with widespread skeletal metastases. J Nucl Med Technol. 2013;41:192–6.

79. Serafini AN. Samarium Sm-153 lexidronam for the palliation of bone pain associated with metastases. Cancer. 2000;88:2934–9.

80. Henriksen G, Fisher DR, Roeske JC, Bruland Ø, Larsen RH. Targeting of osseous sites with alpha-emitting 223Ra: comparison with the beta-emitter 89Sr in mice. J Nucl Med. 2003;44:252–9.

81. Radium – 223 (Xofigo) for prostate cancer. Med Lett Drugs Ther. 2013;55:79–80.

82. Parker C, Nilsson S, Heinrich D, et al. Alpha emitter radium-223 and survival in metastatic prostate cancer. N Engl J Med. 2013;369:213–23.

83. Lange PH, Vessella RL. Mechanisms, hypotheses and questions regarding prostate cancer micrometastases to bone. Cancer Metastasis Rev. 1998;17:331–6.

84. Takalkar A, Adams S, Subbiah V. Radium-223 dichloride bone-targeted alpha particle therapy for hormone-refractory breast cancer metastatic to bone. Exp Hematol Oncol. 2014;3:23.

85. Kerr C. (223)Ra targets skeletal metastases and spares normal tissue. Lancet Oncol. 2002;3:453.

86. Shirley M, McCormack PL. Radium-223 dichloride: a review of its use in patients with castration-resistant prostate cancer with symptomatic bone metastases. Drugs. 2014;74:579–86.

87. Pandit-Taskar N, Larson SM, Carrasquillo JA. Bone-seeking radiopharmaceuticals for treatment of osseous metastases, Part 1: α therapy with 223Ra-dichloride. J Nucl Med. 2014;55:268–74.

88. Den RB, Doyle LA, Knudsen KE. Practical guide to the use of radium 223 dichloride. Can J Urol. 2014;21:70–6.

89. Parker CC, Pascoe S, Chodacki A, et al. A randomized, double-blind, dose-finding, multicenter, phase 2 study of radium chloride (Ra 223) in patients with bone metastases and castration-resistant prostate cancer. Eur Urol. 2013;63:189–97.

90. Coleman R, Aksnes AK, Naume B, et al. A phase IIa, nonrandomized study of radium-223 dichloride in advanced breast cancer patients with bone-dominant disease. Breast Cancer Res Treat. 2014;145:411–8.

91. Zustovich F, Fabiani F. Therapeutic opportunities for castration-resistant prostate cancer patients with bone metastases. Crit Rev Oncol Hematol. 2014;91:197–209.

92. Menshawy A, et al. Denosumab versus bisphosphonates in patients with advanced cancers-related bone metastasis: systematic review and meta-analysis of randomized controlled trials. Support Care Cancer. 2018;26(4):1029–38. Epub Feb 1 2018.

# 第八部分
# 介入性康复治疗

# 40 癌症康复

Ameet Nagpal, Jacob Fehl, Brittany Bickelhaupt, Maxim S. Eckmann, Brian Boies, Jon Benfield
姚志文 译 赵振龙 校

## 治疗导致的损伤

现代医学领域的不断革新催生出各种治疗癌症的新方法，这些方法能够提高患者生存能力和治愈率。多种方式联合治疗的广泛应用是癌症治疗的主要趋势。这种方案支持在疾病的临床治疗过程中制订实施包括化疗、放疗和手术在内的治疗计划。尽管采用多模式治疗可以改善治疗的时间窗，但患者可能受到多种潜在副作用的影响。

## 外科手术的并发症

尽管在外科手术中尽量采取谨慎保守的切除策略，但仍会有健康组织随着肿瘤组织被切除，从而造成一定损害。为了彻底清除肿瘤并控制局部疾病，激进的手术策略通常也是必要的。对患者康复影响最大的组织（器官）是骨骼、神经、肌肉、肺、心脏和淋巴系统。继发性手术损害是由于患者对导致体位、步态、平衡、肌肉失衡和其他适应不良性行为的损伤过度代偿所致。通过及时诊断和治疗，这些继发性损伤是可以预防的[1]。

### 供区移植手术

在治疗过程中，术后计划包括功能重建和美容重建手术。供区包括肌肉、皮肤、骨骼、神经、肌腱、韧带和脂肪。虽然总体来说手术有利于改善患者移植部位的功能或美观，但常不可避免地出现供区功能障碍。例如，随着基因检测的成本降低和越来越多的针对性检查方法的出现，更多的患者由于确诊乳腺癌需行乳房切除术。该手术最常用腹直肌作为重建皮瓣。尽管外观上满意度很高，但供区有4%的风险发生腹壁隆起、腹疝和裂开。这些并发症会进一步导致患者出现躯干稳定性缺失、本体感觉丧失、腰椎前凸过大和背痛[2]。

### 副神经脊髓支麻痹

肿瘤治疗的理念已经从标准的激进性治疗转变为关注个体化的功能性结果。过去头颈部癌症的治疗主要策略是大范围手术切除，包括切除胸锁乳突肌和副神经脊髓支。现在流行的做法则提倡保留特定结构，可以显著减少肩痛和功能损害发生率[1]。如果手术中损伤副神经脊髓支，会不可避免地导致斜方肌肌力减弱，其功能障碍的程度取决于患者的个体解剖结构，因为斜方肌也可以接受颈丛神经的支配[3]。

由于神经可塑性，在手术后的第1年内副神经脊髓支可能再生，从而再支配斜方肌。神经的可塑性潜能在损伤后即刻是最佳的，并随着康复而增强。康复应关注肩周炎（"冻结肩"）的预防，可以通过主动活动范围、加强肩胛提肌和肩胛牵缩肌代偿、对剩余斜方肌进行电刺激和教授患者代偿方法来实现[4-5]。

### 发音困难

对于头颈癌患者，我们应该对其发音困难的进展进行必要的监测。此类患者发音困难的常见原因是放疗，但也可能是由肿瘤侵犯喉返神经所导致。放疗引起的并发症有张口受限、咽部水肿和纤维化，可导致经口排出受限、分泌物减少及发音受损。

发音困难可能是基于治疗方案自发的；如果患

者的医疗团队选择器官保护方案，发音困难也可能是永久性和进行性的。无法沟通会使患者失去独立性，极大地影响生活质量。如出现进行性发音困难，应咨询语言病理学专家，在考虑预后和潜在的病理学因素后，讨论选择替代性沟通方式。可选的无声沟通手段包括书写、口型识别、食管辅助发音、气管食管辅助发音、手语和电子喉[6]。

## 截肢

截肢曾经是四肢和软组织肉瘤的主要治疗方法，30年前选用该方法治疗的患者高达50%[7-8]。目前的放疗和化疗方案以及保守的手术技术已经将截肢率降低到15%以下[9-11]。保肢截骨术可以利用下肢远端和踝关节改善残肢功能[12]。然而，当肿瘤侵犯近端肌肉组织、神经或骨骼时，截肢是不可避免的[13-14]。无论手术是姑息性的还是试图根治性的，都可能带来相关的并发症。

最常见的截肢术后并发症包括蜂窝织炎、脓肿、疼痛、幻肢痛和皮瓣坏死[10]。顽固性疼痛和幻肢痛会严重限制患者的生活，从而影响生活质量。幻肢痛被定义为身体截肢部分的感觉知觉保留，这些感觉包括烧灼感、刺痛感、压迫感和疼痛感[15-16]。截肢患者中有77%发生幻肢痛[10]，病理生理学机制尚不完全清楚，但有人猜测神经瘤作为疼痛的异位发生器和继发性中枢重塑、致敏的驱动因素，导致交感神经活动增强，即所谓的外周传入理论[15]。

幻肢痛已经在普通人群中得到广泛的研究，但是对于因恶性肿瘤截肢的患者的药物干预却知之甚少。吗啡、加巴喷丁和氯胺酮能够有效、暂时地缓解疼痛。在研究中，睡眠、情绪、生活质量、功能和疼痛方面的显著益处并没有得到一致的证明[15-17]。对于具有良好心理状况的恶性肿瘤导致截肢的重度和顽固性幻肢痛患者，在权衡其他潜在并发症后，可采用积极的干预措施，如镜像治疗、神经溶解性注射、脊髓刺激或持续鞘内给药。

# 化疗并发症

化疗有着广泛的应用，包括晚期疾病的诱导、辅助治疗或基础治疗[1, 18]。化疗药物的广泛使用导致了其致衰弱毒性的高发生率。所有的抗肿瘤药物都有不同的作用机制，并协同或顺序联合进行多药治疗，以实现全面的抗肿瘤策略。最常见的副作用是神经病变、认知功能障碍、肺毒性、全血细胞减少、腹泻、恶心、呕吐和心肌病[18]。

## 神经病变

化疗引起的神经病变是患者中普遍存在的功能障碍，长春花生物碱、铂和紫杉烷类是具有最高神经病变潜能的药物[19]。外周神经病变是剂量依赖性的，是指导治疗的限制因素[18, 20]。如患者同时患有糖尿病等可引起潜在外周神经病变的疾病，会增加化疗毒性致神经病变的风险[21]。任何现存的神经缺血、压迫或电解质紊乱均会增加毒性。神经病变可以是急性发作或慢性发作，也可以是一个短暂或者进行性的病程[18]。

铂类化合物，如顺铂和卡铂，通常用于肺癌、乳腺癌、卵巢癌和结肠癌。它们的主要毒性是感觉神经病变，通常在治疗完成后出现。铂直接与大的感觉纤维线粒体结合会间接引起本体感觉损伤[18-19]。

长春花生物碱抑制微管和有丝分裂纺锤体的装配及轴突的运输[18, 22]，因此，轴突较长的神经更容易受到损伤。这些药物用于白血病、淋巴瘤和肉瘤的治疗[18]，它们的毒性在治疗开始后仅3个月就会累积。长春花生物碱毒性会导致远端感觉异常，最终导致下肢肌肉牵张反射丧失[20]。单神经病变、持续性肌肉痉挛、腕伸肌无力、跖背屈无力和脑神经损伤并不少见[18, 23-24]。自主神经损伤可能导致麻痹性肠梗阻、肠和膀胱功能障碍、性功能障碍和直立性低血压[19, 25]。目前尚无药物能够成功治疗或预防长春花生物碱诱发的神经病变。

紫杉醇和多西他赛主要用于乳腺癌、卵巢癌或肺癌[18]。紫杉烷类使微管亚单位连接超稳定化，因此抑制细胞重组细胞骨架的能力[18]，紫杉烷类能引起感觉异常、肌肉牵张反射丧失、振动感减弱和步态紊乱[26]。紫杉烷类引起的神经病变尚无治疗方法，但延长疗程间隔和降低剂量可能能够有效预防。

## 认知功能障碍

化疗对中枢神经系统有毒性作用，包括记忆丧失、注意力受损、处理速度迟缓、注意力无法集中和执行功能受损[27-28]。这些症状可在治疗完成后继续进展，患者可能无法恢复到之前的社会和职业功能水平[29]。所有种类的化疗药物都有潜在的中枢神经系统毒性，由于人们已能够发现早期恶性肿瘤并开始化疗，化疗引起的认知障碍的发病率正在上升[30]。

神经认知障碍的病理生理学还不完全清楚，但目前认为可能与海马体有关[28]。海马体主要负责新的记忆形成、学习和空间处理，成人海马神经发生是产生新神经元的过程，负责维持大脑的可塑性和记忆[31-32]。化疗药物扰乱海马的神经发生，从而导致认知功能受损[33]。

明确与海马神经发生紊乱有关的药物包括 DNA 交联剂（顺铂、环磷酰胺）、抗代谢药（甲氨蝶呤、氟尿嘧啶）、激素拮抗剂（他莫昔芬）、蒽环类药物（多柔比星）和紫杉烷类（紫杉醇、多西他赛）[34-37]。通过 MRI 研究，人们发现与对照组相比，这些药物能减少海马体积和功能恢复，与患者的认知障碍相对应[28, 38]。

医生应该做好监测患者神经认知障碍的准备。预先进行神经心理测试和言语病理治疗可以最大限度地减少持续的神经认知影响及对其职业和社会参与的影响。

## 心肌病

化疗方案可导致长期心血管并发症，如心室收缩功能障碍、心包炎、高血压、心律失常和血栓栓塞[39]。人们几十年前就已经明确蒽环类药物（如多柔比星）可以诱发心肌病。毒性呈剂量依赖性，低剂量组的发病率为 2%，高剂量组为 48%[40]。氧化自由基介导的损伤是心脏毒性的原因。心功能不全可表现为急性心包炎或导致不可逆的慢性进行性心肌病[41]。虽然人们认为多柔比星引起的心脏毒性没有安全剂量，但可以减少剂量或单次冲击剂量给药。

由于乳腺癌发病率较高，曲妥珠单抗的应用越来越广泛，它是抗人表皮生长因子 2（HER-2/neu）的单克隆抗体。单独使用时心肌病的发病率为 3%，与蒽环类药物联合使用时为 27%[42]。患者表现为纽约心脏病协会（New York Heart Association，NYHA）分级 Ⅲ 级或 Ⅳ 级心力衰竭。抗体干扰心肌细胞修复

和抗凋亡途径[43]。幸运的是，一旦停止用药，曲妥珠单抗引起的心脏毒性是可逆的。

烷化剂，如环磷酰胺，交叉连接 DNA 链并添加烷基以阻断细胞在快速分裂期复制。环磷酰胺可致左心室收缩功能障碍，从而引起剂量依赖性心肌病。损伤机制尚不清楚，但可能涉及出血性心肌坏死、间质水肿和纤维蛋白沉积。与其他药物相比，该药发生心室功能障碍更为剧烈，并且在开始治疗的几天到几周内出现[44]。

尽管治疗化疗所致心肌病的资料有限，但目前认为左心室收缩功能不全的此类患者应该按照普通人群使用的心力衰竭指南进行治疗[45]。医生需要识别出这些患者有症状和无症状的心力衰竭，并尽早开始治疗[46]。可以把患者转诊给专注于维持心脏和体力状态的心肺康复专家进行治疗。

## 肺毒性

化疗引起的肺毒性可分为速发和迟发并发症。速发并发症相对简单，包括炎性间质性肺炎、肺水肿、支气管痉挛和胸腔积液。本节大部分内容将讨论更普遍和棘手的迟发性并发症。

博来霉素广泛用于生殖细胞瘤、淋巴瘤和鳞状细胞瘤，众所周知它导致肺纤维化的风险高，表现包括干咳、劳累或休息时呼吸困难、呼吸急促、发绀和双肺基底区啰音[47]。博来霉素诱导的肺损伤是由氧化损伤、功能失调修复和蛋白水解酶活性失调引起的[48]。它特异性地损伤 Ⅰ 型肺细胞，然后刺激成纤维细胞产生胶原沉积。在接受博来霉素治疗 1~6 个月的患者中，肺纤维化的发生率为 10%[47, 49]。毒性是剂量依赖性的，并由于肾病患者肾排泄功能较差而毒性加重。

环磷酰胺可引起速发性肺炎和迟发性纤维化。治疗结束后，迟发性纤维化可持续数年，表现为慢性进展[50]。环磷酰胺引起转化生长因子 β 的上调，随后胶原合成增加。纤维化很快变得不可逆转[47]。

紫杉烷类和长春花生物碱通常不会引起永久性肺毒性。紫杉烷类可引起急性发作的肺 Ⅰ 型超敏反应，使用抗组胺药或地塞米松预防性治疗可减轻反应[51]。单克隆抗体（贝伐珠单抗、利妥昔单抗、西妥昔单抗）与支气管痉挛、缺氧和肺浸润有关[47]。

# 放疗并发症

放疗是肿瘤治疗的主要手段，目的是治愈、缓解和提高生活质量[52-53]。在美国1400万癌症生存者中，大约有一半在疾病过程中接受过放疗[54-55]。放疗毒性是癌症患者长期致残的重要原因，其后果在治疗后可能会持续数年，而且往往是永久性的。

放疗利用光子、质子、中子或电子穿透组织，造成组织损伤。任何在放疗场中快速分裂的细胞都易发生细胞死亡，包括真皮、黏膜和内脏细胞[56-57]。放疗可在治疗过程中导致急性损伤，或是缓慢进展的延迟性损伤，这种延迟性损伤可在放疗后数年持续进展。

延迟性放疗损伤表现为包括神经元、肌肉、肌腱和韧带的组织纤维化和硬化，如果没有足够范围的活动，这些结构肯定会发生挛缩。伸展应该是终身治疗的核心部分，以防止持续的挛缩形成。放射性纤维化的药物治疗尚未取得广泛成功，己酮可可碱和生育酚联合使用可以减轻放射纤维化，但不能逆转其损害[58]。

## 认知功能障碍

### 脑病

放射性脑病是一种延迟效应，继发于脑实质的坏死[59]。症状一般在放疗后2年才出现，通常会被误认为是原发性恶性肿瘤复发。患者应接受正电子发射断层扫描（positron emission tomography，PET）以鉴别放射性坏死与原发性恶性肿瘤复发。区别因素是，与坏死不同，恶性肿瘤中存在高代谢活性，在PET扫描中很容易识别[1]。坏死性脑病的预后很差，很难恢复到先前的功能水平。目前唯一可用于坏死性脑病的治疗方法是手术切除和术后干预，以最大限度地提高疗效[1]。

### 脑萎缩

当患者接受全脑放疗时，容易出现辐射引起的脑萎缩。患者执行功能、注意力、精神活动、判断力和洞察力都会受到影响。鉴别诊断的最初表现包括血管性痴呆和路易体痴呆[60]。脑萎缩的永久性影响将极大地改变患者的职业参与度，后续的职业康复对患者有一定益处。与放射性脑病一样，脑萎缩恢复至先前功能的可能性很小。

# 放射纤维化综合征

放射纤维化综合征（radiation fibrosis syndrome，RFS）是一个广泛的、集合的术语，用于描述由于辐射而发生的进行性纤维化组织硬化的临床表现[57]。RFS的易患组织包括心脏、肺、皮肤、肌肉、神经、韧带、肌腱和骨骼[61-63]。RFS通常在放疗后数月至数年才出现，并遵循不可逆、缓慢进展的轨迹[64-65]。RFS有几个危险因素，包括年龄、健康状况、退行性脊柱疾病、癌症分期、化疗方案以及放疗场的位置和大小[66]。

RFS的发病机制还不完全清楚，但理论上是通过自由基介导的DNA损伤诱导细胞凋亡[55]。放射通过细胞因子、趋化因子和生长因子刺激细胞功能的改变并激活凝血系统、炎症、上皮再生和组织重塑[55, 57]。这会对平滑肌细胞和成纤维细胞产生促凝、促炎、促有丝分裂和促纤维化作用。炎症介质会继续激发一个正反馈回路来维持慢性放射损伤和硬化[57, 67]。

## 神经肌肉并发症

大脑、脊髓、神经根、神经丛、外周神经系统和肌肉的进行性纤维化组成神经肌肉并发症[62]。外周神经系统功能障碍是由周围组织的压缩性纤维化和纤维化引起的神经血管内缺血所致[1, 68]。最突出的症状是疼痛、感觉丧失、虚弱、麻木和伴有低血压的自主神经功能障碍、肠和膀胱改变以及性功能障碍。

### 神经病理性疼痛

神经病理性疼痛在RFS中很常见，由多种相互作用的途径引起。有理论认为暴露在射线下的神经结构会产生异位活动并致下行调节通路损伤。由于在病因学上这些异位疼痛信号与大体解剖定位不符，故所感受到的疼痛与刺激的比例不相称[69-70]。异位信号可能是由于放射引起的压迫或缺血导致脱髓鞘和轴突损失。已存在的糖尿病或脊髓退行性变使这些结构更容易受到RFS神经病理性疼痛的影响。如果神经病理性疼痛表现为感觉丧失而不伴随疼痛，患者将更容易受到其他伤害，影响步态，损害日常生活活动。

### 脊索性疼痛

脊索性疼痛源于脊髓放疗这种比较常见的治疗

方法，病理生理学机制表现为异位活动沿脊髓丘脑束上传，从而导致模糊的剧烈疼痛，它不遵循皮区神经支配原则或固定神经传导模式，使该综合征的诊断变得复杂化。例如，颈脊索的损伤可以引起患者病灶到尾端身体任何部位的疼痛，疼痛可以沿着神经根病变、神经丛病变、多神经病变或单神经病变分布，使定位病变区域变得困难[57, 71]。

### 神经病变

放射对神经的影响会导致一系列症状和疾病。放射引起的肌病源于对神经根的放射损伤，并表现为肌型肌无力。脊髓病可能在放疗12～50个月后出现并进展为下肢轻瘫或四肢瘫痪[1]。放射引起的神经丛病变可以导致毁灭性的疼痛和残疾。在可能的神经丛损伤中，臂丛神经因位于头端而最容易受到放射损伤[72]。放射引起的神经丛病变与剂量有关，可通过轻微疼痛、上躯干受累和肌电图检查显示肌纤维颤搐与恶性神经丛病变相鉴别[1]。放射引起的单神经病变可累及坐骨神经或腋神经等粗大神经结构，也可表现为因较小神经结构受损而引起的复合性损伤。如果采用大辐射场治疗，患者可能会出现多个神经和肌肉结构的功能障碍，可以表现出脊髓病、神经根病变、神经丛病变、单神经病变和肌病相关的病理生理学改变，其综合征被称为脊髓-神经根-神经丛-神经-肌病[72-74]。

### 痉挛

肌肉放射损伤使肌肉容易因无力、疲劳和运动神经异位活动而发生痉挛[74]，痉挛有时可能不明显，也可表现为不确定的僵硬状态。如果痉挛得不到缓解，那么患者就有发展为永久性挛缩的危险[75]。运动神经异位活动使运动终板区活动增加，乙酰胆碱产生过多，肌节持续缩短，持续收缩需要能量和氧气，引起局部呈酸性和血管收缩，导致组织缺氧。组织缺氧通过伤害性神经纤维的致敏和周期性收缩、缺氧、酸化和疼痛吸引炎症介质和细胞因子。这种RFS循环可能被误诊为纤维肌痛或风湿性疾病[76]。

### 肌腱、韧带和骨骼

肌腱和韧带RFS是由于逐渐纤维化，失去弹性、缩短和挛缩，导致运动范围缩小和功能受限。最常受影响的区域是肩部、肘部、手腕、臀部、膝盖、足踝、手指和颈部[57]。放疗后骨骼变得脆弱，容易受伤和发生放射性骨坏死。当儿童长骨受到辐射时，生长板受到影响，导致骨骼发育中断。如果头骨受到辐射，患者可能容易受到内分泌相关生长异常的影响。骨质减少症和骨质疏松症是辐射的延迟效应，需要医生坚持不懈地提高警惕，预防骨折[77-79]。

## 放射纤维化综合征：常见的临床功能障碍

RFS可表现为一种模糊的神经肌肉主诉，或表现为一种特殊的、放射特异性临床综合征，包括颈部伸肌无力、肩痛、颈部肌张力障碍或牙关紧闭。

### 颈部伸肌无力

颈部伸肌无力通常被称为"垂头综合征"，表现为颈胸椎旁肌和肩带肌萎缩无力[57, 80]，肌电图检查证明其病理生理原因由神经病理的、肌病的和混合的病因组成[81]，萎缩的原因是前角细胞、神经根、颈丛或外周神经受损[57]。

颈部伸肌无力是由肌肉疲劳综合征、肌痉挛以及失神经支配的肌肉萎缩和受神经支配的肌肉肥大引起的肌肉不平衡等因素引发。这些因素使患者容易出现不良姿势，头部和肩部向前弯曲，而相对造成脊柱后凸。颈胸肌和肩袖肌群由于动力学和运动学不良而容易发生功能障碍。

治疗颈部伸肌无力可采用颈胸肌和肩袖肌群的体位再训练和修复。虽然神经损伤通常是不可修复的，但通过持续的、适当的治疗，可能改善功能。不幸的是，由于失神经导致的肌无力进展不可避免，为了维持功能和减轻疼痛，必须坚持终身家庭锻炼计划。如果保守措施对不良体位改善效果不完全，可以采用颈椎矫形术以获得额外缓解，可使用颈托处理其他颈胸肌无力。普瑞巴林或加巴喷丁可以作为二线药物治疗[82]。应谨慎注射止痛药和类固醇，因为这些药物可能会加重患者肌无力。

### 肩痛

如果肩带肌群、支配神经或骨骼结构暴露在辐射下，就会出现明显的功能障碍和疼痛，例如若C5或C6神经根受损，肩袖肌群就会变得无力，并导致肩部外侧和手臂皮区牵涉痛，这使肩部面临前半脱位、肌腱撞击、肌腱炎和粘连性滑囊炎的风险[83]。

肩关节病变的诊断与一般人群并无不同，可根据体检和病史做出诊断。放射性肩部疼痛的治疗基础是物理治疗，主要针对姿势、肩胸带紧张、颈部伸肌无力和肩袖无力,非甾体抗炎药、加巴喷丁和普瑞巴林可作为辅助疗法,手术是最后的手段,因为这些患者的根本问题是神经肌肉性的,而不是结构性的[57]。

### 颈部肌张力障碍

在放射引起的颈部肌张力障碍中,胸锁乳突肌、斜角肌和斜方肌通常受累。该区放射暴露易受副神经脊髓支和颈神经根异位活动的影响,引起颈部肌肉不自主的痉挛和挛缩,导致这些肌肉疼痛,并在肌电图上显示为神经病理性和脊髓病理性的表现。随着 RFS 的进展,患者将出现不正确的头位和随之而来的吞咽、发声、驾驶和职业任务困难。如果颈椎前部软组织受到辐射,就有可能出现 RFS 和随后的头部后凸体位。

患者可以采用物理疗法来防止颈部活动范围进一步丧失,锻炼应注重保持颈部的活动范围。家庭锻炼计划应在放疗完成后至少持续 2 年,并尽可能无限期持续。可以对患者进行自我按摩技术指导,通过组织放松来加强物理治疗效果。营养神经药物和阿片类药物可以减轻少数患者的痛苦。有人已经证明将肉毒杆菌毒素注射到疼痛的肌肉中,结合物理治疗,可使运动范围获得最佳改善[75]。

### 牙关紧闭

据报道,牙关紧闭在头颈部癌症中发病率高达 38%[84]。牙关紧闭导致咀嚼、吞咽、口腔清洁困难和肺功能障碍,这些功能障碍可能是由多种因素引起的,如邻近组织和神经结构的原发性肿瘤侵袭、手术或放疗[85]。三叉神经的异位活动引起咬肌和翼状肌的不自主痉挛,改变了力学机制。这些痉挛导致肌腱和韧带挛缩,最终导致 RFS 引起的牙关紧闭。

与大多数神经肌肉疾病一样,物理治疗是放射诱发牙关紧闭的初步治疗方法,然而其长期疗效有限[84]。有人研究过其他更激进的方法,如在麻醉下强制张口和外科冠状突切除术,手术切除冠状突是有效和相对安全的,麻醉下强行张口,效果短暂,牙槽骨骨折风险高。咬肌注射肉毒杆菌毒素可以减轻疼痛,但无法缓解牙关紧闭[75]。如果患者能够保持较好的依从性,可以考虑使用多种开放下巴的装置,矫形器具包括堆叠式压舌器、软木螺钉装置、

TheraBite 下颌运动康复系统和 Dynasplint 牙关紧闭治疗系统,有研究证明 TheraBite 下颌运动康复系统的效果可以持续至放疗完成后 5 年时间[86]。

# 职业康复和障碍

职业康复和障碍是使有功能、心理、发展、认知和情感障碍或健康障碍的个人能够克服障碍获得、维持或重返就业岗位或转换其他有用职业的过程。就癌症康复而言,职业康复对每个患者都是个体化的,具体取决于癌症的类型、癌症进展的时间线、疾病的严重程度和其他个体化的缺陷。这些缺陷可归因于特定类型的癌症本身以及手术、化疗或其他治疗引起的缺陷。总体来说,癌症患者职业康复实践的方法和实施与其他疾病患者相同[87-88]。

## 一般策略

职业康复的目标是帮助他们重新融入日常生活,或其条件允许的情况下获得尽可能多的独立能力。癌症患者通常有明显的障碍,这将他们限制在长期卧床休息的状态中。治疗的目的可能是最大限度地提高患者有限的体力活动,从而避免长期住院和治疗导致卧床或不动的相关并发症。在一般人群中,卧床休息对体力的影响是巨大的,每天减少 1.0% ~ 1.5%,仅在 1 周到 9 天的卧床休息期间,体力可减少 20% ~ 30%,完全不运动 5 周会导致患者肌肉力量下降 50%。缺乏运动导致的每周肌肉质量损失估计为 5% ~ 10%。鼓励患者在床上使用弹性带或轻微的抗重力阻力练习进行强化训练,每天以最大强度的 50% 收缩一次就足以防止肌力下降[89]。由于缺乏运动和经常卧床休息,应重点关注压力性溃疡。那些被限制在床上休息的人可以学习自我监控床上活动。使用垫子或枕头辅助和倾斜病床经常转换体位,可以减少皮肤破损和关节挛缩的风险。

## 淋巴水肿

淋巴水肿,也称为淋巴阻塞,是淋巴系统受损而引起的局部液体潴留和组织肿胀,淋巴系统通常会将组织间隙液体回流到胸导管,再回流到血液循

环。淋巴水肿导致蛋白质在组织间隙中积聚，改变胶体渗透压，并将液体拖入组织间隙[90]。大的蛋白质分子留存在组织间隙内会不断改变胶体渗透压。

手术切除和放疗对淋巴结和淋巴管的损伤或破坏会导致组织间隙慢性积液。例如，淋巴水肿是乳腺癌治疗中常见的并发症，表现为上肢水肿伴手臂肿胀感[89]。淋巴水肿分级如下：

- 1 级（轻度），凹陷性水肿，可通过抬高逆转。
- 2 级（中等），非凹陷性水肿，对抬高无反应。
- 3 级（严重），淋巴滞留性象皮病和软骨样病变。
- 4 级（巨大），象皮病。

4 级淋巴水肿时，淋巴管几乎完全阻塞，如不进行干预，肢体将持续进行性肿大。干预措施的重点是避免肢体收缩，以免影响淋巴回流，预防感染，预防过度瘢痕增生，以及避免极端高温暴露引起血管舒张[89]。

### 淋巴水肿治疗概述

目前治疗慢性淋巴水肿的方法是淋巴水肿综合消肿疗法（complete decongestive therapy，CDT）。CDT 已被证明能有效减少淋巴水肿。CDT 分两个阶段完成，第一阶段是手法淋巴引流，然后给予绷带加压每天 21～24 h，重复此过程，直到达到最佳消肿效果。第二个阶段是长期维护，包括压力衣、日常锻炼和监测[91]。通常由伤口护理专家监控这一过程，在整个 CDT 皮肤护理过程中，严格监控以防止感染和治疗失败。长期治疗需要常规随访，因为淋巴水肿会随着时间慢慢发展。

穿着压力衣可以达到以下目的：

- 改善淋巴循环减少蛋白质蓄积。
- 改善静脉回流。
- 肢体塑型及消肿。
- 保持皮肤完整。
- 保护肢体免受潜在创伤[91]。

## 病理性骨折

骨骼和骨骼肌疼痛是癌症患者常见的症状。如果患者主诉疼痛有新的变化，那么必须高度重视转移、骨质减少和可能的病理性骨折等鉴别诊断。患者长时间卧床休息可能带来多种并发症，也可能有病理性骨折的风险。如前所述，卧床休息和体力活动减少会显著降低肌肉力量和质量，如果没有阻力和冲击训练，骨密度会降低，这种骨密度的降低使患者有进一步骨折的风险，尤其对于可能存在转移性疾病的患者。如果怀疑存在肿瘤转移，相关的肢体应该避免负重，并完成全面检查[89]。病理性骨折的外科治疗主要针对疼痛缓解、保留或恢复功能、骨骼稳定和局部肿瘤控制[92]。手术指征包括患者预期寿命超过 1 个月的负重骨骨折，预期寿命超过 3 个月的非负重骨骨折[1]。

## 住院患者综合康复

决定选择住院治疗还是门诊治疗由多因素决定。通常患者入院后，日常治疗可以遵循住院治疗处理，但是住院服务是有限的。如果患者病情稳定，可以从急性环境中出院，但仍需要医生监督，并且每天至少需接受 3 h 的专门治疗，则应考虑住院使用康复设施。如果患者已经具有一定程度的功能独立性，但仍能受益于集中治疗，那么门诊就诊可能是合适的。

如果患者能够在日常生活活动中获得显著的功能改善或受益于代偿性技术的学习，则可以考虑进行住院康复。有几项研究报道，鳞状细胞癌患者与具有类似功能障碍的创伤性和缺血性损伤患者相比，功能独立性测量（Functional Independence Measures，FIM）的疗效相同。与非癌症患者相比，接受广泛癌症相关损害住院康复治疗的患者在 FIM 评分或住院时间方面没有显著差异。这表明，对于除因颅内或硬膜外转移以外因素的损伤而导致虚弱的癌症患者，应考虑住院治疗[1, 93]。患者必须能够保证接受每日至少 3 h，每天至少两个治疗学科，每周至少 5 天的专科治疗，具体如下：

物理治疗评估和治疗功能性活动、力量和耐力受损。在住院康复期间，每周至少进行 5 天的物理治疗。治疗的目的是通过策略运动控制、床上活动、转移、平衡和安全认知、强化、耐力、渐进运动和患者 / 家庭教育来提高和优化功能独立性，也为患者评估选择合适的耐用医疗设备。

作业治疗评估和治疗日常生活管理活动受损，改善上肢力量和灵活性及执行自我护理任务的能力。在住院康复期间，作业治疗每周至少进行 5 天。治疗旨在通过逐步增强体力，改善和优化功能独立性，采用适应技术进行精细运动控制、转移、穿衣、美容、卫生、如厕、洗澡、安全认知、其他自我护理任务和患者/家庭教育等方面的再培训。也为患者评估选择合适的耐用医疗设备。

语言病理学评估和治疗认知障碍，包括记忆、专注力、注意力、解决问题、推理、判断、语言和沟通技能。在住院康复期间，每周至少进行5天的言语治疗。治疗目的是通过认知、演讲、语言、交流、吞咽功能和患者/家庭教育来提高和优化功能独立性。

在完成住院康复治疗之前，对患者应进行持续门诊物理治疗、作业治疗和语言病理学评估。可根据患者的独特需要选择其他的住院或门诊治疗，包括运动疗法、娱乐疗法、音乐疗法、精神病学、心理学和其他综合疗法，这些可能对患者有益。

### 癌症康复

癌症康复的方法可分为预防性、支持性和姑息性治疗[89]。

### 预防性治疗

癌症康复应包括化疗、放疗或手术前的预先计划治疗。预防性治疗的一个重要部分是患者教育，包括设定适当的期望值和功能恢复的目标。预防性治疗，或称康复性训练，是指在癌症诊断后和急性治疗开始之间进行的一系列连续的癌症治疗过程。它包括生理和心理评估，确定功能基线水平，识别损伤，并提供促进生理和心理健康的干预措施，以降低未来损伤的发生率和严重程度[94]。在诊断时或侵入性干预之前制订康复性训练计划，可能有助于患者身体的恢复和心理承受力的提高。治疗前和治疗后的康复工作可以改善患者的身心健康状况，并可能减少与工作相关的障碍和生存患者提前退休的风险[94]。最近的研究表明，在癌症大手术前，运动可以改善患者心肺功能，使患者术后并发症减少[95]。此外，心理上的预康复训练可以有利于改善患者的生活质量、躯体症状和心理结局[96]。

### 支持性治疗

支持性治疗应贯穿于癌症治疗的整个过程中。这包括评估使用适应疾病进展的必要的适应设备、心理咨询支持、疼痛管理和干预措施，以及对住院患者的康复治疗进行的强化治疗。言语治疗在许多影响大脑的癌症以及可能导致认知功能下降的治疗过程中起着至关重要的作用。应该保持对吞咽障碍的高度关注，吞咽困难可能与认知障碍、中枢神经系统受累、放疗以及继发于卧床休息的全身性功能失调有关。当怀疑存在误吸时，应进行吞咽困难评估。后续可能需要视频透视吞咽研究（videouoroscopic swallow study，VFSS）。如果怀疑是沉默性误吸，VFSS检查也是必要的。对于可能累及四肢的肿瘤患者，应保持体位为非负重状态，并限制活动范围，直到检查完成[89]。

### 姑息性康复治疗

姑息性康复治疗的目标是在疾病晚期改善或保持患者的舒适度和功能。随着癌症进展，疼痛可能会加剧，因此疼痛干预尤其合适。需要患者和家属配合心理学和精神病学方面的治疗，共同应对疼痛、长期的残疾和其他慢性生活挑战。在中枢神经系统、乳房、肺部、头部和颈部肿瘤患者中，超过70%的患者可能会出现与物理治疗相关的问题。通常在康复患者护理方面存在一定不足，在肿瘤治疗团队引入一名物理治疗师会有巨大的帮助[89]。

# 参考文献

1. Braddom RL. Physical medicine & rehabilitation. Philadelphia: Elsevier; 2016.
2. Montiero M. Physical therapy implications following the TRAM procedure. Phys Ther. 1997;77:765–70.
3. Brown H. Anatomy of the spinal accessory nerve plexus: relevance to head and neck cancer and atherosclerosis. Exp Biol Med. 2002;227:570–8.
4. McNeely MI, Parlament MB, Seikaly H, et al. Effect of exercise on upper extremity pain and dysfunction in head and neck cancer survivors: a randomized controlled trial. Cancer. 2008;113:214–22.
5. Rogers LQ, Anton PM, Fogleman A, et al. Systematic review of the role of bisphosphonates on skeletal morbidity in metastatic cancer. BMJ. 2003;327:469.
6. Happ MB. Interpretation of nonvocal behavior and the meaning of voicelessness in critical care. Soc Sci Med. 2000;50:1247–55.
7. Abbas JS, et al. The surgical treatment and outcome of soft-tissue sarcoma. Arch Surg. 1981;116:765–9.
8. Shiu MH, et al. Surgical treatment of 297 soft tissue sarcomas of the lower extremity. Ann Surg. 1975;182:597–602.
9. Karakousis CP, Proimakis C, Walsh DL. Primary soft tissue sarcoma of the extremities in adults. Br J Surg. 1995;82:1208–12.
10. Parsons CM, et al. The role of radical amputations for extremity tumors: a single institution experience and review of the literature. J Surg Oncol. 2012;105:149–55.
11. Whelan JS, et al. Survival from high-grade localized extremity osteosarcoma: combined results and prognostic facts from three European Osteosarcoma Intergroup randomized controlled trials. Ann Oncol. 2011;23:1607–16.
12. Finn HA, Simon MA. Limb-salvage surgery in the treatment of osteosarcoma in skeletally immature individuals. Orthop Surg Rehab Med. 1991;262:108–18.
13. Carter SR, et al. Hindquarter amputation for tumors of the muscu-

loskeletal system. J Bone Joint Surg Br. 1990;72:490–3.

14. Schwarz RE, et al. Long-term survival after radical operations for cancer treatment-induced sarcomas: how two survivors invite reflection on oncologic treatment concepts. Am J Clin Oncol. 2002;25:244–7.

15. McCormick Z, Chang-Chien G, Marshall B, Huang M, Harden RN. Phantom limb pain: a systematic neuroanatomical-based review of pharmacological treatment. Pain Med. 2014;15:292–305.

16. Alviar MJM, Hale T, Dungca M. Pharmacologic interventions for treating phantom limb pain: Review. Cochrane Syst Rev. 2011;12:CD006380.

17. Nikolajsen L, et al. Randomized trial of epidural bupivacaine and morphine in prevention of stump and phantom pain in lower-extremity limb amputation. Lancet. 1997;350:1353–7.

18. Soffietti R, Trevisan E, Ruda R. Neurologic complications of chemotherapy and other newer and experimental approaches. Handb Clin Neurol. 2014;121:1199–218.

19. Sioka C, Kryritsis AP. Central and peripheral nervous system toxicity of common chemotherapeutic agents. Cancer Chemother Pharmacol. 2009;63:761–7.

20. Carla C, Verstappen J, Heimans K, et al. Neurotoxin complications of chemotherapy in patients with cancer. Drugs. 2003;63:1549–63.

21. Chauvenet AR, et al. Vincristine-induced neuropathy as the initial presentation of Charcot-Marie-Tooth disease in acute lymphoblastic leukemia: a pediatric oncology group study. J Pediatr Hematol Oncol. 2003;25:316–20.

22. Paulson JC, McClure WO. Inhibition of axoplasmic transport by colchicine, podophyllotoxin, and vinblastine: an effect on microtubules. Ann N Y Acad Sci. 1975;253:517–27.

23. Sanderson PA, Kuwabara T, Cogan DG. Optic neuropathy presumably caused by vincristine therapy. Am J Ophthalmol. 1976;81:146–50.

24. Kalcioglu MT, et al. Bilateral hearing loss during vincristine therapy: a case report. J Chemother. 2003;15:290–2.

25. Moudgil SS, Riggs JE. Fulminant peripheral neuropathy with severe quadriparesis associated with vincristine therapy. Ann Pharmacother. 2000;34:1136–8.

26. Postma TJ, Vermorken JB, Liefting AJ, et al. Paclitaxel-induced neuropathy. Ann Oncol. 1995;6:489–94.

27. Wefel JS, Schagen SB. Chemotherapy-related cognitive dysfunction. Curr Neurol Neurosci Rep. 2012;12:267–75.

28. Dietrich J, Prust M, Kaiser J. Chemotherapy, cognitive impairment and hippocampal toxicity: Review. Neuroscience. 2015;309:224–32.

29. Collins B, MacKenzie J, Tasca GA, Scherling C, Smith A. Cognitive effects of chemotherapy in breast cancer patients: a dose-response study. Psychooncology. 2013;22:1517–27.

30. Dietrich J, Monje M, Wefel J, Meyers C. Clinical patterns and biological correlates of cognitive dysfunction associated with cancer therapy. Oncologist. 2008;13:1285–95.

31. Deng W, Almone JB, Gage FH. New neurons and new memories: how does adult hippocampal neurogenesis affect learning and memory? Nat Rev Neurosci. 2010;11:339–50.

32. Spalding KL, et al. Dynamics of hippocampal neurogenesis in adult humans. Cell. 2013;153:1219–27.

33. Seigers R, et al. Inhibition of hippocampal cell proliferation by methotrexate in rats is not potentiated by the presence of a tumor. Brain Res Bull. 2010;81:472–276.

34. Christie LA, Acharya MM, Parihar VK, Nguyen A, Martirosian V, Limoli CL. Impaired cognitive function and hippocampal neurogenesis following cancer chemotherapy. Clin Cancer Res. 2012;18:1954–65.

35. Nokia MS, Anderson ML, Shors TJ. Chemotherapy disrupts learning, neurogenesis and theta activity in the adult brain. Eur J Neurosci. 2012;36:3521–30.

36. Walker EA, Foley JJ, Clark-Vetri R, Raffa RB. Effects of repeated administration of chemotherapeutic agents tamoxifen, methotrexate, and 5-fluorouracil on the acquisition and retention of a learned response in mice. Psychopharmacology. 2011;217:539–48.

37. Yang M. Neurotoxicity of methotrexate to hippocampal cells in vivo and in vitro. Biochem Pharmacol. 2011;82:72–80.

38. De Ruiter MB, et al. Cerebral hyporesponsiveness and cognitive impairment 10 years after chemotherapy for breast cancer. Hum Brain Mapp. 2011;32:1206–19.

39. Higgins AY, O'Halloran TD, Chang JD. Chemotherapy-induced cardiomyopathy. Heart Fail Rev. 2015;20:721–30.

40. Swain SM, Whaley FS, Ewer MS. Congestive heart failure in patients treated with doxorubicin: a retrospective analysis of three trials. Cancer. 2003;11:2869–79.

41. Todaro MC, et al. Cardioncology: state of the heart. Int J Cardiol. 2013;168:680–7.

42. Seidman A. Cardiac dysfunction in the trastuzumab clinical trials experience. J Clin Oncol. 2002;20:1215–21.

43. Khouri MG, et al. Cancer therapy-induced cardiac toxicity in early breast cancer: addressing the unresolved issues. Circulation. 2012;126:2749–63.

44. Morandi P, et al. Serum cardiac troponin I levels and ECG/Echo monitoring in breast cancer patients undergoing high-dose (7g/m(2)) cyclophosphamide. Bone Marrow Transplant. 2002;28:277–82.

45. Hunt SA, American College of Cardiology F, American Heart A. 2009 focused update incorporated into the ACC/AHA 2005 guidelines for the diagnosis and management of heart failure in adults: a report of the American College of Cardiology Foundation/American Heart Association task force on practice guidelines developed in collaboration with the international society for heart and lung transplantation. J Am Coll Cardiol. 2009;53:e1–e90.

46. Yoon GF, et al. Left ventricular dysfunction in patients receiving cardiotoxic cancer therapies: are clinicians responding optimally? J Am Coll Cardiol. 2010;56:1644–50.

47. Meador M, Floyd J, Perry MC. Pulmonary toxicity of chemotherapy. Semin Oncol. 2006;33:98–105.

48. Fennell DA, Rudd RM. Pulmonary toxicity and cancer treatment. Hosp Med. 2004;65:462–4.

49. Sleijfer S. Bleomycin-induced pneumonitis. Chest. 2001;120:617–24.

50. Kreisman H, Wolkove N. Pulmonary toxicity of antineoplastic therapy. Semin Oncol. 1992;19:508–20.

51. Rowinsky EK, Donehower RC. Paclitaxel (Taxol). N Engl J Med. 1995;332:1004–14.

52. O'Meara WP, Thiringer JK, Johnstone PA. Follow-up of head and neck cancer patients post-radiotherapy. Radiother Oncol. 2003;66:323–6.

53. Tannock IF. Combined modality treatment with radiotherapy and chemotherapy. Radiother Oncol. 1989;16:83–101.

54. Mariotto AB, Yabroff KR, Shao Y, Feuer EJ, Brown MI. Projections of the cost of cancer care in the United States: 2010–2020. J Natl Cancer Inst. 2011;103:117–28.

55. Hauer-Jensen M, Fink LM, Wang J. Radiation injury and the protein C pathway. Crit Care Med. 2004;32:S325–30.

56. Stubblefield MD. Radiation fibrosis syndrome: neuromuscular and musculoskeletal complications in cancer survivors. PMR. 2011;3:1041–54.

57. Leduc O, Klein P, Demaret P, et al. Dynamic pressure variation under bandages with different stiffness. In: Vascular medicine: proceedings. Amsterdam: Elsevier Science; 1993. p. 465–8.

58. Liu AK, Macy ME, Foreman NK. Bevacizumab as therapy for radiation necrosis in four children with pontine gliomas. Int J Radiat Oncol Biol Phys. 2009;75:1148–54.

59. Marks JE, Wong J. The risk of cerebral radionecrosis in relation to dose, time, and fractionation: a follow-up study. Prog Exp Tumor Res. 1985;29:210–8.

60. Moretti M, Torre P, Antonello RM, et al. Neuropsychological evaluation of late-onset post-radiotherapy encephalopathy: a comparison

with vascular dementia. J Neurol Sci. 2005;229–230:195–200.

61. Jr C, Shapiro CL, Ng A, et al. American society of clinical oncology clinical evidence review on the ongoing care of adult cancer survivors: cardiac and pulmonary late effects. J Clin Oncol. 2007;25:3991–4008.

62. Dropcho EJ. Neurotoxicity of radiation therapy. Neurol Clin. 2010;28:217–324.

63. Libschitz HI, DuBrow RA, Loyer EM, Charnsangavej C. Radiation change in normal organs: an overview of body imaging. Eur Radiol. 1996;6:786–95.

64. Johansson S, Svensson H, Denekamp J. Timescale of evolution of late radiation injury after postoperative radiotherapy of breast cancer patients. Int J Radiat Oncol Biol Phys. 2000;48:754–0.

65. Johansson S, Svensson H, Denekamp J. Dose response and latency for radiation-induced fibrosis, edema, and neuropathy in breast cancer patients. Int J Radiat Oncol Biol Phys. 2000;52:1207–19.

66. Zackrisson B, Mercke C, Strander H, Wennerberg J, Cavalin-Stahl E. A systematic overview of radiation therapy effects in head and neck cancer. Acta Oncol. 2003;42:443–61.

67. Fajardo LF. The pathology of ionizing radiation as defined by morphologic patterns. Acta Oncol. 2005;44:13–22.

68. Gillette EL, LaRue SM, Gillette SM. Normal tissue tolerance and management of radiation injury. Semin Vet Med Surg. 1995;10:209–13.

69. Baron R, Binder A, Wasner G. Neuropathic pain: diagnosis, pathophysiological mechanisms, and treatment. Lancet Neurol. 2010;9:807–19.

70. Heinricher MM, Tavares I, Leith JL, Lumb BM. Descending control of nociception: specificity, recruitment and plasticity. Brain Res Rev. 2009;60:214–25.

71. Chan CK, Lee HY, Choi WC, Cho JY, Lee SH. Cervical cord compression presenting with sciatica-like leg pain. Eur Spine J. 2011;20:S217–21.

72. Jaeckle KA. Neurologic manifestations of neoplastic and radiation-induced plexopathies. Semin Neurol. 2010;30:254–62.

73. Hsia AW, Katz JS, Hancock SL, Peterson K. Post-irradiation polyradiculopathy mimics leptomeningeal tumor on MRI. Neurology. 2003;60:1694–6.

74. Miller TM, Layzer RB. Muscle cramps. Muscle Nerve. 2005;32:431–42.

75. Stubblefield MD, Levine A, Custodio CM, Fitzpatrick T. The role of botulinum toxin type A in the radiation fibrosis syndrome: a preliminary report. Arch Phys Med Rehabil. 2008;89:417–21.

76. Shah JP, Danoff JV, Desai MJ, et al. Biochemicals associated with pain and inflammation are elevated in sites near to and remote from active myofascial trigger points. Arch Phys Med Rehabil. 2008;89:16–23.

77. Engleman MA, Woloschak G, Small W Jr. Radiation-induced skeletal injury. Cancer Treat Res. 2006;128:155–69.

78. Spoudes HA. Growth and endocrine function after chemotherapy and radiotherapy in childhood. Eur J Cancer. 2002;38:1748–59.

79. Stava CJ, Jimenez C, Hu MI, Vassilopoulou-Sellin R. Skeletal sequelae of cancer and cancer treatment. J Cancer Surviv. 2009;3:75–88.

80. Appels C, Geokoop R. Dropped-head syndrome due to high-dose irradiation. J Rheumatol. 2009;34:666–9.

81. Rowin J, Cheng G, Lewis SL, Meriggioli MN. Late appearance of dropped-head syndrome after radiotherapy for Hodgkin's disease. Muscle Nerve. 2006;34:666–9.

82. Stubblefield MD, Burstein HJ, Burton AW, et al. NCCN task force report: management of neuropathy in cancer. J Natl Compr Cancer Netw. 2009;7:S1–S26.

83. Herrera JE, Stubblefield MD. Rotator cuff tendonitis in lymphedema: a retrospective case series. Arch Phys Med Rehabil. 2004;85:1939–42.

84. Dijkstra PU, Kalk WW, Roodenburg JL. Trismus in head and neck oncology: a systematic review. Oral Oncol. 2004;40:879–89.

85. Ichimura K, Tanaka T. Trismus in patients with malignant tumours in the head and neck. J Laryngol Otol. 1993;107:1017–20.

86. Buchbinder D, Currivan RB, Kaplan AJ, Urken ML. Mobilization regimens for the prevention of jaw hypomobility in irradiated patients: an analysis and comparison of two techniques. Med Oral Patol Oral Cir Bucal. 2007;43:389–94.

87. Huang ME, Cifu DX, Keyser-Marcus L. Functional outcomes after brain tumor and acute stroke: a comparative analysis. Arch Phys Med Rehabil. 1998;79(11):1386–90.

88. O'Dell MW, Barr K, Spanier D, Warnick RE. Functional outcomes of inpatient rehabilitation in persons with brain tumors. Arch Phys Med Rehabil. 1998;79:1530–4.

89. Cuccurullo SJ. Physical medicine and rehabilitation board review. 3rd ed. New York: Demos Medical; 2014.

90. Casley-Smith JR. The pathophysiology of lymphedema and the action of benzopyrones in reducing it. Lymphology. 1988;21:190–4.

91. Casley-Smith JR. Modern treatment for lymphedema. 5th ed. Malvern: The Lymphoedema Association of Australia Inc; 1997.

92. Wood TJ, Racano A, Yeung H, et al. Surgical management of bone metastases: quality of evidence and systematic review. Ann Surg Oncol. 2014;21:4081–9.

93. McKinley WO, Huang ME, Tewksbury MA. Neoplastic vs. traumatic spinal cord injury: an inpatient rehabilitation comparison. Am J Phys Phys Med Rehabil. 2000;79:138–44.

94. Silver JK. Cancer rehabilitation and prehabilitation may reduce disability and early retirement. Cancer. 2014;120:2072–6.

95. Huang GH, Ismail H, Murnane A, Kim P, Riedel B. Structures exercise program prior to major cancer surgery improves cardiopulmonary fitness: a retrospective cohort study. Support Care Cancer. 2016;24(5):2277–85. Epub 2015 Nov 21

96. Tsimopoulou I, Pasquali S, Howard R, Dasai A, Gourevitch D, Tolosa I, Vohra R. Psychological prehabilitation before cancer surgery: a systematic review. Ann Surg Oncol. 2015;22(13):4117–23.

# 41 神经肌肉医学：癌性疼痛

Eric Leung

张喜洋　译　赵振龙　校

## 概述

众所周知，癌症患者神经肌肉功能障碍是导致疼痛和残疾的主要原因[1-5]。疼痛可能是由于以下原因导致的：潜在的肿瘤发生继发压迫性损伤（局部扩张、血行性播散或淋巴道播散）、副肿瘤效应、治疗相关的并发症、慢性疾病和潜在医疗条件的间接影响等。尽管近年来在肿瘤的护理和治疗方面取得了新的进展，但神经肌肉损伤产生的继发性疼痛对患者的生活质量仍产生持续的负面影响[3-5]。目前针对预防或减轻癌性疼痛的治疗的证据和效果还相对有限[2]。当前推荐的治疗策略包括采用药物和心理社会治疗、行为教育、物理治疗和介入性疼痛治疗相结合的多学科方法[1-2]。

## 神经肌肉痛的临床表现和病理生理学

神经肌肉系统涵盖整个外周神经系统，其中包括外周神经、神经肌肉接头和肌肉本身的感觉和运动纤维。该系统任何部分的损伤都有可能导致潜在的功能障碍和疼痛。肿瘤的生长或其浸润可压迫或侵入外周神经、神经丛或其他神经结构。针对肿瘤的免疫反应可继发的影响神经肌肉结构。肿瘤治疗过程中出现的并发症也可能引起神经肌肉的损伤。化学疗法和放射疗法因其潜在的毒性作用而闻名[6-7]。慢性病和潜在的疾病状况（如糖尿病神经病变）在肿瘤生长的负担下可能会恶化。其他效应所产生的继发性营养、维生素、电解质消耗可能会加速潜在的外周神经病的发作或恶化。

患者通常把神经肌肉疼痛描述为自发性疼痛，这种疼痛的性质为尖锐的、放射性、电击样、灼烧样痛，可伴随虚弱无力或者共济失调[6]。疼痛模式和定位的辨别和特征对于诊断来说至关重要。但是，神经肌肉疼痛所表现出的症状可能会有所不同，因此可能与疼痛综合征典型表现不一致。电刺激诊断工具，例如神经传导检查和针刺肌电图，有助于确认和定位神经肌肉系统的损伤[8]。神经传导检查和针刺肌电图能为外周神经系统的功能评估提供客观信息。在癌症生存患者中，神经肌肉系统的损伤可发生在各个层面，包括前角细胞、初级感觉神经元（背根神经节）、神经根、神经丛（臂丛和腰骶丛）、外周神经、神经肌肉接头和肌肉。结合详细的临床评估和电刺激诊断测试，可定位损伤并确定现有的神经肌肉疾病的慢性化程度以及严重程度[8-9]。

## 电生理检查：神经传导检查和针刺肌电图

电生理检查通常分为神经传导检查和针刺肌电图。神经传导检查通常在针刺检查之前进行，根据已发现的异常情况，可以确定检测肌肉的部位。神经传导检查是通过电脉冲刺激外周神经去极化产生动作电位来进行的，记录电极检测到动作电位并将脉冲传输到肌电图仪内的放大器进行分析。

神经传导检查分为运动反应和感觉反应。这种工具可以检查许多外周神经的结构和功能，但是它也有局限性。例如，在传统神经传导检查中只能记录大的有髓纤维，而通常无法记录传递疼痛的小的有髓纤维（Aδ）和无髓纤维（C）[9]。

对于运动神经传导检查，将记录电极放置在目标外周神经支配的肌肉上，然后以超过最大刺激从近端和远端分别刺激神经。这时产生的一个复合肌肉动作电位（compound muscle action potential，CMAP）被放大并显示在计算机屏幕上。专用软件将记录多个测量值，包括振幅、潜伏期和传导速度。CMAP 的振幅（以毫伏为单位）和面积与肌肉群中肌肉纤维的数量和大小有关。发作潜伏期（以毫秒为单位）表示从刺激部位到神经肌肉接头的神经传导时间、神经肌肉接头上的时间延迟以及肌肉上的去极化时间。传导速度是传导最快的运动轴突的速度，通过比较所检测神经的近端和远端刺激的潜伏期差异来计算。

与 CMAP 反映沿神经、神经肌肉接头和肌肉传导的运动神经传导检查不同，感觉神经动作电位（sensory nerve action potential，SNAP）仅评估沿神经纤维的传导。SNAP 代表单个感觉神经纤维的总动作电位，其振幅通常比 CMAP 小得多，它是以微伏为单位进行测量的。尽管振幅较小，在技术上比较难获得，但对外周神经系统病变比较敏感[9]。其他记录的参数包括起始潜伏期和峰值潜伏期（以毫秒为单位）和传导速度。重要的是，SNAP 在包括神经根、脊髓、大脑的背根神经节近端病变中往往保持正常。患者可能会自述感觉功能出现症状或者感觉丧失，但 SNAP 仍然显示感觉功能正常[8]。

运动和感觉神经传导检查均有助于评估外周神经系统远端的功能。这些检查中出现的异常现象可以识别并定位损伤的位置，并展示末梢外周神经系统的病理生理学特征。为了评估更多的近端神经节段，需要进行额外的神经传导检查，这些检查被称为延迟反应，包括 F 反应和 H 反应。F 反应是运动神经刺激后在远端肌肉上记录到的小 CMAP。当刺激神经时，会产生一个动作电位，这个动作电位既正向传导（沿正常神经传递路径），又逆向传导（与正常神经传递路径相反）。动作电位在正向传导时会产生标准的 CMAP，当动作电位逆向传导时，它们将朝着前角细胞行进，从而使相邻的前角细胞去极化。随后这些动作电位将正向传导，直到到达被记录数据的肌肉部位，从而产生振幅较小的，约为标准振幅 1%～5% 的 CMAP。每个 F 反应的潜伏期和振幅都不同，记录最小的 F 反应潜伏期，并进行相关比较。H 反应（或 H 反射）通过给予一个比最大刺激稍小的刺激，用来选择性激活 Ia 肌纤维。随后，感觉动作电位正向传导到脊髓和突触，并产生运动弧动作电位，以正向传导的形式到达肌肉。记录最小的 H 反应潜伏期，并进行相关比较。F 和 H 反应均有助于评估外周神经的近端结构。在解释延迟反应的异常时，必须仔细考虑。尽管在近端病变（例如神经根或神经丛病变）中观察到异常的延迟反应或左右不对称，但这些异常并非特定于任何病变，因为它们也可能出现在神经肌肉接头疾病和多发性神经病中[9]。

有多种额外的神经传导检查可用来探查其他疑似神经肌肉疾病的一些患者。重复性神经传导检查是一种专门的技术，用于评估可疑的神经肌肉接头疾病如重症肌无力或 Lambert-Eaton 肌无力综合征。眨眼反射用来评估沿其神经近端节段以及在脑桥和延髓中连接的脑神经 V（三叉神经）和 Ⅶ（面神经），它对于检测沿脑神经以及脑干中央病变的异常很有用处[9]。

在进行神经传导检查之后，我们将肌内针肌电图进一步用于评估运动单位。肌电图是运动单位动作电位（motor unit action potentials，MUAP）内肌肉纤维电活动的记录。运动单位被定义为单个运动神经元，包括前角细胞体，轴突及其分支，神经肌肉接头及其支配的所有肌肉纤维[8]。肌电图检查可以区分运动神经元、外周神经、神经肌肉接头和肌肉疾病。从神经传导检查中得到的临床评估和收集的数据可以帮助和指导我们研究特定的肌肉。

针刺肌电图检查从插入电极时的评估开始。当针头穿过肌肉前进时，肌肉纤维会在短暂的爆发活动中去极化，这是正常现象。在神经性和肌性疾病中都可以看到持续超过 300 ms 的插入电位增加。如某些肌肉疾病所示，如果肌肉已被脂肪或纤维结缔组织代替，插入活动可能会减少。

这里我们通常将针刺肌电图检查分为两部分，它们是对自发电位的分析以及对肌肉收缩期间肌纤维募集的分析。自发电位是指肌肉放松过程中产生的所有电位，它起源于各种来源，每个来源都与特定的形态相关联。表 41.1 列出了异常的自发电位放电及其特性。

在评估插入电位和自发电位后，针刺肌电图检查将评估 MUAP 的形态、稳定性和发射特性。肌

**表 41.1**　异常自发电位、形态、来源和临床相关性

| 电位 | 来源 | 特征 | 原因 |
|---|---|---|---|
| 肌纤维震颤 | 肌纤维自发放电 | 稳定性：稳定<br>放电频率：0.5 ～ 10 Hz<br>放电模式：规律 | 与神经病（如神经根病）相关的主动去神经，也可见于某些肌肉疾病（如营养不良） |
| 正锐波 | 肌纤维自发放电 | 稳定性：稳定<br>放电频率：0.5 ～ 10 Hz<br>放电模式：规律 | 伴随肌纤维性震颤 |
| 肌强直放电 | 肌纤维自发放电 | 稳定性：起伏<br>放电频率：20 ～ 150 Hz<br>放电模式：起伏 | 见于强直性肌营养不良、先天性副肌强直和肌病 |
| 复合重复放电 | 时间相关联的多肌纤维放电 | 稳定性：稳定<br>放电频率：5 ～ 100 Hz<br>放电模式：规律 | 慢性神经病和肌病 |
| 肌束震颤 | 单个运动单位的不随意放电 | 稳定性：稳定<br>放电频率：0.1 ～ 10 Hz<br>放电模式：不规律 | 前角细胞病理学、下运动神经元疾病（如肌萎缩侧索硬化）<br>可见于神经根病、多发性神经病和压迫性神经病 |
| 二重态、三重态、多重态 | 群发的运动单位动作电位 | 稳定性：稳定<br>放电频率：1 ～ 50 Hz<br>放电模式：突发 | 低钙血症，手足搐搦<br>也可出现肌束震颤 |
| 肌颤搐放电 | 成组肌束震颤 | 稳定性：稳定<br>放电频率：<br>1 ～ 5 Hz 间突发<br>5 ～ 60 Hz 内突发<br>放电模式：突发 | 放射引起的神经损伤<br>少见于神经根病和压迫性神经病<br>在脑干病变（如多发性硬化症）和放射后可见到面肌纤维颤搐 |
| 神经肌强直放电 | 运动单位产生的自发活动 | 稳定性：递减<br>放电频率：150 ～ 250 Hz<br>放电模式：渐渐减弱 | 常见于神经肌强直综合征，但也可见于重症肌无力、各种恶性肿瘤和炎性脱髓鞘性多发性神经病 |

纤维自主激活并被记录下来（此过程称为募集）。MUAP 的形态参数包括稳定性、持续时间、振幅以及相数和匝数。当肌肉收缩时，要么运动单位提高其发射速率，要么募集其他运动单位。通常，发射频率与不同 MUAP 发射次数的比率约为 5∶1（即当第一个 MUAP 发射频率达到 10 Hz 时，第二个 MUAP 应该开始发射）。MUAP 形态或募集的改变可表明存在神经肌肉疾病（表 41.2）。

**表 41.2**　运动单位动作电位异常的形态和放电模式的变异性（神经肌接头疾病没有列出）

| 形态 | | | 放电模式 | | |
|---|---|---|---|---|---|
| 持续时间 | 振幅 | 阶段 | 活跃度 | 募集 | |
| 正常 | 正常 | 正常 | 正常 | 正常 | 神经源性疾病——脱髓鞘（传导速度减慢） |
| 正常 | 正常 | 正常 | 正常 | 减少 | 神经源性疾病——脱髓鞘（传导阻滞） |
| 正常 | 正常 | 正常 | 正常 | 减少 | 急性神经病 |
| 增加 | 增加 | 增加 | 正常 | 减少 | 慢性神经病 |
| 减少 | 减少 | 增加 | 正常 | 正常 / 提前 | 急性肌病 |
| 增加 / 减少 | 增加 / 减少 | 增加 | 正常 | 减少 | 慢性肌病 |
| 增加 / 减少 | 增加 / 减少 | 增加 | 正常 | 显著减少 | 终末期肌病 |
| 正常 | 正常 | 正常 | 显著减少 | 正常 | 中枢神经系统疾病 |

重要的是，电生理检查有它的局限性，如患者并发神经肌肉疾病可能会使结果的解释变得复杂化。综上所述，在神经传导检查和针刺肌电图检查中显示出来的异常情况可以帮助我们识别和描述癌性疼痛患者中任何潜在的外周神经系统疾病。

## 神经根病：癌症电生理检查结果的阐释

神经根病被定义为脊髓神经根损伤，与结构（压迫）或非结构异常有关。与普通人群一样，癌症患者也可能患有继发于压迫的神经根病（如髓核突出、椎弓关节或关节突关节退变、椎管内节段活动过度、椎管狭窄）。癌症患者神经根病的其他原因包括脊柱肿瘤、邻近软组织肿瘤和感染（继发于脆弱的免疫系统）。神经根压迫，特别是脊椎转移，是癌症导致的相关神经根压迫最常见的病因，在恶性肿瘤患者中发生率为 5% ~ 10%[10]。与之相关最常见的恶性肿瘤有乳腺癌、前列腺癌和肺癌[11]。原发性脊柱肿瘤，如多发性骨髓瘤，通常不累及脊柱后部，然而，可发生硬膜外扩张伴神经根压迫[9]。原发性硬脊膜内脊髓肿瘤（占中枢神经系统肿瘤的 2% ~ 4%）可能沿神经根生长并引起神经根疼痛。

非压迫性的神经根病的病因包括放射治疗（放疗）或化学治疗（化疗）、副肿瘤综合征和急性多发性神经根炎的损害作用[10]。神经根病的临床症状包括受影响神经所支配皮节的疼痛和感觉丧失及肌肉无力。MRI 是评价肿瘤所致脊髓损伤最敏感、最特异的检查方法；然而，非压迫性病变在 MRI 上可能看不到。电生理检查通常可显示正常的感觉反应、异常或延迟的迟发反应（F 波和 H 反射），以及取决于所发现病变的严重程度和时机的针刺肌电图异常。

在急性至亚急性期，可能有插入电位和自发电位增加的迹象，伴有急性神经病（表 41.1 和 41.2）。在慢性期，随着 MUAP 慢性神经病改变，自发电位可能会消失。神经根病的电诊断定义是由同一肌节但不同外周神经支配的近端和远端肌肉显示针刺异常[9]。肌电图采样时对椎旁肌的评价也有助于神经根病的诊断。

## 神经节病

背根神经节功能障碍可作为癌症患者外周神经系统疾病亚组的一部分发生，并与副肿瘤神经综合征相关[11]，这种综合征被称为亚急性感觉神经元病。临床上，患者会出现振动觉和本体感觉的丧失，随后出现感觉异常和疼痛。其他特征包括共济失调和分布不对称的感觉丧失。神经功能缺损最初影响一侧肢体，可被误诊为神经根病或多发性神经病。这种综合征被认为是由于位于背根神经节的抗肿瘤免疫反应，并与抗 Hu 抗体有关[12]。通常与此综合征相关的肿瘤包括乳腺癌、前列腺癌、结肠癌、淋巴瘤和小细胞肺癌（最常见）。电生理检查显示感觉电位降低或缺失（至少 3 个正常振幅 30% 的 SNAP），运动神经传导速度正常或接近正常（小于 2 个异常 CMAP）[12]。

## 神经丛病

癌症可能会显著影响患者的神经丛（颈、臂和腰骶）。神经丛损伤最常见于肿瘤直接浸润和压迫或放疗。直接肿瘤浸润可继发于原发性肿瘤性神经丛病（如神经鞘瘤、神经纤维瘤）或侵袭神经丛的外部肿瘤。一般以臂丛神经最常见，其次是腰骶神经丛[13-14]。神经丛病变的临床特点能反映出损伤部位及受影响的神经分支。在转移性神经丛病患者中，剧烈疼痛往往是最显著的临床特征。其他损伤包括虚弱和感觉减退。在颈丛病变中，向颈部、肩部或喉咙放射的疼痛是主要症状，还会有感觉功能障碍和虚弱，虚弱会影响斜方肌、胸锁乳突肌和颈深部肌肉；在臂丛和腰丛病变中，疼痛和神经功能缺损的分布取决于受影响最显著的部分。MRI 是评估病变程度的首选方法。电生理检查有助于进一步明确和定位病变，以区分肿瘤复发和放射性纤维化。研究通常有各种异常发现，这取决于病变的位置和程度（表 41.3 和 41.4）。

除了肿瘤浸润和压迫，神经丛还会受到放疗的影响。这种情况最早描述于 1964 年，通常被称为放射神经丛病[10]。放疗后 3 个月至 26 年均可发生放射性神经丛病，并被认为是继发于脱髓鞘、循环受

表 41.3 臂丛神经病的神经传导检查和肌电图表现

**臂丛神经病**

| | 神经传导检查表现 | 肌电图表现 |
|---|---|---|
| 泛神经丛 | 整个手臂所有感觉神经的 SNAP 减弱 / 缺失 | 整个手臂受神经根直接支配的肌肉（菱形肌和前锯肌、脊旁肌）不受影响 |
| 上干 | 腋窝和前臂外侧皮神经、拇指和示指的桡侧和正中感觉分支 SNAP 减弱 / 缺失<br>正中和尺侧神经传导检查和 F 反应正常 | C5 ～ C6 神经支配肌肉（三角肌、肱二头肌、肱桡肌、冈上肌和冈下肌）异常。部分上干神经支配的肌肉（肱三头肌、前伸肌）可能受影响。近端 C5 根支配的肌肉（如菱形肌和脊旁肌）不受影响 |
| 中干 | 中指（正中神经感觉支）和前臂后（桡神经前臂后皮神经）SNAP 减弱 / 缺失 | C7 神经支配肌肉（肱三头肌、桡侧腕屈肌和旋前圆肌）异常。C7 所支配的脊旁肌不受影响 |
| 下干 | 与尺神经、尺背神经和前臂内侧皮神经相对应的手臂内侧的 SNAP 减弱 / 缺失<br>正中和尺侧运动神经传导检查和 F 反应可能异常 | C8 ～ T1 神经支配肌肉（拇短展肌、指深屈肌、示指固有伸肌）无力。C8 和 T1 所支配的脊旁肌不受影响 |
| 外侧束 | 拇指或中指的前臂外侧皮神经和正中神经感觉支 SNAP 减弱 / 缺失 | 肱二头肌和前臂近端肌异常，前臂远端及拇长屈肌、拇短展肌等手部肌肉正常。C5 和 C6 神经支配的其他肌肉，如三角肌、肱三头肌和脊旁肌则不受影响 |
| 后束 | 桡侧感觉神经 SNAP 减弱 / 缺失<br>示指固有伸肌桡侧运动神经束神经传导检查可能异常 | 所有桡神经支配的肌肉、固有伸肌、肱桡肌和三头肌异常。也可以看到三角肌、小圆肌和背阔肌的异常。脊旁肌不受影响 |
| 内侧束 | 与下干相同 | 除桡神经支配的 C8 肌正常外（固有伸肌），与下干相同。脊旁肌不受影响 |

表 41.4 腰骶神经丛病的神经传导检查和肌电图表现

**腰骶神经丛病**

| | 神经传导检查表现 | 肌电图表现 |
|---|---|---|
| 上丛 | 隐神经、股外侧皮神经感觉神经传导检查减弱 / 缺失<br>股神经运动神经传导检查减弱 / 缺失 | 股神经和闭孔神经支配的肌肉异常（髂肌、股外侧肌、股内侧斜肌、长收肌、短收肌和大收肌）<br>胫前肌和臀中肌可能受到影响，因为它们接受来自上神经丛的部分神经支配<br>正常椎旁肌取样 |
| 下丛 | 腓浅和腓肠神经感觉神经传导检查减弱 / 缺失<br>腓骨、胫骨运动神经传导检查及 F、H 反应减弱 / 缺失 | 坐骨神经、腓骨、胫骨和上、下臀肌神经支配的肌肉异常（胫骨前肌、腓骨长肌、腓肠肌内侧、胫骨后肌、股二头肌、臀大肌、阔筋膜张肌、臀中肌）<br>正常椎旁肌取样 |

损和神经纤维纤维化。临床上，放射神经丛病表现为感觉异常和疼痛，通常在病程后期出现。危险因素包括较高的放疗剂量和分次照射剂量的大小、三野技术的应用、联合化疗和深部组织的易感性[13, 15]。在有恶性肿瘤病史和放疗的患者中，很难区分放射神经丛病和肿瘤复发。在电生理检查中提示放射神经丛病的特征包括脱髓鞘传导阻滞、束颤和最典型的肌群放电[16]。MRI 可显示肌肉及其他无结节组织的均匀增强或信号异常[15]。然而，这些结果的存在并不能排除肿瘤复发，因为这些情况可能同时发生。

# 单神经病

单神经病定义为对外周神经的局灶性损伤，通常单独发生。如果同时累及数条神经，则这种全身性过程称为单神经病多发。通常是根据临床特征和电生理检查确定诊断。与普通人群不同，癌症患者发生单神经病的常见原因包括肿瘤压迫或浸润入神经，放疗和浅表神经的外部压迫（特别是在有减肥史和皮下组织 / 脂肪丧失史的患者中）[10, 17]。根据压迫的位置，电生理检查通常显示异常的神经传导检查和肌电图处于压缩病变远端的受累神经分布中。神经传导检查异常通常会表现出病变部位的轴突丢失（幅度降低）和（或）脱髓鞘（病灶变慢，传导阻滞或两者兼有），例如在神经压迫（即 CTS）中[9]。受影响的肌肉将表现出神经性肌电图表现（表 41.2）。肌强直可能存在于放疗诱发的神经病中[16]。重要的是要区分单神经病、神经丛病和多发性神经病，因为临床和电刺激诊断结果可能相似。

# 外周神经病

外周神经病是指影响最长和最远端神经末梢的系统性对称性神经损伤[9]。这些神经末梢可以是运动的、自主的、感觉的或三种皆有。外周神经病的临床特征可包括疼痛，感觉丧失，感觉异常，麻木和不平衡。其他症状可能包括代表运动神经受累的远端无力和萎缩。在癌症患者中，外周神经病的常见病因包括化疗引起的外周神经病，与单克隆配子体病变/淋巴增生性疾病相关的神经病和淀粉样变性神经病[10]。外周神经病的其他原因包括恶化的全身性疾病过程，例如糖尿病和电解质或维生素缺乏症。

在神经传导研究中发现的异常可能出现在运动和感觉纤维中，从而影响了神经传导检查的某些或全部组成部分，例如延迟的远端潜伏期，振幅降低，传导速度慢和延迟的晚期反应。当 CMAP 幅度降低时，在这些纤维影响的肌肉中可能会出现插入电位异常，这在肢体的远端肌肉组织中最为常见。

## 化疗引起的外周神经病

化疗引起的外周神经病（chemotherapy-induced peripheral neuropathy，CIPN）作为细胞毒剂的不良反应，是外周神经病的常见原因。在化学治疗药物中，已知引起 CIPN 的最常见基团是长春花生物碱（即长春新碱）、铂化合物（即顺铂）、紫杉醇和蛋白酶体抑制剂硼替佐米[18-19]。CIPN 发生在约 30% ~ 40% 的患者中，然而，据报道其发病率高达 70%[20]。症状通常与感觉变化（疼痛和感觉异常）一致，但可能因化学疗法类型而异。症状通常在停药后缓解，但是，CIPN 可能会持续数月，在某些情况下可能是永久性的[18, 20]。肿瘤科医生可能会根据

严重程度和功能障碍，决定减少或停止化疗[21]。发生 CIPN 风险高风险的患者包括：接受长期高累积化疗药物治疗，使用神经毒性药物，年龄较大，既往神经损伤史，肾和肝功能不全以及对这些药物有遗传易感性的患者。电生理检查结果与对称性周围感觉运动性多发性神经病一致。紫杉醇亚急性疼痛综合征[18]与使用普拉西他酚（placitaxol）相关，症状表现为关节痛和肌痛，通常在治疗 7 天后即可缓解。尽管尚不清楚该综合征的确切病因，但通常认为实际上属于神经病。

预防 CIPN 的研究结果差异性很大[20]。抗抑郁药如度洛西汀和文拉法辛已显示出一些降低 CIPN 发生率的功效[20, 22]。抗惊厥药钙、镁、维生素 E、谷胱甘肽、乙酰基 -1- 肉碱和阿米替林的其他试验显示出不同的结果[20]。文献中对 CIPN 的治疗结果不一致，导致一定的局限性。总体而言，抗抑郁药（例如度洛西汀和文拉法辛）和普瑞巴林能够适度缓解 CIPN 患者的疼痛[20]。其他评估替代性神经病药物（包括加巴喷丁、三环类抗抑郁药）的研究结果不一致。在小型研究中，与安慰剂相比，局部用药（例如薄荷醇和巴氯芬 / 阿米替林 / 氯胺酮混合物）表现出改善作用[23]。已关注的其他治疗方式包括针刺、经皮电刺激和脊髓刺激，可用以治疗继发于 CIPN 的难治性神经病理性疼痛[24-25]。尽管证据等级不高，但初步研究提示似乎很有希望。应该进行更大规模、高质量的研究，以评估这些治疗方式的有效性。

# 神经肌肉连接综合征和肌病

神经肌肉连接综合征和肌病通常表现为进行性疲劳、近端无力和持续的感觉异常，但症状也会发展为肌痛和疼痛。癌症患者中最常见的神经肌肉连接障碍是重症肌无力（在胸腺瘤中更为常见）和兰伯特-伊顿肌无力综合征（在 SCLC 中较常见）[10]。这些神经肌肉接头疾病是由针对神经肌肉接头的自身抗体引起的。神经传导检查可能会在正常 SNAP 重复刺激下显示 CMAP 波动。针刺肌电图可显示运动单位不稳和近端肌肉轻微的肌病性变化。

癌症患者的肌病可能是继发于肿瘤浸润，副肿瘤作用（坏死性肌病、皮肌炎、多发性肌炎、淀粉样蛋白）或治疗性诱导（如类固醇肌病和化学疗法

诱导的肌病）[10]。神经传导检查异常可能包括低 CMAP 幅度，而 SNAP 可能为正常或严重异常。针刺检查会发现在炎症性肌病的存在时有自发电位异常，并具有早期募集，持续时间缩短和肌肉激活时的幅度增加。

# 治疗方法

神经肌肉疼痛疾病的治疗可能具有挑战性，需要采取多学科的方法。建议采取多模式策略，包括口服药物、物理疗法、社会心理治疗、行为教育、介入性疼痛程序以及可能的手术。对于那些有转移性疾病的患者，也可以选择放疗作为姑息治疗[2]。治疗建议因神经肌肉疼痛疾病而异。药物包括阿片类药物、辅助镇痛药、非甾体抗炎药和肌肉松弛药。总体而言，这些药物在治疗与癌症相关的神经肌肉疼痛方面的证据有限[2, 26]。一项系统评价发现抗惊厥药、三环类抗抑郁药和阿片类药物治疗癌症神经病理性疼痛的作用存在混杂因素[2]。最近研究关注选择性去甲肾上腺素再摄取抑制剂（selective norepinephrine reuptake inhibitors，SNRI），例如度洛西汀，并发现其在治疗疼痛性化学疗法诱发的神经病方面具有一定的潜力。非甾体抗炎药和肌肉松弛药可能有助于控制癌症患者的疼痛。局部镇痛药，例如薄荷醇乳膏和复方乳膏（氯胺酮 / 阿米替林 / 巴洛芬），在神经肌肉疼痛的治疗中显示出一定前景[23]。

对神经病理性疼痛疾病的社会心理支持和行为干预包括基于认知的治疗、呼吸练习、放松、图像或催眠、社会心理支持和教育[27-29]。尽管尚不清楚他们作用的意义，但已有数据支持其在癌症疼痛和癌症生存患者中的积极益处[29]。尽管数据有限，但仍建议提供这些服务。

物理治疗和一般运动可能对肌筋膜疼痛和神经病理性疼痛有效[30-33]。物理治疗师采用的治疗方法包括治疗按摩，活动调节，运动范围和加强训练，保存体力和简化工作。受累区域的活动性增加了受累肌肉以及辅助肌肉的力量，可以改善协调性和感觉整合[30-31]。过敏症状可以采用脱敏技术，采用不同的泡浴和不用的介质进行治疗。其他方法如消肿治疗、经皮电刺激、磁疗和冷疗法可能有助于缓解疼痛[34]。普通运动和体育锻炼已被证明可以减轻外

周神经病的神经病理性疼痛和感觉功能障碍[32]。

介入性疼痛治疗，例如化学神经阻断术、外周神经阻滞和消融、交感神经阻滞、硬膜外注射和神经调节，可以帮助治疗神经肌肉疼痛。已证明肉毒杆菌毒素的化学结合能减轻癌症患者术后和放疗后疼痛中的神经病理性疼痛和肌肉痉挛[35-37]。通常在可视化引导下进行的外周神经阻滞可以协助诊断受累的神经，如果疼痛得到了暂时缓解，则可以进行化学神经溶解或热神经溶解以延长缓解时间[38-39]。通常目标外周神经包括肋间神经、脊髓内侧分支和皮肤感觉神经。交感神经阻滞和硬膜外注射类固醇可能提供暂时镇痛作用并减少全身药物的使用[38, 40]。神经调节疗法包括脊髓刺激、外周神经刺激、深部脑刺激和运动皮层刺激，通常用于难治性神经性疼痛疾病[23-24, 41]。总体而言，关于这些手术在癌症相关性疼痛中的功效的数据有限，目前的证据主要限于病例报告和病例系列报道。尽管如此，神经肌肉疼痛的介入治疗领域正在扩大，可以为传统方法难以治疗的疼痛提供替代选择。

# 结论

癌症的神经肌肉功能障碍是疼痛和残疾的主要原因。电生理检查结合详细的临床评估可以帮助定位并确定神经肌肉疾病的慢性化程度和严重程度。

关于所有治疗领域的功效、证据都还有限，包括药理和社会心理治疗、行为教育、物理治疗以及介入性疼痛治疗。因此，治疗可能具有挑战性，因此建议采用跨学科和多模式方案。而且，应该对癌症患者神经肌肉疼痛的诊断和详细的治疗方法进行进一步的研究。

# 参考文献

1. Swarm RA, Abernethy AP, Anghelescu DL, et al. Adult cancer pain. J Natl Compr Cancer Netw. 2013;11(8):992–1022.
2. Denlinger CS, Ligibel JA, Are M, et al. Survivorship: pain version 1.2014. J Natl Compr Cancer Netw. 2014;12(4):488–500.
3. Pachman DR, Barton DL, Swetz KM, Loprinzi CL. Troublesome symptoms in cancer survivors: fatigue, insomnia, neuropathy, and pain. J Clin Oncol. 2012;30(30):3687–96.
4. Van den Beuken-van Everdingen MH, De rijke JM, Kessels AG, Schouten HC, Van kleef M, Patijn J. Prevalence of pain in patients

with cancer: a systematic review of the past 40 years. Ann Oncol. 2007;18(9):1437–49.

5. Pachman DR, Barton DL, Watson JC, Loprinzi CL. Chemotherapy-induced peripheral neuropathy: prevention and treatment. Clin Pharmacol Ther. 2011;90(3):377–87.

6. Mehta N, Mehta A, Gulati A. Neuropathic pain in cancer. In: Stubblefield MD, O'Dell MW, editors. Cancer rehabilitation: principles and practice. New York: Demos Medical; 2009.

7. Jung BF, Herrmann D, Griggs J, Oaklander AL, Dworkin RH. Neuropathic pain associated with non-surgical treatment of breast cancer. Pain. 2005;118(1–2):10–4.

8. Custodio CM. Electrodiagnosis in cancer. In: Stubblefield MD, O'Dell MW, editors. Cancer rehabilitation: principles and practice. New York: Demos Medical; 2009.

9. Preston DC, Shapiro BE. Electromyography and neuromuscular disorders: clinical-electrophysiologic correlations. Philadelphia: Butterworth-Helnemann; 2005.

10. Stübgen JP. Neuromuscular disorders in systemic malignancy and its treatment. Muscle Nerve. 1995;18(6):636.

11. Sayko O, Dillingham T. Radiculopathy in cancer. In: Stubblefield MD, O'Dell MW, editors. Cancer rehabilitation: principles and practice. New York: Demos Medical; 2009.

12. Kuntzer T, Antoine JC, Steck AJ. Clinical features and patho-physiological basis of sensory neuronopathies (ganglionopathies). Muscle Nerve. 2004;30(3):255–68.

13. Ferrante MA. Plexopathy in cancer. In: Stubblefield MD, O'Dell MW, editors. Cancer rehabilitation: principles and practice. New York: Demos Medical; 2009.

14. Ladha SS, Spinner RJ, Suarez GA, Amrami KK, Dyck PJ. Neoplastic lumbosacral radiculoplexopathy in prostate cancer by direct perineural spread: an unusual entity. Muscle Nerve. 2006;34(5):659–65.

15. Delanian S, Lefaix JL, Pradat PF. Radiation-induced neuropathy in cancer survivors. Radiother Oncol. 2012;105(3):273–82.

16. Shin HY, Park HJ, Choi YC, Kim SM. Clinical and electromyo-graphic features of radiation-induced lower cranial neuropathy. Clin Neurophysiol. 2013;124(3):598–602.

17. Stubblefield MD, Kim A, Riedel ER, Ibanez K. Carpal tunnel syndrome in breast cancer survivors with upper extremity lymph-edema. Muscle Nerve. 2015;51(6):864–9.

18. Quasthoff S, Hartung HP. Chemotherapy-induced peripheral neu-ropathy. J Neurol. 2002;249(1):9–17.

19. Lehky TJ, Leonard GD, Wilson RH, Grem JL, Floeter MK. Oxaliplatin-induced neurotoxicity: acute hyperexcitability and chronic neuropathy. Muscle Nerve. 2004;29(3):387–92.

20. Hershman DL, Lacchetti C, Dworkin RH, et al. Prevention and management of chemotherapy-induced peripheral neu-ropathy in survivors of adult cancers: American Society of Clinical Oncology clinical practice guideline. J Clin Oncol. 2014;32(18):1941–67.

21. Postma TJ, Heimans JJ. Grading of chemotherapy-induced periph-eral neuropathy. Ann Oncol. 2000;11:509–13.

22. Smith EM, Pang H, Cirrincione C, et al. Effect of duloxetine on pain, function, and quality of life among patients with chemotherapy-induced painful peripheral neuropathy: a randomized clinical trial. JAMA. 2013;309(13):1359–67.

23. Barton DL, et al. A double blind placebo controlled trial of a topical treatment for chemotherapy-induced peripheral neuropathy: NCCTG trial N06CA. Support Care Cancer.

2011;19:833–41.

24. Cata JP, Cordella JV, Burton AW, Hassenbusch SJ, Weng HR, Dougherty PM. Spinal cord stimulation relieves chemotherapy-induced pain: a clinical case report. J Pain Symptom Manag. 2004;27(1):72–8.

25. Abd-elsayed A, Schiavoni N, Sachdeva H. Efficacy of spinal cord stimulators in treating peripheral neuropathy: a case series. J Clin Anesth. 2016;28:74–7.

26. Koyyalagunta D, Bruera E, Solanki DR, et al. A systematic review of randomized trials on the effectiveness of opioids for cancer pain. Pain Physician. 2012;15(3 Suppl):ES39–58.

27. Cassileth BR, Keefe FJ. Integrative and behavioral approaches to the treatment of cancer-related neuropathic pain. Oncologist. 2010;15(Suppl 2):19–23.

28. Montgomery GH, Weltz CR, Seltz M, Bovbjerg DH. Brief presur-gery hypnosis reduces distress and pain in excisional breast biopsy patients. Int J Clin Exp Hypn. 2002;50(1):17–32.

29. Sheinfeld gorin S, Krebs P, Badr H, et al. Meta-analysis of psycho-social interventions to reduce pain in patients with cancer. J Clin Oncol. 2012;30(5):539–47.

30. Santiago-Palma J, Payne R. Palliative care and rehabilitation. Cancer. 2001;92:1049–52.

31. Paice JA. Mechanisms and management of neuropathic pain in can-cer. J Support Oncol. 2003;1(2):107–20.

32. Kumar SP, Adhikari P, Jeganathan PS, D'Souza SC. Physiotherapy management of painful diabetic peripheral neuropathy: a current concepts review of treatment methods for clinical decision-making in practice and research. Int J Curr Res Rev. 2010;2:29–39.

33. Dobson JL, Mcmillan J, Li L. Benefits of exercise intervention in reducing neuropathic pain. Front Cell Neurosci. 2014;8:102.

34. Raphael J, Hester J, Ahmedzai S, et al. Cancer pain: part 2: physi-cal, interventional and complimentary therapies; management in the community; acute, treatment-related and complex cancer pain: a perspective from the British pain society endorsed by the UK Association of Palliative Medicine and the Royal College of gen-eral practitioners. Pain Med. 2010;11(6):872–96.

35. Rostami R, Mittal SO, Radmand R, Jabbari B. Incobotulinum toxin-a improves post-surgical and post-radiation pain in cancer patients. Toxins (Basel). 2016;8(1):E22.

36. Dessy LA, Maruccia M, Mazzocchi M, Scuderi N. Treatment of post mastectomy pain syndrome after mastopexy with botulinum toxin. J Plast Reconstr Aesthet Surg. 2014;67(6):873–4.

37. Fabregat G, Asensio-samper JM, Palmisani S, Villanueva-pérez VL, De andrés J. Subcutaneous botulinum toxin for chronic post-thoracotomy pain. Pain Pract. 2013;13(3):231–4.

38. Andima L, Gulati A, Cubert K. Interventional pain management in the patient with cancer. In: Stubblefield MD, O'Dell MW, editors. Cancer rehabilitation: principles and practice. New York: Demos Medical; 2009.

39. Wisotzky EM, Saini V, Kao C. Ultrasound-guided intercostobra-chial nerve block for intercostobrachial neuralgia in breast cancer patients: a case series. PM R. 2016;8(3):273–7.

40. Mishra S, Rana SP, Upadhyay SP, Bhatnagar S. Use of epidural steroid as an adjuvant in neuropathic cancer pain management: a case report. Am J Hosp Palliat Care. 2010;27(7):482–5.

41. Stadler JA, Ellens DJ, Rosenow JM. Deep brain stimulation and motor cortical stimulation for neuropathic pain. Curr Pain Headache Rep. 2011;15(1):8–13.

# 42 癌症相关盆腔痛

Sarah Hwang，Megan Clark
张喜洋 译 赵振龙 校

## 概述

盆腔区域疼痛超过 6 个月可定义为慢性盆腔疼痛（chronic pelvic pain，CPP）。它可能涉及内脏或躯体系统，并且包含第十胸椎水平及以下神经系统支配的组织结构[1-2]。更确切地说，这种疼痛可以位于肚脐和大腿之间。CPP 包含广泛的鉴别诊断，包括妇科、泌尿、胃肠、神经和骨骼肌系统。据报道，CPP 的病因可能有以下几大类：运动障碍（包括肠易激综合征）占 50%～80%，肌肉骨骼疾病占 30%～70%，泌尿系统疾病占 5%～10%，晚期子宫内膜异位和（或）严重的肠粘连占＜5%，多重医学诊断占 30%～50%，无明确的医学诊断占＜5%[3]。

CPP 的肌肉骨骼原因之一是肛提肌痉挛或盆底功能障碍。文献提示盆底肌既是 CPP 的主要疼痛产生者，又是 CPP 的代偿贡献者[4-5]。这一理论也适用于癌症相关盆腔疼痛。盆底功能障碍（pelvic floor dysfunction，PFD）可能是由盆底肌肉、韧带和肌腱中固有的肌肉骨骼原因引起，也可能是骨盆-髋关节-脊柱复合体中对其他疾病的功能适应造成的。

据估计，2015 年美国妇科癌症新增病例超过 9.4 万例。子宫癌是最常见的妇科癌症，其次是卵巢癌、宫颈癌和外阴癌。与男性殖器官有关的癌症在 2015 年估计超过 23 万例，其中绝大多数是前列腺癌，位居男性第二大癌症，较少见的是睾丸癌和阴茎癌[6]。

与癌症相关的盆腔疼痛是一种症状，可以在任何时候通过对患者某些癌症的先兆表现、诊断和治疗而观察到。癌症患者的盆腔疼痛可能与脏器和神经或盆腔肌肉组织的累及有关，并成为患者在诊断前的唯一表现特征，这种疼痛可能是肿瘤本身累及或治疗副作用的继发症状。虽然盆腔疼痛最常见于妇科癌症，但也可发生于其他各种情况下，如前列腺癌和结肠直肠癌。重要的是，这类患者还往往伴有潜在的心理疾病。在普通人群中，多达 60% 因 CPP 而转诊的患者被发现有心理疾病（抑郁 25%～50%，躯体障碍 10%～20%，焦虑障碍 10%～20%，多重心理疾病 20%～30%）[3]。癌症诊断后的抑郁、焦虑和自我形象障碍常见，而且会影响患者的主观疼痛体验。

## 解剖学

骨盆由一个骨环组成，其中包含多个软骨、韧带和肌腱附件[7]。女性的骨盆比男性的更小、更浅、更宽。虽然这对怀孕和分娩至关重要，但也会导致女性骨盆损伤的概率增加。骶髂关节位于骨盆后方，耻骨联合位于前方，这些关节的稳定性由特定的韧带实现。尾骨由骶骨延伸而来，它扮演着一个重要的韧带和肌腱的附着点的角色。

盆底由肌肉、韧带和筋膜组成，筋膜起着支撑膀胱、生殖器官和直肠的作用。盆底肌肉分为三层：浅层会阴层、深层尿生殖膈层和盆膈。浅层盆底肌肉包括球海绵体肌、坐骨海绵体肌和表浅的会阴横肌。深层尿生殖膈层包括尿道逼尿肌、子宫阴道括约肌和深横会阴肌。位于骨盆内壁的深层盆底肌肉是肛提肌和尾骨肌，它与盆内筋膜一起组成了盆膈。肛提肌群由耻骨直肠肌、耻骨尾骨肌和髂尾骨肌三部分组成。肛提肌起源于上支后表面的耻骨联合外侧，并插入坐骨棘的内表面。提肛肌纤维附着于尾骨和肛门、直肠和括约肌以及阴道侧面。尾骨肌呈三角形，位于肛提肌后方。这块肌肉加强了骨盆后底，起源于坐骨棘，插入到骶尾骨下部，并与骶棘

353

韧带相连。会阴体或会阴中央腱位于阴道和肛门之间。盆腔肌肉和括约肌会聚于此，为盆底提供支持。梨状肌沿着骨盆侧壁，起源于骶骨前，与骶结节韧带相连，并附着于大转子的上边缘。闭孔内肌起源于髂骨、坐骨和闭孔膜的骨盆表面。它与大转子上的梨状肌相连。肛提肌与闭孔内肌被腱弓分开。

盆底肌肉通过躯体、内脏和中枢神经通路接受神经支配。下干、会阴和大腿近端皮肤由髂腹下神经、髂腹股沟神经和起源于腰丛的生殖股神经支配。阴部神经起源于骶神经丛 S2 ~ S4 的腹侧支，在梨状肌和尾骨肌之间穿过坐骨大孔，穿过坐骨棘，通过坐骨小孔回到骨盆。它沿着坐骨直肠窝（Alcock 管）的侧壁走行。阴部神经的三个主要分支包括直肠下神经、会阴神经和阴茎 / 阴蒂的背神经。阴部神经支配着阴茎 / 阴蒂、球海绵体肌肌和坐骨海绵体肌、肛提肌的前部、会阴、肛门、肛门外括约肌和尿道括约肌。这条神经有许多重要的功能，包括外生殖器感觉、节制、高潮和射精。肛提肌被认为是由骶神经根 S3 ~ S5 直接支配的[8]。

# 病史和体格检查

病史和体格检查是评价 CPP 患者的重要工具。患者的癌症诊断和治疗的完整的经过是十分重要的，包括使用的外科干预、化疗和放疗。与这些治疗相关的疼痛发作也有助于诊断。应向患者询问与其疼痛相关的一些问题，包括疼痛的发作、发病机制、部位、特点、强度、频率、加重和缓解因素和特点以及放射痛等。了解他们之前是否接受过控制疼痛的治疗也是非常重要的。这可能包括药物治疗、物理治疗、介入治疗或外科手术。表 42.1 阐释了与患者疼痛主诉有关的各种器官系统的重要问题。排尿日记可能有助于评估患者的排尿习惯和液体摄入量。病史的另一个极其重要的方面包括询问患者有无虐待史，包括身体上的、情感的、语言的或性虐待。

体格检查应依据患者的主诉展开，但通常应包括神经和肌肉骨骼检查，重点检查腰椎、髋部、骨盆束带、下肢和盆底肌肉。这些检查应包括触诊耻骨联合和肌肉附着的位置，以及对骶髂关节的检查，包括激发试验。还应触诊臀中肌和梨状肌，评估肌肉的压痛和痉挛情况。髋部疾患可能与盆底痉挛相似，也可能是盆底痉挛发生的原因之一。评估关节内髋关节疾病也很重要。评估应包括步态、活动范围和激发试验（可能包括 log roll、FABER、髋关节撞击测试）。

对所有盆腔疼痛患者都应进行腹部检查。检查人员应触诊瘢痕组织、疝和肿块。同时，还应触诊髂腰肌肌腱和髂肌。

盆底检查包括阴道和直肠检查，以评估盆底肌肉功能。在盆底检查中一般不检查内脏结构。检查前需征得患者的口头同意。首先开始检查外生殖器，评估是否有皮疹、肿胀、囊肿、瘢痕或损伤。在外部检查期间，检查者还应评估盆底肌肉功能，方法是让患者在收缩后进行自主盆底肌肉收缩（称为 Kegel 收缩）和并自主的肌肉放松，以及进行非自主的盆底肌肉收缩（通过咳嗽），最后进行非自主的肌肉放松（使用 Valsalva 手法）。检查者应该能在盆底肌收缩时观察到会阴体上提，在盆底肌放松或 Valsalva 手法时，观察到会阴体下降。在检查期间，检查人员还应评估盆腔器官脱垂情况。对 S2 ~ S5 骶骨节段进行外部感觉检查，并检测肛门收缩反射以评估骶骨反射弧。Q-tip 测试是通过棉签轻触前庭内以评估外阴痛的情况。如果诱发痛觉超敏，则为阳性。最后，触诊浅层盆底肌肉（球海绵体肌、坐骨海绵体肌和表浅的会阴横肌）以评估压痛。

盆底检查最好在平台上进行，不要使用马镫支架或内镜。阴道检查时，患者仰卧，双膝弯曲，脚踝与臀部同宽。戴手套的手指润滑后插入阴道入口，在内部触诊盆底肌肉。一个钟面图可以用来正确地描述耻骨的解剖位置，耻骨是 12 点的位置，肛门和尾骨是 6 点的位置。直肠检查通常在左侧卧位进行。可以在阴道检查时从患者左边 1 点到 5 点的位置和右边 7 点到 11 点的位置来触诊肛提肌。也可以在直肠检查时触诊肛提肌。闭孔内肌位于 3 点和 9 点位置，与肛提肌被腱弓分开，触诊时感觉像吉他弦。闭孔内肌的位置可以通过让患者从外部旋转臀部运动肌肉来确定（检查者手指下会触摸到突出的肌肉）。在某些患者阴道检查时可以摸到尾骨肌、梨状肌和耻骨直肠肌，但通常需要直肠检查以作进一步评估。肛门括约肌的张力也可以在直肠检查中评估。最后，可以在直肠检查时检查尾骨，包括压痛、活动度和任何偏移。

**表 42.1**　慢性盆腔疼痛患者病史要点

**膀胱**

你一般每天排尿几次或多久排尿一次（频率）？

当你要小便时，你觉得必须马上去厕所吗（紧急程度）？

你每天都喝什么（具体来说喝多少、喝什么饮料）？晚饭后你喝什么？

你觉得你的膀胱完全排空了吗？

你排尿有困难吗？

你小便痛吗？

你曾经有过尿失禁或漏尿的经历吗？

尿失禁是伴随着咳嗽或打喷嚏发生的？从椅子上站起来发生的？运动时发生的？

你曾经有来不及赶到厕所的情况吗？

你性交时有尿失禁吗？

你曾经在晚上睡觉时尿失禁吗？

你多久尿失禁一次？

你戴护垫吗？如果是，多久换一次？

你晚上起来小便几次？

你是否经常有尿路感染？

**肠**

你有便秘吗？

你多久排便一次？

你是否曾被诊断为肠易激综合征？

你必须用力才能排空粪便吗？

你是否曾经必须通过阴道推出辅助才能排便？

你是否觉得为了让自己干净，不得不比平时擦拭更多？

你的大便是硬的还是软的？

你在排便期间或之后有疼痛吗？

**妇科**

你的月经规律吗？

你使用卫生棉条吗？放置卫生棉条会痛吗？

妇科检查对你来说痛苦吗？

你曾经被诊断为子宫内膜异位症吗？

你有慢性真菌感染的问题吗？

你的性生活频繁吗？

你性交时有疼痛吗？

性交疼痛在哪个阶段（最初疼痛、后续疼痛）？

性交后有疼痛吗？如果有，这种情况会持续多久？

性高潮时疼痛吗？

**产科**

你怀孕过几次？

你有几个孩子？

小孩出生时最大体重是多少？

你怀孕时有疼痛吗？

你分娩时花了多长时间？用力的持续时间有多长？

你分娩时曾经有会阴撕裂或者行会阴切开术吗？

你分娩时使用了负压吸引或产钳吗？

分娩过程中有什么并发症吗？

**精神病学**

你有抑郁或焦虑史吗？

你是否曾因精神疾病住院？

你有没有想过自杀？

你曾经被虐待过吗（身体上的、性上的、情感上的、语言上的）？

须评估盆底肌肉的触痛、痉挛、触发点、张力、松弛度和瘢痕组织。接下来，检查者要对盆底肌肉的功能进行内部检查。盆底肌肉的收缩时检查者手指可触摸到周围肌肉的挤压和抬起。肌肉力量测试应该在四个象限进行。持续时间应维持 10 s，而且检查者也应该注意检查肌肉在收缩后的放松。对肌肉力量的另一种评估是让患者进行"快速弹跳"，即患者尝试收缩-释放-收缩-释放。力量检查结束后，应要求患者试图用力推开检查者的手指。这一检查可评估盆底肌肉的放松以及盆腔器官脱垂的情况。

# 癌症相关盆腔痛

## 子宫内膜癌

子宫内膜癌是西方国家最常见的妇科恶性肿瘤，2015 年美国估计有 54 870 例新发病例[9]。手术是大多数患者的主要治疗方法，标准的手术方法包括子宫切除和双侧输卵管卵巢切除术（bilateral salpingoooophorectomy，BSO），根据手术分期选择性行盆腔及腹主动脉旁淋巴结清扫术[10]。与开腹手术相比，采用微创手术能显著减少手术失血，减轻术后疼痛，减少相关并发症，缩短住院时间[11]。研究者对有子宫内膜癌病史的患者的性功能障碍，尤其是性交困难进行了评估。Aerts 等[12] 的研究发现，与因子宫良性病变而接受子宫切除手术的女性相比，子宫内膜癌未经辅助治疗而仅接受手术的女性在 1 ~ 2 年间明显存在更多的性交困难。对于复发风险高、疾病分期晚的患者，建议采用放疗或化疗辅助治疗。放射治疗通常采用阴道近距离放射治疗（vaginal brachytherapy，VBT）或体外放射治疗（external beam radiotherapy，EBRT），但两者都有显著的副作用，包括阴道狭窄和缩短、纤维化和性交困难[13-14]。

## 宫颈癌

宫颈癌是全球妇女第三大癌症，发展中国家的发病率高于发达国家[15]。在美国，宫颈癌约占所有妇科癌症的 13%[6]。随着筛查程序的引入，该病通常发现较早，从而导致大多数患者在相对年轻的年龄就已经被确诊[16]。因此，大多数患者将伴随该病的后遗症和治疗生存多年[17]。

手术治疗包括宫颈锥切、单纯子宫切除术或根治性子宫切除术和盆腔淋巴结清扫术，这取决于癌症的分期和肿瘤的特点。根治性子宫切除术有更多的并发症，包括性功能、肠和膀胱功能障碍[18]。根治性子宫切除术后出现的盆底功能障碍可能与手术期间的自主神经损伤有关[19]。神经保留手术等较保守的术式可以减少术后的并发症[10]。

VBT 或 EBRT 也可作为化疗或化疗后的主要或辅助治疗。研究表明，在放射治疗中联合应用化疗不仅能提高整体生存率，而且能显著降低疾病各阶段的局部复发率[20-22]。不幸的是，尽管放疗对患者的总体生存率有益，但与单纯的手术相比，放疗无论是作为主要治疗手段还是辅助治疗，都会造成更严重的性功能障碍和阴道毒性[18]。放、化疗可导致卵巢功能衰竭和更年期提前，从而导致阴道润滑减少、组织弹性下降及盆底肌肉无力[23]。De Noronha 等报道称，与接受根治性子宫切除术的女性相比，接受放疗或化疗的女性更容易出现性交困难[24]。放疗和化疗组的女性阴道长度明显短于根治性子宫切除组的女性，显而易见，这将可能导致放疗和化疗组中性交困难的报告增加。

## 卵巢癌

虽然卵巢癌只占女性癌症的 3%，但它造成的死亡率居所有妇科癌症首位[6]。由于一经发现即是晚期，所以治疗方案一般同时包括手术和化疗。手术选择包括子宫切除术、双侧输卵管卵巢切除术（bilateral salpingo-oophorectomy，BSO）、网膜切除术、淋巴结切除术和肿瘤切除术。妇科手术的范围越大，腹腔粘连的风险也更大。Bukovic 等报道称，单独接受化疗或化疗与手术联合治疗的女性中对性生活不满更明显的，最常见的症状是性交困难[25]。腹腔粘连的副作用包括 CPP、性交不适、不孕和肠梗阻。尽管根据目前的研究，已经尝试了多种药物来防止妇科盆腔手术后粘连的形成，但是没有足够的数据来证明术后的盆腔疼痛、生育结局、生活质量或安全性的改善[26]。

# 外阴癌

外阴癌约占妇科恶性肿瘤的 5%[6]。尽管以前主要见于老年妇女，但近年来继发于人乳头瘤病毒感染的年轻妇女的外阴癌发病率不断增加[27]。根据肿瘤的大小、位置以及淋巴结转移，可以选择单纯手术、放射治疗或两者的结合[28]。淋巴结切除术可能是外科治疗的一部分，但与完整的腹股沟剥离术相关的感染和伤口破裂发生率约占患者的 20%～40%，继发性淋巴水肿的比例约为 30%[29]。手术后，女性可能会经历一些生理变化，包括阴道变窄、瘢痕周围麻木、阴蒂切除和组织质量改变[30]。如上文所述，对于其他类型的妇科癌症，盆腔脏器的放射治疗会导致阴道毒性和性功能下降。

# 前列腺癌

前列腺癌在男性常见癌症中排名第二，据估计，2015 年美国新增病例 22.08 万例[6]。治疗方案根据癌症的分期和分级以及患者的特点而有所不同。对于年龄较大（75 岁以上）或肿瘤侵袭性较低的男性，积极监测是一个合理的选择[31-32]。在 64 岁及以下的男性中，有一半以上最初接受根治性前列腺切除术治疗。65～74 岁男性最常见的治疗方法是放射治疗，有些接受了手术和放射联合治疗，治疗也可能包括激素治疗（雄激素功能丧失者）。更晚期的疾病可以用激素疗法、化疗、骨导向疗法（唑来膦酸或地诺单抗）、放射疗法或以上疗法的某些组合来治疗。90% 以上的前列腺癌诊断时是肿瘤还处于局部或区域阶段。在这种情况下，肿瘤的 5 年生存率接近 100%[15]。虽然这些年来前列腺癌患者的生存率有了很大的提高，但近一半接受前列腺癌放射治疗的男性都存在性功能障碍[33-34]。尿失禁和勃起功能障碍被认为是相关并发症[35]。虽然在文献中较少提及，但是前列腺癌治疗后的盆腔疼痛在临床上也有报道。

# 癌症治疗的其他后遗症

高剂量烷基化化疗、中等剂量卵巢放疗或双侧卵巢切除均可能引发卵巢早衰。癌症治疗引发更年期症状出现突然，强度更高，症状持续时间更长。雌激素缺乏会导致生殖器组织弹性下降，失去润滑，进而导致阴道干燥和不适。阴道萎缩不仅会影响性快感，也会使女性接受盆腔检查变得更加痛苦和难以忍受[36]。

# 一般治疗

确定盆腔的病因将有助于指导确定疼痛的治疗方案。然而，在许多情况下，病因仍然是未知的或由多因素构成的。根据一项 Cochrane 综述的建议，CPP 的一般治疗包括激素治疗、超声结果阴性后的评估、疼痛管理的多学科方法、物理治疗、与癌症相关的盆腔疼痛治疗、饮食和环境因素等[37]。虽然这可以为治疗选择提供基础，但癌症患者可能面临额外的治疗障碍和合并症，这需要制定个体化的治疗计划。

# 阴道干燥、狭窄和萎缩

在接受骨盆放射治疗后，医生通常会建议使用阴道扩张器来防止阴道狭窄。在某些情况下，在放疗期间或放疗后的急性期使用扩张器。虽然这方面的研究很少，但对扩张器有效性的研究结果似乎并不支持这一做法[38]。偶尔的扩张可以防止阴道壁相互粘连，但规律的扩张可能会增加炎症反应，导致瘢痕和纤维化加重。在放射治疗炎症期过后长期采用扩张器治疗似乎更能够使放疗相关阴道狭窄的患者受益[38]。此外，定期的性活动也有助于保持阴道健康。Carter 等的一项研究建议使用阴道扩张器或性交的频率为每周 2 或 3 次[36]。

每周可使用几次局部阴道保湿霜，以改善组织质量、舒适度和整体阴道健康[36]。它们的用途是通过改善阴道上皮细胞内液体的平衡，使阴道黏膜水化，并且恢复阴道 pH 值[36]。Replens 是一种以多碳为基础的保湿剂，能与阴道上皮结合，促进阴道上皮的成熟。在 Bygdeman 等的一项研究中，Replens 与阴道用雌激素相比在性交不适和阴道刺激方面有同等的改善[39]。两组患者的阴道干燥程度均较治疗前有所改善，但阴道用雌激素组改善程度明显优于

Replens组。透明质酸也可用于保水和润滑性能[40]。在比较阴道用雌激素和透明质酸的研究中，阴道萎缩和干燥得到改善，同时阴道症状减轻，pH值降低。

水基或硅基润滑剂也可以在性活动期间使用，以减少疼痛、干燥、刺激和黏膜撕裂。这些可以在柜台上买到，建议不要使用石油基润滑油，因为石油基润滑油有增加阴道感染、损坏乳胶避孕套和影响阴道气味的风险。同样，带有香水或香料的润滑剂也可能起刺激作用[36]。这些推荐的润滑剂可以在性行为之前使用，并且可以根据需要重复使用[36]。

目前，Osphena（奥培米芬）是一种选择性雌激素受体调节剂，是FDA唯一批准的治疗绝经后由于女性外阴阴道萎缩所致中重度性交困难的非雌激素口服药。目前还没有对癌症人群进行研究。雌激素治疗，包括阴道局部和全身性的，已经被证明在伴有性交困难和绝经后的萎缩这类人群中是有效的[41]。然而，妇女健康倡议的报告指出，冠心病、脑卒中和乳腺癌的风险增加超过了使用雌激素治疗的益处[42]。在激素受体阳性的癌症患者中，激素替代疗法是有争议的。尽管一些回顾性研究以前没有将口服雌激素与早期子宫内膜癌复发风险的增加联系起来[43]，但是在发出妇女健康倡议之后，进一步的研究已经终止[44]。

局部利多卡因可用于治疗严重插入性性交困难。一项对乳腺癌生存患者进行小型随机对照双盲试验研究得出结论，在进入阴道前在外阴前庭组织使用利多卡因可减少性交困难，并改善插入舒适度[45]。在妇科癌症患者中还没有完成类似的研究。在物理治疗之前使用利多卡因凝胶可以减少一些与治疗相关的不适。

# 物理疗法

盆底物理治疗包括扩张器训练、盆底肌肉强化和放松练习、阴道内肌筋膜技术和生物反馈，有助于纠正肌肉不平衡、改善血流、增加阴道旁组织的柔韧性[46]。在对前庭痛患者进行的一项小型前瞻性研究中，完成盆底治疗的患者在整体性功能和性交疼痛方面有显著改善[46]。

盆底物理疗法用于肌筋膜疼痛和功能障碍，目的是恢复肌肉平衡，改善功能，减少疼痛。通常，这些治疗包括神经肌肉再锻炼和软组织动员。能够恢复正常肌肉运动模式、力量和运动范围的锻炼可以有效帮助患者达到疗效[7]。生物反馈可以为肌肉的活动和休息提供客观的反应。

触发点手法放松、穴位按压、肌肉能量和应变反训练（strain-counterstrain）可用于肌筋膜触发点治疗。这些触发点可以是盆底肌肉或腹壁肌肉组织。

# 心理治疗

心理治疗的重点是解决并发抑郁症和（或）焦虑。患者应筛查抑郁症、焦虑和虐待史。合适的患者应该推荐接受精神病学、心理学或认知行为疗法。

# 药理学

在癌症晚期，约75%的患者报告有疼痛。药物治疗是癌症疼痛治疗的主要内容[47]。世界卫生组织提供了用于癌症疼痛管理的系统性阶梯止痛方法，如果使用得当，其有效率为85%～95%[48]。然而应当注意的是，据报道长期使用阿片类药物会降低癌症患者的生活质量[49]。

一般来说，CPP的药物治疗包括急性疼痛和继发性病因，如抑郁症、焦虑和失眠的治疗。非甾体抗炎药可用于骨盆疼痛和肌肉骨骼损伤的急性发作。当患者的骨盆疼痛有神经源性成分时，神经病理性疼痛的药物治疗是有效的（如加巴喷丁、普瑞巴林、5-羟色胺-去甲肾上腺素再摄取抑制剂、三环类抗抑郁药）。这些药物也有助于治疗中枢敏化作用。口服肌肉松弛药可能有助于降低整体肌肉张力，从而减轻相关的疼痛，这种疗法不仅限于盆底肌肉。

某些肌肉松弛药，如地西泮和巴氯芬，可以制成栓剂或复合乳膏，用于阴道内。阴道给予地西泮通常耐受性良好，主要副作用是嗜睡。在Carrico和Peters的回顾性研究中，67%的女性报告阴道使用地西泮没有副作用，33%的女性报告有嗜睡[50]。利多卡因，如上所述可局部使用。这种药物在性交前使用效果最佳。利多卡因凝胶也可以在物理治疗前用于对盆底肌肉的内肌筋膜松解有耐受性困难的患者。

# 介入治疗方法

## 神经阻滞

当一般的药物治疗失败时，选择介入疼痛治疗或许是一种不错的替代方案。某些情况下我们可以有效地应用神经节阻滞的方法。奇神经节，或称Walther神经节，位于尾骨的腹侧表面，形成双侧交感神经链的尾段。该神经节支配会阴和肛门区的交感神经，阻断这一神经支配可以阻断来自该区域的传入交感和伤害性信号。在一项小规模的实验研究中，有9例药物治疗失败的CPP患者，他们使用含局部麻醉药、类固醇和己酮可可碱的混合剂进行瓦尔特神经节阻滞治疗。在这项研究中，9名女性中有4名患有恶性盆腔疼痛，症状持续时间从1年到7年不等。据报道，疼痛缓解持续时间为4周至3年，其中4名女性"完全永久停止疼痛"[51]。

在透视或CT的指导下，上腹下神经丛阻滞（superior hypogastric plexus blocks，SHPB）也被用于恶性和非肿瘤性CPP[52]。上腹下神经丛是一个腹膜后结构，延伸到主动脉分叉处以下，与髂内和髂总血管相连。它支配着大部分盆腔脏器，包括膀胱、尿道、子宫、阴道、外阴、会阴、前列腺、阴茎、睾丸、直肠和降结肠。经典的SHPB后入路已有使用，但是在2005年，Michalek和Dutka描述了两个非癌性骨盆疼痛的前入路病例[53]。从那时起，进一步的研究表明，CT引导下的前路手术可以在更短的时间内完成，患者满意度更好[54]。前路超声引导下的上腹下神经丛松解术也被认为是治疗妇科癌症患者盆腔癌疼痛的有效方法。在Mishra的一项研究中，50例晚期（Ⅲ期和Ⅳ期）妇科恶性肿瘤患者被分为两组，分别给予口服吗啡或在超声引导下进行上腹下神经丛松解术治疗。两组均继续根据需要使用吗啡缓解疼痛。在超声引导下进行上腹下神经丛松解术治疗的患者在基线疼痛和每日吗啡消耗量方面表现出更大的改善[55]。

## 盆底触发点注射

触发点注射在肌筋膜疼痛中有描述，包括CPP[56]。当患者出现骨盆疼痛，并且发现盆底肌肉有触发点

时，这些注射是有益的。触发点注射通常不作为一线治疗或单一治疗使用，但通常与物理治疗、药物管理和行为治疗一起使用时更为有益[56]。

## 盆底肉毒杆菌毒素注射

对于顽固性盆底肌痉挛患者，肉毒杆菌毒素可用于减少痉挛，从而减少骨盆疼痛。A型肉毒杆菌毒素阻断了神经肌肉交界处的胆碱能传递。Abbott等[57]对CPP患者进行了双盲随机安慰剂对照试验，结果显示肉毒杆菌毒素组的性交困难和非月经期疼痛明显减轻。此外，他们还报告，与注射前相比肉毒杆菌毒素组的盆底压力显著降低。值得注意的是，在前面提到的其他参数中，两组之间的差异没有统计学意义。

## 神经调节

神经调节也用于治疗CPP。神经调节是一种通过电刺激脊髓或外周神经来治疗疼痛的非破坏性技术。CPP患者可以从脊髓刺激、骶骨刺激或外周神经刺激中获益。胫骨神经刺激是一项每周例行的手术，在治疗骨盆疼痛、大便失禁和膀胱过度活跃等方面有一定的应用前景。

# 总结

CPP是一种难以评估和治疗的疾病。它常见于癌症患者和生存患者，通常需要多学科方法。重要的是要获得一个完整的病史和身体状况以确定患者疼痛的原因。一旦开始治疗，建议密切跟踪患者的病情变化。

# 参考文献

1. Apte G, et al. Chronic female pelvic pain—part 1: clinical pathoanatomy and examination of the pelvic region. Pain Pract. 2012;12(2):88–110.
2. Stein SL. Chronic pelvic pain. Gastroenterol Clin N Am. 2013;42(4):785–800.
3. Reiter R. Evidence-based management of chronic pelvic pain. Clin Obstet Gynecol. 1998;41(2):422–35.

4. Tu FF, As-Sanie S, Steege JF. Musculoskeletal causes of chronic pelvic pain: a systematic review of diagnosis: part I. Obstet Gynecol Surv. 2005;60(6):379–85.

5. Mathias SD, et al. Chronic pelvic pain: prevalence, health-related quality of life, and economic correlates. Obstet Gynecol. 1996;87(3):321–7.

6. Howlader N, et al. SEER cancer statistics review, 1975–2012. Bethesda: National Cancer Institute; 2015.

7. Prather H, et al. Review of anatomy, evaluation, and treatment of musculoskeletal pelvic floor pain in women. PM R. 2009;1(4):346–58.

8. Barber MD, et al. Innervation of the female levator ani muscles. Am J Obstet Gynecol. 2002;187(1):64–71.

9. Siegel RL, Miller KD, Jemal A. Cancer statistics, 2015. CA Cancer J Clin. 2015;65(1):5–29.

10. Huffman LB, et al. Maintaining sexual health throughout gynecologic cancer survivorship: a comprehensive review and clinical guide. Gynecol Oncol. 2016;140(2):359–68.

11. Boggess JF, et al. A comparative study of 3 surgical methods for hysterectomy with staging for endometrial cancer: robotic assistance, laparoscopy, laparotomy. Am J Obstet Gynecol. 2008;199(4):360 e1–9.

12. L Aerts PE, J Verhaeghe W, Poppe I, Vergote FA. Sexual functioning in women after surgical treatment for endometrial cancer: a prospective controlled study. J Sex Med. 2015;12(1):198–209.

13. Katz A, et al. Early development of vaginal shortening during radiation therapy for endometrial or cervical cancer. Int J Gynecol Cancer. 2001;11(3):234–5.

14. Brand AH, Bull CA, Cakir B. Vaginal stenosis in patients treated with radiotherapy for carcinoma of the cervix. Int J Gynecol Cancer. 2006;16(1):288–93.

15. Jemal A, et al. Global cancer statistics. CA Cancer J Clin. 2011;61(2):69–90.

16. Jackson KS, Naik R. Pelvic floor dysfunction and radical hysterectomy. Int J Gynecol Cancer. 2006;16:354–63.

17. Park SY, et al. Quality of life and sexual problems in disease-free survivors of cervical cancer compared with the general population. Cancer. 2007;110(12):2716–25.

18. Greimel ER, et al. Quality of life and sexual functioning after cervical cancer treatment: a long-term follow-up study. Psychooncology. 2009;18(5):476–82.

19. Pieterse QD, et al. An observational longitudinal study to evaluate miction, defecation, and sexual function after radical hysterectomy with pelvic lymphadenectomy for early-stage cervical cancer. Int J Gynecol Cancer. 2006;16(3):1119–29.

20. Collaboration, C.f.C.C.M.-A. Reducing uncertainties about the effects of chemoradiotherapy for cervical cancer: a systematic review and meta-analysis of individual patient data from 18 randomized trials. J Clin Oncol. 2008;26(35):5802–12.

21. Green JA, et al. Concomitant chemotherapy and radiation therapy for cancer of the uterine cervix (review). Cochrane Database Syst Rev. 2005;3:CD002225.

22. Kirwan JM, et al. A systematic review of acute and late toxicity of concomitant chemoradiation for cervical cancer. Radiother Oncol. 2003;68:217–26.

23. Bruner DW, et al. Measurement of vaginal length: reliability of the vaginal sound—a gynecologic oncology group study. Int J Gynecol Cancer. 2006;16(5):1749–55.

24. Noronha AF, et al. Treatments for invasive carcinoma of the cervix: what are their impacts on the pelvic floor functions? Int Braz J Urol. 2013;39(1):46–54.

25. Buković D, et al. Sexual functioning and body image of patients treated for ovarian Cancer. Sex Disabil. 2008;26(2):63–73.

26. Hindocha A, Beere L, Dias S, Watson A, Ahmad G. Adhesion prevention agents for gynaecological surgery: an overview of Cochrane reviews. Cochrane Database Syst Rev. 2015. CD 011254.

27. Hampl M, et al. New aspects of vulvar cancer: changes in localization and age of onset. Gynecol Oncol. 2008;109(3):340–5.

28. Stehman FB, Look KY. Carcinoma of the vulva. Obstet Gynecol. 2006;107(3):719–33.

29. Gaarenstroom KN, et al. Postoperative complications after vulvectomy and inguinofemoral lymphadenectomy using separate groin incisions. Int J Gynecol Cancer. 2003;13(4):522–7.

30. Barlow EL, et al. Sexuality and body image following treatment for early-stage vulvar cancer: a qualitative study. J Adv Nurs. 2014;70(8):1856–66.

31. Albertsen PC, Hanley JA, Fine J. 20-year outcomes following conservative management of clinically localized prostate cancer. JAMA. 2005;293(17):2095–101.

32. Lu-Yao GL, et al. Outcomes of localized prostate cancer following conservative management. JAMA. 2009;302(11):1202–9.

33. Thor M, et al. Radiation dose to the penile structures and patient-reported sexual dysfunction in long-term prostate cancer survivors. J Sex Med. 2015;12(12):2388–97.

34. Budaus L, et al. Functional outcomes and complications following radiation therapy for prostate cancer: a critical analysis of the literature. Eur Urol. 2012;61:112–27.

35. Potosky AL, et al. Five-year outcomes after prostatectomy or radiotherapy for prostate cancer: the prostate cancer outcomes study. J Natl Cancer Inst. 2004;96(18):1358–67.

36. Carter J, Goldfrank D, Schover LR. Simple strategies for vaginal health promotion in cancer survivors. J Sex Med. 2011;8(2):549–59.

37. Stones RW, Mountfield J. Interventions for treating chronic pelvic pain in women. Cochrane Database Syst Rev. 2000. CD000387.

38. Johnson N, Miles TP, Cornes P. Dilating the vagina to prevent damage from radiotherapy: systematic review of the literature. BJOG. 2010;117(5):522–31.

39. Bygdeman M, Swahn ML. Replens versus Dienoestrol cream in the symptomatic treatment of vaginal atrophy in postmenopausal women. Maturitas. 1996;23(3):259–63.

40. Chen J, et al. Evaluation of the efficacy and safety of hyaluronic acid vaginal gel to ease vaginal dryness: a multicenter, randomized, controlled, open-label, parallel-group, clinical trial. J Sex Med. 2013;10(6):1575–84.

41. Suckling JA, et al. Local estrogen for vaginal atrophy in postmenopausal women. Cochrane Database Syst Rev. 2006. CD001500.

42. Writing Group for the Women's Health Initiative Investigators. Risks and benefits of estrogen plus progestin in healthy postmenopausal women principal results from the women's health initiative randomized controlled trial. JAMA. 2002;288(3):321–33.

43. Lee RB, Burke TW, Park RC. Estrogen replacement therapy following treatment for stage I endometrial carcinoma. Gynecol Oncol. 1990;36:189–91.

44. Barakat RR, et al. Randomized double-blind trial of estrogen replacement therapy versus placebo in stage I or II endometrial cancer: a gynecologic oncology group study. J Clin Oncol. 2006;24(4):587–92.

45. Goetsch MF, Lim JYC, B A. A practical solution for dyspareunia in breast cancer survivors: a randomized controlled trial. J Clin Oncol. 2015;33(30):3394–400.

46. Goldfinger C, et al. A prospective study of pelvic floor physical therapy: pain and psychosexual outcomes in provoked vestibulodynia. J Sex Med. 2009;6(7):1955–68.

47. Portenoy RK. Cancer pain. Epidemiology and syndromes. Cancer. 1989;63(11 Suppl):2298–307.

48. Schug SA, Zech D, Dorr U. Cancer pain management according to WHO analgesic guidelines. J Pain Symptom Manage. 1990;5(1):27–32.

49. Caraceni A, Portenoy RK. Pain management in patients with pancreatic carcinoma. Cancer. 1996;78(3 Suppl):639–53.

50. Carrico DJ, Peters KM. Vaginal diazepam use with urogenital pain/pelvic floor dysfunction: serum diazepam levels and efficacy data. Urol Nurs. 2011;31(5):279–84. 299

51. Malec-Milewska M, et al. Neurolytic block of ganglion of Walther for the management of chronic pelvic pain. Wideochir Inne Tech Maloinwazyjne. 2014;9(3):458–62.

52. de Leon-Casasola OA. Critical evaluation of chemical neurolysis of the sympathetic axis for cancer pain. Cancer Control. 2000;7(2):142–8.

53. Michalek P, Dutka J. Computed tomography-guided anterior approach to the superior hypogastric plexus for noncancer pelvic pain: a report of two cases. Clin J Pain. 2005;21(6):553–6.

54. Ghoneim AA, Mansour SM. Comparative study between computed tomography guided superior hypogastric plexus block and the classic posterior approach: a prospective randomized study. Saudi J Anaesth. 2014;8(3):378–83.

55. Mishra S, Bhatnagar S, Rana SP, Khurana D, Thulkar S. Efficacy of the anterior ultrasound-guided superior hypogastric plexus neurolysis in pelvic cancer pain in advanced gynecological cancer patients. Pain Med. 2013;14:837–42.

56. Moldwin RM, Fariello JY. Myofascial trigger points of the pelvic floor: associations with urological pain syndromes and treatment strategies including injection therapy. Curr Urol Rep. 2013;14(5):409–17.

57. Abbott JA, et al. Botulinum toxin type a for chronic pain and pelvic floor spasm in women: a randomized controlled trial. Obstet Gynecol. 2006;108(4):915–23.

# 43　运动疗法和疲劳管理

Jack B. Fu, Arash Asher
赵秉诚　译　赵振龙　校

## 概述

疲劳是癌症患者中最常见的症状之一，发生率为 25% ～ 99%[1]。一项对 534 位癌症患者和 91 位医师专家的调查显示，对于各种类型的癌症患者，疲劳是最重要的症状或关注的要点[2]。癌症相关性疲劳（cancer-related fatigue，CRF）在癌症治疗后的无病患者中可能持续数年[1]。普通人群中出现的疲劳大多数是自限性的，并且被认为是非病理性的。健康人的疲劳可以通过休息和睡眠而缓解。人们通常在睡醒后重新恢复精力。病理性的疲劳，例如 CRF，对个人的功能性活动和生活质量造成极大损害[3]。

美国国立综合癌症网络将癌症相关性疲劳定义为一种令人沮丧的、持续的、对癌症或癌症治疗感到疲倦或无力的主观感受，与近期的活动不成比例，并且干扰正常功能[4]。它在性质和严重性上与普通的疲劳明显不同，并且无法通过休息或睡眠来缓解[5]。疲劳可能包含许多具有不同原因的亚型。疲劳可分为周围性疲劳和中枢性疲劳。周围性疲劳是由于神经肌肉系统对中枢刺激缺乏响应所致（例如，肌肉本身的易疲劳性）。中枢性疲劳的特征是无法传递运动脉冲或进行自发活动[6]。癌症相关性疲劳被认为同时具有外周性疲劳和中心性疲劳的特点[7]。

CRF 可产生深远的身体上、社会心理上和经济上的影响。由于 CRF，癌症患者平均每月缺勤 4.2 天，护理人员平均每月缺勤 4.5 天[8]。

## 癌症相关性疲劳的鉴别和评估

美国国立综合癌症网络指南建议对每位癌症患者进行疲劳筛查[4]。不幸的是，CRF 经常被漏报，并且被医疗保健专业人员忽视[9-12]。进行筛查评估可以帮助临床医生评估疲劳的存在。筛查评估通常使用一些多症状筛查工具，如 Edmonton 症状和评估量表和 MD Anderson 症状清单。以 1 ～ 10 为标尺，疲劳严重程度超过 4 应进行进一步的病史和体格评估。有超过 20 项详细的疲劳测量工具已被用来更好地描述患者的疲劳症状，包括简要疲劳量表[13]、癌症治疗功能－疲劳评估（functional assessment of cancer therapy：fatigue，FACT-F）[14]、改良的 Piper 疲劳量表[15] 和多维疲劳量表[16]。

除了疲劳测量工具，完整的病史和体格检查对于 CRF 患者的评估也是至关重要的。临床医生应辨别患者的癌症病史，包括治疗方法和治疗开始时间。应该检查当前和过去的用药情况。鉴别相关的混杂因素，包括睡眠质量、压力、心情等可能会有所帮助。体格检查应包括心脏、肺、神经、认知和功能评估。疲劳相关的实验室检查也是针对癌症相关性疲劳的初步筛选工具之一。这些检查在不同医疗机构之间可能有所不同，但其目的是确定潜在的可治愈的疲劳原因。MD Anderson 癌症中心支持治疗中心使用的疲劳实验室检查项目包括红细胞计数、电解质、叶酸、维生素 $B_{12}$、促甲状腺激素、睾丸激素水平（男性）、红细胞沉降率和尿液分析。

# 癌症相关性疲劳的病因及病理生理

癌症相关性疲劳的病因很多。大多数肿瘤患者疲劳的原因是使用可能有镇静作用的药物，其中包括治疗恶心、癫痫、疼痛、焦虑和抑郁的药物。此外，癌症患者在治疗期间会出现全血细胞减少症。贫血和血小板减少可能会导致疲劳[17]。包括尿路感染在内的感染可能会导致疲劳。对疲劳的遗传易感性也可能发挥了一定的作用。营养不良、癌症治疗造成的直接脑损伤、抑郁和睡眠障碍也可能导致癌症患者疲劳[18-21]。癌症治疗期间的激素变化包括甲状腺功能减退、性腺功能低下和肾上腺功能不全也有影响[22-23]。此外，机体功能退化、骨骼肌无力和萎缩也是影响因素[24]。其他关于癌症相关性疲劳的原因包括电解质紊乱、心肺功能不全、肾功能不全和肝功能障碍[25]。

癌症相关性疲劳通常与其他症状共存，提示这些症状存在共同的发生机制。研究发现，严重的全身炎症可能引起许多症状，包括疼痛、失眠、抑郁、焦虑、压力、食欲不振、认知功能障碍、肌肉量减少和疲劳。注意这些症状之间的相互作用很重要。虽然炎症会导致疲劳，但炎症引起的其他相关症状（例如失眠和抑郁）也可能会导致疲劳。癌症的严重炎症状态会导致患者出现多种症状共存的状态[26-30]。

炎症过程是被称为细胞因子的免疫调节蛋白调控的。这些蛋白是在使用化疗和放疗治疗癌症期间由免疫细胞及肿瘤细胞释放的。我们还发现这些炎性细胞因子能够通过多种机制穿过血脑屏障，这就解释了为什么接受四肢放疗的患者也会感到疲劳[31]。

# 癌症相关性疲劳的治疗

由于与癌症症状存在相互作用，处理可能导致疲劳的病情可能会改善疲劳。失眠、抑郁和恶病质通常与疲劳相关，并且会加剧疲劳感。应考虑对营养不良的患者进行营养评估并使用食欲刺激方法。有些研究表明治疗癌症患者的抑郁症也可以改善疲劳[32-34]。疼痛和疲劳常一起出现。放松技巧、睡眠保健、欲望控制（例如，避免在就寝前摄入酒精或

咖啡因）、减少认知情绪唤醒（例如，例行睡眠前 1 h 的放松）、解决睡眠呼吸暂停综合征可以改善睡眠质量和疲劳[35]。关于使用安眠药、抗抑郁药、开胃药和营养品的研究结果不一[7]。现已有多项安慰剂对照试验对神经刺激剂，特别是哌甲酯进行研究。支持使用神经刺激剂来治疗 CRF 的科学证据仍然不足，需要进一步的研究[36]。

有许多研究尝试通过降低炎症水平从而治疗癌症相关性疲劳，但针对抗炎药物（如非甾体抗炎药）的研究结果相互矛盾[37-38]。

已经有多项关于使用促红细胞生成素的研究，证据表明这些药物确实可以减少血红蛋白< 10 g/dl 的癌症患者的疲劳，但对于轻度贫血患者的研究证据则很有限[39-42]。

# 运动治疗疲劳的机制

运动对普通人群和癌症人群均有很多好处。心肺功能、肌肉力量、身体成分、骨骼健康、幸福感和症状感知都可以通过运动受到积极影响。运动也可能在癌症的防治中发挥作用[43]。证据支持体育锻炼可以改善生存和减少癌症治愈者的疾病复发[44]。有证据表明运动和康复项目可以持续改善疲劳（也可改善其他癌症症状）[45]。多项随机对照试验显示运动是治疗 CRF 的有效方法[46-48]。癌症患者进行运动和体育锻炼，除有益心理外，还可改善有氧运动能力，能够最大程度地减少肌肉损失，改善身体组成和身体状况[49-50]。

运动的抗炎作用作为一种可能机制引起越来越多的关注。过度炎症可能导致许多癌症症状。而运动可通过以下几种因素减轻炎症：

1. 减少内脏脂肪[51]　TNF-α 是脂肪细胞尤其是内脏脂肪细胞分泌的一种具有促炎作用的细胞因子。相反，有证据表明皮下脂肪（即非内脏脂肪）可能分泌抗炎细胞因子[52]。研究表明，内脏脂肪细胞分泌的促炎细胞因子与久坐的生活方式、肥胖和有氧适应能力低有关[53]。运动可以减少内脏脂肪和腰围，从而减少因促炎细胞因子释放而导致的疲劳[54]。

2. 肌肉收缩产生抗炎细胞因子 IL-6　内脏脂肪分泌促炎细胞因子，与之相反，肌肉可产生抗炎细胞因子，也称为肌肉因子[55]。研究表明，与静息时

相比，患者在运动时 IL-6（在这种情况下具有抗炎作用）最多可增加 12 倍[56]。

3. 增加皮质醇和肾上腺素水平　中等到高等强度的运动可通过刺激下丘脑-垂体-肾上腺轴增加皮质醇和肾上腺素[57-58]。而这两种激素都具有抗炎作用。

4. 抑制巨噬细胞浸入脂肪组织　久坐的生活方式和内脏脂肪组织的积累导致更多巨噬细胞迁移进入脂肪组织。这些巨噬细胞产生促炎性细胞因子。此过程与非胰岛素依赖型糖尿病和代谢综合征的发生相关[59-60]。

5. 单核细胞和巨噬细胞上的 Toll 样受体的下调　Toll 样受体识别病原体并触发免疫反应。减少这些受体的表达可降低总体炎症水平[61]。研究表明，癌症患者进行运动治疗后，C 反应蛋白和 IL-6（均为促炎性细胞因子）减少[43, 62-63]。

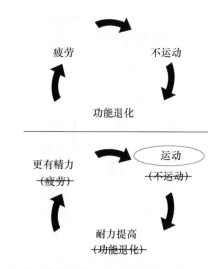

**图 43.1**　运动对功能退化和疲劳的影响示意图。上图显示了许多癌症患者经历的循环，其中包括会阻碍活动并加重病情的疲劳。通过运动打破这一循环可以提高耐力，从而获得更多精力和耐受更大强度的运动[64]

# 运动疗法治疗疲劳

进展期癌症患者由于治疗、营养不良、并发症和长期住院等原因导致健康恶化。疲劳可能十分严重，并阻碍患者进行体育锻炼。许多癌症患者长期卧床。鼓励患者运动，可以在帮助他们减轻疲劳的同时，带来其他医学上的益处（包括保持肺通气功能、预防体位性低血压等）。但让这些患者克服不运动的惰性可能是困难的。可以让严重虚弱的患者先尝试坐在椅子上，然后逐渐增加坐的时间。在许多癌症运动计划中都使用了允许患者坐着运动的卧式自行车。图 43.1 说明了不运动和运动是如何影响疲劳的。

可以鼓励患者参与有组织的小组运动计划。规律的物理治疗和作业疗法（在物理治疗师的帮助下）也能使患者受益。

对于无病的癌症治愈者，美国心脏协会、美国癌症学会、美国运动医学学会和美国卫生与公共服务部均制定了运动指南。所有指南都非常相似。关于有氧运动，美国运动医学学会共识声明建议癌症患者和治愈者遵循普通大众锻炼指南。该指南建议每周 150 min 中等强度的有氧运动或 75 min 的剧烈运动或同等强度的组合。建议每周进行 2 ～ 3 次力量训练，其中包括针对主要肌肉群的锻炼。为保持柔韧性，在进行其他锻炼的同时可进行主要肌肉和肌腱的拉伸[43]。以上指南仍然是非个体化的。如能

由专业康复人员为患者量身定制的个性化治疗计划是最佳的。

不幸的是，只有不到一半的癌症治愈者能维持他们被确诊癌症前的运动水平。运动经常被医护人员忽视。只有 21.5% 的癌症治愈者愿意跟他们的医护人员进行关于运动的咨询。相比之下，在未患癌的成年人中这一比例是 24%。然而，有 84% 的治愈者表示，他们更愿意在患病期间接受运动咨询[65]。运动是一种可改变的生活方式，患者可以对此进行有效控制。需要足够的教育和支持去帮助患者充分和安全地运动。

在任何运动计划中，重要的是关注患者的安全。癌症患者可能经历众多肌肉骨骼以及医学问题，从而影响运动计划。过度运动可能有害。而逐步增加运动持续时间、频率和强度可以同时改善疲劳和运动能力。Brown 等发现，过度运动会导致癌症疲劳恶化[66]。

保持适当的免疫抑制水平可能是困难的。虽然过度炎症的不良作用已经很明显，过度的免疫抑制会使已经有白细胞减少的患者更加容易遭遇感染。研究发现，每年跑步超过 866 英里的跑步者病毒感染的风险会增加。这些发现导致了运动与易感染之间的关系"J"形曲线的提出[67]。患者应在开始运动计划之前先接受评估（表 43.1）。

接受康复和运动计划的癌症患者应由医疗专业人员定期进行跟踪监测确保执行最佳的运动计划并

**表 43.1**　病史和体格检查评估过程中常见问题列表

| 评估中发现的问题 | 运动计划的注意事项 |
|---|---|
| 心肺疾病、全血细胞减少 | 限制运动强度 |
| 神经肌肉疾病 | 预防跌倒 |
| 骨科问题（例如易骨折） | 对负重和活动范围进行限制<br>矫正器的使用（包括髋关节外展矫正器、膝盖固定器、颈部矫正器和背部矫正器） |
| 中性粒细胞减少 | 预防感染（口罩和手套）<br>避免使用公共体育馆和游泳池 |
| 淋巴水肿 | 中度的抗阻运动是合适的 |

表格中列出来在开始运动计划之前一些常规的注意事项[68]

解决安全问题。医疗人员之间需要沟通。让治疗师知道需要采取哪些安全措施很重要。结构化的处方将有助于提示医疗人员关注运动计划的各个必要方面，包括安全预防措施[69]。

已发表的运动计划包括小组锻炼计划、受监督的个人运动计划和自我指导的个人锻炼计划。结构化的康复计划可使完成癌症治疗且无病的癌症治愈者持续受益。许多研究证明了此类计划的有效性[70]。

有组织的运动计划可提供多种干预措施，包括剧烈运动、体育、心理教育和身体锻炼方式。已发表的证据表明，与结构化运动计划相关的心理支持和教育可以改善癌症患者的疲劳感。教育包括自我识别疲劳和优化睡眠的建议、运动和应对策略[71]。节能与活动管理（energy conservation and activity management，ECAM）是这种教育框架的一个例子。ECAM 鼓励患者通过更高效的方式来执行日常工作，减少一些活动，确保活动之间有足够的休息，并防止长时间不活动[72-73]。这些策略应纳入 CRF 的康复计划中。

辅助治疗，例如瑜伽[74-75]、针灸[76]、放松技巧[77]和生物领域疗法[78]可以减少癌症相关性疲劳。进一步研究这些治疗方法是必要的。

目前已有大量运动计划被研究，包括阻力运动、有氧运动（包括步行、游泳和骑自行车）、有氧运动组合和综合运动的组合。运动的频率、强度和持续时间也因研究而异。研究的运动强度从最快心率估计值的 50% 到 90% 不等。运动频率从每天 2 次到每周 2 次不等。运动计划的持续时间从 2 周到 1 年不等。许多研究是关于可行性和患者依从性的试点研究。由于研究的运动计划差异很大，因此缺乏关于减轻疲劳的最佳运动类型、强度和持续时间的循证医学依据。

# 结论和未来方向

预康复或预防性癌症康复（如 Dietz 所述）已成为人们越来越感兴趣的领域[79]。几项研究表明它能改善临床结局，但对癌症疲劳症状的影响和减轻症状的作用仍不清楚。需要进一步研究癌症康复这一潜在的令人兴奋的领域。在美国，支持"癌症康复"的第三方保险需要提高。需要更多研究展示癌症康复计划的成本效益[43]。

支持运动可以减少癌症相关性疲劳的证据显示其具有光明的前景。它是治疗癌症相关性疲劳最有效方法之一。不幸的是，临床医生经常忽视运动疗法。对此进行更多的研究十分有必要，特别需要关于最佳的运动时间、强度和方式的研究。更好地了解炎症和激素对癌症相关性疲劳的作用将有助于指导未来的运动疗法研究。

# 参考文献

1. Servaes P, Verhagen C, Bleijenberg G. Fatigue in cancer patients during and after treatment: prevalence, correlates and interventions. Eur J Cancer. 2002;38:27–43.

2. Butt Z, Rosenbloom SK, Abernethy AP, Beaumont JL, Paul D, Hampton D, Jacobsen PB, Syrjala KL, Von Roenn JH, Cella D. Fatigue is the most important symptom for advanced cancer patients who have had chemotherapy. J Natl Compr Cancer Netw. 2008;6(5):448–55.

3. Chanudrhuri A, Behan PO. Fatigue and basal ganglia. J Neurol Sci. 2000;179:34–42.

4. Cancer-related fatigue (version 1.2010). National Comprehensive Cancer Network; 2010. http://www.nccn.org/professionals/physician_gls/PDF/fatigue.pdf. Accessed 2 Jan 2010.

5. Cella D, Lai JS, Chang CH, Peterman A, Slavin M. Fatigue in cancer patients compared with fatigue in the general Untied States population. Cancer. 2002;94:528–38.

6. Chaudhuri A, Behan PO. Fatigue in neurological disorders. Lancet. 2004;363:978–88.

7. Mitchell SA. Cancer-related fatigue: state of the science. PM R. 2010;2(5):364–83.

8. Curt GA. The impact of fatigue on patients with cancer. Overview of fatigue 1 and 2. Oncologist. 2000;5:9–12.

9. Vogelzang NJ, Breitbart W, Cella D, Curt GA, Groopman JE, Horning SJ, Itri LM, Johnson DH, Scherr SL, Portenoy RK. Patient, caregiver, and oncologist perceptions of cancer-related fatigue: results of a tripart assessment survey. The fatigue coalition. Semin Hematol. 1997;34(3 Suppl 2):4–12.

10. Knowles G, Borthwick D, McNamara S, Miller M, Leggot L. Survey of nurses' assessment of cancer-related fatigue. Eur J Cancer Care (Engl). 2000;9(2):105–13.

11. Shun SC, Lai YH, Hsiao FH. Patient-related barriers to fatigue communication in cancer patients receiving active treatment. Oncologist. 2009;14(9):936–43.

12. Collins S, de Vogel-Voogt E, Visser A, van der Heide A. Presence, communication and treatment of fatigue and pain complaints in incurable cancer patients. Patient Educ Couns. 2008;72(1):102–8.

13. Mendoza TR, Wang XS, Cleeland CS, et al. The rapid assessment of fatigue severity in cancer patients: use of the brief fatigue inventory. Cancer. 1999;85:1186–96.

14. Yellen SB, Cella DF, Webster K, Blendowski C, Kaplan E. Measuring fatigue and other anemia-related symptoms with the Functional Assessment of Cancer therapy (FACT) measurement system. J Pain Symptom Manag. 1997;13(2):63–74.

15. Piper BF, Dibble SL, Dodd MJ, Weiss MC, Slaughter RE, Paul SM. The revised Piper fatigue scale: psychometric evaluation in women with breast cancer. Oncol Nurs Forum. 1998;25:677–84.

16. Smets EM, Garssen B, Bonke B, De Haes JC. The Multidimensional Fatigue Inventory (MFI) psychometric qualitifes of an instrument to assess fatigue. J Psychosom Res. 1995;39:315–25.

17. Paddison JS, Temel JS, Fricchione GL, Pirl WF. Using the differential from complete blood counts as a biomarker of fatigue in advanced non-small cell lung cancer: an exploratory analysis. Palliat Support Care. 2009;7:213–7.

18. Capuano G, Gentile PC, Bianciardi F, Tosti M, Palladino A, Di Palma M. Prevalence and influence of malnutrition on quality of life and performance status in patients with locally advanced head and neck cancer before treatment. Support Care Cancer. 2009;18:433–7.

19. Ray M, Rogers LQ, Trammell RA, Toth LA. Fatigue and sleep during cancer and chemotherapy: translation rodent models. Comp Med. 2008;58:234–45.

20. Sateia MJ, Lang BJ. Sleep and cancer: recent developments. Curr Oncol Rep. 2008;10:309–18. Francoeur RB. The relationship of cancer symptom clusters to depressive affect in the initial phase of palliative radiation. J Pain Symptom Manag. 2005;29:130–55.

21. Ancoli-Israel S, Liu L, Marler MR, et al. Fatigue, sleep, and circadian rhythms prior to chemotherapy for breast cancer. Support Care Cancer. 2006;14:201–9.

22. Strasser F, Palmer JL, Schover LR, et al. The impact of hypogonadism and autonomic dysfunction on fatigue, emotional functional and sexual desire in male patients with advanced cancer: a pilot study. Cancer. 2006;107:2949–57.

23. Bower JE, Ganz PA, Dickerson SS, Peterson L, Aziz N, Fahey JL. Diurnal cortisol rhythm and fatigue in breast cancer survivors. Psychoneuroendocrinology. 2005;30:92–100.

24. al-Majid S, McCarthy DO. Cancer-related fatigue and skeletal muscle wasting: the role of exercise. Biol Res Nurs. 2001;2:186–97.

25. Yavuzsen T, Davis MP, Ranganathan VK, et al. Cancer-related fatigue: central or peripheral? J Pain Symptom Manag. 2009;38:587–96.

26. Bower JE. Cancer-related fatigue: links with inflammation in cancer patients and survivors. Brain Behav Immun. 2007;21:863–71.

27. Collado-Hidalgo A, Bower JE, Ganz PA, Cole SW, Irwin MR. Inflammatory biomarkers for persistent fatigue in breast cancer survivors. Clin Cancer Res. 2006;12:2759–66.

28. Schubert C, Hong S, Natarajan L, Mills PJ, Dimsdale JE. The association between fatigue and inflammatory marker levels in cancer patients: a quantitative review. Brain Behav Immun. 2007;21:413–27.

29. Wood LJ, Nail LM, Gilster A, Winters KA, Elsea CR. Cancer chemotherapy-related symptoms: evidence to suggest a role for proinflammatory cytokines. Oncol Nurs Forum. 2006;33:535–42.

30. Jager A, Sleifer S, van der Rijt CC. The pathogenesis of cancer related fatigue: could increased activity of pro-inflammatory cytokines be the common denominator? Eur J Cancer. 2008;44:175–81.

31. Seruga B, Zhang H, Bernstein LJ, Tannock IF. Cytokines and their relationship to the symptoms and outcome of cancer. Nat Rev Cancer. 2008;8(11):887–99.

32. Strong V, Waters R, Hibberd C, et al. Management of depression for people with cancer (SMaRT oncology 1): a randomized trial. Lancet. 2008;372:40–8.

33. Savard J, Simard S, Giguere I, et al. Randomized clinical trial on cognitive therapy for depression in women with metastatic breast cancer: psychological and immunological effects. Palliat Support Care. 2006;4:219–37.

34. Levesque M, Savard J, Simard S, Guathier JG, Ivers H. Efficacy of cognitive therapy for depression among women with metastatic cancer: a single-case experimental study. J Behav Ther Exp Psychiatry. 2004;35:287–305.

35. Hrushesky WJ, Grutsch JF, Wood P, et al. Circadian clock manipulation for cancer prevention and control and the relief of cancer symptoms. Integr Cancer Ther. 2009;8:387–97.

36. Minton O, Richardson A, Sharpe M, Hotopf M, Stone PC. Psychostimulants for the management of cancer-related fatigue: a systematic review and meta-analysis. J Pain Symptom Manag. 2011;41(4):761–7.

37. Mantovani G, Macciò A, Madeddu C, Serpe R, Antoni G, Massa E, Dessì M, Panzone F. Phase II nonrandomized study of the efficacy and safety of COX-2 inhibitor celecoxib on patients with cancer cachexia. J Mol Med (Berl). 2010;88(1):85–92.

38. Monk JP, Phillips G, Waite R, Kuhn J, Schaaf LJ, Otterson GA, Guttridge D, Rhoades C, Shah M, Criswell T, Caligiuri MA, Villalona-Calero MA. Assessment of tumor necrosis factor alpha blockade as an intervention to improve tolerability of dose-intensive chemotherapy in cancer patients. J Clin Oncol. 2006;24(12):1852–9.

39. Minton O, Richardson A, Sharpe M, Hotopf M, Stone P. A systematic review and meta-analysis of the pharmacological treatment of cancer-related fatigue. J Natl Cancer Inst. 2008;100(16):1155–66.

40. Jones M, Schenkel B, Just J, Fallowfield L. Epoetin alfa improves quality of life in patients with cancer: results of meta-analysis. Cancer. 2004;101:1720–32.

41. Cella D, Dobrez D, Glaspy J. Control of cancer-related anemia with erythropoietic agents: a review of evidence for improved quality of life and clinical outcomes. Ann Oncol. 2003;14:511–9.

42. Littlewood TJ, Cella D, Nortier JW. Erythropoietin improves quality of life. Lancet Oncol. 2002;3:459–60.

43. Schmitz KH, Courneya KS, Matthews C, Demark-Wahnefried W, Galvão DA, Pinto BM, Irwin ML, Wolin KY, Segal RJ, Lucia A, Schneider CM, von Gruenigen VE, Schwartz AL, American College of Sports Medicine. American College of Sports Medicine roundtable on exercise guidelines for cancer survivors. Med Sci Sports Exerc. 2010;42(7):1409–26.

44. Speed-Andrews AE, Courneya KS. Effects of exercise on quality of life and prognosis in cancer survivors. Curr Sports Med Rep. 2009;8:176–81.

45. van Weert E, Hoekstra-Weebers J, Otter R, Postema K, Sanderman R, van der Schans C. Cancer-related fatigue: predictors and effects

of rehabilitation. Oncologist. 2006;11:184–96.

46. Segal R, Evans W, Johnson D, et al. Structured exercise improves physical functioning in women with stages I and II breast cancer: results of a randomized controlled trial. J Clin Oncol. 2001;19(3):657–65.

47. Milne HM, Wallman KE, Gordon S, et al. Effects of a combined aerobic and resistance exercise program in breast cancer survivors: a randomized controlled trial. Breast Cancer Res Treat. 2008;108(2):279–88.

48. Courneya KS, Friedenreich CM, Sela RA, et al. The group psychotherapy and home-based physical exercise (group-hope) trial in cancer survivors: physical fitness and quality of life outcomes. Psychooncology. 2003;12(4):357–74.

49. Klika RJ, Callahan KE, Drum SN. Individualized 12-week exercise training programs enhance aerobic capacity of cancer survivors. Phys Sportsmed. 2009;39:68–77.

50. McAuley E, White SM, Rogers LQ, Motl RW, Courneya KS. Physical activity and fatigue in breast cancer and multiple sclerosis: psychosocial mechanisms. Psychosom Med. 2010;72:88–96.

51. Basen-Engquist K, Scruggs S, Jhingran A, et al. Physical activity and obesity in endometrial cancer survivors: associations with pain, fatigue, and physical functioning. Am J Obstet Gynecol. 2009;200:288 e281–8.

52. Item F, Konrad D. Visceral fat and metabolic inflammation: the portal theory revisited. Obes Rev. 2012;13 Suppl 2:30–9.

53. Bruunsgaard H. Physical activity and modulation of systemic low-level inflammation. J Leukoc Biol. 2005;78:819–35.

54. Ross R, Després JP. Abdominal obesity, insulin resistance, and the metabolic syndrome: contribution of physical activity/exercise. Obesity (Silver Spring). 2009;17(Suppl 3):S1–2.

55. Pedersen BK, Fischer CP. Beneficial health effects of exercise—the role of IL-6 as a myokine. Trends Pharmacol Sci. 2007;28(4):152–6.

56. Fischer CP. Interleukin-6 in acute exercise and training: what is the biological relevance? Exerc Immunol Rev. 2006;12:6–33.

57. Hill EE, Zack E, Battaglini C, Viru M, Viru A, Hackney AC. Exercise and circulating cortisol levels: the intensity threshold effect. J Endocrinol Investig. 2008;31(7):587–91.

58. Warren JB, Dalton N, Turner C, Clark TJ, Toseland PA. Adrenaline secretion during exercise. Clin Sci (Lond). 1984;66(1):87–90.

59. Petersen AM, Pedersen BK. The anti-inflammatory effect of exercise. J Appl Physiol (1985). 2005;98(4):1154–62.

60. Surmi BK, Hasty AH. Macrophage infiltration into adipose tissue: initiation, propagation and remodeling. Future Lipidol. 2008;3(5):545–56.

61. Gleeson M, McFarlin B, Flynn M. Exercise and toll-like receptors. Exerc Immunol Rev. 2006;12:34–53.

62. Kruijsen-Jaarsma M, Révész D, Bierings MB, Buffart LM, Takken T. Effects of exercise on immune function in patients with cancer: a systematic review. Exerc Immunol Rev. 2013;19:120–43.

63. Jones SB, Thomas GA, Hesselsweet SD, Alvarez-Reeves M, Yu H, Irwin ML. Effect of exercise on markers of inflammation in breast cancer survivors: the Yale exercise and survivorship study. Cancer

Prev Res (Phila). 2013;6(2):109–18.

64. Fu JB, Raj VS, Guo Y. A Guide to Inpatient Cancer Rehabilitation: Focusing on Patient Selection and Evidence-Based Outcomes. PM R. 2017;9(9S2):S324–S334.

65. Sabatino SA, Coates RJ, Uhler RJ, Pollack LA, Alley LG, Zauderer LJ. Provider counseling about health behaviors among cancer survivors in the United States. J Clin Oncol. 2007;25(15):2100–6.

66. Brown P, Clark MM, Atherton P, et al. Will improvements in quality of life (QOL) impact fatigue in patients receiving radiation therapy for advanced cancer? Am J Clin Oncol. 2006;29:52–8.

67. Nieman DC. Exercise, infection, and immunity. Int J Sports Med. 1994;15(Suppl 3):S131–41.

68. Courneya KS, Segal RJ, Mackey JR, et al. Effects of aerobic and resistance exercise in breast cancer patients receiving adjuvant chemotherapy: a multicenter randomized controlled trial. J Clin Oncol. 2007;25:4396–404.

69. Cristian A, Tran A, Patel K. Patient safety in cancer rehabilitation. Phys Med Rehabil Clin N Am. 2012;23(2):441–56. https://doi.org/10.1016/j.pmr.2012.02.015. Epub 2012 Apr 10.

70. van Weert E, Hoekstra-Weebers JE, May AM, Korstjens I, Ros WJ, van der Schans CP. The development of an evidence-based physical self-management rehabilitation programme for cancer survivors. Patient Educ Couns. 2008;71:169–90.

71. Jacobsen PB, Donovan KA, Vandaparmpil ST, Small BJ. Systematic review and meta-analysis of psychological and activity-based interventions for cancer-related fatigue. Health Psychol. 2007;26(6):660–7.

72. Barsevick AM, Whitmer K, Sweeney C, Nail LM. A pilot study examining energy conservation for cancer treatment-related fatigue. Cancer Nurs. 2002;25:333–41.

73. Barsevick AM, Dudley W, Beck S, Sweeney C, Whitmer K, Nail L. A randomized clinical trial of energy conservation for patients with cancer-related fatigue. Cancer. 2004;100:1302–10.

74. Danhauer SC, Tooze JA, Farmer DF, et al. Restorative yoga for women with ovarian or breast cancer: findings from a pilot study. J Soc Integr Oncol. 2008;6:47–58.

75. Bower JE, Greendale G, Crosswell AD, Garet D, Sternlieb B, Ganz PA, Irwin MR, Olmstead R, Arevalo J, Cole SW. Yoga reduces inflammatory signaling in fatigued breast cancer survivors: a randomized controlled trial. Psychoneuroendocrinology. 2014;43:20–9.

76. Zeng Y, Luo T, Finnegan-John J, Cheng AS. Meta-analysis of randomized controlled trials of acupuncture for cancer-related fatigue. Integr Cancer Ther. 2013;13:193–200.

77. Cohen M, Fried G. Comparing relaxation training and cognitive-behavioral group therapy for women with breast cancer. Res Soc Work Pract. 2007;17:313–23.

78. Danhauer SC, Tooze JA, Holder P, Miller C, Jesse MT. Healing touch as a supportive intervention for adult acute leukemia patients: a pilot investigation of effects on distress and symptoms. J Soc Integr Oncol. 2008;6:89–97.

79. Dietz JH. Rehabilitation of the cancer patient: its role in the scheme of comprehensive care. Clin Bull. 1974;4(3):104–7.

# 44 物理治疗

Monica Verduzco-Gutierrez, Roy Rivera Jr., Prathap Jayaram

赵秉诚 译 赵振龙 校

## 概述

由于癌症治疗手段的进步和人口老龄化，癌症生存患者数量一直在增加。与新发癌症病例和死亡人数相比，生存者人数将继续呈指数增长。2010 年在美国估计有 1380 万名癌症生存患者，150 万新发病例和 569 000 例癌症死亡病例[1]。到 2020 年，癌症生存患者人数估计将继续增长至 1810 万[1]。任何专科的医师都应预料到在执业中会遇到更多的癌症生存患者。

预防和解决与癌症本身或其治疗相关的功能障碍的方法有所不同，主要是由于以下原因：难以确定哪些患者可从物理治疗中获益，个体化物理治疗方案不一致，缺乏医疗资源。美国运动医学学院制定的指南表明了运动在癌症中的作用，可减少疲劳，增强身体机能并全面改善生活质量。虽然体育运动看似对改善癌性疼痛综合征的作用不大，但基于癌症治疗方法制定具体的治疗方案是很难的。在制定正式的治疗计划之前，医务人员应了解物理治疗的注意事项。这些注意事项包括因激素治疗增加患者负重状态下的骨折风险，因化疗相关神经病变而导致的平衡问题，以及因治疗相关心脏毒性而导致的心脏问题。本章将围绕物理疗法在癌症相关疼痛综合征治疗中的应用展开。

## 物理治疗

根据美国物理治疗协会的规范（2015 年），物理治疗师是指国家认可的专职医疗专业人员，可以帮助患者减轻疼痛并改善或恢复由疾病或外伤导致的功能性活动障碍。他们需要评估患者，通过结局指标评估他们的残疾水平，根据短期和长期目标制定和实施适当的治疗计划，并评估结局以确定干预措施的有效性。物理治疗师在各种环境中执业，包括医院、临终安养院、诊所、家庭保健机构、学校、体育和健身场所、工作环境、工厂、工作场所或其他职业环境以及疗养院[2]。

## 贯穿癌症治疗全程的物理治疗

人们普遍认同带瘤生存的癌症患者需要多学科康复计划。癌症康复计划可以治疗癌症及治疗导致的身体伤害，包括疼痛综合征和影响患者生活质量的医疗并发症。与非癌症患者相比，癌症生存患者的身体和情绪生活质量往往较差（24.5% vs. 10.2%）[3]。

在整个癌症治疗过程中是否都需要康复计划是长期存在争议的[4]。Dietz 认为，无论预后如何，都应考虑对所有反应良好的患者实施康复计划。癌症患者的目标设定和治疗计划可以分为四个阶段：预防性、恢复性、支持性和姑息性。患有活动性癌性疼痛的患者往往也具有较差的机能[5]。轻度、控制良好的疼痛患者的机能类似于无痛的患者。因此，有必要诊断和干预癌性疼痛状况。

尽早开始康复治疗对癌症患者是最有益的。医生在患者被诊断癌症后立即诊断出潜在或实际存在的残疾，甚至在开始治疗癌症之前就提供预防性治疗（预康复）显得尤为重要。在初步诊断和随后的随访中可以筛查身体是否有损伤和疼痛（表 44.1）。预康复的目的是评估治疗前的损伤并预防未来的损伤。比如，一位等待肿瘤切除术的患者，可以通过物理疗法完成强化和训练方案，以提高应对即将到

**表 44.1　功能评估工具示例**

| |
|---|
| 功能独立性评定量表（functional independence measure，FIM） |
| 儿童功能独立性评定量表（WeeFIM） |
| 简明疼痛量表 |
| 视觉模拟评分 |
| 数字评定量表 |
| McGill 疼痛问卷 |
| 加拿大作业表现量表 |
| 东部肿瘤协作组织（eastern cooperative oncology group，ECOG） |
| 美国国立卫生研究院康复医学部操作量表 |
| 6 min 步行试验 |
| 起立行走测试量表 |
| Tinetti 平衡评估工具 |
| 痉挛性残疾评定量表 |

来的手术的应激能力。这将缓冲术后无法运动的不利影响。此外，物理治疗师可以改善患者的平衡能力和实施家庭安全策略以防止跌倒。

多学科协作可以为急性癌症治疗期间的康复带来更好的结果。一项关于食管切除术患者的回顾性研究[6]将实施早期活动、硬膜外镇痛、限制性输液和肠内营养的快速康复患者与常规护理患者进行了比较。快速康复组的并发症更少，术后疼痛更少，住院时间更短，更早恢复工作。

根据 Dietz 的连续性癌症治疗学说，当预计不会出现长期残疾时，应开始进行恢复性康复治疗。相反，支持性康复治疗则是为患有持续性残疾的患者提供治疗（例如，胶质母细胞瘤切除术后的偏瘫或脊髓转移性疾病引起的截瘫患者）。例如，患有化疗导致的外周神经病变的患者可能患有严重的神经病理性疼痛，可以服用口服镇痛药或抗癫痫药治疗。此外，物理治疗师可开始使用感觉整合疗法和物理仪器治疗，并处理步态和平衡异常。类似的方法可能对患有牙关紧闭的头颈癌患者有益。推荐同时使用物理治疗和语言治疗，通过动态的颌骨张开装置进行治疗，同时改善姿势和颈椎活动范围通常是有益的。

在癌症终末期，姑息性康复侧重于减少损伤和残疾，改善患者和照护者的生活质量。物理治疗方法将侧重于控制疼痛、加强力量、训练使用自适应性设备和保障运动安全。

# 治疗癌症患者时的注意事项

很显然，运动有益于癌症患者，并在预防和控制癌症中发挥作用。证据表明运动可能会降低患癌风险，并可能延长乳腺癌和结肠癌患者的生存时间[7]。接受物理治疗的患者需要对治疗引发的神经病变和肌肉骨骼疾病进行评估。例如，接受激素治疗的患者可能癌症风险增加，或者接受心脏毒性化疗药物的患者可能有未被发现的心脏疾病。美国运动医学学院于 2010 年发布了关于癌症生存患者运动指南的圆桌会议共识声明[7]，并为癌症生存患者制定了运动方案。这些指南重点介绍了患癌人群的预防措施。运动治疗的一般禁忌证包括：在手术后为伤口愈合留有足够的时间，极度衰弱、贫血或共济失调。

康复机构和相关专业人员必须遵守预防中性粒细胞减少的措施，并利用这些预防措施来指导治疗，这一点很重要。如果已知患者的白细胞计数较低，那他们可能需要戴口罩或在私人或半私人区域进行治疗 [ 或者在白细胞计数达到 > $0.5 \times 10^9$ μl（译者注：原著错误，"μl"应为"/L"）的安全水平之前，不应参加公共场所体育运动 ]。采用某些化疗方案的患者，有治疗相关的血小板减少症引起的自发性出血的风险。一些运动方案采用了 1986 年建立的《Winningham 有氧运动禁忌证指南》[8]。这些指南表明中性粒细胞绝对计数小于 $0.5 \times 10^9$ μl（译者注：原著错误，"μl"应为"/L"）及血小板绝对计数小于 $50 \times 10^9$ μl（译者注：原著错误，"μl"应为"/L"）是运动的禁忌证。

# 物理治疗的措施

物理治疗师根据患者的诊断和预期目标实施各种治疗技术。最常见的治疗技术包括治疗性运动、手法治疗、仪器治疗和神经肌肉再训练。

治疗性运动是由物理治疗师和其他康复专业人员实施的治疗性技术。通过抗阻训练、耐力训练、关节活动度训练和（或）主动和被动拉伸保持柔韧性来增强肌肉力量。Strasser 等的 meta 分析证明抗阻训练对癌症患者的上下肢肌肉力量、去脂体重和体脂百分比具有明显的积极作用[9]。同样，Focht 等的系统综述指出，抗阻运动训练是一种有前景的干预措施，可在癌症治疗前后为患者带来有临床意义的生理和生活质量结局改善[10]。

手法治疗，也称为软组织松动术、关节松动术，是一种针对肌肉、软组织和关节的手工疗法，有助于调节疼痛、增加活动范围、促进血液循环、减轻或控制水肿和增加柔韧性。通常，结合其他形式的治疗方法，手法治疗被证明是物理疗法的重要辅助手段。系统综述表明，按摩可减轻焦虑并减轻一些与癌症相关的症状，例如疼痛、恶心、抑郁、愤怒、压力和疲劳[11-12]。

神经肌肉再训练（neuromuscular reeducation，NMR）是一种针对已受到神经系统损伤或创伤的个体，进行平衡、协调、本体感受、姿势和（或）运动感觉治疗的形式。需要 NMR 的一些最常见的病情是脑血管意外、局部缺血或脑卒中。对于癌症影响中枢或外周神经系统的患者，采用 NMR 技术是有益的。目前文献中有一些临床试验支持 NMR 技术的使用。但是，大多数文献不认为 NMR 技术优于其他可及的物理疗法。

# 特定疾病状态

# 上肢

## 肩痛

肩痛——更具体地说肩袖病变——是癌症患者中，尤其是乳腺癌患者中常见的病症。先前存在的颈椎退行性改变、肿瘤转移和神经毒性化疗通常会损伤颈、臂丛神经（C5、C6）的神经根导致肩袖无力。由放射部位，特别是斗篷野（mantle field，MF）引起的损伤使肱骨在盂内向前平移，随后由于肩关节囊内持续的局部炎症而导致肩袖撞击和粘连性关节囊炎。

### 肩袖撞击

活动范围（range of motion，ROM）、拉伸、强化和稳定性锻炼对肩袖成功康复非常重要，因为这有助于纠正肌肉无力、肩胛不稳和肩胛节律受损。每天应进行活动范围运动，目的是通过进行肩摆运动、内 / 外旋转伸展、内收 / 外展伸展和二头肌 / 肱

三头肌伸展来实现无痛的全盂肱活动范围[13]。

一旦运动范围得到改善，且患者的疼痛阈值有所提高，就可以实施阻抗运动。一旦肩胛骨位置得到更好的控制和稳定，就可以实施离心阻抗练习。向心运动应采取较大的重复次数和较小的阻力。该方案的运动应包括闭链运动，例如双手放在墙上站立，肘部朝下呈四点站立姿势。针对盂肱关节和肩胛胸壁关节，练习可以包括平板支撑姿势，或者手下放置理疗球。练习肩部稳定性可以通过将一个健身球从一个手扔到另一个，逐步发展到从后背绕到躯干进行抛接。治疗方案可以继续升级，在各种范围的肩膀屈曲和外展中进行运球。

肩袖功能障碍的二级预防应以纠正肩内外旋转肌之间的肌肉不平衡为目标。外旋肌通常较弱，可以通过阻力带疗法或等张侧卧外旋练习加强肌肉（图 44.1）。针对冈下肌，可以通过低负荷等长收缩进行外旋练习。肩胛不稳定和运动障碍应该通过肩胛肌（胸小肌、肩胛提肌、菱形肌和背阔肌）拉伸、横臂拉伸和内旋拉伸来解决（图 44.2）。肩胛稳定性可以通过肩胛时钟运动来实现。

## 粘连性关节囊炎

粘连性关节囊炎会导致功能性损伤，包括疼痛、功能丧失、睡眠障碍、疼痛引起的运动障碍和继发性的关节囊紧缩。早期的康复方法应该包括减少炎症反应、减少疼痛、扩大活动范围、重建正常肩部和肩胛的生物力学。康复治疗的重点取决于粘连性关节囊炎的临床分期。治疗性运动应针对软组织的生物力学不平衡，这是废用和关节囊体积 / 密度减少

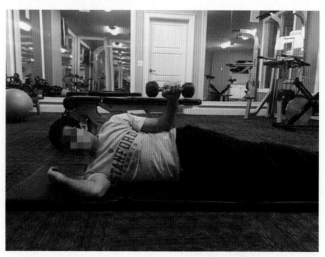

**图 44.1** 等张侧卧外旋运动稳定肩袖

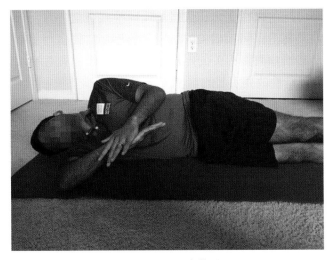

图 44.2　睡眠者伸展

导致的。

　　钟摆运动提供了一个无痛的主动运动，可以刺激软组织深部加热和增加血液流动。也可进行滑轮运动，它进一步增加活动范围和避免肱骨头的前上迁移[14]。将力度集中在肩胛周围肌肉组织，使其在可承受的运动范围及疼痛程度内。闭链运动有益于

促进稳定肌肉组织的共同收缩[15]。

## 肘 / 前臂

　　放射治疗和化学治疗对前臂伸屈肌间室的影响尚未得到专门研究，然而，乳腺癌、黑色素瘤和肺癌患者更容易出现上肢疼痛障碍[16]。从解剖学上讲，臂丛神经最常受到肿瘤浸润的直接影响或放射治疗的间接影响。放射治疗可导致进行性纤维化、僵硬、弹性丧失、前臂间室缩短和挛缩，导致外上髁病、内上髁病和 de Quervain 腱鞘炎。

## 外上髁病

　　治疗性运动的目的应是减少疼痛和肌肉萎缩。在开始力量练习之前，必须首先恢复所涉及部位的对称灵活性。到目前为止，对于外上髁病，大多数文献支持进行离心运动[17]。腕伸肌离心锻炼（图44.3）也可以纳入家庭锻炼计划。锻炼肘部上下的肌肉群很重要。普遍接受的治疗方案是先进行前臂范围活动和轻微的等长运动，然后进行离心运动。

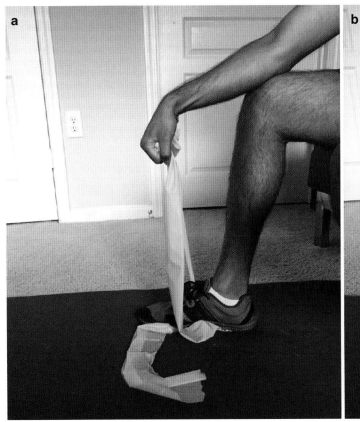
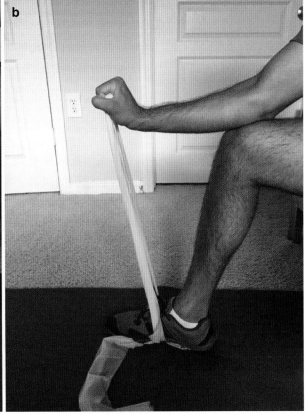

图 44.3　腕伸肌离心运动与手部负重。（a）手腕处于中立位。（b）慢慢放低手腕使其位于屈曲位，然后用另一只未受损的手使这只手恢复到中立位并重复

## 内上髁病

治疗性运动应针对桡侧腕屈肌、内旋肌及掌长肌（如果有的话）。在采取谨慎的预防措施（如保持前臂在运动时处于旋前位）后，则可以开始拉伸和大范围运动的项目。拉伸手腕屈肌是通过轻柔的运动使手腕伸展。每段拉伸应该保持 15～30 s。一旦获得了运动范围和柔韧性，就可以开始进行无痛等长运动计划。在这些练习中，建议肘部先屈曲，然后再逐渐伸展。

## 手腕

手腕是癌症及相关治疗中最常受影响的部位。腕部通常不会受到直接放射的影响，而是在近端的治疗方案中受到影响。腕部间室同样容易发生进展性纤维化和僵硬改变。与神经病变相关的损伤在神经系统部分讲解。

## De Quervain 腱鞘炎

治疗方案首先是制动，以减少疼痛和炎症。一旦炎症得到改善，可以在不使用固定器的情况下进行轻微的主动大范围活动和等长运动计划。一旦患者的疼痛程度得到改善，就可以开始进行力量练习。加强腕部的拮抗肌也可以改善腕部的整体稳定性。

# 下肢

癌症患者的下肢病变并不罕见，其后果可能是毁灭性的。失去行走的能力，增加跌倒的风险，降低整体功能的灵活性，都会导致癌症患者的生活质量下降和心理创伤。下肢的所有关节都可能受到影响，以下是癌症患者最常见的情况。

### 髋

癌症患者下肢疼痛的病因很多。与上肢一样，肿瘤的直接影响、手术后遗症、化疗或放疗都可导致疼痛。

医务人员还应该意识到，除了与癌症相关的下肢疼痛外，还应解决潜在的非癌症病因。由于手术切除、放疗后纤维化和（或）化疗导致的神经病变而引起的机械变化和代偿性运动模式可能导致与癌症及其治疗间接相关的肌肉骨骼疼痛。许多与癌症及其治疗间接相关的疼痛综合征是由于重复性劳损和退行性改变引起的。

## 髋关节骨性关节炎

髋关节骨性关节炎是癌症患者中最常见的关节炎。康复治疗应注重运动范围、柔韧性、静态和动态肌肉力量、关节保护和活动矫正技术。与目前为止提到的所有治疗方法一样，髋关节的运动疗法应遵循康复连续性。然而，由于髋关节炎症的高复发性，运动强度应适当降低。最初的方法应该包括缓和的活动范围、拉伸、等距强化，避免高强度有氧运动或等张下肢运动。

伸展运动可以让患者处于坐位，双腿外展，逐步向足趾方向伸展，以便涵盖骨盆带所有平面的范围运动，这有利于髋内收肌和伸展肌。力量训练应关注所有骨盆带的肌肉组织，但应特别针对臀中肌[18]，最好首先采用等张力学。对于医务人员和治疗团队来说，评估骨盆带肌肉的不平衡是很重要的，比如过度活跃的阔筋膜张肌和不活跃的臀中肌，它们会导致髋关节本身的过度负荷[19]。一旦患者的力量得到改善，就可以进行阻抗运动，进一步可以进行闭链运动。治疗还应该以增强股四头肌力量和平衡为目标，以改善任何本体感受性缺陷。

## 大转子疼痛综合征

大转子疼痛综合征（greater trochanteric pain syndrome，GTPS）的定义是"患者侧卧位时，触诊大转子产生疼痛"，就其特征而言，GTPS 通常不伴有炎症迹象，例如发热，红斑或肿胀。同样，病因尚不完全清楚，可能与肌筋膜疼痛有关，而非炎症[20]。物理治疗 GTPS 的目标包括增加整体髋部力量和活动范围，减少局部水肿和炎症，调节机械性疼痛。

患有 GTPS 的患者常伴有膝盖和下背部疼痛，这是运动链的代偿策略引起髋部上下的关节产生压力而导致的。同样，Segal 等报道，GTPS 患者步态异常，速度下降，坐姿时难以起身[20]。由于这些发现，针对 GTPS 的物理治疗应包括确保髋关节的完全无痛活动范围，并特别注意髂腰肌的长度。Thomas 试验是一种客观的测量方法，用于确定因缩短导致的髂腰肌病变。

通过拉伸和手法治疗技术可以恢复髋部的活动范围。重点加强臀部肌肉组织的治疗将有助于恢复下肢的协调性。治疗应集中在拉伸和加强对立的肌肉，以达到理想的肌肉平衡。通过拉伸获得柔韧性应集中于髂胫束和阔筋膜张肌，拉伸也可以纠正潜在的长度缺陷。站立伸展是以髂胫束和阔筋膜张肌为目标的伸展运动的好例子，可以使髋部伸展和内收（如图 44.4 所示）。

加强髋关节外展肌、臀中肌、外旋肌和伸肌的力量将改善整体步态、髋关节生物力学和骨盆稳定性。最初的锻炼可结合治疗带或踝沙带，并逐渐进行侧卧髋外展锻炼臀中肌及下肢深蹲锻炼臀大肌。

## 骨质疏松症

许多研究已经表明，运动可预防绝经前和绝经后妇女的骨质流失，然而，治疗性运动的效果在绝经前妇女中更好，尤其在髋关节的股骨颈[21-22]。癌症患者经常服用阿片类药物来控制疼痛；然而，研究表明，阿片类药物会增加成年人因头晕、镇静和

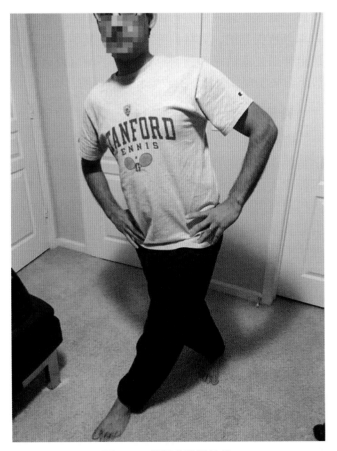

**图 44.4** 髂胫束跨站拉伸

慢性阿片类药物引起的性腺功能减退而跌倒的骨折风险[23]。癌症和骨质疏松症患者的物理治疗目标是增强全身力量，特别是更近端的肌肉和关节周围，如肩膀、脊柱和臀部，并通过适当监督和引导的负重练习来增加骨密度。

Pernambuco 等的最近一项研究表明，8 个月的水中有氧运动可以提高骨钙素水平，这是在骨骼细胞外基质中发现的一种可以调节矿化的蛋白质[24]。这项研究结果表明，水中有氧运动有增加骨质疏松症患者骨密度的潜在效果。

## 膝

### 髂胫束综合征

髂胫束综合征（iliotibial band syndrome，ITBS）是一种大腿外侧的疾病，髂胫束（结缔组织的纤维带）由于过度发育、缩短或与骨突起（如大转子近端或胫骨外侧结节，即 Gerdy 结节）的摩擦而使其受到激惹。ITBS 患者的物理治疗目标包括髋部和膝关节的强化、伸展、水肿处理和疼痛控制。

髂胫束是一个非常浅表的结构，所以 ITBS 的处理很大程度上是保守的，包括使用非甾体抗炎药、深层瘢痕松解手法、制动和皮质类固醇注射。物理治疗师还用其他保守疗法治疗 ITBS，包括温湿热治疗、冰敷、超声波、电离透入治疗和运动疗法。

### 髌股关节疼痛综合征

髌股关节疼痛综合征（patellofemoral pain syndrome，PFPS）是各个年龄段都很常见的一种膝关节远端疾患。PFPS 的病因很多，可能包括肌肉无力或失衡、关节积液或炎症、过度使用或创伤。物理治疗的目标通常是全身调理、姿势强化和疼痛管理，如超声疗法、冰敷、热敷和使用局部镇痛药。

研究表明，PFPS 的保守处理，例如运动、手法治疗、胶带固定、支具和药物，比手术更有效[25]。关注受影响肢体的臀部近端肌肉和股四头肌也被证明是治疗 PFPS 的有效方法。

## 踝

### 足底筋膜炎

足底筋膜炎是足底筋膜或结缔组织（主要由足

底的胶原物质组成）的炎症。导致足底筋膜炎的原因通常是长期站立、不合适的鞋和创伤。足底筋膜炎的物理治疗目标是减少炎症，通过工效学评估解决姿势异常，并拉伸限制足部活动范围的胶原粘连。研究表明，保守措施，如矫正鞋垫和足底伸展运动比类固醇注射或离子导入治疗更有效[26]。

### 肌腱病变

肌腱病变是一系列影响跟腱的疾病，但大多数是炎症性的。损伤的机制通常是继发于运动员的慢性过度使用，也可以是创伤性的。大多数康复证据表明，离心负荷训练优于其他所有的治疗方式；然而，Malliaras 等的系统综述推荐离心-向心负荷训练，并对当前的文献提出质疑[27]。激光治疗和体外冲击波治疗是治疗肌腱病变的常用方法，但它们的疗效都存在疑问，且没有定论。

# 脊柱

## 颈椎

Hodgkin 病生存患者易因颈部萎缩和斗篷野放射引起的进行性虚弱而导致颈椎疾病。通过放疗后纤维化综合征可以更好地了解这些受影响区域的发病机制[28]。颈部肌肉组织中见到的大多数萎缩尚不清楚，但部分与先前提到的斗篷野放射有关。虽然萎缩和周围肌肉损伤无法逆转，但仍有进行治疗干预的空间。

### 颈伸肌无力

伸肌无力的治疗方法，与像大多数颈椎疾病一样，应该包括减少局部炎症和疼痛，对抗肌肉紧张以及改善运动范围。治疗性运动应首先解决低负荷肌肉的损伤，以激活更深的颈部肌肉[29]。应该针对的具体肌肉包括颈深屈肌、颈深伸肌、颈伸肌、颈旋肌、中斜方肌、下斜方肌和背阔肌。力量训练可以从等长运动开始，因为某些颈部伸肌组织可能因为萎缩和虚弱而在某些平面上不活跃。如果治疗使患者有所进步，那么积极的阻抗性强化应该被纳入。颈圈和自适应设备的作用将在作业疗法部分讨论。

### 放射性颈肌张力异常症

与颈伸肌无力相似，颈肌张力异常症（cervical dystonia，CD）也是一种常见的放疗后纤维化综合征的后遗症，可能是放射导致的，可以涉及脊柱内的许多部位。颈肌张力异常症的非正式定义为一种运动障碍，涉及头和肩的不自主收缩，可能包括异常姿势，如斜颈[30]。治疗应在所有颈平面上尽可能地改善活动范围。由于固定挛缩导致肌腱和韧带缩短可能限制活动范围。尝试用肩胛骨复位纠正位置错误和用矫正带进行肌肉再训练可以改善肌紧张和疼痛。通过介入性物理治疗促进颈椎椎旁减压的好处将在其他章节中解释。

### 颈椎间盘病

颈椎间盘病占慢性颈部疼痛的 20% 以上[31]。放疗后纤维化综合征和头颈部特有的癌症会破坏纤维环，引起颈部、肩膀和手臂的牵涉性疼痛。这种类型的椎间盘源性疼痛可能在癌症前已经存在，并与癌症相关的病变一起被放大。治疗性运动应包括颈椎旁肌、斜角肌、肩胛提肌和上斜方肌的伸展。通过等长强化运动，颈椎的活动范围可以从屈曲、伸展、侧方旋转或侧方弯曲开始。正如在颈伸肌无力部分所提到的，力量训练应该以恢复颈深屈肌和颈上伸肌之间的平衡为目标。这种平衡可以通过姿势练习来实现，包括下巴收紧和肩胛回缩。

### 胸椎

癌症相关的背痛与良性背痛表现不同。一个区别是癌症相关的背痛不能通过休息得到缓解。由于表面积大，胸椎是一个常见的肿瘤转移位置。腋窝清扫和乳房切除术后的乳房再造物植入会在手术时引起直接神经损伤，或随瘢痕组织的形成而导致渐进性压迫[16]。

## 乳腺癌术后综合征

乳腺癌术后疼痛综合征（postmastectomy pain syndrome，PMPS）的定义是乳腺手术后的一种慢性疼痛状态[32]。PMPS 包括乳腺幻痛、切口痛、肋间臂神经痛和神经瘤性疼痛。治疗包括针对胸大肌、胸小肌和背阔肌的主动运动和被动运动。应尽早进行拉伸，以减少手术瘢痕。应逐步加强在各个平面上的肩部重点伸展运动。

## 胸椎功能障碍

胸椎内的各种结构不仅会受到原发肿瘤或转移瘤的影响，还会受到放疗后纤维化综合征导致的肋间关节、小关节和椎间盘病变的影响。胸椎由于结构僵硬，需要更多样化的治疗方法。治疗方案的总体目标应该是改善活动能力和功能。

一旦疼痛得到了相对的控制，并且已经采取了骨愈合的措施，胸椎的活动范围应该与姿势肌的伸展相结合。强化计划应该将动态稳定性整合进核心力量训练和呼吸[33]。当颈部和肩胛部位肌肉紧绷导致前伸和肩部上抬时，上交叉综合征就会发生。因此，治疗应侧重于肩胛回缩练习。姿势矫正应包括骨盆和胸部良好对齐。其他的治疗性运动包括 sphinx 运动，它使得胸腰椎完全伸展和完全弯曲。中度脊柱后凸的患者可以从瑞士球练习中受益，在其下方放置一个球支撑可以被激活的腹部胸椎肌肉。

## 开胸术后疼痛综合征

开胸术后疼痛综合征（post-thoracotomy pain syndrome，PTPS）是指开胸术后 2 个月以上，切口部位或切口肋间神经分布区域仍持续疼痛。与疼痛相关的肌肉是前锯肌和背阔肌。这可能改变肩关节力学，影响肩胛固定、肩外展、肩内收和肘关节前屈。最初的治疗应以恢复活动范围为目标，一旦恢复活动范围，就可以开始增强肩部周围的力量。以盂肱关节和肩胛胸关节为目标，运动可以包括平板支撑姿势或在手下方放置理疗球。进行肩胛稳定练习，只需简单地将一个健身实心球从一只手抛到另一只手，然后逐渐从后背绕到躯干进行抛接。治疗计划可以进展到在各种范围内的肩膀弯曲和外展中进行墙上运球。

## 腰椎

腰痛是癌症患者和非癌症患者都很常见的一种症状。大多数人在一生中的某个时候都会经历腰痛，据估计，在任何一年中，有 25% 的人会出现下腰痛[34]。脊柱是乳腺癌、肺癌、前列腺癌、结肠癌、甲状腺癌和肾癌最常见的骨转移部位。最常见的原发性恶性肿瘤包括多发性骨髓瘤、Ewing 肉瘤、骨肉瘤、软骨肉瘤和软骨瘤[30]。涉及腰椎的癌症相关疗法包括手术、化疗和放疗，这些疗法均会对腰椎疼痛的患者产生有害的功能影响。在实施针对性治疗之前，对有癌症病史并伴有新发背痛的患者，应考虑是否有脊柱受累的复发，并进行肿瘤检查。

### 腰椎神经根病

根性疼痛可能是由于肿瘤直接压迫神经根、预先存在的退行性变化、与先前手术相关的纤维化、放射疗法、副肿瘤效应和有神经毒性的化疗所致[30]。治疗性运动应以早期的腰椎末端运动范围伸展为目标，因为已经有研究表明可获得更好的预后，从而避免进行手术治疗[35]。在开始治疗计划前，医务人员应了解运动的方向偏好。通过下肢的柔韧性和脊柱的灵活性，可以很好地恢复运动范围。提高运动范围的例子是站立前屈和站立躯干伸展。核心强化计划在解决腰椎根性疼痛方面起着关键作用。下肢强化包括足底屈肌和外翻肌的强化也是必要的。平衡和本体感受训练是有益的。

### 腰椎管狭窄

腰椎管狭窄的年发病率为 5/100 000[36]。到目前为止，这是导致 65 岁以上患者进行脊柱手术最常见的诊断。癌症相关的手术、放射疗法和化学疗法也会改变椎管的结构，影响多个节段。应用运动疗法治疗腰椎管狭窄的证据相对较少；然而，一些小的研究表明运动疗法是有益的。治疗方案应以恢复活动范围为目标。基于屈曲的项目包括双膝到胸部的伸展、仰卧时的髋部屈肌伸展、类似怒猫式伸展和骨盆倾斜（图 44.5、44.6、44.7 和 44.8）。力量训练应通过骨盆倾斜练习、中立脊柱桥、小墙蹲和单腿站立来锻炼腹部和臀部肌肉。调节运动可以结合使用倾斜的跑步机或固定脚踏车，以帮助改善癌症衰弱和相关的耐力。

### 梨状肌综合征

引起腰椎神经根疼痛的实质性病变也会影响腰骶神经根丛，使已存在腰骶功能障碍的神经根受压加重。梨状肌综合征是一个有争议的诊断，但可引起坐骨神经痛。治疗方案应侧重于梨状肌拉

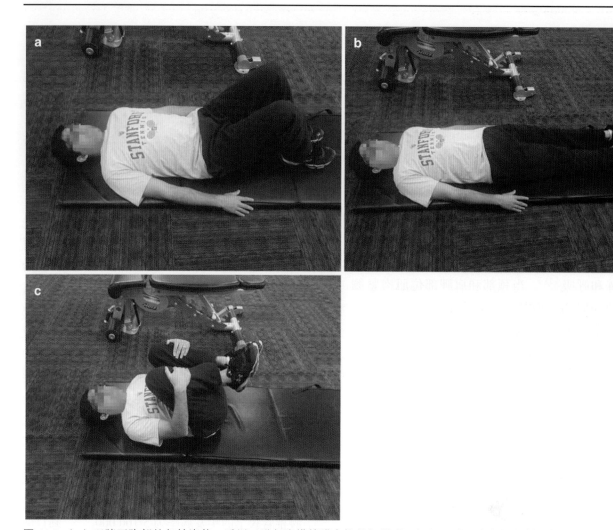

**图 44.5** （a）双膝至胸部的起始姿势，适用于进行腹横筋膜牵拉的初学者。（b）双膝至胸部的起始姿势，适用于高级学者。（c）双膝至胸部结束姿势

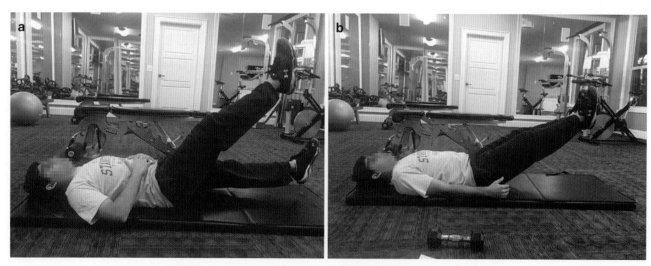

**图 44.6** （a～b）直腿抬高，伴随腹横筋膜牵拉及等长托举

伸，无论是处于 FAIR（flexion, adduction, internal rotation；即屈曲、内收和内旋）姿势，还是使患者仰卧时髋关节屈曲大于 90°，还是外展和外旋姿势[37]。

强化治疗应以核心强化、腰骶稳定和髋部强化练习为目标。一开始可以先进行非负重姿势练习，如侧躺翻盖和仰卧桥，然后逐渐发展到负重运动，如深

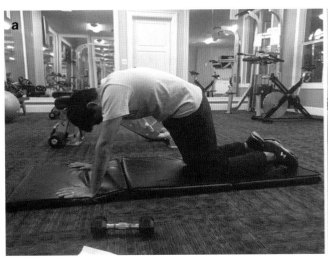
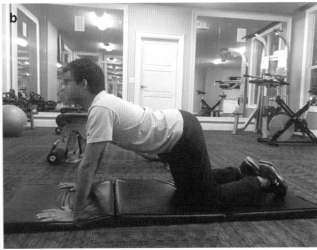

图 44.7 （a～b）猫驼式伸展

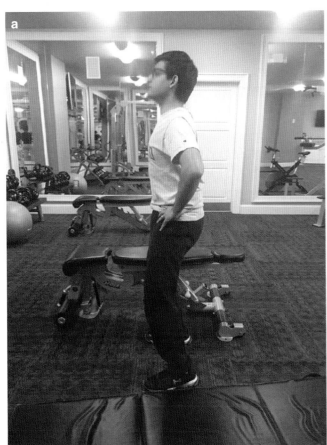
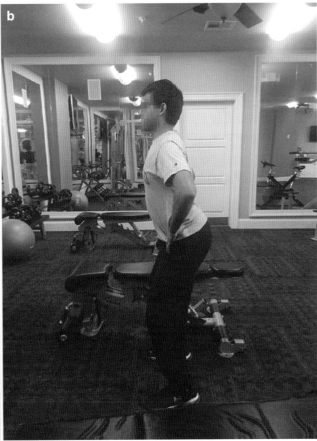

图 44.8 骨盆旋转（a）骨盆前倾和（b）骨盆后倾

蹲或弓步。锻炼还应包括腹横肌、多裂肌、内斜肌和外斜肌，因为它们有助于腰椎骨盆稳定。例子包括平板支撑和侧平板支撑练习。治疗性运动还应包括骨盆倾斜肌肉，例如腘绳肌拉伸、髂胫肌拉伸和髋部伸肌强化。

## 步态和平衡障碍

步态和平衡障碍的患者也会寻求物理治疗师的帮助进行康复，以最大限度地提高功能灵活性，增加平衡和协调能力。更具体地说，有物理治疗师专门从事前庭康复工作，这是一项针对因慢性内耳感染、外伤性脑损伤和前庭神经炎等引起平衡失调的患者的康复技术。

当一个人的本体感觉和维持平衡能力因上述情况而受到损害时需要前庭康复。前庭系统的损伤可能导致不平衡、头晕、失去协调能力，甚至眩晕。前庭物理治疗师针对前庭系统进行特定的治疗方案，通常包括眼球运动、头部和身体位置变化、加速和减速练习。这些运动往往会引发症状，练习的目的是使前庭神经系统脱敏，重新训练大脑或将大脑重置到基线水平。物理治疗师还使用辅助设备，如耐用医疗设备（durable medical equipment，DME）、矫形器和假肢，来帮助步态和平衡障碍的人。DME如手杖、拐杖、助行器、轮椅等常被物理治疗师推荐和指定用来协助功能性活动。

# 神经源性疼痛

肿瘤病变可导致局部疼痛，包括触诱发痛或痛觉超敏。肿瘤对神经丛或外周神经的直接侵犯可导致支配区域的肌肉无力。除肿瘤外，放疗和化疗也可能是诱因。有研究表明，较高剂量的钴放射可导致高达92%的臂丛损伤[38]。化疗引起的神经病变是常见的。在接受紫杉烷类、长春花生物碱或铂类化合物治疗的患者中，100%会出现神经功能障碍症状[39]。下面列出了常见的神经源性疼痛的治疗方法。

## 腕管综合征

腕管综合征（carpal tunnel syndrome，CTS）是由于腕管内正中神经受压而出现的一系列临床症状和体征。相应的治疗性运动包括手指的主动活动、增加指长屈肌的灵活性、改善鱼际肌的强度。肌腱和正中神经的滑动有助于改善神经活动性和肌腱滑动。应该注意的是，如果强化训练引起了症状反复，那么应该改变运动强度或范围，直到运动不再引起正中神经疼痛为止。如果正中神经疼痛不再出现，可以进行手指屈肌和鱼际肌的等长强化。应避免手球和手握式练习。有关关节保护和人体工程学治疗干预措施，请参阅"作业疗法"章节。

## 尺神经病变

尺神经病变也是一种累及尺神经的压迫性神经病变。治疗性运动包括神经滑行和神经运动，应在制动、相对静止，最好是在45°屈肘后进行。可以进行主动运动，并且一旦达到无痛活动范围，就可以进行伸展练习。如果没有症状反复，可以进行手内部肌肉强化。有关关节保护和人体工程学治疗干预措施，请参阅"作业疗法"章节。

## 腓骨肌腱神经病变

治疗方案应以恢复多个无血管区引起的踝关节外侧疼痛的稳定性为目标。一旦恢复了无痛活动范围，可以进行主动被动活动范围，通过进行性阻抗运动恢复背屈。治疗方案应包括本体感受训练、神经肌肉再训练和保健操。有关关节保护、足弓支撑、合适的鞋和功效学治疗，请参阅"作业疗法"章节。

# 总结

癌症生存患者的数量在增加，医务人员至少应该知道在哪里以及如何指导他们进行功能恢复。本章的目的是从功能视角，满足常见癌症生存患者的需求。随着癌症康复领域的不断发展和循证方案越来越多，医务人员将能够游刃有余地进行基础功能治疗。为了达到最佳功能恢复，每周或每2周评估一次治疗进展并与治疗团队保持良好的沟通是非常重要的。

# 参考文献

1. Stubblefield MD, Hubbard G, Cheville A, Koch U, Schmitz KH, Dalton SO. Current perspectives and emerging issues on cancer rehabilitation. Cancer. 2013;119(Suppl 11):2170–8.
2. American Physical Therapy Association. Who are physical therapists? 2015. Retrieved from: http://www.apta.org/AboutPTs/
3. Weaver KE, Forsythe LP, Reeve BB, et al. Mental and physical health-related quality of life among U.S. cancer survivors: population estimates from the 2010 National Health Interview Survey. Cancer Epidemiol Biomark Prev. 2012;21:2108–17.
4. Dietz JH. Adaptive rehabilitation of the cancer patient. Curr Probl Cancer. 1980;5(5):1–56.
5. Wang XS, Cleeland CS, Mendoza TR, et al. The effects of pain severity on health related quality of life: a study of Chinese cancer patients. Cancer. 1999;86:1848–55.
6. Cao S, Zhao G, Cui J, et al. Fast-track rehabilitation program and conventional care after esophagectomy: a retrospective controlled cohort study. Support Care Cancer. 2013;21:707–14.

7. Schmitz KH, Courneya KS, American College of Sports Medicine, et al. American college of sports medicine roundtable on exercise guidelines for cancer survivors. Med Sci Sports Exerc. 2010;7(42):1409–26.

8. Winningham ML, MacVicar MG, Burke MB. Exercise for cancer patients: guidelines and precautions. Phys Sportsmed. 1986;14:125–32.

9. Strasser B, Steindorf K, Wiskemann J, Ulrich CM. Impact of resistance training in cancer survivors: a meta-analysis. Med Sci Sports Exerc. 2013;45(11):2080–90. https://doi.org/10.1249/MSS.0b013e31829a3b63.

10. Focht BC, Clinton SK, Devor ST, Garver MJ, Lucas AR, Thomas-Ahner JM, Grainger E. Resistance exercise interventions during and following cancer treatment: a systematic review. J Support Oncol. 2013;11(2):45–60.

11. Wilkinson S, Barnes K, Storey L. Massage for symptom relief in patients with cancer: systematic review. J Adv Nurs. 2008;63(5):430–9. https://doi.org/10.1111/j.1365-2648.2008.04712.x.

12. Ernst E. Massage therapy for cancer palliation and supportive care: a systematic review of randomized clinical trials. Support Care Cancer. 2009;17(4):333–7. https://doi.org/10.1007/s00520-008-0569-z. Epub 2009 Jan 13.

13. Green S, Buchbinder R, Hetrick S. Physiotherapy interventions for shoulder pain. Cochrane Database Syst Rev. 2003;2:CD004258.

14. Neviaser AS, Hannafin JA. Adhesive capsulitis: a review of current treatment. Am J Sports Med. 2010;38(11):2346–56.

15. Kibler BW. Shoulder rehabilitation: principles and practice. Med Sci Sports Exerc. 1998;30(Suppl):S40–50.

16. Stubblefield MD, Custodio MD. Upper extremity pain disorders in breast cancer. Arch Phys Med Rehabil. 2006;87(3 Suppll):S96–9.

17. Crosier J-L, Foidart-Dessalle M, Tinant F, Crielaard J-M, Forthomme B. An isokinetic eccentric programme for the management of chronic lateral epicondylar tendinopathy. BMJ. 2007;41(4):269–75.

18. Stitik TP, Nadler SF, Foye PM, Smith R. Osteoarthritis of the knee and hip: practical non-drug steps to successful therapy. Consult Consultation Prim Care. 1999;39(6):1707–14.

19. Kummer B. Is the Pauwels' theory of hip biomechanics still valid: a critical analysis, based on modern methods. Ann Anat. 1993;175:203–10.

20. Segal NA, Felson DT, Torner JC, Zhu Y, Curtis JR, Niu J, Nevitt MC. Greater trochanteric pain syndrome: epidemiology and associated factors. Arch Phys Med Rehabil. 2007;88(8):988–92. https://doi.org/10.1016/j.apmr.2007.04.014.

21. Winters-Stone KM, Leo MC, Schwartz A. Exercise effects on hip bone mineral density in older, post-menopausal breast cancer survivors are age dependent. Arch Osteoporos. 2012;7(1–2):301–6. https://doi.org/10.1007/s11657-012-0071-6.

22. Saarto T, Sievanen H, Kellokumpu-Lehtinen P, Nikander R, Vehmanen L, Huovinen R, et al. Effect of supervised and home exercise training on bone mineral density among breast cancer patients: a 12-month randomized controlled trial. Osteoporos Int. 2012;23(5):1601–12. https://doi.org/10.1007/s00198-011-1761-4.

23. Li L, Setoguchi S, Cabral H, Jick S. Opioid use for noncancer pain and risk of fracture in adults: a nested case-control study using the general practice research database. Am J Epidemiol. 2013;178(4):559–69. https://doi.org/10.1093/aje/kwt013.

24. Pernambuco CS, Borba-Pinheiro CJ, Vale RG, et al. Functional autonomy, bone mineral density (BMD) and serum osteocalcin levels in older female participants of an aquatic exercise program (AAG). Arch Gerontol Geriatr. 2013;56(3):466–71.

25. Peters JS, Tyson NL. Proximal exercises are effective in treating patellofemoral pain syndrome: a systematic review. Int J Sports Phys Ther. 2013;8(5):689–700.

26. Lafuente GA, O'Mullony Munoz I, de la Fuente ME, Cura-Ituarte P. Plantar fasciitis: evidence-based review of treatment. Reumatol Clin. 2007;3(4):159–65. https://doi.org/10.1016/S1699-258X(07)73614-8.

27. Malliaras P, Barton CJ, Reeves ND, Langberg H. Achilles and patellar tendinopathy loading programmes: a systemic review comparing clinical outcomes and identifying potential mechanisms for effectiveness. Sports Med. 2013;43(4):267–86.

28. Stubblefield MD, O'Dell M. Cancer rehabilitation: principles and practice. 1st ed. New York: Demos Medical Publishing; 2009.

29. Hubbard TJ, Denegar CR. Does cryotherapy improve outcomes with soft tissue injury? J Athl Train. 2004;39(3):278–9.

30. Costa J, Espitito-Santo C, Borges A, et al. Botulinum toxin type A therapy for cervical dystonia. Cochrane Database Syst Rev. 2005;25:CD003633.

31. Braddom RL, editor. Physical medicine and rehabilitation. 4th ed. Philadelphia: Elsevier Saunders; 2011.

32. Macdonald et al. Long term follow up of breast cancer survivors with post-mastectomy pain syndrome. Br J Cancer. 2005;92(2):225–30.

33. Carriere B. Therapeutic exercises and self-correction programs. In: Flynn TW, editor. Thoracic spine and rib cage: musculoskeletal evaluation and treatment. Boston: Butterwork-Heinemann; 1996. p. 287–310.

34. Atlas SJ, Nardin RA. Evaluation and treatment of low back pain: an evidenced –based approach to clinical care. Muscle Nerve. 2003;27:265–84.

35. Wetzel FT, Donelson R. The role of repeated end-range/pain response assessment in the management of symptomatic lumbar discs. Spine J. 2003;3:146–54.

36. Siebert E, Pruss H, Klingebiel R, Failli V, Einhaupl KM, Schwab JM. Lumbar spinal stenosis: syndrome, diagnostics and treatment. Nat Rev Neurosci. 2009;5(7):392–403.

37. Robinson D. Piriformis muscle in relation to sciatic pain. Am J Surg. 1947;73:355–8.

38. Johansson S, Svensson H, Denekamp J. Timescale of evolution of late radiation injury after postoperative radiotherapy of breast cancer patients. Int J Radiat Oncol Biol Phys. 2000;48:745–50.

39. Hilkens PH, van den Bent MJ. Chemotherapy-induced peripheral neuropathy. J Peripher Nerv Syst. 1997;2:350–61.

# 45 作业疗法

Meilani Mapa, Jason Chen

邓文涛 译 赵振龙 校

## 人生观、原则和实践

"作业疗法（occupational therapy，OT）是基于作业可以用来预防和降低功能障碍，并可以给人带来良好适应这样的理念来实践的"[1]。作业通常与一份工作或一个人的职业有关。它是指作业治疗师为恢复因医疗或心理状况而丧失的功能而采用的方法。作业治疗师评估一系列影响患者日常功能的因素，包括日常生活能力（activities of daily living，ADL）、工具性日常生活能力（instrumental activities of daily living，iADL）、虚弱、活动范围（range of motion，ROM）减少以及因疾病、休息和睡眠、教育、工作、娱乐、休闲和社会参与造成的功能障碍。"作业治疗师是指采用特定的治疗方式来阻止问题继续发展，提高患者生存质量，维持患者生存能力的人"[1]。

根据美国作业疗法协会的定义，作业疗法的开展包括评估患者个人的基础情况、医学、行为和影响患者作业表现的生物-心理-社会因素（包括 ADL、iADL、休息和睡眠、教育、工作、娱乐、休闲和社交活动）[2]。对患者的评估首先需要评估患者的作业概况，包括患者的日常生活模式、兴趣、价值观和需求。接着是对作业表现的分析，确定患者的问题或潜在问题，并确定治疗目标。在评估完成后，作业治疗师采取一定的干预措施，达到"建立、修复或恢复尚未进展、受损或衰退的技能或能力"的目标。干预措施可包括职业、运动、活动、自我看护、自我管理、健康管理、家庭关系维护、社区/工作重返社会、物理治疗和改变环境方面的培训。

一般来说，干预策略包括补救和补偿。补救是指"解决功能性或结构性缺陷，或获得熟练动作、认知或社会功能领域的新技能"[3]。补偿是可以由护理人员在患者的受限范围内进行调整或执行的一项任务。模型是用来描述患者的功能，OTs 测试和评估不同区域的领域。这些模型包括生物力学、认知、功能组、意向关系、实践作业、运动控制和感觉整合[4]。

## 作业疗法的目的

在康复治疗中，作业疗法的作用是促进并使患者都能在日常生活能力方面获得最大的生理和心理功能表现，无论其预期寿命如何[5]。作业疗法的目的是提高患者最佳的独立生活能力，尽量减少身体和心理方面的残疾[6]。在制订治疗计划之前，治疗师必须先对患者进行评估。

## 评估患者

我们是基于患者的病史和体格检查来评估的。病史和体格检查包括以下内容：主诉、现病史、既往医疗/社会/家庭病史、功能历史、系统回顾、体格检查、数据回顾和评估以及计划。病史和体格检查主要关注患者的损伤机制，任何可能导致当前缺陷的既往病史，以及对个体缺陷、残疾和残障的识别。此外，功能历史揭示了患者的基线迁移、ADL 和 iADL。根据 Braddom 等[7]的调查，患者的病史和体格检查不仅决定了其身体缺陷，也决定了这些缺陷的功能影响。功能问题的识别是制订治疗方案的基础。回顾以上内容后，作业治疗师将与患者一起完成各种评估，并为患者制订护理计划。

# 残疾 / 残损 / 残障

根据世界卫生组织（1980 年）在《国际残损、残疾和残障分类》中定义，残损（impairment）是指心理、生理、解剖结构或功能的损失或异常。残疾（disability）的定义是由于受损，人类正常的方式或在正常范围内进行某项活动的能力受到限制或缺乏。残障（handicap）的定义是一个特定的不利条件，限制或阻止个人完成一个正常的角色。传统上，残损是指躯体结构或器官的问题，残疾是指对特定活动的功能限制[8]。

# 功能史

功能史是指患者在其目前患病状态之前的活动能力和日常生活能力的独立水平。功能史可以帮助判断患者可能恢复到什么程度。在制订治疗目标作为患者治疗计划时，这方面的了解是必不可少的。功能独立性评定（Functional Independence Measure，FIM）是一种常用的客观功能评定工具。作业治疗师可使用 FIM 和 ADL 来评估患者的独立水平。

# 活动能力

活动能力是指允许人们从一个地方迁移到另一个地方的活动能力。这包括移动、转移（从一种情况移动到另一种情况，如从轮椅到床）、轮椅活动能力和床的活动能力。通过 FIM 工具和患者的活动范围从依赖到独立来对患者的活动能力进行评估。有时，患者可能需要辅助设备来保持活动能力。这些辅助设备包括电动轮椅、手动轮椅、踏板车、助行器、拐杖、手杖、转换板、床边便桶、浴盆凳、淋浴椅和淋浴用的扶手。

# 日常生活能力

日常生活能力是指以照顾自己身体为目的的活动。这些活动是人们日常生活都在做的。它们对

人们是有目的、价值和意义，并涉及多任务。根据 Christiansen 和 Hammecker 的观点，这些活动是人们生活在社会中的基本要素，它们使人们的基本生存和福利成为可能。ADL 也被称为日常生活的基本活动和个人活动。例如洗澡、淋浴、排便和膀胱管理、如厕、个人卫生和梳洗、穿衣和自己进食。在治疗管理计划执行期间，作业治疗师在这些方面对患者进行锻炼，以增加患者的独立自主能力[9]。

# FIM 量表

FIM 是治疗师用来评估患者残疾严重程度的工具。它隶属于医疗康复统一数据系统（Uniform Data System for Medical Rehabilitation，UDSMR）。在使用前作业治疗师需获得认证。FIM 量表需对 18 个项目（13 个运动任务和 5 个认知任务）进行评分，功能评分范围从依赖（0 分）到独立（7 分）[10]。这个量表评估了患者完成一项任务所需要的帮助程度[5]。

FIM 评定的任务有：

- 吃饭
- 梳妆
- 洗澡
- 上半身穿戴
- 下半身穿戴
- 如厕
- 膀胱管理
- 肠道管理
- 从床转移到椅子
- 如厕移动
- 移动（步行或轮椅）
- 上下楼梯
- 理解能力
- 表达能力
- 社交互动
- 解决问题
- 记忆

FIM 的评分为：

- 7 分：完全独立——完全不需要辅助设备或更改目标，都能安全地执行任务。
- 6 分：有条件的独立——借助辅助设备或更改目标，也可以安全地执行任务。

- 5分：监护 / 准备——不需要助手身体接触，仅需要助手提示或准备。
- 4分：最低限度的协助——能完成 75% 以上的工作。
- 3分：适度的协助——能完成 50% ～ 74% 的工作。
- 2分：最大限度的协助——能完成 25% ～ 50% 的工作。
- 1分：完全依赖——完成工作少于 25%。
- 0分：没有活动。

FIM 可用于以下人群：康复、脑卒中、脊髓损伤、创伤性脑损伤、骨科损伤、多发性硬化和老年人。

# 工具性日常生活能力

iADL 描述了在社区中独立生活所需的能力。常用的筛查工具是 Lawton 日常生活能力量表（Lawton Instrumental Activities of Daily Living Scale）。这是一个总分从 0（低功能）到 8（高功能）的有序的评分等级。量表中的项目包括使用电话、购物、食物烹饪、家务、洗衣服、使用交通工具、使用药物和处理财务能力。

# 评估患者

在采集完整的病史（包括活动能力和 ADL 的功能病史）后，治疗师需给患者完成全面的体格检查，重点是神经和肌肉骨骼检查。

肌肉骨骼检查包括：
- 检查肌肉主体、皮肤和关节，注意有无畸形、水肿、红斑等
- 触诊肌肉和关节
- 手动测试上肢和下肢肌肉
- 检测各个关节的活动范围，注意有无痉挛、异常的运动或异常的末端触感
- 用角度计测量关节的角度
- 使用 FIM 量表评估当前的 ADL 水平，包括穿衣、进食、洗澡、如厕和转移

神经系统检查包括：

- 检查脑神经
- 测试皮肤和外周神经分布区域的触觉 / 针刺感
- 测试感觉、本体感受和运动觉
- 评估视力
- 评估反射
- 使用简易精神状态量表（Mini-Mental Status）或 MoCA 测试进行认知评估
- 使用改良 Ashworth 分级和（或）Tardieu 分级进行痉挛程度评估

\* 作业治疗师的执业范围包括上肢、ADL 和认知能力，而物理治疗师则专注于下肢和活动能力。

# 治疗患者

治疗师利用病史和体格检查中收集到的信息来制订治疗计划，设定治疗目标。治疗师将制订短期目标和长期目标，包括患者和或者家庭的个人目标，以制订护理计划。这个过程是动态的，以患者为中心。治疗包括许多领域，从手法治疗技术到设备选择和家庭教育。

# 作业治疗的领域（表 45.1）

## 神经肌肉治疗

- 包括关节活动范围、手法肌力测试、痉挛 / 张力、感觉、感觉缺陷和本体感觉的评估。作业治疗师将对患者进行评估，并确定其中是否存在受限的地方。一旦确定了受限处，作业治疗师将重点改进这些方面。

## 心肺治疗

- 包括呼吸和耐力练习，以提高潮气量和活动耐量。这些治疗措施的重点是有氧和调节运动以及节能技术。作业治疗师可以教患者对他们的活动进行分级。此外，这些运动也可以更好地进行术前身体锻炼。这些运动可以增强和促进康复。作业治疗师亦会评估环境需求或障碍，如楼梯和空气中的刺激物。

表 **45.1**　作业治疗的领域

| 作业治疗领域 | 举例 |
| --- | --- |
| 神经肌肉治疗 | 平衡训练、手法肌肉训练、姿势意识限制诱导运动，Bobath/Brunnstrom 技术、石膏矫形、夹板、固定、神经肌肉再教育概念，神经发育疗法（NDT），本体感觉神经肌肉易化（PNF） |
| 心肺治疗 | 提高潮气量的呼吸和耐力锻炼、有氧运动和调节运动、环境变动 |
| 肌肉骨骼治疗 | 力量锻炼、活动范围锻炼、肌肉调动、手法治疗、水肿控制 |
| 认知 / 知觉 / 感觉干预 | 认知再训练，知觉、视觉、感觉训练，脱敏疗法 |
| 设备 | 耐用医疗设备、石膏、矫形器、假肢 |
| 物理治疗 | 冷热包、涡流浴、对流浴、电刺激装置［功能电刺激（FES）、神经肌肉电刺激（NMES）、经皮神经电刺激（TENS）］、液体治疗、石蜡浴、电刺激、超声、离子导入治疗 |
| 教育和培训 | 患者和家庭教育 |

## 肌肉骨骼治疗

● 包括锻炼或拉伸，以改善受影响肌肉的力量和动员以及紧绷或收缩关节的活动范围。治疗师还可以进行夹板、石膏固定、手法治疗和推拿控制水肿、逆行推拿、活动、定位和运动胶布。

## 认知 / 知觉 / 感觉干预措施

● 作业治疗师除了可以为患者提供肌肉骨骼治疗外，还帮助培训认知缺陷患者。这些干预措施着重改善认知再训练，以及知觉、视觉和（或）感觉训练。治疗师可以识别安全问题，并帮助患者重返工作 / 学校 / 驾驶。

## 设备

● 治疗师将评估患者目前的功能，并推荐一些常用的医疗设备（如床头柜、浴盆凳、轮椅、滑板）和辅助移动设备（助行器、拐杖和拐杖）。自适应设备也可以用来弥补患者的弱点和增加独立性与日常生活能力，如袜子辅助器、加长海绵、加长鞋角、助臂夹、纽扣挂钩等。治疗师还可以制作一系列的石膏来帮助改善和维持活动范围，或用夹板来帮助维持患者的关节活动范围，保持皮肤的完整性，并防止挛缩。最后，作业治疗师可以为需要支撑和截肢的患者试用并推荐矫形器和假肢。

## 物理治疗

● 治疗师在治疗计划中使用物理治疗来帮助减轻肢体疼痛、减轻水肿，改善关节僵硬、痉挛和疼痛的管理，并提供药物。包括冷热敷、涡流浴、冷热交替水疗、电刺激装置（功能性电刺激、神经肌肉电刺激、经皮神经电刺激）、液体治疗、石蜡浴、超声以及离子倒入治疗。

## 教育和培训

● 患者和家庭教育是治疗计划的组成部分。作业治疗师提供治疗策略来弥补其中的不足。他们还提供家庭环境的安全教育，即家庭安全评估。通过家庭安全评估，治疗师可以推荐家庭所需的设备，如扶手、坡道和浴室设备。

# 癌症患者治疗的注意事项

为了制订一个治疗方案，了解癌症的发展阶段或癌症治疗的连续性是很重要的。这将有助于调整治疗方案、目标、持续时间和治疗手段[9]。癌症患者的目标设定和治疗规划可分为四类：预防性、恢复性、支持性和姑息性[9]。

癌症患者有可能出现涉多器官系统的永久性功能障碍。癌症 / 癌症治疗的副作用包括疼痛、疲劳、去适应、乏力、活动范围缩小、心血管容量下降、淋巴水肿、抑郁或焦虑等情绪障碍、骨质疏松和心脏疾病。在制订治疗计划时，了解这些损伤和作业的作用是必要的。

# 连续性癌症护理

在治疗师制订治疗方案之前，他们必须了解患者在连续性癌症护理中所处的阶段。治疗处方、过程和康复的进展可以根据在连续癌症护理中患者所处的阶段不同而有所不同。

这些阶段包括：

- 预处理：癌症诊断已经确诊，但尚未开始治疗。
- 治疗期间：患者正在接受癌症治疗。可以是首次的治疗过程或复发治疗。患者也可以是接受长期的抗肿瘤治疗，以保持病情的缓解。
- 治疗后/缓解期：患者已完成癌症治疗。
- 姑息治疗：患有不治之症的癌症患者接受缓解疼痛和防止进一步的痛苦的治疗。

作业治疗在预处理阶段的重点是患者教育和全身强化及调理。其目标是让患者懂得当癌症持续进展时，可能出现的潜在功能受限。在接受抗肿瘤治疗之前进行全身强化和调理已经被证明可以"提高手术后的运动能力和肺功能保护"。在某些情况下，通过物理治疗和（或）作业治疗提高心肺储备是决定患者能否接受肿瘤治疗的主要因素[11]。

治疗期间的重点是一般情况的调节和处理治疗相关的副作用和可能出现的并发症，如癌症疲劳、放射性纤维化、化疗引起的神经病变等。分级锻炼在这个阶段很重要，因为患者可能会因癌症和治疗而感到明显的疲劳。

治疗后/缓解期的重点是改善疾病过程或肿瘤治疗导致的缺陷和损害。作业治疗也会着重于提高患者的整体力量和身体素质。

姑息期的重点是体能保持，使用必要的适应设备来提高日常生活能力，进行在家锻炼，并最大限度地发挥患者的力量。

一般来说，作业疗法在癌症进展过程中可分为以下几类：

- 预防性干预：试图降低癌症及其治疗所造成的损害的影响。这主要是通过宣讲教育实现的。
- 恢复性干预：试图使患者恢复到以前的功能水平。例如，在肺切除后，患者参加一个逐步增强心肺功能的锻炼计划。
- 支持性干预：尝试适应障碍和残疾。作业治疗师发挥中心作用，使用辅助设备，可以提高患者灵活性和独立性与日常生活能力。
- 姑息性干预：提供最佳的功能和舒适。治疗目标包括疼痛控制、挛缩和压疮的预防、修复的预防和体能的保存。

# 作业治疗期间的防范措施和注意事项

由于骨科患者的肢体可能存在一定的负重限制，这就限制了治疗计划中活动的数量和类型。其他患者可能有术后预防措施，如胸骨预防措施。当治疗师评估患者时，他们必须设定患者的基线，以检测治疗过程中疾病的变化和进展。还应监测生命体征、疲劳程度、水肿状态和药物治疗计划。在治疗过程中，如果出现下列新发或增加的症状，治疗师应立即联系医师[12]：

- 发热
- 心脏功能异常
- 虚弱或疲劳
- 腿痛或痛性痉挛（"抽筋"）
- 异常的关节疼痛
- 淤青和恶心
- 体重骤降
- 腹泻或呕吐
- 精神状态的变化
- 头晕和视物模糊
- 淡灰色或苍白的外貌
- 无外伤的夜间疼痛

对于癌症患者，治疗师应报告以下症状[12]：

- 淋巴水肿明显增加
- 疼痛症状的突然增加/改变
- 新的可触及的肿块/淋巴结
- 自控能力的改变
- 静脉血栓栓塞事件

治疗禁忌证或癌症康复中的紧急情况，需要紧急医疗处理的情况包括[17]：

- 恶性肿瘤
  - 症状包括疼痛、感觉异常或麻痹。可能出现肿胀和快速水肿。
- 深静脉血栓形成

- 病征包括腿肿胀、腿痛 / 压痛、患肢发热或发红，以及行走痛。
- 肺动脉栓塞
  - 症状包括呼吸短促，深呼吸痛，咯血和心动过速。
- 恶性心包积液
  - 症状包括呼吸短促、发绀、焦虑、颈部静脉怒张、端坐呼吸。这可能导致危及生命的情况和心脏压塞。
- 上腔静脉综合征
  - 症状包括面部和颈部肿胀、面色通红、眼球外凸。这是上腔静脉被肿瘤、肿大的淋巴结或血凝块堵塞引起的。它与中心静脉导管和淋巴瘤、肺癌等癌症有关。
- 高钙血症
  - 症状包括莫名不适感、认知障碍、恶心、尿频和疼痛。它与肺癌、食管癌、头颈癌和宫颈癌有关。
- 肿瘤溶解综合征
  - 症状包括多尿、恶心、肌肉无力、关节痛、疲劳、嗜睡、心律失常和癫痫。它与快速增殖的血液肿瘤、急性白血病和高级别淋巴瘤有关。它是由细胞毒性治疗后肿瘤分解的代谢紊乱引起的。

相对禁忌证包括[13]：

## 血液因素

- 贫血
  - 症状包括疲劳、易怒和头晕。治疗应根据疲劳程度进行调整。
- 血小板减少症
  - 症状包括瘀斑、出血和瘀点。治疗应侧重于功能活动，治疗师应注重患者的防跌倒措施。
- 白细胞减少症 / 中性粒细胞减少症
  - 症状包括频繁感染、发热和咽喉 / 口腔溃疡。此类患者有感染的危险，可能需要反向或保护性隔离或开始治疗干预。

## 肌肉骨骼因素

- 骨转移

- 在癌症康复患者的治疗过程中，必须始终考虑是否存在肿瘤转移。常见的原发骨转移的肿瘤包括乳腺癌、前列腺癌、肺癌、肾癌和甲状腺癌[14]。这可能会改变康复过程和目标。例如，负重状态可能涉及新的活动范围限制，这就需要辅助设备。患者应避免抵抗性运动。脊柱转移患者应避免脊柱负荷。

## 神经因素

- 转移性疾病
  - 脊髓损伤压迫：症状包括肠或膀胱改变和夜间痛[13]。对于因原发肿瘤或肿瘤进展而导致脊髓损伤的患者，康复的重点是缓解症状、改善生活质量、功能独立性和预防进一步并发症。
  - 脑肿瘤或转移：除了旨在帮助功能障碍的作业治疗外，偏瘫、挛缩、活动范围缩小和疼痛的患者可能还需要认知再训练和安全意识的培训。对于评估认知、沟通、吞咽困难的患者来说，语言治疗咨询可能是必要的。

肿瘤病例的特殊注意事项[13]：

- 化疗
  - 化疗可导致骨髓抑制，特别是贫血和白细胞减少。白细胞减少症的患者需要预防中性粒细胞减少，因为此类患者更容易受到感染。血红蛋白低于 8 mg/dl 的贫血患者在治疗活动中可能出现因氧需求量增加而引起的症状，包括疲劳、头晕、眩晕和心动过速。贫血患者可能需要输血才能耐受治疗。
- 放疗
  - 在短期的近距离放疗期间，患者可能需要在植入放射粒子后保持隔离。作业治疗师应事先对患者进行评估，以确保他们的 ADL 评价是独立水平的。如果骨骼受到放射，可以改变患者的负重状态以保护骨骼，以预防骨折。放疗结束（6 个月至 5 年）后可发生放射性纤维化，导致活动范围受限。这种受限的活动范围通常与软组织对放射区域的恢复有关。组织的活动可以预防挛缩，避免导致永久性活动范围丧失。

# 癌性疼痛

作业治疗师是治疗疼痛的跨学科团队中的一员。根据 McCormack 所写的文章，"治疗师鼓励运动、改变情绪、转移大脑对疼痛的注意力，并提供一定程度的压力。这些手段通过刺激内分泌系统、免疫系统和神经系统的自然生理机制来帮助慢性疼痛的患者。"作业治疗可以通过提供无创手段和有目的的活动来帮助疼痛管理，这些活动增强了与疼痛减轻相关的生理机制。

作业治疗的疼痛管理技术包括在床上的定位策略、使用轮椅来治疗疼痛的姿势或动作，和使用模具或夹板来防止疼痛的肢体发生挛缩。作业治疗师也可以使用热敷/冷敷或超声波等方式来帮助缓解疼痛。可使用的技术还包括推拿、刺激触发点和认知分散技术，如治疗性放松和听觉分散[15]。

## 治疗选择

### 推拿

推拿可以追溯到公元前 3000 年，当时中国人就用这种方法来缓解肌肉酸痛。有证据表明，皮肤上特定部位的深层按压可以长期甚至是永久性地缓解慢性疼痛[15]。

### 触发点刺激

- 触发点刺激也被称为穴位按压、指压或肌筋膜放松。触发点刺激的技术是一旦找到了触发点，治疗师就用拇指或食指在这个区域施加压力，以找到一个高度敏感的点[15]。要放松或释放一个触发点，可用一个尖头的电池驱动的振荡器（60 Hz）施加指尖压力 7 s[15]。对于四肢的大块肌肉，Kraus 建议使用 15 ～ 20 磅的压力。小的面部肌肉需要 6 磅的压力。在施加压力 7 s 后，应大幅度伸展肌肉。在使用这种技术之前，必须采取一些预防措施。按压触发点会给患者带来一些疼痛。此外，治疗师应该修剪指甲以避免让患者受伤。同时应避免按压感染或挫伤的皮肤。禁忌证包括有心脏病史的患者、孕妇或因自主神经、内分泌系统失衡而导致胃胀的患者。如果患者症状加重，且不能缓解疼痛，应停止治疗[15]。

## 认知干扰

- 认知干扰可以激活皮层调节系统，作为一种"感觉屏蔽"的方式，从而转移患者对疼痛的注意力。使用背景音乐或通过耳机听音乐的听觉干扰就是认知干扰技术的一种。治疗性放松是另一种认知干扰。治疗师可以教患者某些呼吸练习，如深呼吸或有节奏的呼吸，以帮助减轻疼痛。可视化技术也可以帮助缓解疼痛。治疗师使用可视化和隐喻来赋予患者驾驭自己的自然能力来减轻疼痛[15]。

# 癌症疲劳

癌症疲劳是影响肿瘤患者最常见的症状之一。病因包括癌症、肿瘤治疗（放疗、化疗和生物治疗）或医疗因素（去适应、贫血、甲状腺功能减退等）的副作用[16]。作业治疗师使用正式的评估工具和疲劳记录来评估癌症疲劳程度。治疗包括体能保存的体能管理策略，放松和有规律的睡眠，分级的活动和锻炼，规范的心理支持以及协助适应生活方式[17]。分等级的活动和锻炼是低到中等强度的渐进式锻炼，最初从 15 min 开始，每周 3 次，到最多 30 min，每周 5 次。体能管理策略包括在一天中分散活动，在活动之间安排有规律的休息时间，可以利用看护者的支持或辅助设备。此外，保持良好的睡眠习惯（规律的睡眠和清醒时间，除了睡觉以外不要在床上做其他活动，睡前不要喝含咖啡因的饮料等），可以改善睡眠质量，可能会减少疲劳[17]。作业治疗师也可以处理 ADL 表现。

# 化疗诱导的外周神经病变

化疗诱导的外周神经病变（chemotherapy-induced peripheral neuropathy，CIPN）是一种重要的、衰弱的状态，与癌症治疗中的细胞毒性药物进入体内直接相关。这种神经病变影响生活质量，会导致疼痛和不适。除了用已经研究过的药物来帮助预防或改善 CIPN 外，还有非药物治疗也可以预防或改善 CIPN。这些非药物治疗可以通过作业治疗提供，但它们还没有得到广泛的研究，其有效性尚不清楚。这些非药物治疗包括体育活动和锻炼、辅助设备、脉冲红外线治疗和经皮神经刺激[18]。

# 治疗选择

## 体育活动和锻炼

- 体育活动和运动治疗化疗引起的神经病变，目前还没有专门的研究。但有研究表明，这对糖尿病神经病变人群是有益的。

## 辅助设备

- 作业治疗师可以帮助识别设备，如床头柜、浴盆凳 / 淋浴椅、轮椅、淋浴椅或夹板。作业治疗师也可以为患者提供适应性节能设备，即加长海绵、加长鞋角、袜子辅助器和（或）夹子。

# 淋巴水肿

淋巴水肿是淋巴系统的一种进行性疾病。淋巴液的积聚可导致脂肪组织肥大和纤维化。淋巴水肿分为原发性和继发性。原发性淋巴水肿是由遗传或遗传条件引起的淋巴回流异常[19]。继发性淋巴水肿是由于潜在的疾病或以前的治疗中断淋巴回流导致的并发症[19]。在美国，癌症及其相关治疗（如手术和放射治疗）是继发性淋巴水肿的常见原因。据报道，淋巴水肿的发生率在乳腺癌患者中为 6% ～ 70%[20]。与癌症相关的淋巴水肿可通过两种方式发生：淋巴管或淋巴结阻塞和淋巴管浸润[19]。

淋巴水肿的症状包括肿胀、活动范围丧失、疼痛和皮肤变化。淋巴水肿分三个阶段。第一阶段出现斑点，但没有增加臂围或重量，这个阶段是可逆的。第二阶段的特征是变粗，纤维化，无斑点，这个阶段是不可逆转的。第三阶段也被称为晚期淋巴水肿。这个阶段的特征是皮肤的乳头状瘤样增生和过度角化[20]。

# 严重程度分级

术前和术后测量双侧手臂对评估和诊断淋巴水肿是有帮助的[20]。手臂的测量有四个位置：掌骨指骨关节、手腕、外上髁远端 10 cm、外上髁近端 15 cm[20]。根据 Harris 等在乳腺癌的临床实践指南：在这四个点测量点中存在大于 2.0 cm 的差异即提示需要治疗淋巴水肿，需排除腋窝肿瘤侵犯或臂神经丛，感染和腋静脉血栓。

美国物理治疗协会的淋巴水肿分类[21]：
- 轻度：周长差＜ 3 cm
- 中度：周长差 3 ～ 5 cm
- 严重：周长差＞ 5 cm

# 治疗选择

治疗师可以制订一个综合消肿治疗（complex decongestive therapy，CDT）计划。除了夹板和固定，还可以结合逆行推拿和引流按摩，使用压力服装，并帮助改善生活质量。作业治疗师可以参加一些专业课程，以获得淋巴水肿治疗方面的认证。

综合消肿治疗旨在减少淋巴水肿的程度，并保持皮肤和支持结构的健康。一般分为两个阶段，适用于儿童和成人。第一阶段也被称为治疗阶段，包括皮肤护理以避免感染、淋巴引流按摩、压缩服装，以及对患肢的一系列测量。这个阶段通常是每周 5 天，持续 2 ～ 4 周。第二阶段也称为维持阶段，其重点是维持从第一阶段获得的疗效。同样，紧身衣、淋巴引流和运动也可使用。每 6 个月对患肢进行一次连续测量。淋巴引流按摩的禁忌证包括活动性蜂窝织炎、肿瘤或患肢的其他炎症。相对禁忌证包括高血压、糖尿病、哮喘或麻痹[22]。

淋巴引流按摩是一种由专业理疗师进行的按摩技术。它是沿着皮肤表面的淋巴管路径进行[20]，从远端到近端方向轻压用于转移液体。这有助于促进淋巴管的扩张和收缩，并为肢体流动创造通道。淋巴引流按摩的禁忌证包括活动性蜂窝织炎、肿瘤或患肢的其他炎症。相对禁忌证包括高血压、糖尿病、哮喘或麻痹[22]。

20～60 mmHg 压力的压力衣对治疗淋巴水肿是有效的。Bertelli 的一项随机对照研究比较了电刺激淋巴引流的压缩套和单独的压缩套，结果显示两种方式的肢围都减少了 17%。这些服装可以定制，也可以预制，但都应该由训练有素的个人来协助试穿。压力衣应每 4～6 个月更换一次，否则会失去弹性。从业人员鼓励患者长期并坚持使用压力衣[20]。

## 臂丛神经病变

臂丛神经病变最常见的症状是肩部或腋下疼痛[23]。癌症患者的臂丛神经病变可能是由肿瘤本身或治疗引起的。乳腺癌和肺癌是最常见的导致臂丛神经病变的肿瘤[23]。与放射诱发的臂丛神经病变相比，肿瘤性臂丛神经病变通常以疼痛为首发症状，累及下臂丛，并常与 Horner 综合征同时出现[23]。

放射诱发的臂丛神经病变（radiation-induced brachial plexopathy，RIBP）是由于放射影响到锁骨和腋窝附近的神经和组织，这通常出现在治疗肺癌和乳腺癌的过程中[17]。与肿瘤性臂丛神经病变相比，RIBP 疼痛更轻[23]。疼痛通常也发生在癌症晚期。RIBP 最常见的症状是示指刺痛和麻木以及手部固有肌萎缩[17]。与 RIBP 相关的疼痛可以是持续性的，也可以是间歇性的。其特征为烧灼感、针刺感、针刺样和（或）紧张性[17]。

作业治疗师可以为患者设计一系列能独立完成或由治疗师训练其家庭成员提供帮助的运动锻炼计划。这有助于保持关节的灵活性，防止挛缩。作业治疗师还可以制作夹板或石膏，以帮助固定或维持活动范围，或贴在肩膀上，以保持关节的适当解剖对齐。

## 放射性纤维化

放射性纤维化是一种潜在的发生在辐射暴露的病理组织纤维硬化[24]。辐射会对皮肤和皮下组织、肺、胃肠道和泌尿生殖道、肌肉或其他器官造成损害，严重程度取决于治疗部位和剂量。放射性纤维化可导致外观和功能损害，并进一步导致死亡或生活质量的显著恶化[25]。辐射剂量和体积、以前的或同时进行的治疗、遗传易感性，以及糖尿病、现有的结缔组织疾病或同时进行化疗等共病是纤维化的危险因素[23]。存在放射性纤维化风险的人群包括霍奇金淋巴瘤、乳腺癌和头颈癌的患者[24]。

放射性纤维化综合征分三个阶段[24]：

- 急性期：治疗期间或治疗后早期。
- 早期延迟：治疗后 3 个月。
- 晚期 / 慢性：治疗后 3 个月到几年。通常预后较差。

放射性纤维化可以影响到多个器官系统[24]：

- 心血管
  心肌病、传导异常、心包疾病
- 肺
  肺纤维化、肺动脉高压和限制性肺病
- 胃肠
  吞咽困难和食管动力异常
- 泌尿系统
  膀胱炎和直肠炎
- 生殖
  阴道狭窄
- 皮肤
  皮炎和皮肤萎缩
- 淋巴内分泌系统
  疲劳、甲状腺功能减退、口干

治疗可能包括以肌筋膜松解和伸展的形式进行的手法治疗，以帮助关节活动和改善活动范围。作业治疗师还可以制订一个锻炼计划，以帮助患者提高力量，也可以使用夹板，以帮助患者保持运动范围和固定。

## 参考文献

1. Punwar AJ. Occupational therapy: principles and practice. 3rd ed. Baltimore: Lippincott Williams & Wilkins; 2000. Print.

2. American Occupational Therapy Association. Occupational therapy practice framework: domain and process. Am J Occup Ther. 2002;56:609–39.

3. DeLisa JA, Gans BM. Physical medicine and rehabilitation: principles and practice. Philadelphia: Lippincott Williams & Wilkins; 2005. Print.

4. Kielhofner G. Conceptual foundations of occupational therapy practice. Philadelphia: F.A. Davis; 2009. Print.

5. Hugh CW, Godden D, Perkins CS. Splinting the radial forearm free flap donor site. Br J Oral Maxillofac Surg. 2003;41(3):193.

6. Cooper J. Occupational therapy intervention with radiation induced

brachial plexopathy. Eur J Cancer Care. 1998;7(2):88–92.

7. Braddom R. Physical medicine and rehabilitation. 2nd ed. Philadelphia: WB Saunders; 2000.

8. International Classification of Impairments, Disabilities, and Handicaps. N.p.: n.p., 2003. Web. http://whqlibdoc.who.int/publications/1980/9241541261_eng.pdf

9. Cooper J. Occupational therapy in oncology and palliative care. Chichester: Wiley; 2006. Print

10. Rehab Measures – Functional Independence Measure. The rehabilitation measures database. N.p., n.d. Web. 21 July 2014.

11. Nagarajan K, Bennett A, Agostini P, Naidu B. Is preoperative physiotherapy/pulmonary rehabilitation beneficial in lung resection patients? Interact Cardiovasc Thorac Surg. 2011;13(3):300–2. Oxford Journals. Oxford Journals. Web.

12. Drouin J, Pfalzer C. Physical therapy precautions persons with cancer. Website of the National Center on Health, Physical Activity and Disability. 2009. http://www.ncpad.org.

13. Okeefe M. "Oncology basics: red flags and special considerations" Memorial Sloan Kettering Cancer symposium. Memorial Sloan-Kettering Cancer Center. May 2013. New York. Lecture.

14. Stubblefield MD, O'Dell MW. Cancer rehabilitation principles and practice. New York: Demos Medical; 2009. Print.

15. McCormack G. Pain management by occupational therapists. Am J Occup Ther. 1988;42(9):582–90.

16. National Cancer Institute. Fatigue (PDQ®) -. N.p., n.d. Web. 31 Oct. 2013. http://www.cancer.gov/cancertopics/pdq/supportivecare/fatigue/Patient/page1/AllPages

17. Cooper J. Occupational therapy in oncology and palliative care. Chichester: Wiley; 2006. Print

18. Visovsky C. Putting evidence into practice: evidence based interventions for chemotherapy induced peripheral neuropathy. Clin J Oncol Nurs. 2007;11(6):901–13.

19. Mohler III ER. Clinical manifestions and diagnosis of lymphedema. In: UpToDate, Post TW (Ed), UpToDate, Waltham. Accessed 21 Jan 2014.

20. Harris S. Clinical proactive guidelines for the care and treatment of breast cancer: 11 lymphedema. CMAJ. 2001;164(2):191–9.

21. American Physical Therapy Association. Guide to physical therapist practice. 2nd ed. Alexandria: APTA; 2001.

22. Mohler III ER. Prevention and treatment of lymphedema. In: UpToDate, Post TW (Ed), UpToDate, Waltham. Accessed 21 Jan 2014.

23. Bromberg MB. Brachial plexus syndromes. In: UpToDate, Post TW (Ed), UpToDate, Waltham. Accessed 23 Jan 2014.

24. Stubblefield M. "The radiation fibrosis syndrome" memorial Sloan Kettering Cancer symposium. Memorial Sloan- Kettering Cancer center. New York: Lecture; 2013.

25. Weiss E. Clinical manifestation and treatment of radiation-induced fibrosis. In: UpToDate, post TW (Ed), UpToDate, Waltham. Accessed 8 July 2014.

# 46 癌性疼痛和物理治疗

Joel Frontera，Amy Cao
邓文涛 译 赵振龙 校

癌性疼痛会使人虚弱，会影响生活质量和功能以及情绪和社交能力。目前我们主要使用药物来控制癌性疼痛，但其副作用如便秘、镇静和渐重的恶心感，会耗竭患者所剩无几的能量储备。而除了药物治疗外，结合物理治疗和作业疗法可以更好地控制癌性疼痛。关于多种治疗方法联合疗效的文献和研究虽然不多，但很有前景。电生理制剂在癌症患者控制癌性疼痛方面比较局限，仅限于姑息治疗[1]。接下来，我们将讨论癌性疼痛治疗模式及其作用。

## 推拿

根据门控理论，疼痛从外周通过脊髓背角的促进或抑制，传递到大脑，然后进行动态处理。心理因素可以通过门控系统来影响疼痛的反应和感知。疼痛的刺激会向脊髓背角发送信号，传递到大脑的中央丘脑疼痛区。非疼痛的刺激可阻断或减少疼痛刺激向背角的传递。而在推拿过程中，触觉感受器就是通过减少疼痛信号传递来减轻疼痛的[2]。

治疗性推拿或治疗性抚触可以增加局部的血运和刺激神经末梢。推拿分为西方式和东方式。西方式推拿包括轻抚法、揉捏法、扣抚法和瑞典式推拿。轻抚法是一种抚摸动作，揉捏法是一种揉捏动作，扣抚法是一种叩击式动作。瑞典式推拿结合了扣抚法、揉捏法和深层组织推拿。深层组织推拿有助于缓解因反复损伤引起的慢性粘连。肌筋膜松解是指通过可控的、延长的、按压的推拿方式，使紧绷的肌筋膜松解。推拿疗法能有效地减轻疼痛。此外还有东方式推拿，如日式指压按摩[3]。据许多文献证明，恶性肿瘤是推拿的禁忌证，因为推拿可能导致肿瘤的播散或局部扩散。但随后更多的研究表明推拿是安全的。

在一项随机对照试验中，380 名患者随机分为推拿组和单纯抚触组。研究发现，推拿对晚期癌症患者的疼痛缓解和情绪改善有益[4]。更多的研究表明，治疗性推拿可以减轻癌性疼痛。治疗性抚触作为推拿方式中的一种，可以给患者提供安慰和减轻痛苦，它还为患者带来一种关怀和同理心。接受过推拿的患者讲述他们的抗压水平提高了，肌肉放松了，心灵更平静了。推拿还能改善癌症患者的睡眠质量，减轻疼痛，减少焦虑[5]。在一次 30 min 或 60 min 的推拿治疗后，癌症患者和护理人员都报告说患者主诉的症状得到了快速缓解[6]。但上述的研究中并没有观察到其对肿瘤分期和进展的影响。患者可考虑选择推拿来控制疼痛。在一项评估癌性疼痛人群的功能相关预后和健康相关生活质量的系统综述中，与活性药物对照组相比，推拿似乎有希望降低癌症人群的疼痛强度、疲劳和焦虑[7]。总之，虽然治疗性推拿的持续效果还有待证实，且对癌症患者的远期安全性也没有得到充分的评估，但用来控制癌性疼痛，似乎是一种耐受性好、无创、经济有效的物理手段。

## 综合消肿治疗

淋巴水肿是乳腺癌患者行乳房切除和淋巴结清扫术后一种常见的并发症。这可能导致患者情绪低落、疼痛、身体畸形和手臂功能受损，并可能增加感染的风险。综合消肿治疗是结合了淋巴引流按摩、压缩设备、包扎、胶带固定、运动和皮肤护理的治疗方法。

## 淋巴引流按摩

淋巴引流按摩是综合消肿治疗的一部分。它可以帮助消除局部组织水肿和放松局部肌肉组织，同时绷带可以防止肿胀的复发。

目前还没有明确的证据表明在乳腺癌患者中淋巴引流按摩可以治疗淋巴水肿。Dayes 等[8]研究了来自6个癌症中心的 103 名患有乳腺癌和淋巴水肿的患者，与仅使用压缩服的保守治疗相比，采用综合消肿治疗不能显著改善淋巴水肿。作者推测，可能是由于样本量小导致的[8]。此研究的一篇编者评论强调，尽管与保守治疗相比，综合消肿治疗不能有效降低治疗费用，但在保守治疗失败或进展期、严重的、长期存在淋巴水肿的患者中，仍可能发挥作用[9]。

## 胶带

运动力学胶带是一种特殊的胶带，它具有多孔性和柔韧性的特点，可以用来支撑受伤的关节和周围的肌肉。理论上，在患有淋巴水肿的癌症患者身上，它也可以用来减少肿胀。Smykla 等[10]研究了65 名患有乳腺癌和淋巴水肿的患者发现，与压力绷带相比，运动力学胶带并不能显著缓解淋巴水肿。到目前为止，还没有足够的数据支持在淋巴水肿癌症患者的一线治疗中使用胶带[10]。

## 冷冻治疗

冷冻治疗，或称冷疗，是用局部冷冻来止痛和减轻疼痛，也可用于消肿。冷冻治疗仅用于穿透表皮深度的治疗。它通过刺激血管收缩，使神经传导减慢，从而减少痉挛和疼痛。

Kadakia 等[11]研究了冷冻治疗对预防癌症患者口腔黏膜炎的效果。口腔黏膜炎可引起严重的口咽疼痛，影响吞咽，从而减少经口进食。因癌症患者有恶病质和去适应的风险，因此经口进食对其至关重要。口腔黏膜炎也与住院治疗、全肠外营养和脓毒症的增加有关。在细胞毒性化疗灌注期间使用冰块冷冻治疗，可引起血管收缩，减少毒性物质吸收，减少全身副作用，并提供局部镇痛。在此研究中，冷冻治疗 60 min 与 120 min 的疗效相似，患者更能忍受较短的时间。冷冻治疗可能可以减少患者对阿片类药物的需求，减少全肠外营养的使用[11]。未来的研究需要关注冷冻治疗的效果，特别是对患者的疼痛和功能状态。

## 热疗

热疗是将热能作用于皮肤表面。一般人群的热疗温度范围一般在 40～45℃左右，持续 5～30 min。热疗根据深度分为浅层和深层。穿透 1～2 厘米为浅层，而穿透 3.5～8 cm 则为深层。热疗有各种类型，包括传导、对流和转换。传导是指热能通过直接接触来转移，如石蜡浴和热包。对流是热能的流动，如流体疗法、涡流浴和蒸汽疗法。转换是利用非热能转换成热能[12]。热疗越来越多地用于治疗癌症，因为理论上它可以杀死超过一定温度阈值的恶性细胞，然而，用热能来治疗癌性疼痛的研究还不是很充分。总体来说，传导和对流热疗在癌症患者中的作用一直存在争议。这种模式的问题在于，它可能会增加肿瘤的生长和转移的风险，尽管目前还没有研究证实这一点。目前还不能给出热疗的建议。

## 转换治疗

转换是使用非热能转换成热能，以提供疼痛缓解。转换的类型是根据使用的频率来区分的。有红外线、超声、短波和微波透热。透热是利用高频电磁电流来提供深层热量。这些方式的目的是促进肌肉放松和瘢痕组织的松解，增加活动范围，增加局部代谢，并控制疼痛。它们在普通人群中已被广泛使用。下面，我们将讨论各种方法在癌症患者中的作用。

### 超声波

超声波法是利用高频声波振动将热能传递到目

标组织。它将热量传递到 3.5 ～ 8 cm 的深度，骨-组织层面会吸收最多的热量。治疗性低强度超声频率一般为 0.8 ～ 1.1 MHz，强度为 0.5 ～ 4 W/cm²，适用于治疗面积约 100 cm²，周期 5 ～ 8 min。超声能量在体内转化为热量。不同解剖结构对超声的差异反应可以使得超声透热重点治疗特定的区域。超声透热治疗对肌肉组织的效果较好，而对皮下脂肪的效果较差。

关于超声治疗癌性疼痛的文献很少。有证据表明 MRI 引导下的高强度聚焦超声可以治疗骨转移痛。在一项前瞻性的单中心研究中，研究人员评估了 MRI 引导下的聚焦超声对骨转移疼痛的初级治疗效果。他们还评估了其对 18 名患者骨转移的局部控制潜力。研究人员发现，与治疗前对比，随访期间疼痛明显减轻。他们还发现，1/3 的患者的骨质密度随着皮质边缘的恢复而增加。期间没有与治疗相关的不良事件。他们的结论是，MRI 引导下的聚焦超声可以安全使用，并可以为骨转移患者提供有效的疼痛控制。它也有潜在的局部肿瘤控制效果[13]。

## 短波透热法

短波透热是将两个电容板的电磁电流透射到需要治疗的组织区域。高频波在体内大约 4 ～ 5 cm 深处被转换成热量，通常使用的频率是 27.12 MHz。这是一个特别有用的方式，可以增加软组织覆盖区域的治疗。短波透热对脂肪的效果比肌肉好。Johnson 等[14]报道了 1 例乳腺癌化疗相关的坏死性筋膜炎，他们采用短波透热联合手法治疗技术和关节/软组织恢复治疗的方法，研究其对多部位术后疼痛的疗效。患者有严重的瘢痕，髋部和骨盆活动范围受限，因此髋部和骨盆疼痛明显。经过 6 周的短波透热治疗，患者的活动范围明显改善，患者自诉疼痛明显减轻，瘢痕明显减少[14]。此研究强调了短波透热可能为癌症患者提供疼痛缓解的可能性，然而，尚需要进行更大规模的盲法安慰剂对照研究。

## 微波透热法

微波透热是将高频波转化为体内深处的热量。常用频率包括 915 ～ 2450 MHz。微波透热不如短波透热穿透得深。在透热类型中，微波是最容易使用的，但它会导致局部烧伤。它必须避免在水肿组织、湿敷、或附近有金属植入物的部位使用。微波透热已与放疗、化疗联合应用于浅表性实体肿瘤的治疗。Storm 等[15]研究了热化疗对单独化疗失败患者的疗效和安全性。此研究选择了 34 例具有多种恶性肿瘤的患者，包括转移性结肠癌、肉瘤和肝癌。他们在接受化疗的同时，每天接受 1 h 的热化疗，持续 5 天。热疗是通过一个磁环感应装置（13.56 MHz，400 ～ 1000 W）进行的，它提供了一个强大的电磁场，使人体暴露在其中。肿瘤组织的温度尽可能从 41℃ 加热到 45℃。在可以安全测量温度的 89% 的肿瘤中实现了这一目标。1 ～ 5 个月后，作者发现 15% 的肿瘤消退。1 ～ 9 个月后，19% 的肿瘤稳定，而先前进展性肿瘤的进展停滞。18% 的受试者反映活动和（或）疼痛控制有所改善，而 59% 的受试者在治疗期间没有症状的进展。热化疗的发病率没有显著增加，也没有证据表明化疗毒性增加[15]。本研究揭示了热疗联合化疗改善疼痛控制和症状缓解的潜力。

已知的热疗风险包括烧伤和发热。在应用透热治疗时，监测治疗区域的温度非常重要。建议将组织温度控制在 45℃（或 113 ℉）以下。从以往经验看来，由于担心透热会通过植入物造成内部组织损伤，因此有植入物的患者一直是透热治疗的绝对禁忌证；然而，这缺乏的相关的文献证据。Seiger 等[16]报道了一个病例系列研究，该研究观察了 4 例放置了金属植入物（如内固定物）和因外伤导致踝关节活动度下降的患者。他们谨慎使用了 48W 的脉冲短波透热术和关节活动疗法。受试者以前接受过关节活动和物理治疗，如湿热敷和冰敷，但症状没有改善。经脉冲短波透热治疗后，踝关节活动范围有明显改善，且在 4 ～ 6 周的随访后，疗效是可持续的。患者在治疗期间或治疗后没有出现不适、疼痛或灼烧感[16]。

目前，放置心脏起搏器和神经刺激器仍是透热疗法的绝对禁忌证。相对禁忌证包括基线神经病变、感觉受损或放置其他植入式装置。在提供更具体的建议之前，尚需要进行更多的研究。

## 牵引

牵引是一种相对常见的手法，用于治疗非恶性肌肉骨骼和脊柱起源的疼痛。它是利用可控的、手动的力量来增加椎间盘的空间，以达到减少压力和疼痛的目的。由于与普通人群相比，癌症患者中骨转移和营养不良的患者数量较多，牵引在癌性疼痛治疗中的使用比较局限。此外，脊髓肿瘤或骨髓炎患者禁用牵引治疗。

## 超声药物导入治疗

超声药物导入治疗是使用超声波驱动局部用药如类固醇或麻醉药进入组织中。它经常用于临床治疗非恶性肌肉骨骼疼痛。到目前为止，还没有已知的研究评估其在癌性疼痛治疗的使用和安全性。

## 离子导入治疗

离子导入治疗是利用电流驱动药物，包括阿片类药物和化疗药物，穿过生物膜进入目标区域。这种模式理论上可以防止药物的全身副作用。在癌症患者中，有许多患者由于吞咽困难、肠梗阻或精神状态改变等多种原因而无法耐受口服药物治疗。Kumar 等[17]研究了通过离子导入法传导氢吗啡酮治疗癌性疼痛。此研究采用全层大鼠皮肤，通过调节药物浓度和电流强度，发现氢吗啡酮给药剂量可达到治疗水平，且剂量可控性良好[17]。离子导入治疗用于局部阿片类药物的传递可能对癌症患者有效，但还需要进一步的研究。

## 经皮神经电刺激

经皮神经电刺激（TENS）已用于控制一般人群的各种条件下的中枢疼痛。其通过脱敏来帮助缓解皮肤感觉过敏。TENS 对慢性局部疼痛综合征也有一定的疗效。TENS 最常用的频率为 50 ～ 100 Hz，低幅，持续时间短。该频率具有良好的耐受性，可根据不同的脉冲宽度和频率进行调节。一项 TENS 治疗癌症患者疼痛的系统综述分析了 3 个随机对照试验，共 88 名受试者。作者发现，由于缺乏高质量的研究，TENS 的远期益处是不确定的。所有的研究都发现了 TENS 有良好的耐受性。尚需要进一步设计

良好的、大型多中心的试验以明确 TENS 在癌性疼痛患者中的治疗作用[18]。

## 舞蹈

运动作为癌性疼痛的一种治疗方式在其他章节中有更详细的讨论，在此仅简述一下。Sandel 等[19]对 35 名受试者进行了随机对照试验，以评估舞蹈和运动项目对有乳腺癌病史的患者的生活质量和肩功能的影响。他们发现，一个为期 12 周的旨在解决乳腺癌治疗后妇女的身体和情感需求的舞蹈运动项目，可能会显著提高患者的生活质量和肩关节活动度[19]。本研究的主要局限性在于样本量小。2011 年的一项综述研究了舞蹈和运动疗法对改善癌症患者心理和身体状况的作用。该综述包括两项研究，发现舞蹈和运动疗法可能对生活质量和疲劳有益；但这些研究受到样本量小和风险偏倚的限制，无法为临床实践提供建议。目前尚无明确的证据证明舞蹈和运动疗法对情绪、心理健康、活动范围或臂围的益处。综述还提到，鉴于舞蹈和运动研究的性质，研究不能是盲目的。作者建议未来的研究应包括一个积极的对照组，以进一步区分不同类型的运动治疗的效果[20]。

## 瑜伽

瑜伽是一种身心健康相结合的全身运动。它是身体姿势、呼吸控制和冥想的结合。在非癌症患者中，它已被证明可以改善心肺功能、运动技能、体能、力量、柔韧性和疼痛。瑜伽对癌症患者有改善睡眠、生活质量、情绪和压力的作用。一项系统回顾和 meta 分析研究了瑜伽对癌症患者的影响，发现瑜伽似乎是一种可行的治疗措施，可以改善一些身体和社会心理症状。对功能满意度的影响较小，而对社会心理预后的影响为中度[21]。

## 负重活动

既往的观念中，建议反对癌症患者参与负重活

动，特别是乳腺癌淋巴水肿患者，因为担心其加剧淋巴水肿，引起更多的疼痛和更高的发生率。然而，Schmitz 等[22]设计了一项 154 名患者的随机对照试验，比较 1 年时间的负重活动和不运动。他们发现，对于淋巴水肿乳腺癌患者来说，负重活动是一种安全的方式，与不运动相比，缓慢、渐进的负重并不会增加淋巴水肿的发生率[22]。负重对癌性疼痛的影响需要进一步研究。

## 总结

总而言之，以上讨论的方法中可能有一些安全且耐受良好的方法，可以帮助控制癌性疼痛。某些方法的潜在风险还没有得到公认的研究认可，还需要进行进一步的随机安慰剂对照研究。目前，鉴于癌性疼痛的多因性和影响生活质量的广泛性，且目前缺乏关于多种癌性疼痛治疗方式的文献，如果没有明显的禁忌证，建议可以使用物理疗法。物理疗法具有经济效益，并为一些遭受癌性疼痛的患者缓解经济压力。重要的是要与患者充分交待物理疗法的已知和未知的风险和益处，帮助他们在开始治疗之前能够做出正确的决定。

## 参考文献

1. Belanger A. Therapeutic electrophysical agents: evidence behind practice. Philadelphia: Lippincott Williams & Wilkins; 2010.
2. Choi H, Sugar R, Fish DE, Shatzer M, Krabak B. Physical medicine and rehabilitation Pocketpedia. Philadelphia: Lippincott Williams & Wilkins; 2003.
3. Kutner JS, Smith MC, Corbin L, Hemphill L, Benton K, Mellis BK, Beaty B, Felton S, Yamashita TE, Bryant LL, Fairclough DL. Massage therapy versus simple touch to improve pain and mood in patients with advanced cancer. Ann Intern Med. 2008;129:369–80.
4. Somani S, Merchant S, Lalani S. A literature review about effectiveness of massage therapy for cancer pain. J Pak Med Assoc. 2013;63:1418–21.
5. Pan YQ, Yang KH, Wang YL, Zhang LP, Liang HQ. Massage interventions and treatment-related side effects of breast cancer: a systematic review and meta-analysis. Int J Clin Oncol. 2014;19(5):829–41. https://doi.org/10.1007/s10147-013-0635-5. Epub 2013 Nov 26.
6. Lopez G, Liu W, Milbury K, Spelman A, Wei Q, Bruera E, Cohen L. The effects of oncology massage on symptom self-report for cancer patients and their caregivers. Support Care Cancer. 2017;25(12):3645–50.
7. Boyd C, Crawford C, Paat CF, Price A, Xenakis L, Zhang W. Evidence for massage therapy (EMT) working group. The impact of massage therapy on function in pain populations- a systematic review and meta-analysis of randomized controlled trials: part II, cancer pain populations. Pain Med. 2016;17(8):1553–68.
8. Dayes IS, Whelan TJ, Julian JA, Parpia S, Pritchard KI, D'Souza DP, Kligman L, Resise D, LeBlanc L, McNeely ML, Manchel L, Wiernikowski J, Levine MN. Randomized trial of decongestive lymphatic therapy for the treatment of lymphedema in women with breast cancer. J Clin Oncol. 2013;31:3758–63.
9. Javid SH, Anderson BO. Mounting evidence against complex decongestive therapy as a first-line treatment for early lymphedema. J Clin Oncol. 2013;21:3737–8.
10. Smykla A, Waleqicz K, Trybulski T, Halski T, Kucharzewski M, Kucio C, Mikusek W, Klakla K, Taradaj J. Effect of kinesiology taping on breast cancer-related lymphedema: a randomized single-blind controlled pilot study. Biomed Res Int. 2013;2013:1–7. [Epub ahead of print].
11. Kadakia KC, Rozell SA, Butala AA, Loprinzi CL. Supportive cryotherapy: a review from head to toe. J Pain Symptom Manag. 2014;47(6):1100–15. https://doi.org/10.1016/j.jpainsymman.2013.07.014. Epub 2013 Nov 7.
12. Choi H, Sugar R, Fish DE, Shatzer M, Krabak B. Physical medicine and rehabilitation Pocketpedia. Philadelphia: Lippincott Williams & Wilkins; 2003.
13. Napoli A, Anzidei M, Marincola BC, Brachetti G, Ciolina F, Cartocci G, Marsecano C, Zaccagna F, Marchetti L, Cortesi E, Catalano C. Primary pain palliation and local tumor control in bone metastases treated with magnetic resonance-guided focused ultrasound. Investig Radiol. 2013;48:351–8.
14. Johnson W, Draper DO. Case report: increased range of motion and function in an individual with breast cancer and necrotizing fasciitis – manual therapy and pulsed short-wave diathermy treatment. Case Rep Med. 2010;2010:1–4.
15. Storm FK, Silberman AW, Ramming KR, Kaiser LR, Harrison WH, Elliott RS, Haskell CM, Sarna G, Morton DL. Clinical chemotherapy: a controlled trial in advanced cancer patients. Cancer. 1984;53:863–8.
16. Seiger C, Draper DO. Use of pulsed shortwave diathermy and joint mobilization to increase ankle range of motion in the presence of surgical implanted metal: a case series. J Orthop Sports Phys Ther. 2006;36:669–77.
17. Kumar MG, Lin S. Transdermal iontophoresis of hydromorphone across hairless rat skin in vitro. Pharm Dev Technol. 2009;14(1):106–15. https://doi.org/10.1080/10837450802409479.
18. Hurlow A, Bennett MI, Robb KA, Johnson MI, Simpson KH, Oxberry SG. Transcutaneous electric nerve stimulation (TENS) for cancer pain in adults. Cochrane Database Syst Rev. 2012;(3):CD006276. https://doi.org/10.1002/14651858.CD006276. pub3.
19. Sandel SL, Judge JO, Landry N, Faria L, Ouellette R, Majczak M. Dance and movement program improves quality-of-life measures in breast cancer survivors. Cancer Nurs. 2005;28:301–9.
20. Bradt J, Goodill SW, Dileo C. Dance/movement therapy for improving psychological and physical outcomes in cancer patients. Cochrane Database Syst Rev. 2011;(10):CD007103. https://doi.org/10.1002/14651858.CD007103. pub2.
21. Buffart LM, Van Uffelen JGZ, Riphagen II, Brug J, Mechelen W, Brown WJ, Chinapaw MJM. Physical and psychosocial benefits of yoga in cancer patients and survivors, a systematic review and meta-analysis of randomized controlled trials. Biomed Cent Cancer. 2012;12:559.
22. Schmitz KH, Ahmed RL, Troxel AD, Cheville A, Lewis-Grant L, Smith R, Bryan CJ, Williams-Smith CT, Chittams J. Weight lifting for women at risk for breast cancer-related lymphedema: a randomized trial. J Am Med Assoc. 2010;304(24):2699–705.

# 47 整骨疗法用于癌症相关疼痛的治疗

Ryan K. Murphy, Jonas M. Sokolof

姚志文 译 赵振龙 校

## 第 1 部分 整骨推拿医学

### 概述

整骨疗法以结构与功能的相互关系为基础，对患者进行整体护理。整骨疗法的建立需要结合生理学知识来全面了解人体的解剖结构，并认识功能障碍时器官系统之间的微妙影响。整骨疗法医生通常使用所有常规的诊断和治疗方法，但经过培训后他们更加重视正常身体功能的重建以维持机体的健康状态[1]。

整骨疗法医生强调对患者的整体认识，以下四个关键原则对所有患者的护理至关重要：

1. 人是一个整体，所有的器官系统相互联系。

2. 身体能够自我调节、自我康复和维护健康。

3. 结构和功能是相互关联的。

4. 合理的治疗是基于对这些原则的理解：身体整体性、自我调节以及结构与功能的相互作用[2]。

以下将简要回顾整骨疗法的历史、技术以及它们在疼痛治疗中的应用。

### 历史

#### 现代整骨疗法之父

安德鲁·泰勒·斯蒂尔（Andrew Taylor Still），医学博士（1828—1917）。

安德鲁·斯蒂尔 1828 年出生于美国弗吉尼亚州李县，是卫理公会牧师和医生的儿子。在很小的时候，斯蒂尔博士决定追随父亲的脚步，成为一名医生。他跟随父亲学习医学并实习，之后他参加了内战并在军队中担任医务人员，后被提升为内科医生和外科医生[3]。

战争结束后，他作为一名传统医学者在中西部行医。在他的妻子、三个孩子和一个 1864 年因脊髓膜炎而被收养的孩子相继去世后，斯蒂尔博士得出结论，那个时代的传统疗法常常无效，有时甚至有害。他在接下来的 30 年里致力于研究人体，寻找治疗疾病的替代方法[4]。

整骨推拿疗法（osteopathic manipulation treatment, OMT）是一套核心技术，它依赖于肌筋膜的连续性——连接身体所有部位的组织层。内科医生尝试着通过推拿人的骨骼和肌肉来诊断和治疗躯体功能障碍，从而解决各种疾病。这些 OMT 技术最常用于治疗背痛和其他肌肉骨骼问题，较少用于治疗系统疾病[5-6]。

1892 年，斯蒂尔博士在密苏里州柯克斯维尔建立了第一所以这种新的医学方法为基础的整骨疗法学院，该学院被称为美国整骨疗法学院（现为 A. T. 斯蒂尔大学）[7]。斯蒂尔博士也是最早提倡预防医学和哲学理念的医生之一，提倡医生应该关注治疗疾病而不仅仅是治疗症状[8]。

他将整骨疗法定义为：

这门学科由人体机制、解剖学、生理学和心理学的结构和功能等部分构成，其知识内容精确、详尽和可证实，包含其已知元素的化学和物理学特性，符合已在人体内发现的某些器官的规律和治疗措施。因此，在整骨疗法所特有的科学治疗下，除了所有体外的、人工的或药物刺激的普通方法外，根据其自身的力学原理、分子活动和代谢过程，可以从移位、阻止破坏、精神错乱以及并发症中康复，并在健康和力量方面重建其形式与功能的平衡。[9]

## 躯体化障碍的病理生理学

组织损伤后，由筋膜中的不同细胞随之产生的多种化学介质介导的炎症反应。这些化学介质的目的是刺激修复和细胞生长，进而刺激疼痛的神经末梢。这些伤害性信号通过初级传入纤维传递。粗的A纤维有完整的髓鞘，因此能迅速地将信号从周围组织传递到脊髓，最后传递到躯体感觉皮层。作为主要的传入伤害感受器，细的A纤维和C纤维的髓鞘最少或根本没有髓鞘。因此，在这些神经纤维上传播信号的传输速度很慢。然而，这些细纤维系统影响最大，因为这些裸露的神经末梢遍布全身，比如皮肤和筋膜[10]。

与整骨疗法原理和治疗相关性的是细纤维，这些初级传入疼痛感受器穿行在血管周围的结缔组织，可能占肌肉神经组成的50%[11]。许多细纤维含有神经肽，如P物质和降钙素基因相关肽，这与它们作为神经分泌和感觉纤维的作用是一致的[12]。

躯体化障碍是指躯体系统相关成分的功能受损或改变：骨骼和肌筋膜结构及其相关的血管、淋巴和神经元。急性躯体化障碍是指躯体结构相关成分的即刻或短期损伤或功能改变。早期躯体化障碍的特征是血管舒张、水肿、压痛、疼痛和组织收缩。根据病史和触诊通过压痛、运动和相对位置不对称、运动受限和组织结构改变进行诊断。慢性躯体化障碍是指躯体系统相关成分的受损或功能改变。其特征可能是压痛、瘙痒、纤维化、感觉异常和组织收缩[13]。躯体化障碍可以因单一关节的肌肉骨骼的活动受限所导致。然而，导致躯体化障碍更常见的原因是，为了代偿机体最初受到的损伤，造成更广泛的肌肉骨骼功能异常[14]。

## 疼痛的神经解剖

小口径初级传入神经纤维无髓或少量有髓，末

梢周围组织有裸露的神经末梢。相当一部分小纤维的将周围组织潜在或实际损伤的信息传递到脑干、丘脑和躯体感觉皮层的多个区域。小纤维传入的刺激强度会产生可变的反应，低强度的刺激产生轻触感，而高强度的刺激产生疼痛感，可能触发免疫和（或）内分泌反应。此外，该系统具有一种与生俱来的能力，即对重复刺激变得敏感并且降低激活阈值[15]。

Willard 等、Van Buskirk 等、Denslow 和 Korr，以及其他学者描述了几种伴有躯体化障碍的疼痛感受和脊髓易化模型。组织损伤可能改变疼痛相关的感觉神经元，导致关节活动性和相关的内脏、自主和免疫系统的改变。在持续的传入驱动下，脊髓可能发生病理变化，包括抑制神经元细胞死亡、卷绕或对背角二级神经元的致敏。如果持续足够长的时间，尽管初级传入疼痛性信号停止，脊髓易化仍可能继续发生。慢性功能失调的这种促进作用可能随着行为、睡眠、情绪和慢性疼痛综合征中的其他表现在内的中枢神经系统活动的改变而进一步发展。

疼痛感受器的激活可产生保护作用，导致组织的位置和运动范围异常。自主神经反射和局部炎症反应可进一步导致活动受限。这种保护作用使关节、肌肉和其他组织保持在不正常的位置，促进了不正常的姿势模式。有时，尝试将这些改变的组织拉伸到正常位置或在其解剖范围内来调整关节，会进一步加重伤害性刺激，并反射性地加强异常的肌肉骨骼反应[15]。OMT希望解决一些由肿瘤疼痛综合征引起的问题。

# 第二部分：整骨推拿疗法在疼痛医学中的应用

## 整骨疗法技术

整骨疗法包含各种各样的技术，所有技术均需要手法操作。大多数治疗疗程都是在结构检查的个人发现和主诉的基础上，联合使用多种技术完成。癌症康复时使用的常见技术示例如下：

### 1. 软组织 / 肌筋膜松解

● 治疗限制性障碍的直接或间接方法。

- 脊柱和关节都受到旋转力及活动受限。
- 当重力对脊柱施加向下的力时，过渡区容易发生旋转。
- 在过渡区，由于小关节排列方式的改变，脊柱容易受到机械损伤。
- 由于轴向支撑需要从稳定的胸段和骶段过渡到更灵活的颈段和腰段，小关节的形态发生了变化。
- 整骨疗法通常从软组织技术开始，以降低患者的不适，使实施者能够更准确地诊断和个性化治疗。
- 寻找旋转被抑制的地方。
- 经常治疗椎旁肌。
- 技术包括不同的深度、力度和角度的纵向及横向牵引、拉伸和压力。

### 颈椎软组织 / 肌筋膜松解

#### 体位

患者俯卧。医生坐在一侧，前臂在上段颈椎的下方。医生头侧的手放在前额上。见图 47.1。

#### 动作

医生慢慢地将患者的头部移动到不同的位置，以适应不同的牵引、伸展、压力和角度。当肌肉张力和组织受限减少时，医生可以沿着前臂以交替而

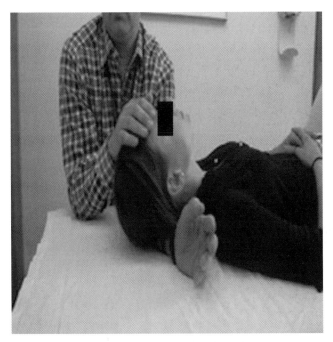

**图 47.1　颈椎软组织 / 肌筋膜松解**

有节奏的拱形半圆形方式缓慢地转动头部。

#### 肿瘤应用场景

- 头颈癌手术后、放疗后或由于疾病或治疗（如乳房切除术后综合征）引起的颈胸解剖学改变而导致的疼痛。
- 与癌症治疗相关的纤维化、瘢痕组织、萎缩和神经病变或先前存在的肌肉骨骼功能障碍恶化而导致的运动范围受限。

### 胸廓出口技术

#### 方法 1

##### 体位

患者俯卧位，医生站在患者的一侧。医生的尾侧手绕过髂前上棘抓住骨盆前部。另一只手从背后置于第 11 肋和第 12 肋处。

##### 动作

医生将患者骨盆向后（朝向医生）翻至最大高度，以不突破患者的运动限制或增加不适感为标准。紧接着，放松骨盆使其向治疗床倾斜。头侧的手交替有节奏地向第 11 肋和第 12 肋施加压力。见图 47.2。

这种轻柔的揉搓和拉伸可以从第 11 肋到 L5 椎体水平进行。当软组织的张力释放后，可在第 11 肋和第 12 肋的前外侧方向突然施加一个短暂的力。在这个动作中可能会听到关节的声音。

类似的技术也可用于整个胸椎。可以在患者身下放一个枕头来保护乳房。

#### 方法 2

##### 体位

患者仰卧，膝盖弯曲，双脚平放在治疗床上。医生站在患侧对面。

医生一只手抓住患者的膝盖，另一只手从患者身下伸向对面，触到紧绷的腰方肌。

##### 动作

医生用手抬起腰方肌，当把患者的膝盖推开时松弛的肌肉收紧了。然后，医生将置于背部肌肉上

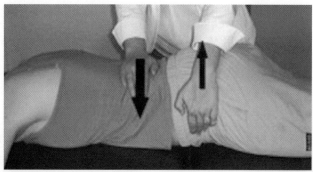

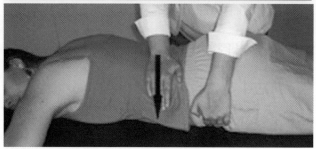

图 47.2　胸廓出口 / 腰椎软组织 / 肌筋膜松解，方法 1

的手放松，并让膝盖回到原来的位置。重复以上动作直到组织结构变软。见图 47.3。

　　为了治疗第 11 肋和第 12 肋相关障碍，医生将手放在肋骨上，拉紧松弛的部分。要求患者咳嗽，咳嗽的内在力量以及对肋骨的牵引力可以纠正运动受限。

### 肿瘤应用场景

- 胸腰段 / 腹部手术后或放疗后和下肢水肿 / 淋巴水肿导致的疼痛

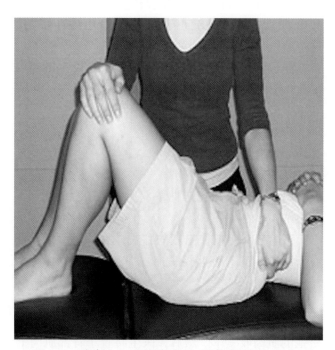

图 47.3　胸廓出口 / 腰椎软组织 / 肌筋膜松解，方法 2

- 与癌症治疗相关的纤维化、瘢痕组织、萎缩和神经病变或先前存在的肌肉骨骼功能障碍恶化而导致的运动范围缩小

## 2. 肌肉能量疗法

- 由弗雷德·米切尔博士开发的一种积极的间接技术，用于治疗机体限制性障碍。
- 需要患者积极参与，以在特定方向和位置收缩肌肉，对抗医生施加的反作用力。
- 这项技术的目标是在降低肌肉张力的同时恢复整个运动范围，并改善关节周围运动的整体对称性。
- 常见应用：
  - 梨状肌通常过度活动，以补偿臀肌的不足。增加收缩可刺激坐骨神经，导致"坐骨神经痛"。
  - 颈椎竖脊肌常被激活以代偿各脊椎节段的旋转和个体化运动，导致稳定肌肉抵抗和过度使用（图 47.4）。

### 腰大肌失衡

#### 体位

患者俯卧，医生站在患侧对面以增强杠杆作用，但也可以站在患侧进行。

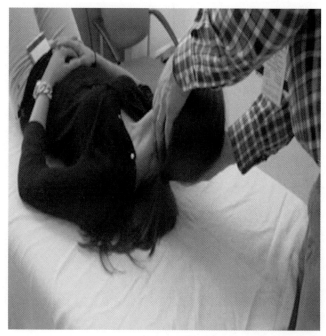

图 47.4　治疗颈椎旁肌的肌肉能量疗法

医生用一只手弯曲患者的膝盖，另一只手监测患侧的腰骶关节和髂骨。见图 47.5。

### 动作

医生将患者的膝盖向天花板（臀部伸展）方向抬起，直到达到运动限制位置。要求患者将膝盖向下（髋关节屈曲）放回治疗台上。医生相同力度对抗。保持姿势 3 s，然后指导患者放松。

### 重复/复查

将膝盖进一步向天花板移动，以达到新的运动极限位置。

重复 3 次或直到达到所需的结果。通过臀部的伸展复查腰大肌的运动范围。

## 股四头肌失衡

### 体位

患者俯卧位。医生站在运动受限侧。受损的膝盖弯曲并将其置于医生的肩膀上。见图 47.6。

### 动作

医生将踝关节移向患者的臀肌区域，直到达到限制位置。然后指导患者伸直腿（膝盖伸展），同时医生给予相同力度抵抗。

保持这个姿势 3 s，然后指导患者放松。

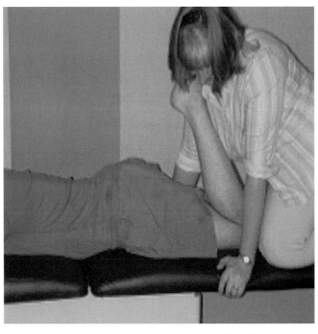

图 47.6　治疗股四头肌失衡的肌肉能量疗法

### 重复/复查

将踝关节进一步向头侧移动，使股四头肌进入新的运动极限位置。

重复 3 次或直到达到所需的结果。通过膝关节屈曲运动测试进行复查。

### 肿瘤应用场景

- 所有癌症手术后或放疗后引起的疼痛，最常用于乳房切除术后/乳腺癌放疗后切除和与四肢和关节组织切除相关的肌肉失衡。
- 与癌症治疗相关的纤维化、瘢痕组织、萎缩和神经病变或先前存在的肌肉骨骼功能障碍恶化而导致的活动范围缩小。

## 3. 摆放放松术

- 是 Lawrence Jones 博士开发的一种被动的间接技术，用于处理常见部位的压痛点。
- 被动技术是指患者放松，医生进行操作。
- 间接意味着治疗技术可以改善限制性障碍。
- 将身体置于最舒适的位置可以治疗躯体化障碍。
- 结构与功能相关，功能也与结构相关。
- 为了维持生理过程的网络，通过神经和循环系统获得反馈。
- 传入神经网络：感觉神经末梢遍布全身，监

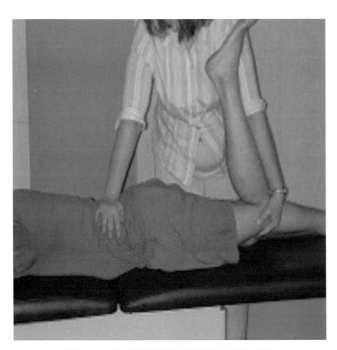

图 47.5　治疗腰大肌失衡的肌肉能量疗法

测各种组织状况。

- 当组织受到损伤时，身体会适应，以减少对损伤节段的进一步刺激。
- 在减少受伤部位的恶化的同时，对其他结构和肌肉有进一步的牵拉和反应的改变。
- 这种适应和位置补偿的级联可以造成更长期的功能失衡。
- 全面的组织骨病理结构检查可以发现活动受限程度，对称解剖结构方向的改变以及皮肤质地、温度和触感方面的变化。
- 必须评估患者的正面和背面，以有效治疗躯体功能障碍。

## 腰骶部劳损

### 体位

首先确定压痛点。建立一个疼痛量表，将患者置于预处理时最大压痛点的位置，并将其疼痛强度定义为 10 分（最高 10 分）。见图 47.7。

移动患者位置以缩短肌肉/触痛区域。继续调整位置，直到患者的疼痛评分改善 70% 或疼痛强度为 3 分。

### 动作

医生保持以上姿势至少 90 s，同时用轻触监测

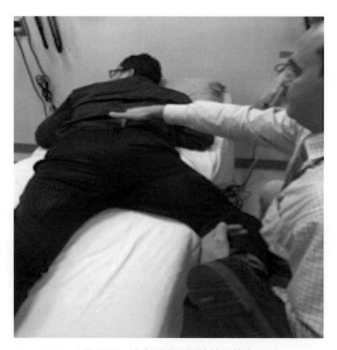

**图 47.7**　治疗腰痛的摆放放松技术

治疗的触痛区域，以了解组织变化。然后医生缓慢而被动地将患者恢复到正中位置。

### 重复/复查

预处理检查，用同样的压力触诊压痛点。询问患者新的疼痛评分。如果疼痛减轻少于 70%，重复治疗三次或直到达到最大程度的疼痛缓解。

### 肿瘤应用场景

- 所有癌症术后或放疗后引起的疼痛，最常应用在全乳切除术后/乳腺癌、放疗后切除与四肢和关节组织切除相关的肌肉失衡。
- 癌症治疗相关的纤维化、瘢痕组织、萎缩和神经病变或先前存在的肌肉骨骼功能障碍恶化而导致的活动范围缩小。

## 4. 加压摆放放松术 [16-17]

- 由 Stanley Schiowitz 博士开发主动的间接和技术。
- 间接肌筋膜松解技术的改进。
- 确定身体的限制区域。
- 将治疗区域保持在自然的位置，以减少所有平面的组织和关节张力，找到舒适的动态平衡点。
- 调整因素包括将治疗区域置于一个自然放松的体位，该位置通常包括缩短肌肉，然后增加压缩和（或）扭转的力。
- 如图所示，牵引力可代替压缩力或扭转力。
- 技术通常用于处理浅层和深层的高肌张力的肌肉。
- 功能障碍区域的定位通常需要侧弯、旋转、弯曲和伸展，以找到单个肌腹缩短的位置。
- 治疗 3～4 s 后，通常会迅速达成限制的改善。
- 放开治疗部位，然后在治疗部位及其上方和下方重新评估。

### 体位

患者取仰卧位，医生站在受限制的一侧。受累上肢在肩部弯曲至 90°，然后在肘部随着内旋而弯曲。然后将患者手臂放在胸骨水平的胸部。医生的手放在肩膀上方，触碰第 1 肋。医生的另一只手放在尺骨鹰嘴上，手指紧握前臂近端以获得杠杆作用。

见图 47.8。

### 动作

医生将治疗区域（右侧第 1 肋）保持在动态平衡位置。然后增加一个间接的引导力，增加压缩和旋转，以允许自发的重新调整。需保持治疗力 3 ～ 5 s，或直到组织放松或关节松解。然后缓慢被动地将患者恢复到正中位置。

### 重复 / 复查

重新检查治疗部位的活动范围和组织结构。

### 肿瘤应用场景

- 所有癌症术后或放疗后引起的疼痛，最常用于由胸椎疾病、乳房切除术后 / 乳腺癌、头颈癌或与四肢和关节组织切除相关的肌肉失衡引起的功能性脊柱侧凸。
- 与癌症治疗相关的纤维化、瘢痕组织、萎缩和神经病变或先前存在的肌肉骨骼功能障碍恶化而导致的运动范围缩小。

## 癌症康复中的躯体化障碍治疗综述

OMT 可用于住院或门诊的特殊疾病（神经病变、放射性纤维化、瘢痕组织松动、淋巴水肿、脊柱排列）患者，为癌症患者的内科和外科治疗引起的并发症或功能障碍提供有效和保守的治疗。

癌症患者的疼痛通常与疾病负担、化疗、放疗和其他治疗有关。最可能的因素包括：

- 因调整和移动而增加的机械应力
- 退行性肌肉、骨骼和滑膜改变
- 肌肉失调和萎缩
- 肌肉、筋膜和软组织发生纤维化变化后的瘢痕组织
- 手术器械放置
- 与肿瘤或手术相关的解剖变化
- 骨折
- 伤口或手术部位延迟或愈合不良
- 神经病变
- 神经根病变
- 神经丛病变
- 肌病
- 痉挛
- 缺血性坏死
- 淋巴水肿
- 发病前状态因疾病或治疗而恶化

### OMT 可安全治疗的常见疼痛

- 头痛
- 牙关紧闭
- 颈痛
- 肩带 / 肩胛痛
- 胸痛 / 腋痛（术后综合征）
- 胸椎 / 肋骨疼痛
- 腰痛
- 骶骨 / 骨盆疼痛

### OMT 的一般禁忌证

- 骨质疏松症
- 濒临病理不全性骨折
- 症状恶化
- 局部恶性肿瘤
- 先天畸形
- 活动性感染

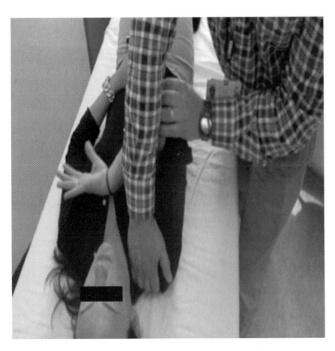

图 47.8　针对第 1 肋的加压摆放放松术

# 参考文献

1. Lesho E. An overview of osteopathic medicine. Arch Fam Med. 1999;8:477–84. PMID 10575385.
2. Chila A. Osteopathic philosophy. In: Foundations of osteopathic medicine. 3rd ed. Philadephia: Lippincott Williams & Wilkens; 2011. p. 21.
3. http://cdm.sos.mo.gov/cdm4/document.php?CISOROOT=/atsu&CISOPTR=664&REC=2/
4. Still AT. The philosophy and mechanical principles of osteopathy. Kansas City: Hudson-Kimberly Pub Co; 1902. p. 9–20, 185, 210, 270.
5. Howell JD. The paradox of osteopathy. N Engl J Med. 1999;341(19):1465–8. https://doi.org/10.1056/NEJM199911043411910. PMID 10547412.
6. Vincent C, Furnham A. Manipulative therapies: osteopathy and chiropractic. Complementary medicine: a research perspective. John Wiley & Sons; 1997. p. 15. isbn: 978-0-471-96645-6.
7. Trowbridge C. Andrew Taylor still, 1828–1917. Kirksville: Truman State University Press; 2007. isbn:1931112789.
8. Still AT. The true fountainhead of osteopathy. J Osteopathy. 1897;IV(1).
9. Still AT. In: Still AT, editor. Autobiography: publisher unknown; 1908. p. 402.
10. Julius D, Basbaum AI. Molecular mechanisms of nociception. Nature. 2001;413:203–10.
11. Mense S, Simons DG. Muscle pain: understanding its nature, diagnosis and treatment. Philadelphia: Lippincott, Williams and Wilkins; 2001.
12. Wall PD, Woolf CJ. Muscle but not cutaneous C-afferent input produces prolonged increases in the excitability of the flexion reflex in the rat. J Physiol (London). 1984;356:453–8.
13. http://www.aacom.org/resources/bookstore/Documents/GOT2011ed.pdf
14. Denslow JS. Soft tissues in areas of osteopathic lesion. 1947. J Am Osteopath Assoc. 2001;101(7):P406–9.
15. Willard F. Nociception, the neuroendocrine immune system, and osteopathic medicine. In: Ward RC, et al., editors. Foundation for osteopathic medicine. 2nd ed. Philadelphia: Lippincott Williams & Wilkens; 2003. p. 137–56.
16. Schiowitz S. Facilitated positional release. J Am Osteopath Assoc. 1990;90(2):145–6, 151–5.
17. Schiowitz S. Facilitated positional release. In: DiGiovanna E, et al., editors. An osteopathic approach to diagnosis and treatment. 3rd ed. Philadelphia: Lippincott Williams & Wilkins; 2004. p. 89–90.

# 网站

http://www.powayusd.com/teachers/dsykes/MedicineFourHumours MedievalWC.jpg
http://www.pcom.edu/Library/Internet_Guides/IG_osteopathic_resources/osteopathic_resource.html
Philadelphia College of Osteopathic Medicine (PCOM)

# 期刊

Korr I. Propriocepters and somatic dysfunction. J Am Osteopath Assoc. 1975;74(7):638–50.

# 专著

Digiovanna EL, Schiowitz S, editors. An osteopathic approach to diagnosis and treatment. 2nd ed. Philadelphia: Lippincott-Raven; 1997.
Greenman PE, editor. Principles of manual medicine. 3rd ed. Philadelphia: Lippincott Williams & Wilkins; 2003.
Groneymeyer J, Carayannopoulos A. Osteopathic medicine in chronic pain. In: Audette F, Bailey A, editors. Integrative pain medicine: the science and practice of complementary and alternative medicine in pain management. Totowa: Humana Press; 2008. p. 307–31.
Jones L, Kusunose R, Goering E. Jones Strain-Counterstrain. 1st ed. Boise: Jones Strain-Counterstrain, Inc.; 1995.
Schiowitz S. Facilitated positional release. In: DiGiovanna E, et al., editors. An osteopathic approach to diagnosis and treatment. 3rd ed. Philadelphia: Lippincott Williams & Wilkins; 2004. p. 89–90.
Ward RC, et al., editors. Foundations of osteopathic medicine. 2nd ed. Philadelphia: Lippincott Williams & Wilkens; 2003.
Willard F. Nociception, the neuroendocrine immune system, and osteopathic medicine. In: Ward RC, et al., editors. Foundation for osteopathic medicine. 2nd ed. Philadelphia: Lippincott Williams & Wilkins; 2003. p. 137–56.

# 48 康复支具——保守治疗的一种选择

Lisa Marie Ruppert, Michelle Yakaboski
姚志文 译 赵振龙 校

## 概述

癌症患者的治疗需要多学科的方法。其中包括康复工作，重点是缓解症状，提高生活质量，增强独立功能，并防止出现加重的并发症。康复目标可以通过医疗和介入管理、物理和作业疗法以及对支具和适应性设备的评估来实现。

## 支具的概念

支具应用是特定患者保守治疗中的一个步骤。现有文献对支具的灵活性和稳定性方面提出了相互矛盾的看法；当将其视为对康复工作的一种补充时，支具的应用有其优点[1]。矫形干预的观点是支具可以固定患者，使患者受益。然而，在有些情况下，矫形器可以提供温和的支持和本体感觉，并提醒肌肉参与。这时，支具有可能加强受损的肌肉，使其更加紧张[2]。

## 支具适应证

在肿瘤患者中，支具适应证有很多。这些适应证包括支持性支具用于预防虚弱、刚性支具用于稳定骨折以及柔性支具用于姿势矫正。支具也可以作为医疗和介入性疼痛管理的辅助手段。

### 椎体压缩性骨折

**病例1** George 先生是一位有转移性前列腺癌病史的 76 岁男性患者，在接受 Lupron 治疗后又接受了前列腺和精囊的放疗。随后，病情进展为去势治疗无效，并且肿瘤转移至整个脊椎。针对肿瘤转移，他接受了包括阿比特龙、恩扎鲁胺和多西他赛等药物治疗。此外，他还进行了腰椎的放射治疗。George 先生既往有腰背痛的病史，伴有下肢神经根症状，这可能与 15 年前硬膜外注射类固醇治疗椎间盘疾病有关。

局限性胸背部疼痛以带状方式放射到胸壁。引起这一症状的心脏病因已由他的初级保健医生进行过评估。根据肿瘤专家建议行整个脊柱 MRI 检查，结果显示了广泛的转移性疾病和新发的 T7 压缩性骨折。为行压缩性骨折的保守治疗转诊至康复医学中心。支具是他的治疗计划的一部分，医生为他配备了胸腰骶矫形器。

**病例2** Smith 女士今年 59 岁，有多发性骨髓瘤病史，伴有溶骨性病变，累及肋骨、胸腰段脊柱、坐骨和双侧髂骨，应用卡非佐米、来那度胺和地塞米松治疗。她在急性疼痛发作时被诊断为 L3 和 L4 压缩性骨折。目前处于 L3 和 L4 两个节段后凸成形术后的状态。后凸成形术明显改善了她的疼痛，但她仍有下腰痛症状，疲劳时疼痛加剧。她目前正在进行物理治疗，并对脊柱病变采取了预防措施。她需要佩戴腰托以减轻疼痛。根据病情评估，推荐使用腰骶矫形器。

原发性和转移性脊柱肿瘤改变了正常的骨结构，可导致受影响椎体的畸形或塌陷。这种椎体压缩可导致疼痛和潜在的脊柱不稳定，增加对脊柱的支撑和稳定成分的压力，包括肌肉、肌腱、韧带和关节囊。这种骨不稳定状态也会导致骨碎片回缩到硬膜外腔，造成脊髓压迫[3-5]。

肿瘤治疗方案，包括化疗、激素治疗和放射治疗，会导致肿瘤消退，但也可能导致外周神经病变、肌病和骨质疏松，增加骨折的风险。皮质类固醇通常用于缓解脊柱转移患者的疼痛和减少神经并发症，但可能加速骨丢失，并导致肌肉无力，进一步增加这种风险。

目前，许多椎体压缩性骨折的手术和器械技术被认为是治疗选择。在创伤和骨质疏松患者群体中，支具已广泛作为骨折的主要治疗手段。在脊柱受累的癌症患者中也应考虑到这一点。当选择骨折的手术治疗与非手术治疗时，应对脊柱稳定性、神经状态、医疗状态和肿瘤状态等因素加以评估[6]。

在胸腰椎压缩性骨折非手术治疗中，支具的主要目的是通过稳定脊柱防止与运动相关的疼痛，减少脊柱疲劳，并为早期活动提供机会[7]。

一个理想的支具应该为脊柱提供足够的稳定性，减少脊柱的粗大运动和损伤水平的节段性运动。如果需要，它应该促进中性脊柱向矢状面延伸。此外，理想的支具应重量轻、易于佩戴、预防呼吸功能受损等特点，并确保其舒适性，以保证患者使用的依从性。支具的类型可以根据骨折的类型和程度、临床状况以及舒适性和功能的需要来选择[7]。

头颈部矫形器（图48.1）可用于治疗颈椎骨折。这些矫形器最适合于减少屈曲和伸展，但在限制旋转和侧向弯曲方面效果有限。市面上有几十种不同的款式，包括 Philadelphia、Miami J 和 Aspen 项圈。颈胸矫形器是减少颈椎运动最有效的矫形器。它们在中颈椎损伤中很有用。不同的类型包括 Minerva、SOMI、Yale 颈椎矫形器、Aspen 和带胸廓伸展的头颈部矫形器。柔软的颈部项圈提供触觉反馈、温暖和舒适，但不限制任何平面的运动。软领可以暂时用于那些在更严格的矫形器中完成疗程的患者或术后不存在机械不稳定问题的患者[8-9]。

胸腰椎矫形器或胸腰骶矫形器（图48.2）通常用于胸部骨折。它们也是累及胸椎和腰椎的多节段压缩性骨折的治疗手段。有多种支具可供选择，包括 Jewitt、"十"字形脊柱前伸（cruciform anterior spinal hyperextension，CASH）矫形器、Taylor 支具、Knight Taylor 支具、Spinomed 支具和定制的模压支具。对于下腰椎骨折，使用腰骶矫形器（图48.3）通常就足够了。与胸腰椎矫形器和胸腰骶矫形器一样，有多种现成和定制支具可供选择[7]。

支具也可以被视为外科手术的辅助手段，以辅助疼痛管理、减轻肌肉疲劳和姿势矫正。支具的使用持续时间各不相同，但文献建议在急性椎体压缩性骨折后持续佩戴 6～8 周[7]。

## 脊柱畸形

**病例3** Harris 先生是 71 岁男性，有口咽鳞状细胞癌病史。他化疗后，又进行了改良右侧颈淋巴结清扫术。6 年前完成了治疗。他抱怨自己的体态不好，并随着时间的推移和活动的增加而恶化。他发现他的姿势会导致颈部和肩部后部的不适。无疼痛的辐射，上肢也没有刺痛、麻木或无力。治疗完成后不久，症状开始出现，且一直在恶化。他曾接受过物理治疗，给予姿势矫正的建议。检查发现他在两侧斜方肌都有触发点。医生注意到他的头部前倾，耳朵位于肩带前方。他的姿势用肩带上的触觉支具来矫正。基于这一建议，推荐佩戴锁骨领。

**病例4** Gold 女士 70 岁，1971 年诊断为霍奇金淋巴瘤。她接受了全淋巴结放疗和 MOPP 化疗。她在 1973—1974 年左右完成了治疗，目前没有疾病复发的迹象。她自觉颈部疼痛，姿势不良，站立平衡和抬头活动困难。她有明显的颈部伸肌无力和肩胛骨功能障碍，导致垂头姿势。她接受了肌电图测试，

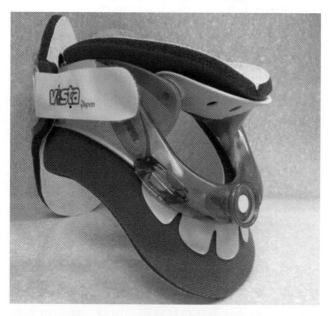

**图48.1** 用于颈椎骨折的头颈部矫形器

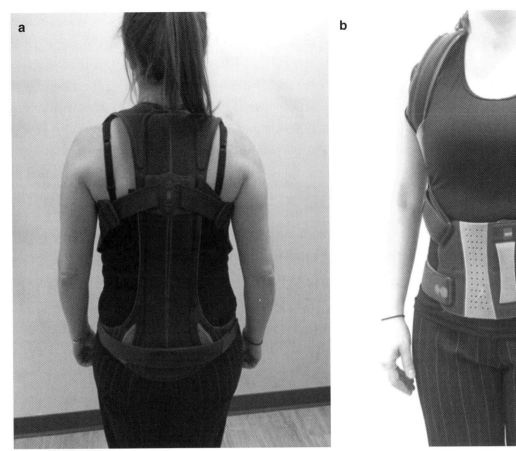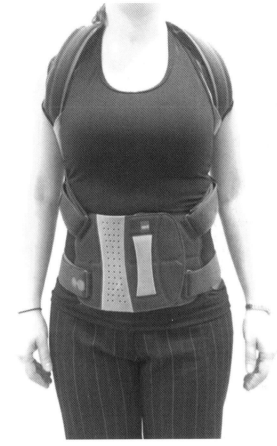

图 48.2　用于胸椎骨折的胸腰椎矫形器或胸腰骶矫形器。后视图（a）、前视图（b）

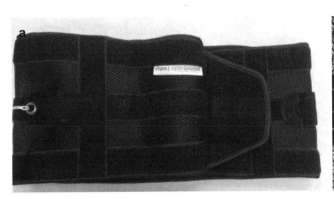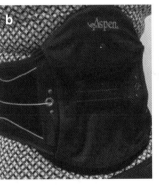

图 48.3　用于下腰椎骨折的腰部矫形器。后视图（a）、前视图（b）

结果显示左颈多神经根病、主要累及上躯干的臂丛神经病变、脊髓副神经的单神经病变和颈椎旁肌的肌病性改变。全脊柱 MRI 显示 T2 和 L1 椎体陈旧性压缩性骨折。她使用柔软的颈部项圈来减轻疼痛，并进行了几次理疗。

医生为她安装了胸腰骶矫形器。后续随访中，她认为因为使用支具，她可以实现并暂时保持一个直立的头部姿势，而不需要使用她的手作为支持。能毫不费力地给植物浇水和洗碗。她还提到她的家

人注意到她的姿势有所改善。

**病例 5**　Apple 女士是一位 70 岁的女性，有乳腺癌病史，她曾行乳腺癌改良根治术后和他莫昔芬治疗。她也有脊柱侧凸病史，最早见于 20 多岁发现骨质疏松症。由于症状轻微，她没有对脊柱侧凸进行任何干预。由于患有骨质疏松症，她参加了全身强化的物理治疗，并在家里继续锻炼。她认为自己的任何日常功能并没有受到脊柱侧凸的限制，她还是一名相当活跃的室内设计师。不过，在过去几年

里，她感觉姿势有所恶化，而且侧凸加重。背部和颈部有间歇性疼痛。检查见圆肩伴胸部后凸和轻微的胸腰段脊柱向右侧凸。

她按照建议安装胸腰骶矫形器。戴上支具后的姿势评估显示肩胛骨收缩、头部呈中立姿势和胸椎曲度下降。

**病例6**　Charles 先生 60 岁，有 C4 水平外伤性脊髓损伤病史。他有四肢轻瘫和躯干控制不良。13 年前，他被诊断出患有乳腺癌。今年早些时候，他出现了非特异性背痛，T9 处有转移性病变。他正在接受氟维司群和曲妥珠单抗的积极治疗。尽管接受了治疗，他仍注意到持续的背痛有不断恶化的姿势。他体态向右倾斜，体格检查证实是脊柱侧凸的所致。影像学显示脊椎 T8 ～ T10 有 Charcot 畸形。他的姿势可以通过支撑躯干和脊柱来矫正。脊髓损伤和 Charcot 畸形引起的虚弱和感觉障碍是导致他坐姿异常的原因。基于此，他的理疗师和矫形师建议他坐在轮椅上时使用定制的塑模胸腰骶矫形器。

正确的姿势是指一种肌肉骨骼的平衡，此时身体承受压力和应变最小。癌症患者中可以呈现各种体位异常和潜在的病因。

肿瘤引起的生物性疼痛可导致姿势校准和身体力学的改变。压缩性骨折可导致后凸和脊柱侧凸体态。肿瘤治疗引起的外周神经病变和肌病可导致虚弱、感觉障碍和本体感觉丧失，影响个体利用肌肉保持中立脊柱姿势的能力。癌症治疗期间的不活动和静止状态以及先天性异常、糖尿病、周围血管疾病和神经肌肉疾病等合并疾病也会影响肌肉力量和感觉功能，进一步增加姿势失调的风险[10-11]。

使用支具矫正体位可以促进脊柱保持中立。此外，理想的支具应重量轻、易于佩戴、预防呼吸功能受损等特点，并确保其舒适性，以保证患者使用的依从性。支具不需要 24 h 使用。教育患者进行直立和活动时，每天大约佩戴 4 ～ 6 h 支具即可。姿势支具可以拉伸紧绷或伤痕累累的肌肉，增强由于其异常力学而无力 / 未被激活的肌肉力量。此外，初次使用姿势支具可能会不适，因此，建议患者在开始当天佩戴支具 1 h，并以 1 h 为增量逐步增加支具使用的时间。一旦完成姿势矫正并能在不使用支具的情况下保持，患者将逐渐脱离支具，每次增加 1 h 的脱离时间，最终过渡到按需使用[7]。

## 头部前倾姿势

头部前倾姿势是指头部结构从身体中心线向前，下颈椎弯曲，上颈椎伸展。在这种姿势下，由颈部支撑的头部重量增加[12]。随着时间的推移，头部向前的姿势可能导致圆肩和胸腰椎的不自主前屈。这些特殊的姿势变化可能导致紧张性头痛、颈源性头痛、颈痛、颈椎活动度降低、肩痛和功能减退以及背痛。它们也可能导致功能和运动障碍[12]。

锁骨矫形器（图 48.4）可以用来改变肩部和胸椎的姿势，恢复肩胛骨周围正常的姿势和肌肉活动。恢复更为理想体态的过程包括缓慢和渐进地拉伸胸前肌肉组织和加强背部肌肉组织，同时提供一个温

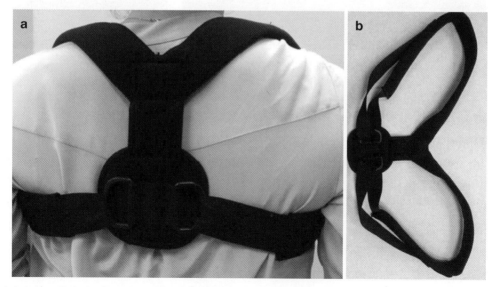

**图 48.4**　用于改变肩部和胸椎的姿势，恢复肩胛骨周围更正常的姿势和肌肉活动的锁骨矫形器支具。后视图（**a**）、前视图（**b**）

和的提醒，让患者收回他们的肩膀。除了头部前倾姿势外，还有更明显的中心肌无力和胸椎后凸的个体，可能会受益于锁骨领结合腰骶矫形器或胸腰骶矫形器的姿势矫正。当用单侧肩部伸展支具支撑姿势失调个体时，可以考虑选用 Omotrain、Armadillo 支具和 M 支具支撑锁骨。

## 头部下垂综合征

头部下垂综合征的特征是颈部伸肌无力，无法伸展颈部以达到头部中力姿势。在严重的病例中，头部被固定在一个"下巴贴在胸前"的位置。头部下垂综合征患者表现为胸腰段脊柱的不自主前屈，通常随着行走或站立而加重[13]。患者可能会主诉颈部和背部疼痛、平衡障碍和功能状态下降。

考虑到这些个体的虚弱和后凸程度，可以佩戴胸腰骶矫形器或锁骨领结合腰骶矫形器。这些矫形器将直接改变胸椎后凸，目的是增加颈部伸肌的力量和能力，以实现头部中立姿势。如果患者需要支撑以暂时抬起头进行活动并提供舒适感，可考虑使用软颈项圈或头颈部矫形器。一旦患者肩胛骨回缩，胸腰椎后凸的程度降低，就可以考虑单独使用锁骨领。

## 脊柱后凸和侧凸

有脊柱后凸但脊柱排列正常且核心力量良好的患者可选择锁骨领。如果存在核心力量薄弱，可以考虑使用胸腰骶矫形器来提供更多支持。如果存在代偿性前凸，可以考虑使用锁骨领和腰骶矫形器来促进姿势矫正。

脊柱侧凸合并背痛的患者是一个独特的挑战。在推荐合适的矫形器时，必须考虑对患者柔韧性的评估。轻度柔性脊柱侧凸的患者可以受益于胸腰骶矫形器，例如佩戴有附加后板的 Spinomed 支具，以提供一定的侧向稳定性。但是，根据侧凸的程度，定制的胸腰骶矫形器或腰骶矫形器可能更合适。定制设计可以有目的性地放置刚性或填充区域，以提供对柔性畸形的矫正力。这些设计有可能拉伸肌肉组织，以适应侧凸脊柱的侧屈和旋转。支撑成人脊柱侧凸患者的目的不是为了纠正弯曲，而是为了减少与脊柱畸形相关的疼痛，防止弯曲进一步恶化。

## 下腰痛

**病例 7**　Asche 女士是一位有乳腺癌病史的 70 岁女性，她在肿瘤切除术后状态良好，随后用多柔比星、环磷酰胺和紫杉醇进行化疗。她还进行了对乳房、锁骨上窝和腋窝的放射治疗，随后又接受了 5 年的阿那曲唑治疗。她一直感觉良好，直到上个月她患上了腰痛。针对她的症状进行一系列检查，脊椎 MRI 检查发现从 T1 ~ T3、T7 ~ T8 和 L1 ~ L2 出现肿瘤转移。影像学也显示腰椎管 L3 ~ L4 水平狭窄严重。目前她正在等待参与癌症转移相关的临床试验。随后，她接受了疼痛服务，以进行疼痛的医疗管理，并被转诊到康复中心寻求支具建议。评估表明她腰椎前凸消失，并在前屈和伸展时引起疼痛。鉴于她的检查和影像学检查结果，建议使用腰骶矫形器。

下腰痛在癌症患者中很常见。疼痛可能是局部的、神经根性的或机械性的，这取决于潜在的病因。疼痛的病因包括肿瘤、骨折、感染和来自盆腔器官的疼痛。年龄相关的变化，如椎间盘完整性的丧失，关节突关节病和核心肌肉组织的薄弱，也对肿瘤患者背痛的进展中起作用。

根据疼痛的病因，可以进行各种肿瘤治疗和保守治疗。腰骶支具，如腰骶矫形器，可被视为疼痛管理的辅助手段，可用于肿瘤和非肿瘤病因的损伤预防。腰骶矫形器可以限制屈伸和侧弯运动，从而降低腰椎间盘内压并减少躯干负荷。腰骶矫形器还提供了一个生理和心理上的提醒患者使用适当的举重技术，并自愿限制运动，以保护脊柱免受可能的不当的身体力学伤害[14]。

## 总结

癌症康复工作的目标包括缓解症状、提高生活质量、增强独立功能和预防并发症进展。支具在康复工作起到重要作用。有许多不同的现成和定制支具可供选择。支具的选择原则是基于患者的需求、医疗水平和肿瘤状况、外科状况、稳定性、目标值和活动性。

# 参考文献

1. Lee SH, Grant R, Kennedy C, Kilbride L. Positioning and spinal bracing for pain relief in metastatic spinal cord compression in adults. Cochrane Database Syst Rev. 2015;9:CD007609.
2. Lantz SA, Schultz AB. Lumbar spine orthosis wearing. II. Effect on trunk muscle myoelectric activity. Spine. 1986;11(8):838–42.
3. Kim DH, Chang UK, Kim SH, Bilsky MH, editors. Tumors of the spine. Philadelphia: Saunders Elsevier; 2008.
4. Sciubba DM, Gokaslan ZL. Diagnosis and management of metastatic spine disease. Surg Oncol. 2006;15(3):141–51.
5. Raj VS, Lofton L. Rehabilitation and treatment of spinal cord tumors. J Spinal Cord Med. 2013;36(1):4–11.
6. Chang V, Holly LT. Bracing for thoracolumbar fractures. Neurosurg Focus. 2014;37(1):E3.
7. Longo UG, Loppini M, Denaro L, Maffulli N, Denaro V. Osteoporotic vertebral fractures: current concepts of conservative care. Br Med Bull. 2012;102:171–89.
8. Spinal cord medicine. 2nd ed. Philadelphia: Wolters Kluwer/Lippincott Williams and Wilkins; 2011.
9. Vaccaro A, editor. Fractures of the cervical, thoracic and lumbar spine. New York: Marcel Dekker Inc; 2002.
10. Wong CC, McGirt MJ. Vertebral compression fractures: a review of current management and multimodal therapy. J Multidiscip Healthc. 2013;6:205–14.
11. Sinaki M. Exercise for patients with osteoporosis: management of vertebral compression fractures and trunk strengthening for fall prevention. PMR. 2012;4(11):882–8.
12. Kim EK, Kim JS. Correlation between rounded shoulder posture, neck disability indices, and degree of forward head posture. J Phys Ther Sci. 2016;28(10):2929–32.
13. Seidel C, Kuhnt T, Kortmann RD, Hering K. Radiation-induced camptocormia and dropped head syndrome: review and case report of radiation-induced movement disorders. Strahlenther Onkol. 2015;191(10):765–70.
14. Walsh NE, Schwartz RK. The influence of prophylactic orthoses on abdominal strength and low back injury in the workplace. Am J Phys Med Rehabil. 1990;69(5):245–50.

# 第九部分
# 替代治疗和心理行为治疗

# 49 癌性疼痛患者的社会心理评估与治疗

Laura M. van Veldhoven，Diane M. Novy

*沈怡佳 译 李黛 校*

## 概述

随着大多数大型癌症中心从以肿瘤为中心的治疗向以人为本的治疗转变，人们越来越关注个人对其癌症经历及相关治疗的社会心理反应。心理压力越大的癌症患者，对治疗建议的依从性越差，对治疗的满意度越低，生活质量也越差[1-4]。在包含疼痛医师和护士在内的多学科疼痛小组中，心理医师的作用是帮助患者识别和管理可能增加并维持疼痛的心理症状。多学科疼痛小组中的心理医师可以是精神科医师、心理学家、临床社会工作者或精神科护士。多学科疼痛小组试图明确疼痛与癌症进程之间的关系，持续疼痛的机制以及疼痛伴随其他症状或问题的程度[5]。

患者从健康到生命尽头的整个疾病谱中，癌性疼痛与痛苦间的紧密联系是显而易见的[6-8]。癌症病情的反复无常以及疼痛的持续状态，都会加剧疼痛体验并增加情绪困扰。在癌症患者中，疼痛患者心理疾病的患病率是非疼痛患者的两倍[9]。癌症本身或治疗引起的疼痛可能会导致焦虑、抑郁、恐惧、愤怒、无助和绝望，而同时患有疼痛和抑郁的患者会加剧残疾和生活质量差[7, 10-11]。癌性疼痛会影响个人多方面的社会适应，因为疼痛程度越高，社会活动将越少、社会支持降低、社交功能下降以及社交网络变小[7, 12]。癌性疼痛加剧的患者更倾向于灾难化应对[7, 13-14]。癌性疼痛无缓解的患者考虑和实施自杀行为的风险很高[15-16]。癌性疼痛在自杀中的作用似乎与对疼痛反抗的内心煎熬交织在一起[17]。

癌性疼痛和"普通的"疼痛不同，因为癌症这

一诊断与死亡、不确定和失控有关[6, 18]。此外，癌性疼痛也是生存的预测指标：疼痛可能预示着肿瘤的进展，或者是肿瘤进一步转移[19-20]。与癌症诊断、癌性疼痛或治疗副作用相关的疼痛经历或程度可因重度抑郁和焦虑而加剧。例如，焦虑和紧张可以兴奋交感神经系统，引起肌肉痉挛、血管收缩和其他生理改变。这些改变可能降低疼痛耐受、加剧疼痛体验，并增加整体痛苦[21]。

## 与癌性疼痛相关社会心理因素的综合评估

许多癌性疼痛治疗的临床指南都包括对社会心理因素的全面评估[22-25]。指南建议评估者收集有关感觉/生理、情感、认知和行为方面的数据。因此，社会心理评估应当包括以下内容：

### 感觉/生理

- 患者对其癌症诊断的理解
- 疼痛对患者和家属来说的含义
- 疼痛如何影响患者家庭内部的关系

### 情感

- 患者情绪和疼痛之间的关系
- 目前和原有的情感（例如，焦虑、抑郁、愤怒、挫败、绝望等）

### 认知

* 对疼痛管理的相关认知（例如期望和预见）

### 行为

* 原有和现在的应对措施
* 疼痛对患者睡眠模式的影响
* 可获得的社会支持

这些社会心理因素相互作用并受潜在苦难因素的影响。因此，当收到有关一个因素的信息时，该信息将受到患者所遭受痛苦的总体严重程度的影响。

社会心理评估通常是通过与患者进行面对面交谈来完成的，也可能是通过与患者的一个或多个家庭成员和（或）其他重要人员进行的。在交谈期间，临床心理医生收集患者背景和现状的人口统计学信息和临床信息，并作出心理评估。根据肿瘤科医师的报告，心理医师可以了解到疾病的严重程度、疾病的药物治疗和疼痛/症状控制、预后以及疾病阶段的时间轴。疼痛药物治疗医师的报告可以帮助心理医师了解疼痛综合征患者的初始评估以及随后更新的生物医学信息。

## 感觉/生理范畴

一些癌症患者可能不愿意与疼痛小组中的心理医师互动。患者可能会质疑小组是否会认真对待其疼痛，疼痛医师是否会认为自己"疯"了，或质疑心理医师会如何帮助自己。我们建议心理医师首先关注患者对其癌症诊断的认识，从而开始与患者的互动。通过收集到的信息可以帮助心理医师辨别出患者理解中的类似点和（或）潜在的差距。根据我们的临床经验，这个出发点可以协助患者讲述他/她的"故事"，并且心理医师可以开始对癌症诊断和后续治疗过程中的心理影响产生初步印象。

在收集患者与癌症诊断有关的信息之后，我们建议关注患者的疼痛感受。有多种方法可用于采集有关患者对疼痛的感觉/生理感受的信息。心理医师可以让患者使用数字评分法（0分代表不痛，10分代表你能想象的最痛）来评估过去24 h内当前、平均、最高和最低的疼痛程度，并用描述性语言来记录其各种疼痛感受，如刺痛、酸痛或钝痛。鼓励就

有关疼痛对患者日常生活的影响提出相关的具体问题，对于评估患者生理上能够进行但由于疼痛而受到限制的活动范围非常重要。通常在询问他/她是如何调整活动水平时，患者明显在疼痛缓解期间会有过度活动的趋势，继而遭受到疼痛加剧的后果。

心理医师能充分理解疼痛对患者及其家属有着至关重要的意义。一些患者可能认为疼痛是癌症经历的一部分，是必须忍受的。另一些患者可能担心疼痛意味着癌症的复发或扩散。患者表现出尽量避免抱怨或担心疼痛治疗可能使癌症治疗变得更复杂。也有人担心成瘾对疼痛的诊断产生影响。了解疼痛对患者及其家属意味着什么，将有助于临床医生识别并明确各种治疗方法的误差和不足。

家庭成员和（或）其他重要人员参与讨论疼痛对癌症患者的影响，可以使心理医师了解疼痛如何影响家庭内部的关系。随着癌症患者的角色因疾病而变得复杂，家庭内部可能会发生动态变化。例如，某家庭成员过去不是看护者，但可能因其配偶患病变得虚弱而承担起看护者的角色。家庭成员可能会对成瘾和其他有关癌性疼痛管理的误解有一定的担忧。尽管这类情况在癌性疼痛患者中并不常有，但在家人和（或）其他重要人员无意识的情况下，可能会不适当或过度地强化了疼痛行为。例如，当妻子正经历轻微疼痛时，丈夫可能会鼓励她不要再参与之前的家庭责任，尽管她有能力完成。

## 情感范畴

尽管许多癌症患者适应了疾病的压力和症状而没有被诊断出心理疾病，但在疼痛程度较高的患者中抑郁和焦虑症状的发生率明显较高[26]。一般来说，在癌症患者中抑郁和焦虑是最常见的心理症状[27-29]。癌症患者无论伴或不伴随疼痛，其心理症状的病因都是多种多样的，包括对诊断癌症的反应、对疾病复发或进展的担忧、生活质量的降低、生活计划的中断以及先前存在的心理障碍[29]。癌症患者在应对治疗、疾病不良症状和（或）治疗副反应时也会产生心理困扰。例如，癌症治疗通常会诱发预期的焦虑。患者可能会担心接下来的检查、手术操作、对化疗和（或）放疗的反应、检查结果回访、出现新发或异常的疼痛的原因等。尽管心理困扰的病因很重要，

但癌症疼痛中心的心理医师还必须考虑疼痛合并心理困扰的影响，因为抑郁的存在与疼痛感受的放大有关[30]。

标准情感评估应当包括对自杀意念和倾向的评估。虽然真正实施自杀的癌性疼痛患者相对较少，但他们中的大部分遭受着严重的、控制不良的或难以忍受的疼痛和抑郁[31]。根据我们的临床经验，患者有一定程度的消极的寻死念头并不罕见。

## 认知领域

在癌性疼痛的背景下，评估认知水平需收集的信息包括患者对其自身疾病 / 情况的想法和信念，以及他 / 她处理疼痛在内的相关问题的能力。一系列的认知心理因素已被证实能够调节疼痛感受，其中包括期望值、感知的可控性、评估的过程、感知的自我效能以及突发情况[32]。我们关注的是不切实际或扭曲的不良思维模式。这种思想上的错误可能使得疼痛持续且加重，并干扰治疗（例如，认为他们无法减轻疼痛，以及认为疼痛是不可避免且必须忍受的）。建议采用自我反馈来了解患者的疼痛及现状。可以通过临床交谈和（或）让患者监测其自身疼痛并记录伴随疼痛的任何想法或感受，从而对患者的认知错误和自我反馈进行评估[33]。

## 行为领域

初次进行社会心理评估时，癌性疼痛患者可能会也可能不会使用心理应对策略来帮助治疗他 / 她的疼痛。心理医师需要确定患者目前正在使用哪些行为策略（例如，分散注意力、放松、冥想和祈祷）和认知应对策略（例如，停止思考，解决问题和积极的自我陈述），以及它们对癌性疼痛治疗的有效性。对于已经使用某些技术的患者，后续治疗应建立在有效技术的基础上。

癌性疼痛是扰乱癌症患者睡眠的主要因素之一[34]。最近的一项研究发现，积极接受化疗的癌症患者符合失眠标准的可能性是普通人群的 3 倍[35]，并且大约 30% ～ 50% 新诊断的癌症患者会出现睡眠中断[36]。睡眠中断包括入睡困难、入睡后维持睡眠困难和（或）提前醒来。当患者感到休息良好时，他 / 她可以更好地控制疼痛。如果没有一个舒服的睡眠姿势，癌症患者经常会频繁地在夜间醒来。白天由于疼痛而缺乏活动可能会进一步破坏患者的自然睡眠周期。应当鼓励心理医师首先确认哪方面的睡眠周期受到干扰，并为患者提供适当的策略促进良好的睡眠习惯。

社会支持对于任何一个经历癌症的患者都非常重要。因此，我们建议询问社会支持的程度和满意度。保持稳定关爱以协助承担责任和作为"发泄"的渠道，这是非常有帮助的。除了家人和朋友，大多数人也会从自身的信念以及和他们有类似病史的其他人的联系中获益。

## 评估中需包括的其他领域

"化疗性脑病"和阿片类药物相关的潜在认知副作用只是癌症患者面临的认知变化的两个可能来源。认知缺陷可能会给患者带来极大困扰，并且这些缺陷可能会影响所选择的心理社会干预类型（例如，认知行为疗法 vs. 身心疗法 vs. 心理支持疗法）。在化疗期间和化疗后，报道最多的认知改变包括注意力集中减少、短期记忆缺失及信息处理速度低下。对一些人来说，认知功能下降可能是暂时的，一旦治疗结束就可以恢复，但对另一些人来说，在治疗结束后认知功能下降会持续存在[37]。就阿片类药物而言，癌性疼痛患者在服用阿片类药物几天或几小时内就可能立即出现认知变化[38-39]。咨询神经心理学家关于评估认知变化的优势和劣势，并针对解决认知缺陷提出建议可能是有益的。例如，如果神经心理学家评估发现有短期记忆缺失，那么可能有必要就如何使用各种疼痛管理技术提供循序渐进的书面指南。

癌症和疼痛对经济的影响是另一个需要考虑的社会心理因素。对患有疼痛的癌症病人来说，继续工作可能太困难了。一些癌性疼痛病人必须考虑请假或离职。现实是这类决定可能导致家庭财务状况发生重大变化，并影响患者维持保险赔偿的能力。如果患者遇到这些困难，可以通过咨询社会服务机构寻求残疾指导或政府的外部支持来得到帮助。

# 社会心理访谈治疗方案的制订

从社会心理访谈中收集信息后，我们询问患者需要心理健康服务者提供何种帮助。一些患者，尤其是那些有心理意识的患者，通过先前的心理治疗还是个人自省，都可能已有特定的目标（例如，学习减轻对疼痛的反应、帮助治疗抑郁症，临终问题）。其他患者可能没有考虑过特定的目标和应对策略的需求。在后一种情况下，我们从访谈中找出患者提到的特定方面的需求，并与患者一起评估这些方面是否是他们想要解决的。

在建立治疗目标后，我们会评估哪种策略最符合患者的需求。根据我们的临床经验，心理应对策略的选择应针对患者。心理社会评估的信息会将患者的喜好、可用资源和心理应对策略告知心理医师。如果患者已经采取了某种策略且对结果不满意，临床医生将严格评估并调整先前采用的策略或提出新的策略。对某些人来说，治疗计划首先从逐步学习一种新的心理应对策略开始，并不断重复以更好地保持。由于成功实施一项策略需要花费很长时间，因此每次就诊时我们都会大力支持患者的努力，鼓励看护者和（或）家庭成员支持和帮助患者掌握。

# 癌性疼痛的心理社会学干预

由世界卫生组织，美国疼痛学会和国家综合癌症网络（National Comprehensive Cancer Network，NCCN）发布的临床实践指南建议采用药物和社会心理干预相结合能有效管理癌症患者的疼痛[25, 40-41]。癌性疼痛患者的社会心理干预起源于对非癌性疼痛综合征患者进行了干预措施的深入研究[33]。通常，对研究中开发和使用的标准化社会心理干预方案进行定制，以满足患者的特定需求、愿望和资源[42]。癌性疼痛的社会心理干预主要分为两类：教育和技能培训[43]。大多数教育干预的重点是向患者提供如何与临床医生就有关缓解疼痛和镇痛药的使用进行有效沟通的技能。技能培训干预的目的是提供一种管理和改变对疼痛理解，其中包括认知行为技术、催眠和意象以及正念技能[43]。

最近一篇关于社会心理干预减少癌症患者疼痛的meta分析，通过综合选择随机对照试验并纳入教育和基于技能的两种干预措施，发现其对疼痛的严重程度和疼痛强度均有中等疗效[43]。尽管由于组内异质有关效能降低，该发现不具有统计学意义，但相对于教育干预，基于技能的干预在减轻疼痛程度方面显示出更大的有效性。此外，meta分析发现社会心理干预有效的患者具有相同的社会人口统计学特征。

# 癌性疼痛教育

## 患者和医疗保健提供者的基本癌性疼痛教育

癌性疼痛教育干预通常教授患者有关疼痛的知识、疼痛管理中药物的作用，以及如何与医疗保健提供者就疼痛经历进行沟通。通过讲授这些主题，我们认为癌性疼痛教育干预能够有效减少疼痛管理的障碍，并解决患者由于知识缺乏而产生的无助感、不足感、不确定性和不可预测性。大量的综述和随机对照试验发现进行有效癌性疼痛教育的基本要素包括：①澄清关于止痛药成瘾和耐受的流言/误解；②讲授与医疗服务者沟通的技巧；③提升疼痛相关的应对技巧；④促进家庭成员和看护者共同参与患者的教育；⑤低文化程度和将英语作为第二语言的个人使用预制教育材料[44-48]。Cummings等的系统综述和meta分析[44]表明有效的教育干预是在30～60 min内进行个体化、面对面讲授，包括在讲授期间提供相关的书面材料，并在讲授结束后可将其带回家。

正如Martin等[47]指出的，有必要针对癌症生存期制定癌性疼痛教育计划。新诊断的癌症患者可能不太会与他们的治疗医师讨论疼痛，因为他们担心疼痛会影响治疗，并可能更专注于制定治疗决策，而不是与疼痛管理相关的决策[49-50]。新诊断的患者在向其提供信息时可能难以专注处理及记住信息[51]。鉴于这些特征，Martin等[47]提出，对新诊断的癌性疼痛教育应经常进行重复性的教育，来强化治疗和最佳疼痛管理可以共存的观点。他们还强调，教育者需要记住对于信息和参与程度的偏好会随着癌症的持续发展而改变，应经常进行评估。

癌症治疗结束后，患者与医疗服务者之间联系逐渐减少，一些患者不知道何时以及如何寻求进一步的医疗护理[47]。在此阶段，Martin等建议癌性疼痛教育应关注患者对慢性疼痛综合征的理解，并了解何时需要管理慢性疼痛。对晚期癌症患者的癌性疼痛教育应设计成迅速可变，并减轻患者负担[52]。癌性疼痛教育需要解释镇痛的副作用，并增加患者对姑息治疗的认识，提供解决临终相关的社会心理问题的服务[47]。有效的癌性疼痛教育干预体现在对内容、形式、时间安排、持续时间、随访以及这些因素相互作用的考虑[53]。

与癌性疼痛患者一样，医疗保健专业人员同样面临着进行有效疼痛管理障碍，这是制订教育干预需要考虑和解决的。医疗保健专业人员面临的障碍包括知识水平不足、疼痛评估无效、由于认为阿片类药物会成瘾而开具处方不足、"按需"而非定期用药、缺乏辅助镇痛药或未滴定剂量以及未对阿片类药物副作用进行有效管理[54]。证据表明，医疗保健教育专业人员可以改善他们对癌性疼痛治疗的认知和态度，但不幸的是，这并不能转化为患者疼痛体验的改善[53]。Bennett 等[53]指出，在临床环境中对医疗保健专业人员进行以下针对性的教育干预措施时，可以改善患者的疼痛控制和满意度：

1. 对患者来说开始控制疼痛非常重要。

2. 定期评估疼痛，并根据这些资料开具处方。

3. 使用并遵守处方规程。

4. 识别并消除患者对疼痛和止痛药使用的恐惧。

5. 明确如何以及何时使用镇痛药。

6. 适当监测副作用并做出反馈。

7. 经常对疼痛进行再评估。

## 癌性疼痛教育干预的实例

在许多文化中，参与癌症患者护理的家庭成员在报告疼痛和镇痛药使用情况方面存在犹豫[47, 54]。一些家庭成员担心报告疼痛会干扰癌症治疗，使用阿片类镇痛药会成瘾，能否缓解疼痛都是"宿命"[55]。此外，许多积极参与照顾亲人的家庭成员反映有关如何控制疼痛的指导太少[56]。在此背景下，Lin 等[57]试图明确癌性疼痛教育计划对患者及其家庭的长期有效性，该计划旨在减少患者和家庭使用镇痛药的障碍，以及对癌症患者使用处方类镇痛药的依从性、疼痛强度和疼痛困扰的教育影响。疼痛教育是以先前的研究为基础，由与文化相适宜的小册子组成，使用简短的描述和插图解释关于"宿命论"、药物成

癌的担忧，表达对健康的渴望，对医生注意力分散、疾病进展、药物耐受、副作用和宗教"宿命论"的恐惧，并按需使用。

采用随机对照试验，实验组中的 31 对患者-家庭组合接受了 30～40 min 的教育，在此期间研究助手回顾教育手册中的信息，并鼓励患者及家庭提问。向患者及家属提供小册子的副本，分别在教育前及教育后第 2 周、第 4 周收集评估的数据。随机分配到对照组的患者给予常规的护理，并在相同时间间隔收集数据。对两组结果进行评估，实验组的障碍得分明显低于对照组。实验组的成员报告显示，在相同时间点以及在随后 4 周的随访中，使用处方镇痛药的依从性显著提高，他们报告的最大疼痛强度和疼痛困扰的水平明显降低。这些结果表明针对患者和家庭成员的癌性疼痛教育计划对改善疼痛管理是有效的。

Kravitz 等[46]比较了在减少对疼痛的误解和提高自我效能方面（通过与医生就疼痛严重程度和损伤进行沟通），采用量身定制的教育和辅导（tailored education and coaching，TEC）干预与没有辅导的疼痛教育哪个更为有效。结果表明，在相同的对照条件下，TEC 干预的沟通自我效能明显较高。TEC 干预对治疗疼痛相关损害有轻微的暂时性优势，并实现了减少疼痛相关误解及增强疼痛沟通信心的近期目标。然而，在仅接受疼痛教育的人群中，对疼痛的误解也同样降低，并且沟通自我效能的提高并未导致相同的疼痛结果或疼痛的持续改善。

## 癌性疼痛教育干预的 meta 分析

大多数循证指南都包括提供癌性疼痛教育[24, 45]。然而，尽管系统综述显示癌性疼痛教育对疼痛强度及疼痛困扰有小到中等的影响[44, 52, 58-61]，但最近数据表明教育干预并非以大多数医疗保健专业人员自然假定的方式起作用。Bennett 等[52]发现基于患者的教育干预提高了患者对疼痛的认识和改善了使用镇痛药的态度，降低了疼痛程度，尽管数据并不支持认识的提高与改善药物依从性的态度之间的关系。疼痛强度的降低很可能是由于更多地报告疼痛和不良反应，改善了对疼痛的控制感并减轻了焦虑。同样，尽管他们的结果证实对最严重或最大强度的疼痛有积极作用，但疼痛对日常活动的影响并没有得到改善。作者无法确定最佳的暴露类型或持续时间。

Marie 等的综述通过基于理论的方法对癌症疼痛的教育干预措施进行分类和比较[61]，发现将启用功能纳入干预中可以使疼痛程度显著改善。启用功能被定义为促进自我效能提高的方式。Marie 等根据结果得出癌症教育干预应包括传授知识以外的措施，以使患者受益[61]。具体来说，自我效能的技能旨在改善沟通，促进个体化的疼痛管理计划和药盒的使用，传授认知行为疗法以分散注意力和重新思考，以及提高自信心以助于减少有效疼痛管理的障碍。

和其他 meta 分析一致，Jho 等[59]发现在癌症患者中进行疼痛教育收效甚微。然而，与其他 meta 分析不同的是，Jho 等仅使用随机对照试验[59]，并将结果与其他疼痛措施相结合，当注意力控制组作为对照组时，并没有显示出有益的效果。作者认为教育的有益效果可能是安慰剂作用。亚组分析找到了一些关键发现：①住院患者的疼痛教育比门诊患者更有效；②疼痛教育在首次随访的两周内有效，间隔时间不能超过两周；③多次疼痛教育效果维持时间延长；④疼痛教育在报告最严重，平均和最低疼痛强度的研究中非常有效，但对报告当前和综合疼痛强度的研究中无效。

# 认知行为疗法：分散注意力、认知重建和放松

认知行为疗法能优化患者疼痛体验的思想和行为。这些疗法通过向患者提供应对技能，增强自我效能，最大程度降低发生负面灾难的趋势，并增加整体幸福感，从而增强患者的控制感和智慧。研究表明自我效能和疼痛的控制感较强的患者通常经历较轻的疼痛，而相比之下，那些悲观主义思想的患者经常会体验到更严重的疼痛[62]。

对经历痛苦手术和（或）治疗的癌症患者进行认知行为干预可能会使那些患有慢性癌性疼痛的患者受益[63]。Anderson 等[63]建议理想的行为-认知疗法是以一对一或小组的形式对患者进行指导接受；然而，大多数肿瘤患者在时间限制的情况下只能通过书面或媒体记录接受指导。

## 分散注意力

分散注意力的目的是通过积极的想法、正面的思想或外界环境的其他方面将患者的注意力从疼痛转移到无痛的感觉上[33]。患者应重视注意力在增加或减轻疼痛中的作用。心理医师可以通过鼓励患者体验其疼痛意识和身体的其他感受，教导患者分散注意力。使患者的注意力从疼痛感觉转移至控制其注意力上[33]，通常还可通过大自然的声音或关于历史、外语、地理或词汇的话题来分散注意力[63-64]。

## 认知重建

负面的期望、解释和预期的恐惧，如不可避免的疼痛、失控、毁容及主观上的排斥在癌症患者中很常见。认知重建包括对患者的整体调整和疼痛体验产生负面作用的思想和感觉的重新概念化。在压力和应对资源有限的情况下，患者倾向于进行总体的、极端的、片面和绝对的评估和判断。在这些情况下，行为反应也倾向于极端。例如，容易恐惧的人可能会以灾难性的方式解释一种身体感觉，而这种感觉医生则认为是无关紧要且与癌症无关的。有抑郁倾向的人可能会拒绝与医疗服务提供者进行的简短的解释和随访，并可能要求退出治疗。

认知重建培训旨在使患者对评估过程有所了解。心理医师将会询问发生严重疼痛时的一些情况，包括疼痛发作时的情况；患者在疼痛发作前、发作时以及发作后的想法；患者尝试用什么方法来缓解疼痛以及可以得到哪些资源帮助来缓解痛苦。通过了解这些问题的答案，患者和医师可以识别出没有充分依据的负面的想法和感受，且患者可以学会开发新的应对方式[33]。

## 放松

癌症患者可以进行多种放松运动。最常用的放松方式是渐进性肌肉放松[65]。渐进性肌肉放松是一组在操作细节、复杂性和长度上各有不同的技术。渐进性肌肉放松包括系统性收紧和放松 16 个主要肌群中的几个。癌性疼痛患者应用的大多数放松技术应遵循个人或小组形式，在录音带指导下进行反复训练和补充学习的家庭练习。

## 认知行为干预的实例

Dalton 等[42]以 131 位患者的初始研究样本为基

础，研究了量身定制认知行为干预、传统的认知行为干预与常规护理对癌性疼痛的不同影响。对于那些进行量身定制认知行为干预的患者，根据参与者对疼痛的生物行为学概要的反应，选择并进行了五个 1 h 治疗模式，测量的生物行为学因素与口头报告疼痛、活动、药物治疗、环境以及影响疼痛感受的个人态度有关。作为认知行为疗法综合计划的一部分，对标准认知行为组的患者进行 6 ～ 8 个治疗策略的培训，评估患者的想法、感受和行为。干预组的患者能够通过电话接收到 3/5 的治疗方法，且治疗资料会提前邮寄给患者。对随机分配到常规护理组的参与者使用标准教育和支持疗法。在为期 1 个月的随访中，经过量身定制的认知行为干预的患者在最严重的疼痛，最轻微的疼痛和减少疼痛干扰方面获得了显著改善。在为期 6 个月的随访中，标准认知行为干预组患者平均疼痛减轻，即时疼痛评分小于量身定制认知行为干预组。量身定制干预组患者疼痛基线在干预 1 个月后得到显著改善，但改善程度在 6 个月后有所下降。作者得出的结论是，该结果支持使用认知行为疗法来帮助癌性疼痛患者，并且量身定制的干预措施总体上产生了更好的结果。

Kwekkeboom 等[64] 扩展了一项可行性研究，引导患者进行认知行为自控干预，包括参与者自行管理的各种放松运动、分散注意力以及在 MP3 播放器上记录意念。使用随机对照试验设计，将接受晚期肺癌、前列腺癌、结直肠癌或妇科癌症治疗的 86 名患者随机分为干预组或对照组。放松运动包括渐进性肌肉放松、下巴放松和集中呼吸放松。通过录制的自然的声音如暴风雨声、海浪和波涛的声音以及森林的声音，促进患者分散注意力。以症状为中心的意象策略包括：①以疼痛为中心的意象，指导参与者想象从身体中排出疼痛，并使用特殊的手套将残留的疼痛改变成令人愉悦的感受；②以衰弱为中心的意象，指导参与者想象身体中有一个不断循环的能量恢复球；③以睡眠为中心的意象，指导参与者想象漂浮在天空中的宁静睡眠。在为期 2 周的研究结束时，干预组的参与者与对照组相比，疼痛和疲劳评分有统计学意义。作者得出的结论是，认知行为策略可用于治疗因不良的心理反应而恶化的多种相关症状，并且经常和常规使用认知行为策略可产生持续、有益的效果。

Anderson 等[63] 使用大型癌症护理中心的 57 名患者样本，研究了认知行为策略对使用阿片类药物治疗疼痛的癌症患者的疼痛控制效果。患者随机分为四组：积极情绪组、放松组、分散注意力组和对照组。积极情绪组的患者会收到 20 min 的录音带，其中包括积极情绪的鼓舞和积极的意象暗示。放松组的患者也会收到 20 min 的录音带，指导患者进行标准的渐进性肌肉放松。分散注意力组的患者选择了有关历史、地理、词汇或外语的信息的录音。指导参与者练习 2 周，每周至少 5 次，每次 20 min。分散注意力组和放松组显示出疼痛程度的暂时下降；然而，这项研究参与者的中途退出率很高。作者得出的结论是，干预措施无法长期缓解疼痛，并且对许多癌症患者没有吸引力（该研究中超过 50% 的患者拒绝参加）。

# 身心疗法：催眠和意象

## 催眠

催眠是一种诱导注意力持续集中，降低外周意识和对暗示开放的状态[66]。麻醉、直接减弱、感觉替代、移位和分离[67-68] 是用于治疗癌性疼痛的五种主要催眠技术。麻醉技术是指使身体麻木且对疼痛不敏感的催眠暗示。直接减弱和感觉替代是改变疼痛的含义使之不那么重要（例如，降低音量，将疼痛解释成寒冷）。移位暗示改变疼痛的位置。分离用于将疼痛从患者的意识中分离。催眠后暗示和自我催眠是用于延缓疼痛的其他技术[67-68]。

## 意象

意象包括让患者产生一幅能感受到安宁与平静的心理画面。患者参与意象的选择。对各种感官的兼容和强调可以增强意象的生动性，并促进意象推进和放松[32]。当患者处于放松状态时，可以指示他 / 她专注于象征疼痛的意象，教导患者以治疗性方式修改意象。这种情况下，他 / 她会感觉到能更好地控制疼痛[69]。意象的内容似乎并不是重要的因素，意象的呈现方式、患者的参与程度和实践更为重要。

### 催眠和意象干预的实例

Kwekkeboom 等[70] 对身心干预发表了综述，证实这些干预可有效治疗癌症相关症状中的两个或多个症状如疼痛、衰弱、睡眠障碍。在六项以催眠/意象为主要治疗手段的研究中，其中五项证实在治疗症状方面有效，而在四项以催眠/意象为比较条件的研究中，有三项证明了有积极疗效。回顾性研究大多采用随机或交叉设计，研究对象为患有癌症相关疼痛的住院患者。这些研究的干预从每天 12 min 到 50 min 不等，持续几个星期。

在一项随机对照试验中，比较 201 例经皮肿瘤治疗期间的患者催眠、转移注意力和标准护理的效果，在几个时间间隔内，接受催眠治疗的患者比转移注意力和标准护理的患者感受到的疼痛和焦虑明显减少[71]。和接受另外两种治疗相比，催眠治疗的患者平均使用的药物也较少。该试验中使用的催眠方法提示患者向上转动眼睛，闭上眼睛，深呼吸，专注于漂浮感并选择体验一种愉快的感觉。作者认为接受催眠治疗的患者能够更好地调动自己的内在应对资源。

在交叉设计中，研究了 40 名癌性疼痛住院患者的个体差异变量对渐进性肌肉放松和镇痛意象疗法的影响[72]。播放 CD 录音以指导参与者进行意象、渐进行肌肉放松和控制对照情况的干预。在将近 15 min 的意象干预中，通过麻醉技术指导参与者，该技术要求患者首先确定身上的疼痛部位，接着想象用舒服的感受代替疼痛。之后，要求参与者想象将他/她的手浸入麻药中，引起手部麻木。最后要求参与者将麻木感转移到身体其他疼痛区域。在渐进性肌肉放松的情况下，指导参与者进行 12 个主要肌群的拉伸和放松。控制对照情况包括有关医疗团队的信息、患者的权利和医院服务以及在医院期间通过锻炼和活动保持体力。尽管意象疗法和渐进性肌肉放松干预均比控制对照情况有效得多，但仅有一半的参与者疼痛缓解有统计学意义。干预提供的疼痛缓解是短期的，一些疼痛在下一次干预前就已恢复至干预前水平，有些措施甚至只能维持 1 h。

## 正念干预

正念源于佛教心理学，它认为人类的苦难往往是过分关注过去或为未来做计划，最终去了现在的感受[73]。正式的正念冥想包括将注意力集中在呼吸、身体感受、感觉或思想上，还可以包括在特定时间内意识中出现的任何事物[74]。正念鼓励人们在关注当前体验时具有普遍接受、耐心、开放、好奇、善良和不懈努力的感觉[75]。

疾病的诊断可能会导致恐惧、惊惶以及对控制和确定性信念的挑战。正念可以告诉一个人，在生活中失控是不可避免的，通过不积极参与解决个人痛苦的过程可以是一种解脱的体验。尽管现状可能令人非常不悦，但这种情况是可以容忍的且会随着时间而流逝[74]。最近，正念干预已用于解决许多疾病和情况引起心理和生理影响，包括慢性疼痛。正念干预主要是 Kabat-Zinn 提出的正念减压疗法（mindfulness-based stress reduction，MSBR）和正念认知疗法（mindfulness-based cognitive therapy，MBCT）[76]。MSBR 通常是一个为期 8 周的课程，训练参与者静坐冥想、身体扫描、步行冥想、仁爱冥想及温和的哈达瑜伽。MSBR 还包括对自我发现和个人成长的互动学习，这是学习正念的关键要素[74]。MBCT 最初是为了治疗重度抑郁症而开发，其建立以 MSBR 为基础，包含识别不当的思维模式和其他认知疗法的技术[77]。

MSBR 已用于研究癌症人群应对压力、焦虑、抑郁、睡眠中断和疼痛症状的能力。Carlson 等[78]以 Kabat-Zinn 在美国麻省大学医学中心开展的减压与放松治疗为模型，研究了为期 8 周的 MSBR 干预对 59 名乳腺癌和前列腺癌患者的疗效。干预后发现患者的整体生活质量、压力的症状和睡眠质量均明显改善，然而，在生活质量疼痛评分量表上没有明显变化。在研究采用 MBSR 治疗乳腺癌幸存者的心理痛苦和生活质量改善的有效性时，疼痛被当作生活质量的指标[79]。对 84 名乳腺癌存活者随机采用 6 周 MBSR 疗法或标准疗法。结果发现接受 MBSR 干预的患者的身体机能、疼痛和情绪健康均得到改善。在一项对乳腺癌患者采用 MBSR 和 MBCT 干预的 meta 分析中，纳入三项随机对照试验，共计 327 名参与者，Cramer 等[80]发现与标准疗法相比，MBSR 在降低抑郁和焦虑方面的作用较小。

## 癌性疼痛的社会心理干预的未来方向

目前有一个正在发展的领域，涉及利用互联网来提供基于行为的疼痛干预[81]。这种方法使患者能够按自己的生活节奏进行干预，而不必寻找合适的心理健康服务人员或外出求医来获得这些服务。许多疼痛科医生无法提供包括心理健康干预在内的全面服务，因此使用互联网具有一定的吸引力。

现有的基于互联网可采用的疼痛管理干预可分为三种类型：①由专业治疗师或其他训练有素的提供者指导的综合计划；②不包含与治疗师联系的无指导或自动化程序；③疼痛应用程序，专门为移动平台设计的提供针对疼痛的自我管理工具[81]。这些治疗方式在用户使用界面，治疗经过以及经过实证测试的程度方面有所不同。推进这些干预措施的下一步是解决与设计、实施有关的障碍，并评估其有效性。

# 总结

在本章中，我们介绍了支持以人为本的方法来治疗患有疼痛和心理困扰的癌症患者的文献。该方法包括多学科疼痛小组评估疼痛与癌症疾病过程之间的关系，维持疼痛的机制类型以及疼痛伴随其他症状或问题的程度。

在对癌性疼痛患者采用以人为中心的治疗方法时，来自社会心理评估的信息用于与疼痛团队的医疗人员协诊，以解决癌性疼痛的感觉-生理、情感、行为和认知方面的问题。根据患者的个人需求、目标和资源，干预应包括经过充分研究的心理干预措施。干预分为两大类，即教育和技能培训，有效实现这一干预的技术一直是疼痛医师的主要目标。

# 参考文献

1. Jacobsen PB, Ransom S. Implementation of NCCN distress management guidelines by member institutions. J Natl Compr Canc Netw. 2007;5:99–103.
2. Kennard BD, Smith SM, Olvera R, et al. Nonadherence in adolescent oncology patients: preliminary data on psychological risk factors and relationships to outcome. J Clin Psychol Med Settings. 2004;11:30–9.
3. Von Essen L, Larsson G, Oberg K, et al. 'Satisfaction with care': associations with health-related quality of life and psychosocial functioning among Swedish patients with endocrine gastrointestinal tumors. Eur J Cancer Care (Engl). 2002;11:91–9.
4. Skarstein J, Aass N, Fossa SD, et al. Anxiety and depression in cancer patients: relation between the Hospital Anxiety and Depression Scale and the European Organization for Research and Treatment of Cancer Core Quality of Life Questionnaire. J Psychosom Res. 2000;49:27–34.
5. Portenoy RK. Cancer pain management. Clin Adv Hematol Oncol. 2005;3(1):30–2.
6. Keefe FJ, Abernethy AP, et al. Psychological approaches to understanding and treating disease-related pain. Annu Rev Psychol. 2005;56:601–30.
7. Zaza C, Baine N. Cancer pain and psychosocial factors: a critical review of the literature. J Pain Symptom Manage. 2002;24(5):526–42.
8. Portenoy RK, Thaler HT, et al. Symptom prevalence, characteristics and distress in a cancer population. Qual Life Res. 1994;3(3):183–9.
9. Derogatis LR, Marrow GR, Fetting J, et al. The prevalence of psychiatric disorders among cancer patients. JAMA. 1983;249:751–7.
10. Glover J, Dibble SL, Dodd MJ, Miaskowski C. Mood states of oncology outpatients: does pain make a difference? J Pain Symptom Manag. 1995;10(2):120–8.
11. Kroenke K, Theobald D, Wu J, et al. The associations of depression and pain with health-related quality of life, disability, and health care use in cancer patients. J Pain Symptom Manag. 2010;40(3):327–41.
12. Green CR, Hart-Johnson T, Loeffler DR. Cancer-related chronic pain: examining quality of life in diverse cancer survivors. Cancer. 2011;117(9):1994–2003.
13. Jacobsen PB, Butler RW. Relation of cognitive coping and catastrophizing to acute pain and analgesic use following breast cancer surgery. J Behav Med. 1996;19:17–29.
14. Wilkie DJ, Keefe FJ. Coping strategies of patients with lung cancer-related pain. Clin J Pain. 1991;7:292–9.
15. Bolund C. Suicide and cancer: II. Medical and care factors in suicide by cancer patients in Sweden, 1973–1976. J Psychosoc Oncol. 1985;3:17–30.
16. Breitbart W. Suicide in cancer patients. Oncology. 1987;1:49–53.
17. Breitbart W. Cancer pain and suicide. In: Foley K, Bonica JJ, Ventafridda V, editors. Advances in pain research and therapy, vol. 16. New York: Raven Press; 1990. p. 399–412.
18. Turk DC. Remember the distinction between malignant and benign pain? Well, forget it. Clin J Pain. 2002;18(2):75–6.
19. Herndon JE, Fleishman S, Kornblith AB, et al. Is quality of life predictive of survival of patients with advanced nonsmall cell lung carcinoma? Cancer. 1999;85:333–40.
20. Page GG, Ben-Eliyahu S. The immune-suppressive nature of pain. Semin Oncol Nurs. 1997;13(1):10–5.
21. Otis-Green S, Sherman R, et al. An integrated psychosocial-spiritual model for cancer pain management. Cancer Pract. 2002;10(10Suppl 1):S58–65.
22. American Pain Society. Guideline for the management of cancer pain in adults and children. Glenview: Author; 2005.
23. American Society of Anesthesiologists Task Force on Pain Management, Cancer Pain Section. Practice guidelines for cancer pain management. Anesthesiology. 1996;84:1243–57.
24. British Pain Society. Cancer pain management: a perspective from the British Pain Society, supported by Association for Palliative Medicine and the Royal College of General Practitioners. 2010. Available at: http://www.britishpainsociety.org/book_cancer_pain. pdf. Accessed 13 Oct 2013.
25. National Comprehensive Cancer Network. NCCN clinical practice guidelines in oncology: adult cancer pain, version 2, 2011. Available at: http://www.nccn.org/professionals/physician_gls/ PDF/pain.pdf. Accessed 13 Oct 2013.
26. Spiegel D, Sands S, Koopman C. Pain and depression in patients with cancer. Cancer. 1994;74(9):2570–8.
27. Newport DJ, Nemeroff CB. Assessment and treatment of depression in cancer patients. J Psychosom Res. 1998;45:215–37.
28. Stark DPH, House A. Anxiety in cancer patients. Br J Cancer. 2000;83:1261–7.
29. Jacobsen PB, Donovan KA, Swaine ZN, et al. Management of anxi-

ety and depression in adult cancer patients: towards an evidenced-based approach. In: Chang AE, Ganz PA, Hayes DF, et al., editors. Oncology: evidence-based approach. New York: Springer; 2006. p. 1552–79.

30. Korff MV, Simon G. The relationship between pain and depression. Brit J Psychiatry. 1996;168(Suppl30):101–8.

31. Massie MJ, Gagnon P, et al. Depression and suicide in patients with cancer. J Pain Symptom Manag. 1994;9(5):325–40.

32. Turk D, Fernandez E. Pain and cancer: a cognitive-behavioral perspective. In: Watson M, Greer S, editors. Cancer patient care: psychosocial treatment methods. Cambridge: Cambridge University Press; 1991. p. 15–44.

33. Turk DC, Meichenbaum D, Genest M. Pain and behavior medicine: a cognitive behavioral perspective. New York: Guildford Press; 1987.

34. Theobald DE. Cancer pain, fatigue, distress, and insomnia in cancer patients. Clin Cornerstone. 2004;6(1SupplD):S15–21.

35. Palesh OG, Roscoe JA, Mustain KM, et al. Prevalence, demographics, and psychological associations of sleep disruption in patients with cancer: University of Rochester Cancer Center-Community Clinical Oncology Program. J Clin Oncol. 2010;28(2):292–8.

36. Savard J, Morin CM. Insomnia in the context of cancer: a review of a neglected problem. J Clin Oncol. 2001;19(3):895–908.

37. Meyers CA, Abbruzzese JL. Cognitive functioning in cancer patients: effect of previous treatment. Neurology. 1992;42(2):434–6.

38. Chapman SL, Byas-Smith MG, et al. Effects of intermediate- and long-term use of opioids on cognition in patients with chronic pain. Clin J Pain. 2002;18(4 Suppl):S83–90.

39. Strassels SA. Cognitive effects of opioids. Curr Pain Headache Rep. 2008;12(1):32–6.

40. Jadad AR, Browman GP. The WHO analgesic ladder for a cancer pain management: stepping up the quality of its evaluation. JAMA. 1995;274:1870–3.

41. Miaskowski C, Cleary J. Guidelines for the management of cancer pain in adults and children. Glenview: American Pain Society; 2005.

42. Dalton JA, Keefe FJ, Carlson J, Youngblood R. Tailoring cognitive-behavioral treatment for cancer pain. Pain Manag Nurs. 2004;5(1):3–18.

43. Sheinfeld Gorin S, Krebs P, Badr H, et al. Meta-analysis of psychosocial interventions to reduce pain in patients with cancer. J Clin Oncol. 2012;30:539–47.

44. Cummings CG, Olivo SA, Biondo PD, et al. Effectiveness of knowledge translation intervention to improve cancer pain management. J Pain Symptom Manag. 2011;41(5):915–39.

45. Green E, Zwaal C, Beals C, et al. Cancer-related pain management: a report of evidence-based recommendations to guide practice. Clin J Pain. 2010;26(6):449–62.

46. Kravitz RL, Tancredi DJ, Grennan T, et al. Cancer Health Empowerment for Living without Pain (Ca-HELP): effects of a tailored education and coaching intervention on pain and impairment. Pain. 2011;152(7):1572–82.

47. Martin MY, Pisu M, Kvale EA, Johns SA. Developing effective cancer pain education programs. Curr Pain Headache Rep. 2012;16:332–42.

48. Miaskowski C, Dodd M, West C, et al. Randomized clinical trial of the effectiveness of a self-care intervention to improve cancer pain management. J Clin Oncol. 2004;22(9):1713–20.

49. Gwede CK, Pow-Sang J, Seigne J, et al. Treatment decision-making strategies and influences in patients with localized prostate carcinoma. Cancer. 2005;104(7):1381–90.

50. Oldenmenger WH, Sillevis Smitt PA, van Dooren S, et al. A systematic review on barriers hindering adequate cancer pain management and interventions to reduce them: a critical appraisal. Eur J Cancer. 2009;45(8):1370–80.

51. Miller SM, Bowen DJ, Croyle RT, Rowland JH. Handbook of cancer control and behavioral science, a resource for research-ers, practitioners, and policymakers. Washington, DC: American Psychological Association; 2009.

52. Bennett MI, Bagnall AM, Jose Closs S. How effective are patient-based educational interventions in the management of cancer pain? Systematic review and meta-analysis. Pain. 2009;143(3):192–9.

53. Bennett MI, Flemming K, Jose Closs S. Education in cancer pain management. Curr Opin Support Palliat Care. 2011;5:20–4.

54. Jacobsen R, Sjøgren P, Møldrup C, Christup L. Physician-related barriers to cancer pain management with opioid analgesics: a systematic review. J Opioid Manag. 2007;3:207–14.

55. Lin CC. Barriers to analgesic management of cancer pain: a comparison of attitudes of Taiwan patients and their family caregivers. Pain. 2000;88:1–7.

56. Lin CC, Lai YL, Lo EC. Life-extending therapies among patients with advanced cancer: patients' levels of pain and family caregivers' concerns about pain relief. Cancer Nurs. 2001;24(6):430–5.

57. Van Ryn M, Sanders S, Kahn K, et al. Objective burden, resources, and other sources of stressors among informal cancer caregivers: a hidden quality issue? Psycho-Oncology. 2011;20(1):44–52.

58. Lin CC, Chou PL, Wu SL, Chang YC, Lai YL. Long-term effectiveness of a patient and family pain education program on overcoming barriers to management of cancer pain. Pain. 2006;122:271–81.

59. Jho HJ, Myung SK, Chang YJ, et al. Efficacy of pain education in cancer patients. Support Cancer Care. 2013;21:1963–71.

60. Koller A, Miaskowski C, DeGeest S, et al. A systematic evaluation of content, structure, and efficacy of interventions to improve patients' self-management of cancer pain. J Pain Symptom Manag. 2012;44(2):264–84.

61. Marie N, Luckett T, Davidson PM, Lovell M, Lal S. Optimal patient education for cancer pain: a systematic review and theory-based meta-analysis. Support Care Cancer. 2013;21(12):3529–37.

62. Bishop SR, Warr D. Coping, catastrophizing and chronic pain in breast cancer. J Behav Med. 2003;18(12):1261–72.

63. Anderson KO, Cohen MZ, Mendoza TR, Guo H, et al. Brief cognitive-behavioral audiotape interventions for cancer-related pain. Cancer. 2006;107:207–14.

64. Kwekkeboom KL, Abbott-Anderson K, Cherwin C, Roiland R, et al. Pilot randomization controlled trial of a patient-controlled cognitive-behavioral intervention for pain, fatigue, and sleep disturbance symptom cluster in cancer. J Pain Symptom Manag. 2012;44:810–22.

65. Jacobsen P, Hann DM. Cognitive-behavioral interventions. In: Holland JC, editor. Psycho-oncology. New York: Oxford University Press; 1998. p. 717–29.

66. Weil A, Kabat-Zinn J. Meditation for optimum health: how to use mindfulness breathing to heal [Audio CD]. Louisville: Sound True Incorporated; 2003.

67. Barber J, Gitelson J. Cancer pain: psychological management using hypnosis. CA Cancer J Clin. 1980;30(3):130–6.

68. Barber J. Hypnotic analgesia. In: Holzman AD, Turk DC, editors. Pain management: a handbook of psychological treatment approaches. New York: Pergamon Press; 1986. p. 151–67.

69. Spiegel D, Bloom JR. Group therapy and hypnosis reduce metastatic breast cancer pain. Psychosom Med. 1983;45(4):333–9.

70. Kwekkeboom KL, Cherwin CH, Lee JW, Wanta B. Mind-body treatments for the pain-fatigue-sleep disturbance cluster in persons with cancer. J Pain Symptom Manag. 2010;39:126–38.

71. Lang EV, Berbaum KS, Pauker SG, Faintuch S, et al. Beneficial effects of hypnosis and adverse effects of empathic attention during percutaneous tumor treatment: when being nice does not suffice. J Vasc Interv Radiol. 2008;19:897–905.

72. Kwekkeboom KL, Wanta B, Bumpus M. Individual difference variables and the effects of progressive muscle relaxation and analgesic imagery interventions on cancer pain. J Pain Symptom Manag. 2008;36:604–15.

73. Germer CK. Mindfulness. In: Germer CK, Siegel RD, Fulton PR, editors. Mindfulness and psychotherapy. New York: The Guilford Press; 2005. p. 3–27.

74. Carlson LE. Mindfulness-based interventions for physical conditions: a narrative review evaluating levels of evidence. ISNR Psychiatry. 2012;2012:1–13.

75. Kabat-Zinn J. Full catastrophe living: using the wisdom of your body and mind to face stress, pain and illness. New York: Delacourt; 1990.

76. Baer RA. Mindfulness training as a clinical intervention: a conceptual and empirical review. Clin Psychol Sci Pract. 2003;10:125–43.

77. Segal ZV, Williams MG, Teasdale JD. Mindfulness-based cognitive therapy for depression: a new approach to preventing relapse. New York: The Guilford Press; 2002.

78. Carlson LE, Speca M, Patel KD, Goodey E. Mindfulness-based stress reduction in relation to quality of life, mood, symptoms of stress, and immune parameters in breast and prostate cancer outpatients. Psychosom Med. 2003;65:571–81.

79. Lengacher CA, John-Mallard V, Post-White J, et al. Randomized controlled trial of mindfulness-based stress reduction (MSBR) for survivors of breast cancer. Psycho-Oncology. 2009;18(12):1261–72.

80. Cramer H, Lauch R, Paul A, Dobos G. Mindfulness-based stress reduction for breast cancer- a systematic review and meta-analysis. Curr Oncol. 2012;19(5):343–52.

81. Rini C, Williams DA, Broderick JE, Keefe FJ. Meeting them where they are: using the internet to deliver behavioral medicine interventions for pain. Transl Behav Med. 2012;2:82–92.

# 50 癌性疼痛管理中的放松技术和生物反馈

Asimina Lazaridou，Robert R. Edwards

王翰 译 李黛 校

## 概述

在本章中，我们将介绍放松和生物反馈疗法在癌症症状管理方面的有效性证据。本章将介绍包括支持放松疗法的治疗原理在内的各种观点和技术。一般说来，这类干预措施以癌症管理的生物-心理-社会模式为基础，该模式强调多种因素对癌症症状的影响，从遗传学到生理或药理学以及心理和社会方面。（图 50.1）。社会心理影响一直是近期研究的焦点，其评估认知和情感过程影响一系列临床结果，如疼痛、疲劳等症状和医疗费用等[1]。负面想法是引起普遍不适应的认知和情绪心理状态的源头，身心疗法的目标是通过易化对疾病的接受来减少抑郁和焦虑，并且减少负面想法的频率和影响。对癌症适应不良通常包括疼痛时的无助感，对疾病的胡思乱想，以及癌症相关症状的放大。

身心疗法已引入临床，通常包括冥想、放松、引导意象、催眠和生物反馈。在本章中，我们只关注作为认知行为疗法（cognitive-behavioral therapy，CBT）一部分的放松技术，包括意象导引、渐进式肌肉放松、生物反馈和呼吸技术（例如，腹式和胸式呼吸）。尽管其他疗法（例如，正念认知疗法、辩证行为疗法、接受和承诺疗法等）也经常使用，但本章仅针对成人的 CBT 放松技术进行讨论。

大量证据支持许多生物社会心理因素对癌症生存患者疾病相关生活质量产生影响[1]。例如，抑郁、焦虑和痛苦与患者难以控制的癌症症状密切相关。最近的研究拓展至探讨社会心理因素如何与癌症患者的慢性疼痛状况的发展及身体功能相关联。生物-心理-社会模式强调癌症患者在疾病过程的所有阶段的概念化和症状管理。

许多癌症患者接受化疗，并遭受痛苦的副作用。这些症状可能包括免疫反应减弱、外周神经病变、肝酶变化、脱发、食欲不振、疲劳、抑郁、焦虑和性功能方面的副作用。放松、视觉意象、正念和催眠等心理疗法是控制这些症状最流行的"替代疗法"，在 20 世纪 90 年代，超过 50% 的澳大利亚癌症患者和多达 1/3 的北美和欧洲癌症患者报告至少使用过其中的一种心理疗法[2-3]。Sparber 等[4]最近的研究指出，放松技术和精神练习是治疗这些副作用的最常用方法之一。公众调查也已经注意到，许多患者表达了对非侵入性疗法的偏好，并寻求这种疗法，这种疗法使个体在治疗（训练）中发挥更加积极的作用，包括身体、心理和精神方面[5-6]。事实上，正如最近的综述所述[7]，由于一些内科医生似乎不赞成使用这些疗法，许多患者在没有向其报告的情况下采用了这些疗法，导致这些治疗方法的总利用率很可能被低估（图 50.2）。

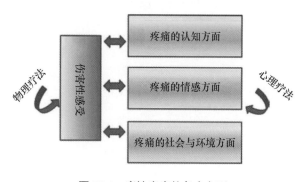

**图 50.1** 癌性疼痛的各个方面

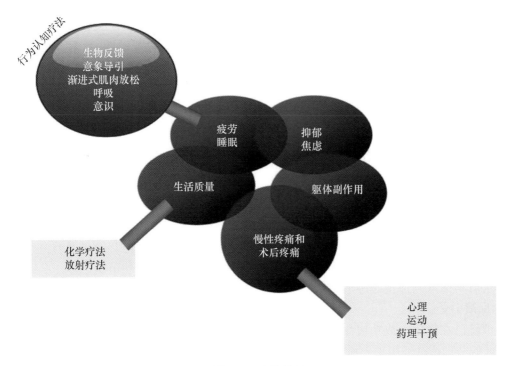

**图 50.2**　症状管理

图中文字：

行为认知疗法

生物反馈
意象导引
渐进式肌肉放松
呼吸
意识

疲劳
睡眠

抑郁
焦虑

生活质量

躯体副作用

慢性疼痛和
术后疼痛

化学疗法
放射疗法

心理
运动
药理干预

# 生物反馈是什么

　　生物反馈是最受欢迎的身心疗法之一，侧重于对疾病和治疗的整体理解。该方法使用生理监测设备，具有实时、持续的反馈（通常是视觉或听觉的），以帮助个人获得对其生理的各个方面（例如，肌肉张力、心率等）的认识和控制[6, 8-9]。患者通常能够学会对非自愿和自动的生理反应的主动控制。在生物反馈期间，患者通常连接到传感器（例如，皮肤肌电电极，一种用于监测皮肤温度的外部探针），然后，这些传感器"反馈"此类反应的连续记录。这种反馈允许患者制定个性化的方法来改变这些生理状态，以达到诸如降低肌肉紧张、降低心率、放松的生理状态等效果。生物反馈被广泛应用于精神病学和心理学实践中，用于治疗焦虑和应激相关的疾病。

　　虽然生物反馈程序有很多种类，但它们通常都有一个共同的目标：减少生理应激反应。除了标准的生物反馈技术，神经反馈在许多医学和精神疾病的管理中越来越受欢迎[10-11]。神经反馈使用反馈脑电图来显示患者大脑皮层的电流模式。许多神经和内科方面的疾病都与皮质活动的异常模式或特征有

关。神经反馈采用基线脑电图评估，有时还使用多位点定量脑电图来识别这些异常模式[10]。生物反馈和神经反馈强调训练个体的自我调节、提高意识、加强对身体和神经系统的控制以及提高生理反应的适应性。到目前为止，虽然生物反馈用于癌症治疗的研究相当有限，但有一项研究探讨了肌电图生物反馈辅助放松对晚期癌症患者癌症相关疼痛的影响[12]。研究结果表明，与常规护理对照组相比，6 次肌电生物反馈辅助放松可有效减轻晚期癌症患者癌症相关疼痛，其机制可能是通过减弱生理兴奋来实现的。

　　另一种形式的生物反馈针对心率变异性（heart rate variability，HRV）的自发变化。呼吸性窦性心律失常（respiratory sinus arrhythmia，RSA）的概念出现早于 HRV，指的是每次呼吸时心率的增加和减少。这种同步变异性的大小似乎反映了两种类型的自主神经对心律的影响之间的健康交替：交感神经和副交感神经。心率变异性生物反馈（heart rate variability biofeedback，HRVB）在多种情况下都得到了广泛的支持，其中包括持续性疼痛[13]。哮喘和肠易激综合征这两种疾病千差万别，但似乎对这种形式的心肺反馈训练都有反应，其可能的作用机制就显得格外重要。HRVB 疗法的可能作用机制中最

受广泛支持的是促进位于血管中的压力感受器的动态平衡[14-16]。

其他流行的生物反馈训练形式包括皮肤电导、皮肤温度和肌电图训练[17]。皮肤电导反馈提供有关手部汗腺活动的信息，这些信息与交感神经系统密切相关。该评估过程通常使用皮肤电导活动（skin conductance activity，SCA）、皮肤电活性（electrodermal activity，EDA）或皮肤电反应（galvanic skin response，GSR）。生物反馈传感器通常连接在两根手指或手掌上，通过视觉或音频进行反馈。参与者接受指导，通过身体或认知技术放松自己，这些技术往往会降低皮肤电导率，而愤怒和焦虑等负面情绪通常会增加皮肤电导率。有情绪或其他情感障碍的患者更容易从 GSR 生物反馈中受益[18]。

体温反馈训练已在临床上成功应用于几种血管相关疾病。温度调节训练已经用于心血管相关疾病，因为其能影响血管扩张反应（血管舒张），通过增加皮肤的血流量，从而提高皮肤温度[19]。有些疾病，如雷诺综合征，特征是四肢（特别是手）的外周血供不足，这类疾病可由癌症或癌症治疗引起或加重，在这种情况下，皮温生物反馈可能通过让患者学会增加外周血流量来缓解疼痛等症状。

# 生物反馈的证据

目前，人们对使用不同的生物反馈技术进行癌症治疗的兴趣与日俱增，并在一些试验中得到了令人鼓舞的结果。在最近的一项研究中，在乳腺癌患者中应用神经反馈获得了心理社会适应方面的改善，包括认知能力、疲劳、睡眠质量和心理困扰方面的测量值[20]。在一项类似的研究中，对接受放射治疗的乳腺癌患者实施了具有生理监测和生物反馈的意象导引[21]。对符合条件的患者在每次治疗前后进行评估，监测指标包括血压、呼吸频率、脉搏和皮肤温度。研究结果显示，患者的呼吸、脉搏频率以及收缩压和舒张压降低，而皮肤温度升高，表明交感神经反应减弱导致外周血流量增加。生物反馈也用于改善癌症患者的运动能力。在最近的一项使用视觉反馈的研究中，头颈部癌症患者接受训练，在平静呼吸的呼气中期开始吞咽，并在吞咽后呼气。这

项研究表明，呼吸-吞咽协调性的改善可以通过使用系统的方案和呼吸期-肺容量相关的生物反馈来训练[22]。总体而言，代表性的研究改善了癌症患者的护理，并肯定了将生物反馈实践以及意象导引与标准治疗相结合的价值。

# 呼吸放松技术

在众多的放松练习中，最常见的要素之一就是关注呼吸意识。这些技术通常旨在增强肺功能，并且减少骨骼肌紧张和情绪困扰[23-24]。这些技术中有许多都表现出生理方面的益处，例如提高了氧气传输的效率，增加了循环血液中氧气的利用率[23]。一般来说，呼吸是一个自动的过程，个人并不会特别关注。呼吸放松技术旨在提高对呼吸过程的认知，并最终控制呼吸的速度和深度。基础练习通常从关注呼吸开始，而不是控制呼吸。例如，参训者通常被要求关注他们呼吸的节奏、深度和声音，但不需要努力控制或改变它。随着练习的深入，参训者会学习更复杂的技巧，例如改变呼吸的持续时间、呼吸间隔等。许多呼吸技术都涉及腹式呼吸，特点是通过鼻子进行深而慢的呼吸[24]。

已经有几项研究探讨了呼吸训练对癌症患者的益处。例如，Rao 等[25]评估了一项放松训练项目，该项目在接受治疗的乳腺癌妇女中采用包括呼吸锻炼的放松训练。研究的结果表明，与接受常规支持性护理的对照组相比，采用有意识呼吸组的焦虑状态有所改善。Danhauer 等[26]进行了一项关于恢复性瑜伽干预治疗的随机队列研究，干预中包括许多呼吸训练。44 名乳腺癌女性患者被随机分配到 10 周训练计划组或等候名单对照组。在生活质量、抑郁症状、积极情感和精力方面的衡量指标上，研究结果显示干预组更有优势，数据有统计学差异。此外，Kim 等的几篇文章报道了针对接受干细胞移植患者的呼吸/锻炼计划。这些研究显示干预对这些患者的疲劳、焦虑和抑郁症状有益处[27-28]。总而言之，这些发现强调了呼吸放松技术的潜在益处（改善焦虑和生活质量），特别是对于接受癌症相关治疗（如手术、干细胞移植等）的患者。

## 意象导引和其他放松技术

意象导引（guided imagery，GI），或可视化，通常用作一种认知行为训练方法，以减轻疼痛、压力和其他不适症状。患者在治疗师的指导下想象一个放松的场景或一系列经历。通常会引导患者选择一个与个人相关的愉快场景，以产生积极的情感。此外，在意象导引训练期间，患者可能会被引导增强感官（视觉、听觉、触觉、味觉和嗅觉）的认知，以达到放松。这种做法可以充当一种承受压力的技巧，可帮助患者缓解紧张和焦虑。作为一种相关联技术，根据相关的精神健康状况（例如，创伤后应激障碍、广泛性焦虑症、厌食症）或医疗状况［癌症或（和）慢性疼痛］，患者有时会被引导想象厌恶图像以作为暴露疗法。例如，在创伤后应激障碍或恐惧症中，将令人不快的形象浮现在脑海可能会帮助这些人学会忍受这些厌恶的感觉，并减少负面反应。然而，合理情绪疗法中使用的一些意象方法[29]可能会在一些患者中引起严重焦虑。因此，治疗师在应用这些技术之前需要非常小心，以确保患者的安全。

意象导引通常是整体护理干预的一部分，在过去的 20 年里，已经被医疗保健专业人员用来改善许多与健康相关的预后指标。例如，Yoo 等[30]证明，意象导引显著减少了乳腺癌患者化疗前后的恶心、呕吐等不良反应。结果还显示，意象导引可增强免疫功能，减少焦虑，改善睡眠，减少治疗相关副作用。同样，Eremin 等[31]对 80 名接受多种方式治疗的局部晚期乳腺癌女性进行了一项研究。这些患者参与随机对照试验，以评估放松训练和意象导引的免疫调节效果。干预组的受试者在诊断后和第一个化疗周期之前接受了放松和意象导引的教学后检测 CD25 ＋（活化的 T 细胞）、CD56 ＋（淋巴细胞活化的杀伤细胞）亚群和 CD3 ＋（成熟）细胞的数量在组间有显著差异。这些结果扩展了早期的研究，再次验证放松和意象导引训练在免疫系统功能改善中的作用，如 I 期乳腺癌患者的自然杀伤细胞活性[32]。值得注意的是，有证据表明，意象导引与生理过程之间存在联系，是基于意象导引具有可以刺激从大脑到中枢神经系统的信息传递能力[33]。根据 Benson[34]的说法，意象导引可以降低自主神经系统的反应，源于骨骼肌紧张度下降，而骨骼肌紧张

常常见于癌症患者。大多数意象导引研究都是为了研究意象导引对癌症相关症状或癌症治疗的影响[35-36]，也有对术前急性疼痛治疗的研究[37]。

渐进式肌肉放松（progressive muscle relaxation，PMR）是一种常用的改善疼痛和焦虑的技术。渐进式肌肉放松最初由 Jacobson 提出[38]，并于 1973 年由 Bernstein 和 Borkovec 改良[39]。自此之后，教科书中详细介绍了许多形式的渐进式肌肉放松，并推荐这一技术作为一种管理方法，通常适用于患有急性或慢性肌肉骨骼疼痛的患者[40-41]。渐进式肌肉放松包括按顺序紧绷目标肌肉，然后放松它们，以在紧张和放松之间创造对比，形成感觉。这种技术之所以被称作"渐进式"，因为它针对所有的主要肌肉，一次放松一块，并最终达到肌肉整体放松。

## 抑郁和焦虑管理

心理健康是癌症患者治疗中的一个重要问题。最近的一项研究结果显示，近 2/3 的癌症患者可能会经历临床上显著的焦虑和抑郁[42]。焦虑和抑郁可能引起身心上的痛苦、干扰日常功能、延误返工从而损害患者的生活质量及有效参与人际关系和决策的能力[43]。不幸的是，虽然推广癌症教育的努力值得称赞，但研究表明，患者对这些肿瘤了解得越多，他们对其的恐惧也更剧烈[44]。癌症的部位可能也是一个重要的参考因素，因为胃癌、贲门癌、食管癌和肺癌患者术后的生活质量比其他肿瘤患者更差[45]。放松训练常作为减轻这些情绪症状的干预措施[46]。

多项证据显示支持这种观点，即帮助放松的干预措施（如腹式呼吸训练）可以有效减轻辅助化疗的乳腺癌患者的焦虑和不良反应[47]，渐进式肌肉放松训练可以降低耗氧量、心率、呼吸频率和肌肉张力，并控制血压、缓解焦虑[48]。尽管在癌症患者群体中进行的对照良好的研究较少[49-53]，但仍有许多研究探索了特定放松技术对心理压力的影响。值得注意的是，最近的一项系统综述表明，在针对放松训练和癌症患者的随机对照试验研究中，感知压力和焦虑状态受影响较大，而压力和情绪障碍症状受影响偏中等[54]。另一项富有前景的随机对照试验比较了阿普唑仑（一种用于治疗焦虑症的苯二氮䓬类药物）和渐进式肌肉放松疗法，结果显示，这两种

治疗方法在评估者和患者报告的焦虑和抑郁水平方面都有类似下降[55]，这突显了这种非药物治疗方法的潜在好处。

# 疼痛管理和社会心理

疼痛是许多癌症最常见和最令人苦恼的症状之一，可能原因是手术操作、疾病进展或肿瘤对神经、组织或器官的损害[56-57]。有高质量的研究证据表明，在标准止痛治疗的基础上，转移注意力、放松和意象可以有效地减轻疼痛。美国疼痛协会癌性疼痛管理标准建议采用药物和社会心理学相结合的治疗方法。这一建议得到了最近的一项综述的支持，该综述表明社会心理干预对癌症患者的疼痛严重程度和干预有中等程度的影响，该综述还有力支持在疼痛管理的多模式方法中采用质量控制的社会心理干预[58]。这些方法疗效的大小和稳定性足够支持它们纳入癌性疼痛治疗的标准护理范畴，最近的一些实验室研究也表明，负面的认知和情绪状态可以放大癌症患者的疼痛敏感性，暗示社会心理干预缓解压力的同时可能在减轻疼痛敏感性和日常临床疼痛症状方面有额外益处[59]。

多项对照试验支持放松疗法在癌性疼痛患者中的疗效。例如，40 名癌症住院患者接受了 2 项渐进式肌肉放松治疗、2 项镇痛意象治疗和 2 项对照治疗[60]。结果显示，与对照组相比，渐进式肌肉放松组和镇痛意象组在疼痛强度、疼痛相关压力和对疼痛的控制感方面产生了更大的短期改善。在其他一些试验中，这样的短期益处并不能归纳为疼痛相关预后的长期改善（例如[61]），但其他基于意象导引的研究指出了这些技术的长期益处[62-63]。例如，Syrjala 等[64]对接受骨髓移植的口腔黏膜炎疼痛患者进行了一项试验。在这项研究中，患者被随机分配到常规治疗对照组、治疗师支持干预组、放松和意象训练组以及包括意象导引的 CBT 组。研究结果表明，与标准治疗组相比，放松/意象组和 CBT 组的患者黏膜炎相关的疼痛都显著减少。值得注意的是，Kwekkeboom 等[65]进行了一项定性研究来探讨患者对这些治疗的看法以及影响其有效性的因素。研究通过面谈来评估已接受意象导引和渐进式肌肉放松治疗的癌性疼痛住院患者。在大多数情况下，

参与者对疗效的看法与观察到的疼痛评分变化相匹配。此外，参与者认为，干预的有效性归功于积极的参与，提供可分散注意力的事物、清晰的指导、放松刺激和疼痛性质[66-67]。

总体而言，意象导引已广泛应用于癌性疼痛管理，而意象导引技术似乎特别适合帮助患者将疼痛体验的感觉维度与对疼痛的情感和评估反应分开。然而，与大多数治疗一样，患者报告的受益程度存在广泛的个体差异。到目前为止，有几项研究已经发现，对意象干预的反应与想象能力高度相关[68-69]。因此，评估想象能力的基线对于预测这些治疗的有效性至关重要。虽然有许多综述和 meta 分析[70-72]表明，生物反馈和意象导引在疼痛管理方面大有希望，这一点我们也同意，但未来的建议可能会根据特定患者的特点量身定做治疗方案（例如，想象能力强的患者接受意象导引训练等）。

# 术后慢性疼痛管理

在过去的几年里，已经有几篇综述表明手术后的癌性疼痛管理中的社会心理干预效果适中[73]。值得注意的是，一项综述提出了各种社会心理因素与手术、医疗、心理生理和人口统计学因素相结合的重要性的证据，这些因素也可能影响乳腺癌手术后的持续性疼痛[74]。这些发现与许多关于术后疼痛的文献大体一致，表明意象导引和类似的技术可以有效地减轻术后的疼痛、压力和焦虑[75-76]。在一项针对结直肠癌患者造口术后的研究中，渐进式肌肉放松的使用显著降低了实验组的焦虑状态并改善了一般生活质量，特别表现在身体健康、心理健康、社会关注和环境领域方面[77]。一项系统的综述显示，在手术前使用放松和意象导引，在减轻疼痛和改善恢复时间方面的平均效果大小分别为 0.85 和 0.61[78]。考虑到许多癌症患者的生活质量严重下降，人们对使用意象导引治疗癌症相关手术后的慢性疼痛很期待[79]。这项工作的一个例子是，Bartlett 等探索了生物反馈对近期接受手术的结直肠癌患者生活质量的影响，结果显示患者生活方式、应对方式和难堪感觉有所改善[80]。有趣的是，患者家属的生活质量也受到癌症和癌症相关手术的强烈影响，还有几项研究探索了社会心理治疗在患者当前社会环境中的影响（见下文）。

## 看护人的放松技术

放松技术对癌症诊所和单位以及家庭中的看护人也可能有益[81]。Keir 等[82]进行了一项研究来评估脑瘤患者看护人的苦恼，并评估了他们对放松技术的兴趣。大多数看护人相信减压训练确实可以帮助他们减轻压力，并寻求了解更多关于这些训练的相关知识。在性别方面，更多的男性看护人比女性看护人认为项目可以帮助他们减轻压力（95% *vs.* 83%）。更具体地说，30% 的受试者表示对生物反馈感兴趣，35% 的受试者表示对意象导引感兴趣，48% 的受试者表示对渐进式肌肉放松感兴趣。这些结果表明，放松训练对患者和医疗服务提供者都有潜在的应用价值。相对于在其他医疗领域工作的同事，肿瘤学医疗专业人员通常表现出的倦怠程度更严重[83]。从与工作相关的压力中恢复的过程在维持幸福感方面起着重要作用，但癌症工作者对此知之甚少，尽管倦怠与心理健康、放松存在明确的负相关[84]。根据这些结果，医院员工和癌症患者接受了 30 min 的放松训练，结果证明感受压力和皮温适应效果有所改善[85]。虽然这些结果是初步的，但似乎放松训练对肿瘤治疗相关领域的员工是有益的，这暗含了对护理质量的影响。因此，肿瘤治疗领域中应用这些放松训练有迫切的需求，这些训练容易达成并且有成本效益[86]。

## 癌性衰弱与睡眠的放松训练

衰弱是癌症及其相关治疗的另一个常见症状。一项系统综述显示，癌症患者在治疗（如放射治疗）结束后出现临床显著衰弱的患病率从 46% 到 96% 不等[23]。虽然关于放松训练对衰弱影响的研究有限，但多项研究已得出了一些引人关注的初步结果。研究结果表明，放松技术作为放射治疗过程中的一种辅助治疗，可以减少衰弱并提高睡眠质量[59]。有趣的是，渐进式肌肉放松训练似乎对预防化疗相关的衰弱加重有潜在作用[23, 87]。值得注意的是，外科研究通常显示手术种类和衰弱相关预后之间的关系很微小[88-92]，表明社会心理因素（可通过放松训练进行干预）可能是影响癌症患者衰弱程度及其危害的主要因素。

自从已有研究证明衰弱和睡眠改变与癌症有很强的关系之后，新的研究也探索了衰弱和睡眠改变与癌症管理的方方面面关系[93-95]。睡眠障碍通常包括入睡困难、睡眠效率低下和白天过度困倦。在一些患者中，这种问题可能会变成慢性问题，在癌症治疗完成后会持续数月甚至数年。在一项临床试验中，Cohen 和 Fried 发现，与常规 CBT 和对照组相比，放松组和意象组的睡眠参数有显著改善（例如，报告的入睡困难减少）[96]。另一项结合 CBT 和放松训练的研究表明，与对照组相比，治疗后即刻和 6 个月的睡眠改善程度更大[97]，这也证明此项干预可以获得长期益处。Broeckel 等[95]提出，乳腺癌患者在化疗完成后有特别高的衰弱风险，而多项研究表明，渐进式肌肉放松治疗可以减少这些患者在化疗前、化疗期间和化疗后出现衰弱[87, 95]。因此，建议在化疗开始前实施放松训练，以降低衰弱和睡眠障碍的严重程度和发生率[87]。

## 化疗相关的认知功能障碍

除了睡眠障碍和衰弱，许多接受化疗的癌症患者还报告有轻度到中度的认知障碍，这影响了他们正常的工作和家庭生活[98-99]。虽然一些研究侧重于这些症状的药物治疗[100]，但非药物治疗可能提供更有效的替代方案，因为其更强调功能改善。涵盖了放松训练和压力管理在内的 CBT 显示出了可期的结果（作用形式为改善了接受化疗的癌症患者的认知），尽管疗效的程度偏中等[101-102]。Alvarez 等[20]首次研究了乳腺癌患者认知功能的神经反馈，并提出了一种在癌症治疗期间恢复全部认知功能的方法。脑电生物反馈训练改善了认知测量指标（如认知障碍、认知能力）、生活质量、衰弱以及其他心理障碍，如躯体化障碍和抑郁的预后[20]。

## 结论

总体而言，CBT 的放松疗法，如意象、渐进式肌肉放松、有意识呼吸和生物反馈，似乎对癌症生存患者的抑郁、焦虑、睡眠、衰弱、认知功能和疼痛体验的各个重要临床维度产生了积极影响。不幸的是，一些证据表明，即使癌症患者的使用率可能高于普通大众，肿瘤专家使用这些疗法也比其他专科少[103]。患者也可能不认可身心疗法的价值，避免与医生讨论替代疗法，以免冒犯他们[104]。患者和治疗者的这种不情愿是不幸的，因为这些疗法不仅对自觉症状的结果有明显的好处，值得注意的是，意象导引和呼吸技术培训可以增强乳腺癌患者的免疫反应，为未来研究社会心理疗法产生医疗预后结果的机制提供了生物学基础。放松技术似乎也是减少化疗副作用的一种很有前景的方法，包括化疗相关的恶心和其他躯体症状。

未来在这一领域的研究方向应该集中在方法上的严格考究，探求放松技术在减轻癌症管理中不良症状的有效性，并评估与最优化疗效相关的患者和治疗者特征。总体而言，我们的论点是，以放松为基础的新兴疗法应该与传统干预措施具有相同的质量和考虑标准。考虑到人们对癌症症状管理中放松训练的兴趣与日俱增，医护人员应该了解并接受培训，以便向患者建议可用的非药物学选择。考虑到药物可能对癌症患者造成的严重副作用，而基于放松的疗法风险小并有潜在的广泛好处，如将其作为主流癌症治疗辅助的非药物治疗，可能具有巨大的价值。

# 参考文献

1. Syrjala KL, Jensen MP, Mendoza ME, Yi JC, Fisher HM, Keefe FJ. Psychological and behavioral approaches to cancer pain management. J Clin Oncol. 2014;32(16):1703–11.

2. Montbriand MJ. Freedom of choice: an issue concerning alternate therapies chosen by patients with cancer. Oncol Nurs Forum. 1993;20(8):1195–201.

3. Warrick PD, Irish JC, Morningstar M, Gilbert R, Brown D, Gullane P. Use of alternative medicine among patients with head and neck cancer. Arch Otolaryngol Head Neck Surg. 1999;125(5):573–9.

4. Sparber A, Bauer L, Curt G, Eisenberg D, Levin T, Parks S, et al. Use of complementary medicine by adult patients participating in cancer clinical trials. Oncol Nurs Forum. 2000;27(4):623–30.

5. Jonas WB, Levin JS, Berman B. Essentials of complementary and alternative medicine. Philadelphia: Williams & Wilkins; 1999. xxi, 605 p.

6. Moss D. Handbook of mind-body medicine for primary care Thousand Oaks: Sage Publications; 2003. xix, 545 p.

7. Elkins G, Fisher W, Johnson A. Mind-body therapies in integrative oncology. Curr Treat Options in Oncol. 2010;11(3–4):128–40.

8. Schwartz GE. Biofeedback as therapy. Some theoretical and practical issues. Am Psychol. 1973;28(8):666–73.

9. Schwartz MS, Andrasik F. Biofeedback: a practitioner's guide 3rd

10. LaVaque TJ. Neurofeedback, neurotherapy, and QEEG. In: Moss D, McGrady A, Davies T, Wickramasekera I, editors. Handbook of mind body medicine for primary care. Thousand Oaks: Sage; 2003.

11. Evans JR, Abarbanel A. Introduction to quantitative EEG and neurofeedback San Diego: Academic Press; 1999. xxi, 406 p.

12. Tsai PS, Chen PL, Lai YL, Lee MB, Lin CC. Effects of electromyography biofeedback-assisted relaxation on pain in patients with advanced cancer in a palliative care unit. Cancer Nurs. 2007;30(5):347–53.

13. Reynard A, Gevirtz R, Berlow R, Brown M, Boutelle K. Heart rate variability as a marker of self-regulation. Appl Psychophysiol Biofeedback. 2011;36(3):209–15.

14. Lehrer P, Vaschillo E, Lu SE, Eckberg D, Vaschillo B, Scardella A, et al. Heart rate variability biofeedback: effects of age on heart rate variability, baroreflex gain, and asthma. Chest. 2006;129(2):278–84.

15. Vaschillo E, Lehrer P, Rishe N, Konstantinov M. Heart rate variability biofeedback as a method for assessing baroreflex function: a preliminary study of resonance in the cardiovascular system. Appl Psychophysiol Biofeedback. 2002;27(1):1–27.

16. Vaschillo EG, Vaschillo B, Lehrer PM. Characteristics of resonance in heart rate variability stimulated by biofeedback. Appl Psychophysiol Biofeedback. 2006;31(2):129–42.

17. Gaudette M, Prins A, Kahane J. Comparison of auditory and visual feedback for EMG training. Percept Mot Skills. 1983;56(2):383–6.

18. Nagai Y, Goldstein LH, Fenwick PB, Trimble MR. Clinical efficacy of galvanic skin response biofeedback training in reducing seizures in adult epilepsy: a preliminary randomized controlled study. Epilepsy Behav. 2004;5(2):216–23.

19. Bregman NJ, McAllister HA. Role of suggestions in digital skin temperature: implications for temperature biofeedback research. Int J Neurosci. 1985;27(1–2):115–20.

20. Alvarez J, Meyer FL, Granoff DL, Lundy A. The effect of EEG biofeedback on reducing postcancer cognitive impairment. Integr Cancer Ther. 2013;12(6):475–87.

21. Serra D, Parris CR, Carper E, Homel P, Fleishman SB, Harrison LB, et al. Outcomes of guided imagery in patients receiving radiation therapy for breast cancer. Clin J Oncol Nurs. 2012;16(6):617–23.

22. Martin-Harris B, McFarland D, Hill EG, Strange CB, Focht KL, Wan Z, et al. Respiratory-swallow training in patients with head and neck cancer. Arch Phys Med Rehabil 2015;96(5):885–93.

23. Prue G, Rankin J, Allen J, Gracey J, Cramp F. Cancer-related fatigue: a critical appraisal. Eur J Cancer. 2006;42(7):846–63.

24. Jerath R, Edry JW, Barnes VA, Jerath V. Physiology of long pranayamic breathing: neural respiratory elements may provide a mechanism that explains how slow deep breathing shifts the autonomic nervous system. Med Hypotheses. 2006;67(3):566–71.

25. Rao RM, Nagendra HR, Raghuram N, Vinay C, Chandrashekara S, Gopinath KS, et al. Influence of yoga on postoperative outcomes and wound healing in early operable breast cancer patients undergoing surgery. Int J Yoga. 2008;1(1):33–41.

26. Danhauer SC, Mihalko SL, Russell GB, Campbell CR, Felder L, Daley K, et al. Restorative yoga for women with breast cancer: findings from a randomized pilot study. Psychooncology. 2009;18(4):360–8.

27. Kim SD, Kim HS. Effects of a relaxation breathing exercise on fatigue in haemopoietic stem cell transplantation patients. J Clin Nurs. 2005;14(1):51–5.

28. Kim SD, Kim HS. Effects of a relaxation breathing exercise on anxiety, depression, and leukocyte in hemopoietic stem cell transplantation patients. Cancer Nurs. 2005;28(1):79–83.

29. Ellis A, Dryden W. The practice of rational emotive behavior therapy. 2nd ed. New York: Springer Pub. Co.; 1997. vii, 272 p.

30. Yoo HJ, Ahn SH, Kim SB, Kim WK, Han OS. Efficacy of progressive muscle relaxation training and guided imagery in reducing chemotherapy side effects in patients with breast cancer and in improving their quality of life. Support Care Cancer.

2005;13(10):826–33.

31. Eremin O, Walker MB, Simpson E, Heys SD, Ah-See AK, Hutcheon AW, et al. Immuno-modulatory effects of relaxation training and guided imagery in women with locally advanced breast cancer undergoing multimodality therapy: a randomised controlled trial. Breast. 2009;18(1):17–25.

32. Gruber BL, Hersh SP, Hall NR, Waletzky LR, Kunz JF, Carpenter JK, et al. Immunological responses of breast cancer patients to behavioral interventions. Biofeedback Self Regul. 1993;18(1):1–22.

33. Schaub BGaB, M. M. Imagery. In Dossey B, Keegan L, editors. Holistic nursing: a handbook for practice (6th ed.) Burlington: Jones & Bartlett Learning; 2013. 363–95 pp.

34. Benson H, Greenwood MM, Klemchuk H. The relaxation response: psychophysiologic aspects and clinical applications. Int J Psychiatry Med. 1975;6(1–2):87–98.

35. Kwekkeboom KL, Bumpus M, Wanta B, Serlin RC. Oncology nurses' use of nondrug pain interventions in practice. J Pain Symptom Manag. 2008;35(1):83–94.

36. Lee MH, Kim DH, Yu HS. The effect of guided imagery on stress and fatigue in patients with thyroid cancer undergoing radioactive iodine therapy. Evid Based Complement Alternat Med. 2013;2013:130324.

37. Sears SR, Bolton S, Bell KL. Evaluation of "Steps to Surgical Success" (STEPS): a holistic perioperative medicine program to manage pain and anxiety related to surgery. Holist Nurs Pract. 2013;27(6):349–57.

38. Jacobson E. Progressive relaxation; a physiological and clinical investigation of muscular states and their significance in psychology and medical practice, vol. xiii. Chicago: The University of Chicago Press; 1929. p. 428.

39. Bernstein DA, Borkovec TD. Progressive relaxation training: a manual for the helping professions Champaign: Research Press; 1973. viii, 66 p.

40. Snyder M, Lindquist R. Complementary & alternative therapies in nursing. 6th ed. New York: Springer; 2010. xxii, 511 p.

41. Potter PA, Perry AG. Basic nursing therapy and practice. St. Louis: Mosby-Year Book Inc.; 1995.

42. Lim L, Jin AZ, Ng TP. Anxiety and depression, chronic physical conditions, and quality of life in an urban population sample study. Soc Psychiatry Psychiatr Epidemiol. 2012;47(7):1047–53.

43. Maguire P. Improving the quality of life of cancer patients. In: Levy JA, Jasmin C, Bez G, editors. Cancer. AIDS, and quality of life. New York: Plenum Press; 1997.

44. Lin CC, Lai YL, Ward SE. Effect of cancer pain on performance status, mood states, and level of hope among Taiwanese cancer patients. J Pain Symptom Manag. 2003;25(1):29–37.

45. Hong JS, Tian J. Prevalence of anxiety and depression and their risk factors in Chinese cancer patients. Support Care Cancer. 2014;22(2):453–9.

46. D'Avanzato C, Martinez J, Attiullah N, Friedman M, Toba C, Boerescu DA, et al. Anxiety symptoms among remitted depressed outpatients: prevalence and association with quality of life and psychosocial functioning. J Affect Disord. 2013;151(1):401–4.

47. Kim KS, Lee SW, Choe MA, Yi MS, Choi S, Kwon SH. Effects of abdominal breathing training using biofeedback on stress, immune response and quality of life in patients with a mastectomy for breast cancer. Taehan Kanho Hakhoe Chi. 2005;35(7):1295–303.

48. Sheu S, Irvin BL, Lin HS, Mar CL. Effects of progressive muscle relaxation on blood pressure and psychosocial status for clients with essential hypertension in Taiwan. Holist Nurs Pract. 2003;17(1):41–7.

49. Fawzy FI, Cousins N, Fawzy NW, Kemeny ME, Elashoff R, Morton D. A structured psychiatric intervention for cancer patients. I. Changes over time in methods of coping and affective disturbance. Arch Gen Psychiatry. 1990;47(8):720–5.

50. Larsson G, Starrin B. Relaxation training as an integral part of

caring activities for cancer patients: effects on wellbeing. Scand J Caring Sci. 1992;6(3):179–85.

51. Walker LG, Walker MB, Ogston K, Heys SD, Ah-See AK, Miller ID, et al. Psychological, clinical and pathological effects of relaxation training and guided imagery during primary chemotherapy. Br J Cancer. 1999;80(1–2):262–8.

52. Burish TG, Lyles JN. Effectiveness of relaxation training in reducing adverse reactions to cancer chemotherapy. J Behav Med. 1981;4(1):65–78.

53. Lyles JN, Burish TG, Krozely MG, Oldham RK. Efficacy of relaxation training and guided imagery in reducing the aversiveness of cancer chemotherapy. J Consult Clin Psychol. 1982;50(4):509–24.

54. Matchim Y, Armer JM, Stewart BR. Mindfulness-based stress reduction among breast cancer survivors: a literature review and discussion. Oncol Nurs Forum. 2011;38(2):E61–71.

55. Holland JC, Morrow GR, Schmale A, Derogatis L, Stefanek M, Berenson S, et al. A randomized clinical trial of alprazolam versus progressive muscle relaxation in cancer patients with anxiety and depressive symptoms. J Clin Oncol. 1991;9(6):1004–11.

56. Benitez Del Rosario MA, Perez Suarez MC, Fernandez Dias R, Cabrejas SA. Diagnosis and treatment of chronic cancer pain (I). Aten Primaria. 2002;29(6):374–7.

57. Mantyh PW. Cancer pain and its impact on diagnosis, survival and quality of life. Nat Rev Neurosci. 2006;7(10):797–809.

58. Sheinfeld Gorin S, Krebs P, Badr H, Janke EA, Jim HS, Spring B, et al. Meta-analysis of psychosocial interventions to reduce pain in patients with cancer. J Clin Oncol. 2012;30(5):539–47.

59. Decker TW, Cline-Elsen J, Gallagher M. Relaxation therapy as an adjunct in radiation oncology. J Clin Psychol. 1992;48(3):388–93.

60. Kwekkeboom KL, Wanta B, Bumpus M. Individual difference variables and the effects of progressive muscle relaxation and analgesic imagery interventions on cancer pain. J Pain Symptom Manage. 2008;36(6):604–15.

61. Haase O, Schwenk W, Hermann C, Muller JM. Guided imagery and relaxation in conventional colorectal resections: a randomized, controlled, partially blinded trial. Dis Colon Rectum. 2005;48(10):1955–63.

62. La Roche MJ, Batista C, D'Angelo E. A content analyses of guided imagery scripts: a strategy for the development of cultural adaptations. J Clin Psychol. 2011;67(1):45–57.

63. Roffe L, Schmidt K, Ernst E. A systematic review of guided imagery as an adjuvant cancer therapy. Psychooncology. 2005;14(8):607–17.

64. Syrjala KL, Donaldson GW, Davis MW, Kippes ME, Carr JE. Relaxation and imagery and cognitive-behavioral training reduce pain during cancer treatment: a controlled clinical trial. Pain. 1995;63(2):189–98.

65. Kwekkeboom KL, Hau H, Wanta B, Bumpus M. Patients' perceptions of the effectiveness of guided imagery and progressive muscle relaxation interventions used for cancer pain. Complement Ther Clin Pract. 2008;14(3):185–94.

66. Hadhazy VA, Ezzo J, Creamer P, Berman BM. Mind-body therapies for the treatment of fibromyalgia. A systematic review. J Rheumatol. 2000;27(12):2911–8.

67. Smarr KL, Parker JC, Wright GE, Stucky-Ropp RC, Buckelew SP, Hoffman RW, et al. The importance of enhancing self-efficacy in rheumatoid arthritis. Arthritis Care Res. 1997;10(1):18–26.

68. Johnsen EL, Lutgendorf SK. Contributions of imagery ability to stress and relaxation. Ann Behav Med. 2001;23(4):273–81.

69. Watanabe E, Fukuda S, Hara H, Maeda Y, Ohira H, Shirakawa T. Differences in relaxation by means of guided imagery in a healthy community sample. Altern Ther Health Med. 2006;12(2):60–6.

70. Redd WH, Montgomery GH, DuHamel KN. Behavioral intervention for cancer treatment side effects. J Natl Cancer Inst. 2001;93(11):810–23.

71. Meyer TJ, Mark MM. Effects of psychosocial interventions with adult cancer patients: a meta-analysis of randomized experiments.

Health Psychol. 1995;14(2):101–8.

72. Devine EC, Westlake SK. The effects of psychoeducational care provided to adults with cancer: meta-analysis of 116 studies. Oncol Nurs Forum. 1995;22(9):1369–81.

73. Novy DM, Aigner CJ. The biopsychosocial model in cancer pain. Curr Opin Support Palliat Care. 2014;8(2):117–23.

74. Schreiber KL, Kehlet H, Belfer I, Edwards RR. Predicting, preventing and managing persistent pain after breast cancer surgery: the importance of psychosocial factors. Pain Manag. 2014;4(6):445–59.

75. Charette S, Fiola JL, Charest MC, Villeneuve E, Theroux J, Joncas J, et al. Guided imagery for adolescent post-spinal fusion pain management: a pilot study. Pain Manag Nurs. 2015;16(3):211–20.

76. Rejeh N, Heravi-Karimooi M, Vaismoradi M, Jasper M. Effect of systematic relaxation techniques on anxiety and pain in older patients undergoing abdominal surgery. Int J Nurs Pract. 2013;19(5):462–70.

77. Cheung YL, Molassiotis A, Chang AM. The effect of progressive muscle relaxation training on anxiety and quality of life after stoma surgery in colorectal cancer patients. Psychoncology. 2003;12(3):254–66.

78. Johnston MVC. Benefits of psychological preparation for surgery: a meta-analysis. Ann Behav Med. 1993;15:245–56.

79. Casso D, Buist DS, Taplin S. Quality of life of 5–10 year breast cancer survivors diagnosed between age 40 and 49. Health Qual Life Outcomes. 2004;2:25.

80. Bartlett L, Sloots K, Nowak M, Ho YH. Biofeedback therapy for symptoms of bowel dysfunction following surgery for colorectal cancer. Tech Coloproctol. 2011;15(3):319–26.

81. Hong MJ, Tae YS. Structural relationship of burnout and related variables among family caregivers of cancer patients. J Korean Acad Nurs. 2013;43(6):812–20.

82. Keir ST, Swartz JJ, Friedman HS. Stress and long-term survivors of brain cancer. Support Care Cancer. 2007;15(12):1423–8.

83. Mallett K, Price JH, Jurs SG, Slenker S. Relationships among burnout, death anxiety, and social support in hospice and critical care nurses. Psychol Rep. 1991;68(3 Pt 2):1347–59.

84. Poulsen MG, Poulsen AA, Khan A, Poulsen EE, Khan SR. Recovery experience and burnout in cancer workers in Queensland. Eur J Oncol Nurs. 2015;19(1):23–8.

85. Balk JL, Chung SC, Beigi R, Brooks M. Brief relaxation training program for hospital employees. Hosp Top. 2009;87(4):8–13.

86. Belletti M, Mallia L, Lucidi F, Reichmann S, Mastroianni C, De Marinis MG, et al. Complementary therapy and support services for formal and informal caregivers in Italian palliative care hospices: an exploratory and descriptive study. Support Care Cancer. 2011;19(12):1939–47.

87. Demiralp M, Oflaz F, Komurcu S. Effects of relaxation training on sleep quality and fatigue in patients with breast cancer undergoing adjuvant chemotherapy. J Clin Nurs. 2010;19(7–8):1073–83.

88. Can G, Durna Z, Aydiner A. Assessment of fatigue in and care needs of Turkish women with breast cancer. Cancer Nurs. 2004;27(2):153–61.

89. Jacobsen PB, Hann DM, Azzarello LM, Horton J, Balducci L, Lyman GH. Fatigue in women receiving adjuvant chemotherapy for breast cancer: characteristics, course, and correlates. J Pain Symptom Manage. 1999;18(4):233–42.

90. Donovan KA, Jacobsen PB, Andrykowski MA, Winters EM, Balducci L, Malik U, et al. Course of fatigue in women receiving chemotherapy and/or radiotherapy for early stage breast cancer. J Pain Symptom Manage. 2004;28(4):373–80.

91. Haghighat S, Akbari ME, Holakouei K, Rahimi A, Montazeri A. Factors predicting fatigue in breast cancer patients. Support Care Cancer. 2003;11(8):533–8.

92. Geinitz H, Zimmermann FB, Thamm R, Keller M, Busch R, Molls M. Fatigue in patients with adjuvant radiation therapy for breast cancer: long-term follow-up. J Cancer Res Clin Oncol. 2004;130(6):327–33.

93. Okuyama T, Akechi T, Kugaya A, Okamura H, Imoto S, Nakano T, et al. Factors correlated with fatigue in disease-free breast cancer patients: application of the Cancer fatigue scale. Support Care Cancer. 2000;8(3):215–22.

94. Servaes P, Verhagen S, Bleijenberg G. Determinants of chronic fatigue in disease-free breast cancer patients: a cross-sectional study. Ann Oncol. 2002;13(4):589–98.

95. Broeckel JA, Jacobsen PB, Horton J, Balducci L, Lyman GH. Characteristics and correlates of fatigue after adjuvant chemotherapy for breast cancer. J Clin Oncol. 1998;16(5):1689–96.

96. Cohen MFG. Comparing relaxation training and cognitive-behavioral group therapy for women with breast cancer. Res Soc Work Pract. 2007;17:313–23.

97. Espie CA, Fleming L, Cassidy J, Samuel L, Taylor LM, White CA, et al. Randomized controlled clinical effectiveness trial of cognitive behavior therapy compared with treatment as usual for persistent insomnia in patients with cancer. J Clin Oncol. 2008;26(28):4651–8.

98. Vardy J, Dhillon H. The fog hasn't lifted on "chemobrain" yet: ongoing uncertainty regarding the effects of chemotherapy and breast cancer on cognition. Breast Cancer Res Treat. 2010;123(1):35–7.

99. Hede K. Chemobrain is real but may need new name. J Natl Cancer Inst. 2008;100(3):162–3, 9.

100. Kohli SFS, Tra Y, Wesnes K, Morrow GR. The cognitive effects of modafinil in breast cancer survivors: a randomized clinical trial. J Clin Oncol. 2007;25:9004.

101. Ferguson RJ, Ahles TA, Saykin AJ, McDonald BC, Furstenberg CT, Cole BF, et al. Cognitive-behavioral management of chemotherapy-related cognitive change. Psychoncology. 2007;16(8):772–7.

102. Ferguson RJ, McDonald BC, Rocque MA, Furstenberg CT, Horrigan S, Ahles TA, et al. Development of CBT for chemotherapy-related cognitive change: results of a waitlist control trial. Psychoncology. 2012;21(2):176–86.

103. Lee RT, Hlubocky FJ, Hu JJ, Stafford RS, Daugherty CK. An international pilot study of oncology physicians' opinions and practices on Complementary and Alternative Medicine (CAM). Integr Cancer Ther. 2008;7(2):70–5.

104. Eliott JA, Kealey CP, Olver IN. (Using) complementary and alternative medicine: the perceptions of palliative patients with cancer. J Palliat Med. 2008;11(1):58–67.

# 51 癌性疼痛患者的情绪和焦虑

R. Garrett Key，William S. Breitbart

王贤冬 译 李黛 校

## 癌症患者疼痛和痛苦症状的患病率

疼痛是癌症患者的常见问题，大约70%的患者在病程中的某段时间会经历剧烈疼痛[4]。有研究表明，近75%的晚期癌症患者患有疼痛，50%的癌症晚期患者处于中度至重度疼痛状态[5-6]，25%的癌症患者死于剧烈疼痛[7]。除了疼痛，癌症患者平均还会另有三种困扰患者的躯体症状[8]。随着疾病的进展，令患者痛苦的躯体症状会增加。晚期疾病患者主诉的问题症状平均为11项[9]。对症状负担的全面评估可以更全面地了解患者的疼痛经历[10]。

最佳的癌症晚期疼痛管理是多模式的，包括药物治疗、心理治疗、认知行为治疗、麻醉治疗、神经刺激治疗和康复治疗。本章将重点介绍癌症相关疼痛患者中焦虑和抑郁发生的人口统计学和并发症情况以及这些症状的药物治疗。生物反馈、CBT、深度放松、冥想和补充治疗是完整疼痛治疗中必不可少的部分，已在本书的前几章中提及。

## 综合体验：疼痛的生物-心理-社会模型

对疼痛的感知可以被认为是躯体感觉信息、认知过程、情感和情绪状态以及文化或个人信仰的复杂整合。近年来以一系列致力于精神状态和疼痛之间的关系重要研究，使得疼痛的生物-心理-社会模型得以发展并被广泛接受[11-12]。生物-心理-社会模型基于疼痛的概念，即疼痛是应对生理和心理社会因素而产生的多方面体验[13]。也许对这种整合最有影响力的描述是疼痛的门控学说，它提供了一个精致的神经科学解释，解释了躯体输入信息的处理过程，并受到诸如经验、记忆、信念和心理状态等修正因素的影响，从而产生了感知的疼痛[14]。晚期癌症患者的有效疼痛管理需要多学科联合的方法，包括从神经病学、神经外科学、麻醉学、精神病学和康复医学在内的广泛的临床学科的专业知识[4, 15-16]。癌性疼痛治疗中，针对患者心理困扰的精神病学干预已经成为全面疼痛管理的一个组成部分[17-18]。疼痛治疗计划的制订必须针对躯体疼痛的生理来源，并且结合他们的生活背景关注患者整体的疼痛体验（图51.1）。

疼痛，特别是与恶性肿瘤进展相关的疼痛，不仅是一种躯体性和伤害性的体验，而且还涉及与情感、个性、认知、行为反应和社会关系相关的少量具体因素[19]。Cecily Saunders将与绝症相关的疼痛描述为"总体疼痛"，以反映其消耗和包围的性质[20]。透过"总体疼痛"的角度，可以看出药物止痛并不能完全消除癌性疼痛。研究发现，心理因素对疼痛强度的影响不大但却十分重要[11, 21]。针对精神性疼痛和疼痛的心理社会影响的治疗将减少患者的总体疼痛体验。减少疼痛的伤害性和生理方面的躯体疗法，反过来也将对患者的心理社会健康产生积极影响。理想情况是将心理和躯体治疗结合在一个多学科的疼痛管理计划中。

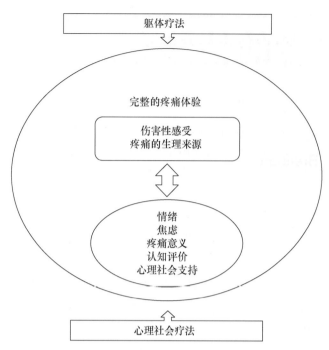

**图51.1**　疼痛中生理和心理社会变量相互作用的概念模型。躯体和心理社会治疗对完整的疼痛体验有互补的影响。完整疼痛体验的程度是由躯体变量和心理社会变量之间的相互作用决定的

## 抑郁和焦虑是疼痛综合征加重的主要因素

　　患有焦虑或情绪障碍的患者需要持续的关注和精神支持。对于先前没有任何精神病史的患者来说，在患病期间筛查新发疾病是很重要的。疼痛和精神障碍之间的关系研究得最多的方面就是抑郁和慢性疼痛之间的相伴发生。焦虑症在疼痛的情况下也经常发生，并且会影响患者适应疼痛和有效处理疼痛的能力[13, 22]。在 McWilliams 等所做的一项研究中，慢性疼痛并发惊恐障碍的发生率几乎是抑郁症的两倍（OR 4.27 *vs.* 2.82）[22]。在调整了年龄、种族、社会经济状况、性别和并发疾病情况后，他们发现患抑郁（OR 2.00）和焦虑症的风险显著增加，其中包括惊恐障碍（OR 2.66）和创伤后应激障碍（post-traumatic stress disorder，PTSD）（OR 2.45）。其他研究也发现，在癌症患者中与 PTSD 相似的症状出现的频率相对较高，估计为 3% ～ 35%[23]。不同类型的疼痛与焦虑有不同的关联（如腰痛与焦虑关系不甚密切，而面部疼痛综合征与 PTSD 相关）[22]。因此有人建议在疼痛患者中进行焦虑和抑郁筛查。

　　疼痛是癌症患者困扰的主要来源。焦虑、抑郁和对疼痛意义的理解会加剧癌性疼痛感觉和总体不适程度[11-12, 24]。据报道，对情绪障碍的测量可作为预测癌症晚期疼痛的指标。焦虑和抑郁程度较低的癌症患者发生疼痛的可能性也较小[25-26]。癌症患者在病程中面临许多压力，包括依赖、残疾和对痛苦死亡的恐惧。实际上几乎所有患者都有这些恐惧，但他们的心理困扰程度因医疗因素、社会支持、应对技巧和个性而异。

　　令人惊讶的是，患者对疼痛含义的理解和情绪障碍的发生比转移部位更能预测疼痛程度。例如，如果患有转移性乳腺癌的妇女认为疼痛是疾病进展的结果，并且感到抑郁，那么她们会主诉更强烈的疼痛[27]。当患者认为疼痛与癌症无关时，疼痛的功能性干扰较少，疼痛程度也不那么严重[24, 28-29]。主诉疼痛控制不佳或总体疼痛水平较高的患者也表达了更多关乎生存的担忧和对未来的恐惧[30]。对个人或社交能力有负面想法的患者也主诉更严重的疼痛强度和情绪困扰[25, 31]。在一项前瞻性研究中，适应不良的应对策略、较低的自我效能感和对治疗或疾病进展的苦恼，均是疼痛强度的预测指标[11]。不可预测的疼痛发作则与更大程度的心理困扰相关[32]。

　　当治疗无效时，持续性癌性疼痛可能被不合理地归因于心理因素。主诉"严重"疼痛的患者有时会被认为其疼痛有很大的心理因素，从而造成对疼痛治疗的不重视。Grossman 等[33]研究发现，虽然患者和看护人对患者疼痛强度的评分在低水平和中等水平上高度一致，但这种一致在高水平疼痛时就被打破了。在他们的研究中发现，当患者进行视觉模拟评分量表（0 ～ 10）测试，评分为 7 分或更高时，临床医生与患者对疼痛评分就会失去统一性。这突显了接受患者疼痛主诉信息和甄别报告人对患者疼痛印象的差异以达成相互理解的重要性。

　　心理变量与疼痛感觉之间存在反射性的关系，在人们将疼痛控制不良或治疗反应有限归因于心理原因之前，对疼痛的生理来源进行详尽的探索十分必要。当对患者经过仔细检查，疼痛的病因未能完全查明时，经常以心理变量来解释持续性疼痛或患者对疼痛治疗缺乏反应。疼痛可以压制一个人的自身适应能力，导致精神障碍的行为暗示。一旦疼痛缓解，这种精神障碍就会消失[34-35]。有疼痛的终末期患者的心理困扰最初应该被认为是无法控制的生

理性疼痛的结果。

# 晚期癌症中的精神障碍

精神障碍、疼痛和癌症之间的关系是复杂的。一些研究已经探讨了这个主题，但对患病率的估计仍然不甚明了。人们一致认为，疼痛和癌症患者与普通人群相比，表现出更高的抑郁和焦虑率。

在心理社会合作肿瘤学小组关于癌症患者精神障碍患病率的研究中[36]，被诊断有精神疾病的患者中39%主诉有明显的疼痛，而没有诊断精神疾病的患者中只有19%主诉有明显的疼痛。这些伴有疼痛的癌症患者的精神障碍主要包括情绪抑郁或焦虑的调节障碍（69%）和严重抑郁（15%）。其他研究人员也发现癌性疼痛患者中精神障碍发生率的增加[37-38]。Mitchell等对94项研究数据进行了meta分析，发现30%～40%的癌症患者在医院环境中会出现精神障碍[39]。年龄或性别对疾病患病率没有影响，但其数据不足以支持关于病程时间或癌症类型的结论。他们的研究结果摘要如下（表51.1）。在其他分析中发现抑郁症的发病率与癌症类型有关，特别是在口咽癌（22%～57%）、胰腺癌（33%～50%）、肺癌（11%～44%）和乳腺癌（1.5%～46%）中患病率特别高[40]（表51.1）。

# 癌症、疼痛和自杀

自杀风险一直是备受争论的主题，且其绝对风险存在很多不确定性。一项合理的共识认为癌症患者在确诊后第一年和在癌症晚期的自杀风险都会增加[41]。尽管自杀的癌症患者很少，但他们自杀的风险是增加的[42-43]。自杀风险和自杀念头与癌症患者无法控制的疼痛有关[44-45]。癌症患者中出现的自杀案例大多数都是在剧烈疼痛的背景下发生的，可能这种疼痛没有得到充分的控制或难以忍受[46]。癌症晚期的患者自杀风险最高，也最有可能出现疼痛、抑郁、谵妄和缺陷症状等并发。Filiberti和他的同事回顾了意大利参与姑息家庭护理计划的患者中发生的五起自杀事件，发现了导致身体症状失控的共同因素包括疼痛、既往精神病、既往自杀未遂、孤立和较差的社会支持[41]。纪念斯隆-凯特琳癌症中心（Memorial Sloan Kettering Cancer Center, MSKCC）的精神科会诊回顾发现，被评估有自杀倾向的癌症患者中，1/3患有重度抑郁症，约20%被诊断为精神错乱，超过50%符合适应障碍的标准[44]。癌症被认为是一种极其痛苦的疾病，可能会促使人们考虑自杀。在一项研究中，69%的受访者认为与癌症相关的疼痛可能会导致人们考虑自杀[42]。

自杀的想法在疼痛和癌症患者中并不罕见，特别是在疾病晚期，这可能代表了患者尽量保持控制感，以及抵御不可避免却无法控制的恐惧。数据表明，认真考虑自杀的念头在癌症中相对较少发生，而且仅限于那些严重抑郁的人[10, 44, 47-48]。癌症患者对于加速死亡的渴望是复杂的。临床抑郁和绝望无助感的严重程度与自杀念头和加速死亡的愿望预测有关。社会支持和良好的身体功能状况很重要，但贡献较小[49]。在癌性疼痛的研究人群中，自杀念头与疼痛强度没有直接关系，但与抑郁程度和情绪障碍密切相关。疼痛使患者更容易自杀，但相关的心理困扰、绝望、谵妄和抑郁是总体自杀风险增加的主要因素[46]。

# 焦虑和抑郁的筛查

在常规临床检查中，评估出现流泪、社交退缩、悲观、缺乏情感反应、对活动失去兴趣、报告慢性情绪低落或渴望加速死亡，都提示患有抑郁症。食欲不振、疲劳、注意力下降和睡眠障碍是疾病患者情绪变化的不甚可靠的指标，特别是在癌症患者中，疾病和治疗都可能导致这种系列症状的出现[50]。

为了评估疼痛和癌症患者的痛苦、焦虑和抑郁，各种各样的筛查工具已经被开发出来。一种

**表 51.1** 姑息治疗和肿瘤/血液疾病患者中抑郁和焦虑的患病率

| 精神病学诊断 | 姑息治疗患者中的患病率（95% CI） | 肿瘤/血液疾病患者中的患病率（95% CI） |
|---|---|---|
| 抑郁症（DSM或ICD重度抑郁症） | 16.5%（13.1～20.3） | 16.3%（13.4～19.5） |
| 适应障碍 | 15.4%（10.1～21.6） | 19.4%（14.5～24.8） |
| 焦虑症 | 9.8%（6.8～13.2） | 10.3%（5.1～17.0） |

Adapted from Mitchell et al. [39] with automatic permission from Elsevier through STM signatory guidelines

实用的方法是使用一个简洁的自我报告检测，它可以推进更复杂和具体的评估或移交。两种常用的自我报告检测是九项患者健康问卷（nine-item Patient Health Questionnaire，PHQ-9）和七项广泛性焦虑量表（seven-item Generalized Anxiety Disorder ScaleGAD-7），两种检测方法均旨在简化使用，经过充分验证，有明确的临床界限，且被广泛接受[51-52]。筛查呈阳性应该进行更详细的评估，对症状尝试进行初步治疗，或者转介给精神健康专家。

## 常见精神症状的生理原因分析

医学健康受损的患者可能会因生理异常而出现精神症状，对于这些异常必须进行调查并予以纠正，才能安全地将症状归因于主要的精神因素。

谵妄是一种常见的疾病，患者或家属可能会报告心理困扰、恐惧、绝望、抑郁、人格迅速变化等精神症状，这些症状可能被误解为精神疾病。谵妄的标志是觉醒状态的改变，这种状态会随着时间的推移而波动，通常被描述为警觉水平的起伏。疼痛、抑郁和谵妄的发生率随着虚弱程度的增加和疾病的晚期进展而增加[53]。在医院接受精神咨询的癌症患者中，谵妄的比例估计为25%～40%，在晚期高达85%[54]。怀疑谵妄时应立即启动医疗检查，包括精神状态检查、药物复查和对感染、代谢异常、新的器官功能障碍或脑部疾病进展的评估。

导致精神症状的其他重要医学原因包括：

- 阿片类药物通过抑制促性腺激素释放激素（Gonadotrophin-Releasing Hormone，GnRH），诱导性腺功能减退，可引起男性的抑郁和焦虑，这种抑郁和焦虑症状可能通过激素替代治疗逆转[55-56]。
- 心肺疾病，包括气胸、声带功能障碍、肺栓塞、肺炎或任何原因的高碳酸血症均可诱发焦虑[57]。
- 甲状腺功能障碍可产生焦虑和抑郁症状，应结合最初促甲状腺激素（thyroid-stimulating hormone，TSH）检测并重复检测TSH和甲状腺素（T4）来评估异常结果[58]。
- 癌症患者可能患有硫胺素缺乏症，特别是在恶病质／厌食症的情况下，症状表现为除了经典的、可逆的韦尼克脑病之外，还会产生微妙的认知问题、情绪低落和精力减退的感觉。如果怀疑硫胺素缺乏，建议立即补充200～500 mg静脉注射，每天3次[59-60]。
- 维生素D缺乏与抑郁相关，有证据表明补充维生素D可以改善抑郁症状[61-63]。检测25-OH维生素D是合适的筛查方法。
- 维生素$B_{12}$缺乏与抑郁症有关，替代治疗是被推荐的[64]。
- 炎症和促炎细胞因子与抑郁症有因果关系，尽管治疗策略尚不明确[65-66]。非甾体抗炎药治疗的理论基础已经提出了，但目前缺乏临床数据[67]。
- 多发性内分泌肿瘤综合征（ⅡA型或ⅡB型）中分泌肾上腺素／去甲肾上腺素的嗜铬细胞瘤可引起惊恐症状。

## 癌性疼痛背景下焦虑和抑郁的药物治疗

有许多精神药物被证明可作为辅助镇痛药使用且可以通过用一种药物解决多种问题，以此来提供经济效能。它们是治疗癌性疼痛的宝贵工具，因其能够缓解情绪化、焦虑、疼痛和其他常见症状，如疲劳、恶心、食欲不振、注意力不集中和睡眠不佳。这些药物不仅能有效地控制通常使癌症患者晚期病程复杂化的焦虑、抑郁、失眠或精神错乱的症状，而且还能增强阿片类药物的镇痛效果，且自身具有镇痛特性[68]。

目前的文献支持使用抗抑郁药作为辅助镇痛药来治疗各种各样的慢性疼痛综合征，包括癌性疼痛[69-77]。最常用的辅助镇痛药是抗抑郁药和抗惊厥药，但有许多其他药物也是有用的，并在后续讨论[78]。至于镇痛或使用抗抑郁药物的起效时间进程，似乎有一个双相过程，即立即或早期镇痛效果在几小时或几天内发生，随后的镇痛效果在4～6周内达到峰值[79-81]。

### 三环类抗抑郁药

三环类抗抑郁药（tricyclic antidepressants，TCA）作为辅助镇痛药的疗效最为确切。阿米替林是这类药物中研究、验证最多的成员[79-83]。丙米嗪[84-86]、地昔帕明[87-88]、去甲替林[89]、氯米帕明[90-91]和多塞平[92]是这一类别的其他成员，已被发现具有有效镇痛特性。一般来说，TCA 在癌性疼痛中作为辅助镇痛药最有用，可以增强阿片类镇痛药的效果，但很少被用作主要镇痛药[74, 93-94]。在一项涉及一组慢性癌性疼痛患者的研究中发现了与情绪效应无关的镇痛效果[93]。Ventafridda 等发表了一篇关于曲唑酮和阿米替林治疗慢性神经病理性 / 传入神经缺失的癌性疼痛患者多中心临床实验，发现使用抗抑郁药可以改善疼痛控制，后续研究通过一项随机双盲研究发现阿米替林和曲唑酮具有相似的镇痛效果[74]。有证据表明，可能有一部分患者对三环类药物有不同的反应，因此，如果阿米替林不能缓解疼痛，则应该尝试另一种三环类药物[94]。

TCA 通过多种机制可作为癌性疼痛治疗的有效佐剂，这些机制包括直接镇痛作用[95]、抗抑郁活性[69]和增强阿片类镇痛作用[96-98]。有证据表明阿米替林的治疗镇痛效果和抗抑郁作用均与血药浓度相关，镇痛治疗失败的原因是血药浓度偏低[79-80, 99]。如果疼痛依然持续，建议使用高达 150 mg 或更高剂量的阿米替林[82, 100]。

TCA 有明显的副作用，这点应该加以考虑。抗胆碱能副作用，如便秘、口干、视物模糊、尿潴留、共济失调、认知减退和震颤并不少见，且通常呈剂量依赖性。较高剂量时可出现抗胆碱能性谵妄。老年或有合并疾病的患者更容易受到这些副作用的影响；因此，建议进行缓慢而谨慎地滴定。

## 5- 羟色胺和去甲肾上腺素再摄取抑制剂

新型抗抑郁药文拉法辛和度洛西汀属于 5- 羟色胺和去甲肾上腺素再摄取抑制剂（serotonin and norepinephrine reuptake inhibitors，SNRI）类，已被发现具有良好的镇痛特性，这归因于它们在阻断 5-羟色胺和去甲肾上腺素的再摄取方面的作用与 TCA 相似。SNRI 的副作用明显比 TCA 更容易耐受，使它们更广泛运用在弱势群体当中。有证据表明文拉法辛对化疗引起的神经病变、乳房切除术后疼痛综合征（postmastectomy pain syndrome，PMPS）有好处，并且发现围手术期应用文拉法辛可以减少 PMPS 的发生[101-103]。度洛西汀是治疗抑郁症的有效药物，对化疗引起的神经病理性疼痛也有效[104-105]。

## 选择性 5- 羟色胺再摄取抑制剂

选择性 5- 羟色胺再摄取抑制剂（selective serotonin reuptake inhibitor，SSRI）作为癌性疼痛患者的辅助镇痛药可能是有效的，但其作为镇痛药疗效的临床试验一直不明确，并且没有清楚地证明其有在 TCA 和 SNRI 中观察到的镇痛特性[106-113]。有几个案例报告表明，氟西汀可能是一种有用的辅助镇痛药，可用于治疗头痛[114]、纤维炎[115]和糖尿病神经病变[116]。一项关于氟西汀治疗妇女纤维肌痛的研究显示，氟西汀对改善疾病影响及情绪有好处，但是对疼痛的改善很小，在统计学上没有显著意义[117]。帕罗西汀和西酞普兰对神经病理性疼痛具有镇痛疗效，但尚未在癌症患者中进行测试[118-119]。值得注意的是，单独上市的西酞普兰的 S- 异构体艾司西酞普兰在同类中具有最高的受体选择性，没有活性代谢物，并且不会显著影响 CYP450 同工酶系统[120]。

## 米氮平、安非他酮和曲唑酮

值得一提的是这三种抗抑郁药物在癌性疼痛和一般症状处理方面的有效性。三种药物均可有效治疗抑郁症状，虽有副作用，但可以很好地使用。

米氮平的研究较少，但在一项小型先导研究中显示对癌症患者有一定益处[121]，提高了一小部分健康受试者的痛阈[122]，并在小鼠身上展现了由阿片受体介导的抗伤害性[123]。在一项对 594 名抑郁症慢性疼痛患者的研究中，米氮平显著改善了疼痛、睡眠障碍、易怒和疲惫[124]。它有很强的止吐作用，与 5-HT₃ 受体拮抗作用有关，能促进食欲，对治疗失眠也有好处。这对以恶心、食欲不振和睡眠不佳为常见症状群的癌症患者有显著意义。

安非他酮对神经病理性疼痛有一些益处[125-126]。有证据表明，安非他酮可以改善癌性衰弱[127-128]，并且美国食品药品监督管理局（Food and Drug Administration，FDA）的适应证表明其在促进戒烟方面是有效的。与大多数抗抑郁药不同，安非他酮通常不会导致性功能障碍，并被发现可以改善正在接受辅助化疗组乳腺癌患者的性功能[129]。

曲唑酮在治疗焦虑和抑郁方面是有益的，已经发现在小鼠身上有一些抗伤害活性，由于受体结合谱相似，理论上应该具有 SNRI 和 TCA 的一些好处[130]。

目前缺乏人类或针对癌性疼痛人群的临床研究。曲唑酮明确对睡眠有益，可以作为镇静催眠药的替代品，从而降低诱发谵妄的风险，特别是在同时使用阿片类药物的情况下（表51.2）。

## 精神兴奋剂

精神兴奋剂可用于治疗抑郁情绪，加强镇痛作用，还可以治疗使用阿片类药物后的副作用。一般说来，包括苯丙胺类和非苯丙胺类。苯丙胺、右苯丙胺和哌甲酯可用作患有抑郁症的癌症患者的抗抑郁药[131-132]。Bruera等[133-135]研究表明，每天服用两次哌甲酯可显著降低癌性疼痛患者的镇静作用，增强麻醉性镇痛作用。据报道，右苯丙胺与吗啡联合用于术后疼痛可改善镇痛[136]。给予癌症患者相

对较低剂量的精神兴奋剂可以刺激食欲，而不是像健康患者那样降低食欲。它们还可以提高整体幸福感，减少衰弱，但可能会产生耐受性，需要调整剂量。药物滴定至上限可能出现副作用包括过度刺激感、焦虑感、妄想症和失眠。

非苯丙胺类兴奋剂包括莫达非尼和阿莫非尼，单独销售的莫达非尼 r- 异构体为促进觉醒的药物，经 FDA 批准用于治疗与嗜睡症、睡眠呼吸暂停等睡眠障碍相关的日间过度镇静。它们在姑息治疗中被用于类似的目的[137]。DeBattista 等[138]在患有严重抑郁症和对抗抑郁药物反应不完全的受试者身上进行了莫达非尼测试，发现加入莫达非尼可以改善疲劳和抑郁症状，同时可改善注意力、专注和认知功能。莫达非尼已被证明可以改善癌症患者和多发

**表 51.2**　用作辅助镇痛药的抗抑郁药

| 一 | 名称 | 毫克剂量 | 途径 |
|---|---|---|---|
| 三环类抗抑郁药 | — | — | — |
| — | 阿米替林 | 10 ～ 150，QHS | PO，IM，PR |
| — | 去甲肾上腺素 | 10 ～ 50，QHS | PO |
| — | 丙米嗪 | 12.5 ～ 150，QHS | PO，IM |
| — | 地昔帕明 | 12.5 ～ 150，QHS | PO |
| — | 氯米帕明 | 10 ～ 150，QHS | PO |
| — | 多塞平 | 12.5 ～ 150，QHS | PO，IM |
| 5- 羟色胺和去甲肾上腺素再摄取抑制剂 | — | — | — |
| — | 文拉法辛 | 每日 37.5 ～ 225 或 Q8 ～ 12 h，视形式而定（缓释型与速释型） | PO |
| — | 度洛西汀 | 20 ～ 60，每日 1 ～ 2 次 | PO |
| 选择性 5- 羟色胺再摄取抑制剂 | — | — | — |
| — | 氟西汀 | 每日 20 ～ 60 | PO |
| — | 帕罗西汀 | 每日 20 ～ 60 | PO |
| — | 西酞普兰 | 每日 10 ～ 40 | PO |
| — | 艾司西酞普兰 | 每日 10 ～ 20 | PO |
| — | 舍曲林 | 每日 50 ～ 100 | PO |
| H₁、α₂ 和 5- 羟色胺拮抗剂 | — | — | — |
| — | 米氮平 | 7.5 ～ 60，QHS | PO |
| 5- 羟色胺拮抗剂和再摄取抑制剂、H₁ 和 α₁ 拮抗剂 | — | — | — |
| — | 曲唑酮 | 25 ～ 100，QHS | PO |
| 去甲肾上腺素和多巴胺再摄取抑制剂 | — | — | — |
| — | 安非他酮 | 75 ～ 450，每日 1 ～ 2 次，视形式而定（缓释型与速释型） | PO |
| — | PO，口服；IM，肌内注射；PR，肠外给药；QHS，每天睡前；Q8 ～ 12 h，每 8 ～ 12 h | | |

性硬化症患者的疲劳感[139-140]。在姑息治疗，莫达非尼有效地减少衰弱和抵消阿片类药物相关的镇静。莫达非尼不是拟交感神经剂，其作用机制与苯丙胺不同。有一些证据表明，这些较新的精神兴奋剂总体上滥用潜力较低，然而，建议有药物滥用史的患者需谨慎使用[141-142]（表51.3）。

## 精神安定药

精神安定药用于治疗一般人群的精神症状，但在治疗癌症患者的疼痛和其他症状（即恶心、呕吐、失眠和焦虑）方面亦很有用。

吩噻嗪类精神安定药对治疗恶心和呕吐特别有帮助，也能缓解焦虑。左美丙嗪在美国不可用，它是一种与吗啡具有同等的镇痛作用的吩噻嗪类药物，对肠蠕动影响不大，通过阻滞 α 肾上腺素受体产生镇痛作用[143]。左美丙嗪还能阻滞多巴胺受体，具有止吐和抗焦虑作用，可用于晚期癌症患者的治疗[144]。缓慢静脉输注左美丙嗪可减少镇静和低血压的发生。氯丙嗪和丙氯拉嗪可作为癌症患者的止吐药，但镇痛效果有限[145]。氟奋乃静联合 TCA 可用于神经病理性疼痛[90]。

氟哌啶醇是一种丁苯酮，是治疗癌症患者谵妄或精神病的首选药物，但作为镇痛药或联合镇痛药的有效性证据并不一致[145-146]。匹莫齐特也是丁苯酮组的一员，可有效治疗三叉神经痛，但在癌性疼痛治疗方面尚未得到专业认可[147]。

较新的非典型抗精神病药包括奥氮平、利培酮、喹硫平、阿立哌唑和齐拉西酮，主要用于姑息治疗中出现的谵妄。Boettger 和 Breitbart[148]认为奥氮平和利培酮是非典型的抗精神病药，在控制谵妄的症状方面最有效。较小规模的研究和病例系列报告表明喹硫平[149]、齐拉西酮[150]和阿立哌唑[151-152]具有潜在的益处。奥氮平已经成功用于治疗焦虑症和轻度认知障碍背景下的顽固性疼痛[153]（表51.4）。

## 苯二氮䓬类

苯二氮䓬类药物缓解疼痛的机制尚不清楚，可能与减少焦虑时发生的总体疼痛体验有关（表51.5）。羟基嗪是一种温和的抗焦虑药物，具有镇静和止痛作用，可有效用于焦虑的癌性疼痛患者[154-155]。虽然苯二氮䓬类药物是有效的抗焦虑药物，可以帮助减轻与痛苦操作或其他剧烈疼痛事件相关的焦虑，但目前尚未发现其有直接的镇痛作用。阿普唑仑为一系列患有幻肢痛或传入神经阻滞痛的癌症患者提供了一些益处[156]。氯硝西泮可用于治疗神经病理性疼痛和痛觉过敏[157-158]。苯二氮䓬类药物与阿片类药物联合使用时具有协同镇静作用，因此需要谨慎和明

**表51.3**　用于癌性疼痛的精神兴奋剂

| — | 名称 | 毫克剂量 | 途径 |
|---|---|---|---|
| 苯丙胺类 | — | — | — |
| — | 哌甲酯 | 2.5 ～ 20，BID（上午和下午早些时候） | PO |
| — | 右苯丙胺 | 2.5 ～ 20，BID（上午和下午早些时候） | PO |
| 非苯丙胺类精神兴奋剂 | — | — | — |
| — | 莫达非尼 | 每日 50 ～ 200 | PO |
| — | 阿莫非尼 | 每日 150 ～ 250 | PO |
| — | PO，口服；BID，每天 2 次 | | |

**表51.4**　用于癌性疼痛的精神安定药

| — | 名称 | 毫克剂量 | 途径 |
|---|---|---|---|
| 吩噻嗪类 | — | — | — |
| — | 氟奋乃静 | 1 ～ 3，Q6 ～ 8 h | PO，IM |
| — | 左美丙嗪 | 10 ～ 20，Q8 ～ 12 h | PO，IM，IV，SC |
| 丁苯酮类 | — | — | — |
| — | 氟哌啶醇 | 1 ～ 3，QHS 至 Q8 h | PO，IM，IV，SC |
| — | 匹莫齐特 | 2 ～ 6，BID | PO |
| 第二代抗精神病药物 | — | — | — |
| — | 奥氮平 | 2.5 ～ 20，QHS | PO |
| — | 利培酮 | 5 ～ 6，QHS | PO |
| — | 喹硫平 | 25 ～ 300，QHS | PO |
| — | 阿立哌唑 | 每日 10 ～ 20 | PO |
| — | PO，口服；IM，肌内注射；IV，静脉注射；SC，皮下注射；QHS，每天睡前；Q8 h，每 8 h；Q6 ～ 8 h，每 6 ～ 8 h；Q8 ～ 12 h，每 8 ～ 12 h；BID，每天 2 次 | | |

表51.5　用于癌性疼痛的苯二氮䓬类药物

| 名称 | 毫克剂量 | 途径 |
| --- | --- | --- |
| 劳拉西泮 | 0.25～1，每日1次至Q8 h | PO，IV |
| 阿普唑仑 | 0.25～2，每日1次至Q8 h | PO |
| 氯硝西泮 | 0.25～2，每日1次至Q12 h | PO |
| 地西泮 | 2.5～10，每日1次至Q12 h | PO，IV |
| PO，口服；IV，静脉注射；Q8 h，每8 h；Q12 h，每12 h | | |

智地使用这两种药物，特别是对于虚弱和老年患者。把疼痛作为主要症状至关重要，因为尽管进行了积极的抗焦虑治疗，无法控制的疼痛也将继续产生焦虑。在寻求更积极的抗焦虑治疗之前，应最大限度地减少伤害性疼痛的输入。

# 参考文献

1. Gordon DB, Dahl JL, Miaskowski C, McCarberg B, Todd KH, Paice JA, et al. American pain society recommendations for improving the quality of acute and cancer pain management: American pain society quality of care task force. Arch Intern Med. 2005;165(14):1574–80.
2. Miaskowski C, Cleary J, Burney R, Coyne P, Finley R, Foster R, et al. Guideline for the management of cancer pain in adults and children. Glenview: American Pain Society; 2005.
3. Institute of Medicine. Committee on Advancing Pain Research C, Education. Relieving pain in America: a blueprint for transforming prevention, care, education, and research. Washington, DC: National Academies Press; 2011.
4. Foley KM. The treatment of cancer pain. N Engl J Med. 1985, 313:845.
5. Weiss SC, Emanuel LL, Fairclough DL, Emanuel EJ. Understanding the experience of pain in terminally ill patients. Lancet. 2001;357:1311–5.
6. Fitzgibbon DR. Cancer pain: management. In: Loeser JD, editor. Bonica's management of pain. 3rd ed. Philadelphia: Lippincott Williams & Wilkins; 2001. p. 659–703.
7. Twycross RG, Lack SA. Symptom control in far advanced cancer: pain relief. London: Pitman Brooks; 1983.
8. Grond S, Zech D, Diefenbach C, Bischoff A. Prevalence and pattern of symptoms in patients with cancer pain: a prospective evaluation of 1635 cancer patients referred to a pain clinic. J Pain Symptom Manag. 1994;9:372–82.
9. Walsh D, Donnelly S, Rybicki L. The symptoms of advanced cancer: relationship to age, gender, and performance status in 1000 patients. Support Care Cancer. 2000;8(3):175–9.
10. Achte KA, Vanhkouen ML. Cancer and the psych. Omega. 1971;2:46–56.
11. Syrjala KL, Chapko ME. Evidence for a biopsychosocial model of cancer treatment-related pain. Pain. 1995;61:69–79.
12. Gatchel RJ, Peng YB, Peters ML, Fuchs PN, Turk DC. The biopsychosocial approach to chronic pain: scientific advances and future directions. Psychol Bull. 2007;133(4):581.
13. Turk DC, Okifuji A. Psychological factors in chronic pain: evolution and revolution. J Consult Clin Psychol. 2002;70(3):678.
14. Melzack R, Wall PD. Pain mechanisms: a new theory. Science. 1965;150(3699):971–9.
15. Foley KM. Pain syndromes in patients with cancer. In: Bonica JJ, VV RBF, Jones LE, Loeser JD, editors. Advances in pain research and therapy, vol. 2. New York: Raven Press; 1975. p. 59–75.
16. Breitbart W, Holland J. Psychiatric aspects of cancer pain. In: Foley KM, editor. Advances in pain research and therapy, vol. 16. New York: Raven Press; 1990. p. 73–87.
17. Breitbart W. Psychiatric management of cancer pain. Cancer. 1989;63:2336–42.
18. Massie MJ, Holland JC. The cancer patient with pain: psychiatric complications and their mangement. Med Clin N Am. 1987;71:243–58.
19. Stiefel F. Psychosocial aspects of cancer pain. Support Care Cancer. 1993;1:130–4.
20. Saunders CM. The management of terminal illness. London: Hospital Medicine Publications; 1967.
21. Sheinfeld Gorin S, Krebs P, Badr H, Janke EA, Jim HS, Spring B, et al. Meta-analysis of psychosocial interventions to reduce pain in patients with cancer. J Clin Oncol. 2012;30(5):539–47.
22. McWilliams LA, Cox BJ, Enns MW. Mood and anxiety disorders associated with chronic pain: an examination in a nationally representative sample. Pain. 2003;106(1):127–33.
23. Akechi T, Okuyama T, Sugawara Y, Nakano T, Shima Y, Uchitomi Y. Major depression, adjustment disorders, and post-traumatic stress disorder in terminally ill cancer patients: associated and predictive factors. J Clin Oncol. 2004;22(10):1957–65.
24. Daut RL, Cleeland CS. The prevalence and severity of pain in cancer. Cancer. 1982;50:1913–8.
25. McKegney FP, Bailey CR, Yates JW. Prediction and management of pain in patients with advanced cancer. Gen Hosp Psychiatry. 1981;3:95–101.
26. Bond MR, Pearson IB. Psychological aspects of pain in women with advanced cancer of the cervix. J Psychosom Res. 1969;13:13–9.
27. Spiegel D, Bloom JR. Pain in metastatic breast cancer. Cancer. 1983;52:341–5.
28. Smith WB, Gracely RH, Safer MA. The meaning of pain: cancer patients' rating and recall of pain intensity and affect. Pain. 1998;78(2):123–9.
29. Padilla G, Ferrell B, Grant M, Rhiner M. Defining the content domain of quality of life for cancer patients with pain. Cancer Nurs. 1990;13:108–15.
30. Strang P. Existential consequences of unrelieved cancer pain. Palliat Med. 1997;11(4):299–305.
31. Payne D. Cognition in cancer pain. Unpublished dissertation 1995.
32. Portenoy RK, Payne D, Jacobsen P. Breakthrough pain: characteristics and impact in patients with cancer pain. Pain. 1999;81(1–2):129–34.
33. Grossman SA, Sheidler VR, Sweden K, Mucenski J, Piantadosi S. Correlations of patient and caregiver ratings of cancer pain. J Pain Symptom Manag. 1991;6(2):53–7.
34. Marks RM, Sachar EJ. Undertreatment of medical inpatients with narcotic analgesics. Ann Intern Med. 1973;78:173–81.
35. Cleeland CS, Tearnan BH. Behavioral control of cancer pain. In: Holzman AD, Turk DC, editors. Pain Mangement. New York: Pergamon Press; 1986. p. 93–212.
36. Derogatis LR, Morrow GR, Fetting J, Penman D, Piasetsky S, Schmale AM, Henrichs M, Carnicke CL Jr. The prevalence of psychiatric disorders among cancer patients. J Am Med Assoc. 1983;249:751–7.
37. Ahles TA, Blanchard EB, Ruckdeschel JC. The multi-dimensional nature of cancer related pain. Pain. 1983;17:277–88.
38. Woodforde JM, Fielding JR. Pain and cancer. J Psychosom Res. 1970;14:365–70.
39. Mitchell AJ, Chan M, Bhatti H, Halton M, Grassi L, Johansen

C, et al. Prevalence of depression, anxiety, and adjustment disorder in oncological, haematological, and palliative-care settings: a meta-analysis of 94 interview-based studies. Lancet Oncol. 2011;12(2):160–74.

40. Massie MJ. Prevalence of depression in patients with cancer. J Natl Cancer Inst Monogr. 2004;2004(32):57–71.

41. Filiberti A, Ripamonti C, Totis A, Ventafridda V, De Conno F, Contiero P, et al. Characteristics of terminal cancer patients who committed suicide during a home palliative care program. J Pain Symptom Manag. 2001;22(1):544–53.

42. Levin DN, Cleeland CS, Dan R. Public attitudes toward cancer pain. Cancer. 1985;56:2337–9.

43. Farberow NL, Schneidman ES, Leonard CV. Suicide among general medical and surgical hospital patients with malignant neoplasms. Washington, DC: US Veterans Administration; 1963. Contract No: Medical Bulletin 9.

44. Breitbart W. Suicide in cancer patients. Oncology. 1987;1:49–53.

45. Breitbart W. Cancer pain and suicide. In: Foley KM, editor. Advances in pain research and therapy, vol. 16. New York: Raven Press; 1990. p. 399–412.

46. Bolund C. Suicide and cancer: II. Medical and care factors in suicide by cancer patients in Sweden, 1973–1976. J Psychosoc Oncol. 1985;3:17–30.

47. Silberfarb PM, Manrer LH, Cronthamel CS. Psychological aspects of neoplastic disease, I: functional status of breast cancer patients during different treatment regimens. Am J Psychiatr. 1980;137:450–5.

48. Brown JH, Henteleff P, Barakat S, Rowe JR. Is it normal for terminally ill patients to desire death. Am J Psychiatr. 1986;143:208–11.

49. Breitbart W, Rosenfeld B, Pessin H, Kaim M, Funesti-Esch J, Galietta M, Nelson CJ, Brescia R. Depression, hopelessness, and desire for hastened death in terminally ill patients with cancer. J Am Med Assoc. 2000;284(22):2907–11.

50. Endicott J. Measurement of depression in patients with cancer. Cancer. 1984;53(10 Suppl):2243–9.

51. Spitzer RL, Kroenke K, Williams JB. Validation and utility of a self-report version of PRIME-MD: the PHQ primary care study. Primary care evaluation of mental disorders. Patient health questionnaire. JAMA. 1999;282(18):1737–44.

52. Spitzer RL, Kroenke K, Williams JB, Lowe B. A brief measure for assessing generalized anxiety disorder: the GAD-7. Arch Intern Med. 2006;166(10):1092–7.

53. Bukberg J, Penman D, Holland J. Depression in hospitalized cancer patients. Psychosom Med. 1984;43:199–212.

54. Massie JM, Holland JC, Glass E. Delirium in terminally ill cancer patients. Am J Psychiatr. 1983;140:1048–50.

55. Katz N, Mazer NA. The impact of opioids on the endocrine system. Clin J Pain. 2009;25(2):170–5.

56. Daniell HW, Lentz R, Mazer NA. Open-label pilot study of testosterone patch therapy in men with opioid-induced androgen deficiency. J Pain. 2006;7(3):200–10.

57. Smoller JW, Pollack MH, Otto MW, Rosenbaum JF, Kradin RL. Panic anxiety, dyspnea, and respiratory disease. Theoretical and clinical considerations. Am J Respir Crit Care Med. 1996;154(1):6–17.

58. Dickerman AL, Barnhill JW. Abnormal thyroid function tests in psychiatric patients: a red herring? Am J Psychiatry. 2012;169(2):127–33.

59. Isenberg-Grzeda E, Kutner HE, Nicolson SE. Wernicke-Korsakoff-syndrome: under-recognized and under-treated. Psychosomatics. 2012;53(6):507–16.

60. Benton D, Griffiths R, Haller J. Thiamine supplementation mood and cognitive functioning. Psychopharmacology. 1997;129(1):66–71.

61. Gloth FM 3rd, Alam W, Hollis B. Vitamin D vs broad spectrum phototherapy in the treatment of seasonal affective disorder. J Nutr Health Aging. 1999;3(1):5–7.

62. Holick MF. Vitamin D deficiency. N Engl J Med. 2007;357(3):266–81.

63. Jorde R, Sneve M, Figenschau Y, Svartberg J, Waterloo K. Effects of vitamin D supplementation on symptoms of depression in overweight and obese subjects: randomized double blind trial. J Intern Med. 2008;264(6):599–609.

64. Tiemeier H, van Tuijl HR, Hofman A, Meijer J, Kiliaan AJ, Breteler MM. Vitamin B12, folate, and homocysteine in depression: the Rotterdam study. Am J Psychiatry. 2002;159(12):2099–101.

65. Miller AH, Maletic V, Raison CL. Inflammation and its discontents: the role of cytokines in the pathophysiology of major depression. Biol Psychiatry. 2009;65(9):732–41.

66. Dantzer R, O'Connor JC, Freund GG, Johnson RW, Kelley KW. From inflammation to sickness and depression: when the immune system subjugates the brain. Nat Rev Neurosci. 2008;9(1):46–56.

67. Asnis GM, De La Garza R 2nd, Kohn S, Reinus J, Henderson M, Shah J. IFN-induced depression: a role for NSAIDs. Psychopharmacol Bull. 2002;37(3):29–50.

68. Breitbart W. Psychotropic adjuvant analgesics for cancer pain. Psycho-Oncology. 1992;1:133–45.

69. France RD. The future for antidepressants: treatment of pain. Psychopathology. 1987;20:99–113.

70. Getto CJ, Sorkness CA, Howell T. Antidepressants and chronic nonmalignant pain: a review. J Pain Symptom Control. 1987;2:9–18.

71. Walsh TD. Antidepressants and chronic pain. Clin Neuropharmacol. 1983;6:271–95.

72. Walsh TD, editor. Adjuvant analgesic therapy in cancer pain. Second international congress on cancer pain. New York: Raven Press; 1990.

73. Butler S. Present status of tricyclic antidepressants in chronic pain therapy. In: Benedetti C, Chapman CR, Moricca G, editors. Advances in pain research and therapy, vol. 7. New York: Raven Press; 1986. p. 173–96.

74. Ventafridda V, Bonezzi C, Caraceni A, DeConno F, Guarise G, Ramella G, Saita L, Silvani V, Tamburini M, Toscani F. Antidepressants for cancer pain and other painful syndromes with deafferentation component: comparison of amitriptyline and trazodone. Ital J Neurol Sci. 1987;8:579–87.

75. Magni G, Arsie D, DeLeo D. Antidepressants in the treatment of cancer pain. A survey in Italy. Pain. 1987;29:347–53.

76. Onghena P, Van Houdenhove B. Antidepressant-induced analgesia in chronic non-malignant pain: a meta-analysis of 39 placebo-controlled studies. Pain. 1992;49:205–19.

77. McQuay H, Tramer M, Nye B, Carroll D, Wiffen P, Moore R. A systematic review of antidepressants in neuropathic pain. Pain. 1996;68(2):217–27.

78. Farrar JT, Portenoy RK. Neuropathic cancer pain: the role of adjuvant analgesics. Oncology. 2001;15(11):1435–42, 45, 50–3.

79. Max MB, Culnane M, Schafer SC, Gracely RH, Walther DJ, Smoller B, Dubner R. Amitriptyline relieves diabetic-neuropathy pain in patients with normal and depressed mood. Neurology. 1987;37:589–96.

80. Max MB, Schafer SC, Culnane M, Smollen B, Dubner R, Gracel RH. Amitriptyline, but not lorazepam, relieves postherpetic neuralgia. Neurology. 1982;38:427–32.

81. Pilowsky I, Hallett EC, Bassett DL, Thomas PG, Penhall RK. A controlled study of amitriptyline in the treatment of chronic pain. Pain. 1982;14:169–79.

82. Sharav Y, Singer E, Schmidt E, Dione RA, Dubner R. The analgesic effect of amitriptyline on chronic facial pain. Pain. 1987;31:199–209.

83. Watson CP, Evans RJ, Reed K, Merskey H, Goldsmith L, Warsh J. Amitriptyline versus placebo in post herpetic neuralgia. Neurology. 1982;32:671–3.

84. Kvindesal B, Molin J, Froland A, Gram LF. Imipramine treatment of painful diabetic neuropathy. J Am Med Assoc. 1984;251:1727–30.

85. Young RJ, Clarke BF. Pain relief in diabetic neuropathy: the effectiveness of imipramine and related drugs. Diabet Med. 1985;2:363–6.

86. Sindrup SH, Ejlertsen B, Frøland A, Sindrup EH, Brøsen K, Gram LF. Imipramine treatment in diabetic neuropathy: relief of subjective symptoms without changes in peripheral and autonomic nerve function. Eur J Clin Pharmacol. 1989;37:151–3.

87. Max MB, Kishore-Kumar R, Schafer SC, Meister B, Gracely RH, Smoller B, Dubner R. Efficacy of desipramine in painful diabetic neuropathy: a placebo-controlled trial. Pain. 1991;45:3–10.

88. Gordon N, Heller P, Gear R, Levine J. Temporal factors in the enhancement of morphine analgesic by desipramine. Pain. 1993;53:273–6.

89. Gomez-Perez FJ, Rull JA, Dies H, Rodriquez-Rivera JG, Gonzalez-Barranco J, Lozano-Castañeda O. Nortriptyline and fluphenazine in the symptomatic treatment of diabetic neuropathy. A double-blind cross-over study. Pain. 1985;23:395–400.

90. Langohr HD, Stohr M, Petruch F. An open and double-blind crosover study on the efficacy of clomipramine (anafranil) in patients with painful mono- and polyneuropathies. Eur Neurol. 1982;21:309–15.

91. Tiegno M, Pagnoni B, Calmi A, Rigoli M, Braga PC, Panerai AE. Chlorimipramine compared to pentazocine as a unique treatment in post-operative pain. Int J Clin Pharmacol Res. 1987;7:141–3.

92. Hameroff SR, Cork RC, Scherer K, Crago BR, Neuman C, Womble JR, Davis TP. Doxepin effects on chronic pain, depression and plasma opioids. J Clin Psychiatry. 1982;2:22–6.

93. Walsh TD, editor. Controlled study of imipramine and morphine in chronic pain due to advanced cancer (Abstract). Los Angeles: ASCO; 1986.

94. Watson C, Chipan M, Reed K, Evans R, Birket N. Amitriptyline versus maprotiline in postherpetic neuralgia: a randomized double-blind crossover trial. Pain. 1992;48:29–36.

95. Spiegel K, Kalb R, Pasternak GW. Analgesic activity of tricyclic antidepressants. Ann Neurol. 1983;13:462–5.

96. Botney M, Fields HL. Amitriptyline potentiates morphine analgesia by direct action on the central nervous system. Ann Neurol. 1983;13:160–4.

97. Malseed RT, Goldstein FJ. Enhancement of morphine analgesics by tricyclic antidepressants. Neuropharmacology. 1979;18:827–9.

98. Ventafridda V, Bianchi M, Ripamonti C, Sacerdote P, De Conno F, Zecca E, Panerai AE. Studies on the effects of antidepressant drugs on the antinociceptive action of morphine and on plasma morphine in rat and man. Pain. 1990;43:155–62.

99. McQuay H, Carroll D, Glynn C. Dose-response for analgesic effect of amitriptyline in chronic pain. Anesthesia. 1993;48:281–5.

100. Watson CP, Evans RJ. A comparative trial of amitriptyline and zimelidine in post-herpetic neuralgia. Pain. 1985;23:387–94.

101. Tasmuth T, Hartel B, Kalso E. Venlafaxine in neuropathic pain following treatment of breast cancer. Eur J Pain. 2002;6:17–24.

102. Özdogan M, Samur M, Bozcuk HŠ, Aydin H, Çoban E, Savaš B. Venlafaxine for treatment of chemotherapy-induced neuropathic pain. Turk J Cancer. 2004;34(3):24–31.

103. Reuben SS, Makari-Judson G, Lurie SD. Evaluation of efficacy of the perioperative administration of venlafaxine XR in the prevention of postmastectomy pain syndrome. J Pain Symptom Manag. 2004;27(2):133–9.

104. Goldstein DJ, Lu Y, Detke MJ, Wiltse C, Mallinckrodt C, Demitrack MA. Duloxetine in the treatment of depression: a double-blind placebo-controlled comparison with paroxetine. J Clin Psychopharmacol. 2004;24(4):389–99.

105. Smith EML, Pang H, Cirrincione C, Fleishman S, Paskett ED, Ahles T, et al. Effect of duloxetine on pain, function, and quality of life among patients with chemotherapy-induced painful peripheral neuropathy: a randomized clinical trial. JAMA. 2013;309(13):1359–67.

106. Davidoff G, Guarracini M, Roth E, Sliwa J, Yarkony G. Trazodone hydrochloride in the treatment of dysesthetic pain in traumatic myelopathy: a randomized, double-blind, placebo-controlled study. Pain. 1987;29:151–61.

107. Costa D, Mogos I, Toma T. Efficacy and safety of mianserin in the treatment of depression of woman with cancer. Acta Psychiatr Scand. 1985;72:85–92.

108. Eberhard G, von Knorring L, Nilsson HL, Sundequist U, Björling G, Linder H, Svärd KO, Tysk L. A double-blind randomized study of clomipramine versus maprotiline in patients with idiopathic pain syndromes. Neuropsychobiology. 1988;19:25–32.

109. Feighner JP. A comparative trial of fluoxetine and amitriptyline in patients with major depressive disorder. J Clin Psychiatry. 1985;46:369–72.

110. Hynes MD, Lochner MA, Bemis KG, Hymson DL. Fluxoetine, a selective inhibitor of serotonin uptake, potentiates morphine analgesia without altering its descriminative stimulus properties or affinity for opioid receptors. Life Sci. 1985;36:2317–23.

111. Stockler MR, O'Connell R, Nowak AK, Goldstein D, Turner J, Wilcken NR, et al. Effect of sertraline on symptoms and survival in patients with advanced cancer, but without major depression: a placebo-controlled double-blind randomised trial. Lancet Oncol. 2007;8(7):603–12.

112. Fishbain D. Evidence-based data on pain relief with antidepressants. Ann Med. 2000;32(5):305–16.

113. Lussier D, Huskey AG, Portenoy RK. Adjuvant analgesics in cancer pain management. Oncologist. 2004;9(5):571–91.

114. Diamond S, Freitag FG. The use of fluoxetine in the treatment of headache. Clin J Pain. 1989;5:200–1.

115. Geller SA. Treatment of fibrositis with fluoxetine hydrochloride (Prozac). Am J Med. 1989;87:594–5.

116. Theesen KA, Marsh WR. Relief of diabetic neuropathy with fluoxetine. DICP, Ann Pharmacother. 1989;23:572–4.

117. Arnold LM, Hess EV, Hudson JI, Welge JA, Berno SE, Keck PE Jr. A randomized, placebo-controlled, double-blind, flexible-dose study of fluoxetine in the treatment of women with fibromyalgia. Am J Med. 2002;112(3):191–7.

118. Sindrup SH, Gram LF, Brosen K, Eshoj O, Mogenson EF. The selective serotonin reuptake inhibitor paroxetine is effective in the treatment of diabetic neuropathy symptoms. Pain. 1990;42:135–44.

119. Sindrup SH, Bjerre U, Dejgaard A, Brosen K, Aaes-Jorgensen T, Gram LF. The selective serotonin reuptake inhibitor citalopram relieves the symptoms of diabetic neuropathy. Clin Pharmacol Ther. 1992;52(5):547–52.

120. Sidney H, Kennedy HFA, Lam RW. Efficacy of escitalopram in the treatment of major depressive disorder compared with conventional selective serotonin reuptake inhibitors and venlafaxine XR: a meta-analysis. J Psychiatry Neurosci. 2006;31(2):122–31.

121. Theobald DE, Kirsh KL, Holtsclaw E, Donaghy K, Passik SD. An open-label, crossover trial of mirtazapine (15 and 30 mg) in cancer patients with pain and other distressing symptoms. J Pain Symptom Manag. 2002;23(5):442–7.

122. Arnold P, Vuadens P, Kuntzer T, Gobelet C, Deriaz O. Mirtazapine decreases the pain feeling in healthy participants. Clin J Pain. 2008;24(2):116–9.

123. Schreiber S, Rigai T, Katz Y, Pick CG. The antinociceptive effect of mirtazapine in mice is mediated through serotonergic, noradrenergic and opioid mechanisms. Brain Res Bull. 2002;58(6):601–5.

124. Freynhagen R, Muth-Selbach U, Lipfert P, Stevens MF, Zacharowski K, Tolle TR, et al. The effect of mirtazapine in patients with chronic pain and concomitant depression. Curr Med Res Opin. 2006;22(2):257–64.

125. Semenchuk MR, Sherman S, Davis B. Double-blind, randomized trial of bupropion SR for the treatment of neuropathic pain. Neurology. 2001;57(9):1583–8.

126. Semenchuk MR, Davis B. Efficacy of sustained-release bupropion in neuropathic pain: an open-label study. Clin J Pain. 2000;16(1):6–11.

127. Moss EL, Simpson JSA, Pelletier G, Forsyth P. An open-label study of the effects of bupropion SR on fatigue, depression and quality of life of mixed-site cancer patients and their partners. Psycho-Oncology. 2006;15(3):259–67.

128. McDowell I, Lindsay J, Sykes E, Verreault R, Laurin D, Hendrie HC, et al. Bupropion sustained release treatment reduces fatigue in cancer patients. Can J Psychiatr. 2004;49:139–44.

129. Mathias C, Mendes CC, de Sena EP, de Moraes ED, Bastos C, Braghiroli M, et al. An open-label, fixed-dose study of bupropion effect on sexual function scores in women treated for breast cancer. Ann Oncol. 2006;17(12):1792–6.

130. Davis MP. Does trazodone have a role in palliating symptoms? Support Care Cancer. 2007;15(2):221–4.

131. Fernandez F, Adams F, Holmes VF, Levy JK, Neidhart M. Methylphenidate for depressive disorders in cancer patients. Psychosomatics. 1987;28:455–61.

132. Kaufmann MW, Murray GB, Cassem NH. Use of psycho-stimulants in medically ill depressive patients. Psychosomatics. 1982;23:817–9.

133. Bruera E, Chadwick S, Brennels C, Hanson J, MacDonald RN. Methylphenidate associated with narcotics for the treatment of cancer pain. Cancer Treat Rep. 1987;71:67–70.

134. Bruera E, Brenneis C, Paterson AH, MacDonald RN. Use of methylphenidate as an adjuvant to narcotic analgesics in patients with advanced cancer. J Pain Symptom Manag. 1989;4:3–6.

135. Bruera E, Fainsinger R, MacEachern T, Hanson J. The use of methylphenidate in patients with incident cancer pain receiving regular opiates: a preliminary report. Pain. 1992;50:75–7.

136. Forrest WH Jr, Brown BW Jr, Brown CR, Defalque R, Gold M, Gordon HE, James KE, Katz J, Mahler DL, Schroff P, Teutsch G. Dextroamphetamine with morphine for the treatment of post-operative pain. N Engl J Med. 1977;296:712–5.

137. Morrow GR, Shelke AR, Roscoe JA, Hickok JT, Mustian K. Management of cancer-related fatigue. Cancer Investig. 2005;23(3):229–39.

138. DeBattista C, Lembke A, Solvason HB, Ghebremichael R, Poirier J. A prospective trial of modafinil as an adjunctive treatment of major depression. J Clin Psychopharmacol. 2004;24(1):87–90.

139. Kingshott RN, Vennelle M, Coleman EL, Engleman HM, Mackay TW, Douglas NJ. Randomized, double-blind, placebo-controlled crossover trial of modafinil in the treatment of residual excessive daytime sleepiness in the sleep apnea/hypopnea syndrome. Am J Respir Crit Care Med. 2001;163(4):918–23.

140. Rammohan KW, Rosenberg JH, Lynn DJ, Blumenfeld AM, Pollak CP, Nagaraja HN. Efficacy and safety of modafinil (Provigil) for the treatment of fatigue in multiple sclerosis: a two centre phase 2 study. J Neurol Neurosurg Psychiatry. 2002;72(2):179–83.

141. Myrick H, Malcolm R, Taylor B, LaRowe S. Modafinil: preclinical, clinical, and post-marketing surveillance-a review of abuse liability issues. Ann Clin Psychiatry. 2004;16(2):101–9.

142. Volkow ND, Fowler JS, Logan J, Alexoff D, Zhu W, Telang F, et al. Effects of modafinil on dopamine and dopamine transporters in the male human brain: clinical implications. JAMA. 2009;301(11):1148–54.

143. Beaver WT, Wallenstein SL, Houde RW, Rogers A. A comparison of the analgesic effect of methotrimeprazine and morphine in patients with cancer. Clin Pharmacol Ther. 1966;7:436–46.

144. Kennett A, Hardy J, Shah S, A'hern R. An open study of methotrimeprazine in the management of nausea and vomiting in patients with advanced cancer. Support Care Cancer. 2005;13(9):715–21.

145. Maltbie AA, Cavenar JO Jr, Sullivan JL, Hammett EB, Zung WW. Analgesia and haloperidol: a hypothesis. J Clin Psychiatry. 1979;40:323–6.

146. Patt RB, Proper G, Reddy S. The neuroleptics as adjuvant analgesics. J Pain Symptom Manag. 1994;9(7):446–53.

147. Lechin F, van der Dijs B, Lechin ME, Amat J, Lechin AE, Cabrera A, Gómez F, Acosta E, Arocha L, Villa S, et al. Pimozide therapy for trigeminal neuralgia. Arch Neurol. 1989;9:960–4.

148. Boettger S, Breitbart W. Atypical antipsychotics in the management of delirium: a review of the empirical literature. Palliat Support Care. 2005;3(3):227–37.

149. Sasaki Y, Matsuyama T, Inoue S, Sunami T, Inoue T, Denda K, et al. A prospective, open-label, flexible-dose study of quetiapine in the treatment of delirium. J Clin Psychiatry. 2003;64(11):1316–21.

150. Leso L, Schwartz TL. Ziprasidone treatment of delirium. Psychosomatics. 2002;43(1):61–2.

151. Boettger S, Breitbart W. An open trial of aripiprazole for the treatment of delirium in hospitalized cancer patients. Palliat Support Care. 2011;9(04):351–7.

152. Alao AO, Moskowitz L. Aripiprazole and delirium. Ann Clin Psychiatry. 2006;18(4):267–9.

153. Khojainova N, Santiago-Palma J, Kornick C, Breitbart W, Gonzales GR. Olanzapine in the management of cancer pain. J Pain Symptom Manag. 2002;23(4):346–50.

154. Rumore MM, Schlichting DA. Clinical efficacy of antihistamines as analgesics. Pain. 1986;25:7–22.

155. Hupert C, Yacoub M, Turgeon L. Effect of hydroxyzine on morphine analgesia for the treatment of postoperative pain. Anesth Analg. 1980;59(9):690–6.

156. Fernandez F, Adams F, Holmes VF. Analgesic effect of alprazolam in patients with chronic, organic pain of malignant origin. J Clin Psychopharmacol. 1987;3:167–9.

157. Caccia MR. Clonazepam in facial neuralgia and cluster headache: clinical and electrophysiological study. Eur Neurol. 1975;13:560–3.

158. Bartusch SL, Sanders JB, D'Alessio JG, Jernigan JR. Clonazepam for the treatment of lancinating phantom limb pain. Clin J Pain. 1996;12(1):59–62.

# 52 针灸与癌性疼痛

Yan Cui Magram, Gary E. Deng

沈怡佳 译 李黛 校

## 概述

　　针灸是全世界最古老的医疗形式之一。它起源于三千多年前的中国，其许多哲学思想根植于道教的准则。当进行针灸时，针灸师将针灸针插入身体特定的点，称为穴位。针灸师然后将针进行扭动、旋转、前进和后退，以刺激周围的组织。针也可以进行加热。电针是一种相对较新的传统针灸疗法，将针放在传统的穴位上，与产生电脉冲的小装置相连。电脉冲的频率和强度可以根据每一个具体的病例进行调整。大多数穴位的选择是根据解剖标志提前选定的，而另有一些是根据症状定位的，例如疼痛。

　　针灸的实施基于三个原则。首先，"气"，通常称为"重要能量"或"生命力"，穿过不同的经络或路径沿着身体连接各点，并连接不同的器官[1]。穴位的位置通常基于这些经络的位置。其次，针灸的原则是身体处于两个对立因素之间的动态平衡中："阴"指凉爽、致密物质的状态，"阳"指温暖、轻盈和非物质状态[2]。最终，针灸的经络及它们相关的器官可以描述成中医的五种基本元素之一，金、木、水、火、土，并与身体平衡息息相关[3]。

　　虽然针灸的哲学可能并不根源于人体解剖和生理，但最近的神经科学研究提示，针灸通过调控神经系统产生临床效果。自20世纪70年代美国普及针灸以来，针灸已作为一种补充医学得到了广泛使用，根据2002年NHIS的调查，已有超过200万美国人近期使用过[4]。人们已进行了越来越多的临床试验，用来评估针灸对治疗多种临床病症的有效性。最有力的证据是来自对慢性疼痛、急性疼痛、恶心和呕吐的研究。

## 针灸与非癌性疼痛的证据

　　急性疼痛（例如术后出现的疼痛）和慢性疼痛（例如长时间的背痛、关节痛、纤维肌痛和头痛症）都已成为患者寻求针灸治疗的适应证。多项研究和meta分析针对针灸治疗疼痛的效果进行了分析。对针灸效果的研究通常将针灸与假针刺或安慰针刺或无针刺进行比较。假针刺可以通过针刺表面而不穿透皮肤、在非穴位处扎针或在不针对疼痛情况或类型进行治疗的穴位处扎针。在最近从高质量试验中获得个别患者数据的meta分析中发现，与假针刺或无针刺对照相比，针灸与减轻慢性疼痛有关[5]。这篇meta分析中包括对骨骼肌肉疼痛、骨关节炎、慢性头痛和肩痛的研究。meta分析数据还表明，相对于针灸与无针刺对比组，针灸组与假针刺组之间的差异较小[5]，表明假针刺组具有安慰剂或可能具有生理效应。

## 针灸与癌性疼痛的证据

　　尽管尚无确凿证据表明针灸的有效性，但针灸已被频繁用于治疗癌性疼痛。针灸是否能缓解与癌症有关的疼痛一直是许多研究的主题。但是，专门针对癌性疼痛和针灸的大规模随机对照试验的综合数据很少。

　　一项最近更新的Cochrane综述旨在更详细研究这个问题[6]。纳入标准为交叉或平行的随机对照试验，评估任何类型的侵入性针灸与癌症相关的疼痛（排除治疗相关的疼痛，如化疗引起的疼痛或术后痛）。纳入的研究可评估任何类型的侵入性针灸，如手动针灸、电针灸和耳针灸。对照组包括常规治疗组、无治疗组、假的非穿透性针灸组，以及在非穴位处行穿透性针灸组。测量的主要结果为患者疼痛评分，例如视觉模拟量表（visual analogue Scales，VAS）、数字评分量表（numerical rating scales，NRS）或口头报告。次要结果包括生活质量、患者满意度、止痛药用量减少、住院及临终关怀时间，以及任何不良反应。在他们的分析中最终纳入 5 项研究，包含 285 名患者。

Cochrane 综述的作者指出，该综述表明缺乏有关针灸和癌性疼痛的高质量研究[5]。5 项中有 3 项研究在 2011 年同一小组发表的前一版系统评价中就已经纳入，只有两项为较新的研究[7]。Alimi 在 2003 年的研究中发现与假针刺组相比，患有癌症相关的神经病理性疼痛患者在接受耳针灸 1 个月及 2 个月后，VAS 评分降低[8]。Dang[9] 比较了针灸组和西药组的胃癌患者，西药组的患者在 2 个月的时间里接受了基于 WHO 阶梯镇痛的传统药物治疗，发现传统药物治疗组在研究的前 10 天中疼痛控制较好。然而在最后 10 天，两组结果相似。Chen 等[10] 发现和基于 WHO 镇痛的传统药物治疗相比，针灸对晚期的非特异性癌性疼痛疗效更好[10]。Chen 等[11] 发现胰腺癌患者针灸治疗 3 天后，电针灸的疗效优于假针刺[11]。最后，Lu 等[12] 的研究比较了卵巢或腹膜癌以及子宫癌的女性患者接受电针灸和假电针灸，发现报告的疼痛水平没有明显差异，但改善了生活中社交功能的质量[12]。所有纳入的研究样本量均较小，其中 Alimi 在 2003 年的研究参与人数最多，为 90 人。因此，样本量是造成高偏倚风险的根源[11]。另外，缺乏适当的盲法是这些研究高偏倚风险的另一个根源。由于每项研究都使用了不同的癌症人群和不同的方法，因此患者无法汇总数据进行 meta 分析。Cochrane 综述得出的总的结论是尚没有足够证据证实针灸是否能有效治疗成年患者的癌性疼痛[5]。

## 作用机制

在过去的几十年里，已提出及研究了多种假设来阐释针灸的效果。早期假设包括针灸的神经生理学模型，提示刺激穴位会引起中枢作用的内源性阿片类物质和神经递质（例如内啡肽，脑啡肽和强啡肽）的集中释放，发挥镇痛作用[13]。新近研究提示还涉及了其他物质。一种理论认为，针灸的镇痛作用与针灸针的机械运动和外周腺苷 A1 受体的激活有关[14]。

神经成像技术的进步使研究人员能够阐明针灸对脑部刺激的影响，研究显示了感觉运动皮层网络的激活和边缘叶-旁边缘叶-新皮层网络的失活[15]。此外，最近的功能成像研究表明，大脑中对内源性镇痛、情感、记忆和自我投射思维（默认模式网络）重要的区域之间存在相互作用[16]。默认网络模式（default mode network，DMN）包含了连接大脑区域的网络，包括前额叶皮层、后扣带回皮层、楔前叶、顶叶外侧和颞部皮质，当一个人专注于其内部状态、推理、内省思考、感觉、记忆和期望时 DMN 被激活[16]。这些功能成像研究提示针灸是一种"身心疗法"，帮助患者找到自我平衡[16]。所有这些研究表明针灸的机制似乎是复杂的，包含中枢和外周递质的释放以及大脑特定区域的激活和失活。

## 安全性

针灸的并发症罕见，针灸在正确操作时是高度安全的。可能的并发症包括气胸、气腹、感染、疾病传播、神经损伤、出血、疼痛和感觉异常。

大量的前瞻性研究表明引起永久性残疾或死亡的严重并发症几乎是不存在的，轻微的不良反应包括淤血、局部疼痛、轻微出血、拔针失败以及恶心呕吐，发生率约为 0.1%[17-18]。2006 年发表的一篇经过同行评审的文章制定了针灸治疗癌症患者的指南[19]。

## 针灸治疗癌性疼痛的具体应用

用于治疗癌性疼痛的穴位和经络是根据患者的症状、疼痛部位和局限性进行个体化的处理，而并非根据特定的癌症诊断。标准的治疗模式包括治疗 6~8 周，每周 1~2 次，以确定是否有疗效。治疗方法通常会根据每个患者的具体需求进行更改和调整。

## 芳香化酶抑制剂诱导的肌肉骨骼疼痛

芳香化酶抑制剂（aromatase inhibitors，AI）通常用于激素受体阳性的女性乳腺癌的辅助激素治疗。肌肉骨骼症状（如关节痛和关节僵硬）是 AI 的严重副作用，可见于 35% ～ 81% 的 AI 使用者[20]。那些经历了关节痛和骨痛的患者，20% 由于此副作用而中断了 AI 的使用[21]。在一篇纳入了两项手动针灸的随机对照试验和两项电针灸的随机对照试验的系统综述中，研究者发现针灸对改善 AI 诱导的关节痛有潜在疗效，尽管这还需要进一步的研究[20]。通常选择标准穴位（CV 4、CV 6、CV 12 以及双侧 LI 4、MH 6、GB 34、ST 36、KI 3、BL 65，根据 Bao 等的研究）来改善疼痛和手臂、手、腿和足的疼痛和僵硬[22-23]。通常将针尖留置 20 ～ 30 min，在此期间，针灸师可能会回来刺激针尖并重新引出气[23]。

## 化疗诱导的外周神经病变

化疗引起的外周神经病变（chemotherapy-induced peripheral neuropathy，CIPN）是患者经生物碱、铂类衍生物（顺铂和奥沙利铂）、紫杉烷类和硼替佐米治疗后的常见副作用。大多数 CIPN 是感觉神经病变，表现为麻木或刺痛感。严重时会降低生活质量并导致治疗中断。化疗药可能通过引起神经微管破坏，轴突变性和背根神经节损伤而诱导神经病理性疼痛[24]。一项包含了 7 项关于 CIPN 和针灸临床研究的系统综述中发现，只有一项研究（随机对照试验）表明针灸可能对 CIPN 有益[24]。然而，这项系统综述的研究种类繁多，方法学上存在局限性，因此有必要进行进一步研究针灸对 CIPN 的疗效[24]。

## 癌性骨痛

骨转移引起的疼痛是晚期癌症患者出现的主要症状。癌性骨痛（cancer-induced bone pain，CIBP）的传统治疗可能包括使用双膦酸盐、辐射和阿片类药物。针灸似乎为其中一些患者提供了一种相对安全的替代疗法。迄今为止，大多数有关针灸和 CIBP 的研究是在动物模型上进行的，并且一些研究表明电针灸有希望改善 CIBP[25-26]。一些人建议对希望进行针灸的 CIBP 患者应特别考虑。由于骨转移患者已经承受了重度疼痛，并且经常表现出痛觉过敏和异常性疼痛，因此他们可能无法忍受针灸针的额外刺激[27]。此外，由于晚期骨转移患者也可能进行化疗产生严重的免疫抑制和血小板减少，更容易感染和出血，因此必须对他们进行护理。

## 总结

针灸在世界各地都有应用，可以单独使用或与其他治疗形式相结合。关于针灸的疗效及其潜在的作用的研究已经进行了几十年。虽然针灸镇痛的确切机制尚不清楚，但有证据表明针灸可能对治疗某些非癌性疼痛和癌性疼痛有效，并且可能不仅涉及神经生理学成分，还涉及大脑负责内源性镇痛、思考、情感和自我平衡区域的相互作用。针灸通常用于一些癌症相关的疼痛综合征，包括芳香化酶抑制剂诱导的肌肉骨骼疼痛、化疗诱导的外周神经病变和癌性骨痛。尽管关于针灸仍有许多未知，但它是一种相对安全的治疗方式，对癌症相关疼痛的患者来说这可能是一种重要的疼痛治疗方式。

## 参考文献

1. Unschuld P. Medicine in China: a history of ideas. Berkeley: University of California Press; 1985.
2. Birtch S, Felt R. Understanding acupuncture. London: Churchill Livingstone; 1999.
3. Manioca G. The foundations of Chinese medicine. London: Churchill Livingstone; 1989.
4. Burke A, Upchurch DM, Chyu L. Acupuncture use in the United States: findings from the National Health Interview Survey. J Altern Complement Med. 2006;12(7):639–48.
5. Vickers AJ, Linde K. Acupuncture for chronic pain. JAMA. 2014;311(9):955–6.
6. Paley CA, Johnson MI, Tashani OA, Bagnall A. Acupuncture for cancer pain in adults. Cochrane Database Syst Rev. 2015;10:CD007753.
7. Paley CA, Tashani OA, Bagnall AM, Johnson MI. A Cochrane systematic review of acupuncture for cancer pain in adults. BMJ Support Palliat Care. 2011;1(1):51–5.
8. Alimi D, Rubino C, Pichard-Leandri E, Fermand-Brule S, Dubreuil-Lemaire M, Hill C. Analgesic effect of auricular acupuncture for cancer pain: a randomized, blinded, controlled trial. J Clin Oncol. 2003;21(22):4120–6.
9. Dang W, Yang J. Clinical study on acupuncture treatment of stomach carcinoma pain. J Tradit Chin Med. 1998;18(1):31–8.

10. Chen ZJ, Guo YP, Wu ZC. Observation on the therapeutic effect of acupuncture at pain points on cancer pain. Zhongguo Zhen Jiu [Chinese Acupuncture & Moxibusion]. 2008;28(4):251–3.

11. Chen H, Liu TQ, Zhu J, Wu CJ, Liu LM. Electroacupuncture treatment for pancreatic cancer pain: a randomized controlled trial. Pancreatology. 2013;13(6):594–7.

12. Lu W, Matulonis UA, Dunn JE, Lee H, Doherty-Gilman A, Dean-Clower E, et al. The feasibility and effects of acupuncture on quality of life scores during chemotherapy in ovarian cancer: results from a pilot-randomized sham-controlled trial. Med Acupunct. 2012;24(4):233–40.

13. Cabyoglu MT, Ergene N, Tan U. The mechanism of acupuncture and clinical applications. The mechanism of acupuncture and clinical applications. Int J Neurosci. 2006;116(2):115–25.

14. Goldman N, Chen M, Fujita T, Xu Q, Peng W, Liu W, Jensen TK, Pei Y, Wang F, Han X, Chen J, Schnermann J, Taano T, Bekar L, Tieu K, Nedergaard M. Adenosine A1 receptors mediate local anti-nociceptive effects of acupuncture. Nat Neurosci. 2010;13(7):883–8.

15. Chae Y, Chang DS, Lee SH, Jung WM, Lee IS, Jackson S, Kong J, Lee H, Park HJ, Lee H, Wallraven C. Inserting needle into the body: a meta-analysis of brain activity associated with acupuncture needle stimulation. J Pain. 2013;14(3):215–22.

16. Otti A, Noll-Hussong M. Acupuncture-induced pain relief and the human brain's default mode network—an extended view of central effects of acupuncture analgesia. Forsch Komplementmed 2012;19($):197–201.

17. Yamashita H, Tsukayama H, Tanno Y, Nishijo K. Adverse events in acupuncture and moxibustion treatment: a six-year survey at a national clinic in Japan. J Altern Complement Med. 1999;5(3):229.

18. MacPherson H, Thomas K, Walters S, Fitter M. The York acupuncture safety study: prospective survey of 34,000 treatments by traditional acupuncturists. BMJ. 2001;323(7311):486.

19. Filshie J, Hester J. Guidelines for providing acupuncture treatment for cancer patients- a peer-reviewed sample policy document.

20. Bae K, Yoo HS, Lamoury G, Boye F, Rosenthal DS, Oh B. Acupuncture for aromatase inhibitor-induced arthralgia: a systematic review. Integr Cancer Ther. 2015;14(6):496–502.

21. Presant CA, Bosserman L, Young T, Vakil M, Horns R, Upadhyaya G, Ebrahimi B, Yeon C, Howard F. Aromatase ingibitor-associated arthralgia and/or bone pain: frequency and characterization in non-clinical trial patients. Clin Breast Cancer. 2007;7(10):775.

22. Bao T, Cai L, Giles JT, Gould J, Tarpinian K, Betts K, Medeiros M, Jeter S, Tait N, Chumsri S, Armstrong DK, Tan M, Fokerd E, Dowsett M, Singh H, Tkaczuk K, Stearns V. A dual-center randomized controlled double blind trial assessing the effect of acupuncture in reducing musculoskeletal symptoms in breast cancer patients taking aromatase inhibitors. Breast Cancer Res Treat. 2013;138(1):167–74.

23. Crew KD, Capodice JL, Greenlee H, Brafman L, Fuentes D, Awad D, Tsai WY, Hershman DL. Randomized, blinded, sham-controlled trial of acupuncture for the management of aromatase-inhibitor-associated joint symptoms in women with early-stage breast cancer. J Clin Oncol. 2010;28(7):1154–60.

24. Franconi G, Manni L, Schroder S, Marchetti P, Robinson N. A systematic review of experimental and clinical acupuncture in chemotherapy-induced peripheral neuropathy. Evid Based Complement Alternat Med. 2013: Article ID 516917, 7 pages.

25. Zhang RX, Li A, Liu B, Wang L, Xin J, Ren K, Qiao JT, Berman BM, Lao L. Electroacupunctur attenuates bone-cancer-induced hyperalgesia and inhibits spinal preprodynorphin expression in a rat model. Eur J Pain. 2008;12(7):870–8.

26. Zhang RX, Li A, Liu B, Wang L, Ren K, Qiao JT, Berman BM, Lao L. Electroacupuncture attenuates bone cancer pain and inhibits spinal interleukin-1 beta expression in a rat model. Anesth Analg. 2007;105(5):1482–8.

27. Paley CA, Bennett MI, Johnson MI. Acupuncture for cancer-induced bone pain? Evid Based Complement Alternat Med. 2011: Article ID 671043, 8 pages.

# 53 创意艺术疗法与身心系统疗法

Veena Sankar

兰杨 译 李黛 校

## 概述

在频繁的医生随访和医疗护理、一连串的治疗之间，癌症一经诊断就可以迅速包围患者的生活并接管他/她的身份。癌症对患者生理和心理方面造成的影响不可否认并无处不在地影响着他们的生活质量。此外，随着肿瘤学的进步和治疗效果的提高，医学治疗变得越来越技术化、专业化，并且可能使患者更加难以完全理解。在这种不确定的环境中，也许是一种脆弱感和自我保健的渴望吸引癌症患者寻求补充和替代医学（complementary and alternative medicine，CAM），其治疗往往采取更全面和直观的方法[1]。这些辅助疗法通常可以处理癌症相关患者的痛苦因素，因此可能缓解患者、其看护人和亲人所感受到的身心痛苦和忧虑[2-3]。

## 什么是 CAM？

根据美国补充和替代医学中心（National Center for Complementary and Alternative Medicine，NCCAM）的定义，CAM 是一组多元化的医疗保健系统、实践和产品，通常不被认为是常规生物医学的一部分[4]。许多补充疗法，如针灸和印度传统"阿育吠陀"医学，在整书的其他章节中都有讨论。本章涵盖了这一主题，并解决了这一新兴研究领域的挑战、问题和进展。我们将探索一组不同的治疗方法，以确定它们在癌性疼痛综合征治疗中的潜在价值。这里讨论的许多方式没有包含在传统的对症治疗中，但可能是综合肿瘤学治疗和综合疼痛管理计划的补充。

## 为什么医生应该考虑 CAM？

无论是由于对传统生物医学的幻想日益破灭，还是由于渴望用尽所有可能的治疗选择，内科医生都应该考虑使用补充疗法。据最近的一项 meta 分析和综述估计，大约 40% 的癌症患者正在使用某种形式的 CAM[5]。2007 年用于补充疗法的年度支出达到 340 亿美元，占医疗保健自付费用的 11%[6]。疼痛是 CAM 治疗最常见的原因[6]。

由于 CAM 作为一种社会文化运动的重要性和其不同模式的潜在治疗价值，对于 CAM 的研究不断增加，在这种情况下更需要有对其深入分析的研究。1998 年，美国国立卫生研究院（the National Institute of Health，NIH）创建了 NCCAM，以解决这一社会现象，并"通过严谨的科学调查，确定补充和替代医学干预措施的有效性和安全性，以及它们在改善健康和保健方面的作用"[4]。表 53.1 定义了 NCCAM 的目

**表 53.1** NCCAM4 的目标和目的

| NCCAM：美国补充和替代医学中心 |
| --- |
| **目标** |
| 推进症状管理的科学性和实践性 |
| 制定促进健康的有效、实用、个性化战略 |
| 对补充和替代医学的应用及其与医疗保健和健康促进的结合做出更好的循证决策 |
| 开发和传播客观、循证的补充和替代医学干预信息 |
| **目的** |
| 身心干预、实践和学科的研究进展 |
| 补充和替代医学自然产物的研究进展 |
| 增加对补充和替代医学使用的"现实世界"模式及其结果的理解，并增加对医疗保健和健康促进整合的理解 |
| 提高领域的能力以开展严谨研究 |

标和目的。

调查显示，癌症患者通常不会告诉他们的医生补充疗法的使用情况[7]。最坏的情况是会危害健康。最好的情况是患者和他们的医疗保健提供者之间可以对当前知晓、信任和开放程度的进行沟通。对此，调查结果给出的主要原因是患者不知道他们应该告诉他们的提供者，而且他们的医生也没有问[7]。为了解决这一沟通空白，NCCAM 发起了"谈话时间"活动，鼓励患者和医疗保健提供者讨论补充医学的使用情况[7]。

在讨论患者的 CAM 使用情况时，应对患者的选择和信仰保持尊重。同样，当推荐 CAM 时，应注意充分利用患者的喜好和活动水平，以提出相关的建议[8]。例如，一些 CAM 疗法比较被动（听音乐、按摩、针灸），而另一些则更积极（瑜伽、太极、冥想、音乐融入）。了解患者的社交集会水平，期望的参与水平，以及他们希望解决的具体问题，有助于指导讨论。表 53.2 列出了患者转诊的可靠来源列表。

总体而言，有关 CAM 显著益处的有力证据仍在继续累积[9]。全国各地癌症治疗中心采取的治疗方式是那些具有良好安全性，不会造成情感或经济伤害的方式，并且与传统医学（补充和整合医学）一起使用而不是替代传统医学（替代医学）的治疗方式。

# CAM 与癌性疼痛

2006 年，一项关于 CAM 疗法缓解癌性疼痛的疗效的系统综述得出结论：这些数据最多只能说明

**表 53.2**　可提供给患者的有关 CAM 的可靠信息资源

| |
| --- |
| http://nccam.nih.gov/ |
| http://www.mskcc.org/cancer-care/integrative-medicine |
| http://cam.cancer.gov/health_patients.html |
| NCCAM 信息中心：提供关于补充健康方法的信息，包括出版和检索联邦科学和医学文献数据库。免费电话：1-888-644-6226。电子邮箱：info@nccam.nih.gov |
| 音乐治疗：http://www.musictherapy.org/ |
| 艺术治疗：http://www.arttherapy.org/ |
| 推拿疗法：http://www.ncbtmb.org/ |
| 瑜伽：http://www.iayt.org/ |
| 太极：http://www.americantaichi.org/ |

CAM 疗法能够对癌性疼痛产生积极影响。审稿人发现很少有严格的试验，并引用以下理由作为缺乏科学证据的潜在原因[9]：

- CAM 是一个新的研究领域，许多疗法作为学术学科正处于羽翼未丰的发展阶段。

- 从业者还没有开发出一个重要的科学框架来评估他们的学科。这可能是由于上述原因，但也可能因为许多从业者在更具艺术性的框架下看待他们的作品，并且不认为有必要进行科学验证。

- CAM 研究的资金匮乏——CAM 疗法总体上缺乏专利潜力，因此制药公司缺乏投资其临床试验的动力。

- 虽然癌症中心越来越多地提供 CAM 疗法，但 CAM 从业者通常没有完全融入肿瘤学社区，这使得召集大量参与者和（或）进行多机构研究变得困难。

- 由于这些疗法不被视为药物，它们通常不受 FDA 的严格监管。因此，也就不存在对准确和严谨试验的监管需求。

# 创意艺术疗法

创意艺术疗法是利用创造性艺术并以一种心理治疗形式运行的疗法[10]。创意艺术治疗师是利用不同的模式，旨在改善患者 / 客户的结局和功能的专业人士[10]。创意艺术治疗师的实践基于这样一种信念，即疾病及其相关的痛苦可以通过引导、创造性的自我表达来探索和转化，最终达到与自己和他人建立更深层次的联系。创意艺术包括视觉艺术、动作、戏剧、音乐、写作和其他创造性的过程[10]。

## 分散注意力镇痛法

尽力高度集中是一种强有力的分散注意力的行为，其降低痛觉的能力已被反复证明[2, 11]。患者经常通过日常任务和爱好分散自己对疼痛的注意力，而不需要任何专业建议的影响。今天，随着神经影像学和复杂精细的研究设计方案的发展，神经科学家们正在揭示认知过程（如分心）改变疼痛过程的生理机制。研究结果提示，对于分散注意力作为镇痛方法的有效性，可能存在一个合理的科学解释[11-13]。

长期以来，科学家已经能够证明受试者在执行高工作记忆负荷任务时报告了疼痛刺激后疼痛感觉减轻[13]，这被定义为需要注意力的复杂任务，有助于分散注意力[14]。利用高分辨率功能磁共振成像（functional magnetic resonance imaging，fMRI），功能神经成像研究证实了分散注意力可以调控疼痛。目前这一通路的模型包括皮质和皮质下的大脑区域（即丘脑、岛叶、初级和次级躯体感觉皮质），以及脊髓背角[11-12]。Sprenger 在 2012 年进行的一项为了确定分散注意力对疼痛调控机制的研究发现，在执行高强度记忆任务的受试者中，与疼痛刺激相对应的脊髓水平的 fMRI 信号强度显著降低。患者被分散注意力时，手臂上 C6（颈 6 神经）控制皮区受到疼痛刺激，fMRI 上相应节段的脊髓活动减弱，相应的痛觉也随之降低。研究人员还能够通过使用纳洛酮逆转这些效应，这表明阿片类药物机制参与了调控[11]。

## 音乐治疗

音乐治疗是一门建立在循证基础上的健康学科，它以目标导向的方式利用音乐干预来改善临床结果[15]。在一个综合的肿瘤学治疗设置中，音乐治疗师是多学科团队的一部分。音乐治疗师凭借音乐和声音接受相关培训，通过基于同情并与患者、家人和看护人的直接沟通的治疗关系，评估和回应生理、社会心理和精神需求[2, 15]。音乐由患者或治疗师选择。治疗目标可指导音乐选择，并可基于患者的熟悉度、节奏、音调、频率、音量等选择音乐[15-17]。音乐治疗师可以准许看护者通过舒缓的声音和嗡嗡声来帮助患者缓解症状。表 53.3 强调了典型音乐治疗的组成部分，用于评估和解决患者的特定需求，设定治疗目标，并制订治疗计划[17-18]。

音乐治疗技术大致可以分为两类：主动的（或融入型）和被动的（或接受型）[19]。主动的音乐治疗技术包括患者和治疗师一起演奏音乐。可以分为声乐技术（带或不带伴奏乐器）和器乐技术（带或不带声乐）。声乐技术包括伴奏演唱、即兴创作和歌曲创作（也称为融入法）、吟唱和配唱。器乐技术包括即兴演奏、打鼓和编钟、冥想和放松课程。接受型音乐治疗技术是让患者听音乐治疗师提供的预先录制或现场演奏的音乐[17-19]。

**表 53.3　音乐治疗咨询**[17-18]

| 评估与观察 | 目标 |
| --- | --- |
| 与合作人员协商 | 缓解疼痛 |
| 心理情绪状态 | 放松与压力管理 |
| 需要、价值、偏好（文化、社会、精神） | 情感支持和表达 |
| 患者决策能力 | 增加控制感 |
| 认知功能 | 分散注意力 |
| 定向水平 | 促进交流 |
| 前期及现在的应对策略 | 促进机体修复 |
| 前期的音乐经验 | |
| 社会支持 | |

在过去的几十年里，对音乐治疗的科学兴趣不断扩大。历史上，大多数音乐治疗的研究都集中在患者被动地听音乐治疗急性和术后疼痛[16, 20]。音乐疗法已被证明可以减轻痛觉[16]，降低皮质醇水平[21]，减少焦虑[16]，改善疲劳[16]，并显示出各种其他积极的结果[16]。与分散注意力和认知研究一样，神经科学和神经成像方面的进展，即脑磁图（magnetoencephalography，MEG）[19]、正电子发射断层扫描（positron-emission tomography，PET）[22]和fMRI[19]，极大地扩展了音乐疗法研究的深度和广度。多项基础科学研究表明，音乐治疗（特别是主动技术）与镇痛之间的特定联系，比以前所了解的更为强大和复杂[16, 19, 20, 23]。目前的文献为音乐治疗的理论和实证科学基础提供了广阔的前景[23]。听音乐和创作音乐已经被证明可以通过调节相同的神经解剖通路来调节相同的大脑结构，而这些神经解剖通路是与疼痛、焦虑和抑郁相关的（边缘和边缘结构，包括背内侧中脑、杏仁核和海马体）[20, 22]。这些相同的结构已知具有密集的内源性阿片受体，这也暗示了音乐诱导镇痛的阿片机制[20, 22]。这些发现表明，主动的音乐治疗方法，如作词和作曲，有可能对疼痛患者产生长期镇痛效果，并减少阿片类药物的需求和使用[19, 22, 24]。

汉堡大学的神经生理学家 Michael Hauck 等使用 MEG 来研究音乐和音乐疗法对大脑皮层活动的影响。2012 年的研究比较了两种不同的治疗概念：接受型（被动）和融入型（主动）。在接受组中，患者被指示选择他们认为与幸福相关的音乐来对抗痛苦的刺激。在融入组中,患者与音乐治疗师密切合作,并积极参与音乐的创作和表演。对照组是患者不接受任何音乐。利用 EEG 和 MEG,作者能够描绘出至少两种不同的和独立的机制,在这两种机制中,两种音乐疗法调节了疼痛感知和大脑疼痛处理系统的不同阶段。他们将音乐疗法与认知行为疗法的效果联系起来,因为行为认知疗法可以使患者"积极探索和学习个人的疼痛应对能力"[19]。

德国治疗科学教授、音乐治疗研究的杰出人物 Thomas Hillecke 提出了一个"音乐治疗的启发式工作因素模型",将音乐的治疗效果归结为五个调节因素:注意力、情感、认知、行为和沟通。调节在心理治疗术语中,是指在治疗中有目的的调节,以减少不希望的体验的强度和(或)持续时间。在该模型中,音乐的镇痛效果可能与注意力和行为调节有关。他提倡利用各种音乐参数(音量、韵律、节奏、音调)来吸引和保持患者的注意力,并转移患者的症状,以提高警觉性和唤醒不活跃或疲劳的患者和。令人愉快和不愉快的音乐片段是在不同的大脑区域进行处理的。他建议使用音乐(特别是韵律和舞蹈)引入新的行为和行动计划,以此来改变患者的疼痛认知过程[23, 25]。

癌性疼痛患者可以从长期行为调节和短期分心/注意力调节的音乐治疗中受益。许多癌症中心和医院已经在住院环境中使用音乐治疗,而这似乎符合注意力调节模式。此外,对于癌症患者和幸存者来说,利用行为调节的主动音乐疗法有可能增强长期疼痛管理的应对机制。该领域的进步突出了主动音乐疗法作为创造性心理治疗形式的高效率,即利用量身定制的特定音乐治疗概念来满足个体患者的需求[26-30]。

如果与音乐治疗师的联系受到限制,推荐结合 Hauck 的实验和 Hillecke 的工作模式,及以下无创的、低风险的治疗方法。在患者接受痛苦的输液治疗时,医疗保健场所可能会为配备低成本的手段,让患者戴着耳机听为他们提供的放松和分散注意力的音乐。此外,如果患者有任何音乐背景,只要鼓励他们重新参与音乐活动就可以在帮助分散和减轻疼痛以及加深医患关系方面大有裨益。

# 艺术疗法

艺术疗法是一种心理健康专业,在综合肿瘤学领域有着广泛的地位。它既植根于艺术,也植根于心理治疗。艺术治疗师使用艺术媒介、创作过程以及由此产生的艺术作品与患者/客户建立专业关系,以改善和增强其身体、精神和情感的健康和功能。

艺术疗法的基本理念是相信自我表达的创作过程能够缓解人们压力,制定应对策略,解决问题,改善认知,并获得洞察力[31]。通过自由联想和想象,艺术表达可为患者提供一个非语言的平台,让他们处理难以表达和理解的强烈、陌生的情绪。通过在患者和体验之间创造距离,艺术疗法具有将孤独和痛苦的感觉转化为变革性整合和创造性探索的能力[32]。至少,艺术疗法为患者提供了一个享受艺术创作乐趣的机会。尽管艺术形式多种多样,但在肿瘤学中,素描、水彩和雕刻是大多数研究报告的主要艺术形式。

艺术治疗资格证书委员会(The Art Therapy Credentials Board,ATCB)是艺术治疗专业的认证机构,其使命是"通过艺术治疗专业人员的资质认证,促进有能力的、合乎道德的艺术治疗实践,从而保护公众"[33-34]。ATCB 和美国艺术治疗协会(American Art Therapy Association,AATA)是互相独立的组织。表 53.4 列出了艺术治疗师的适合证书/资历。AATA 网站也有一个艺术治疗师定位器。认证可以在 ATCB 网站(http://www.atcb.org)上进行验证。

同音乐疗法一样,艺术疗法的研究近年来也在增加。比较研究发现,在艺术治疗师指导下创作的图像比那些独立制作的艺术图像所表达的情感范围更广[35]。历史上,大多数出版物都是基于观察性研究和(或)患者案例分析,使用的是非单一的叙述和经验研究方法。在艺术治疗和癌性疼痛管理方面,艺术已经被用作一种工具,让患者通过填写和着色主体轮廓这样的非语言和视觉上的形式来交流他们的情感和身体疼痛体验[32]。实践者正试图确定其减

表 53.4 艺术治疗师的资格证书

| 名称(缩写) | 描述 |
| --- | --- |
| 注册艺术治疗师(ART) | 完成研究生教育和研究生指导经验 |
| 委员会认证注册艺术治疗师(ART-BC) | 要求通过笔试<br>通过继续教育维持 |
| 艺术治疗师认证主管(ATCS) | 委员会认证的艺术治疗师,已证明具有相当的管理资格 |

轻疼痛或痛苦的效果，以及在其他心理和生理方面症状的管理[35-38]。

艺术治疗界认为他们的工作高度个性化，艺术创作的本身强调的是自由表达和释放，与死板的随机对照试验所要求的标准化和统一性截然相反。到目前为止，将艺术治疗简化为还原主义科学方法的最认真的尝试，都是自我承认的"准实验"，很难随机化。因此，现在艺术治疗的研究正转向进一步利用科学方法、统计学，来试图量化和评估艺术疗法的疗效，研究人员希望利用混合的方法得出更适用和更准确的结论[35-39]。

Monti 等在 2004 年进行的一项随机对照试验，探讨了正念艺术治疗（mindfulness-based art therapy，MBAT）在 90 多名女性癌症患者积极治疗中的疗效。MBAT 由一个为期 8 周的项目组成，该项目整合了正念冥想方法和艺术治疗。据报道这些妇女均得到了身体疼痛的改善[39]。这项研究的主要发现是痛苦程度得到改善[39]。Nainis 同期进行的一项研究特别检验了单次艺术疗法在缓解肿瘤住院患者躯体症状方面的效果，发现在测量的 9 种症状中，有 8 种有统计学意义的显著减轻，包括疼痛和疼痛相关的疲劳，或许在如此严重的情况下，是通过分散注意力的方式达到效果的[36]。

众所周知，达到黄金标准的研究设计是非常困难的，艺术治疗研究的许多问题可能是因为它相对新颖。艺术治疗研究正处于开拓阶段，鉴于其作为一种经济可行的辅助手段在医院和门诊都具有可行性，它无疑是一个有价值的研究领域。2011 年，一项由 Wood 等对研究证据进行的系统回顾得出了类似的结论，并且补充说明大多数发表的研究均未报告治疗师的培训，参与者的疾病阶段，以及缺乏长期随访。在其他具体建议中，Wood 推荐了多中心混合方法随机对照试验，且需进行长期随访，重点是当前研究的内容要有可重复性[35]。

# 身心疗法

身心疗法是"基于每个人身心之间相互关系"的 CAM 干预方法[40]。身心疗法很难有一个普遍的定义，但这些模式强调的是心灵（或思想）影响身体健康的力量和能力。这些疗法因其普遍的安全性

和有效性，以及治疗症状群（疼痛、疲劳、睡眠障碍、情绪障碍等）的潜力而在综合肿瘤学社区越来越受欢迎。而这些症候群正是由于癌症及其治疗所产生，且常常困扰患者[41]。

思想和精神过程在身体健康和疾病中扮演着非常重要的角色，这个信念贯穿历史、跨越社会和文明，是哲学家和科学家的着迷的信念之一。在文艺复兴和启蒙运动的科学发现和技术突破出现之后，对这种相互联系的强调从大众意识中消失了，最终导致了对症医学的主导地位[42]。

## 对症疗法与 CAM 的汇合简史

在 20 世纪初，由于普遍缺乏标准，欺诈率高，以及对所谓的治疗师和医生的不可靠培训，政府开始管理医学实践和"任何可能被解释为诊断和治疗的活动"[43]。直到 1983 年，美国医学会道德准则（the AMA Code of Ethics）出台，包含以下内容：

> 医生应该在科学的基础上实践治疗方法，并且不应该自愿地与任何违反这一原则的人进行专业交往。[44]

1963 年，庸医委员会（the Committee on Quackery）成立，它与卫生信息协调会议（the Coordinating Conference on Health Information）一起，作为一个特别工作组，主要针对维生素、顺势疗法、脊椎推拿疗法、物理疗法，所有癌症替代治疗以及其他与制药公司的药品销售有竞争的行为[45]。1976 年，这一点在法庭上受到质疑，法庭裁定 AMA 违反了谢尔曼反托拉斯法的一部分，表示其非法串谋限制贸易以"遏制和消除脊椎推拿专业"[46]。自那以后，该委员会被解散。现今，可能是由于大众的使用和对潜在疗法更开放的观点的推动，《美国医学会杂志》（The Journal of the American Medical Association，JAMA）收录了大量曾经被认为是江湖骗子的学术文章。

## 推拿疗法

推拿是一种广为人知的流行方式，有多种潜在的与健康相关的益处。它是一组系统的、科学的身体组织操作，通常用手进行，以影响神经、肌肉系

统和全身循环[8]。可用于临床，以帮助放松，促进睡眠，并缓解肌肉酸痛[40]。

关于推拿的历史记载出现在中国、印度、日本和埃及的古代文献和文字描述中，最古老的记载至少可以追溯到公元前 1600 年。在美国，两名纽约医生在 19 世纪中叶将瑞典式的推拿疗法引入了流行文化。到了 20 世纪 30 年代和 40 年代，推拿的影响随着对症医学的兴起和进步而下降。20 世纪 70 年代，推拿重新流行起来，当时在运动员中经常使用。今天，推拿治疗是一个国家规定的职业，通常需要执照和委员会认证。推拿治疗师可以在多种环境下进行推拿，是综合癌症中心的热门组成部分[47-48]。

推拿有许多不同的风格，所有推拿都是通过接触、按压或运动来手动操作软组织以达到增进身体健康的目的[49]。作为癌症相关症状的补充疗法，温和的瑞典推拿、芳香疗法推拿、手动淋巴引流、穴位按摩和反射疗法是癌症患者最常用的治疗方式，也是大多数研究的基础[47]。简称"经典推拿"，因为瑞典式推拿是一个误称。它的发展在历史上归功于瑞典生理学家 Peter Henry Ling，而事实上，专家们现在将推拿的系统化形成归功于荷兰医生 Johann Georg Mezger[48]。瑞典式推拿由五种基本手法组成：平抚（滑动或滑移）、揉捏（捏合）、叩击（有节奏的拍打）、摩擦（横向）和振动。油或乳液通常用来减少摩擦，促进肌肉伸展。推拿通常是在患者躺着的时候（通常是在专门的按摩台上）进行，但也可以在患者坐着的时候进行。推拿可以导致"血管扩张，皮肤温度升高，心率减慢"[50]。已提出的未经证实的推拿作用机制包括减少肌肉中乳酸的积累，促进结缔组织的愈合，以及增加淋巴和静脉循环[50-51]。

也许是因为它的主流流行，推拿疗法的科学研究比其他补充医学领域的研究要多得多。目前已经研究过推拿对疼痛、癌症、康复、心血管和心理健康的益处。有证据表明，推拿可以减少焦虑，减轻疼痛，改善睡眠，促进放松[50]。一项对 1290 名住院和门诊患者进行的为期 3 年的大型回顾性观察研究发现，疼痛、衰弱、焦虑、恶心和抑郁在统计学上有了显著、直接的改善[52]。由 NCCAM 资助的大型多点随机试验，通过触摸减少临终症状（Reducing End-of-life Symptoms with Touch，REST）研究，评估了推拿在减轻晚期癌症患者疼痛和症状困扰以及改善生活质量方面的疗效，该研究得出结论，推拿

可能对疼痛和情绪有立竿见影的效果[51]。研究人员还发现，在对照组中，患者接受简单的触摸和关注也会有所改善，他们表示，这种"对照"组也可以被视为具有自身益处的干预措施。一般说来，人们认为推拿的效果是短期的，如果想要效果持久，则必须要维持治疗[50-51]。2008 年，一项由美国国立癌症研究所（the National Cancer Institute）的推拿治疗师进行的文献回顾评估了推拿疗法在癌症治疗中的价值，该研究得出结论称："由受过适当训练的个人进行循证推拿，可以在备感压力的癌症治疗期间提供欣慰和舒服的体验，因此应该为患者提供帮助，以最佳方式预防和控制癌症症状和治疗副作用"[53]。美国国家综合癌症网络（The National Comprehensive Cancer Network）建议在其顽固性癌性疼痛治疗指南中使用推拿疗法[52]。

基于轶事证据和关于结果研究的可行性[52]，有了推拿治疗师、患者和医疗保健提供者在医疗环境中倡导，推拿疗法已得到更大的普及和更高的实用性。肿瘤学推拿是推拿治疗专业中一个新兴的子专业。2007 年，肿瘤学推拿协会（the Society for Oncology Massage）成立，其使命是将癌症患者及其家人和看护人与有技能的肿瘤学推拿治疗师联系起来。现今，推拿教育家已经撰写了大量的文本和文章，为治疗师治疗这一独特的患者群体提供了指导和建议。在与癌症患者讨论推拿时，有以下建议[50-53]：

- 避免开放性伤口、瘀伤和皮肤破损区域进行推拿，因为这些区域有感染的风险。导管和植入式静脉输液港区域也同样需要避免推拿。
- 不要直接在肿瘤部位推拿。注意，到目前为止，还没有证据表明推拿会导致肿瘤变化和癌症扩散。
- 不要推拿有已知的深静脉血栓或其他血凝块的区域。
- 避免放射治疗后的敏感区域，因为推拿可能会加剧疼痛。

某些癌症患者出现推拿相关不良结果的风险更高[50]。

- 凝血功能紊乱的患者（即血小板计数低、PT/PTT/INR 延长）和（或）接受抗凝治疗的患者出血的风险增加（轻微擦伤、出血）。应避免深部组织推拿，并减轻推拿力度。
- 转移性骨病的患者骨折风险增加。推拿治疗

师应该了解骨转移的位置，并减轻这些区域的压力。

值得注意的是，即使是健康的患者也可能会经历挫伤，推拿肌肉上的局部肿胀，暂时的疼痛增加，或者对用于辅助推拿的乳液／油产生过敏反应。

正规推拿治疗师的推拿具有相对安全性和有效性，推拿疗法被推荐用于症状管理，特别是疼痛和焦虑。一般说来，癌症患者应该被推荐给一位在肿瘤学推拿方面有经验并接受过培训的推拿治疗师。治疗师应接受至少 500 h 的培训，并来自符合推拿疗法认证委员会设定标准的经认证的推拿治疗学校[50]。美国按摩保健师认证委员会（the National Certification Board for Therapeutic Massage and Bodywork，NCBTMB）是一个独立的、私人的非营利性组织，负责管理和监督个人治疗师的委员会认证和执照。表 53.5 列出了美国按摩治疗师的常见执照或证书[54-56]。

## 瑜伽疗法

根据国际瑜伽治疗师协会（the International Association of Yoga Therapists，IAYT）的定义，瑜伽疗法是通过瑜伽的哲学应用和实践[57]，使个体朝着改善健康的方向发展的过程。瑜伽是一项有 5000 多年历史的传统，是最古老的身心健康系统之一，根植于古典印度教哲学和一百多种不同的练习流派。

瑜伽一词源于梵语 *yuj* 或 *yoke*，指的是个体自我与普世自我的统一。帕坦加利瑜伽经是一个有 2000 年历史的手稿，可以说是现代瑜伽练习的基础。这部经由 196 个警句组成，描绘了通往三摩地的路径，或者说是通过修行普拉纳（生命力）而达到没有分心（开悟）的纯粹意识的路径。瑜伽经定义了瑜伽的八支（或者叫信条）：持戒（道德修行）、精进（个人修行）、体式（姿势）、调息（气息控制）、摄心（制感）、执持（专注）、禅定（冥想），最后是三摩地（开悟）[58]。广义地说，目前美国的瑜伽练习主要集中在第三和第四支。典型的西方瑜伽练习通常指的是 15 ～ 90 min 的无氧运动。每堂课都包括有目的的一系列体式训练，特定的系统的传统体式／姿势（如瑜伽经和其他瑜伽课文中所概述的）、调息、合拍的呼吸和有指导的冥想。体式一般分为站立、坐立、扭转、平衡、倒立和前屈后仰[59-61]。虽然设备不是强制性的，但瑜伽通常是在风格化的垫子上进行的，可以有或没有标准道具的辅助，如积木、垫枕、毯子、绳带和眼枕（瑜伽砖、瑜伽垫、铺巾、伸展带、抱枕）（图 53.1）。

因为瑜伽的广度延伸到哲学和身体，所以它被认为是一种社会心理干预和锻炼干预，并以此作为研究对象。目前的研究领域包括瑜伽对社会心理因素（生活质量、情绪、焦虑）和物理终点（增加力量和灵活性以及降低疼痛评分）的影响[59-64]。在非癌症人群中进行的瑜伽研究已经证明了它具有各种

**表 53.5** 推拿治疗师的通用执照或证书[54-55]

| 名称（缩写） | 描述 |
| --- | --- |
| 有执照的按摩治疗师（LMT） | 该执照是一个州内的称谓。在 39 个州和哥伦比亚特区，按摩治疗师必须持有执照才能执业。LMT 需要通过 NCBTMB 考试，并满足因州而异的其他标准。获得执照的所有管理和监督过程都由州一级管理 |
| 有执照的按摩从业者（LMP） | 同 LMT |
| 认证按摩治疗师（CMT） | 该认证是一种专业称谓。确切的要求因组织而异，但一般来说，认证要求完成批准的按摩培训计划，证明具有应用标准按摩疗法的能力，通过笔试测试理论知识，并理解组织提出的道德要求 |
| NCTMB/NCTM | 表示 CMT 已获得 NCTMB 的特别认证，NCTMB 是最大的按摩治疗认证专业组织 |

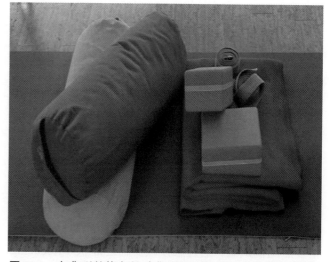

**图 53.1** 在典型的恢复性瑜伽课程中使用的标准瑜伽道具。从左到右依次是抱枕、毯子、瑜伽砖和伸展带。道具是一种辅助设备，可以增加安全性，减少张力，优化身体准线，以便练习者可以从特定姿势中获得最大收益

积极的效果，如改善感知和运动技能、心肺功能和关节疼痛[65]。

瑜伽被推荐并专门研究以帮助患者应对癌症及癌症治疗产生的症状和副作用[62]。研究调查了疾病的不同阶段，包括活动期和缓解期，疾病的不同程度，以及不同的癌症人群（淋巴瘤、乳腺癌、前列腺癌）[61]。研究结果因癌症类型、疾病分期和治疗轨迹的不同而不同[61]。研究已经在以下领域显示有希望的初步发现：减少衰弱、自我报告的身体健康状况和生活质量、疼痛、情绪、化疗引起的恶心和压力[63-67]。印度的一项研究发现，与对照组相比，接受放射治疗的乳腺癌患者在完成综合瑜伽课程后，DNA 损伤减少，推测可能是心理压力减少的结果[67]。

2012 年，Buffart 对瑜伽和癌症患者的随机对照试验进行了 meta 分析，得出的结论是，强证据表明，瑜伽对痛苦、焦虑和抑郁有好处，对疲劳和一般健康相关的生活质量以及情绪和社会功能有中度影响，对功能性健康影响较小[65]。目前的许多研究都受到样本量小、缺乏对照组和统计分析不足的限制[61]。在 2005 年一篇关于瑜伽与癌症的综述中，Bower 等人为将来的研究提出了更有针对性的方法。例如，未来可以通过研究乳房、胸部和腋窝手术的患者术后进行胸部和肩部体式序列组成的瑜伽训练后的疼痛评分变化，而不是检查人群的一般健康状况，因为这些人群中包含了独特的多种因素[60-61]。

Duncan 等在 2008 年进行的一项研究展示了补充医学研究的多元性。这项研究调查了艾扬格瑜伽课程期间和 6 周瑜伽课程后对一组自认知为症状严重患者的影响。为了衡量结果，这项研究使用了一份已在多个人群中验证过的医疗结果问卷，并且使用工具性个案研究法对六名参与者（随机选择）进行了访谈，目的是通过这些访谈来阐明和解释定量结果。定性结果显示，参与者在他们最困扰的症状（包括疼痛、衰弱和焦虑）方面有统计学上显著的改善。从质量上来讲，参与者报告产生了精力充沛、身心愉悦，增强能力的感觉，以及更强的应对能力[62]。

现在许多癌症中心为这类患者提供专门设计的瑜伽课程和项目，他们的健康状况和安全考虑与公众不同。与当地的健身房或瑜伽馆相比，患者与癌症病友和专业化教师相处可能会感觉更加自在。教师和指导者对癌症和慢性病患者一般比较有经验，因此也能减少受伤或不良事件发生的概率。他们通常会使用一些即使是功能受限的人也可以安全执行的温和的姿势和伸展动作。也可以提供椅子瑜伽，参与者可以在坐着的时候做基于瑜伽的姿势和伸展动作[60-61]。

如果这种专门的瑜伽指导在当地无法获得，那么在患者开始瑜伽练习时在准备方面提出建议很重要。

- 大多数工作室和健身房的合同中都包含有一则规定，所有患有疾病的人均要在开始锻炼计划之前寻求医疗保健提供者的批准。因此，医生至少应该对瑜伽基本知识有一定的了解，以此作为建议和关注的基础。
- 平衡姿势具有挑战性，但对那些因化疗引起的神经疾病的人来说却是有益的，可以帮助恢复。建议尝试站在靠墙的位置保持平衡。
- 症状性贫血、体位性低血压和（或）头晕的患者应避免长时间站立，且需告知他们在转换体位时缓慢移动。
- 发热、全身感染或严重血小板减少症的患者应避免较剧烈的姿势。中性粒细胞减少的患者应该避免拥挤的课堂。应提醒易感患者注意卫生，保持共用垫子和道具的卫生和清洁的重要性[60]。

指导患者在上课前询问特定教师的资格认证和训练史，因为教师培训的变数很大，而且不规范。瑜伽联盟是一个非营利性的全国性组织，负责注册和认证个人瑜伽教练和培训计划。瑜伽联盟注册瑜伽教师（Registered Yoga Teacher，RYT）是标准的认证证书。表 53.6 概述了瑜伽联盟证书[68]。

虽然瑜伽哲学和基本原理是普遍存在的，但即使在经过审查的教练的监督下，某些类型的瑜伽对肿瘤患者来说也可能是不安全或不合适的。在疾病或康复的任何阶段都可以安全地推荐恢复性瑜伽课，因为这些瑜伽课设计的目的即是让虚弱、疲惫或有压力的练习者精力充沛。恢复性瑜伽课包括温和的、多方向的脊椎运动以及整体倒转（头部位于心脏以下的姿势，这会增加静脉回流，并可能改善心脏功能）[61]。图 53.2a ～ d 显示了恢复性体式的例子。一些设施还提供椅子瑜伽课，这些课程是专门为运动耐力有限和（或）行动不便的患者设计的，对癌症患者可能是安全的。

**表 53.6**　瑜伽联盟证书

| 证书 | 培训要求 | 教学时长和次数 |
|---|---|---|
| RYT200 | 在注册瑜伽学校（RYS200）完成了 200 h 的培训<br>所有培训必须在同一所学校完成 | 不需要 |
| RYT500 | 在注册瑜伽学校（RYS500）完成 500 h 的培训计划<br>在注册瑜伽学校（RYS200）完成 200 h 的培训计划加上额外同个注册瑜伽学校（RYS300）300 h 的培训<br>或不同的注册瑜伽学校（RYS300）的 300 h 的培训 | 在注册瑜伽学校（RYS200 或 RYS500）完成 200 或 500 h 的培训之后有超过 100 h 的教学经验<br>RYT500 可以为其他教师提供继续教育班级和研习班 |
| E-RYT200，<br>E-RYT 500® | 在注册瑜伽学校（RYS500）完成 500 h 的培训计划<br>在注册瑜伽学校（RYS200）完成 200 h 的培训计划加上额外同个注册瑜伽学校（RYS300）300 h 的培训<br>或不同的注册瑜伽学校（RYS300）的 300 h 的培训 | 在注册瑜伽学校（RYS200 或 RYS500）完成 200 h 或 500 h 的培训之后有超过 1000 h 的教学经验<br>在培训结束后有至少 2 年的教学经历 |
| E-RYT 500® | 在注册瑜伽学校（RYS500）完成 500 h 的培训计划<br>在注册瑜伽学校（RYS200）完成 200 h 的培训计划加上额外同个注册瑜伽学校（RYS300）300 h 的培训<br>或不同的注册瑜伽学校（RYS300）的 300 h 的培训 | 在注册瑜伽学校（RYS200 或 RYS500）完成 200 h 或 500 h 的培训之后有超过 2000 h 的教学经验<br>在注册瑜伽学校（RYS300 或 RYS500）完成 300 h 或 500 h 的培训之后接受超过 500 h 的课程<br>在培训结束后有至少 4 年的教学经历 |

RYT，注册瑜伽教师；E，有经验的[68]

# 太极

太极拳（通常简称太极）是一种中国的身心锻炼系统，与瑜伽一样，深深植根于哲学之中。正如瑜伽的身体练习起源于印度教哲学一样，太极的原理源于中国的佛教、道家和儒家哲学流派，统称为新儒学。太极的大部分起源是基于传说太极拳第一次书面记载是在 17 世纪的一篇文章中，它被描述为一种新的功夫形式[69]。

太极拳通常翻译为"至极至尊"或"至尊拳"，是对道家教义阴阳结合的借鉴。太极是一种内在的武术形式，指的是利用运动和静止来陶冶意识的系统，然后用这种意识来引导身体增加气血的自然流动。"气"可大致翻译为生命能量，在哲学上可与瑜伽术语"prana"（能量）相提并论。在练习实践中，太极是由缓慢的、有目的的动作组成的，这些动作与呼吸和意象相协调。顺序执行这一连串动作的同时加强和放松身体。身体被约束之后，思想也会跟随最终导致自我意识和技能水平的提高[69-70]。

太极有五大流派或风格，起源于不同的家族：陈氏（最古老的派别，其他流派均由此衍生）、杨氏（最盛行的流派）、武郝氏（武氏）、吴全佑（吴氏）和孙氏。随着时间和地域的传播，从这五个原有的学派中涌现出新的学派和分支，它们融合了现代的深刻见解、进步和与传统智慧的熔炼。太极拳是在 1939 年由杨派的蔡鹤朋带到美国的。多年来，几名教师移民到美国，并在西方普及了太极，大约有 500 万美国人（截至 2008 年）至少接触过这种艺术形式。现今，太极虽然起源于武术，但目前已融入传统中医理念，和瑜伽一样，都是作为哲学练习来教授的[69-71]。

太极作为一种恢复性和康复性的低冲击运动形式，在普通人群和综合肿瘤学社区中的受欢迎程度一直在稳步上升。其内在的重点在于平衡和缓慢的动作，它已被有效地用于减少老年人的跌倒[72]。此外，在心血管研究中，已经证明它可以改善慢性稳定型心力衰竭患者的生活质量评分和运动耐量，降低血压，改善空腹血脂状况，并改善类风湿性关节炎和艾滋病患者的身体功能[72]。

关于太极和癌症患者的文献主体尚无定论。2012 年，Lee 的一项系统回顾评估了太极作为乳腺癌支持疗法的有效性，并得出结论，现有的试验证据不能令人信服太极是一种有效的治疗方式[73]。Lee 报告说，由于缺乏现有的随机临床试验（randomized clinical trial，RCT）和对照临床试验（controlled clinical trial，CCT），他的综述缺乏统计功效，而且由于缺乏方法论的严谨性，很难从现有的研究中快速得出任何结论[73]。他建议将来的试验要有更大的样本量，并且要清楚地概述出所使用的太极方案，以及使用标准化的和经验证的统计方法。

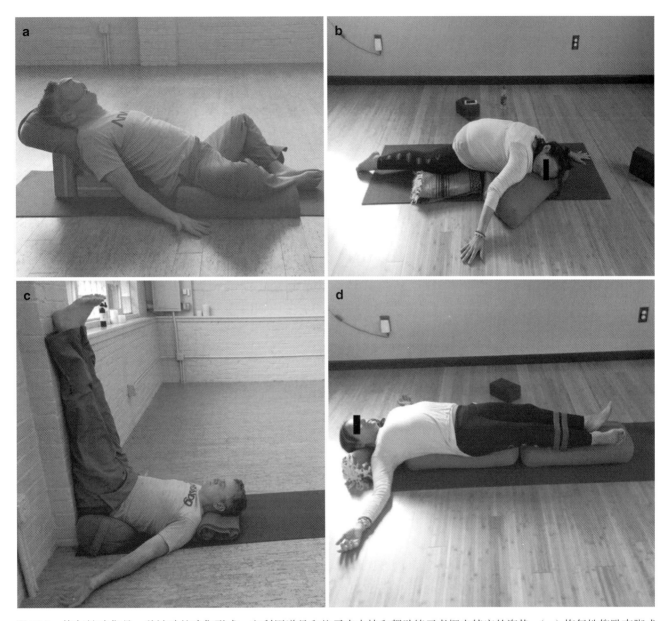

**图 53.2**　恢复性瑜伽是一种被动的瑜伽形式，它利用道具和垫子来支持和帮助练习者摆出特定的姿势。（**a**）恢复性仰卧束脚式（仰卧束角式）。（**b**）辅助半鸽式。（**c**）恢复性双脚倒立靠墙式（腿靠在墙上）。（**d**）恢复性挺尸式（仰卧）

到目前为止，太极还没有试验报告阴性或有害的结果。因此，太极拳在全美各大癌症中心的综合部门普及，归功于它的安全性、其他研究领域的阳性结果，以及关于疗效的轶事报告。虽然尚没有对癌症患者使用太极拳的具体建议，但对身体的要求与恢复性瑜伽类似。由于太极主要是在站立状态完成的，不需要赤脚或共享道具，因此，与瑜伽练习相比，太极对感染的担忧要小。患者应保证能轻易接近到椅子，以防头晕或虚弱。

## 补充与替代医学研究：我们下一步将走向何方？什么是方法论多元化？

正如在书中和本章中所讨论的那样，在 CAM 研究的新兴领域，使用混合方法的流行趋势正在形成。方法论多元化是一种促进社会研究方法选择灵活性的科学研究方法。补充疗法是具有生物医学的治疗意图和社会科学中直观的、无形的因素，而社会科学是需要不同的方式来进行适当研究的。新研究设计的灵活性和宽容性使得许多补充疗法虚无缥缈的主张和本质能够得到适当的研究[76-77]。

## 研究的复杂性：全系统研究、癌症和CAM

癌症的诊断伴随着一整套生活方式、躯体和情感方面的影响和负担，这使得很难像传统科学研究中所提倡的那样，通过单一干预得出单一结果来研究其干预的效果[75]。这一公认的现象导致了肿瘤学中的全系统研究的出现，最近，在CAM中也出现了这种现象。全系统指的是多组分干预，就像本章讨论的那些，当被认为是类似于具有单一作用机制的药物时，这些干预可被论证为是错配的[75]。换句话说，许多CAM疗法，如印度传统"阿育吠陀"医学和太极，代表了与传统生物医学不同的整个康复治疗方法网络，并且根据一些CAM研究者的说法，它们需要在不同的框架中进行研究[69, 74-75]。

2008年，奥舍综合医学中心（Osher Center For Integrative Medicine）的研究负责人Peter Wayne博士和全哈佛安慰剂研究与治疗性接触计划项目负责人Ted Kaptchuk提交了两篇相关的范式论文，论文概述了使用传统生物医学模型研究复杂多组分干预（如太极）的困难和挑战，因为传统生物医学模型旨在研究具有特定效果的药物[69, 74]。在本章讨论的太极或任何补充疗法中都没有"活性成分"。给患者和治疗师设盲是不可能的，构建标准的安慰剂也是极其困难的，随机化可能本身就会与预期的结果不一致，因为意图或信念可能是这些疗法成功的必要条件。Wayne等还提到，太极教练和练习者之间的关系是太极系统的一部分，因此不能作为一个变量被删除掉，这是另一个与现行标准不符的因素。

像瑜伽和太极这些复杂的系统，认知、躯体，甚至是仪式性的组成部分基本上不可分割，且具有潜在的协同效应。Wayne等人建议将太极的研究转向全系统的研究模式，像流行病学、社会学和生态学等学科，它们通常能处理复杂、多元现象[69, 74-76]。

### 现代整合医学

结合安慰剂效应和压力对健康影响的发现，对症医学的许多领域开始探索大脑、身体的其他部分、心智和行为之间相互作用的意义。现今，全国和全球的主要对症疗法医学院和护理学院都在提供整合医学轮岗和课程。许多医学院、保健诊所和研究机构正在结合最顶尖的高科技和近代医学智慧，以此来转变医患关系[78]。

循证医学学会（the Society for Evidence-Based Medicine，http://www.sciencebasedmedicine.org）"致力于从科学的角度评估公众感兴趣的医学疗法和产品，并促进科学和卫生保健的最高标准和科学传统"[77]。Quackwatch（Quackwatch.com）是"一个由关注与健康相关的欺诈、神话、时尚、谬论和不端行为的人组成的国际网络"[79]。它是由Stephen Barnett博士于1969年创立的，现在已经扩展到24个涉及特定兴趣领域的网站[79]。表53.7提供了有关这些网站的更多详细信息，这些网站对补充疗法整合到主流医疗保健这一趋势提出了不同的观点。

## 结论

保持开放的心态是一个健全和富有同理心的医生的基本属性，特别是在肿瘤学和疼痛管理领域。虽然这里讨论的疗法可能不是临床要求或标准护理的一

**表 53.7** 关于 CAM 重要信息的患者资源[77, 79]

| http://www.sciencebasedmedicine.org | 来自网站：SBM 的作者都是受过医学培训的，多年来一直在为公众撰写关于科学和医学的文章，孜孜不倦地倡导医疗保健的高科学标准 |
|---|---|
| http://www.quackwatch.com | Stephen Barnett 博士于 1969 年创立活动（来自网站）：<br>调查可疑的主张<br>回答产品与服务的问题<br>为庸医受害者提建议<br>发布可靠的刊物<br>揭穿伪科学主张<br>报告非法营销<br>协助或发起消费者保护诉讼<br>提高网上卫生信息质量<br>打击互联网上的误导性广告<br>"消费者健康文摘"（Consumer Health Digest），一份每周免费的电子邮件时事通讯<br>健康欺诈讨论名单（the Health Fraud Discussion List），大约有600名成员 |

部分，但作为整体肿瘤治疗计划的一部分，这些非侵入性干预是安全、低成本、可行的辅助手段[40]。这些疗法中的大多数都不会对患者造成明显的伤害，甚至可能获得可观的收益。那些在医学上寻求整体论的人正在引入混合的、新的方法。了解这些疗法将帮助医生在回答患者问题时提供更广泛的答案。基于个体患者的选择，然后讨论或建议任何创造性的疗法，可以加深医患关系，并提高患者和医生的总体满意度。

# 参考文献

1. Barrett B, Marchand L, Scheder J, Plane M, Maberry R, Appelbaum D, et al. Themes of holism, empowerment, access, and legitimacy define complementary, alternative, and integrative medicine in relation to conventional biomedicine. J Altern Complement Med. 2003;9(6):937–47.
2. O'Callaghan CC. Pain, music creativity and music therapy in palliative care. Am J Hosp Palliat Med. 1996;13(2):43–9.
3. National Center for Complementary and Alternative Medicine (NCCAM). Get the facts: cancer and complementary health approaches [Internet]. Bethesda: NCCAM Pub No.: D453. c2005 September [updated 2013 May; cited 2014 July 19]. Available from: http://nccam.nih.gov/sites/nccam.nih.gov/files/CAM_Basics_Cancer_and_CHA_0.pdf
4. NCCAM. NCCAM facts-at-a-glance and mission [Internet]. Bethesda: NCCAM [last modified 2014 July 2; cited 2014 July 22]. Available from http://nccam.nih.gov/about/ataglance
5. Horneber M, Bueschel G, Dennert G, Less D, Ritter E, Zwahlen M. How many cancer patients use complementary and alternative medicine: a systematic review and metaanalysis. Integr Cancer Ther. 2012;11(3):187–203.
6. Nahin, RL, Barnes PM, Stussman BJ, Bloom B. Costs of complementary and alternative medicine (CAM) and frequency of visits to CAM practitioners: United States, 2007. National health statistics reports; no 18. Hyattsville: National Center for Health Statistics; 2009. Available from: http://www.nih.gov/news/health/jul2009/nccam-30.htm
7. NCCAM. Time to a talk [Internet]. Bethesda: [last updated 2012 March 14, cited 2014 July 22]. NCCAM Publication No.: D381-G. Available from http://nccam.nih.gov/timetotalk/backgrounder.htm
8. Deng G, Cassileth B. Integrative oncology: complementary therapies for pain anxiety, and mood disturbance. CA Cancer J Clin. 2005;55(2): 109–14. [Internet]. 2005 Mar/Apr [cited July 22, 2014]. https://doi.org/10.3322/canjclin.55.2.109 Available from: http://CAonline.AmCancerSoc.org
9. Bardia A, Barton DL, Prokop LJ, Bauer BA, Moynihan TJ. Efficacy of complementary and alternative medicine therapies in relieving cancer pain: a systematic review. J Clin Oncol. 2006;24:5457–64.
10. National Coalition of Creative Arts Therapists Associations (NCCATA) [Internet]. [place unknown] [cited July 22, 2014]. Available from: http://nccata.org
11. Sprenger C, Eippert F, Finsterbusch J, Bingel U, Rose M, Buchel C. Attention modulates spinal cord responses to pain. Curr Biol. 2012;22:1019–22.
12. Bantick SJ, Wise RG, Ploghaus A, Clare S, Smith SM, Tracey I. Imaging how attention modulates pain in humans using functional MRI. Brain. 2002;125:310–9.
13. Buhle J, Wager TD. Performance-dependent inhibition of pain by an executive working memory task. Pain. 2010;149:19–26.
14. Eccleseton C. Chronic pain and distraction: an experimental investigation into the role of sustained and shifting attention in the processing of chronic persistent pain. Behav Res Ther. 1995;33:391–405.
15. American Music Therapists Association (AMTA) [Internet]. Silver Spring: AMTA; 1998–2014 [cited July 22, 2014]. Available from: http://www.musictherapy.org/
16. AMTA [Internet]. Silver Spring: AMTA [cited July 23, 2014]. Available from: http://www.musictherapy.org/assets/1/7/MT_Pain_2010.pdf
17. Magill L. Role of music therapy in integrative oncology. J Soc Integr Oncol. 2006;4(2):79–81.
18. Mahon EM, Mahon SM. Music therapy: a valuable adjunct in the oncology setting. Clin J Oncol Nurs. 2011;15(4):353–6.
19. Hauck M, Metzner S, Rohlffs F, Lorenz J, Engel A. The influence of music and music therapy on pain-induced neuronal oscillations measured by magnetoencephalography. Pain. 2013;154(4):539–47.
20. Archie P, Bruera E, Cohen L. Music-based Interventions in palliative cancer care: a review of quantitative studies and neurobiological literature. Support Care Cancer [Internet]. 2013 May 30 [cited July 24, 2014];21:2609–2624. Available from: http://link.springer.com/article/10.1007/s00520-013-1841-4
21. McKinney CH, Antoni MH, Kumar M, Tims FC, McCabe PM. Effects of guided imagery and music therapy on mood and cortisol in healthy adults. Health Psychol. 1997;16(4):390–400.
22. Blood A, Zatorre R, Bermudez P, Evans A. Emotional responses to pleasant and unpleasant music correlate with activity in paralimbic brain regions. Nat Neurosci. 1999;2(4):382–7.
23. Hillecke TK, Nickel A, Bolay HV. Scientific perspectives on music therapy. Ann N Y Acad Sci. 2005;1060:1–12.
24. Wiech K, Ploner M, Tracey I. Neurocognitive aspects of pain perception. Trends Cogn Sci [Internet]. Available online 5 July 2008 [cited July 24, 2014];12(8): 306–13.
25. Koelsch S. A neuroscientific perspective on music therapy. Neurosciences and Music III-Disorders and Plasticity, Ann N Y Acad Sci. 2009;1169: 374–84.
26. Koenig, J, Warth M, Oelkers-Ax R, Wormit A, Bardenheuer HJ, Resch F. et al. I need to hear some sounds that recognize the pain in me: an integrative review of a decade of research in the development of active music therapy outpatient treatment in patients with recurrent or chronic pain. Music Med [Internet] 2013 [cited on November 10, 2013];5(3):150–61.
27. Kenny D, Faunce G. The impact of group singing on mood, coping, an perceived pain in chronic pain patients attending a multidisciplinary pain clinic. J Music Ther. 2004;XLI(3):241–58.
28. Burns D. Theoretic rationale for music selection in oncology intervention research: an integrative review. J Music Ther. 2012;49(1 Spring):7–22.
29. Wormit AF, Warth M, Koenig J, Hillecke T, Bardenheuer HJ. Evaluating a treatment manual for music therapy in adult cancer care. Music Med [Internet]. 2012;4(2):65–73.
30. Pothoulaki M, Macdonald R, Flowers P. An interpretive phenomenological analysis of an improvisational music therapy program for cancer patients. J Music Ther. 2012;49(1 Spring):45–67.
31. American Art Therapy Association [Internet]. Alexandria: AATA [cited July 24, 2014]. Available from: http://www.arttherapy.org/aata-aboutus.html
32. Luzzatto P, Sereno V, Capps R. A communication tool for cancer patients with pain: the art therapy technique with the body outline. Palliat Support Care. 2003;1:135–42.
33. AATA [Internet]. Alexandria: AATA [cited July 26, 2014]. Available from: http://www.americanarttherapyassociation.org/upload/LOCATOR2.15.11.pdf
34. Art Therapy Credential Board (ATCB) [Internet]. Greensboro: ATCB. [cited on July 26, 2014]. Available from http://atcb.org/home/find_a_credentialed_art_therapist/

35. Wood MJM, Molassiotis A, Payne S. What research evidence is there for the use of art therapy in the management of symptoms in adults with cancer? A systematic review. Psycho-Oncology. 2011;20:135–45. Epub 2010 Mar 24.

36. Singh B. The therapeutic effects of art making in patients with cancer. Arts Psychother. 2011;38:160–3.

37. Geue K, Goetze H, Buttstaedt M, Kleinert E, Richter D, Singer S. An overview of art therapy interventions for cancer patients and the results of research. Complement Ther Med. 2010;18:160–70. Epub 2015 May 15.

38. Nainis N, Paice J, Ratner J, Wirth J, Lai J, Shott S. Relieving symptoms in cancer: innovative use of art therapy. J Pain Symptom Manage. 2006;31(2):162–9.

39. Monti D, Peterson C, Kunkel EJS, Hauck W, Pequignot E, Rhodes L, Brainard GC. A randomized controlled trial of mindfulness-based art therapy (MBAT) for women with cancer. Psycho-Oncol. 2006;15:363–73. Epub 2005 Nov 15.

40. Cassileth BR, Keefe F. Integrative and behavioral approaches to the treatment of cancer-related neuropathic pain. Oncologist. 2010;15(suppl 2):19–23.

41. Kwekkeboom KL, Cherwin CH, Lcc JW, Wanta B. Mind-body treatments for the pain-fatigue-sleep disturbance symptom cluster in persons with cancer. J Pain Symptom Manag. 2010;39(1):126–38.

42. NCCAM. Mind-body medicine practices in complementary and alternative medicine [Internet]. Bethesda: NCCAM (page last updated March 29, 2013; cited on July 26, 2014). Available from: http://report.nih.gov/nihfactsheets/viewfactsheet.aspx?csid=102

43. Simpson CA. Complementary and alternative medicine. In: Fishman SM, Ballantyne JC, Rathmell JP, editors. Bonica's management of pain. 4th ed. Baltimore: Wolters Kluwer; 2010. p. P1365–74.

44. Hall H. The war on chiropractors. 2012 Oct 23 [cited 2014 Jul 26]. In: Science-based medicine blog [Internet]. Available from: http://www.sciencebasedmedicine.org/the-war-against-chiropractors

45. Kent M. False cry of quackery. Cited on July 27, 2014. Available from: http://campaignfortruth.com/Eclub/011101/FALSECRYOFQUACKERY.htm

46. Wilk v. American Medical Ass'n, 671 F. Supp. 1465, N.D. Ill. 1987. [Internet]. Available from: http://en.wikipedia.org/wiki/Wilk_v._American_Medical_Association

47. Government. Massage therapy [Internet]. New York: MedicineNet. 2014 Apr 2 [cited July 26, 2014]. Available from: http://www.medicinenet.com/massage_therapy/article.htm

48. Calvert RN. Pages from history: Swedish massage. Massage Magazine [Internet]. 2014 April 24 [cited July 26, 2014]. Available from: http://www.massagemag.com/magazine-2002-issue100-history100-24026/

49. NCCAM. Massage therapy: an introduction [Internet]. Silver Spring: NCCAM. [cited July 26, 2014]. Available from: http://nccam.nih.gov/sites/nccam.nih.gov/files/D327.pdf

50. Corbin L. Safety and efficacy of massage therapy for patients with cancer. Cancer Control. 2005;12(3):158–63.

51. NCCAM. Massage therapy for health purposes: what you need to know [Internet]. Silver Spring: NCCAM. [cited July 26, 2014]. Available from: http://nccam.nih.gov/sites/nccam.nih.gov/files/Get_The_Facts_Massage_Therapy_02-20-2014.pdf

52. Cassileth BR, Vickers AJ. Massage therapy for symptom control: outcome study at a major cancer center. J Pain Symptom Manag. 2004;28(3):244–8.

53. Myers CD, Walton T, Small BJ. The value of massage therapy in cancer care. Hematol Oncol Clin North Am. 2008;22:649–60.

54. NCBTMB [Internet]. Difference between licensure, national and board certification. Oakbrook Terrace: NCBTMB; [cited July 27, 2014]. Available from: http://www.ncbtmb.org/sites/default/files/files/Webinar_QA_Difference-between-Licensure-National-Board-Certification.pdf

55. AMTA [Internet]. Credentials for the massage therapy profession. Evanston: AMTA; c2014 [cited July 27, 2014]. Available from: http://www.amtamassage.org/findamassage/credential.html

56. California Massage Therapy Council [Internet]. Frequently asked questions. Sacramento; 2013 [cited July 27, 2014]. Available from: https://www.camtc.org/faq.aspx

57. Taylor MT. What is yoga therapy: an IAYT definition [Internet]. Little Rock: IAYT. 2007 [cited July 27, 2014]. Available from: http://c.ymcdn.com/sites/www.iayt.org/resource/resmgr/PDFs/IAYT_Yoga_therapy_definition.pdf

58. Satchidananda S. The yoga sutras of patanjali. 7th ed. Buckingham: Integral Yoga; 1999.

59. American Cancer Society [Internet]. Yoga. Atlanta: American Cancer Society; [updated 2008 Nov 1; cited July 27, 2014]. Available from: http://www.cancer.org/treatment/treatmentsandsideeffects/complementaryandalternativemedicine/mindbodyandspirit/yoga

60. DiStasio SA. Integrating yoga into cancer care. Clin J Oncol Nurs. 2008;12(1):125–30.

61. Bower JE, Woolery A, Sternlieb B, Garet D. Yoga for cancer patients and survivors. Cancer Control. 2005;12(3):165–71.

62. Duncan MD, Leis A, Taylor-Brown JW. Impact and outcomes of an Iyengar yoga program in a cancer centre. Curr Oncol. 2008;15(supp2):S72–7.

63. Danhauer SC, Mihalko SL, Russell GB, Campbell CR, Felder L, Daley K, Levine EA. Restorative yoga for women with breast cancer: findings from a randomized pilot study. Psycho-Oncology [Internet]. 2009 [cited July 28, 2014] [4p.]. doi:10.1002/pon.1503. Available from: http://www.ncbi.nlm.nih.gov/pmc/articles/PMC3930083/

64. Carson JW, Carson KM, Porter LS, Keefe FJ, Shaw H, Miller JM. Yoga for women with metastatic breast cancer: results from a pilot study. J Pain Symptom Manag. 2007;33(3):331–9.

65. Buffart LM, van Uffelen JGZ, Riphagen II, Brug J, van Mechelen W, Brown WJ, et al. Physical and psychosocial benefits of yoga in cancer patients and survivors, a systematic review and meta-analysis of randomized controlled trials. BMC Cancer [Internet]. 2012;12:559: [6p.]. Available from: http://www.biomedcentral.com/1471-2407/12/559

66. Lin KY, Hu YT, Chang KJ, Lin HF, Tsauo JY. Effects of yoga on psychological health, quality of life, and physical health of patients with cancer: a meta-analysis. Evid Based Complement Alternat Med [Internet]. 2011 Mar 9 [cited July 27, 2014];2011:659876 [12p.]. Available from: http://www.ncbi.nlm.nih.gov/pmc/articles/PMC3062158/

67. Banerjee B, Vadiraj HS, Ram A, Rao R, Jayapal M, Gopinath KS, et al. Effects of an integrated yoga program in modulating psychosocial stress and radiation-induced genotoxic stress in breast cancer patients undergoing radiotherapy. Integr Cancer Ther. 2007;6(3):n242–50.

68. Yoga Alliance [Internet]. Yoga teacher designations. Arlington: Yoga Alliance; c2015 [cited August 11, 2015].

69. Wayne PM, Kaptchuk TJ. Challenges inherent to t'ai chi research: part I. – t'ai chi as a complex multicomponent intervention. J Altern Complement Med. 2008;14(1):95–102.

70. Tai-chi.com [Internet]. Los Angeles: T'ai Chi: The International Magazine of T'ai Chi Ch'uan; c2009 [cited July 30, 2014]. Available from: http://www.tai-chi.com/taichi_info.php

71. Wikipedia contributors. T'ai chi ch'uan [Internet]. Wikipedia, the free encyclopedia; 2014 Jul 29, 21:07 UTC [cited 2014 Jul 30]. Available from: http://en.wikipedia.org/w/index.php?title=T%27ai_chi_ch%27uan&oldid=619029840

72. Mansky P, Sannes T, Wallerstedt D, Ge A, Ryan M, Johnson LL. Tai Chi Chuan: mind-body practice or exercise intervention? Studying the benefit for cancer survivors. Integr Cancer Ther. 2006;5(3):192–201.

73. Lee M, Choi TY. Tai chi for breast cancer patients: a systematic review. Breast Cancer Res Treat. 2010;120:309–16.

74. Wayne PM, Kaptchuk TJ. Challenges inherent to t'ai chi research: part II. – defining the intervention and optimal study design. J Altern Complement Med. 2008;14(2):191–7.

75. Bell IR, Kothan M. Models for the study of whole systems. Integr

Cancer Ther. 2006;5(4):293–307.

76. Callahan D, editor. The role of complementary & alternative medicine: accommodating pluralism. Washington, DC: Georgetwon University Press; 2002.

77. Sciencebasedmedicine.org [Internet]. Science-based medicine; c2013 [cited July 29, 2014]. Available from: http://www.science-basedmedicine.org/about-science-based-medicine/

78. The New Medicine [Internet]. The New Medicine; c2005 [cited July 29, 2014]. Available from: http://www.thenewmedicine.org/about_the_show.html

79. Quackwatch.com [Internet]. Chapel Hill: Quackwatch; [updated August 1, 2014, cited August 1, 2014]. Available from: www.quackwatch.com

# 54 草药疗法在癌性疼痛管理中的应用

Helen M. Blake

王翰 译 李黛 校

## 整体、替代和补充医学概述

补充医学和替代医学已成为医学干预和治疗的知名术语，它有别于传统西方医学。补充医学指用作常规治疗策略的辅助治疗。替代医学是指那些用来代替传统药物的治疗方法。补充医学和替代医学的重点是整个人，而不是疾病。解决病人的身体、精神、情感和精神健康问题。补充医学包括冥想、针灸、反射疗法、创意疗法、瑜伽、脊椎按摩疗法、推拿疗法、草药补充剂、维生素和精油等疗法（表54.1）。

2007年，美国疾病控制中心在其国家卫生统计调查中发现，38%的患者曾经使用过补充或替代疗法[1]。尽管人们对这些促进康复和增添幸福感的不同干预措施越来越感兴趣，也越来越容易获得，但

**表 54.1** 补充和替代疗法

| 针灸 | 冥想 |
|---|---|
| 阿育吠陀疗法 | 活动疗法 |
| 生物反馈疗法 | 天然物质疗法 |
| 螯合疗法 | 自然疗法 |
| 脊椎按摩或整骨手法 | 渐进性放松 |
| 深呼吸训练 | 气功 |
| 饮食疗法 | 太极 |
| 能源/灵气愈合疗法 | 传统疗法 |
| 意象导引 | 瑜伽 |
| 顺势疗法 | 按摩 |
| 催眠 | |

在美国，很少有患者愿意完全用替代医学来代替他们的医疗护理。因此，整合医学一词已越来越受偏爱，因为它指的是一种结合了传统医疗和补充医疗中最佳循证实践的方案。

1998年，美国国立卫生研究院（National Institutes of Health，NIH）成立了国家补充和替代医学中心（National Center for Complementary and Alternative Medicine，NCCAM）。它为许多评估补充和替代医学干预措施安全性和有效性的试验提供了资金。该研究与美国其他所有循证医学一样以严格的方式进行和监测。

## 阿育吠陀疗法和中医

阿育吠陀疗法是印度次大陆的古老医学法则。阿育吠陀是梵语"阿育"和"吠陀"两个词的合成词，前者表示生命，后者表示知识。因此，它的直译就是"生命的知识"。阿育吠陀既可以用于治疗疾病，也用以预防疾病。阿育吠陀的核心哲学是达到身心的平衡，其可以通过恢复三个基本要素的平衡来实现。这三个组成身体的要素为：神经系统［瓦塔（VATA）或空气］、静脉系统［皮塔（Pitta）或火］和动脉系统［卡法（Kapha）或水］。阿育吠陀的草药和药物用于按摩，以促进生活方式改变、解毒、推拿、冥想和锻炼平衡的恢复。

该疗法通过评估一个人的身体和情绪疾患来制订治疗方案。除了预防和去除疾病，其效果还包括增加精神健康，恢复与世界的和谐，增强身体活力。阿育吠陀疗法中使用的一些草药已经被提纯成为治

疗癌症的商业药物，包括长春新碱、长春碱和紫杉醇。在印度一项对阿片类药物引起便秘的癌症患者进行的临床对照试验中，研究人员发现，阿育吠陀制剂米斯拉卡斯奈姆（Misrakasneham）在减少阿片类药物引起的便秘方面与番泻叶一样有效[2]。该草药制剂具有通便作用的同时，还有更易耐受的味道、更可耐受的副作用和更低廉的成本。

中医也是一种古老的医学哲学，以恢复身体平衡为观念基础。健康体魄可以通过协调精力、身体和精神来获得及保持。在具体实践中，不将精神和躯体区分开，而是作为一个相互联系的系统来看待。负责掌控人体心智和身体的生命力或能量称为气。当气不平衡时，就会引起疾病和不适。当气息被纠正后，身体就恢复平衡。要达到气的平衡，其阴阳两种对立力量必须达到和谐。草药是传统中医的基石，与针灸、穴位按摩、运动、推拿、冥想和生活方式改变结合使用。

草药制剂的强大作用早在几个世纪前就已为人所知，它所涵盖的各种植物学知识内容远远超出了本书的范围。这里对草药应用的介绍可以拓展疼痛从业者对可能辅助治疗的认识。

## 草药疗法的益处

疼痛与患者抗击癌症密切有关，其重要性也在各种文献中得到强调。疼痛也通常是癌症患者寻求治疗的最常见的主诉。西医为患者提供了多种多样的药物和介入治疗选择，用来解决患者的一些苦楚。然而，任何投身于癌性疼痛治疗的内科医生都体会过公认止痛方案的固有不足。

常用的止痛药通常会引起不适的副作用，如衰弱、镇静、便秘和抑郁。对于患者和他们的家人来说，这些副作用会在正在进行的癌症治疗基础上增添焦虑和心理痛苦。事实上，癌症患者在开始服用止痛药之前就忍受着许多症状，而这些症状会因止痛治疗的副作用而加重（表54.2）[3]。卫生保健人员通常会接受患者的这些副作用的日益恶化，并予以对症治疗。随着癌症的进展，有效控制与之伴随并逐渐恶化的疼痛体验的收益往往超过药物相关作用的风险。我们常采用辅助药物补充正在进行的治疗，或者寻求介入治疗来减轻这些副作用。草药

**表54.2** 癌症患者各种症状发生率[3]

| | |
|---|---|
| 缺乏精力 | 73.7% |
| 焦虑 | 70.7% |
| 悲伤感 | 65% |
| 紧张感 | 61.3% |
| 困倦感 | 59.8% |
| 睡眠障碍 | 52.3% |
| 食欲减退 | 44.4% |
| 便秘 | 34.7% |
| 体重下降 | 27.1% |
| 眩晕 | 23.6% |
| 气短 | 23.5% |
| 恶心/呕吐 | 20.6% |

疗法是有效的，它既与传统疗法协同使用，也可以单独使用，还可以用于传统方案治疗恶化的癌症相关症状。

在过去的20年里，超过25%的药物直接从植物中提取[4]。在许多情况下，它们提供了一种阿片类药物节制作用，可以减少对吗啡或其他类似的μ阿片类激动剂的需求。许多草药疗法有助于放松，这对癌症患者经受的心理痛苦有积极的作用。该疗法还可以改善睡眠、消化、营养吸收和毒物排出等重要生理过程，增加生机和活力。

一些草药治疗方案也有抗炎作用，抑制多种促炎细胞因子，包括COX-2、IL-1、IL-6和TNF-α。一些草药疗法会影响凝血级联反应，从而降低患者发生静脉血栓栓塞的风险。一些中草药对防止肿瘤进展和转移有直接作用。这些有效的天然化合物对遭受癌性疼痛的患者有很好的治疗作用。草药替代疗法不仅有良好的耐受性和有效性，而且它们的使用可以让大脑更好地专注于康复过程。

## 部分草药疗法的应用

纵观历史，阿片也许最广为人知的草药之一。从罂粟种子中分离出来的阿片，会产生一种可辨认的强效止痛药——吗啡。吗啡类镇痛药通过与μ受体结合发挥镇痛作用，但也影响呼吸和胃肠运动。这些众所周知的药物效应被认为会降低"生命力"。

这种对生命力的抑制是有害的，它可以促进血管生成，继而导致肿瘤的恶化[5]。

下面的大部分内容都来自于《本草纲目》[6]。《本草纲目》是我国多部先进的医学教材编译而成的知识集合体。它是中医实践的重要基础，涵盖了470多种草药和药材条目。许多对治疗癌性疼痛特别有用的草药都列在第10章和第12章"活血草药"和"补血草药"中。血管生成和止血一直与癌症状况和肿瘤进展相关。活血可以预防组织内多余的凝结和淤积，补血可以强化身体的循环过程，补充原有可能不足的物质和营养。下面讨论了几种相关类型的草药，它们的剂量和用法汇总在表54.3中。这些草药均具有抗肿瘤活性，这表明对抗疗法的化疗与传统中医的草药治疗之间存在潜在的协同作用。

## 紫堇属草药（延胡索）

延胡索是一种原产于中国的草本植物，广泛用于中药止痛。对血瘀相关的疼痛和胃肠道溃疡及梗阻相关的疼痛特别有效。延胡索可能通过抑制大脑中的网状激活系统发挥作用。在体内，其镇痛作用效力大约是纯阿片的1%。用酒精和醋酸配制的提取物效力大约是吗啡的40%[6]。草药制剂由肾排泄。

延胡索可以治疗失眠，并有很强的抗惊厥作用。通过在体内的活血化瘀作用，可以促进细胞废物的清除，并在细胞水平改善营养吸收。延胡索还具有强大的细胞毒性作用，已被证明能抑制癌细胞中的

P-糖蛋白和多药耐药相关蛋白1[7]，并抑制癌基因N-ras mRNA[8]。这些细胞毒性作用使延胡索除了对疼痛控制有潜在作用以外，还可以成为许多化疗方案的有效辅助用药。

## 三七

三七是传统中医治疗创伤引起的炎性疼痛的首选药物，如跌倒、骨折、挫伤和扭伤。具有活血化瘀的功效，能有效治疗血瘀性关节痛和心绞痛等胸痛。三七止血而不引起血瘀。它对我们的循环系统有很强的作用，扩张冠状动脉，恢复受损心肌的微循环。研究显示三七也有抗肿瘤作用[6]。

## 芍药（赤芍、白芍）

芍药在治疗痉挛和肌肉疼痛方面特别有效。通过活血化瘀作用，缓解肝痛，恢复创伤所致的疼痛和肿胀。解痉作用可能是通过干扰乙酰胆碱释放至神经肌肉接头来实现的[6]。芍药根提取物还通过抗增殖和凋亡发挥抗癌作用[9]。

## 当归

当归是一种强效的补血药物，通常用于治疗与血瘀有关的疼痛。传统用途是用于月经紊乱和痛经[6]。

**表 54.3** 癌性疼痛管理中重要草药疗法总结

| 草药 | 适应证 | 剂量 | 毒性 |
|---|---|---|---|
| 延胡索 | 疼痛，尤其是血瘀和腹痛 | 粉末形式：4.5～12 g<br>dl-THP 药片：300～600 mg 用于抗心律失常<br>睡眠不足：100～200 mg 睡前<br>神经病理性疼痛：75 mg/d | 小鼠口服 $LD_{50}$ 的范围为：36～125.3 g/kg |
| 三七 | 剧烈疼痛和炎性疼痛<br>轻微出血 | 3～9 g（1～3 g 用于粉剂） | 非常安全的化合物，最小致死剂量小鼠静脉注射为 460 mg/kg |
| 赤芍 | 疼痛，特别是紫杉醇引起的肌肉疼痛 | 4.5～9 g 由优质根制得 | 非常安全，静脉注射 $LD_{50}$：3530 mg/kg |
| 当归 | 炎性痛，特别是空腔脏器和子宫源性 | 每日 3 g，分 3 次服用<br>每日用量范围 3～15 g | 没有明确 $LD_{50}$，耐受性好，安全<br>避免用于雌激素敏感的肿瘤 |
| 乳香 | 血瘀的外伤性疼痛 | 醋炒 3～9 g | |
| 姜黄 | 疼痛，尤其是神经病理性 | 3～9 g，如有需要，可与油膏混合使用 | 血虚忌用 |

当归的抗肿瘤作用可能与其抑制癌细胞侵袭和转移有关[10]。穴位注射当归对神经痛、缺血性痛、枕神经痛、关节炎等疼痛有明显改善作用。当归也可以起到解痉剂的作用。它还是维生素 $B_{12}$ 的来源之一，有助于改善化疗期间引起的贫血。

# 乳香

乳香对血瘀、痛、压疮、肿胀等类似的疼痛特别有用，其具有补气活血的功效[6]。在上述情况下，它可以作为药膏或粉剂局部使用以减少肿胀，促进愈合，缓解疼痛。"乳香"和"没药"的熟悉组合可以活血，缓解心血管系统瘀血引起的胸痛。

乳香抑制 COX-2 和 15- 脂氧合酶。该功能具有很强的抗血脂作用，可以延缓动脉粥样硬化的进展，同时具有抗炎调节作用。一些研究表明，这种胶状树脂具有强大的抗肿瘤和免疫增强活性，这种作用对癌症患者特别有用。

# 姜黄

姜黄以其在咖喱粉中的烹饪用途而闻名。姜黄流行于印度和亚洲大陆，具有抗癌、抗氧化、抗炎、纤溶和保护肝的特性。活性化合物是一种橘黄色油，这也是让植物着深色的物质。姜黄素主要通过凝血级联发挥作用。它激活纤溶酶，从而分解纤维蛋白。这对姜黄素的抗癌作用至关重要。

姜黄素有助于通气，减轻气滞引起的疼痛，尤其是上腹部的疼痛[6]。除了抗炎和抗癌作用外，姜黄素还可以降低血压，对金黄色葡萄球菌有抗菌作用。

# 结论

有多种天然药物可以对持续癌性疼痛的患者产生深远的影响。这些辅助剂可以用于补充传统的药物治疗方案，使阿片类药物用量趋于最小，从而使癌症患者免受有害副作用的影响。希望本章能启发读者拓展知识量，在癌性疼痛管理实践中尝试草药疗法。当然，补充疗法的引入有可能改善患者的生活质量，帮助他们为生命而斗争。

# 参考文献

1. Barnes P, Bloom B, Nahin R. Complementary and alternative medicine use among adults and children. National health statistics reports; no 12. Hyattsville: National Center for Health Statistics; 2007.
2. Ramesh P, Kumar K, Rajagopal M, Balachandran P, Warrier P. Managing morphine-induced constipation: a controlled comparison of an ayurvedic formulation and senna. J Pain Symptom Manage. 1998;16(4):240–4.
3. Portenoy RK, Thaler HT, Kornblith AB, Lepore JM, Friedlander-Klar H, Coole N, Smart-Curley T, Kemeny N, Norton L, Hoskins W, Scher H. Symptom prevalence, characteristics and distress in a cancer population. Qual Life Res. 1994;3(3):183–9.
4. Cravotto G, Boffa L, Genzini L, Garella D. Phytotherapeutics: an evaluation of the potential of 1000 plants. J Clin Pharm Ther. 2010;35(1):11–48.
5. Gupta K, Kshirsagar S, Chang L, Schwartz R, Law P, Yee D, Hebbl R. Morphine stimulates angiogenesis by activating proangiogenic an survival promoting signaling and promotes breast tumor growth. Cancer Res. 2002;62(15):4491–8.
6. Bensky D, Gamble G, editors. Chinese herbal medicine: materia medica. Seattle: Eastland Press; 1993.
7. Lei Y, Tan J, Wink M, Ma Y, Li N, Su G. An isoquinoline alkaloid from the Chinese heal plant Corydalis yanhusuo W.T. Wang inhibits P-glycopotein and multi drug resistance-associate protein 1. Food Chem. 2013;15(136):1117–21.
8. Xu Z, Chen X, Zhang Q. Corydalis yanhusuo W.T. Wang extract inhibit MCF-7 cell proliferation by inducing cell cycle G2/M arrest. Am J Chin Med. 2011;39(3):579–86.
9. Li C, Yazawa K, Kondo S, Mukudai Y, Sato D, Kurihara Y, Kamatani T, Sinta I. The root park of Paeonia moutan is a potential anticancer agent in human oral squamous cell carcinoma cells. Anticancer Res. 2012;32(7):2625–30.
10. Shang P, Qian A, Yang T, Jia M, Mei Q, Cho C, Zhao W, Chen Z. Experimental study of anti-tumor effects of polysaccharides from Angelica sinensis. World J Gastroenterol. 2003;9(9):1963–7.

# 55 疼痛调节的综合疗法

Joan Pope，Aron Legler

王贤冬 译 李黛 校

## 概述

本章将着重介绍一些支持一线疼痛治疗非药物疗法，即吗啡衍生物，尤其是阿片类药物、抗焦虑药物、肌肉松弛剂等。总体来说这些疗法都有不同的组名，统称为补充疗法、替代疗法、辅助疗法、整合疗法和其他疗法。患者一直在寻求治疗急性和慢性疼痛的各种技术，如冥想、正念、反射、催眠疗法、草药疗法、针灸、音乐和艺术疗法、灵气疗法和治疗性触摸。

一般来说，这些技术不适合医院床旁应用。造成这种情况的原因是多种多样的，例如，这些方法中有许多需要在至少 30 min 不间断的宁静环境中才最有效。不幸的是，医院可能有太多令人分心的事情。事实上，几乎没有（如果有也很少）医学院或护理学校会教授这些缓解疼痛的做法。在大多数医院，很少有床旁医疗人员会使用这些技术。由于这些技术的传授是因人而异的，本章节的剩余内容将强调严重癌性疼痛患者的以往治疗经验。

## 进行辅助疼痛调节的患者选择

如果患者没有遭受急性疼痛，拥有完整的家庭、社会关系和病历，则医生和能与患者建立融洽的关系。住院时间的长短将有助于决定这些技术的使用时间，以及限定的时间内哪种技术最有效。有愤怒和恐惧感的患者，例如对化疗、放疗和手术的恐惧，在手术之前可能需要更多的准备和针对个人的融洽交流。疼痛症状的缓解在很大程度上取决于患者和医生之间的人格特质。在彼此建立信任和承诺之后，

执业者能继续使用下面讨论的意象引导技术。

对患者精神状态的评估，如失忆、清醒、集中注意力的能力和衰弱程度，是非常有价值的适宜性评估。例如，他/她可以参加引导意象或催眠的体验吗？癌症治疗后贫血患者，衰弱患者，以及服用多种药物的患者，可能由于疲乏而阻碍其积极参与。恶心、呕吐或呼吸窘迫等身体症状，是执行治疗计划的障碍。

也许，被忽略的是，执业者自己的心情和宁静。引导意象的艺术需要与患者建立起联系。执业者的情绪会被患者解读，如果执业者表现匆忙和紧张，就很难传递令人放松的意象。传送信息的执业者的心理健康状态，和患者接受治疗的能力，都是治疗成功的重要因素。

**案例 1** 当我第一次见到 Ben 时，他是一个 15 岁的男孩，在 12 岁时接受过白血病治疗，经历了疾病复发，他渴望病情缓解，在骨髓移植期间就已经开始表现出沮丧的迹象。他和他的母亲已经通过祈祷来练习冥想了。我解释了我们能够如何使用类似实践经验、放松技术和意象引导催眠技术来帮助他完成化疗及最终移植后的阶段。经过几次会谈与他建立了融洽的关系，Ben 分享了他的激情和梦想，因为他想继续他的梦想，他接受了治疗。几个星期后，我们成功地使用了意象引导催眠来缓解恶心并控制住了他的疼痛。

在骨髓移植及其后的处理期间，我们改变了技术，在每一次治疗中都注重放松。启始阶段引导他进入轻微的恍惚状态，闭上眼睛，专注于吸气和呼气，慢慢地进行更长时间的吸气和呼气。利用他的部分过往经历，使他回忆起在父母花园里的一段快乐时光。这是他催眠的重点，让患者专注于更有利的环境，达到更平静的心态。以下是恍惚状态的摘录。

当他的身体放松时，我开始建议他启动催眠状态。

"我们要回到你和你父母4年前种下的花园。现在是春天，草是淡绿色的，树上正在萌芽。告诉我你看到了什么。"（在这里，我们引导患者参与，这样他就可以积极地参与到催眠中来）。他描述了他的周围环境。

"那些在2月、3月和4月初看起来干燥枯死的一叶不挂的树木，正在萌芽、新生。水仙花刚刚从土中拔出，茎正在从地面长高，你的身体也如这一样。曾经因为化疗而死亡的白血病细胞，也随着干细胞的增加而变得强壮。你的骨髓里正在萌生新的生长。随着树汁从树根进入树枝，来自骨髓移植的细胞正在成熟，进入你的血管。流经这些血管的血液给你的身体带来力量和健康。强壮的红细胞将氧气从你的肺输送到你的心脏和全身。健康的白细胞正在移动以清除口腔和肠道的感染。你的口疮正在好转。你的味蕾正在苏醒；你拿着桌子上的苹果汁，闻到了它的香味，当你啜饮时，你会尝出它来，这便会让你由内及外地微笑。当你还是个婴儿，第一次品尝苹果汁的时候，会有一点轻微的记忆。当你慢慢地从花园回到这个房间时，你可以带着这种喜悦。你知道，通过这一天，你会有其他的疗愈体验在你体内发生。我要你慢慢地深吸一口气，然后把它吐出来。下一分钟，当你准备好的时候，慢慢睁开你的眼睛，回到这个房间。"

1年后，我收到了一张Ben和他的家人在花园里的照片。他戴着毕业帽，穿着毕业袍。他的母亲手里拿着一小束水仙花、葡萄风信子和一朵蝴蝶花。这便是我们希望与患者建立的纽带，通向成功的未来。

## 意识与催眠

19世纪40年代，John Elliotson首次报道了在手术中成功使用"催眠术"进行麻醉[1]。从那时起，各种方法和技术被采用，并取得了不同的成功。从意象引导治疗师的角度来看，疼痛遵循着一句谚语，它驻留在"我们的大脑中"。疼痛的义是大脑感受到身体某一部位受到伤害性刺激或组织损伤引起的不愉快感觉，催眠和引导疗法旨在扰乱这种感觉以减少患者的痛苦。

meta分析显示催眠状态对疼痛管理的效果为中度到强度，催眠镇痛效果因受试者的敏感性水平不同而有所差异[2]。目前，可能由于研究设计困难和结果不一致，对于是否应该纳入补充疗法来控制疼痛，还没有达成共识。然而，即使是那些对现有证据不信服的人也承认，补充疗法可能会改善患者的健康[3]。需要进一步地精心设计对照研究来扩大现有传闻的价值。

新的成像方式已阐明催眠调节痛觉的可能机制。一项使用正电子发射断层扫描的研究发现，"催眠状态显著增强了中扣带皮层和涉及伤害感的感觉、情感、认知和行为方面的大型神经网络之间的功能调节"[4]。功能磁共振成像研究在这方面也得到了应用，研究表明，中脑、小脑、丘脑和中扣带回、初级和次级感觉、顶叶下部、岛叶和前额叶皮质的激活与催眠和非催眠暗示引起的疼痛变化相关；然而，催眠诱导后这些激活的幅度更大[5]。

每个人对疾病和治疗的疼痛反应是不同的，而且在同一个人身上每天也可能会发生变化。这解释了药物和（或）心理治疗反应率差异很大的原因。它有助于描述为什么缓解疼痛的心理调节，可成为患者和照护者的一项日常体验。

因为很大一部分疼痛感知是情绪化的，所以当一个人的情绪发生变化时，例如，从好心情变成坏情绪，他/她的疼痛会变得更强烈或减轻[6]。

**案例2** 人类所有的六种情绪中，对缓解疼痛最不利的是恐惧。我在执业生涯中经常遇到这一点，肿瘤医院的患者会比较恐惧，Carole就是一个缩影。她是一名58岁的女性，在接受结肠癌腹部手术3天后出现了这种情况。我拉开她卧室的窗帘时并喊了她的名字。当时，一位外科住院医师正开始拆线，从伤口排出液体；她把床罩拉到眼睛前，预料到会痛，她浑身发抖。我走到她床边，握着她的手说："Carole，抓住我的手，不要看医生，要看着我。像这样，放慢呼吸，闻一闻花香，现在吹灭蜡烛。闭上眼睛，想象一下你最想去的地方。Carole，你现在在哪里？在教堂里，圣心教堂。坐在长椅上，描述一下你所看到的景象"。

她描述了现状，谈到了彩色玻璃窗和透过窗户的阳光。她说她想祈祷，让我们一起祈祷。当外科医生宣布他的操作结束时，她非常惊讶地说，操作时间不长，而且没有疼痛。我让她评估一下她的痛苦程度。她说，满分10分，她是2.5分，她不敢相信它会这么低。

在这位患者的回访中，令人欣慰的是，我们15 min 的相遇是一段信任关系的开始。渐渐地，她摆脱了对以后癌症的恐惧。在肿瘤医院快速发展的情况下，这些快速干预措施可能会在个人疼痛变成慢性疼痛之前对其进行调节，从而产生长期的益处。

越来越多的证据表明，随着疼痛逐渐趋于慢性化，对标准调制技术的抵抗力也越来越强。甚至有证据表明，慢性疼痛患者的情感和认知部分的疼痛信号系统发生了解剖学上的改变。疼痛持续时间越长、疼痛越剧烈的慢性疼痛患者出现神经纤维的增粗和阿片受体的损伤或破坏。这类患者可能需要抗抑郁药物和抗焦虑药物治疗[6]。

# 放松

一个人的压力几乎和他 / 她的指纹一样是独一无二的。压力对每个人来说都是相同的生物化学体验；但压力发生的时间、方式或原因则是因人而异的。每个人在经历中找到缓解自己压力的方法，例如散步、锻炼、阅读、听音乐、念经咒；但对于一些人经历反复的压力，比如在肿瘤医院的经历，被动的压力甚至抑郁。对于希望为疼痛患者提供辅助治疗的提供者来说，了解这种关系是一项重要的技能。

指导需要帮助的患者达到理想的放松水平可能需要的时间，长至 60 min，短则 5 min。时间通常对患者应用这种疗法有相当大的限制。与患者的特定会谈可能遵循这样的方案：从告诉患者舒适地坐或躺开始，引导他们在数 1 ～ 5 的同时慢慢吸气，然后在数 6 ～ 12 的时候呼气。这样做 4 个周期。接下来引入呼吸的视觉化。提醒患者，当他或她呼吸时，他或她可以看到氧气是浅蓝色的。避免使用特定的淡蓝色（如浅蓝色）来引导患者；而是让患者选择自己认为的蓝色。指示患者通过头顶吸气，将清澈的淡蓝色氧气带到他 / 她的头皮、大脑、眼睛、耳朵、鼻子、嘴巴和喉咙。提醒患者，当他或她呼气时，二氧化碳会带走他 / 她的大脑、头皮、眼睛、耳朵、鼻子、嘴巴和喉咙中的任何杂质或疾病。当患者下一次呼吸时，浅蓝色氧气通过他或她的肩膀、手臂、手指和动脉进入。这在整个身体都是持续不断的。

这项技术可以由个人为了自身益处单独完成，它是以医学博士 D. Pachuta 开发的一门名为《你救的可能就是你自己的生命》的课程为模型。下面是一个治疗放松的例子。

**案例 3** Mary 和我一起工作了两年。她被诊断出患有中枢神经系统淋巴瘤。她 62 岁，丧偶，有四个孩子和六个孙子孙女。她的一些障碍表现是记忆力丧失、烦躁不安、恐惧、腿部肿胀和疲劳。在她 7 个多月的治疗中，我们彼此间有了很好的了解。她患有短期失忆使我们难以采取放松治疗。在最初的几周里，放松会这样开始："Mary，我是 Joan，我们昨天见过面。我们谈到了你的孩子。（她笑了）告诉我，你昨晚过得好吗，你的疼痛怎么样？""糟糕！""哪里是最痛的地方？""我的腰部。""我们能像昨天那样放松一下，以帮助减轻一点痛苦吗？""我喜欢这样。"她喜欢被握住手，所以把她的右手放在我的手中，我们继续下去。"我希望你闭上眼睛，我们就回到昨天去的海滩。"当她闭上眼睛时，我继续说："你正走在海洋城海滩上，你看到海滩上有一个离人群有点远的地方。这是一个温暖阳光灿烂的日子。水触摸起来像洗澡水，你躺在海滩上，第一个波浪碰到你的脚趾，然后是你的脚踝，当波浪回到大海时，它会带走你脚上的任何紧张和疼痛。"慢慢地，我引领着她感受海浪穿过她的全身，一直到她的胸部，每一个波浪都带来温暖和放松，每一个波浪退去都会消除僵硬、紧绷和疼痛。

当她的记忆力改善后，我把放松的过程录了下来，她开始在家里练习。Mary 痊愈了，然而，化疗的副作用导致她的腿从膝盖到脚趾都有神经病理性疼痛。每隔一段时间，她就会因疼痛加剧而住院。这些年来，她的疼痛减轻了。她因为从膝盖到小腿中部的疼痛而住院治疗。与许多患有慢性疼痛的人相似，她倾向于沉浸在疼痛中，而忘记了当她痛苦较少时所能做的事情。今天她从床上起来，坐在椅子上，我们一见面就笑了，我抱着她说，"哇，你的脚不再疼了。你有快乐的双脚。"这让她大吃一惊，她说："是的，没错。"我确实感觉好一点了。我们讨论调整了她的药物，希望能有进一步的改善。

在最后一次相遇中，我把分散注意力作为治疗的一部分。当我第二天回来时，我们可以评估她在药物调整后是否有好转。我提醒她，她仍然有快乐的双脚，并给了她一个任务，让她拿到《快乐的双脚》的视频，和她的小孙子们一起看。这可能会帮助她记得她的感觉好多了。

经常在晨诊中与患者握手后按摩他们的神经系统。

# 反射

这种非药物疗法包括按摩患者的手或脚，其理论基础是人体包含十个生物活动区，每个人的手或脚上都有一个相应的压力点。在找到感觉疼痛的区域后，治疗师会按摩患者手或脚上相应的压力点。它可以很快完成，如果有任何改变或改善疼痛，则可能会重复实施。对各种医疗条件的系统性综述未能令人信服地证明反射疗法是有效的，这可能是由于低样本量的低质量研究[7-8]。尽管如此，反射疗法被认为是许多患者都会追捧的一种低风险、低成本的辅助疗法。一项成功案例显示，转移性癌症患者的伴侣学习反射疗法，并在患者身上使用，患者的疼痛强度和焦虑感立即降低[9]。

**案例 4** Gerald 是我的一名患者，当时我在康涅狄格州临终关怀中心工作。他 56 岁，由于转移性前列腺癌，他的脊柱下部患有严重的骨性疼痛。我给他开了硫酸吗啡药片，并开始和他谈论手反射疗法。当时，我一直在为感冒、牙痛、头痛、鼻窦炎和胃痛以及全身疲倦的人练习反射疗法。我更喜欢手反射而不是脚反射，因为我们的手更易于使用。我给 Gerald 看了看我手上脊椎对应的位置，特别是他疼痛最严重的骶骨和尾骨，我注意到这两个部位都在双手上，因为它们是身体的中心。他把左手放在我的手里，让我试一试。原来，我用力太大，压在穴位上。他大喊"哎呀，我的背"，把手抽了回去。我感到羞愧并向他道歉，他要求立即静脉注射硫酸吗啡进行补救。药起作用后，我解释说我对这一点施加了太多压力。我没有温和地开始，慢慢地进行。不幸的是，以 Gerald 为代价，我学到了一个我永远不会忘记的教训，那就是我不能带走患者所有的痛苦，"慢就是美"。

第二天，令我惊讶的是，Gerald 让我教他双手的全身反射点。更令我惊讶的是，他要求我在压力较小的情况下与他合作。Gerald 从住院临终关怀出院到家庭临终关怀。他让我教他的妻子反射疗法，这样他们就可以互相治疗了。我继续实践反射疗法，

# 结论

在 2008 年关于疼痛综合治疗的文献调查中，调查人员发现护士并没有将非药物疼痛控制方法作为常规方法进行使用[10]。造成这种疏忽的因素可能是缺乏时间，患者、医生或管理人员不接受等等。

另一方面，2007 年全国健康访谈调查发现，38% 的美国人使用整合疗法，其中 32% 用于治疗各种疼痛[11]。2013 年哈佛大学对慢性盆腔疼痛管理文献进行的一项调查报告称，一项针对 22 名女性参加为期 8 周的正念冥想计划，每天都会对疼痛和抑郁症状进行评估。勉强只有一半的女性完成了这项计划，研究人员发现，完成了这项计划这 12 名女性的疼痛评分显著降低。同一项调查得出的结论是，一般来说，女性比男性更倾向于寻求身心互补疗法，而男性则倾向于选择草药和针灸[11]。

在哈佛大学对慢性盆腔疼痛的非药物治疗文献的分析中，许多研究报道都不是采用盲法或随机方法，他们得出的数据很难复制。对这些研究的另一个批判是样本量太小。从科学上讲，他们认为未来的研究应该是"提高外部可信度"，也就是说，在更多受试者中进行盲法和随机化的队列研究[11]。

大脑功能的生理证据表明，一个人的情绪以及他 / 她特有的心理在体验痛觉感受性中起到了重要的作用，这是无可辩驳的，但没有明确的定义。然而，对于这些主观现象，几乎没有公认的客观衡量标准。尝试客观性的一种方法是定量感觉测试（quantitative sensory testing，QST）[12]。QST 评估患者对不同疼痛刺激的敏感度，例如热和冷，它通常用于计算患有神经病理性疼痛的患者感觉的丧失或增加。疼痛敏感性高可以准确地预测个人疼痛管理计划的消极结果。

从生理上讲，每个人的大脑和神经系统都非常相似，但每个人的思想和主观体验却截然不同。这可能会是未来研究者面临的主要挑战，因为他们试图量化和客观化疼痛感知中的情感和心理因素，以及药理学和非药理学方法的疼痛调节技术对疼痛体验的影响。

# 参考文献

1. Elliotson J. Numerous cases of surgical operations without pain in the mesmeric state: with remarks upon the opposition of many members of the Royal Medical and Chirurgical Society and others to the reception of the inestimable blessings of mesmerism. Philadelphia: Lea & Blanchard; 1843.

2. Montgomery GH, DuHamel KN, Redd WH. A meta-analysis of hypnotically induced analgesia: how effective is hypnosis? Int J Clin Exp Hypn. 2000;48(2):138–53.

3. Raphael J, Ahmedzai S, Hester J, et al. Cancer pain: part 1: pathophysiology; oncological, pharmacological, and psychological treatments: a perspective from the British pain society endorsed by the UK Association of Palliative Medicine and the Royal College of General Practitioners. Pain Med. 2010;11(5):742–64.

4. Faymonville M-E, Boly M, Laureys S. Functional neuroanatomy of the hypnotic state. J Physiol Paris. 2006;99(4–6):463–9.

5. Derbyshire SWG, Whalley MG, Oakley DA. Fibromyalgia pain and its modulation by hypnotic and non-hypnotic suggestion: an fMRI analysis. Eur J Pain. 2009;13(5):542–50.

6. Bushnell MC, Ceko M, Low LA. Cognitive and emotional control of pain and its disruption in chronic pain. Nat Rev Neurosci. 2013;14(7):502–11.

7. Ernst E. Is reflexology an effective intervention? A systematic review of randomised controlled trials. Med J Aust. 2009;191(5):263–6.

8. Quattrin R, Zanini A, Buchini S, et al. Use of reflexology foot massage to reduce anxiety in hospitalized cancer patients in chemotherapy treatment: methodology and outcomes. J Nurs Manag. 2006;14(2):96–105.

9. Stephenson NLN, Swanson M, Dalton J, Keefe FJ, Engelke M. Partner-delivered reflexology: effects on cancer pain and anxiety. Oncol Nurs Forum. 2007;34(1):127–32.

10. Kwekkeboom KL, Bumpus M, Wanta B, Serlin RC. Oncology nurses' use of nondrug pain interventions in practice. J Pain Symptom Manag. 2008;35(1):83–94.

11. Carinci AJ, Pathak R, Young M, Christo PJ. Complementary and alternative treatments for chronic pelvic pain. Curr Pain Headache Rep. 2013;17(2):316.

12. Baad-Hansen L, Abrahamsen R, Zachariae R, List T, Svensson P. Somatosensory sensitivity in patients with persistent idiopathic orofacial pain is associated with pain relief from hypnosis and relaxation. Clin J Pain. 2013;29(6):518–26.

# 推荐阅读

Bonadonna R. Meditation's impact on chronic illness. Holist Nurs Pract. 2003;17(6):309–19.

Dossey BM, Keegan L. Holistic nursing: a handbook for practice. Burlington: Jones and Bartlett Publishers IIC; 2008.

Felman J, editor. Hands-on healing: massage remedies for hundreds of health problems. Prevention magazine health books. Emmaus: Rodale Press; 1989.

Krieger D. The therapeutic touch: how to use your hands to help or to heal. New York/Upper Saddle River: Simon and Schuster/Prentice Hall Press; 1979.

Kwekkeboom KL. Music versus distraction for procedural pain and anxiety in patients with Cancer. Oncol Nurs Forum. 2003;30(3):433–40.

Levy MH, et al. Management of chronic pain in cancer survivors. Cancer J. 2008;14(6):401–9.

Orme-Johnson DW, et al. Neuroimaging of meditation's effect on brain reactivity to pain. Cogn Neurosci Neuropsychol. 2006;17(12):13591363.

Pachuta D. The life you save may be your own: a comprehensive course in the mastery of stress, health and well-being in yourself and others. Baltimore: Self Published; 1987.

Roffe L, Schmidt K, Ernst E. A systematic review of guided imagery as an adjuvant cancer therapy. Psycho-Oncology. 2005;14:607–17.

Running A, Thurnbeaugh E. Oncology pain and complementary therapy: a review of the literature. Clin J Oncol Nurs. 2011;15(4):374–9.

Villemure C, Bushnell MG. Cognitive modulation of pain: how do attention and emotion influence pain processing? Int Assoc Study Pain. 2002;95:195–9. Elsevier Science B.V.

# 索 引